JN320724

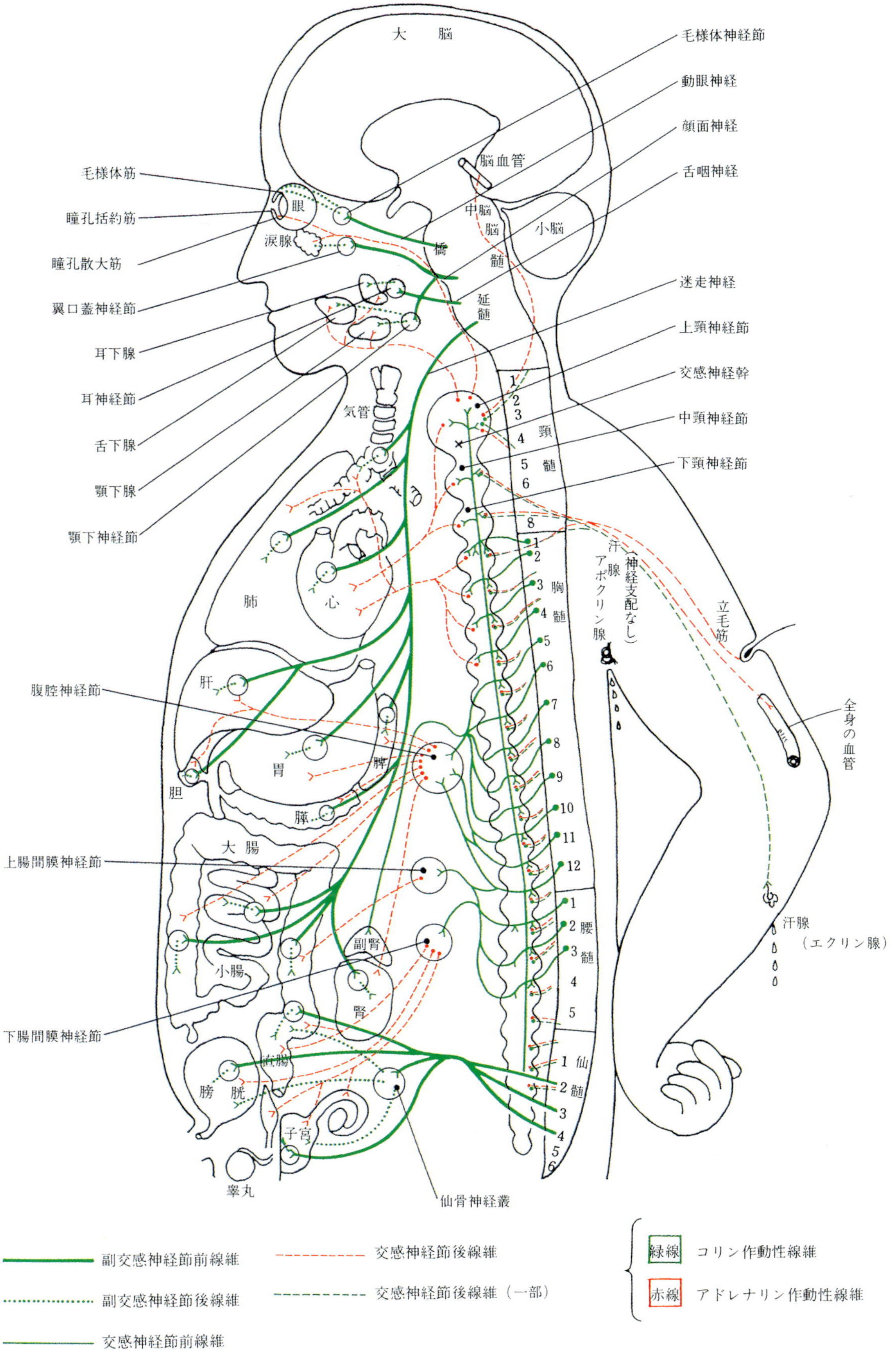

口絵　自律神経系の構成（本文第2章参照）

最新 基礎薬理学

[第3版]

京都薬科大学教授 竹内孝治 ｝編集
東京理科大学薬学部教授 岡 淳一郎 ｝編集

東京大学名誉教授 高木敬次郎 ｝顧問
名城大学名誉教授 亀山 勉 ｝顧問
京都薬科大学名誉教授 岡部 進 ｝顧問

東京 廣川書店 発行

執筆者一覧（五十音順）

秋葉　聡	京都薬科大学教授
天ヶ瀬　紀久子	京都薬科大学助教
伊藤　幹雄	名城大学薬学部教授
稲垣　直樹	岐阜薬科大学教授
漆谷　徹郎	同志社女子大学薬学部教授
岡　淳一郎	東京理科大学薬学部教授
加藤　伸一	京都薬科大学准教授
北村　佳久	京都薬科大学准教授
竹内　孝治	京都薬科大学教授
土田　勝晴	同志社女子大学薬学部教授
永松　正	名城大学薬学部教授
奈邉　健	京都薬科大学准教授
平松　正行	名城大学薬学部准教授
藤井　健志	同志社女子大学薬学部准教授
森　裕志	岐阜薬科大学教授
谷中　昭典	東京理科大学薬学部教授

最新基礎薬理学［第3版］

編者	竹内孝治（たけうちこうじ） 岡淳一郎（おかじゅんいちろう）	平成11年10月25日　初版発行©
		平成19年3月25日　第2版発行
発行者	廣川節男	平成23年10月31日　第3版1刷発行

発行所　株式会社　廣川書店

〒113-0033　東京都文京区本郷3丁目27番14号

電話 03(3815)3651　FAX 03(3815)3650

第3版の序

文明の歴史はすなわち薬の歴史でもあり，人類の誕生とともに病気との闘いが始まった．しかし，薬がなぜ効くのかを人類が理解できるようになるには，19世紀後半における生理学の発展に伴い薬理学が誕生するまでの長い時間を必要とした．薬理学とは，本来，化学物質である薬物が生体に対してどのように作用するか，すなわち薬物と生体との相互作用の結果おこる現象を研究する学問であり，病態生理学，病態生化学，薬物治療学，臨床薬理学など，他の医療薬学科目を理解する上においても必須の学問である．

平成18年に始まった6年制薬学も今年は完成年度であり，来春には新制度の第一回目の薬剤師国家試験が行われ，薬学教育モデル・コアカリキュラムの下で教育を受けた学生の真価が問われることになる．

言うまでもなく，6年制薬学のカリキュラムにおける最も重要な点は“長期実務実習”であり，病院薬剤部および保険薬局での5か月間の実習を通して，薬剤師としての能力を臨床現場で鍛錬することである．

特に，長期実務実習の要である服薬指導は薬剤の効能および副作用情報を患者さんに解り易く説明することであり，コミュニケーション能力以外に薬理学の十分な知識が要求される．

本書は，薬学教育モデル・コアカリキュラムに沿って，2年次生から始まる薬理学に対応するため，内容的には“基礎薬理学”に徹したものとなっており，疾病の解説的な内容については他書を参考にされたい．コア内容を本文に網羅し，すっきりと読める工夫が為されている．また，図の説明や表の注釈を充実し，薬理学的なものの見方にも踏み込み，より理解を深められるように解説している．さらに，旧体制下に行われた過去5年間の薬剤師国家試験問題の中に出てきた医薬品名は漏れなく網羅しており，今後の国家試験にも十分に対応できるものとなっている．

今回の改訂では編者も一新し，執筆者も大きく入れ替わり，それぞれの専門分野で精力的に研究されている先生方に御執筆を頂いた．きわめて御多忙であるにもかかわらず，快くお引き受け戴いたことに心より感謝する次第である．本書が薬理学に関する系統だった知識を学生諸氏に提供でき，その知識が医療現場での薬剤師としての活躍に十分に活かされることを願っている．

今回の改訂版発行に当たって御協力を戴いた，廣川書店社長廣川節男氏，常務取締役廣川典子氏，ならびに編集・校正などに御協力いただいた課長荻原弘子氏をはじめ，同書店編集部の方々に深謝致します．

平成23年9月

編　者

第3版の序

目　次

第1章　総　論 ……………………………………………（平松正行）***1***

1. 1　薬理学とは　*1*
1. 2　薬理学の役割　*2*
1. 3　薬理作用　*2*
1. 3. 1　薬理作用とは　*2*
1. 3. 2　薬理作用の種類　*3*
1. 4　用量-反応関係　*5*
1. 4. 1　用量-反応曲線　*5*
1. 4. 2　有効量，中毒量，致死量　*7*
1. 4. 3　治療係数　*7*
1. 4. 4　用量-反応関係の実例　*7*
1. 5　受容体と薬理作用　*8*
1. 5. 1　くすりの作用点としての受容体　*8*
1. 5. 2　刺激（作動薬）と遮断薬　*9*
1. 5. 3　受容体と細胞内情報伝達系　*11*
1. 6　薬理作用の修飾因子　*18*
1. 7　薬物依存　*22*
1. 7. 1　精神依存　*22*
1. 7. 2　身体依存　*22*
1. 8　薬物相互作用とからだ　*24*
1. 8. 1　薬力学的相互作用　*24*
1. 8. 2　薬物動態学的相互作用　*26*
1. 8. 3　食物との相互作用　*27*
1. 9　くすりの運命　*27*
1. 9. 1　くすりの投与経路　*27*
1. 9. 2　くすりの体内動態と薬効発現の関わり　*29*

第2章　自律神経系に作用する薬物 ………………………（北村佳久）***35***

2. 1　自律神経系の概要　*35*
2. 1. 1　自律神経系の役割　*35*

2. 1. 2　自律神経系の形態　*38*
2. 1. 3　神経伝達物質　*40*
2. 1. 4　自律神経系に発現している受容体サブタイプ　*44*
2. 2　アドレナリン受容体刺激薬（作動薬）(交感神経興奮様薬）　*45*
2. 2. 1　アドレナリン受容体刺激薬（作動薬）の分類　*45*
2. 2. 2　カテコールアミン　*46*
2. 2. 3　非カテコールアミン　*49*
2. 2. 4　アドレナリン受容体刺激薬（作動薬）の構造活性相関　*53*
2. 3　交感神経興奮効果遮断薬（抗アドレナリン薬）　*55*
2. 3. 1　アドレナリン受容体遮断薬　*55*
2. 3. 2　β受容体遮断薬の構造活性相関　*59*
2. 3. 3　アドレナリン作動性神経遮断薬　*59*
2. 4　コリン作動薬（アセチルコリン受容体刺激薬（副交感神経興奮様薬）　*60*
2. 4. 1　直接型　*61*
2. 4. 2　コリンエステラーゼによるアセチルコリン分解　*64*
2. 4. 3　間接型（コリンエステラーゼ阻害薬）　*64*
2. 4. 4　コリンエステラーゼ再賦活薬　*67*
2. 5　副交感神経興奮効果遮断薬（抗コリン薬：ムスカリン受容体遮断薬）　*68*
2. 5. 1　ベラドンナアルカロイド　*69*
2. 5. 2　合成アトロピン代用薬（合成ムスカリン受容体遮断薬）　*70*
2. 6　自律神経節に作用する薬物　*72*
2. 6. 1　自律神経節興奮様薬（ニコチン受容体刺激薬（作動薬））　*72*
2. 6. 2　自律神経節遮断薬（抗ニコチン薬，ニコチン受容体遮断薬）　*73*
2. 6. 3　自律神経節および神経終末部における刺激伝達の調節機構および刺激薬　*77*
2. 7　眼に作用する薬物　*79*
2. 7. 1　眼機能の自律神経系による調節機構　*79*
2. 7. 2　散瞳薬　*80*
2. 7. 3　縮瞳薬　*81*
2. 7. 4　緑内障治療薬（眼圧低下薬）　*81*
2. 7. 5　白内障治療薬　*84*
2. 7. 6　加齢黄斑変性症治療薬　*85*
2. 7. 7　アレルギー性結膜炎治療薬　*86*
2. 7. 8　眼の病原微生物に作用する薬物　*87*
2. 7. 9　ドライアイ治療薬　*88*
2. 7. 10　その他の眼疾患に作用する薬物　*88*

第3章　体性神経系に作用する薬物 ……………………… （藤井健志）***89***

3. 1　知覚（感覚）神経に作用する薬物 — 局所麻酔薬　*89*
3. 1. 1　局所麻酔薬の適用法　*89*
3. 1. 2　局所麻酔薬の基本構造　*91*
3. 1. 3　局所麻酔薬の作用機序　*91*
3. 1. 4　局所麻酔薬の薬理作用　*93*
3. 1. 5　局所麻酔薬の副作用　*97*
3. 2　運動神経系に作用する薬物 — 末梢性筋弛緩薬　*97*
3. 3　骨格筋弛緩薬　*99*
3. 3. 1　神経筋遮断薬　*99*
3. 3. 2　シナプス後膜（骨格筋）に作用する薬物　*103*
3. 3. 3　運動神経線維およびシナプス前膜（運動神経終末）に作用する薬物　*104*

第4章　中枢神経系に作用する薬物 ………… （岡 淳一郎，藤井健志）***107***

4. 1　中枢神経系　*107*
4. 1. 1　大　脳　*108*
4. 1. 2　小　脳　*109*
4. 1. 3　脳　幹　*109*
4. 1. 4　脊　髄　*110*
4. 1. 5　中枢神経系における薬物の作用　*110*
4. 2　全身麻酔薬　*111*
4. 2. 1　吸入麻酔の経過　*111*
4. 2. 2　吸入麻酔薬の作用機序　*112*
4. 2. 3　吸入麻酔薬　*112*
4. 2. 4　静脈麻酔薬　*114*
4. 2. 5　麻酔補助薬（麻酔前投与）　*115*
4. 3　アルコール類　*116*
4. 3. 1　エタノール　*116*
4. 3. 2　メタノール　*117*
4. 4　催眠薬　*118*
4. 4. 1　睡眠の生理　*118*
4. 4. 2　睡眠障害　*119*
4. 4. 3　薬物治療　*119*
4. 4. 4　その他の睡眠障害　*124*
4. 5　抗てんかん薬　*125*

4. 5. 1　てんかん発作　*125*
4. 5. 2　抗てんかん薬　*126*
4. 6　鎮痛薬　*131*
4. 6. 1　痛みの発生と痛覚知覚　*131*
4. 6. 2　内因性痛覚抑制機構　*132*
4. 6. 3　薬物治療　*134*
4. 7　中枢性筋弛緩薬　*143*
4. 8　パーキンソン病治療薬　*145*
4. 8. 1　脳内ドパミンおよびノルアドレナリン量を増加または遊離させる薬物　*146*
4. 8. 2　中枢性抗コリン薬　*149*
4. 8. 3　ゾニサミド　*150*
4. 9　向精神薬　*150*
4. 9. 1　抗精神病薬　*151*
4. 9. 2　双極性障害（躁うつ病）　*155*
4. 9. 3　抗不安薬　*156*
4. 9. 4　精神賦活薬　*159*
4. 9. 5　精神異常発現薬　*164*
4. 10　中枢興奮薬　*166*
4. 11　脳機能・代謝調整薬　*169*
4. 11. 1　脳機能賦活薬　*170*
4. 11. 2　脳循環・代謝改善薬　*171*
4. 11. 3　神経変性疾患に使用される薬物　*174*
4. 12　鎮暈薬　*175*

第 5 章　平滑筋に作用する薬物 ……………………………（奈邉　健）***177***

5. 1　平滑筋の特徴　*177*
5. 2　平滑筋の収縮・弛緩の機序　*178*
5. 2. 1　平滑筋の収縮機構　*178*
5. 2. 2　平滑筋の弛緩に関与する機構　*181*
5. 3　平滑筋作用薬　*182*
5. 3. 1　平滑筋収縮薬　*182*
5. 3. 2　平滑筋弛緩薬　*183*
5. 4　子宮に作用する薬物　*186*
5. 4. 1　子宮収縮薬　*187*
5. 4. 2　子宮弛緩薬　*188*

第6章　循環器系に作用する薬物 ……………………… （土田勝晴） ***191***

6. 1　心臓・血管系の生理と機能　***191***
6. 1. 1　心臓の自動能と機能　*191*
6. 1. 2　心臓の活動電位　*193*
6. 1. 3　中枢を介する心血管機能の調節　*194*
6. 1. 4　血管の機能と構造　*194*
6. 2　心不全治療薬　***195***
6. 2. 1　心不全の病態と治療　*195*
6. 2. 3　その他の強心薬　*199*
6. 3　抗不整脈薬　***201***
6. 3. 1　不整脈　*201*
6. 3. 2　抗不整脈薬の分類　*203*
6. 3. 3　抗不整脈薬各論　*205*
6. 4　抗狭心症薬　***210***
6. 4. 1　狭心症の分類　*210*
6. 4. 2　抗狭心症薬各論　*211*
6. 4. 3　心筋梗塞時の治療薬　*215*
6. 5　抗高血圧薬　***216***
6. 5. 1　交感神経抑制薬　*216*
6. 5. 2　Ca^{2+}チャネル遮断薬（Ca 拮抗薬）　*218*
6. 5. 3　アンギオテンシン変換酵素阻害薬（ACEI）およびアンギオテンシンⅡ受容体遮断薬（ARB）　*218*
6. 5. 4　血管拡張薬　*221*
6. 5. 5　利尿薬　*221*
6. 5. 6　高血圧の治療と抗高血圧薬の選択　*222*
6. 6　その他の血管作用薬　***223***

第7章　腎臓・泌尿器に作用する薬物 ………………… （永松　正） ***225***

7. 1　腎臓の構成と尿の生成　***225***
7. 2　利尿薬各論　***229***
7. 2. 1　糸球体性利尿薬　*230*
7. 2. 2　尿細管性利尿薬　*231*
7. 3　利尿薬の副作用　***236***
7. 4　抗利尿薬（尿崩症治療薬）　***237***
7. 5　排尿機能障害治療薬　***238***

第8章　呼吸器系に作用する薬物 ……………………… （奈邉　健） ***241***

8. 1　呼吸器系　*241*
8. 1. 1　薬理作用とは　*241*
8. 2　呼吸興奮薬　*242*
8. 3　鎮咳薬　*244*
8. 3. 1　中枢性鎮咳薬　*244*
8. 3. 2　末梢性鎮咳薬　*246*
8. 4　去痰薬　*247*
8. 5　気管支喘息治療薬　*250*
8. 5. 1　気管支喘息の病態　*250*
8. 5. 2　喘息治療薬　*250*

第9章　消化器系に作用する薬物 （竹内孝治，天ヶ瀬紀久子，谷中昭典） ***257***

9. 1　消化管の基礎知識　*257*
9. 2　健胃・消化促進薬　*258*
9. 2. 1　健胃薬　*258*
9. 2. 2　消化薬　*259*
9. 3　消化性潰瘍治療薬　*260*
9. 3. 1　攻撃因子抑制薬　*260*
9. 3. 2　防御因子賦活薬　*264*
9. 3. 3　ヘリコバクター・ピロリ治療薬　*265*
9. 3. 4　中枢神経抑制薬　*265*
9. 3. 5　胃腸運動改善薬　*266*
9. 4　腸管作用薬　*267*
9. 4. 1　下　剤　*267*
9. 4. 2　止瀉薬　*269*
9. 4. 3　炎症性腸疾患治療薬　*270*
9. 4. 4　過敏性腸症候群　*270*
9. 5　催吐薬と制吐薬　*271*
9. 5. 1　催吐薬　*271*
9. 5. 2　制吐薬　*272*
9. 5. 3　末梢性制吐薬　*273*
9. 6　肝臓および胆道疾患治療薬　*274*
9. 6. 1　肝疾患治療薬　*274*
9. 6. 2　胆道疾患治療薬　*276*
9. 7　膵疾患治療薬　*277*

9. 8　消化管ホルモン　*278*
9. 8. 1　消化管ホルモンの作用　*279*

第 10 章　炎症に作用する薬物 ……………………………（加藤伸一）***287***

10. 1　炎症反応　*287*
10. 2　炎症の過程　*287*
10. 3　抗炎症薬　*288*
10. 3. 1　ステロイド性抗炎症薬（副腎皮質ステロイド薬）　*288*
10. 3. 2　非ステロイド性抗炎症薬　*291*
10. 4　解熱鎮痛薬　*296*
10. 5　消炎酵素薬　*297*

第 11 章　免疫疾患治療薬 …………………………………（稲垣直樹）***299***

11. 1　免疫の仕組みと免疫疾患　*299*
11. 1. 1　免疫のしくみ　*299*
11. 1. 2　免疫が発症に関わる疾患　*300*
11. 2　免疫疾患治療薬　*301*
11. 2. 1　免疫強化薬　*301*
11. 2. 2　免疫抑制薬　*302*
11. 2. 3　抗リウマチ薬　*306*
11. 2. 4　抗アレルギー薬　*308*

第 12 章　血液系に作用する薬物 ……………………………（秋葉　聡）***315***

12. 1　止血機構　*315*
12. 1. 1　血小板が担う止血機構　*315*
12. 1. 2　血液凝固系　*317*
12. 1. 3　線溶系　*319*
12. 1. 4　血液凝固系・線溶系の制御　*320*
12. 1. 5　血液凝固異常　*322*
12. 2　抗血栓薬　*322*
12. 2. 1　抗血小板薬　*322*
12. 2. 2　抗凝固薬　*326*
12. 2. 3　血栓溶解薬　*330*
12. 3　止血薬　*331*
12. 3. 1　血管強化薬　*331*

12. 3. 2　凝固促進薬　*332*

12. 4　造血過程　*334*

12. 5　造血薬　*335*

12. 5. 1　赤血球の産生を促す薬物　*335*

12. 5. 2　好中球または血小板の産生を促す薬物　*336*

第13章　オータコイド ……………………………（加藤伸一，奈邉　健）***339***

13. 1　ヒスタミン　*339*

13. 1. 1　分　布　*340*

13. 1. 2　生合成と代謝　*340*

13. 1. 3　抗原刺激によるヒスタミン遊離　*340*

13. 1. 4　薬理作用　*340*

13. 1. 5　ヒスタミンに対する遮断薬　*342*

13. 2　セロトニン　*344*

13. 2. 1　分　布　*344*

13. 2. 2　生合成と代謝　*345*

13. 2. 3　薬理作用　*345*

13. 2. 4　セロトニン受容体に作用する薬物　*346*

13. 3　アラキドン酸代謝物　*348*

13. 3. 1　アラキドン酸代謝酵素阻害薬　*350*

13. 3. 2　アラキドン酸代謝物に対する遮断薬　*350*

13. 3. 3　アラキドン酸代謝物誘導体　*351*

13. 4　血小板活性化因子　*351*

13. 5　レニン-アンギオテンシン系　*352*

13. 5. 1　循環系レニン-アンギオテンシン系　*352*

13. 5. 2　組織（局所）系レニン-アンギオテンシン系　*352*

13. 5. 3　レニン-アンギオテンシン系に作用する薬物　*354*

13. 6　カリクレイン-キニン系　*355*

13. 7　一酸化窒素　*357*

13. 7. 1　NO に関連した薬物　*358*

13. 8　エンドセリン　*358*

13. 8. 1　ET に関連した薬物　*359*

13. 9　サイトカイン　*359*

13. 9. 1　サイトカイン　*359*

13. 9. 2　様々な病態生理学的局面におけるサイトカインの機能　*360*

13. 9. 3　ケモカイン　*362*

13. 9. 4　サイトカインに関連した薬物　*363*

第14章　ホルモン ……………………………… （伊藤幹雄） ***367***

14. 1. 1　ホルモンの分泌機構と生体内動態　*370*
14. 1. 2　ホルモンの作用機構　*370*
14. 1. 3　視床下部ホルモン　*371*
14. 1. 3　下垂体ホルモン　*374*
14. 1. 5　甲状腺ホルモンと抗甲状腺薬　*378*
14. 1. 6　Ca 代謝に関するホルモンと薬物　*381*
14. 1. 7　膵臓ホルモン　*382*
14. 1. 8　ステロイドホルモン　*384*

第15章　代謝系に作用する薬物 ………………………… （谷中昭典） ***397***

15. 1　糖尿病治療薬　*397*
15. 2　脂質異常症治療薬　*404*
15. 2. 1　LDL コレステロールを低下させる薬剤　*405*
15. 2. 2　トリグリセリドを低下させる薬剤　*407*
15. 2. 3　コレステロールと中性脂肪の両方を低下させる薬剤　*408*
15. 3　尿酸代謝異常治療薬　*409*
15. 4　骨粗鬆症治療薬　*410*

第16章　病原微生物に作用する薬物 …………………… （稲垣直樹） ***413***

16. 1　化学療法薬の作用機序　*413*
16. 1. 1　細胞壁合成阻害　*414*
16. 1. 2　細胞膜機能阻害　*414*
16. 1. 3　核酸合成阻害　*414*
16. 1. 4　タンパク質合成阻害　*415*
16. 1. 5　葉酸合成阻害　*415*
16. 2　細菌の化学療法薬に対する耐性化　*415*
16. 2. 1　耐性菌出現の機構　*416*
16. 2. 2　耐性の発現機構　*416*
16. 3　抗生物質　*417*
16. 3. 1　β-ラクタム系抗生物質　*417*
16. 3. 2　アミノ配糖体系抗生物質　*423*
16. 3. 3　テトラサイクリン系抗生物質　*424*
16. 3. 4　マクロライド系抗生物質　*424*
16. 3. 5　ケトライド系抗生物質　*425*

16. 3. 6　リンコマイシン系抗生物質　*425*
16. 3. 7　ペプチド系抗生物質　*425*
16. 3. 8　その他の抗菌性抗生物質　*426*
16. 3. 9　抗腫瘍性抗生物質　*426*
16. 4　ピリドンカルボン酸系合成抗菌薬　*427*
16. 5　サルファ薬　*428*
16. 6　オキサゾリジノン系合成抗菌薬　*428*
16. 7　抗結核薬　*429*
16. 8　ハンセン病治療薬　*430*
16. 9　抗真菌薬　*430*
16. 10　抗ウイルス薬　*432*
16. 11　抗スピロヘータ薬　*434*
16. 12　抗原虫薬　*434*
16. 13　駆虫薬　*435*
16. 14　消毒薬　*435*

第 17 章　抗悪性腫瘍薬（制癌薬） …………………………（森　裕志）***437***

17. 1　悪性腫瘍（癌）　*437*
17. 1. 1　ステロイド性抗炎症薬（副腎皮質ステロイド薬）　*437*
17. 2　細胞周期と抗悪性腫瘍薬の関係　*438*
17. 3　抗悪性腫瘍薬　*439*
17. 3. 1　アルキル化薬　*439*
17. 3. 2　代謝拮抗薬　*441*
17. 3. 3　抗腫瘍性抗生物質　*444*
17. 3. 4　白金錯体　*446*
17. 3. 5　天然物由来の抗悪性腫瘍薬　*447*
17. 3. 6　ホルモン療法薬　*448*
17. 3. 7　免疫賦活薬　*450*
17. 3. 8　分子標的治療薬　*450*
17. 3. 9　その他の抗悪性腫瘍薬　*453*
17. 4　抗悪性腫瘍薬の副作用，多剤併用療法および耐性獲得　*453*

第 18 章　医薬品の薬効と安全性 …………………………（漆谷徹郎）***455***

18. 1　医薬品の有効性と安全性　*455*
18. 1. 1　医薬品の副作用の定義・分類　*455*
18. 1. 2　毒性発現機序　*457*

18. 1. 3　有効性・安全性に影響を及ぼす因子　*460*
18. 2　医薬品の相互作用　*463*
18. 3　医薬品の安全性試験　*464*
18. 4　トキシコゲノミクス　*465*

索　引……………………………………………………………………*467*

第1章 総　論

1.1 薬理学とは

生体の正常な働きを研究する学問として生理学や生化学がある．また，病的な状態を研究する学問として病理学，疾病論や臨床医学がある．これらで得られた知見を踏まえ，くすりが生体で吸収・分布・代謝・排泄を受け，その際にくすりが生体に与える作用を解明し，ヒトへの適用の可能性を検討するのが，**薬理学** pharmacology である．

薬理学では，以前は生体として丸ごと動物 whole animal を扱うことが多かったが，器官，細胞，あるいは細胞下レベルや分子レベル，遺伝子レベルまで対象が拡がっている．また，くすりとしては毒物も研究対象となる．本書では，くすりが生体にどう働くか，つまりくすりがどういう薬理作用をもっているかを，その作用機序を含めて明らかにする，**薬力学** pharmacodynamics を中心に解説していくが，生体側もくすりを異物として認識し，代謝したり排泄したりと，くすりに対して作用を及ぼしているので，**薬物動態学** pharmacokinetics 的知識も必要である．いいかえれば，薬理学とは，“くすりと生体との相互作用の結果起こる現象を研究する科学”といえる．

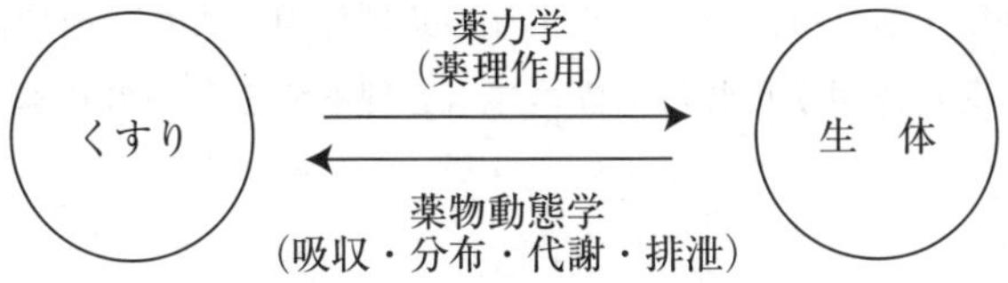

1.2 薬理学の役割

病気を根本的に治療する手段として，外科的治療が重要な役割をしており，補助的手段として，放射線療法，温熱療法など物理療法や精神療法がある．もう一方の大きな治療の柱として，薬物療法があげられる．薬物療法では，くすりは主に病気の治療に用いられるが，病気の診断や予防のために用いられる場合もある．

人類は，有史以前より天然の草木などのさまざまな物質を病気の治療のために用いてきた．これらは偶然に得られた治療経験をもとに，子孫に伝承されてきた知恵である．その後これらに含まれる成分の同定が行われ，有効な作用を示す本体である化学物質が合成されるようになった．20 世紀後半には優れた高血圧治療薬（降圧薬），脂質異常症（高脂血症）治療薬，消化性潰瘍治療薬などが開発され，薬物療法の役割もさらに大きなものとなってきている．21 世紀になって，ヒトゲノム（遺伝子）約 30 億塩基配列のすべてが解読され，多くの受容体（くすりの作用部位）機能や，個人によるくすりの作用の効き方の違いが推察できるようになってきており，人類の健康回復，平均寿命の延長に大きく貢献することとなった．その一方，サリドマイドやソリブジンといったくすりを原因とする薬害も起こり，大きな社会問題となってきた．くすりとは，「生体の恒常性が損なわれた状態にあるヒトの生理機能を，正常に近づけようとする目的で使用される化学物質」である．多かれ少なかれ，生体に何らかの作用を及ぼすため，リスク（副作用）のないクスリ（薬物）はない．この章では，リスクがあるのに，何故，くすりが使われるのか，薬理学の基礎について学ぶ．

1.3 薬理作用

1.3.1 薬理作用とは

くすりを服用すると，からだの中の何らかの分子に作用し，病気の症状が緩和されたり，病気の原因が除去され，病気が軽快する．このように細胞機能や臓器の機能に影響を与えて，生体の機能を修飾する，「からだに対するくすりの働き」を薬理作用と呼ぶ．

くすりの効き方を理解するには，個々のくすりの薬理作用，また，その作用機序を理解する必要がある．本項では，薬理作用が現れるメカニズムを理解するための基本を学ぶ．

1.3.2 ■ 薬理作用の種類

1）直接作用と間接作用

くすりが，細胞や臓器に直接働きかけて発現する作用を**直接作用** direct action といい，直接作用の結果として，他の臓器に影響を与え発現する作用を**間接作用** indirect action という．例えば，心臓のポンプ機能を増強させるジギタリス製剤は，心筋の収縮作用を強めることにより，心臓に対し「直接作用」を示すが，結果として心臓から送り出される血液量が増し，腎臓でろ過される血液量が増加するため，利尿作用が現れる．すなわち，ジギタリスは，腎臓に対し「間接作用」を示す．

2）促進作用と抑制作用

くすりは，本来，ヒトのからだがもっている生理機能を強めたり弱めたりすることにより，生体の機能を修飾する．生理機能を強める作用を，**促進（亢進，刺激）作用** stimulation といい，弱める作用を**抑制（減弱）作用** inhibition という．

詳細は第2章で学ぶが，心臓は交感神経と副交感神経という自律神経により拮抗的二重支配を受けている．交感神経が興奮すると心拍数が増加するが，交感神経の伝達物質の作用を遮断すると心拍数が低下する．***l*-イソプレナリン（塩酸塩）** *l*-isoprenaline（hydrochloride）〔イソプロテレノール（塩酸塩）ともいう〕は，交感神経の伝達物質と同様に働き，心拍数を増加させるので，心臓に対して「促進作用」を示す．逆に，**プロプラノロール（塩酸塩） propranolol**（hydrochloride）は，交感神経の伝達物質の作用を遮断して心拍数を低下させ「抑制作用」を示す．一方，副交感神経は，通常心拍数に対し抑制的に働いているので，副交感神経の伝達物質の作用を遮断する**アトロピン（硫酸塩水和物）** atropine（sulfate hydrate）を投与すると，抑制作用が遮断され心拍数は増加する．このようにみかけの生理機能が促進されるか抑制されるかだけでは，くすりが生体に促進作用を示すのか抑制作用を示すのかはわからない．

3）主作用と副作用，有害作用と有害事象

くすりは，病気の治療や予防といった目的をもって投与されるものである．この目的のために有用と考えられる薬理作用を**主作用** main effect という．一方，主作用ではない，すなわち期待する治療効果以外の作用は**副作用** side effect と呼ばれる．多くの場合，この副作用は望ましくない有害な作用であることから，**有害作用** adverse effect とほぼ同義語のように用いられるが，本来同一の概念ではない．有害作用は，常用量または過量のくすりにより引き起こされるすべての望ましくない効果や有害な効果と定義され，用量を増加させた場合に発現するような中毒と，用量とは関係なく患者に現れる**薬物アレルギー** drug allergy などがある．

有害作用とは別に，**有害事象** adverse event（**AE**）という用語が使われることがある．必ずしもくすりとの因果関係が明らかである必要はない．例えば，治験の二重盲検試験中に起こった有害事象は，被験者に生じたあらゆる好ましくない医療上のできごとを指す．投与されたくすり

が治験薬か対症薬か明らかになっていない段階では，医療上好ましくない徴候，症状をすべて有害事象として記録しておき，キーオープン（被験者の割付情報を開封）後に治験薬との因果関係を判断する手順が採られる．有害作用（副作用）は，有害事象のうち，くすり（治験薬）との因果関係が否定できないものとなる．

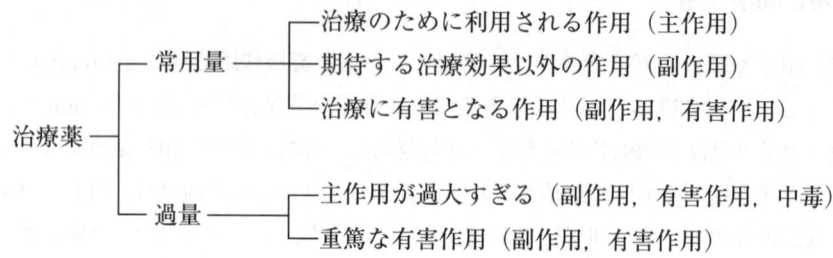

- 治療薬
  - 常用量
    - 治療のために利用される作用（主作用）
    - 期待する治療効果以外の作用（副作用）
    - 治療に有害となる作用（副作用，有害作用）
  - 過量
    - 主作用が過大すぎる（副作用，有害作用，中毒）
    - 重篤な有害作用（副作用，有害作用）

4）全身作用と局所作用

くすりは，からだ全体に分布し，**全身作用** systemic action を示す場合と，局所に適用し，**局所作用** local action を期待する場合がある．例えば，**リドカイン（塩酸塩）** lidocaine（hydrochloride）は，静脈内投与することにより心臓に達し，不整脈の発生を抑制する．一方，局所に投与することにより，その部位を麻酔することができる．前者が「全身作用」で，後者が「局所作用」である．

5）中枢作用と末梢作用

くすりが働く部位によって，薬理作用を分類する場合がある．強力な麻薬性鎮痛薬であるモルヒネ類は，中枢神経系に作用することにより強い鎮痛作用を示す．一方，腸管系に作用し強い腸管運動抑制作用を示す．そのため，ケシ生薬は古くから経験的に下痢止めとして用いられていた．すなわち，モルヒネ類は「**中枢作用**」である鎮痛作用を示すとともに，副作用として，低用量で便秘のような「**末梢作用**」を示す．

6）急性作用と慢性作用

薬理作用には，くすりを投与後すぐに作用が現れるものと，何回か反復投与された後にゆっくりと効果が現れるものがある．モルヒネ類による鎮痛作用は1～2時間以内に現れるが，抗うつ薬による抗うつ作用は，すぐにその作用が現れることはなく，通常何日かくすりを反復投与することにより徐々にうつ状態が改善される．前者が「**急性作用**」で，後者が「**慢性作用**」である．

7）一過性作用と持続性作用

風邪を引いて発熱や痛みがあるとき，**アスピリン** aspirin を内服することがある．このくすりは，脳や痛みがある部位に運ばれ，シクロオキシゲナーゼ（COX）という酵素を阻害することにより，プロスタグランジンという物質の産生を抑制し，発熱や痛みを緩和する．この治療は発熱や痛みに対する対症療法であり，原因療法ではない．この解熱・鎮痛作用は，一時的で数時間後には再び症状が現れる可能性が高い．このような場合，アスピリンの作用は「**一過性**である」という．一方，低用量のアスピリンを投与すると，血小板内のシクロオキシゲナーゼと結合して，この酵素の代謝産物であるトロンボキサン A_2 の産生を抑制する．血小板は新たにタンパク質を合成することができず，この作用は血小板の寿命（7 ～ 10 日）中，持続することになる．トロンボキサン A_2 は，血小板凝集作用や強力な血管収縮作用を示す物質なので，低用量のアスピリンの反復投与により抗血栓効果が現れる．この時，その作用には「**持続性**がある」という．

8）蓄積作用と速効性作用・遅効性作用

くすりを投与した場合，そのくすりの排泄速度が遅いと，体内に均等あるいは特定の部位に**蓄積** accumulation することがある．ジギタリス製剤は血中半減期が長く，繰り返し投与することにより効果が増強され，大量投与したときのような中毒症状が発現することがある．血中薬物濃度を測定しながら適切な量を投与する必要があるくすりである．

くすりの作用がすぐに発現するときには，その作用は**速効性**であるといい，逆にゆっくりと発現する場合にはその作用は**遅効性**であるという．インスリンというホルモンの絶対的あるいは相対的不足により血糖値が高くなる糖尿病にインスリン製剤を投与することがあるが，食後の高血糖を抑えたい場合には速効性のインスリン製剤を用い，長い時間血糖値を抑えたい場合は，遅効性作用をもつウルトラレンテインスリンなどを 1 日 1 回注射する．

9）特異的作用と非特異的作用

ある共通した化学構造をもったくすりが特定の薬理作用を示す場合には，**特異的作用** specific action となる．構造活性相関があり，多くの場合，特異的遮断薬，すなわち競合的遮断薬がある．一般にくすりは微量で有効である．

それに対し，異なった種々の化学構造をもった化合物が，質的に同じ薬理作用を示す場合には，**非特異的作用** nonspecific action になる．構造活性相関はなく通常比較的多量を必要とする．

1.4　用量–反応関係

1.4.1　用量–反応曲線

くすりは，生体に働きかけ何らかの作用を引き起こす．しかし，与える量（用量，投与量）が十分でなければ，生体は何の反応も示さない．ある一定以上の用量になると，治療に有効な薬理作用が発現して，用量の増加に伴い，その効果は増強される．治療効果はある用量以上では頭打ちとなる．

くすりの用量の対数値を横軸にとり，指標となる生体の反応を縦軸にとると，図 1.1 に示したようなＳ字状の曲線（シグモイド曲線）となる．これが**用量–反応曲線** dose-response curve である．

用量–反応曲線には，計量的と計数的（量子的）という 2 つのタイプがある．計量的な用量–反

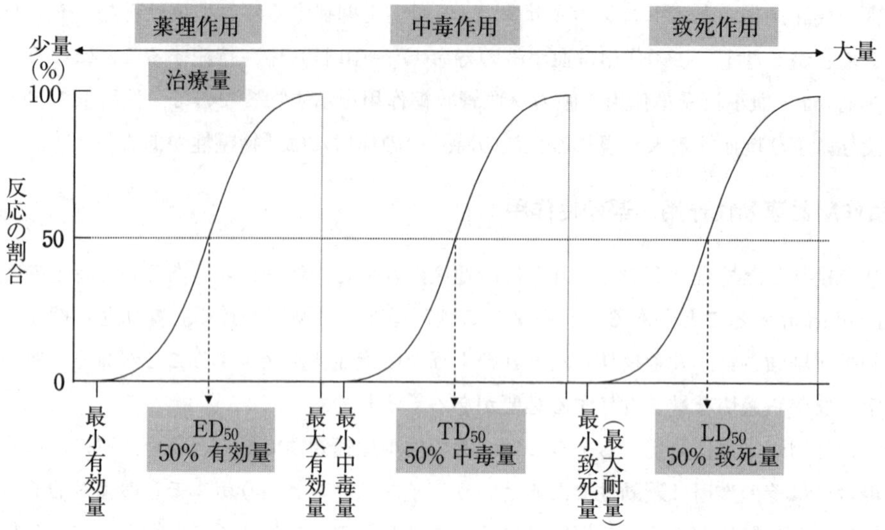

図 1.1
用量-反応曲線（計量的）

応曲線には，個人にさまざまな量の薬物を投与した時に現れる計量的な効果を示し，一方，計数的な用量-反応曲線は，さまざまな量の薬物を投与したときに母集団で効果が現れた割合（累積率）をプロットしたもので，ある集団に一定の効果をもたらす薬物の濃度を示していることになる（図 1.2）．集団内で個人の生物学的反応性が異なるため，ある幅をもった用量として分布する．一定の効果が“あり”か“なし”で現されるので，計数的な用量-反応曲線となる．有効性（治療効果），毒性，死亡率などは，計数的な用量-反応曲線を用いて評価できる．したがって，計数的な用量-反応曲線の**50% 有効量**（50% effective dose を略して **ED_{50}**）とは，50% の被験者が薬物に反応する用量であり，一方，計量的な用量-反応曲線の**50% 有効濃度**（50% effective concentration を略して **EC_{50}**）または ED_{50} は，一人の被験者に最大効果の半分を示す濃度または用量となる．

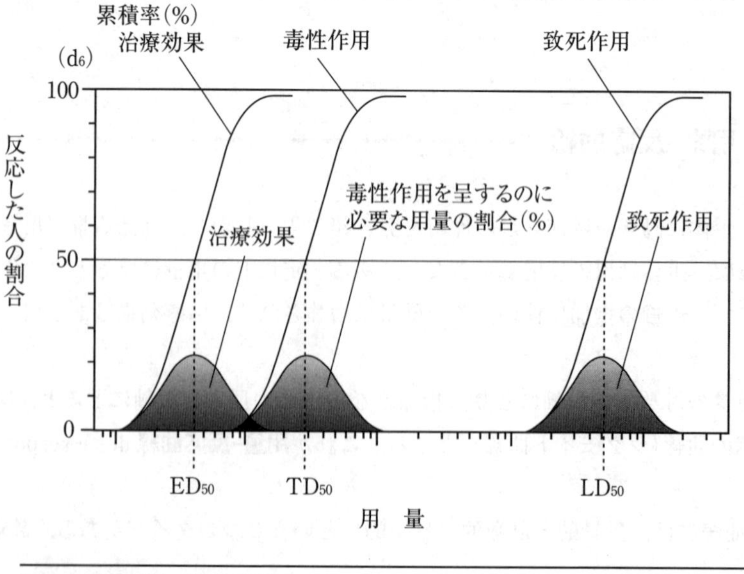

図 1.2
用量-反応曲線（計数的）

1.4.2 ■ 有効量，中毒量，致死量

何らかの効果が発現し始める最低の用量を**最小有効量**といい，効果が最大となり，頭打ちになる用量のことを**最大有効量**という．また，最大効果の1/2の効果を示す量を，**50% 有効量**（**ED_{50}**）という．臨床で用いられる用量を治療量と呼ぶが，これは50% 有効量に近いものである．*in vitro* の研究において，くすりの用量を濃度で現す場合には，**50% 有効濃度**（**EC_{50}**）が用いられる．くすりや抗体などが最低値からの最大反応の50% を示す濃度や，血中における50% 効果濃度を指す．

最大有効量を超えてさらに高い用量を投与すると，何らかの中毒作用，すなわち好ましくない有害作用が出現する．同様に最小中毒量と**50% 中毒量**（50% toxic dose を略して **TD_{50}**）がある．中毒量を超えてさらに用量を増やすと死をもたらす．この場合の用量を致死量というが，その反応も同様にS字状の曲線になる．この場合も，最小致死量および**50% 致死量**（50% lethal dose を略して **LD_{50}**）が定義されている．

ED_{50} や LD_{50} の算出法としては，**プロビット** probit **法**や，簡略化した **Litchfield-Wilcoxon 法**が広く用いられている．また，少数の限られた動物でも算出可能なものとして，up and down 法がある．

1.4.3 ■ 治療係数

有効量，中毒量，致死量の関係はくすりによって異なる．有害作用の発現しやすさから考えると，50% 有効量と50% 致死量の差が大きければ，そのくすりは有害作用が出にくく，安全性が高いといえる．そのため，**LD_{50}/ED_{50}** で表される値を**治療係数** therapeutic index（**安全域** safety margin）と呼び，くすりの「安全性を表す指標」として用いられる．最近では，動物愛護の観点から致死量を求めないことも多く，致死量（LD_{50}）の代わりに中毒量（TD_{50}）を用いることも多くなってきている（**TD_{50}/ED_{50}**）．

治療係数の小さいくすりは，有効量と中毒量・致死量が接近しており，使用が難しいくすりといえる．そのためジギタリス製剤などは血中濃度を測定しながら，適切な治療量を決めていく必要がある．

1.4.4 ■ 用量-反応関係の実例

用量-反応関係を実例によって考えてみよう．**ペントバルビタールカルシウム** pentobarbital calcium は，短時間型のバルビツール酸系睡眠薬に分類され，不安症，麻酔前投薬，不安・緊張状態の鎮静，持続睡眠療法における睡眠調節に適応がある．それぞれの目的によって有効量が異なり，催眠を目的とする場合は，1回50～100 mg を就寝前に，麻酔前投薬の目的では，手術前

に 100 ～ 200 mg，また，鎮静の目的には，1 回 25 ～ 50 mg を 1 日 2 ～ 3 回投与する．用量を増すと，延髄機能が抑制されて，血圧低下，呼吸抑制を起こす「**中毒量**」となる．さらに用量が高くなると，昏睡，呼吸停止を起こし死に至る．これが「**致死量**」である．

1.5 受容体と薬理作用

1.5.1 くすりの作用点としての受容体

生体には，恒常性を保つために種々の調節物質が存在している．神経終末から遊離され，次の神経または臓器を調節する**神経伝達物質** neurotransmitter，内分泌腺から分泌されて血流に乗り，離れた臓器を調節する**ホルモン** hormone，さらに局所で合成・分泌され，その周囲の臓器を調節する**オータコイド** autacoid（局所ホルモン）や**サイトカイン** cytokine などである．生体がある変化を受けると，これら調節物質が恒常性を維持するように働いている．

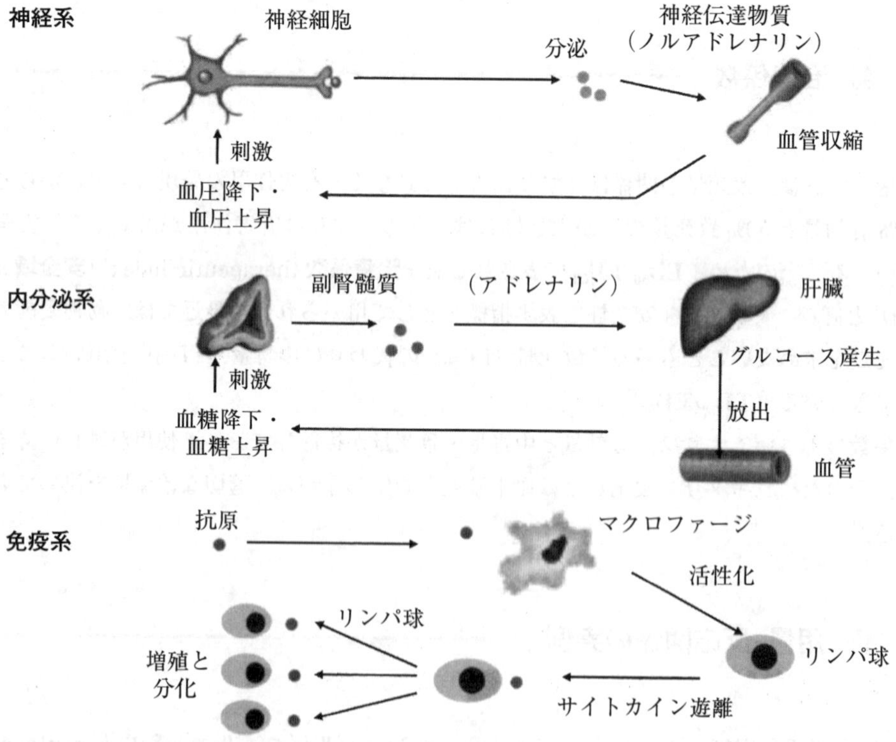

図 1.3
からだの機能を調節するための情報伝達システム
（系統看護学講座　専門基礎 5　疾病のなりたちと回復の促進 [2] 薬理学 (2005) 14 頁，図 B-2，医学書院より改変）

オータコイドは，自己分泌やパラ分泌によって放出されるセロトニンやヒスタミンなどのアミン類，ブラジキニンやアンギオテンシンⅡなどのペプチド類，プロスタグランジン（PG），ロイコトリエン（LT）やトロンボキサン（TX）などのエイコサノイド（炭素数20の不飽和脂肪酸より生成）のように，比較的低分子量の物質の総称である．遊離される量は極めて少ないが強い薬理活性をもち，その作用する範囲は限定的で，神経伝達物質とホルモンの中間的な存在である．セカンドメッセンジャーを介し細胞間の情報伝達に関わる働きを担っている．一方，サイトカインは，細胞が産生する抗体以外の高分子量をもつタンパク質性の物質の総称である．炎症・アレルギー反応にはこれらオータコイドやサイトカインが重要な役割を果たしている（第13章参照）．

これらの神経伝達物質，ホルモン，オータコイドやサイトカインは，それぞれの場所で生体の特定のタンパク質と特異的に結合する．この作用点としてのタンパク質を**受容体（レセプター）** receptorといい，結合する物質を**リガンド** ligandという．

病気は，生体の恒常性が崩れた状態であるので，多くのくすりは受容体に作用して，細胞や生体機能を正常化させる作用をもっている．したがって，くすりの作用機序を理解するためには，受容体とそれに続き変化する細胞内情報伝達系，さらに細胞反応の生理的機序を理解しておく必要がある．

1.5.2 ■ 刺激薬（作動薬）と遮断薬

1）受容体における促進作用，抑制作用

種々のリガンドが細胞の受容体に結合すると，さまざまな生理的反応が起こる．あるくすりが受容体と結合したときに，生体内のリガンドと同じような作用を示すことがある．この時くすりは，受容体を刺激して作用を示していることから，**刺激薬** agonistと呼ばれる．刺激薬は**アゴニスト**，**作動薬**，**活性薬**，**作用薬**などと呼ばれることもある．刺激薬のうち，受容体と結合して100%の作用を示すくすりを，**完全刺激薬（フルアゴニスト）** full agonistと呼び，それよりも作用が弱くしか現れない場合は，そのくすりを**部分刺激薬（パーシャルアゴニスト）** partial agonistと呼ぶ．通常，部分刺激薬は，活性化作用と他の刺激薬の作用に対する拮抗作用の相反する2つの作用をもっている．さらに，一部の受容体では内在性のリガンドが結合しなくても細胞内情報伝達系を恒常的に活性化しているものがある．この場合，ある化学物質が結合することによって恒常的活性化が阻害される．このような物質を，**逆刺激薬** inverse agonistと呼び，内活性は負の値となる．

一方，くすりによってはそれ自身が受容体に結合しても何の作用も示さないが，内在性のリガンドの作用を遮断する作用を示すものがある．これを**遮断薬** antagonist，**アンタゴニスト**，**拮抗薬**または**ブロッカー**と呼ぶ．

刺激薬の効力の違いを比較するには，**pD_2 値**と**内活性** intrinsic activityを用いる．pD_2 値は，各刺激薬による最大反応の半分の反応を起こさせるのに必要な各刺激薬のモル濃度の負対数値である（$-\log ED_{50}$）．100%の最大反応が得られる場合は，50%反応を起こさせる用量，すなわち

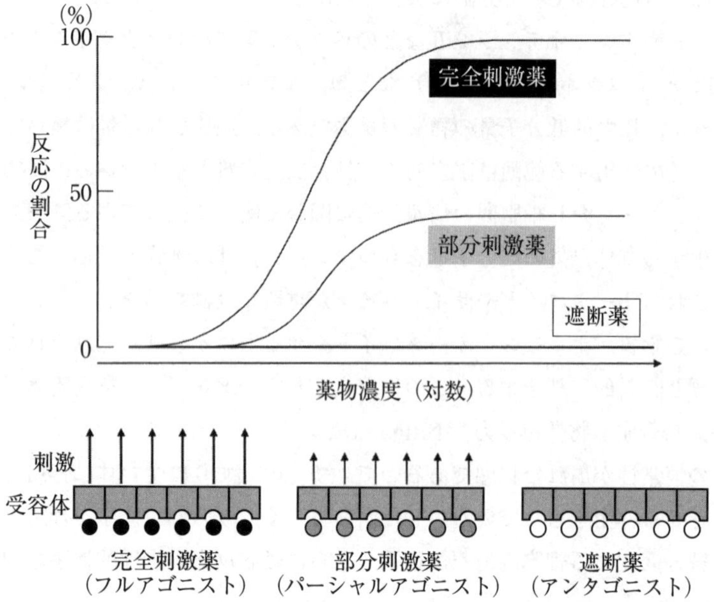

図 1.4
完全刺激薬，部分刺激薬，遮断薬の用量-反応曲線

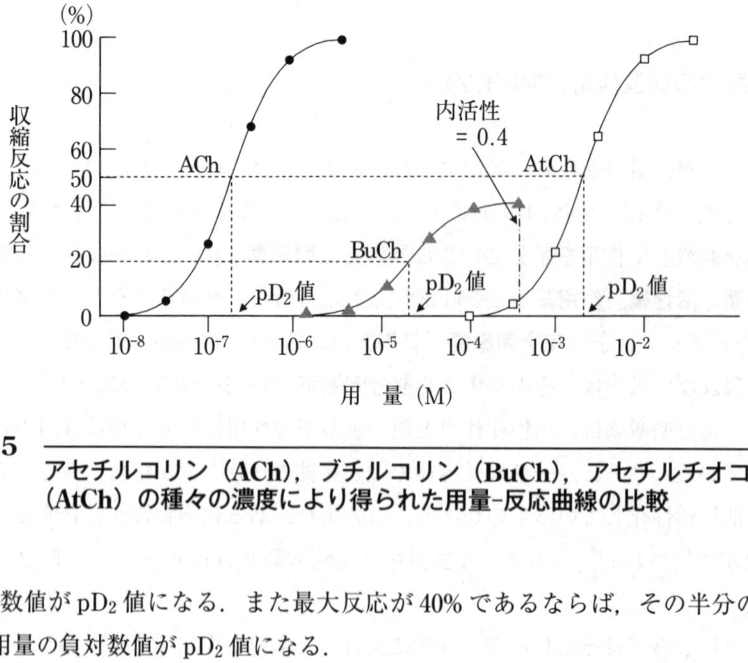

図 1.5
アセチルコリン（ACh），ブチルコリン（BuCh），アセチルチオコリン（AtCh）の種々の濃度により得られた用量-反応曲線の比較

ED_{50} の負対数値が pD_2 値になる．また最大反応が 40% であるならば，その半分の 20% 反応を起こさせる用量の負対数値が pD_2 値になる．

内活性は，最大反応との比として表される．最大反応がいちばん大きな刺激薬を標準薬として用い，その 40% の最大反応を起こす場合は，内活性は 0.4 となる．

1.5.3 ■ 受容体と細胞内情報伝達系

くすりは，生体内のいずれかの作用点に達し，薬理作用を引き起こす．この時，細胞の受容体に結合し，その後，種々の細胞内伝達系に影響を与え，細胞機能，臓器機能や生体機能を調節して治療効果を示すことが多い．生体には，多くの種類の受容体が存在し，異なる生理的役割，機序をもっている．受容体は，細胞膜上に存在する**イオンチャネル内蔵型受容体（イオンチャネル型受容体）**，**G タンパク質共役型受容体（代謝型受容体）**，**酵素活性内在型受容体**と，細胞内にある**核内受容体**の 4 つのタイプに分類される（図 1.6）．

1）イオンチャネル内蔵型受容体

神経伝達物質などのリガンドが細胞膜上に存在するイオンチャネル内蔵型受容体に結合すると，イオンチャネル（イオンを通過させるタンパク質分子）が開いて，特定のイオンが細胞膜を通過する．その結果，細胞の膜電位が変化して生体反応が引き起こされる．

例えば，タバコの成分であるニコチンは，アセチルコリン受容体の中のニコチン性受容体に結合する．ニコチン性受容体は，自律神経節や運動神経終末の神経筋接合部に存在する．ニコチン性受容体は，5 つのサブユニットと呼ばれるタンパク質分子が筒のように並んでおり，チャネルを形成している．この一部にリガンドが結合すると，チャネルが開き，Na^+イオンが細胞外から細胞内に流入する．

生きた細胞膜では，通常，内側が負に帯電し，膜の両側で電位差が生じている（細胞膜の分極）．

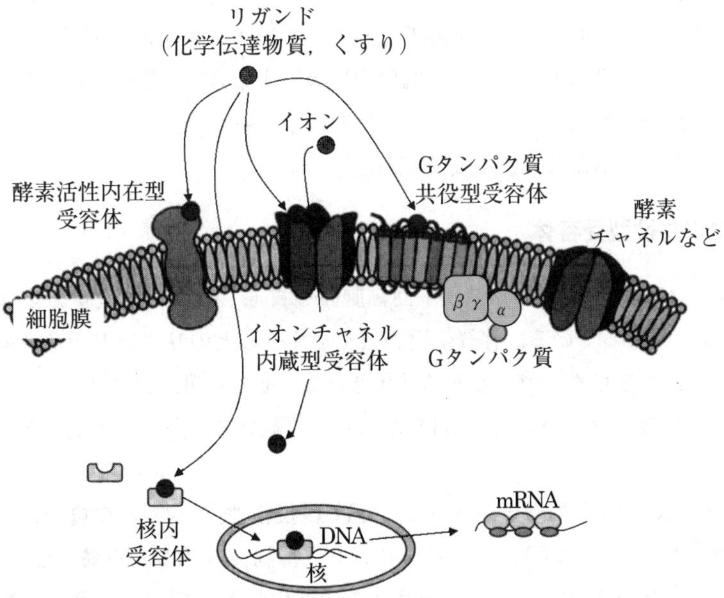

図 1.6
受容体の種類
（大島弓子，数馬恵子，北本　清　総編集，中谷晴昭，大橋京一　編（2001）シリーズ看護の基礎科学 7　薬とのかかわり　臨床薬理学，24 頁，日本看護協会出版会より改変）

型	1. イオンチャネル内蔵型	2. G タンパク質共役型	3. 酵素活性内在（チロシンキナーゼ関連）型
受容体の例	ニコチン受容体 $GABA_A$ 受容体，グリシン受容体 NMDA 型グルタミン酸受容体　他	アドレナリン受容体 ムスカリン受容体 オピオイド受容体　他	インスリン受容体 EGF 受容体 サイトカイン受容体　他
ペプチド鎖の構造	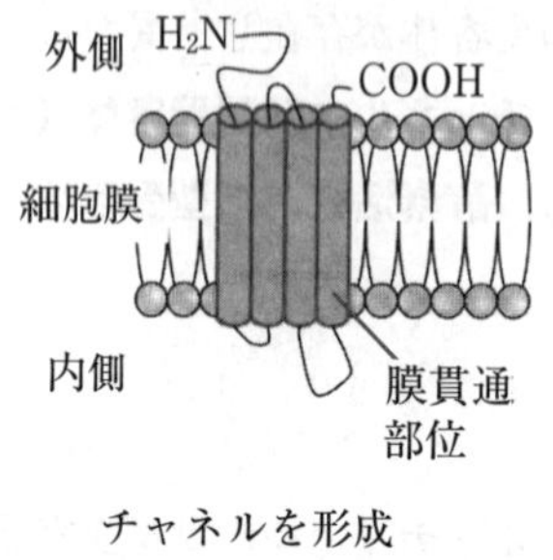	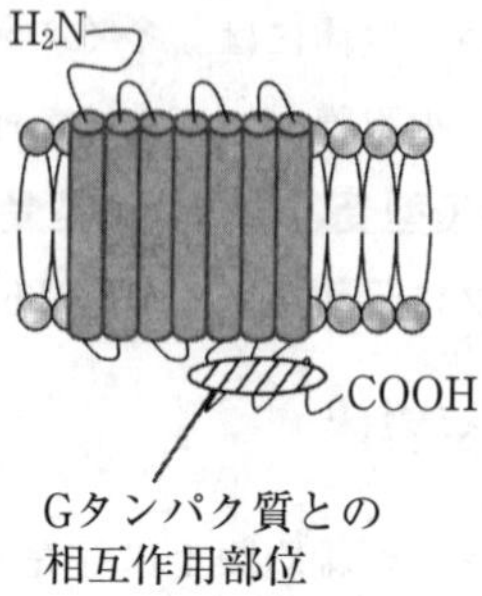	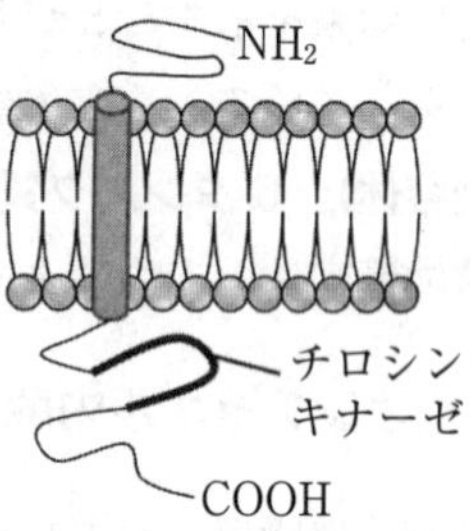
ペプチド鎖の膜貫通回数	4 ～ 5 回	7 回	1 回

図 1.7
受容体の構造と分類

陽イオンである Na^+イオンがイオンチャネル内蔵型受容体を通して細胞内に流入すると，膜電位が上がり電位依存性の Na^+チャネルが開いて，さらに脱分極が進む．

中枢神経系には，抑制性神経伝達物質である GABA（γ-アミノ酪酸 γ-aminobutyric acid）が結合すると，Cl^-（クロールイオン）を通過させるイオンチャネル内蔵型受容体（$GABA_A$ 受容体）が存在する．負の電荷の Cl^-イオンが細胞内に流入するので，細胞内の負の電荷がさらに増え（過分極），神経細胞は興奮しにくくなる（神経細胞の活動が低下する）．この受容体機能を亢進させるくすりとして，催眠薬や抗不安薬がある．

2）G タンパク質共役型受容体

このタイプの受容体は，アミノ酸鎖が 7 回細胞膜を貫通しながら細胞膜と結合する膜貫通部位 transmembrane をもっている．神経伝達物質やくすりなどのリガンドが受容体に結合すると，細胞膜の内側に存在する G タンパク質が活性化される．その結果，グアノシン三リン酸（GTP）結合タンパク質である G タンパク質に GTP が結合し，続いて，酵素やイオンチャネルの機能に影響を与える．

G タンパク質にはいくつかの種類があって，**促進（刺激）性 G タンパク質**（G_s：stimulatory）は，アデニル酸シクラーゼという酵素を活性化させ，**抑制性 G タンパク質**（G_i：inhibitory）は，アデニル酸シクラーゼの抑制作用，K^+チャネルの活性化および Ca^{2+}チャネルの抑制効果を示す．また，**G_q タンパク質**（毒素非感受性 G タンパク質）は，ホスホリパーゼ C という酵素を活性化させる．

例えば交感神経が興奮すると，神経終末からノルアドレナリン（ノルエピネフリン）が遊離

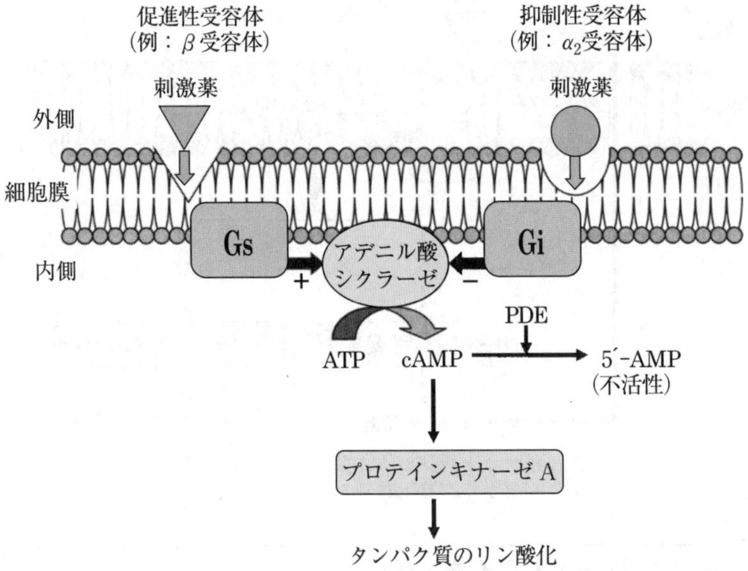

図1.8
アデニル酸シクラーゼとAキナーゼ

され，心臓ではβ_1受容体に結合する．この受容体が刺激されると，G_sタンパク質が働き，グアノシン二リン酸（GDP）がGTPとなって活性化され，GTPの結合したαサブユニットが解離し，アデニル酸シクラーゼを活性化する．その結果，サイクリックAMP（cAMP）が生成され，タンパク質リン酸化酵素であるプロテインキナーゼA（Aキナーゼ：PKA）が活性化され，Ca^{2+}チャネルをリン酸化することにより，Ca^{2+}チャネルの開口を高める．細胞内に流入したCa^{2+}は，筋小胞体のCa^{2+}チャネルに作用し，Ca^{2+}プールから細胞内へCa^{2+}を遊離する．この結果，心筋収縮力が増強される．ここで，cAMPは，外部からの情報により細胞内の反応を調節する役割を果たしているので，**セカンドメッセンジャー** second messengerと呼ばれる．

副交感神経は，心筋に対しては交感神経の機能と逆の役割を果たしている．副交感神経が刺激されると，神経終末からアセチルコリンが遊離され，これが心房筋細胞のムスカリン受容体（M_2受容体）に結合する．活性化されたM_2受容体はG_iタンパク質を活性化するが，このタンパク質は，アデニル酸シクラーゼに対して抑制的に働き，その結果，cAMP量が減少することにより，心拍数は低下し，心筋の収縮は抑制される．

一方，血管では，交感神経が興奮すると神経終末からノルアドレナリン（ノルエピネフリン）が遊離され，血管平滑筋細胞のα_1受容体に結合する．α_1受容体に共役したG_qタンパク質が活性化され，ホスホリパーゼCを活性化する．この酵素は，ホスファチジルイノシトール二リン酸をイノシトール三リン酸（IP_3）とジアシルグリセロール（DAG）の2つのセカンドメッセンジャーに分解する．IP_3は筋小胞体のIP_3受容体に作用し，細胞内に流入したCa^{2+}は，筋小胞体のCa^{2+}チャネルに作用し，Ca^{2+}プールから細胞内へCa^{2+}を遊離する．遊離されたCa^{2+}はカルモジュリンと呼ばれるカルシウム結合性タンパク質を活性化し，これが平滑筋の構造タンパク質の1つであるミオシン軽鎖をリン酸化して平滑筋を収縮させる．

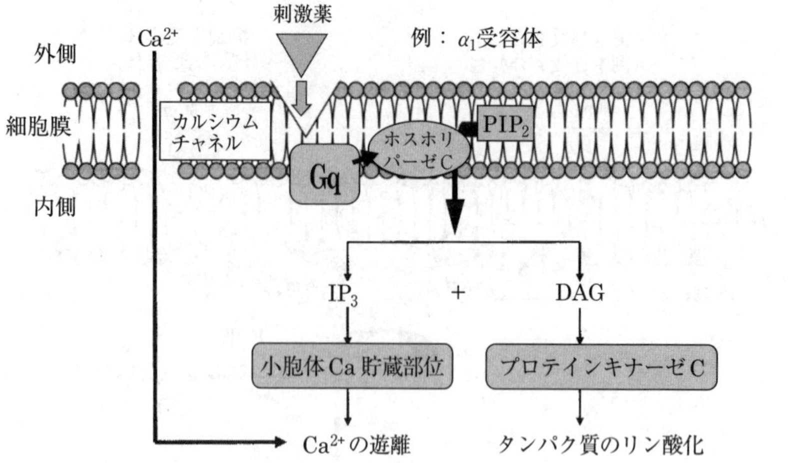

図 1.9
ホスホリパーゼCとCキナーゼ

Gタンパク質共役型受容体は，交感神経や副交感神経においてばかりでなく，多くの神経伝達物質，ホルモン，オータコイドなどと結合し，生体反応を引き起こしている．また，ここで説明したタンパク質以外のGタンパク質共役型受容体が多く存在していることも明らかになりつつある．

3）酵素活性内在型受容体

細胞膜上に存在する受容体自身が，酵素としての活性を示すものがある．インスリンなどのホルモンが，肝臓，筋肉や脂肪細胞にあるこのタイプの受容体に結合すると，通常では不活性である領域が活性化されて，細胞内に生化学的変化を起こし生理反応を示す．インスリンの場合は，細胞内のチロシンキナーゼという酵素が作用し，チロシンをリン酸化させ，さまざまな生理反応を起こす（チロシンキナーゼ型受容体）．心房性利尿ペプチドでは，ANP受容体（atrial natriuretic peptide）受容体として働く膜結合性グアニル酸シクラーゼという酵素が活性化され，cGMPというセカンドメッセンジャーが増加する．

4）核内受容体

ホルモンの中には，細胞膜表面の受容体ではなくて，細胞膜を通過した後に受容体に結合し，リガンド-受容体複合体として，細胞の核内に移行し遺伝子の転写を調節するものがある．転写調節の結果，特定のタンパク質（酵素やサイトカイン）の産生が変化し，細胞の機能が修飾を受ける．ステロイドホルモン，甲状腺ホルモン，ビタミンDなどがその例である．これらホルモンは脂溶性が高いため細胞膜を通過することができるが，インスリンのようなペプチド性ホルモンでは細胞膜を通過できないので，細胞膜上の受容体に作用して情報を細胞内に伝達したり，イオンチャネルの開閉を調節することになる．

表 1.1　薬物受容体の分類

受容体名	サブタイプ名		局在・生理反応，機能等
アセチルコリン受容体	ニコチン受容体	N_N 型	自律神経節（自律神経末端にも存在），脳・シナプス伝達
		N_M 型	神経筋接合部・骨格筋収縮
	ムスカリン受容体	M_1（≒ m_1）	自律神経節，脳・シナプス伝達
		M_2（≒ m_2）	心臓，脳，平滑筋・心機能抑制，K^+透過性亢進
		M_3（≒ m_3）	平滑筋，膵臓，脳・平滑筋収縮
		m_4 受容体	肺，脳
		m_5 受容体	脳（大脳皮質）
アドレナリン受容体	α 受容体	α_{1A} 受容体	前立腺，脳，血管平滑筋・尿道平滑筋収縮
		α_{1B} 受容体	血管平滑筋，肺，脳・平滑筋収縮，瞳孔散大筋収縮（α_1）
		α_{1D} 受容体	前立腺・尿道平滑筋収縮
		α_2 受容体	脳，神経終末部（自己受容体），血小板，膵臓 β 細胞・神経伝達物質遊離抑制，血管収縮
	β 受容体	β_1 受容体	心臓，脂肪細胞膜・心機能増大，脂肪分解促進
		β_2 受容体	気管支平滑筋，膀胱平滑筋，血管平滑筋，肝臓，肺・気管支平滑筋弛緩，グリコーゲン分解
		β_3 受容体	脂肪細胞，心筋，血管平滑筋・脂肪分解促進，心筋収縮抑制，血管平滑筋弛緩
ヒスタミン受容体	H_1 受容体		平滑筋，血管内皮細胞，脳・血管透過性亢進，平滑筋収縮（アレルギー），鎮静
	H_2 受容体		胃壁細胞，脳（大脳皮質，尾状核，海馬），心臓・胃酸分泌促進（消化性潰瘍），心拍数増大
	H_3 受容体		シナプス前性自己受容体・ヒスタミン遊離抑制
セロトニン受容体	5-HT_1 受容体	5-HT_{1A}	腸神経叢，脳細胞体の自己受容体，気管支・K^+チャネル開口による過分極，抗不安作用
		5-$HT_{1B/1D}$	神経終末の自己受容体・セロトニン遊離抑制，ドパミン神経（黒質－線条体）の制御
		5-HT_{1D}	脳血管・脳血管平滑筋収縮，片頭痛
	5-HT_2 受容体	5-HT_{2A}	大脳皮質，血小板，子宮／胃腸管平滑筋・脱分極，平滑筋収縮
		5-HT_{2B}	胃底部，血管内皮細胞，脳・平滑筋収縮
	5-HT_3 受容体		腸神経，延髄 CTZ・イオンチャネル（Na^+，K^+）内蔵型，伝達物質遊離促進，脱分極，嘔吐機構
	5-HT_4 受容体		腸神経叢，平滑筋，海馬・アセチルコリン遊離，認知機能
ドパミン受容体	D_1 サブファミリー	D_1 受容体	脳（線条体，側坐核，嗅結節），副甲状腺・アデニル酸シクラーゼ促進，ホルモン分泌，ドパミン生合成調節
		D_5 受容体	脳（海馬，視床下部，視床）・アデニル酸シクラーゼ促進
	D_2 サブファミリー	D_2 受容体	脳（黒質，線条体，側坐核，腹側被蓋野，下垂体後葉），胃，十二指腸・アデニル酸シクラーゼ抑制，K^+透過性亢進，統合失調症，プロラクチン分泌
		D_3 受容体	脳（黒質，嗅結節，側坐核）・自己受容体
		D_4 受容体	脳（前頭葉，扁桃核，中脳）・統合失調症
GABA 受容体	$GABA_A$ 受容体		脳（黒質，淡蒼球など広範囲）・Cl^- 透過性亢進（シナプス前抑制）による中枢抑制
	$GABA_B$ 受容体		神経伝達物質遊離調節，Ca^{2+} 透過性抑制，K^+透過性亢進，アデニル酸シクラーゼ抑制
オピオイド受容体	μ 受容体	MOP	脳（大脳皮質，視床，扁桃核，青斑核，黒質など），脊髄，腸管・鎮痛，鎮咳，消化管運動抑制，依存性，多幸感
	δ 受容体	DOP	脳（大脳皮質，側坐核など）・鎮痛，情動，依存性
	κ 受容体	KOP	脊髄，脳（線条体，側坐核など）・鎮痛，鎮咳，鎮静，利尿，嫌悪感
ORL1（ノシセプチン）受容体		NOP	脊髄後角，脳（視床，辺縁系など）・鎮痛，発痛，学習記憶等
アンギオテンシンⅡ受容体	AT_1 受容体		血管平滑筋，肺，心臓，脳・血管平滑筋収縮，心血管組織再構築作用，アルドステロン分泌
	AT_2 受容体		心筋，細小動脈，脳・血管平滑筋拡張，細胞増殖抑制，アポトーシス誘導

5）その他の薬物作用点

a．イオンチャネル

イオンチャネル内蔵型受容体ばかりでなく，**イオンチャネル**（イオンを通過させるタンパク質分子：電位依存性イオンチャネル）そのものにくすりが作用することがある．細胞の内外は，リン脂質の二重層をなす細胞膜で分離されており，イオンは自由に透過できない．このため，細胞内外の電位差が維持されている．Ca^{2+}，K^{+}，Na^{+}などの陽イオンや，Cl^{-}などの陰イオンを通過させることによって細胞膜の興奮性や機能を担っているが，この透過性を変えることによって作用を示す．

Ca 拮抗薬は主に血管平滑筋へのCa^{2+}流入を抑制し，血管の収縮を抑制することによって，血管平滑筋を弛緩させる．そのため，高血圧や狭心症の治療などに用いられる．K^{+}チャネル遮断薬としては，心筋細胞のK^{+}チャネルを抑制する**アミオダロン（塩酸塩）** amiodarone（hydrochloride）が抗不整脈薬として，膵臓β細胞のK^{+}チャネルを抑制するグリベンクラミドが，経口糖尿病治療薬として用いられている．先に述べたように，Na^{+}チャネルは細胞の興奮に非常に重要なイオンチャネルである．心筋のNa^{+}チャネルを遮断すると不整脈が抑制されるので，抗不整脈薬として，また，神経のNa^{+}チャネルを遮断すると興奮伝導が遮断されるので，局所麻酔薬として用いられている．

b．トランスポーター

細胞には，その生理的恒常性を維持するため，さまざまなものを細胞外から細胞内へ取り込んだり，逆に細胞内から細胞外へ排出させる**トランスポーター**（交換機構，運搬機構）が存在する．

一般に細胞の外側にNa^{+}，Ca^{2+}やCl^{-}が多く，細胞の内側にはK^{+}が多いイオン分布になっている．例えば心筋細胞では，細胞が興奮するたびにNa^{+}やCa^{2+}が細胞内に流入して，脱分極，活動電位を引き起こし，また，K^{+}が細胞外へ流出することにより，再分極している．

細胞内外のイオン分布の恒常性を保つため，Ca^{2+}の排出を目的として3個のNa^{+}と交換という形で，**Na^{+}-Ca^{2+}交換系**が機能している．また，3個のNa^{+}を排出して2個のK^{+}を取り込む**Na^{+}-K^{+} ATPase（Na^{+}-K^{+}ポンプ）**が働き，再分極した後の細胞内外のイオン分布を元に戻すように働いている．ジギタリスは，Na^{+}-K^{+} ATPaseを阻害することにより細胞内Na^{+}濃度を上昇させ，その結果，Na^{+}-Ca^{2+}交換系が働きにくくなり，細胞内Ca^{2+}濃度が上昇し，心筋の収縮力が増強する．

胃の壁細胞には，プロトン（水素イオン）を排出する**H^{+}-K^{+} ATPase（プロトンポンプ）**が存在し，胃酸を分泌している．**オメプラゾール** omeprazole，**ランソプラゾール** lansoprazole のようなプロトンポンプ阻害薬は，このトランスポーターを阻害することにより胃酸分泌を低下させるので，消化性潰瘍の治療に用いられる．

腎臓の尿細管には多くの種類のイオントランスポーターが存在し，水分調節やイオンの調節を行っている．例えば，チアジド系利尿薬は，遠位尿細管のNa^{+}-Cl^{-}共輸送体（コトランスポーター）を抑制し，ループ利尿薬はヘンレ係蹄のNa^{+}-K^{+}-$2Cl^{-}$共輸送体を抑制することにより，利

表 1.2　酵素を作用点とする主要な薬物

阻害される酵素	阻害薬	臨床応用
アセチルコリンエステラーゼ	ドネペジル塩酸塩	認知症
アセチルコリンエステラーゼ	アンベノニウム塩化物	重症筋無力症
シクロオキシゲナーゼ	アスピリン，インドメタシン	炎症，疼痛，発熱
アンギオテンシン変換酵素（ACE）	カプトプリル	本態性高血圧症，腎性高血圧
HMG-CoA 還元酵素	プラバスタチンナトリウム	脂質異常症
タンパク分解酵素	カモスタットメシル酸塩	急性膵炎
キサンチン酸化酵素	アロプリノール	痛風

尿作用を示す．

一方，神経終末では，いったん遊離された神経伝達物質を再び神経内に取り込むためのトランスポーターがある．中枢神経のセロトニン作動性神経終末で，選択的にセロトニンの再取込みを阻害するくすり（selective serotonin reuptake inhibitor：**SSRI**）**パロキセチン**（塩酸塩水和物）paroxetine（hydrochloride hydrate）や，セロトニンとノルアドレナリンの再取込みを阻害するくすり（serotonin noradrenaline reuptake inhibitor：**SNRI**）**ミルナシプラン**（塩酸塩）milnacipran（hydrochloride）は，うつ病の治療に用いられている．

c. 酵　素

酵素は生体の調節に重要な働きをしている．したがって，薬物の作用点として，酵素に作用するくすりも重要である．

アセチルコリンエステラーゼは神経終末から遊離されたアセチルコリンを，直ちにコリンと酢酸に分解する．この酵素を阻害すると遊離されたアセチルコリンの分解が阻害され，シナプス間隙でのアセチルコリンの濃度が高くなるため，その作用が増強される．例えば，脳内のアセチルコリン量が減少する認知症の患者に，中枢性アセチルコリンエステラーゼを阻害する**ドネペジル（塩酸塩）** donepezil（hydrochloride）が用いられている．

アスピリンや**インドメタシン** indometacin などの非ステロイド性抗炎症薬 non steroidal anti-inflammatory drugs（NSAIDs）は，シクロオキシゲナーゼ cyclooxygenase（COX）を阻害して，炎症時に遊離される種々のプロスタグランジン（PG）類の合成を抑制する．カプトプリルは，アンギオテンシンⅠからアンギオテンシンⅡに変換するアンギオテンシン変換酵素（ACE）を阻害し，強い血管収縮作用をもつアンギオテンシンⅡの生成を抑制するため，高血圧の治療に用いられる．また，**プラバスタチン（ナトリウム）** pravastatin（sodium）は，コレステロールの生合成に関わる HMG-CoA 還元酵素を阻害するので，脂質異常症の治療薬として用いられている．このように，酵素活性を阻害するくすりの中には，治療上重要なものが多い．

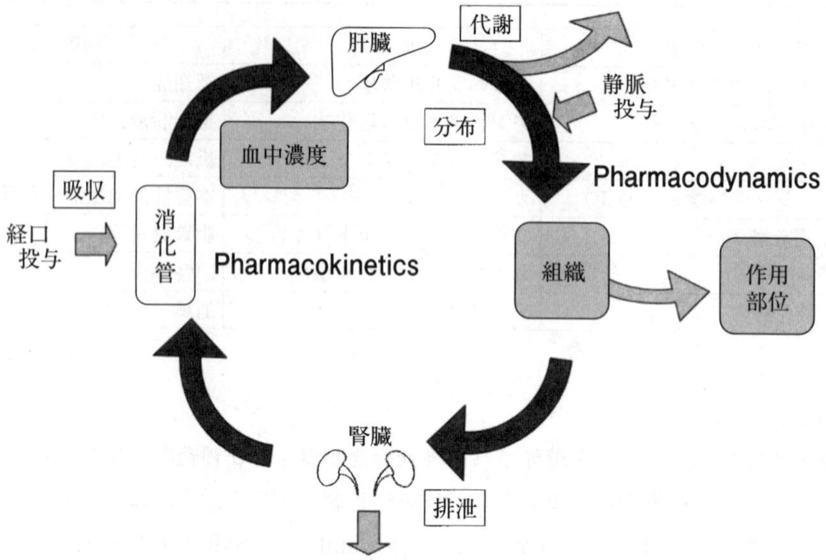

図 1.10
くすりの効果の個人差を支配する薬物動態と感受性因子との関係

1.6 薬理作用の修飾因子

くすりが投与され薬理作用を示すには，くすりが作用部位まで到達しなければならない．作用部位におけるくすりの濃度は，くすりの吸収，分布，代謝，排泄などの薬物動態によって決まる．作用部位に到達したくすりは，主にその受容体と結合し，細胞内情報伝達系を変化させて薬理作用を示す．同量のくすりを服用しても，くすりが効く人もいれば，全く効かない人もいる．副作用の出現も人により異なり個人差がある．ヒトゲノム計画により全塩基配列が解明され，それに伴い，ヒトのくすりに対する反応性に大きな個人差があり，これに遺伝的要因が関与していることが明らかとなってきた．今後，さらに詳細な解明が進めば，患者にあった薬物治療を行うことができる**オーダーメイド医療**が中心となってくると考えられる．

くすりの反応の起こり方には，生体内の薬物動態に変化が生じた結果，くすりの濃度が増加または減少する場合と，薬物受容体などの反応性が変わることにより，くすりの効果が変化する場合がある．これら2つの機序に対し，年齢などさまざまな生体因子が影響を及ぼすことにより，さらにくすりの反応が変化する．

1) 年　齢

a. 高齢者

高齢者では，加齢とともにくすりの体内動態に影響を及ぼす生理機能や生体成分が変化する．

例えば，生体構成成分の中の脂肪の占める割合が大きく増加するため，脂溶性の高いくすりは脂肪組織に広く分布し，体内からなかなか除去されなくなる．また，肝機能の低下などにより血漿アルブミン濃度が減少するため，アルブミンとのタンパク質結合率が高いくすりでは，アルブミンと結合しない遊離型の濃度が上昇し，薬効が強く現れることがある．

心拍出量は加齢に伴い減少するため，肝，腎あるいは腸管への血液量も減少する．腎機能が低下することにより，腎機能の指標の1つである**クレアチニン・クリアランス**は，健康成人の半分以下になることもある．また，肝機能の低下により薬物代謝能が減少し，くすりの作用や有害作用が強く現れることがある．

受容体の反応性も加齢により低下することが知られており，くすりに対する反応に変化を与える．

b. 小 児

小児期は，身体機能の発育が著しく，薬物動態などくすりの作用に影響を与えることが多い．そのため，体表面積や体重から小児の薬用量を算定したり，Augsbergerの算定法やVon Harnackの表を用いて投与量を決めている．くすりの肝クリアランスや腎クリアランスは，一般に出生後急速に上昇し，1～2歳でピークに達した後，徐々に成人の値に達する．

2）病的状態

a. 腎機能障害

くすりを体内から除去する主な経路として，腎臓から尿中に排泄する経路と，肝臓において代謝を受け除去される経路がある．一般に，肝臓で代謝を受けるくすりは脂溶性が高く，腎臓から排泄されるくすりは水溶性である．したがって，薬理活性を有する未変化体，あるいはその代謝物のうち，主として腎から排泄されるくすりでは，腎機能が低下するとくすりの排泄が減少して，体内に蓄積され薬理作用が強く出ることになる．

b. 肝機能障害

経口投与されたくすりは，消化管から吸収され，門脈を経て肝臓に運ばれ，肝細胞に存在する種々の薬物代謝酵素によって代謝を受ける．肝疾患では，これら代謝酵素の活性が低下するため，くすりが除去されずに血中濃度が増加する．また，肝からの薬物除去には肝血流量が重要な因子となっている．肝硬変などで門脈圧が亢進すると，肝血流量が減少し，また，側副血流路から肝臓を迂回して直接大静脈に血液が流れるため，肝臓でのクリアランスが減り，くすりの血中濃度が上昇する．

c. 心機能障害

心臓は血液を全身に送っているため，心不全などポンプ機能の異常により，くすりの送達ばかりでなく薬物動態に大きな影響を及ぼす．心拍出量が減少すると交感神経系が亢進し，レニン-アンギオテンシン-アルドステロン系が賦活される．このため，消化管の血流量の低下，消化管運動の減少などによりくすりの吸収が悪くなる．

また，心拍出量が減少すると肝血流量が低下し，上記のように肝クリアランスが低下するため，血中濃度が上昇し，薬効が強く現れたり，有害作用の頻度が高まる．

3）薬物代謝酵素における遺伝的多型

近年，肝薬物代謝酵素の塩基配列の解読が進み，その遺伝子に欠損や変異などがあり，くすりの代謝能に個人差があることが明らかになってきた．例えば，日本人ではアルコールを代謝するアルデヒド脱水素酵素が欠損している人が50%ほどおり，少量のアルコールでも，顔面紅潮・悪心・嘔吐などを生じ，また，急性アルコール中毒を起こす危険性も高い．

このように，いくつかの薬物代謝酵素に**遺伝的多型** polymorphism が知られている．遺伝子に変異を認めない型（野生型）を有するヒトでは，薬物代謝酵素活性が高く，これを**迅速代謝型** extensive metabolizer（**EM**）と呼ぶ．一方，これら遺伝子に変異あるいは欠損があるヒトでは，代謝が遅く，**遅延代謝型** poor metabolizer（**PM**）と呼んでいる．

遺伝子変異の頻度や部位に人種差があることが知られている．例えば，薬物代謝酵素のうちCYP2D6の遅延代謝型の割合は，白人種では比較的高いが日本人では著しく低い．一方，CYP2C19では，白人種では遅延代謝型の割合は低いが日本人では約20%存在している．

迅速代謝型の患者に有効な投与量を遅延代謝型の患者に投与すると，血中濃度が大幅に上昇し，有害作用が現れる可能性がある．一方，遅延代謝型の患者には低い投与量でも十分な治療効果が得られることも考えられる．あらかじめこれら遺伝子情報を知ることにより，その患者個人に合った適正なくすりの投与法，投与量を調節することができ，薬効ばかりでなく有害作用の軽減とともに，医療経済にも大きなメリットがあると期待される．

4）性　別

一般に，女性は男性と比べくすりに対する感受性が高い．性ホルモンの薬物代謝に対する影響の違いと考えられるが，必ずしもそれだけでは説明ができない．動物実験においても，薬理作用や毒性に**性差** sex difference がみられることが多い．

5）種

同一薬物を投与した場合でも，動物の種 species によって，作用の程度や反応性が異なることがある．主な原因として薬物代謝能や代謝様式の違いが考えられる．したがって，動物実験で得られた知見をそのままヒトに適応することはできず，最終的には，ヒトでの薬理効果を調べる必要がある．また，上述のように人種差があることもある．

6）個体差

薬物代謝酵素の変異以外に，通常では起こらない異常な反応が認められることがある．一般には，アレルギー反応に基づくもので，**過敏症** hypersensitivity と呼ばれ，このような反応を示す人を**特異体質** idiosyncrasy という．

薬物アレルギー drug allergy では，くすりがハプテン hapten となり体内のタンパク質を変化させ，それが**抗原** antigen として作用して，生体内に**抗体** antibody をつくらせる．このような状態のとき，再度，そのくすりを適用すると，抗原-抗体反応が起こり，生体に病的な変化を生じる．体液性免疫が関与する即時型アレルギー反応には，重篤な有害作用で問題となるアナフィラキシーや，その他，蕁麻疹，発熱，気管支喘息，鼻炎などがある．また，細胞性免疫が関与する遅延型アレルギー反応には，無顆粒球症，再生不良性貧血，発疹，紅斑などがある．

7）心理的効果

医師の患者に対する態度，患者の性格およびくすりによる副作用の有無などが原因で，くすりの効果に変動が現れることがある．これを**心理的効果** psychological effect という．また，薬理作用のない物質を偽薬，**プラセボ** placebo として用いたときに，有効性や副作用がみられることがある．これは，プラセボ効果と呼ばれている．くすりの効果を判定する際には，**無作為化二重盲検試験** randomized double blind（masking）test によって，心理的効果を排除する必要がある．

8）耐性およびタキフィラキシー，脱感作と過感受性

くすりを反復投与した場合に，効果が次第に減弱することがある．これを**耐性** tolerance という．耐性が生じやすいくすりとしては，モルヒネなどの麻薬性鎮痛薬，バルビツール酸系薬などの中枢神経抑制薬などがある．あるくすりに対する耐性が形成された後に，そのくすりと類似した薬理作用をもつくすりにも耐性を示すことがあり，これを**交差耐性** cross tolerance という．耐性が生じる原因として，薬物代謝酵素が誘導され分解能が亢進することと，くすりに対する感受性が低下することが考えられている．

一方，短期間の反復投与により，次第にくすりの効果が減弱する場合がある．この現象を**タキフィラキシー** tachyphylaxis あるいは**脱感作** desensitization という．細胞膜受容体の**内部移行** internalization により有効な**受容体数が減少** down-regulation したり，効果器に至る情報伝達系の途中で脱共役 uncoupling が起こることなどによる．例えば，エフェドリンやチラミンを投与するとノルアドレナリンの遊離が起こるが，ノルアドレナリンが補充される前に次に刺激がくると遊離されるノルアドレナリンが少ないため，血圧上昇作用などが次第に減弱する．

反復的なくすりの服用を急に中止すると，薬効がなくなるばかりでなく服用前よりも悪くなることがあり，**反跳現象** rebound と呼ぶ．作用時間の短い催眠薬や降圧薬であるβ受容体遮断薬の服用を急に中止したときにみられる一過性の不眠，不安や急激な高血圧がこれにあたる．これは，**受容体数の発現増加** up-regulation や受容体応答の亢進，**過感受性** supersensitivity などによる．

9）蓄　積

くすりを連用した場合，その排泄速度が遅いため，体内に均等あるいは特定の部位にくすりが**蓄積** accumulation することがある．このため，その薬理作用が増強され，一度に大量投与したときのような毒性が現れることもある．

1.7 薬物依存

くすりを長期間使用した場合に，精神的にも身体的にも，そのくすりを使用したいという強い欲求が生じ，使用を中止することが困難となることがある．このような状態を**薬物依存** drug dependence という．

薬物依存には，精神的に薬物に頼っている状態の**精神依存** psychic（psychological）dependence と，薬物が存在することに適応した状態に体が変化する**身体依存** physical dependence とがある．依存では，精神依存があることが必要条件であるが，身体依存は，必ずしもあるわけではない．くすりを反復使用した結果，精神依存はある程度みられるが，身体依存まで至っていない状態を習慣 habituation と呼び，薬物依存が高度になって，身体依存を伴っている状態を耽溺性あるいは嗜癖 addiction と呼んでいたが，最近では，すべてをまとめて，依存と呼ぶことが多い．このようなくすりの多くは**乱用** drug abuse され，身体的に害があるばかりでなく，社会生活にも悪い影響を与えている．すなわち，乱用すれば依存になりやすく，依存状態になれば，当然乱用することになる．このように，依存と乱用とは密接な関係にあるが，同一ではない．乱用薬を一度だけの使用しても乱用と呼ぶ．

依存の詳細な発現メカニズムは解明されていないが，中脳の腹側被蓋野から側坐核などに投射するドパミン作動性神経が重要な役割を果たしていると考えられている．この経路は脳内報酬系といわれ，活性化されると動物に快感を引き起こす．依存性薬物は，直接的または間接的にこの報酬系を活性化させることから，依存の発現には，慢性的な報酬系の刺激が関与していると考えられている．

1.7.1 精神依存

精神依存とは，あるくすりを摂取したいという強い欲求があり，くすりの摂取を止めようと思っても止められない状態である．精神依存は，くすりの薬理作用だけによるのではなく，くすりを使用した環境も重要である．また，同じ人でも，その時の精神状態によって，依存になるときとならないときがある．

1.7.2 身体依存

モルヒネやヘロインなどは，陶酔感，多幸感を得るため乱用され，その結果，最も強力な身体依存，精神依存を生じる．身体依存とは，生体があるくすりの作用下にある状態に適応した結果，そのくすりが体内から消失すると，精神および身体に病的なさまざまな症状が発現する状態をいう．このような状態は，**退薬症候** withdrawal syndrome，**禁断症状** abstinence syndrome または**離脱症状**と呼ばれる．退薬症候はくすりを摂取している期間中であっても，前回摂取してからの時間が経過してくすりの血中濃度が低下し，くすりの効果が減弱すると発現する．慢性の麻薬中毒者の治療にオピオイド受容体遮断薬を用いると，強い退薬症候が発現して危険である．

身体依存は，モルヒネやヘロインなどの麻薬およびペチジンなどの合成麻薬で著明に形成され，またバルビツール酸系薬，アルコールなどの中枢神経抑制薬によってもみられる．一方，最近の研究では，癌性疼痛など強い痛みをもった患者がモルヒネなどを使用する場合には，身体依存などが問題になることはほとんどないことが明らかにされている．

表 1.3　依存を形成する代表的な薬物

薬　物	精神的依存	身体的依存	耐　性	メカニズム
麻薬性鎮痛薬 モルヒネ，ヘロイン，コデイン，ペチジン，フェンタニル	＋＋＋	＋＋＋	＋＋＋	μ オピオイド受容体との結合 GABA 作動性神経抑制による中脳辺縁系ドパミン作動性神経系の脱抑制
非麻薬性鎮痛薬 ペンタゾシン	＋＋	＋	＋	κ オピオイド受容体との結合
バルビツール酸系薬 ベンゾジアゼピン系薬	＋＋	＋＋＋	＋＋	$GABA_A$ 受容体と NMDA 受容体の機能的バランスの変化
大麻 Δ^9-THC，マリファナ，カンナビノイド	＋＋（＋）	−	−	カンナビノイド（CB1）受容体との結合
コカイン	＋＋＋	−	−	モノアミン再取込み（特にドパミン）の阻害
アルコール	＋＋	＋＋＋	＋＋	$GABA_A$ 受容体の機能増強と NMDA 受容体の機能低下
アンフェタミン類 アンフェタミン，メタンフェタミン，メチルフェニデート，MDMA	＋＋＋	−	＋＋ （＋） 逆耐性	モノアミン遊離，再取込み阻害と MAO 阻害作用 中脳辺縁系ドパミン作動性神経の刺激
幻覚薬 LSD-25，メスカリン，シロシビン，フェンシクリジン（PCP）	＋＋＋	−	＋＋	セロトニン作動性神経系の抑制 PCP は NMDA 受容体遮断
有機溶剤 トルエン，シンナー，アセトン，エーテル，クロロホルム	＋	−	＋	$GABA_A$ 受容体と NMDA 受容体の機能的バランスの変化
ニコチン	＋＋	−	＋	ニコチン受容体との結合によるドパミン遊離

＋＋＋：最強，＋＋：強力，＋：あり，−：なし

1.8 薬物相互作用とからだ

くすりあるいは食物などとの併用により，薬理作用が変化することを薬物相互作用があるという．慢性疾患の増加により，また，くすりの協力作用を期待して，2種類以上のくすりを併用する多剤併用が行われている．併用薬が増加するのに伴い，くすりによる有害作用が増加し，その対処も難しくなる．薬物相互作用には，作用部位における薬物受容体の結合から作用が発現するまでの経路での薬力学的相互作用と，くすりの吸収，分布，代謝，排泄における薬物動態学的相互作用がある（第18章も参照のこと）．

1.8.1 薬力学的相互作用

くすりの作用部位あるいは受容体における相互作用で，作用が増強される場合（協力作用）と減弱される場合（拮抗作用）がある．これらの作用は，同一作用部位で起こる場合と，異なる作用部位に作用するが，結果的には作用を変化させる場合がある．

1）協力作用 — 作用が互いに強められる場合

a．相加作用 addition

くすりを併用した場合の効力が，単独に投与した場合の効力の算術和として現れる場合で，**モルヒネ（塩酸塩水和物）** morphine（hydrochloride hydrate）と**コデイン（リン酸塩水和物）** codeine（phosphate hydrate）を併用した場合の鎮痛作用や，クロロホルムとエーテルを併用した場合の麻酔作用などがこれにあたる．

b．相乗作用 potentiation，synergetic action

くすりを併用した場合の効力が，単独に投与した場合の算術和よりも強く現れる場合で，**コカイン（塩酸塩）** cocaine（hydrochloride）を併用したときのアドレナリンによる血圧上昇作用や，フィゾスチグミンを併用したときのアセチルコリンの作用などがこれにあたる．

2）拮抗作用 antagonism — 作用が弱められる場合

a．競合的拮抗

刺激薬（作動薬）agonist A と競合的遮断薬 competitive antagonist B は，同じ受容体に対し競い合いをする．例えば，競合的遮断薬 B を一定量与えておいて，刺激薬 A の用量-反応曲線を求めた場合，A の用量が少ない場合は，受容体は B に占められており作用が現れないが，用量を増すにつれ受容体に結合している B との間に競合反応が起こり，次第に反応が大きくなる．A 単独のときの用量-反応曲線と比べると，B が一定量存在するときは，より多くの A が必要となるため，用量-反応曲線は高用量側に平行移動する．典型的な例として，アセチルコリンとアトロピンの拮抗がある．

競合的遮断薬の効力を示すのに，pA_2 値が使われることがある．pA_2 値とは，競合的遮断薬 B の共存によって，刺激薬 A の用量-反応曲線をちょうど2倍だけ高用量側に移動させるのに必要な B の濃度の負対数値である．競合的遮断薬の解離定数の負対数値を示していることになる．

b. 非競合的拮抗

刺激薬 A の受容体と異なる部位（アロステリック部位または受容体以降の応答に至るまでの経路のどこか）に作用して，A による反応を抑制するくすりを非競合的遮断薬 noncompetitive antagonist という．非競合的遮断薬 C と生体との結合は，刺激薬 A の用量を増しても全く影響

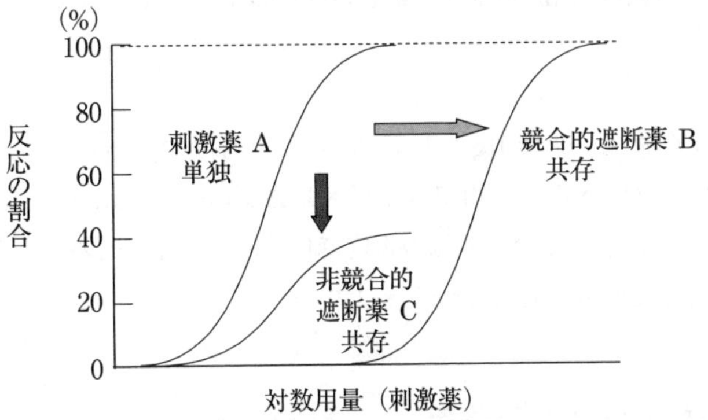

図 1.11　競合的拮抗，非競合的拮抗の用量-反応曲線

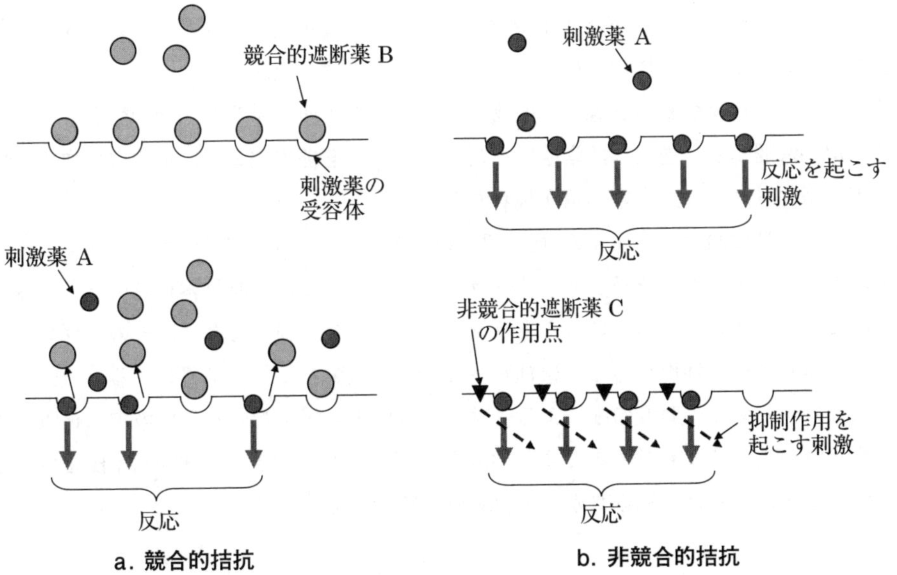

図 1.12　競合的拮抗，非競合的拮抗のモデル

を受けない．したがって，Cの一定量存在下で，Aの用量-反応曲線を求めると，Aによる最大反応をはじめ，すべての反応が同じ割合で抑制される．典型的な例として，アセチルコリンによる摘出小腸の反応に対する**パパベリン（塩酸塩）** papaverine（hydrochloride）の拮抗がある．

c．生理的拮抗

1.3.2 項で示したように，心臓において，交感神経を刺激したり，交感神経の伝達物質であるノルアドレナリンを与えると心臓の機能が亢進し，一方，副交感神経を刺激したり，副交感神経の伝達物質であるアセチルコリンを与えると，心臓の機能が抑制される（自律神経系の相反的二重支配）．両神経を同時に刺激したり，ノルアドレナリンとアセチルコリンを同時に与えると作用は打ち消される．このように生理的に相反する作用による拮抗を，**生理的拮抗** physiological antagonism または，**機能的拮抗** functional antagonism という．

d．化学的拮抗

SH 基をもった化合物は，水銀 Hg やヒ素 As などと特異的に結合する．したがって，水銀中毒やヒ素中毒に対しては，SH 化合物である**ジメルカプロール** dimercaprol（BAL）を解毒薬として用いる．このように，ある物質を他の物質で化学的に変化させることによって作用が減弱することを，**化学的拮抗** chemical antagonism という．

1.8.2 ■ 薬物動態学的相互作用

くすりの併用により，消化管運動，消化管血流量，胃内通過時間の変化，金属イオンとのキレート形成などが生じると吸収の割合が変化する．また，血漿タンパク質との結合能が高いくすりを併用すると，血漿タンパク質が結合する部位で競合的拮抗が起こり，遊離型のくすりの血中濃度が一過性に上昇するため，作用点に分布するくすりの濃度が変化する．

併用薬により薬物代謝酵素が誘導され薬物代謝酵素活性が増大すると，その酵素で代謝されるくすりの作用が減弱する．逆に，酵素阻害を起こすくすりを併用すると，併用薬の血中濃度が上昇し，作用が増強されたり，有害作用が現れたりする．

腎臓では，尿細管におけるくすりの分泌と再吸収がくすりの相互作用に重要である．尿細管における分泌では，エネルギーを必要とするトランスポーターによる能動輸送によって，尿細管細胞から尿中にくみ出されている．これらトランスポーターを抑制，または同一のトランスポーターを介しているくすりを併用すると，尿細管への分泌が減少して体内に蓄積する．一方，尿細管での再吸収では，くすりの濃度勾配による受動的拡散により尿細管内から血液中に再吸収される．この時，脂溶性が高い非イオン型のくすりのみが尿細管を通過できる．尿中の pH を変化させるようなくすりを併用すると，尿細管からの再吸収の割合が変化する．

1.8.3 ■ 食物との相互作用

くすりは，食物や飲み物とも相互作用する．例えば，グレープフルーツジュース中に含まれるフラボノイド類は，腸管のCYP3A4を特異的に阻害するため，この代謝酵素で代謝を受けるCa^{2+}チャネル遮断薬，HMG-CoA還元酵素阻害薬やシクロスポリンなどの代謝が阻害され，血中濃度が著しく上昇する．この現象は他の柑橘類ではみられない．

抗凝固薬である**ワルファリン（カリウム）**warfarin（potassium）とビタミンKの相互作用もよく知られている．ビタミンKは肝臓で産生される凝固因子の合成に必須であるが，ワルファリンはこの作用に拮抗的に作用する．したがって，ビタミンKを多く含む納豆や緑黄色野菜類などの食品を過度に摂ると，ワルファリンによる抗凝固作用が減弱される．

1.9 くすりの運命

1.9.1 ■ くすりの投与経路

1）経口（内服）oral administration，per os（p.o.）

消化管に入ったくすりは，主として小腸粘膜から吸収され，門脈を通り肝臓に入る．その後，肝静脈を経て心臓に行き，全身に運ばれる．経口投与は，簡便で用量や剤形を自由に選択できる．一般に吸収が緩やかで，作用は持続的である．消化液で分解されるくすり，腸管からの吸収が悪いくすり，肝臓で分解されやすいくすり，刺激性が強いくすりは経口投与できない．

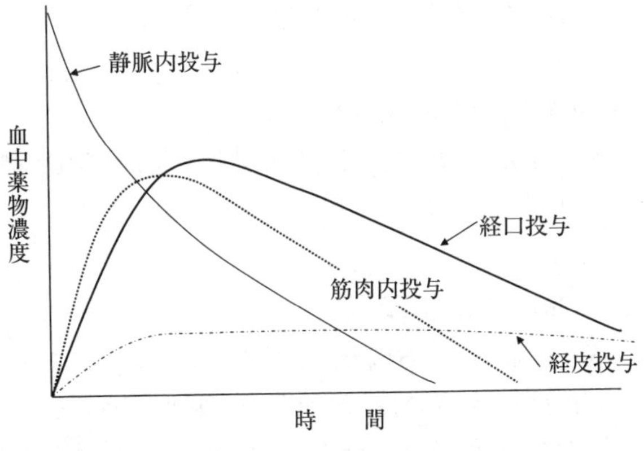

図1.13　投与経路の違いによる血中薬物濃度の時間推移

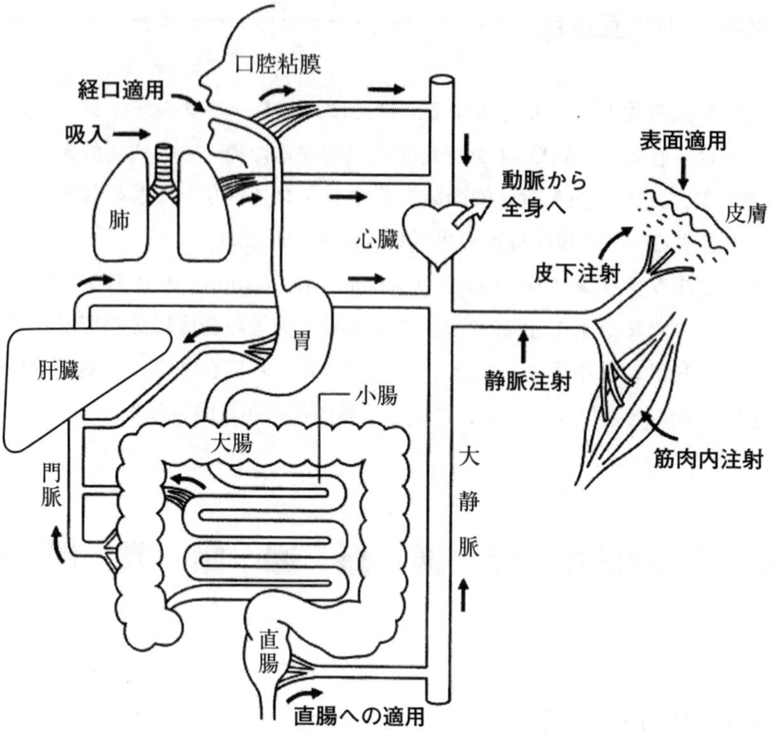

図 1.14
薬物投与経路と体循環

2）非経口投与 parenteral administration

経口投与ができない場合，緊急時や輸液などでは，注射により投与される．

a. 皮下注射 subcutaneous injection（s.c.）

くすりは，皮下の毛細血管から吸収され体循環に入る．そのため，消化液や肝臓の薬物代謝酵素により分解を受けない．刺激性のあるくすりは投与できない．

b. 筋肉内注射 intramuscular injection（i.m.）

骨格筋内に薬液を注入する方法で，皮下注射よりも吸収が速い．油性や懸濁性のくすりも適応でき，作用は持続的である．

c. 静脈内注射 intravenous injection（i.v.）

投与されたくすりは，直接体循環に入るので，すばやく薬効を発現させることができる．持続（点滴）注入をすれば，大部分のくすりの投与が可能で，刺激性のあるくすりも投与できる．欠点として，急激に血中濃度が上昇するため，副作用が発現しやすいこと，アナフィラキシーショックを生じやすいなどの問題がある．

d. 動脈内注射 intraarterial injection（i.a.）

血管造影などで用いられる.

その他，皮内注射 intradermal injection や動物実験でよく用いられる腹腔内注射 intraperitoneal injection（i.p.）がある.

3）吸入 inhalation

気体，揮発性および微粒子固体のくすりの投与に用いる．肺胞から吸収され血中に入るので，吸収は速い．吸入による全身麻酔薬や，気管支への局所作用を期待して用いられる.

4）舌下 sublingual administration

舌下の口腔粘膜から吸収させる．吸収されたくすりは門脈を通らず肝臓での代謝を受けずに体循環に入る．吸収が比較的速い.

5）直腸内投与 rectal administration

坐剤など直腸粘膜から吸収されたくすりは，門脈を通らず肝臓での代謝を受けずに体循環に入る．吸収が速く効果が大きい．嘔吐がある場合や経口投与が難しい乳幼児などに便利な適用方法である.

6）その他

皮膚や粘膜に適用し，経皮的に吸収させる場合がある．軟膏剤，湿布剤，塗布剤，点眼剤，点鼻剤，腟剤などがあり，局所作用を期待する場合と全身作用を目的とする場合がある.

1.9.2 ■ くすりの体内動態と薬効発現の関わり

からだに投与されたくすりが薬理作用を発現するには，組織内の薬物受容体などの作用点に到達しなければならない．多くのくすりにおいて，薬理作用の強さとその持続時間は，作用点における「くすりの濃度」と「滞在時間」に比例する．通常，作用点におけるくすりの濃度を測定することは困難なので，くすりの効果を推測するには，一般的に血中薬物濃度が測定される．血中薬物濃度は，作用点におけるくすりの濃度と平衡状態にあることが多いので，このようなモニタリングが可能となる．特に治療域の狭い薬物では，**治療薬物モニタリング** therapeutic drug monitoring（**TDM**）が，さまざまな病態にある患者の治療を合理的に行うのに非常に重要である．血中薬物濃度以外に，尿中における濃度や，組織・細胞外液中の薬物濃度を測定することもある．くすりを投与するとまず体内に**吸収** absorption，**分布** distribution し，その後，**代謝** metabolism，**排泄** excretion される．頭文字をとって，**ADME** と略されることがある．くすりの生体内動態または薬物動態という.

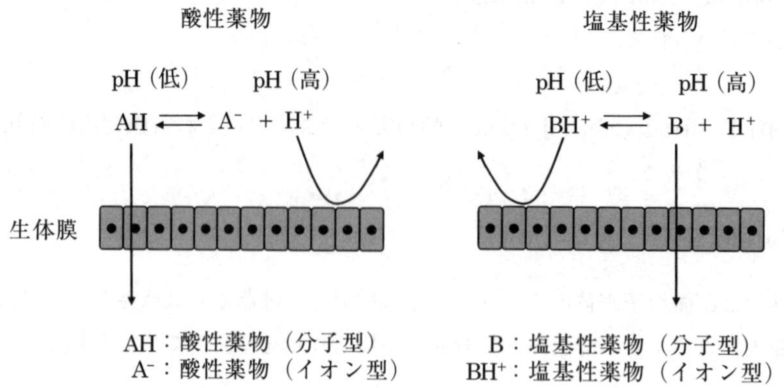

図 1.15
薬物の生体膜透過に及ぼす溶液の pH の影響

1）吸　収

くすりが投与部位から体循環血液中に移行することを吸収という．静脈内注射のように，直接血管内に投与したときは100%吸収されるが，経口投与などの場合には，消化管粘膜を通過して血液中に入らなければならない．吸収されたくすりは門脈を経由して肝臓に入り，肝臓で部分的に代謝されてから，体循環血液中に入るため，通常，経口投与されたくすりの血中薬物濃度は低くなる．このように消化管細胞や肝臓を通過する際に薬物が除去されることを，**初回通過効果** first-pass effect という．

大部分のくすりは分子サイズが小さく脂溶性であるため，消化管粘膜上皮の細胞膜から受動的に溶け込み，拡散するかたちで吸収が行われる．くすりが消化管内にあるとき，胃液や腸液などの体液の pH が吸収の程度に影響を及ぼす．すなわち pH によって，吸収されやすい分子型（非イオン型，非解離型）と吸収されにくい形（イオン型，解離型）の平衡状態における存在割合が変化するためである．

また，消化管には**トランスポーター**（輸送タンパク質，担体）と呼ばれる輸送体があり，分子量の大きなくすりやセファロスポリン系抗生物質など，一部のくすりを吸収するのに重要な働きをしている．また，糖，アミノ酸，ビタミンや核酸塩基などの栄養物質は，特殊なトランスポーターを介して，能動輸送により吸収される．

2）分　布

肝臓を経て体循環血液中に入ったくすりは，遊離型のままか，もしくはアルブミンなどの血漿タンパク質と結合した結合型となって全身に分布する．通常，分子量が500程度以下のくすりは，最終的に毛細血管部分で血管壁の小孔から血管外に移動して作用点に達する．アルブミンなどの血漿タンパク質と結合した結合型のくすりは，毛細血管の小孔を通過できないため作用点に到達できず効果を現すことができない．また，遊離型のくすりと血中で一定の平衡関係を維持しており薬物代謝を受けにくい．したがって，薬理作用を示す遊離型のくすりの供給プールとして機能

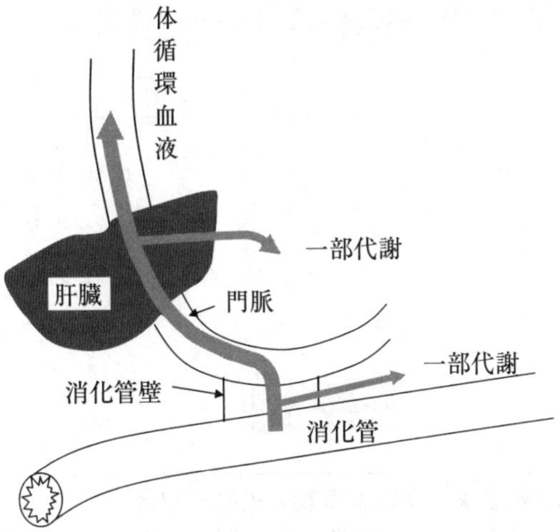

図 1.16
初回通過効果の模式図

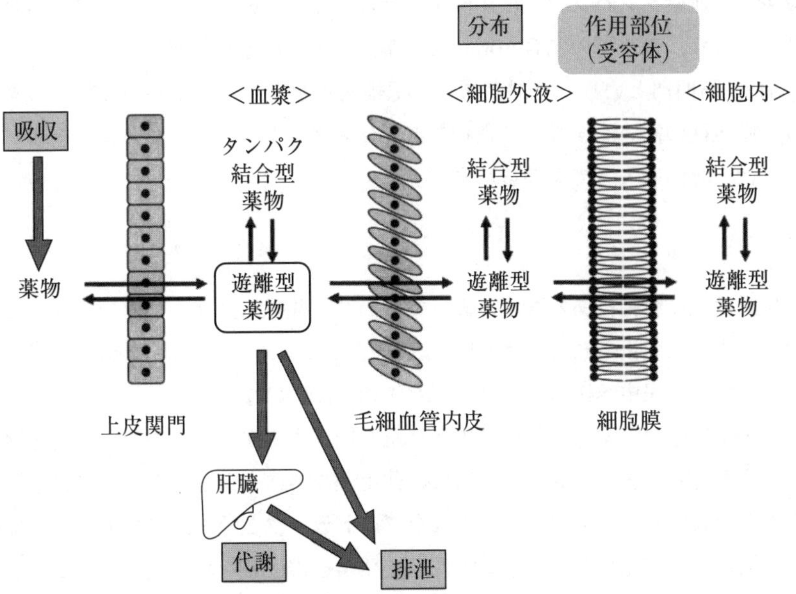

図 1.17
血漿と組織間におけるくすりの分布図
(大島弓子，数馬恵子，北本　清　総編集，中谷晴昭，大橋京一　編（2001）シリーズ看護の基礎科学7　薬とのかかわり　臨床薬理学，44頁，日本看護協会出版会より改変)

している．

アルブミンは酸性のくすりと結合しやすく，ワルファリンの場合は97～99%が結合型で，残り1～3%の遊離型が，抗凝固作用という薬理作用を示していることになる．このような結合型，遊離型の比率は，くすりによってだいたい決まっている．肝疾患により，肝臓におけるアルブミ

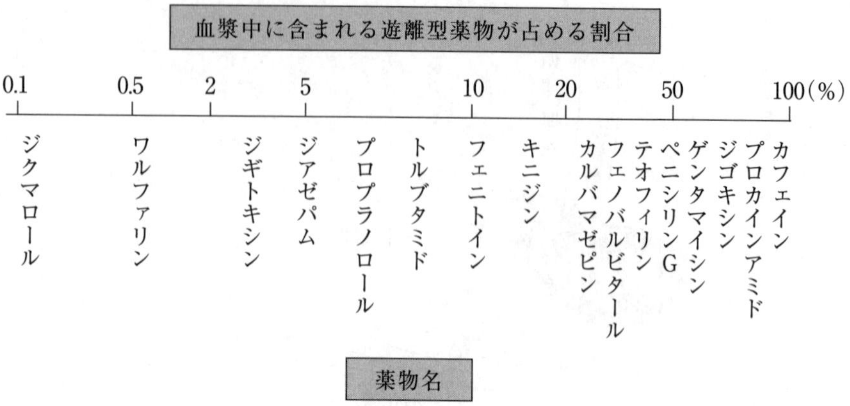

図 1.18

くすりのタンパク結合率（遊離型薬物の占める割合）

（大島弓子，数馬恵子，北本　清　総編集，中谷晴昭，大橋京一　編（2001）シリーズ看護の基礎科学 7　薬とのかかわり　臨床薬理学，44 頁，日本看護協会出版会より改変）

ン合成が減少し，血漿タンパク質濃度が減少した場合や，他の血漿タンパク質と結合しやすいくすりとの併用により，遊離型の割合が増加し，薬効が強く出ることがある．

脳には，血液–脳関門というバリアがあり，毛細血管を介したくすりの移行は，きわめて制限されている．脂溶性の高いくすりや，選択的トランスポーターを介して移行できるアミノ酸（レボドパなど）は，脳内に入って薬効を示す．

3）代　謝

くすりの代謝は主に肝臓にある酵素によって行われ，酸化，還元，加水分解反応により，より水に溶けやすい物質に変えられる（第 1 相反応）．また，グルクロン酸や硫酸などとの抱合（第 2 相反応）によっても，尿中へ排泄しやすい親水性の代謝物になる．

通常は，第 1 相反応でくすりの活性は失われたり低下するが，代謝物が元の化合物よりも作用が強くなる場合がある．また，元の化合物には作用がないにもかかわらず，代謝されることによって薬理作用が現れてくる薬物があり，これを**プロドラッグ**と呼ぶ．プロドラッグは体内で代謝により徐々に活性体に変化するので，有害作用の発現を避けるために使われることがある．

くすりを代謝する酵素の中で最も重要な働きをしている酵素は，肝細胞のミクロソーム分画にあるチトクローム P450 cytochrome P450（CYP）である．この酵素は主に酸化反応を触媒する．また，いくつかの分子種があり，それぞれの分子種により代謝されるくすりも異なる．また，1.6 節　3）にも記述したように，分子種によっては，遺伝的に個人差（遺伝的多型）があり，酵素活性が低い PM（poor metabolizer）の人では，通常よりも強い薬理作用が出ることがあるので注意が必要である．遺伝子診断で遺伝的多型を知ることにより，患者に合ったくすりの用量を設定するなど，オーダーメイド医療を行うことができるようになる．

長期間，くすりを服用することにより，CYP が増加したり（**酵素誘導**），逆に選択的に阻害される（**酵素阻害**）ことがある．また，同じ CYP で代謝されるくすりを併用投与することにより，薬物相互作用が問題となることがある．例えば，抗てんかん薬の**フェノバルビタール（ナトリウム）** phenobarbital（sodium）や抗結核薬の**リファンピシン** rifampicin は，CYP3A の酵素誘導を起こし薬理作用が減弱するが，抗生物質の**エリスロマイシン** erythromycin や抗真菌薬の**ケトコナゾール** ketoconazole は逆に CYP3A4 を阻害するため，この酵素で代謝されるくすりの薬理作用が増強される．

4）排　泄

投与されたくすりは，主に尿中，糞便に排泄され，一部，呼気，汗腺，乳腺，唾液腺，涙腺などにも排泄される．肝臓などで水溶性の代謝物に変えられた後，あるいは，遊離型か水溶性の場合は，そのまま腎臓から尿中に排泄される．腎臓からの排泄には，糸球体ろ過によるものと尿細管から分泌されるものとがある．糸球体ろ過量は，糸球体を流れる血液量によって決まるので，排泄されるくすりの量も血中濃度に依存する．

腎臓からの排泄能力は，薬理作用に大きく影響する．すなわち，腎障害などでは排泄されない薬物が血中に残るため薬理作用が強く出ることになる．このような患者では，腎機能の指標であるクレアチニン・クリアランス値を参考に投与量の補正を行う．

尿細管では，くすりの再吸収（尿細管から血液中への移行）と分泌（血液中から尿細管への移行）が起こる．尿細管内の尿の pH が酸性だと，弱酸性薬物は分子型となり尿細管から再吸収されやすくなる．逆に尿が塩基性だと，塩基性薬物が再吸収されやすくなる．炭酸水素ナトリウムにより尿を塩基性にすると，弱酸性薬物の排泄を促進させることができる．

腎臓以外からの排泄では，肝臓から胆管を介して胆汁とともに小腸に排泄されることがある．ジギトキシンなど一部の脂溶性のくすりは，再び腸管から吸収されて門脈から肝臓に戻る．これを**腸肝循環** entero-hepatic circulation と呼ぶ．吸収されないものは，そのまま糞便といっしょに体外に排泄される．また，腎臓，小腸，肝臓などでは，**P 糖タンパク質** P-glycoprotein というトランスポーターによる排泄機構が知られている．

第2章

自律神経系に作用する薬物

Drugs Acting on the Autonomic Nervous System

2.1 自律神経系の概要

2.1.1 自律神経系の役割

自律神経系 autonomic nervous system は，刻々と変化する外部環境に応じて各種器官の機能を制御しており，その活動は各器官が協調的に機能を発揮するために極めて重要である．自律神経系によって，呼吸，循環，消化，体温，代謝，発汗，生殖，内分泌などの機能が最適な状態に調節されることで，初めて内部環境の恒常性維持 homeostasis が可能となる．自律神経系の活動は大脳新皮質における意識から独立しているため，植物性神経 vegetative nerve とも呼ばれる．

自律神経系は交感神経系 sympathetic nervous system と副交感神経系 parasympathetic nervous system とで構成され，以下のような特徴を有する．① 被支配臓器（効果器 effector）の多くは両神経系によって支配されている（二重支配 double innervation*）．② 通常，一方の神経による調節が促進的なら他方は抑制的というふうに，相反的に調節する（拮抗的支配 antagonistic in-

* 二重支配を受けている臓器･器官として，心臓，肺，胃腸（消化管），膀胱，涙腺，唾液腺，膵臓などがある．一方，瞳孔散大筋，副腎髄質，立毛筋，汗腺，大部分の血管平滑筋は交感神経のみ，瞳孔括約筋は副交感神経のみの支配を受けている（表 2.1）．

表 2.1　主な臓器・器官における自律神経系の調節

臓器・効果器官		交感神経系 受容体（反応）	副交感神経系 受容体（反応）
A：心臓（心筋）			
	洞房結節	β_1（拍動数増加：正の変時）	M_2（拍動数減少：負の変時）
	心房	β_1（収縮力と伝導速度の増加）	M_2（収縮力の減少）
	刺激伝導系	β_1（伝導速度の増加：正の変伝導）	M_2（伝導速度の減少：負の変伝導）
B：平滑筋			
眼平滑筋	瞳孔散大筋	α_1（収縮：散瞳）	—[*1]
	瞳孔括約筋	—[*1]	M_3（収縮：縮瞳）
	毛様体筋	β_2（弛緩：眼圧上昇　遠方視）	M_3（収縮：眼圧低下　近接視）
血管平滑筋	腹部内臓血管	α_1（収縮）＞β_2（拡張）	—[*1]
	冠状動脈	β_2（拡張）＞α_1（収縮））	—
	脳血管	α_1（収縮：作用弱い）	—
	皮膚・粘膜の血管	α_1，α_2（収縮）	—
	肺の血管	β_2（拡張）＞α_1（収縮）	—
	骨格筋の血管	β_2（拡張）＞α_1（収縮） M（弛緩）[*2]	—
	腎血管	D_1，β_1，β_2（拡張）[*3]＝α_1，α_2（収縮）	—
	静脈	α_1（収縮）＞β_2（拡張）	—
血管内皮細胞		—[*1]	M_3（NO 産生→血管平滑筋の弛緩）[*4]
肺	気管支平滑筋	β_2（拡張）	M_3（収縮）
胃	運動・緊張	β_1，β_2（弛緩：運動抑制）[*5]	M_3（収縮：運動促進）
	幽門括約筋	α_1（収縮：内容物貯留）	M_3（弛緩：内容物腸へ移行）
腸管	運動・緊張	β_2（弛緩：運動抑制）[*5]	M_3（収縮：運動促進）
	括約筋	α_1（収縮：内容物貯留）	M_3（弛緩：内容物の排泄）
膀胱	平滑筋（排尿筋）	β_2（弛緩：排尿抑制）	M_3（収縮：排尿促進）
	括約筋（内尿道筋）	α_1（収縮：排尿抑制）	M_3（弛緩：排尿促進）
皮膚	立毛筋	α_1（収縮）	—
前立腺		α_1（収縮：尿道圧迫）	—
子宮		β_2（弛緩）	M_3（収縮）
C：骨格筋		β_2（収縮力増大・グリコーゲン分解）	—
D：腺分泌	涙腺	α_1（分泌：作用弱い）	M_3（分泌促進）
	唾液腺	α_1（粘稠液分泌促進：少量） β（アミラーゼ分泌促進）	M_3（希薄液分泌：大量）
	気管支	α_1（気道分泌抑制） β_2（気道分泌促進）	M_3（気道分泌促進）
	胃	α_2（分泌抑制）	M_3（壁細胞から酸分泌促進） M_1（迷走神経興奮により酸分泌）
	腸	α_2（分泌抑制）	M_3（分泌促進）
	膵臓（β 細胞）	α_2（分泌抑制） β_2（分泌促進）	M_3（分泌促進）
	副腎髄質（クロマフィン細胞）	N_N（Ad の分泌促進）[*6]	—
	汗腺	α_1（局所的分泌促進：手掌・蹠） M_3（全身的分泌促進）[*2]	—
	腎臓（傍糸球体細胞）	β_1（レニン分泌促進）	—
E：肝臓	グリコーゲン分解	α_1，β_2（グリコーゲン分解）	—
F：脂肪細胞	白色脂肪細胞	β_1（脂肪分解）	—
	褐色脂肪細胞	β_3（脂肪分解）	—
G：自律神経の自己および相互調節			
	交感神経終末部	α_{2A}＞α_{2C}（NAd 放出抑制）	M_2，M_4（NAd 放出抑制）
	副交感神経終末部	α_{2A}＞α_{2C}（ACh 放出抑制）	M_2，M_4（ACh 放出抑制）

[*1] 神経支配されていない．

[*2] 交感神経の例外 1：交感神経節後神経の伝達物質は基本的にはノルアドレナリンであるが，骨格筋内の血管平滑筋および汗腺の一部に投射している節後神経の伝達物質はアセチルコリンである．このため，ムスカリン M_3 受容体刺激を介して血管弛緩および全身性，発汗に関与している．

[*3] 腎血管ではドパミン D_1 受容体も発現しているため，ドパミンによっても腎血管が拡張し腎臓の血流が調節されている．ドパミンは腎臓ではなく，近位尿細管細胞で産生し血液中に遊離され，腎臓に運ばれて作用する．

[*4] 大部分の血管内皮細胞はムスカリン M_3 受容体刺激に反応して，血管拡張を引き起こす NO を産生する．しかし，これらの M_3 受容体は神経支配されておらず，循環系に外来的に加えられたムスカリン受容体刺激薬にのみ反応する．

[*5] 抑制反応は，アドレナリン・非コリン神経以外に，非アドレナリン・非コリン作動性（NANC）神経によっても調節を受けている．NANC 神経の伝達物質として NO，神経ペプチドなどがあげられている．

[*6] 交感神経の例外 2：節後神経の代わりとして副腎髄質クロム親和性（クロマフィン）細胞からアドレナリンが血液中に分泌される．この時，クロマフィン細胞に存在する自律神経節型ニコチン受容体 $(\alpha 3)_2(\beta 4)_3$ が活性化される．

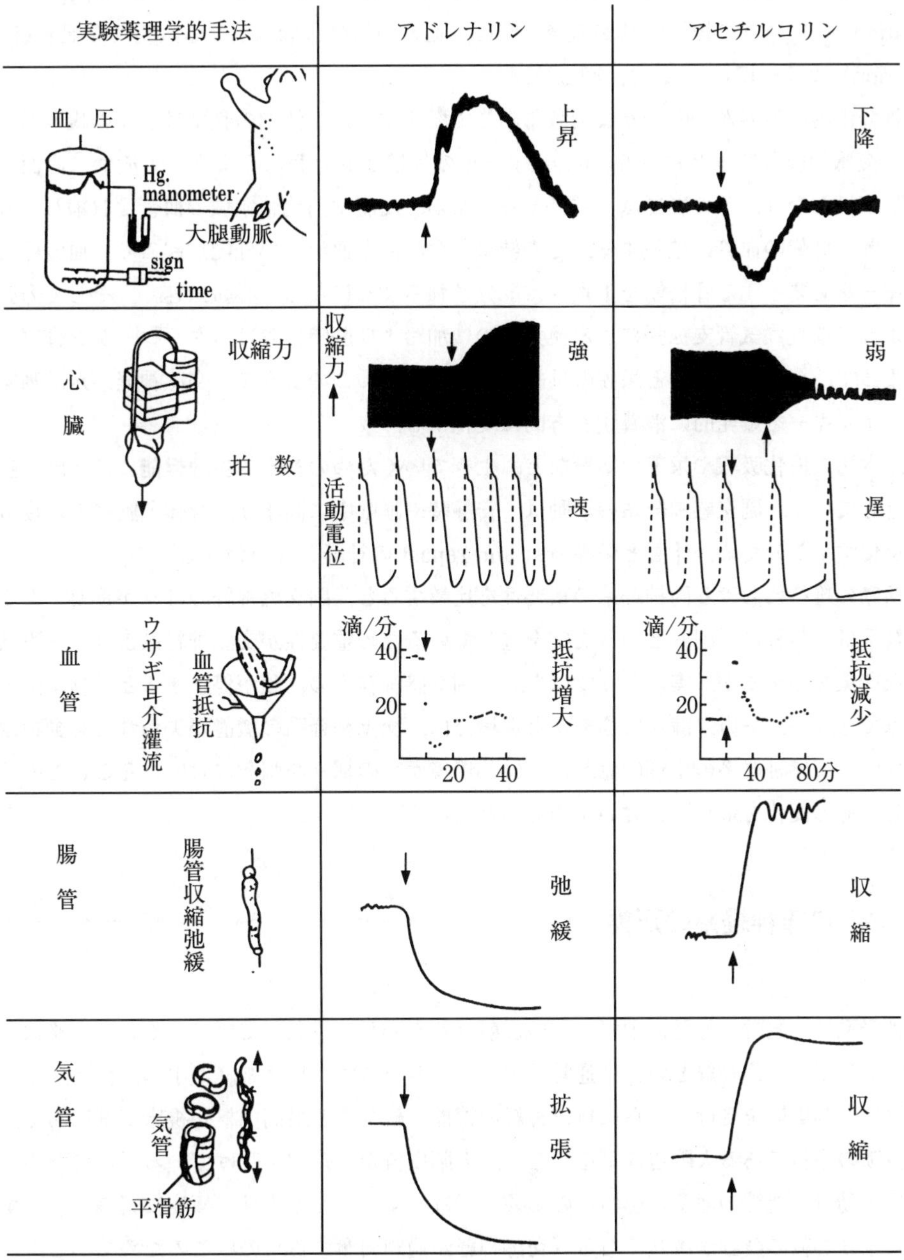

図 2.1

アドレナリンとアセチルコリンの作用（薬理学実験）

（参考）自律神経系に作用する代表的な薬物の効果を測定できる（技能）：薬学教育モデル・コアカリキュラム SBO コード C13-(2)-②-4 nervation*)．③ 効果器の状態は，継続的な神経興奮の頻度によって左右される（緊張支配 tonic innervation)．④ 一方の神経活動が活発な時は，他方の活動は低調となる（相反支配 reciprocal innervation)（カラー口絵，表 2.1，図 2.1)．

交感神経活動は外界からの様々な刺激に応じて変化するが，活動の程度は個々の臓器間で相違がある．交感神経は闘争と逃走 fight and flight の神経ともいわれるように，危機に直面すると活動は最高潮となり，その影響は一挙に全身に及ぶ．皮膚や消化管領域の血管は収縮し，骨格筋や心臓，肺，肝臓の血管は拡張する．その結果，全身的な血液の再分配が起こり，血液は大量のエネルギーを必要とする骨格筋を重点的に配分されるようになる．心臓は速く，そして力強く拍動するようになり，気管支拡張による換気量の増加および肝臓におけるグリコーゲン分解の亢進とあいまって，全身への酸素と栄養の供給を増大させる．このように，交感神経系が活動すると，体内はエネルギーを爆発的に消費する方向に変化する．

一方，食物の消化吸収や栄養の蓄積など，生きていくための基本的生理機能には，副交感神経系が関与している．副交感神経系の活動は，安静時や睡眠中に高まり，身体運動による疲労からの回復を促す．このため，休養と栄養 rest and repast の神経ともいわれる．

生命活動の維持における両神経系の重要性を比較すると，副交感神経のほうが重要である．副交感神経系は，名称に「副」という文字を冠しているため重要性が交感神経系よりも一段低いかのような印象を与えるが，実はそうではない．副交感神経系の活動が停止すると動物は生きていくことはできない．一方，静かで穏やかな環境では，交感神経系の機能が失われても動物は死ぬことはない．交感神経系の生理的意義は，外部環境からの様々な刺激に対応することで内部環境を保護し，その変化を最小限に食い止めることにある．

2.1.2 ■ 自律神経系の形態

自律神経系は，脳幹と脊髄に中枢をもつ反射経路を介して活動している．その求心路は内臓知覚神経であるが，自律神経といえば通常は遠心路のみをさす．自律神経は中脳，橋，延髄などの上位中枢により調節を受け，さらに自律神経の機能を統合する最高中枢が視床下部にある．視床下部は情動の中枢である大脳辺縁系を介して，大脳皮質から抑制を受けている．このため，自律神経系は情動（一過性の激しい感情）の影響を受けやすい．たとえば，極度に緊張や興奮すると，手に汗にぎり心臓の鼓動が激しくなる（交感神経が過剰興奮する）のはこのためである．

自律神経の遠心路は，中枢から効果器に至るまでの間に，必ず 1 回神経線維を交代する．その場所を神経節 ganglion という．中枢から神経節に至るニューロンを節前線維 preganglionic fiver，神経節から効果器に至るニューロンを節後線維 postganglionic fiver という．交感神経系の場合，神経節は支配神経から離れた場所にあるが，副交感神経系の場合は支配臓器の中かその

* 二重支配を受けている臓器・器官は拮抗的支配を受けている．たとえば，心臓機能は交感神経によって促進され，副交感神経によって抑制される．胃腸管の運動および分泌機能は交感神経によって抑制され，副交感神経によって促進される．一方，唾液腺の分泌は拮抗的支配を受けておらず，交感神経・副交感神経の両者によって促進される（表 2.1)．

表 2.2　交感神経と副交感神経の比較

	交感神経	副交感神経
節前神経の細胞体の位置（起点） 節前神経線維 節前神経の伝達物質	脊髄（胸髄・腰髄） 有髄・短い アセチルコリン	中脳・橋・延髄・脊髄（仙髄） 有髄・長い アセチルコリン
神経節の位置 1本の節前神経に対する節後神経の数	脊髄に近い （効果器から遠い） 20から30	脊髄から遠い （効果器の近傍・効果器内） 1 多数*1
節後神経線維 節後神経の伝達物質	無髄・短い ノルアドレナリン アドレナリン*2 アセチルコリン*2	無髄・長い アセチルコリン

*1 副交感神経の例外：節前神経に対する節後神経の数が非常に多数の場所があり，迷走神経が連係している筋層間（アウエルバッハ）神経叢では約8,000ともいわれている．
*2 交感神経の例外：節後神経の代わりとしての副腎髄質クロム親和性（クロマフィン）細胞からホルモンとしてアドレナリンが血液中に分泌される．また，一部の汗腺や骨格筋中の血管平滑筋においては節後線維がコリン作動性神経で神経伝達物質としてアセチルコリンが放出される．

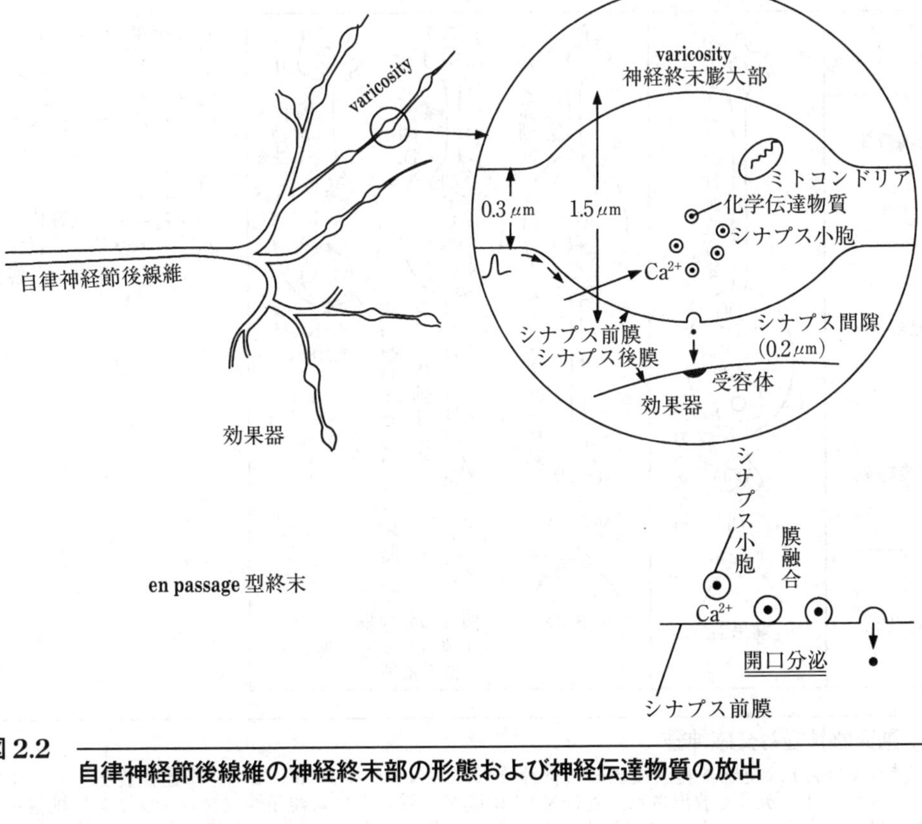

図 2.2　自律神経節後線維の神経終末部の形態および神経伝達物質の放出

近傍にある．したがって，神経線維の長さは，一般に交感神経は節後線維が長く，副交感神経は節前線維が長い（表 2.2）．また，両神経の機能的な相違として，交感神経系は副腎髄質 adrenal medulla と協調して興奮が一挙に全身に広がる場合があるが，副交感神経系は個々の臓器を独立して調節する，という点があげられる．

自律神経節後線維は，いわゆる en passage 型終末（通過型）に枝分かれして効果器上に分布する（図 2.2）．この各枝に神経終末膨大部 varicosity（神経終末部）が点々と数珠状に連なっており，そこから神経効果器接合部 neuro-effector junction（広義のシナプス）に神経伝達物質が放出され，効果器側の受容体に結合し，シグナル伝達が行われる．

2.1.3 ■ 神経伝達物質

ノルアドレナリン noradrenaline（NAd，またはノルエピネフリン norepinephrine）およびアセチルコリン acetylcholine（ACh）を伝達物質とする神経を，それぞれアドレナリン作動性神経 adrenergic neuron およびコリン作動性神経 cholinergic neuron という．また，それらの神経

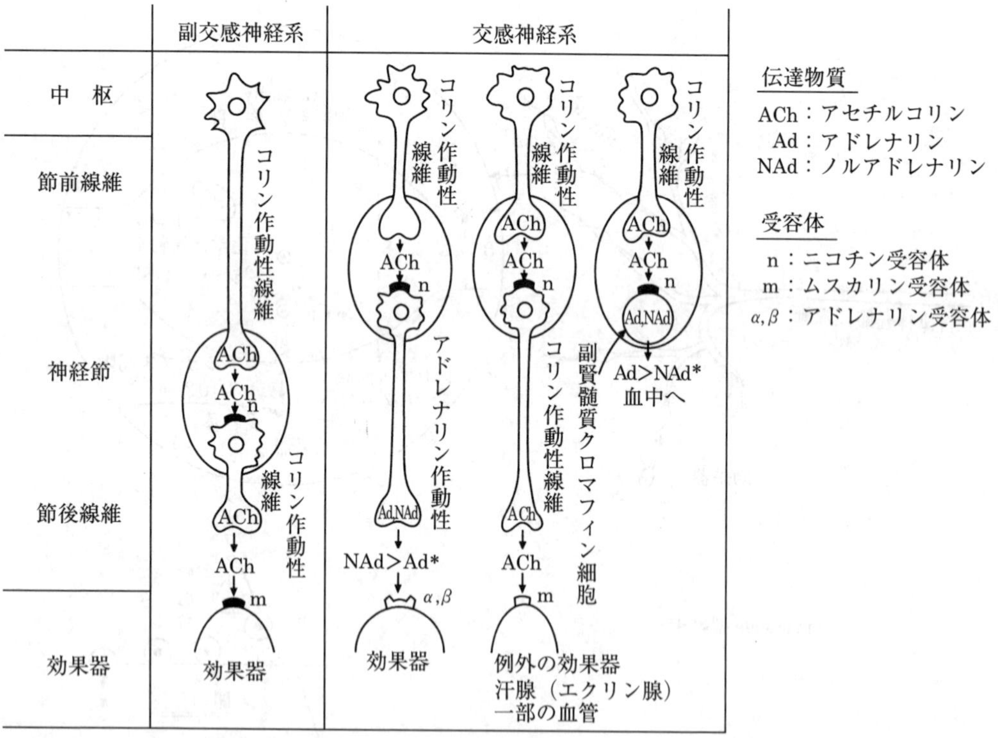

図 2.3

副交感神経と交感神経

* NAd>Ad は交感神経節後線維の神経終末部からシナプス間隙に神経伝達物質としてノルアドレナリンが多く放出され，Ad>NAd は副腎髄質のクロム親和性（クロマフィン）細胞から血液にホルモンとしてアドレナリンが多く分泌されることを示す．ほとんどの交感神経節後線維の神経終末部からは NAd が放出されるが，一部例外として汗腺・骨格筋内の血管平滑筋ではアセチルコリン（ACh）が，クロマフィン細胞からは Ad が放出される．

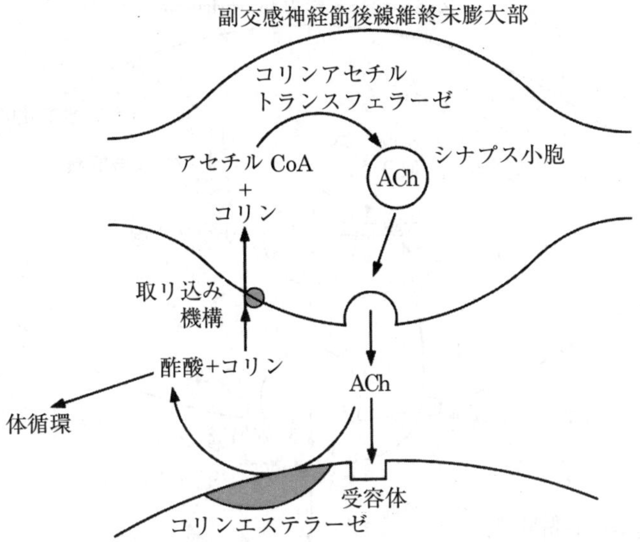

図 2.4
副交感神経節後線維の神経終末部におけるアセチルコリン（ACh）の動態
取り込み機構：コリントランスポーター（高親和性コリントランスポーター CHT1）
シナプス小胞への取り込み機構：小胞アセチルコリントランスポーター（VAChT）
受容体：ムスカリン受容体（M_1 ～ M_5）

線維をアドレナリン作動性線維 adrenergic fiber およびコリン作動性線維 cholinergic fiber という（図 2.3）.

交感神経節後神経細胞と起源を同じくする副腎髄質のクロム親和性細胞（クロマフィン細胞 chromaffin cells）は，交感神経系の興奮に呼応して，主としてアドレナリン adrenaline（Ad，またはエピネフリン epinephrine）を血液中に放出する．副腎髄質から放出されるアドレナリンはホルモンとして作用し，血流を介して交感神経節前線維の興奮を全身に伝える（交感神経の例外*）．したがって，交感神経系の機能を理解するためには，効果器を支配している節後線維だけでなく，副腎髄質のクロム親和性細胞も考慮する必要がある（交感神経－副腎髄質系，図 2.3）.

コリン作動性神経の神経終末部では，コリン choline とアセチル CoA（acetyl CoA）からコリンアセチルトランスフェラーゼ choline acetyltransferase（ChAT）によりアセチルコリンが合成され，シナプス小胞に貯えられる．神経興奮によって放出されたアセチルコリンの一部は，シナプス後膜にあるアセチルコリン受容体 acetylcholine receptor に結合して生理反応を引き起こすが，大部分は受容体に結合することなく，速やかにアセチルコリンエステラーゼ acetylcholine esterase（AChE）によりコリンと酢酸に分解される．コリンはコリントランスポーター

* 交感神経の例外：節後神経の代わりとしての副腎髄質クロム親和性細胞から，ホルモンとしてアドレナリンが血液中に分泌される．また，一部の汗腺や骨格筋中の血管平滑筋においては節後線維がコリン作動性神経で，神経伝達物質としてアセチルコリンが放出される．また，自律神経系支配の一部の器官（消化管・気道・膀胱など）では，ノルアドレナリンでもアセチルコリンでもない伝達物質を放出する非アドレナリン・非アセチルコリン作動性神経 nonadrenergic noncholinergic nerves（NANC 作動性神経）も存在する．近年，その伝達物質として ATP，ある種の神経ペプチド（ニューロペプチド Y，ソマトスタチンなど），一酸化窒素 NO などがあげられている．

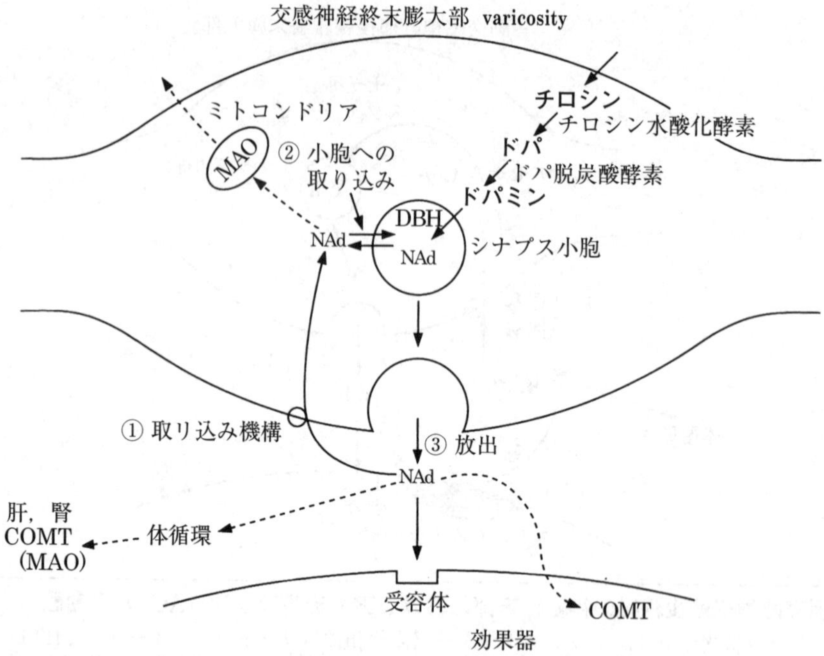

図 2.5

交感神経節後線維の神経終末部におけるノルアドレナリン（NAd）の動態

DBH：ドパミンβ水酸化酵素
MAO：モノアミン酸化酵素
COMT：カテコール-*O*-メチル転移酵素
取り込み機構：ノルアドレナリントランスポーター（NET）
シナプス小胞への取り込み機構：小胞モノアミントランスポーター2（VMAT2）

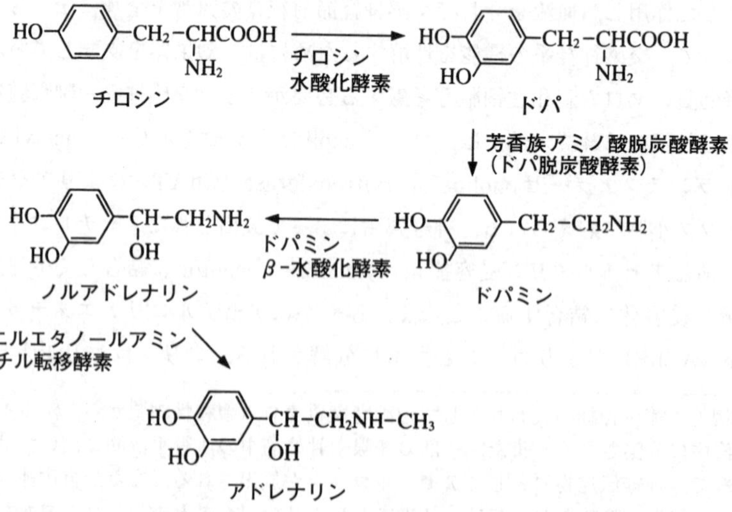

図 2.6

カテコールアミンの生合成

(高親和性コリントランスポーター high-affinity choline transporter-1，CHT1）により神経終末部に取り込まれ，アセチルコリンの原料として再利用される（図 2.4）．アセチルコリンエステラーゼを不活化する薬物（あるいは毒物）は，シナプス間隙に放出されたアセチルコリンの寿命を延長するため，副交感神経系および運動神経系の機能を増強（あるいは増悪）する．

ノルアドレナリンおよびアドレナリンの生合成は，チロシンが能動的に細胞外から取り込まれた後，細胞質に存在するチロシン水酸化酵素 tyrosine hydroxylase（TH），次いで芳香族アミノ酸脱炭酸酵素 aromatic L-amino acid decarboxylase（AADC，あるいはドパ脱炭酸酵素 dopa decarboxylase）の作用によりドパ dopa（3,4-dihydroxyphenylalanine，L-DOPA），そしてドパミン dopamine となり，シナプス小胞に取り込まれる（図 2.5）．小胞内でドパミン β-水酸化酵素 dopamine β-hydroxylase（DBH）によってノルアドレナリン（NAd）に変換されて貯蔵され

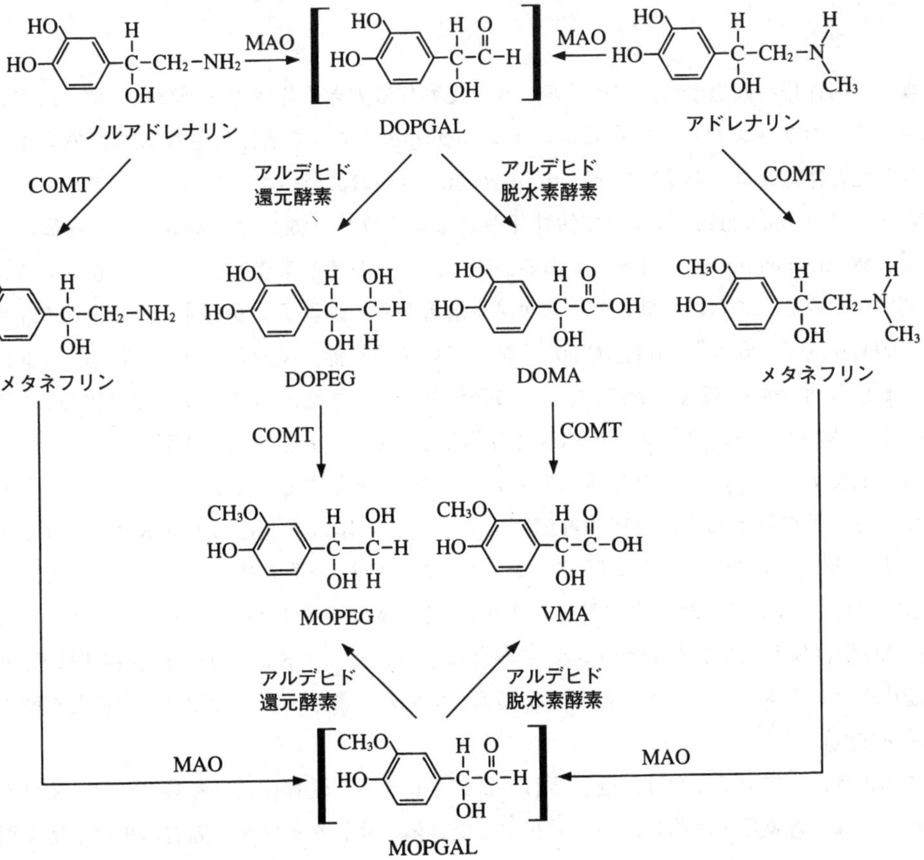

図 2.7
カテコールアミンの代謝経路
COMT：catechol-*O*-methyltransferase
MAO：monoamine oxidase
DOPGAL：3,4-dihydroxyphenylglycolaldehyde
DOMA：3,4-dihydroxymandelic acid
DOPEG（DHPG）：3,4-dihydroxyphenylethylene glycol
MOPEG（MHPG）：3-methoxy-4-hydroxyphenylethylene glycol
MOPGAL：3-methoxy-4-hydroxyphenylglycolaldehyde
VMA：vanillylmandelic acid

るが，副腎髄質のクロム親和性細胞では，さらにフェニルエタノールアミン-*N*-メチル転移酵素 phenylethanolamine-*N*-methyltransferase（PNMT）でメチル化されてアドレナリンとなる（図 2.6）．また，この生合成の律速段階はチロシン水酸化酵素である．

アドレナリン神経終末部の興奮により放出されたノルアドレナリンはシナプス後膜のアドレナリン受容体 adrenergic receptors に結合して生理反応を引き起こすが，大部分は受容体に結合することなく，ノルアドレナリントランスポーター norepinephrine transporter（NET）を介して神経終末部（プレシナプス）に取り込まれる（図 2.5）．また，モノアミン酸化酵素 monoamine oxidase（MAO）およびカテコール-*O*-メチル転移酵素 catechol-*O*-methyltransferase（COMT）によって，酸化的脱アミノ化および *O*-メチル化され，代謝・分解される（図 2.7）．

2.1.4 ■ 自律神経系に発現している受容体サブタイプ

薬理学的作用の観点から，アセチルコリン受容体は大きく分けて２種類に分類されている．つまり，タバコアルカロイドであるニコチン nicotine によって活性化されるニコチン性アセチルコリン受容体（ニコチン受容体 nicotinic receptors）およびベニテングダケのアルカロイドであるムスカリン muscarine によって活性化されるムスカリン性アセチルコリン受容体（ムスカリン受容体 muscarinic receptors）である．一方，アドレナリン受容体は，α_1，α_2，β の３種類に大別されている．さらに，最近のヒトゲノム解析から，ニコチン受容体は，骨格筋 N_M 型 {胎児期 $(\alpha1)_2\beta1\varepsilon\delta$；成人期 $(\alpha1)_2\beta1\gamma\delta$}，神経（自律神経節）$N_N$ 型 {$(\alpha3)_2(\beta4)_3$} および中枢神経（脳）型 {$(\alpha4)_2(\beta2)_3$，$(\alpha7)_5$ など} に分類される．また，ムスカリン受容体として M_1，M_2，M_3，M_4，M_5 の５種，アドレナリン α_1 受容体として α_{1A}，α_{1B}，α_{1D} の３種*，アドレナリン α_2 受容体として α_{2A}，α_{2B}，α_{2C} の３種，アドレナリン β 受容体として β_1，β_2，β_3 の３種が同定されている．骨格筋型および自律神経節型ニコチン受容体の活性化により Na^+/K^+ の透過性が亢進，中枢神経型ニコチン受容体 {$(\alpha7)_5$ など} により Ca^{2+} の透過性が亢進する．一方，ムスカリン M_1，M_3，M_5 受容体およびアドレナリン α_1 受容体は G タンパク質の G_q/G_{11} と，ムスカリン M_2，M_4 受容体およびアドレナリン α_2 受容体は G_i/G_o と，アドレナリン β 受容体は G_s と共役し，細胞内セカンドメッセンジャーの産生を調節している（詳しくは，1.5.3 受容体と細胞内情報伝達系を参照）．

このように，アセチルコリン受容体およびアドレナリン受容体には多数のサブタイプが存在するが，これは各臓器・細胞において局在する受容体のサブタイプが，固有の生理反応を引き起こすため合目的に多数用意されているとも考えられる．たとえば，循環器系では β_1 受容体を発現している心臓の機能を亢進し，血圧を上昇させる．また，α_1 受容体を介して内臓の血管平滑筋

* α_{1C} 受容体が存在しない理由：アドレナリン α_1 受容体は，薬理学的性質として α_{1A} 受容体と α_{1B} 受容体の２種に分類されていた．近年，遺伝子解析が進み，最初に α_{1A} および α_{1B}，次いで α_{1C} がクローニングされた．これらの薬理学的性質を調べると，α_{1B} 遺伝子は薬理学的にも α_{1B} 受容体の性質を示した．しかし，薬理学的に α_{1A} 受容体の性質を示したのは，α_{1A} 遺伝子ではなく α_{1C} 遺伝子であった．このため，α_{1C} 遺伝子を α_{1A} 受容体遺伝子とし，混乱を避けるために最初にクローニングされた α_{1A} 遺伝子を，α_{1C} ではなく α_{1D} 受容体遺伝子とした．つまり，α_{1C} は欠番となった．

は収縮し，β_2受容体を介して骨格筋や冠状動脈の血管平滑筋は弛緩する．一方で，β_2受容体を介して肝臓のグリコーゲンを分解し，血糖値を増加させる．このように，臓器別に異なる受容体サブタイプを配置（分布）することにより，ノルアドレナリンおよびアドレナリンの多彩な機能が発揮される．つまり，発現している受容体サブタイプの種類により，異なる細胞内情報伝達機構が働き，その細胞機能を促進したり，抑制したりする．アセチルコリンも同様に，臓器・器官別に受容体サブタイプを分布し，多彩な機能調節を行っている．

2.2 アドレナリン受容体刺激薬（作動薬）（交感神経興奮様薬）

2.2.1 ■ アドレナリン受容体刺激薬（作動薬）の分類

交感神経を刺激した時と同様の効果を生じる薬物を交感神経興奮様薬 sympathomimetics，つまりアドレナリン受容体刺激薬（作動薬，アゴニスト）である．これらの薬物の化学構造は，アドレナリンの基本骨格であるβ-フェニルエチルアミン C_6H_5-CH_2-CH_2-NH_2 に関連したものが多い．薬物の分類方法には色々あるが，作用様式により分類すると次のようになる（図2.8）．

1）直接型：支配臓器に存在するアドレナリン受容体を直接刺激する薬物（ノルアドレナリン，アドレナリン，イソプレナリンなど）
2）間接型：交感神経終末部からカテコールアミンを放出させることで作用を発現する薬物（チラミン，アンフェタミン，メタンフェタミンなど）
3）混合型：直接型と間接型の両方の性質を持つ薬物（ドパミン，エフェドリンなど）

また，刺激する受容体サブタイプにより分類する方法もある．ここでは，化学構造によりカテコールアミンと非カテコールアミンに大別してみる．

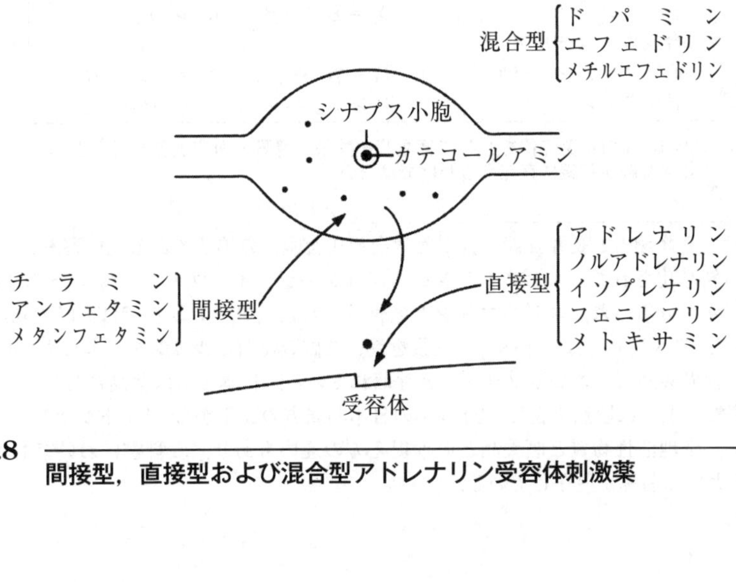

図2.8　間接型，直接型および混合型アドレナリン受容体刺激薬

2.2.2 ■ カテコールアミン

3,4-dihydroxyphenyl骨格をカテコールといい，この構造を有するアミンをカテコールアミンと総称する．生体内ではアドレナリン，ノルアドレナリンおよびドパミンの3種類が産生されるが，医薬品には類似の構造を有する化学合成品が多く使用されている．

1）直接型アドレナリン受容体刺激薬

a．アドレナリン（エピネフリン），ノルアドレナリン（ノルエピネフリン）

アドレナリン*は，主に副腎髄質のクロム親和性細胞からホルモンとして血液中に放出されるが（アドレナリン約80%，ノルアドレナリン約20%），交感神経節後線維の神経終末部からも放出される．アドレナリンは，強力なα作用（α_1，α_2）およびβ作用（β_1，β_2，β_3）を示す（表2.3）．臨床では，① 血管収縮作用を利用して，局所麻酔薬を局所にとどめ麻酔作用を延長させる目的での併用，② 充血除去や止血，③ アナフィラキシーショック時の血圧下降，気道狭窄あるいは気管支喘息の呼吸困難に対して適用される．

ノルアドレナリンは交感神経節後線維の神経伝達物質であるが（ノルアドレナリン90%以上，アドレナリン10%以下），副腎髄質からも血液中に放出される．ノルアドレナリンは比較的強くα作用（α_1，α_2）を示すが，アドレナリンの作用より弱い．また，ノルアドレナリンは，アドレナリンとは異なり，β_2作用はほとんどない（表2.3，表2.4）．臨床では，急性の低血圧や手術・外傷時の血圧の維持に使用されることがある．

ノルアドレナリンを静脈内投与すると血圧は上昇するが，これはβ_2受容体の血管拡張が起こらず，直接的なα_1受容体を介する血管収縮，さらにβ_1受容体を介した心機能の亢進により引き

表2.3 カテコールアミンの受容体刺激における相対的選択性

A：内在性カテコールアミン	
ノルアドレナリン	$\alpha_1 \geqq \alpha_2 > \beta_1 > \beta_3 >>> \beta_2$
アドレナリン	$\beta_1 = \beta_2 > \alpha_1 = \alpha_2 > \beta_3$
ドパミン*1	$D_1 = D_2 >> \beta_1 > \alpha_1 > \alpha_2$
B：合成カテコールアミン	
イソプロテレノール	$\beta_1 = \beta_2 = \beta_3 >>> \alpha$（$\alpha_1$，$\alpha_2$）
ドブタミン	$\beta_1 > \beta_2 >>> \alpha$（$\alpha_1$，$\alpha_2$）

*1 ドパミンはD_1受容体を介して腎血管を拡張し腎臓の血流調節を行うが，ドパミン神経が腎臓に存在するわけではない．

* アドレナリンは，高峰譲吉と長井長義（日本薬学会初代会頭）の弟子である上中啓三により1900年にウシの副腎から結晶化された．エピネフリンは，ジョン・ジェイコブ・エイベルJohn Jacob Abelによりヒツジ副腎から分離され，エピネフリンと名付けられた．ヨーロッパでは高峰の功績を認め「アドレナリン」とし，アメリカではエイベルの主張を受けて副腎髄質ホルモンを「エピネフリン」とした．医学領域では，世界共通に「エピネフリン」と呼ばれている．日本でも医薬品として「エピネフリン」であったが，高峰・上中に敬意を表し，2006年の日本薬局方の改正から，「アドレナリン」に変更された．このように，生理活性物質と医薬品という捉え方の違いもあり，教科書においてもアドレナリンとエピネフリンという名称が混在している．

表 2.4　カテコールアミンに対する受容体サブタイプの特徴：相対的刺激活性，選択的アゴニスト・アンタゴニストおよび共役する G タンパク質

受容体	カテコールアミン効力	選択的アゴニスト	選択的アンタゴニスト	共役 G タンパク質
α_1	Ad ≧ NAd > DA ≫ ISP	フェニレフリン	プラゾシン	G_q/G_{11}
α_2	Ad ≧ NAd > DA ≫ ISP	クロニジン	ヨヒンビン *	G_i/G_o
β_1	IS P > Ad = NAd > DA	ドブタミン	CGP-20712A*	G_s
β_2	ISP > Ad ≫ NAd > DA	サルブタモール	ICI-118551*	G_s
β_3	ISP = NAd > Ad > DA	BRL-37344*	SR-59230A*	G_s
D_1	DA ⋙ NAd, Ad, ISP	SKF38393*	SCH23390*	G_s
D_2	DA ⋙ NAd, Ad, ISP	ブロモクリプチン	スルピリド	G_i/G_o

* 研究用試薬
Ad, adrenaline；NAd, noradrenaline；ISP, isoproterenol；DA, dopamine
CGP-20712A, 2-hydroxy-5-(2-[{2-hydroxy-3-(4-[1-methyl-4-trifluoromethyl-2-imidazolyl] phenoxy)propyl} amino]ethoxy)benzamide
ICI-118551, erythro-DL-1-(7-methylindan-4-yloxy)-3-isopropyl-aminobutane-2-ol
BRL-37344, sodium-4-(2-[2-hydroxy-{3-chlorophenyl}ethylamino]propyl)phenoxyacetate
SR-59230A, 3-[2-ethylphenoxy]-1-[{(1S)-1,2,3,4-tetrahydronaphth-1-yl}amino]-(2S)-2-propanol
SCH23390, 7-chloro-2,3,4,5-tetrahydro-3-methyl-5-phenyl-1*H*-3-benzazepine-7-ol
SKF38393, 2,3,4,5-tetrahydro-7,8-dihydroxy-1-phenyl-1*H*-3-benzazepine hydrochloride

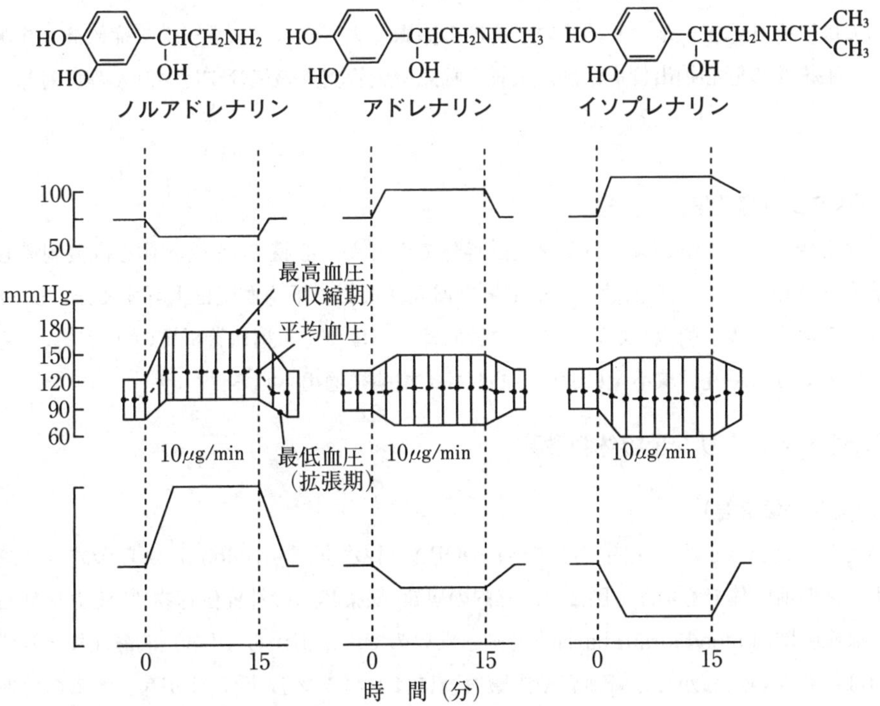

図 2.9　カテコールアミンの静脈内注射（静注）によるヒト心血管系への作用
（Allwood ら，1963）

起こされる（図 2.9）．一方，ノルアドレナリン投与により心拍数は減少するが，これは血圧上昇に伴う自律神経系の除脈反射が原因である（図 2.9）．アドレナリンを静脈内投与すると，α_1 作用で起こる血管収縮はβ_2 用による骨格筋や肝臓の血管拡張で相殺されるため，全末梢抵抗は減少することがある．この時，拡張期血圧は低下するが，心臓での β_1 作用による心拍出量の増大により収縮期血圧は上昇するのが普通である．平均血圧は上昇するが，ノルアドレナリンほどではない（図 2.9）．このような生体反応は，心血管系のαおよびβ受容体の刺激効果と反射による代償反応を統合的に考慮する必要がある．アドレナリン，ノルアドレナリンともに *l*-体に活性があり，*d*-体は不活性である．

b．イソプレナリン（塩酸塩）

イソプレナリン isoprenaline（イソプロテレノール isoproterenol）はアドレナリンの *N*-メチル基を *N*-イソプロピル基で置換した合成カテコールアミンである．これは直接型の β 受容体刺激薬で，β 受容体サブタイプに対する選択性はないが，α 作用はほとんどない（表 2.3，表 2.4）．β_1 作用により心機能を亢進させ（心拍数増大，心収縮力増大），また β_2 作用により気管支拡張，血管拡張，消化器の緊張低下などを引き起こす．イソプレナリンを静脈内投与すると，β_2 作用により全末梢抵抗が減少するため拡張期血圧は低下するが，β_1 作用による心拍出量の増大が起こるため収縮期血圧は上昇することが多い（図 2.9）．

臨床では，内耳障害に基づくめまい，高度の徐脈，アダムス・ストークス症候群（徐脈型）の発作時，手術後の低心拍出量症候群，気管支喘息や気管支炎の気管支けいれん等に対して適用される．

c．ドブタミン（塩酸塩）

ドブタミン dobutamine はドパミンの誘導体であるが，心臓の β_1 受容体を直接刺激し，強い心機能亢進作用を示し，心拍数，心拍出量を増大させる．平均血圧は上昇するが，α_1 受容体およびドパミン受容体を刺激しないので，血管収縮作用はなく末梢血管抵抗の増大によるものでもない．臨床では，急性循環不全における心収縮力増強に適用される．

2）混合型アドレナリン受容体刺激薬

a．ドパミン（塩酸塩）

ドパミン dopamine は生体内ではドパ L-DOPA（**レボドパ** levodopa）から合成され，ノルアドレナリンの前駆体でもある（図 2.6）．脳内の黒質-線条体系の神経伝達物質* として知られているが，血液脳関門 blood-brain barrier を通らないので，末梢から投与（点滴静注など）すると中枢作用は示さない．しかし，腎血管や内臓血管にはドパミン D_1 受容体が存在するので血管を拡張する．中等用量のドパミンは直接的に β_1 受容体を刺激し，心拍数の増加および心収縮力を増強する．さらに，高用量では α_1 受容体を刺激して血管収縮作用を示す（表 2.3，表 2.4）．臨床では，急性循環不全（心原性ショック，出血性ショック）の第一選択薬である．他のカテコールア

* 哺乳動物の脳内カテコールアミンは約 50% がドパミン，5 ～ 10% がアドレナリンで残りがノルアドレナリンである．

ミンと比較して，① 心拍数をあまり上昇させずに心拍出量を増大できる，② 腎血流を増加させるので十分な尿量を確保できる，という利点がある．

また，中等用量では交感神経終末部において，シナプス間隙からプレシナプスに取り込むノルアドレナリントランスポーター norepinephrine transporter（NET）*（表 2.5），さらに小胞モノアミントランスポーター 2 vesicle monoamine transporter-2（VMAT2）*（表 2.5）を介して細胞質からシナプス小胞に取り込まれ，ノルアドレナリン放出を促進する間接作用もある．

表 2.5　自律神経系に発現しているトランスポーターの性質

トランスポーター	神経	基質特異性	阻害薬
A：交感神経終末部におけるシナプス前膜			
NET	アドレナリン神経 副腎髄質細胞膜	DA > NAd > Ad ⋙ ACh，Ch	三環系抗うつ薬，コカイン*
B：交感神経終末部におけるシナプス小胞およびクロム親和性細胞顆粒			
VMAT2 VMAT1	アドレナリン神経 クロム親和性細胞	DA > NAd > Ad ⋙ ACh，Ch Ad > DA > NAd ⋙ ACh，Ch	レセルピン*，テトラベナジン* レセルピン*
C：自律神経の節前神経終末部および副交感神経終末部におけるシナプス前膜			
CHT1	コリン神経	Ch >> ACh ⋙ NAd，Ad，DA	ヘミコリニウム-3*
D：自律神経の節前神経終末部および副交感神経終末部におけるシナプス小胞			
VAChT	コリン神経	ACh >> Ch ⋙ NAd，Ad，DA	ベサミコール*

* 研究用試薬

神経伝達物質のトランスポーターは 12 回膜貫通型の膜タンパク質で，CHT1 は Na^+ 依存性グルコーストランスポーター，NET は Na^+，Cl^- 依存性神経伝達物質トランスポーター，VAChT，VMAT1，VMAT2 は H^+ 依存性トランスポーター遺伝子ファミリーに属する．CHT1 はコリン，NET はアドレナリン作動性神経の神経終末部に発現している．VAChT，VMAT2 はシナプス小胞に，VMAT1 はクロム親和性細胞顆粒に局在している．

CHT1, high-affinity choline transporter-1；VAChT, vesicle acetylcholine transporter；NET, norepinephrine transporter; VMAT1/2, vesicle monoamine transporter-1/2

ACh, acetylcholine；Ch, choline; Ad, adrenaline；NAd, noradrenaline；DA, dopamine

2.2.3 ■ 非カテコールアミン

1）間接型アドレナリン受容体刺激薬

a. チラミン

チラミン tyramine は，ドパミンのカテコール基から 3-OH を除いて，4-OH のみにしたものである．ノルアドレナリントランスポーター（NET）を介して交感神経終末部（プレシナプス）に取り込まれ，シナプス小胞内のノルアドレナリンと置換するため，ノルアドレナリンをプレシナプスの細胞質およびシナプス間隙に放出させ，さらにシナプス小胞のノルアドレナリンを枯渇させる働きがある．放出されたノルアドレナリンは，ポストシナプスにあるアドレナリン受容体

* NET，VMAT2：NET はアドレナリン神経終末部のプレシナプス膜に，VMAT2 はシナプス小胞に局在している．しかし，基質特異性はなく，NET および VMAT2 はノルアドレナリン，アドレナリン，ドパミンおよびセロトニンを取り込むことができる．このため，ドパミンはアドレナリン神経終末部に取り込まれノルアドレナリンに合成され，またノルアドレナリン放出を促進する．

を刺激する．このため，チラミンは間接型刺激薬に分類される．また，プレシナプスに取り込まれたチラミンは代謝され，オクトパミンとなりシナプス小胞体内に蓄積する．神経興奮によりオクトパミンが放出されても，アドレナリン受容体は活性化されない．このため，交感神経の興奮は徐々に低下してくる．つまり，チラミンを短時間に反復投与すると交感神経興奮作用は漸減する．この現象をタキフィラキシー tachyphylaxis という．

チラミンは医薬品としての応用はないが，チーズ，赤ワイン，チョコレートなどの食品に多く含まれている．チラミンはMAOですみやかに不活化されるため，通常これらを食べても問題は生じない．しかし，パーキンソン病治療薬セレギリン（デプレニル）や結核化学療法薬イソニアジドなどMAO阻害薬の服用時にはチラミンが蓄積し，過剰な交感神経興奮が起こり，発汗，頭痛，動悸，高血圧発作（高血圧クリーゼ hypertensive crisis）などの症状を発現することがある．一方，ノルアドレナリントランスポーター阻害薬（三環系抗うつ薬，麻薬コカインなど）を前投与すると，チラミンは取り込まれないため，チラミンによる交感神経興奮作用は起きない．

b. アンフェタミン，メタンフェタミン（塩酸塩）

アンフェタミン amphetamine および**メタンフェタミン** methamphetamine* は血液脳関門を通過し，脳内カテコールアミンの放出および取り込み抑制，MAO阻害を引き起こす．これにより，中枢作用として疲労感減少，不眠，気分高揚，集中力増大などが見られ，大脳皮質・脳幹網様体上行賦活系の興奮症状（精神運動性興奮）を示す．幻覚，攻撃性，凶暴性，暴力行為，突発的行動などの問題行動を引き起こすこともある．連用により耐性と精神的依存を招く．このように，アンフェタミン・メタンフェタミンは強い中枢興奮作用および精神依存・薬物耐性が生じやすく，反社会的行動や犯罪につながりやすいため，覚せい剤に指定されている．

c. メチルフェニデート（塩酸塩）

メチルフェニデート methylphenidate は，穏やかな中枢刺激作用を示し，運動より精神活動に著明な作用を示す．薬理学的作用機序は基本的にアンフェタミンと同じであるが，覚せい剤（あるいは麻薬）には指定されていない．注意欠如・多動症（attention-deficit/hyperactivity disorder，ADHD），ナルコレプシー narcolepsy に用いられる．

d. ドロキシドパ

ドロキシドパ doroxidopa（2-*threo*-dihydroxyphenylserine）は生理的なノルアドレナリンの前駆体ではないが，大部分が末梢でノルアドレナリンに変換される．ドロキシドパはノルアドレナリンと異なり，MAOで代謝されないので，経口投与可能な長時間型の昇圧薬として有効である．また，難治性自律神経障害性疾患に対してノルアドレナリン補充療法として用いられる．また，ドロキシドパは，非常に少量ではあるが（投与量の0.1%以下），血液脳関門を通過できるため，パーキンソン病患者のすくみ足や立ちくらみの治療にも用いられる．

---

* メタンフェタミン，エフェドリン：エフェドリンは長井長義によって1887年に麻黄から単離され，気管支喘息治療に使われた．1893年，長井はエフェドリンから，アンフェタミンよりも強力な中枢興奮作用をもつメタンフェタミンの合成に成功した．

e. ジピベフリン（塩酸塩）

ジピベフリン dipivefrine は，アドレナリンのプロドラッグで，眼内移行性がよく，副作用が少ない．臨床では，開放隅角緑内障，高眼圧症に点眼薬として用いる（2.7.4-4　アドレナリン $\alpha\beta$ 受容体刺激薬を参照）.

f. フロプロピオン（COMT 抑制薬）

フロプロピオン flopropione は，COMT を阻害してノルアドレナリンの分解を防ぎ，β 受容体を介してオッディ括約筋を弛緩させる鎮痙薬である．臨床では，胆道ジスキネジー，胆石症，胆嚢炎，胆管炎，膵炎，尿路結石に対する鎮痛，鎮痙に用いる．

2）混合型アドレナリン受容体刺激薬

a. エフェドリン（塩酸塩），*dl*-メチルエフェドリン（塩酸塩）

エフェドリン ephedrine は漢方薬の麻黄に含まれるアルカロイドで，アドレナリン受容体を直接的に刺激する（直接作用）と同時に，交感神経終末部からノルアドレナリンの放出（間接作用）も引き起こす．直接作用は主に β 作用であるが，間接作用はノルアドレナリンを介するため α 作用が主体となる．エフェドリンの頻回投与により，ノルアドレナリンが枯渇するため，血圧上昇などの α 作用にタキフィラキシーを起こす．一方，直接作用による β 作用はタキフィラキシーを起こさない．エフェドリンは血液脳関門を通過し，延髄の呼吸中枢および血管運動中枢を興奮させる．α 位にメチル基があるため MAO の作用を受けにくく，カテコール基ではないので COMT は作用しない．このため，エフェドリンは代謝・分解されにくく，経口投与でも有効である．エフェドリンを投与すると，心臓刺激作用（心拍数増大），血管収縮作用（昇圧），気管支拡張作用，中枢興奮作用，散瞳作用が認められる．臨床では，気管支喘息，気管支炎，肺結核，上気道炎（咽頭炎，鼻カタル）の鎮咳薬として用いられる．

メチルエフェドリン methylephedrine はエフェドリンの *N*-ジメチル体で，β_2 作用（気管支拡張）はエフェドリンと同程度であるが，中枢作用，β_1 作用および昇圧作用は弱い．臨床では気管支喘息，また蕁麻疹や湿疹の治療にも用いられる．

3）直接型アドレナリン受容体刺激薬

a. 選択的 α_1 受容体刺激薬（α_1 アゴニスト）

① フェニレフリン（塩酸塩），エチレフリン（塩酸塩）

フェニレフリン phenylephrine はアドレナリンのカテコール基の 4 位の水酸基を除いた構造である．強力な選択的 α_1 受容体刺激作用を有し，ノルアドレナリンよりも強い血管収縮反応を引き起こす．COMT 代謝に抵抗性のため，経口投与が可能で，持続時間も長い．臨床では，充血除去，急性低血圧またはショック時の補助治療，発作性上室頻拍の治療（昇圧による徐脈反射を利用），局所麻酔時の作用延長，点眼にて散瞳薬として用いられる．

エチレフリン etilefrine は，フェニレフリンの *N*-メチル基を *N*-エチル基に置換した構造である．フェニレフリンと同様に，経口投与が可能で，各種低血圧，ショック，網膜動脈の血行障害の治療に用いられる．

② **メトキサミン（塩酸塩），ミドドリン（塩酸塩）**

メトキサミン methoxamine は，芳香環の 2 位と 5 位にメトキシ基，α 炭素にメチル基を有する．フェニレフリンと同様に，心臓刺激作用を伴わない選択的 α_1 受容体刺激薬で，COMT 代謝で分解されず，持続時間が長い昇圧薬である．麻酔薬であるハロゲン含有吸入薬とカテコールアミンを併用すると，頻脈，心室細動などの不整脈を起こしやすいが，メトキサミンではそのような副作用は起こりにくいため，麻酔時（シクロプロパン麻酔を含む）に随伴する低血圧状態に使用される．発作性上室頻拍の抑制にも適用される．

ミドドリン midodrine はメトキサミンと同様に，選択的α_1 受容体刺激薬である．臨床では，本態性低血圧や起立性低血圧の治療に用いられる．

③ **ナファゾリン（塩酸塩）**

ナファゾリン naphazoline はイミダゾリン系薬である．α_1 受容体刺激作用が強く，点鼻や点眼で，鼻腔内や眼の充血除去に使用される．類似薬にテトラヒドロゾリン tetrahydrozoline，オキシメタゾリン oxymethazoline がある．

b. 選択的α_2 受容体刺激薬（α_2 アゴニスト）

① **クロニジン（塩酸塩），グアンファシン（塩酸塩），グアナベンズ（酢酸塩）**

クロニジン clonidine は，ナファゾリンと同じくイミダゾリン系薬であるが，選択的α_2 受容体刺激薬である．臨床では，中枢性降圧薬として用いられるが，その降圧作用は複雑で，i）延髄にある血管運動中枢のα_2 受容体を刺激し，中枢性に交感神経活動を抑制することで，血圧を低下させる；　ii）末梢のアドレナリン神経終末部の α_2 受容体に作用し，ノルアドレナリン放出を抑制することによる．鎮静作用が強く，まれに幻覚や錯乱を伴うことがある．類似薬に**グアナベンズ** guanabenz，**グアンファシン** guanfacine がある．

c. 選択的β_1 受容体刺激薬（β_1 アゴニスト）

デノパミン denopamine は，経口投与可能な選択的 β_1 受容体刺激薬で，心機能を亢進し強心作用を示す．臨床では，心不全治療薬として用いられる．

d. 選択的 β_2 受容体刺激薬（β_2 アゴニスト）

オルシプレナリン orciprenarine は，イソプレナリンの異性体（4 位の水酸基が 5 位に置換）として合成されたが，選択的な β_2 受容体刺激薬である．その後，イソプレナリン類似の選択的 β_2 受容体刺激薬として，**サルブタモール** salbutamol，**テルブタリン** terbutaline，**プロカテロール** procaterol，フェノテロール fenoterol，クレンブテロール clenbuterol が合成された．また，イソキノリン骨格をもつ**トリメトキノール** trimetoquinol などもある．これらの薬物は，心臓刺激作用が少なく，比較的に β_2 受容体に作用し，気管支，子宮，骨格筋支配血管などの平滑筋を弛緩させる．しかし，高用量では，心臓の β_1 受容体刺激による心機能亢進作用が現れるので，注意を要する．イソプレナリンよりも安定で，COMT によって代謝されにくいので，経口投与することができる．プロカテロールとトリメトキノールは，MAO にも抵抗性がある．臨床では，気管支喘息の治療に用いられる．

メトキシフェナミン methoxyphenamine は，メタンフェタミン類似の構造で，エフェドリン様の気管支弛緩作用をもつ.

一方，リトドリン ritodrine は，子宮筋に選択的に作用するβ_2受容体刺激薬である．臨床では，切迫流産，早期分娩を止める（予防の）ための子宮筋弛緩薬として用いられる.

2.2.4 ■ アドレナリン受容体刺激薬（作動薬）の構造活性相関

アドレナリン受容体刺激薬の構造活性相関について，まとめると以下のようになる（表2.6，図2.10）.

1）芳香環と脂肪族アミンの窒素原子との間に炭素原子が2個ある（フェニルエチルアミン骨格）：アドレナリン受容体を強力に刺激する．光学異性体の作用は，*l*-体のほうが，*d*-体よりも強力.

2）芳香環の3位と4位にOH基がある（カテコールアミン）：α，β作用が強力．COMTで代謝されるため，経口で効果なし，中枢作用もなし．（例：ノルアドレナリン，アドレナリン，イソプレナリンなど）

3）芳香環の3位と4位にOH基がない（非カテコールアミン）：COMTで代謝されないため，経口で作用あり，また脂溶性が高まるため中枢作用あり．（例：エフェドリンなど）

4）第一級アミン（$—NH_2$）：α作用が強力．（例：ノルアドレナリン，メトキサミン）

5）第二級アミン（—NH—）：β作用が増大．（例：アドレナリン，イソプレナリン，ドブタミン，サルブタモール）

6）第三級アミン（—N<）：αおよびβ受容体に対する作用が消失する.

7）α炭素のメチル化：MAOで分解されにくい．（メタンフェタミン，メトキサミン）

8）β炭素の脱水酸基：中枢作用が強力．（メタンフェタミン，アンフェタミン）

9）芳香環を他の構造，たとえば不飽和五員環（イミダゾリン骨格など）で置換しても，末梢作用の強さは変わらない（ナファゾリン，クロニジン）

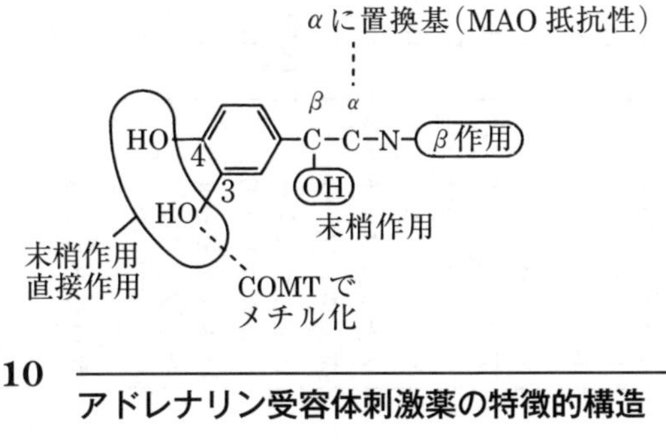

図2.10　アドレナリン受容体刺激薬の特徴的構造

表 2.6 交感神経刺激薬の構造と特徴

	2	3	4	5	β	α	N	カテコールアミン	直接型・間接型	α β	薬効
	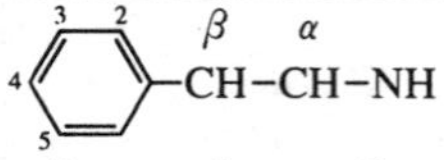										
フェニルエチルアミン	H	H	H	H	H	H	H	×	—	—	—
アドレナリン	H	OH	OH	H	OH	H	CH_3	○	直	α, β	心刺激，血管収縮，ショック，アレルギー
ノルアドレナリン	H	OH	OH	H	OH	H	H	○	直	α≫β	血管収縮
イソプレナリン	H	OH	OH	H	OH	H	$CH(CH_3)_2$	○	直	β	心刺激，気管支喘息
ドパミン	H	OH	OH	H	H	H	H	○	混	β(α)	ショック，うっ血性心不全
ドブタミン	H	OH	OH	H	H	H	①	○	直	β	
チラミン	H	H	OH	H	H	H	H	×	間	(α)	—
アンフェタミン	H	H	H	H	H	CH_3	H	×	間	(α)	覚醒アミン
メタンフェタミン	H	H	H	H	H	CH_3	CH_3	×	間	(α)	
エフェドリン	H	H	H	H	OH	CH_3	CH_3	×	混	(α)β	喘息，アレルギー
メチルエフェドリン	H	H	H	H	OH	CH_3	$(CH_3)_2$	×	混	(α)β	
フェニレフリン	H	OH	H	H	OH	H	CH_3	×	直	α	血管収縮，ショック，昇圧，去充血，散瞳
メトキサミン	OCH_3	H	H	OCH_3	OH	CH_3	H	×	直	$α_1>α_2$	麻酔時昇圧，反射性徐脈を起こす
オルシプレナリン	H	OH	H	OH	OH	H	$CH(CH_3)_2$	×	直	$β_2≧β_1$	気管支喘息
サルブタモール	H	CH_2OH	OH	H	OH	H	$C(CH_3)_3$	×	直	$β_2≫β_1$	
テルブタリン	H	OH	OH	H	OH	H	$C(CH_3)_3$	×	直	$β_2≫β_1$	
プロカテロール	2位 3位 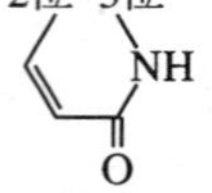		OH	H	OH	C_2H_5	$CH(CH_3)_2$	×	直	$β_2≫β_1$	
α-メチルドパ	dihydroxyphenylmethylalanine							×	—	$α_2>α_1$*	降圧(中枢性)
クロニジン	イミダゾリン誘導体							×	直	$α_2>α_1$	
ナファゾリン								×	直	$α_1>α_2$	去充血
トリメトキノール	イソキノリン骨格：環状カテコールアミン							⊗	直	$β_2$	気管支喘息

① $-CH(CH_3)CH_2CH_2-C_6H_4-OH$

(α)は間接作用，＊α-メチルノルアドレナリンとして．

2.3 交感神経興奮効果遮断薬（抗アドレナリン薬）

交感神経興奮効果遮断薬 sympatholytics は，交感神経抑制薬あるいは抗アドレナリン薬とも呼ばれる．これには，α および β 受容体サブタイプを選択的あるいは非選択的に直接遮断するアドレナリン受容体遮断薬と交感神経節後線維の機能を抑制するアドレナリン作動性神経遮断薬に分類される．

2.3.1 アドレナリン受容体遮断薬

1）非選択的 α 受容体遮断薬（α_1，α_2 受容体遮断薬）

a．競合的 α 受容体遮断薬

動物を麦角アルカロイドで処置すると，アドレナリンによる昇圧が降圧に転じることが古くから知られていた．この現象をアドレナリン反転 adrenaline reversal と呼ぶ（Dale, 1906）（図 2.11）．アールキスト Ahlquist により，アドレナリンの作用のうち麦角アルカロイドで抑制される作用を α 作用，そして麦角アルカロイド処置によって表面化する作用を β 作用と分類することが提唱され（1948），この分類法が現在まで受け継がれている．近年，受容体サブタイプに対する選択的遮断薬の開発ならびに遺伝子解析により，さらに受容体サブタイプが細分化されている．

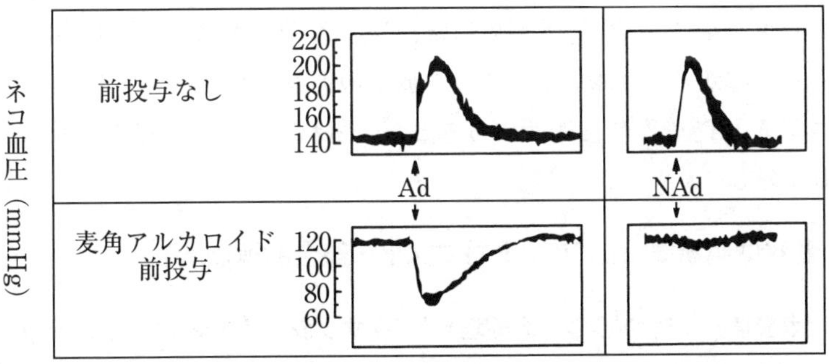

図 2.11　ネコ血圧での麦角アルカロイド（α 受容体遮断薬）によるアドレナリン反転

① 麦角アルカロイド

麦角アルカロイド ergot alkaloid* は，最初に見出されたアドレナリン α 受容体の遮断薬である．麦角アルカロイドには多数の物質が含まれるが，α受容体を遮断するのは**エルゴタミン** ergotamine，**エルゴメトリン** ergometrine，**ジヒドロエルゴトキシン** dihydroergotoxine である．しかし，これらの薬理作用には α 受容体遮断作用のほか，セロトニン受容体，ドパミン受容体などにも遮断薬および部分刺激薬としても作用するため，複雑である．

臨床では，エルゴタミン（酒石酸塩）は α 受容体に対して遮断作用とともに部分活性薬としても作用し脳などの血管を収縮させるため，偏頭痛治療薬として用いられる．エルゴメトリン（マレイン酸塩）は α 受容体遮断作用は弱いが，子宮収縮作用が強く，分娩後の子宮弛緩性出血に用いられる．

② フェントラミン（メシル酸塩），トラゾリン（塩酸塩）

フェントラミン phentolamine とトラゾリン tolazorine はイミダゾリン化合物である．可逆的に α_1 および α_2 受容体を遮断する．イミダゾリン骨格はヒスタミンと構造が類似するため，α 遮断作用のほか，ヒスタミン様作用もあり，心刺激，消化管刺激，胃液分泌亢進，末梢血管拡張などを起こす．

臨床では，フェントラミンは褐色細胞腫の手術前・手術中の血圧調節および褐色細胞腫の診断（レギチンテスト）に，またトラゾリンは閉塞性動脈硬化症，末梢循環障害，網膜中心動脈閉塞症などの治療に用いられる．

b. 非競合的 α 受容体遮断薬

① フェノキシベンザミン，ダイベナミン

フェノキシベンザミン phenoxybenzamine とダイベナミン dibenamine は，ハロアルキルアミン構造をもち，生体内でエチレンイモニウムを生じ，α 受容体に不可逆的に共有結合するため，持続的な α 受容体遮断作用を示す．このため，阻害様式は非競合的 non-competitive 拮抗を示す．いずれの薬物も，α_1 および α_2 受容体に結合し，α_1 受容体遮断により降圧，α_2 受容体遮断により交感神経終末部からのノルアドレナリン放出の促進をもたらす．また，ヒスタミン H_1 受容体やセロトニン 5-HT_2 受容体も遮断することが知られており，特異性は低い．現在，医薬品として用いられていない．

2）選択的 α_1 受容体遮断薬（α_1 アンタゴニスト：競合的遮断薬）

a. プラゾシン（塩酸塩），ブナゾシン（塩酸塩），ドキサゾシン（メシル酸塩），テラゾシン（塩酸塩）

（非選択的）α 受容体遮断薬は高血圧治療薬として期待されたが，一定した降圧作用を示さないため実用化されなかった．その後，研究が進み，交感神経終末部からのノルアドレナリン放出のフィードバック機構が明らかとなり，選択的 α_1 受容体遮断薬として**プラゾシン** prazosin が開発された．プラゾシンは α_1 受容体に対し，α_2 受容体よりも約 1,000 倍の親和性を示す．このた

---

* 麦角アルカロイド：湿って腐った小麦，大麦，ライ麦，エンバクなどの穂に寄生・増殖する麦角菌が産生するアルカロイドのこと．麦角菌に感染した小麦などは,黒い角状の硬いもの（菌角）を作るため，麦角と呼ばれるようになった（4.3.1　子宮収縮薬の麦角アルカロイドの項も参照）．

め，α_2 受容体の遮断によるノルアドレナリン放出促進が非選択的 α 受容体遮断薬よりも起こりにくく，反射性頻脈の程度も弱い．プラゾシンは動脈および静脈を拡張させるため，全末梢抵抗が低下するとともに，心臓への静脈還流量が減少して心拍出量が減少するため，容易に降圧作用を示す．しかし，投与初期や用量の急増時，急激な血圧低下によると考えられる意識喪失を起こすことがある（first dose phenomenon）．類似薬として，**ブナゾシン** bunazosin，**ドキサゾシン** doxazosin およびテラゾシン terazosin がある．

b. タムスロシン（塩酸塩），ナフトピジル

タムスロシン tamsulosin は選択的 α_{1A} 受容体遮断薬，ナフトピジル naftopidil は選択的 α_{1D} 受容体遮断薬として作用する．前立腺および尿道では，α_{1A} 受容体および α_{1D} 受容体が特異的に発現しているため，これらの薬物は下部尿路平滑筋を弛緩させる．しかし，血管平滑筋に多く分布する α_{1B} 受容体に対する遮断効果は低いため，血圧降下作用は弱い．臨床では，前立腺肥大による排尿障害に用いる．

3）選択的 α_2 受容体遮断薬（α_2 アンタゴニスト：競合的遮断薬）

ヨヒンビン yohimbine は α_2 受容体の選択的遮断を目的に，薬理学実験の研究試薬として用いられている．わが国では医薬品として使用されていない．

4）β 受容体遮断薬（競合的遮断薬）

α 受容体遮断薬 α blockers は20世紀初頭に天然物より見出されたが，アドレナリン反転の結果，現れる降圧作用を遮断する薬物，つまり β 受容体遮断薬 β blockers は長く見出せなかった．1962年にプロプラノロール propranolol が合成されたことにより，β 受容体遮断薬は，高血圧，高血圧性心疾患，不整脈など，広く心血管系疾患の治療に用いられるようになった．

現在は，多くの種類の β 受容体遮断薬を利用することができるが，① β 受容体サブタイプに対する選択性，② 膜安定化作用（局所麻酔作用）membrane depressant action（MDA），③ 内因性交感神経興奮様作用 intrinsic sympathomimetic activity（ISA），④ 脂溶性（中枢移行性），⑤ 体内動態（体内分布，代謝・排泄経路，半減期），⑥ α 受容体遮断作用などによって，各薬物の特徴付けが可能である．

① **β 受容体サブタイプ選択性**：β_1 受容体を遮断すると，心臓の機能抑制および腎臓のレニン分泌抑制が起こる．一方，β_2 受容体が遮断されると，気管支収縮，毛様体筋収縮（眼圧低下），グリコーゲン分解抑制，インスリン分泌抑制を認める．つまり，選択的 β_1 受容体遮断薬は気管支や血管の平滑筋，肝グリコーゲン分解などに対して副作用が少ないことが期待され，アセブトロール acebutolol，メトプロロール metoprolol，アテノロール atenolol などがある．一方，選択的 β_2 受容体遮断薬および β_3 受容体の刺激薬・遮断薬は，まだ臨床応用されていない．

② **膜安定化作用（MDA）**：局所麻酔作用およびキニジン様作用とほぼ同義．日本の常用量（30～90 mg）では，この作用はほとんど現れないが，大量に用いると（例えば，米国では高血圧症640 mg/日までだが，100 mg 以上の投与量が全体の1/4である）薬効と副作用に影響を及ぼ

す可能性がある．とくに，心不全傾向の患者には注意が必要である．

③ **内因性交感神経興奮様作用（ISA）**：β 受容体遮断作用以外に，薬物自身の β 受容体を刺激する作用のこと．ISA は心機能を亢進させるため，過剰な β 受容体遮断に起因する心不全を防止し，また休薬症候群の発生も少ないという．しかし，狭心症発作を誘発する可能性が疑われている．アルプレノロール alprenolol，オクスプレノロール oxprenolol，ピンドロール pindolol などがある．

④ **中枢作用**：中枢作用は幻覚，抑うつ，悪夢，錯乱などの副作用に関与する．最近は，中枢作用のないものが好まれる．

⑤ **薬物代謝における抵抗性**：ナドロール nadolol は，体内で全く代謝されないという特徴を有し，作用が長いため 1 日 1 回の投与で有効である．

⑥ **α 受容体遮断作用**：β 受容体（β_1 と β_2 サブタイプ）遮断作用以外に，薬物自身に α_1 受容体も遮断する作用をもつ薬物がある．α_1 受容体遮断作用により血管を拡張させるが，β_1 受容体遮断作用をもつため，反射性頻脈が起こらないという利点がある．しかし，プラゾシンとプロプラノロールの併用に勝るか否かについては議論が残る．アモスラロール amosulalol，ラベタロール labetalol，カルベジロール carvedilol などがある．

また，これらの β 受容体遮断薬は，β_1 と β_2 サブタイプに選択性を示さない第 1 世代，β_1 サブタイプに選択性を示す第 2 世代，β_1 サブタイプに選択性を示しつつ，何らかの機能を併せ持つ第 3 世代に分けられる．心血管系疾患の患者は多いので，数多くの性質が異なる薬物があれば，個々の患者の条件に合った最適の薬を処方できるという点で重要である．

a. 非選択的 β 受容体遮断薬（β アンタゴニスト：第 1 世代）

ISA(−)：**プロプラノロール，ナドロール，チモロール timolol**

ISA(+)：**ピンドロール，アルプレノロール，オクスプレノロール**

b. 選択的 β_1 受容体遮断薬（β_1 アンタゴニスト：第 2 世代）

ISA(−)：アテノロール，メトプロロール

ISA(+)：アセブトロール

c. β 受容体遮断以外の心臓血管作用をもつ β 受容体遮断薬（第 3 世代）

近年，β 受容体（β_1 および β_2 受容体）遮断作用に加え，血管拡張に関連する作用を併せもつ薬物が開発されている．

① α_1 受容体遮断作用 {α_1，β_1，β_2 受容体遮断薬，ISA(−)}：**アモスラロール** amosulalol（$\alpha:\beta=1:1$），**ラベタロール** labetalol（$\alpha:\beta=1:5$），**カルベジロール** carvedilol（$\alpha:\beta=1:8$）

② β_2 受容体部分活性化作用 {選択的 β_1 受容体遮断＋β_2 受容体部分刺激薬，ISA(+)}：セリプロロール

③ 一酸化窒素 NO の産生増大作用 {β_1，β_2 受容体遮断＋NO 産生促進薬}：**カルテオロール**

carteolol，ニプラジロール nipradilol，ボピンドロール bopindolol

④ カルシウム流入抑制作用｛β_1，β_2 受容体遮断＋L型電位依存性 Ca^{2+} チャネル遮断薬｝：カルベジロール，ベタキソロール betaxolol，ベバントロール bevantolol

⑤ ATP感受性カリウムチャネル開口作用｛β_1，β_2 受容体遮断＋ K^+ チャネル活性化薬｝：チリソロール tilisolol

⑥ 抗酸化作用：カルベジロール

2.3.2 ■ β受容体遮断薬の構造活性相関

α受容体遮断薬に関しては，系統的なアプローチが行われていないため，はっきりした構造活性相関は得られていない．

β受容体遮断薬は，プロプラノロールを骨格としたものが多い．これらの薬物の構造を比較すると，① β_1 受容体への選択性には芳香環のパラ位に側鎖が付くという特徴がある．② 膜安定化作用は，芳香環に電子吸引基があると弱い．③ すべてのβ受容体遮断薬には，β-OH が存在することから，この水酸基はβ遮断作用に必須の構造といえる（図2.12）．

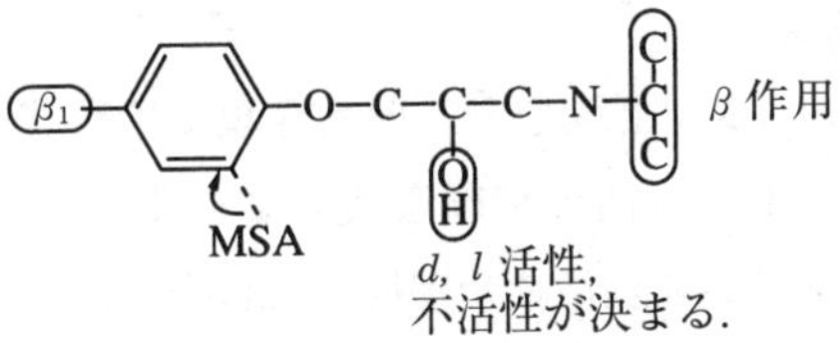

図2.12 β受容体遮断薬の特徴的構造

2.3.3 ■ アドレナリン作動性神経遮断薬

交感神経節後線維の神経終末部に作用してノルアドレナリンの放出を阻害することにより，神経伝達を遮断する．受容体には作用しないため，外因性にアドレナリン受容体刺激薬を適用すると，その効果は抑制されないばかりか，むしろ増強がみられる場合もある（図2.13）．

a. メチルドパ（α-メチルドパ）

メチルドパ methyldopa はドパのα位にメチル基が付いた構造で，次の3つの機序により，アドレナリン作動性神経を遮断すると考えられている．臨床では，高血圧治療に用いられる．

1) 芳香族L-アミノ酸脱炭酸酵素に対し，ドパと競合し，ドパミン・ノルアドレナリン合成を抑制し，ノルアドレナリンを枯渇させる．
2) メチルドパはα-メチルドパミンを経てα-メチルノルアドレナリンとなりシナプス小胞に貯蔵，遊離される．α-メチルノルアドレナリンはノルアドレナリンより作用が弱く（偽伝達物

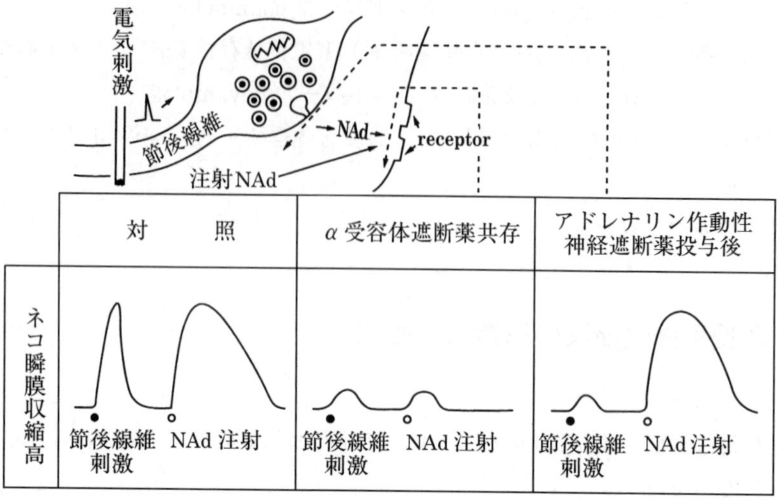

図 2.13
アドレナリン受容体遮断薬と神経遮断薬における作用発現の相違
ネコの瞬膜は α 受容体刺激を介して収縮するため，交感神経系の実験に用いられる．

質 false transmitter と呼ばれる），結果として交感神経の活動性は遮断される．

3）また，α-メチルノルアドレナリンが中枢および末梢の α_2 受容体を刺激する（クロニジンと同様，選択的 α_2 受容体刺激薬）．

数分で薬効を発現するクロニジンと異なり，薬効発現には数時間を要するが，作用持続時間は長い．このように，メチルドパは間接型刺激薬のような挙動を示すが，他の間接型刺激薬（2.2.3-1　間接型アドレナリン受容体刺激薬を参照）とは逆に，交感神経活動を抑制することになる．

b. レセルピン，テトラベナジン

レセルピン reserpine はインド蛇木由来のアルカロイドで，プレシナプスの小胞モノアミントランスポーター 2（VMAT2）およびクロム親和性細胞の VMAT1 を阻害するため（表 2.5），モノアミン（カテコールアミン）がシナプス小胞（あるいは細胞顆粒）に取り込まれず細胞質にとどまり，MAO により分解され，枯渇する．その結果，神経の活動性は遮断される．心拍数や心収縮力の低下，血圧の降下を引き起こすが，うつ状態を生じることから，臨床では使用されない．

テトラベナジン tetravenasine もレセルピンと同様にシナプス小胞のカテコールアミンを枯渇させるが，クロム親和性細胞の VMAT1 には作用が弱い（表 2.5）．

2.4 コリン作動薬（アセチルコリン受容体刺激薬）（副交感神経興奮様薬）

アセチルコリンは扁形動物，節足動物（昆虫）などの下等動物からヒトにおいて，中枢および末梢の神経機能に重要な働きをしている．ヒトにアセチルコリンを静脈内投与すると，全身にム

スカリン様作用が現れるが，ニコチン様作用は現れにくい．副交感神経を刺激したときと同様の効果を生じる薬物を副交感神経興奮様薬 parasympathomimetics（コリン作動薬）というが，実質はムスカリン受容体刺激薬である．一方，ニコチン受容体に作用する薬物は，自律神経節作用薬，神経筋接合部作用薬あるいは中枢神経作用薬などに分類される．また，薬物の作用様式により分類すると次のようになる．

1）直接型：支配臓器に存在するムスカリン受容体を直接刺激する薬物（コリンエステル類，アルカロイド類など）
2）間接型：アセチルコリン分解酵素であるコリンエステラーゼを阻害し，シナプス間隙のアセチルコリン量を増大させる薬物（コリンエステラーゼ阻害薬）

2.4.1 ■ 直接型

a. アセチルコリン（塩化物）

アセチルコリン acetylcholine（ACh）は交感神経および副交感神経の節前神経，副交感神経の節後神経，体性運動神経および中枢アセチルコリン神経の伝達物質である．静注したアセチルコリンは血液脳関門を通過しないので，中枢作用はない．末梢では副交感神経支配臓器においてムスカリン様作用を示し，自律神経節，副腎髄質および運動神経－骨格筋接合部においてニコチン様作用を現す．つまり，心血管系では心拍数の減少と降圧が引き起こされるが，ムスカリン受容体遮断薬のアトロピンによって抑制される（図 2.14）．この血管拡張反応は，血管内皮細胞にあるムスカリン M_3 受容体－ G_q/G_{11} －ホスホリパーゼ C 系が活性化され，生成されたイノシトール 3-リン酸（IP_3）による小胞体からの細胞内 Ca^{2+} 動員により内皮型一酸化窒素合成酵素* が活性化され，生成した NO に起因する．NO はガス状分子で容易に細胞膜を通過できるため，血管平滑筋の細胞内に移行し，細胞内グアニル酸シクラーゼの活性化，cyclic GMP（cGMP）の産生，そして cGMP 依存性プロテインキナーゼ（G キナーゼ）が活性化される．これにより，平滑筋細胞内 Ca^{2+} 濃度の低下，K^+ チャネルの開口が引き起こされ，平滑筋は弛緩され，血圧は低下する．（他の副交感神経興奮作用は，表 2.1 を参照のこと）．

一方，ムスカリン受容体を遮断した後に，大量のアセチルコリンを投与すると，心拍数は増加し，血圧は上昇に転じる（図 2.14）．交感神経節後神経細胞体および副腎髄質に存在するニコチン受容体が刺激され，交感神経節後線維の神経終末部および副腎髄質のクロム親和性（クロマフィン）細胞からノルアドレナリンおよびアドレナリンが大量に放出されるためである．このように，ニコチン受容体を活性化させるには，ムスカリン受容体を刺激させる量よりも大量のアセチルコリンが必要である．

---

* 一酸化窒素合成酵素 nitric oxide synthase には神経型（nNOS，NOS-1），誘導型（iNOS，NOS-2）および内皮型（eNOS，NOS-3）の３種類がある．血管弛緩反応に関与する因子として，内皮由来血管弛緩因子 endothelium-derived relaxing factor（EDRF）および内皮由来過分極因子 endothelium-derived hyperpolarizing factor（EDHF）が想定されている．このうち，EDRF は NO およびその類似物質であることが明らかとなっている．

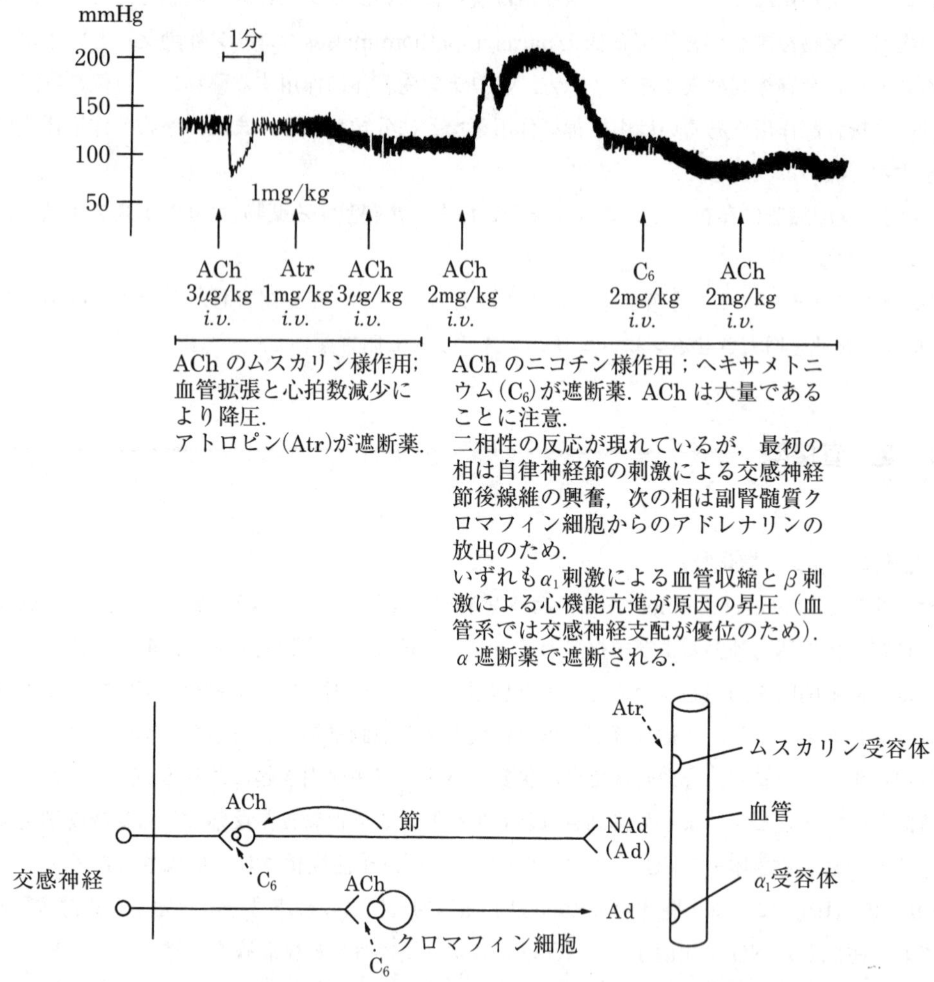

図 2.14
アセチルコリン(少量・大量)の静脈内注射(i.v.)による血圧への作用
(参考)自律神経系に作用する代表的な薬物の効果を測定できる(技能):薬学教育モデル・コアカリキュラム SBO コード C13-(2)-②-4

アセチルコリンは,神経終末部にあるアセチルコリンエステラーゼ acetylcholine esterase(AChE,真性コリンエステラーゼ)や血漿・肝臓に多いブチリルコリンエステラーゼ butyrylcholine esterase(BChE)などの偽性コリンエステラーゼによって速やかに分解される.このため臨床では,麻酔後の腸管麻痺,急性胃拡張,円形脱毛症などに限られる.

b. コリンエステル系コリン作動薬

アセチルコリン類似の作用を有し,コリンエステラーゼで分解されにくい.

① ベタネコール(塩化物),メタコリン

ベタネコール bethanechol はムスカリン様作用を示すが,ニコチン様作用はない.臨床では,手術後の腸管麻痺,慢性胃炎,麻痺性イレウス,排尿困難(尿閉)に用いられる.

メタコリン methacholine も同様の作用をもつが,臨床応用されていない.

② カルバコール

カルバコール carbachol はムスカリン様作用およびニコチン様作用を示す．現在，臨床では用いられておらず，研究用試薬として使用されている．

c. アルカロイド系コリン作動薬

① ムスカリン

ムスカリン muscarine は毒キノコのベニテングダケのアルカロイドで，ムスカリン受容体を強力に刺激する．著しい血圧降下および心拍数低下をきたすため，臨床応用されていない．

② ピロカルピン（塩酸塩）

ピロカルピン pilocarpine は南米産の灌木 *Pilocarpus* 属の葉のアルカロイドで，ムスカリン様作用をもち，点眼すると縮瞳とともに眼圧が低下する．この眼圧低下は数時間から数日持続するため，緑内障の診断と治療に用いられるほか，放射線治療に伴う口腔乾燥症状の改善に使用される．

d. コリン作動薬の構造活性相関

アセチルコリンは，ムスカリンとニコチンの立体配位とよく似た 2 つの安定な立体構造をとることができる．これらのことを考慮して構造活性相関（表 2.7）を以下にまとめる．

1) アセチルコリン分子中には，第四級オニウム（アンモニウム）基＞N^+＜とエーテル酸素－O－が存在し，これがアセチルコリン受容体やコリンエステラーゼと結合する．
2) ムスカリン様作用：第四級アンモニウム基とエーテル酸素の両方が必要である．また，側鎖の原子数が 5 個のときムスカリン様作用は最大となる（5 原子則：ムスカリン，ピロカルピン）．
3) ニコチン様作用：第四級アンモニウム基は必要であるが，β位にメチル基が入るとニコチン様作用が減弱する（カルバコール→ベタネコール）．
4) コリンエステラーゼ非感受性：アセチル基－$COCH_3$ をカルバモイル（カルバミル）基－$CONH_2$ に置換するとコリンエステラーゼによる分解を受けにくい（ベタネコール，カルバコール）．

コリン作動薬における共通の副作用は，眼（毛様体や結膜の充血，視力低下，前房混濁，眼痛など），循環器（不整脈など），消化器（悪心，嘔吐，下痢など）における症状のほか，喘息発作，低血圧，閉尿，流涎，発汗がある．

表 2.7　コリン作動薬の構造と特徴

	N　　エーテル O	コリンエステル	ムスカリン様作用	ニコチン様作用	コリンエステラーゼ感受性	臨床応用
コリン	$(CH_3)_3-\overset{+}{N}-CH_2-CH_2-OH$					
アセチルコリン	$(CH_3)_3-\overset{+}{N}-CH_2-CH_2-O-\underset{\underset{O}{\Vert}}{C}CH_3$	○	+	+	+	円形脱毛症，腸管麻痺，肩こり
ムスカリン	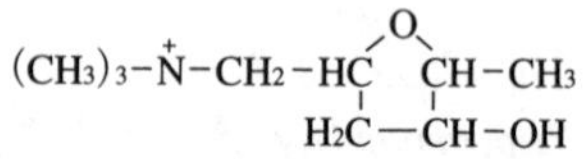		+	−	−	なし
メタコリン	$(CH_3)_3-\overset{+}{N}-CH_2-\underset{\underset{CH_3}{\vert}}{CH}-O-\underset{\underset{O}{\Vert}}{C}-CH_3$	○	+	(+)	(+)	なし
ベタネコール	$(CH_3)_3-\overset{+}{N}-CH_2-\underset{\underset{CH_3}{\vert}}{CH}-O-\underset{\underset{O}{\Vert}}{C}-NH_2$	○	+	−	−	腸管麻痺，排尿困難（尿閉）
カルバコール	$(CH_3)_3-\overset{+}{N}-CH_2-CH_2-O-\underset{\underset{O}{\Vert}}{C}-NH_2$	○	+	+	−	なし
ピロカルピン	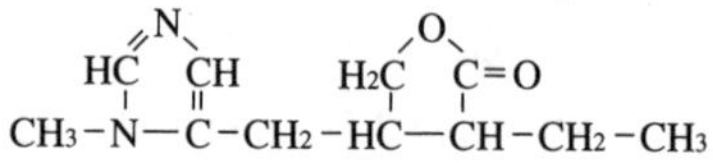		+	−	−	口腔乾燥症状の改善，緑内障，縮瞳

2.4.2 ■ コリンエステラーゼによるアセチルコリン分解

コリンエステラーゼにはコリン作動性神経シナプスに局在するアセチルコリンエステラーゼ（真性コリンエステラーゼ）や肝臓や血液中に存在する色々なコリンエステル類を分解するブチリルコリンエステラーゼ（偽性コリンエステラーゼ）がある．

アセチルコリンエステラーゼの活性中心は，アセチルコリンの第四級アンモニウム基を電気的に引きつけるアニオン部とアシル基の炭素と反応するエステル結合部である．エステル結合部ではヒスチジンとセリン残基が機能的に関与する．アセチルコリンはセリン残基によってエステル結合が切断され，コリンを遊離し，コリンエステラーゼはアセチル化される．このアセチル化された酵素は不安定で，急速に加水分解を受け，もとの活性型の酵素にもどる（図 2.15）．

2.4.3 ■ 間接型（コリンエステラーゼ阻害薬）

コリンエステラーゼ阻害薬は放出されたアセチルコリンの分解を抑制し，シナプス間隙のアセチルコリン濃度を高め，ポストシナプスへの作用を増強持続させ，ムスカリン様作用とニコチン様作用を現す．コリンエステラーゼ阻害薬には可逆的および不可逆的に阻害する薬物があり，可逆性阻害薬のうちムスカリン様作用は緑内障の治療に，ニコチン様作用は重症筋無力症の診断と

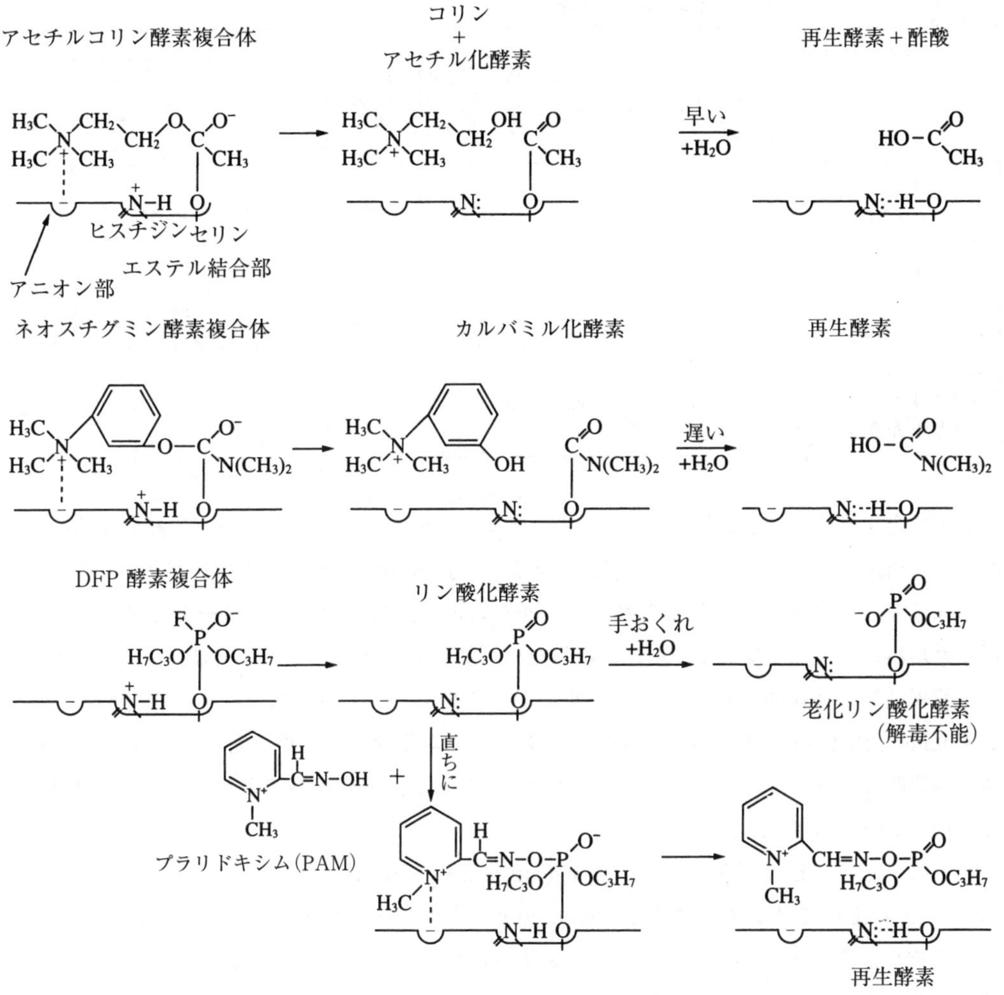

図 2.15
アセチルコリンエステラーゼ阻害の作用メカニズム

治療に用いられる．一方，不可逆性阻害薬には強力な殺虫剤・農薬，さらに神経性毒ガス（化学兵器）として合成されたものもある．

a. 可逆性コリンエステラーゼ阻害薬

① フィゾスチグミン

フィゾスチグミン physostigmine（エゼリン eserine）はナイジェリア地方のカラバル豆（*Physostigma venenosum*）の種子に含まれるアルカロイドで，コリンエステラーゼ阻害薬の原型となった薬物である．第三級アミンのため，消化管から吸収され血液脳関門を通過し中枢興奮作用（不安，振戦，運動失調，言語障害，錯乱，幻覚，痙攣，昏睡）を示す（表 2.8）．臨床では使われていない．

② 第四級アンモニウム型コリンエステラーゼ阻害薬

第四級アンモニウム型コリンエステラーゼ阻害薬はコリンエステラーゼのアニオン部およびエ

表 2.8　コリンエステラーゼ阻害薬の特徴

	4級N	3級N	有機リン化合物	中枢作用	ニコチン様作用	持続型	短時間型	緑内障	重症筋無力	その他
フィゾスチグミン		○		○						
ネオスチグミン	○				○				○	
ピリドスチグミン	○				○	○			○	
ジスチグミン	○				○	○			○	
アンベノニウム	○				○	○			○	} コリンエステラーゼのアニオン部位に結合
エドロホニウム	○				○		○		○	}
DFP			○	○		◎		○		
エコチオパート	○		○		○	◎		◎		
有機リン系農薬			○	○	○	◎				

ステル結合部に結合することにより，アセチルコリンがコリンエステラーゼに結合するのを可逆的に競合拮抗する．たとえば，**ネオスチグミン** neostigmine はアセチルコリンと同じ形式でコリンエステラーゼと反応して分解される．しかしこの時，コリンエステラーゼはアセチル化ではなくカルバモイル（カルバミル）化されるため，加水分解されにくく，結果的に酵素の再生が遅れ，酵素活性が持続的に阻害される（図 2.15）．このように，ネオスチグミンはいわゆる自殺基質 suicide substrate として働く．第四級アンモニウム化合物のため，消化管からの吸収は悪く，血液脳関門は通過しないので，中枢作用はない．しかし，過剰投与により，コリン作動性クリーゼ* が起こるので注意が必要である．

類似薬として，**ピリドスチグミン** pyridostigmine，**ジスチグミン** distigmine，**アンベノニウム** ambenonium，**エドロホニウム** edrophonium などがある（表 2.8）．これらの薬物は臨床では，重症筋無力症** の診断（エドロホニウム）および治療（ピリドスチグミン，ジスチグミン，アンベノニウム，ネオスチグミン）に用いられる．

③ 中枢神経系アセチルコリンエステラーゼ阻害薬

血液脳関門を通過し，中枢神経系のアセチルコリンエステラーゼを可逆的に阻害する薬物は，臨床ではアルツハイマー型認知症（アルツハイマー病）の進行を遅らせる目的で用いられる．

ドネペジル donepezil は中枢神経系のアセチルコリンエステラーゼを特異的に阻害することにより，脳アセチルコリン量を増加させる．一方，末梢の偽性コリンエステラーゼは阻害しないため，末梢コリン性副作用は低い．

リバスチグミン rivastigmine は中枢神経系のアセチルコリンエステラーゼ（AChE）およびブチリルコリンエステラーゼ（BChE）を阻害することにより，脳アセチルコリン量を増加させる．

---

* コリン作動性クリーゼ cholinergic crisis：コリンエステラーゼ阻害剤の過剰投与により，強いムスカリン様作用（縮瞳，発汗，唾液分泌，流涙，腸管運動亢進）およびニコチン様作用（骨格筋の痙攣および麻痺）が起こる．コリンエステラーゼ阻害薬で治療中の重症筋無力症患者において，エドロホニウムにより筋力が回復せずに低下する場合，コリン作動性クリーゼと診断する．治療にはアトロピンを使用する．

** 現在，重症筋無力症の標準的治療は胸腺摘出とプレドニゾロン投与による免疫療法であり，コリンエステラーゼ阻害薬は短期の補助的使用にとどまる．

ガランタミン galantamine は中枢神経系のアセチルコリンエステラーゼ阻害およびニコチン受容体刺激作用を間接的に増強（アロステリック活性化結合化合物 allosterically potentiating ligand, APL）することにより，中枢神経系のコリン作動性神経活動を賦活させる．

b. 不可逆性コリンエステラーゼ阻害薬（有機リン系コリンエステラーゼ阻害薬）

農薬のピロリン酸テトラエチル tetraethyl pyrophosphate（TEPP）から殺虫剤のパラチオン parathion が開発されて以来，多くの有機リン化合物が合成された．いずれも脂溶性が高く，皮膚からも吸収されやすく，中枢に移行しやすい．有機リン剤によってコリンエステラーゼがリン酸化された場合，非常に安定な結合となり，酵素活性は不可逆的に失活する（図 2.15）．しかし，コリンエステラーゼは体内で新規に生合成されるため，徐々に酵素量は回復する．

ジイソプロピルフルオロリン酸 diisopropyl fluorophosphate（DFP）やパラチオン parathion* は有機リン中毒** を起こしやすいため，現在は使用されていない．また，神経性毒ガスの化学兵器としてサリン sarin（GB），ソマン soman（GD），VX などがある．縮瞳，痙攣，めまい，吐き気などの症状が出現し，呼吸困難におちいる．

① エコチオパート（ヨウ化物）

エコチオパート ecothiopate は第四級アンモニウム基をもつ有機リン化合物である（表 2.8）．不可逆的にコリンエステラーゼを阻害するため，1 日 1 回の点眼により強力で持続的な縮瞳作用および毛様体筋収縮を介する眼圧低下作用を示す．臨床では，眼科での使用に限られており，緑内障に用いられる．

2.4.4 ■ コリンエステラーゼ再賦活薬

ヒドロキシルアミンやオキシムなどの求核試薬は，コリンエステラーゼに結合したリン酸の加水分解を促進する．プラリドキシム pralidoxime（pyridine-2-aldoxime methiodide, PAM）はピペリジン核の部分でアニオン部にヒドロキシルアミン部でリン酸に結合し，コリンエステラーゼからリン酸基を脱離させることで，酵素活性の回復を促進する（図 2.15）．ただし，リン酸化反応の早い時期に作用させないと効果がない．一方，可逆性コリンエステラーゼ阻害薬によるカル

* パラチオンおよびマラチオンは *in vitro*（試験管内）実験ではアセチルコリンエステラーゼ阻害作用は示さないが，代謝により化合物中のイオウがリン酸化酸素に置換したパラオクソン paraoxon およびマラオクソン malaoxon が活性本体である．昆虫では，この反応が効率よく起こるため農薬・殺虫剤として頻用されていた．しかし，ヒトにおいても肝臓のチトクローム P450 によって，この反応が起こるため，現在は使用されていない．

** 有機リン中毒：殺虫剤・農薬・神経性毒ガスに含まれる不可逆的コリンエステラーゼ阻害剤の暴露により引き起こされる．1995 年東京地下鉄サリン事件で注目を集めた．有機リン剤に触れた局所，眼，皮膚，吸引した呼吸器・消化器におけるムスカリン様作用の過剰反応およびニコチン受容体による脱分極性阻害作用が現れる．有機リン剤は容易に中枢神経系に入るため，過剰な中枢ムスカリン受容体刺激が起こり，気管支閉塞，分泌物増加（ムスカリン様作用），呼吸筋麻痺（ニコチン様作用）および呼吸循環中枢麻痺により，死に至ることがある．対症療法にはアトロピン，解毒にはコリンエステラーゼ再賦活薬（PAM, DAM）を用いる．

バモイル化は時間とともに加水分解されるので，PAM を用いる必要はない．むしろ，PAM 自身にも弱いコリンエステラーゼ阻害作用があるので，可逆性コリンエステラーゼ阻害薬による中毒では必要ない．PAM は血液脳関門を透過できないが，類似薬の diacetylmonoxime（DAM）は脳内に移行する．

2.5 副交感神経興奮効果遮断薬（抗コリン薬：ムスカリン受容体遮断薬）

副交感神経興奮効果遮断薬 parasympatholytics は，副交感神経抑制薬あるいは抗コリン薬とも呼ばれる．実質的には，副交感神経節後線維の神経終末部から放出されるアセチルコリンによるムスカリン受容体刺激を遮断するため，ムスカリン受容体遮断薬（抗ムスカリン薬）のことをさす．代表的な薬物はアトロピン（図 2.16，図 2.17）であり，他の抗コリン薬の作用も基本的に

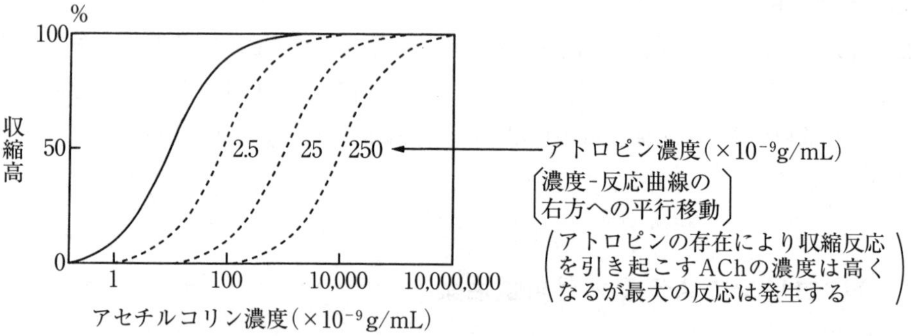

図 2.16
モルモット小腸の平滑筋収縮におけるアセチルコリンとアトロピンの競合的拮抗
（参考）自律神経系に作用する代表的な薬物の効果を測定できる（技能）：薬学教育モデル・コアカリキュラム SBO コード C13-(2)-②-4

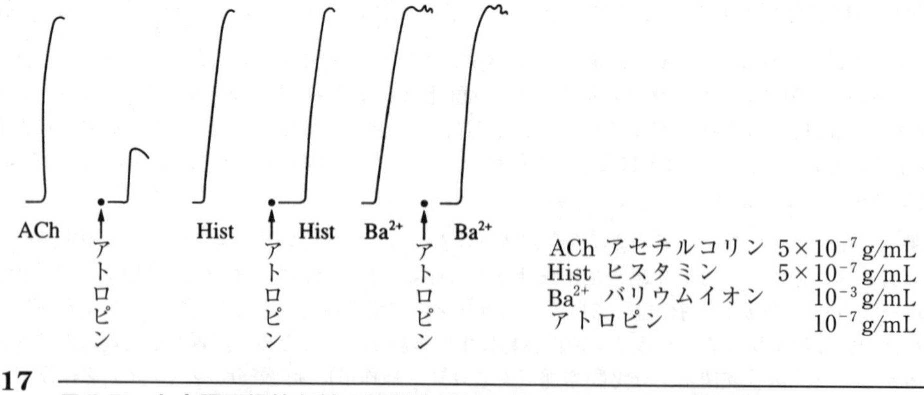

図 2.17
モルモット小腸平滑筋収縮の抑制作用におけるアトロピンの選択性

はアトロピンの作用に共通するところが多い．ムスカリン様作用が抑制されるため，交感・副交感神経の拮抗的二重支配を受けている臓器では交感神経系が優位となる．

2.5.1 ■ ベラドンナアルカロイド

1）アトロピン（硫酸塩），スコポラミン（臭化水素酸塩）

欧州原産のナス科ベラドンナ *Atropa belladonna** ・ヒヨス *Hyoscyamus niger* および日本原産のハシリドコロ *Scopolia japonica* に含まれるアルカロイドで，天然では *l*-ヒヨスチン（**スコポラミン** scopolamine）と *l*-ヒヨスチアミンとして存在するが，抽出過程で *l*-ヒヨスチアミンがラセミ体 *dl*-ヒヨスチアミンとなったものを**アトロピン** atropine という．アトロピン・スコポラミンともにムスカリン M_1 ～ M_5 受容体を非選択的に競合拮抗するため，基本的に同様の作用を示す．しかし，アトロピンは少量ではほとんど中枢作用はないが，スコポラミンは血液-脳関門を通過しやすいので中枢作用を示すのが特徴である．また，アトロピン** は作用時間が長く，心筋・消化管・気管支平滑筋への作用が顕著で，スコポラミン** は瞳孔・分泌腺・中枢神経系への作用が著明である．

［**薬理作用**］

① 中枢神経系：アトロピンは少量では作用を示さないが，中毒量では不安・せん妄・幻覚が起こり，さらに大量では昏睡・呼吸麻痺となる．一方，スコポラミンは動揺病を抑制し，パーキンソン病の振戦や筋強直も抑制する．治療量では多幸感，疲労感，傾眠，鎮静，健忘，記憶喪失が起こる．

② 眼：瞳孔括約筋の弛緩により，瞳孔は散大する（散瞳）．シュレム管が閉じ眼房水の排泄が困

---

* ナス科の植物には有毒なものが多く，そのうち *Atropa belladonna*（ベラドンナ）は古代より毒草として知られていた．*Atropa* は命の糸を切る死の女神 Atropus にちなみ，*belladonna* は美しい貴婦人 beautiful lady の意味がある．中世イタリアの貴婦人たちが，この植物の搾り汁を点眼すると，瞳孔が開き，瞳が輝いて見えたことから名付けられた．当時，瞳孔の散大は美容上好ましいとされ，盛んに用いられた．大量に吸収し中毒量になると，延髄機能が抑制され，呼吸麻痺で死に至ることがある．

** アトロピン，スコポラミン：ナス科のチョウセンアサガオにはアトロピンやスコポラミンが含まれている．これらの成分は中枢神経抑制作用（麻酔作用：とくにスコポラミンが強い），鎮痛作用，腺分泌抑制作用（唾液分泌，気管支分泌）など，全身麻酔に必要な薬理作用をもつ．江戸時代後期の華岡青洲は，動物実験を重ね，曼陀羅華（まんだらげ）の実（チョウセンアサガオ），草烏頭（そううず：トリカブト）を主成分とした6種類の薬草に麻酔作用のあることを発見した．さらに実母と妻の申し出による人体実験を行い，全身麻酔薬「痛仙散」を完成させた．青洲は痛仙散，アルコール消毒，オランダ式縫合術を駆使し，1804年に乳がん摘出の外科手術に成功した．一方，アメリカでは1846年にウィリアム・トーマス・グリーン・モートンにより，ジエチルエーテルを用いた頚部腫瘍の摘出手術が行われた．実は，痛仙散の配合調整過程で，青洲の母は死に，妻は失明した．痛仙散は門外不出であり，また効果が一定ではなく毒性も高いことから，一般的に普及しなかった．しかし，注目すべきは，日本において痛仙散を用いた麻酔による外科手術が，ジエチルエーテルによる麻酔よりも40年以上も前に行われていたことである．

難となり眼内圧は上昇するため，緑内障には禁忌である．毛様体筋が弛緩し水晶体が薄くなるため，遠位性調節麻痺（遠視化）となる．

③ 循環器系：心臓 M_2 受容体の遮断により，頻脈が生じる．

④ 消化器系：消化管の緊張と運動は副交感神経が優位に支配しているため，その機能が強力に抑制され，鎮痙薬として用いられる．また，唾液および胃液分泌を抑制する．

⑤ 呼吸器系：気管支平滑筋の弛緩による気管支拡張，さらに鼻・気道・気管支からの分泌を抑制するため，麻酔前投与薬として使用される．

⑥ 有機リン剤（農薬・殺虫剤・神経ガス）およびムスカリン類を含有する毒キノコの摂取による急性期中毒における末梢症状の改善に有効である．しかし，他のキノコ毒素による遷延型キノコ中毒には無効である．

⑦ 逆にアトロピンなどベラドンナアルカロイドによる中毒が起こった場合は，ネオスチグミンなどのコリンエステラーゼ阻害薬が有効であり，痙攣・鎮静にはジアゼパムを使用する．しかし，高熱（アトロピン熱）に対して解熱薬は無効であるため，体を冷やす処置を行う．

2）ロートエキス

ナス科ハシリドコロ（莨菪，ロート）の成分の強い根茎と根をロートコン（莨菪根）といい，ロートコンの成分を水またはエタノールで浸出させたものはロートエキスと呼ばれる．薬効は，主として *l*-ヒヨスチアミン，アトロピンおよびスコポラミンの薬理作用による．吸収は遅く，鎮痛作用を示す．内服で胃酸過多，胃炎，胃・十二指腸潰瘍，痙攣性便秘における分泌・運動亢進の抑制ならびに疼痛除去に用いられる．

2.5.2 ■ 合成アトロピン代用薬（合成ムスカリン受容体遮断薬）

アトロピンの副交感神経遮断作用には選択性がなく全身性に作用してしまうため，比較的臓器選択性を示すムスカリン受容体遮断薬が新たに開発された．これらの薬物は，アトロピンに比べ副作用は少ない．

1）散瞳薬

アトロピンの散瞳作用は数日持続するため，眼科的検査や小手術には適していない．眼科領域では散瞳作用（おもに M_3 受容体遮断作用）の発現が速やかで，作用持続の短いものが望まれる．第三級アミンは結膜から吸収されやすく点眼で使用できるため，**トロピカミド** tropicamide，**シクロペントラート** cyclopentolate，**ホマトロピン** homatropine が散瞳薬として用いられている．持続時間は，それぞれ約 20 分，約 2 時間，約 24 時間である（縮瞳薬，緑内障治療薬については，2.7　眼に作用する薬物を参照のこと）．

2）鎮痙薬

鎮痙薬は，胃腸・胆管・尿管などの内臓平滑筋（おもに M_3 受容体）に作用して，緊張低下および運動抑制を引き起こす．このため，胃腸の痙攣性疼痛，痙攣性便秘，疝痛，潰瘍性大腸炎，胆嚢・胆道疾患，尿路結石などの治療に用いられる．第四級アンモニウムは消化管吸収が悪く，血液–脳関門も通過しない．さらにムスカリン受容体ばかりでなく，自律神経節の興奮も抑制する．このため，アトロピンよりも強力な鎮痙作用を示すが，副作用の散瞳・口渇は弱い．チキジウム tiquizium（選択的 M_3 受容体遮断薬），**ブチルスコポラミン** butylscopolamine，**プロパンテリン** propantheline，**メペンゾラート** mepenzolate などが鎮痙薬として用いられている．

3）消化性潰瘍治療薬

ピレンゼピン pirenzepine は選択的 M_1 受容体遮断薬（M_1 アンタゴニスト）である．副交感神経の神経節に存在する M_1 受容体を遮断することにより，胃壁細胞からの胃酸分泌を抑制する．他の消化性潰瘍治療薬であるヒスタミン H_1 受容体遮断薬やプロトンポンプ阻害薬に比べると効果は弱い．しかし，副作用が少ないため，前立腺肥大症，緑内障あるいは心疾患の患者に使用することができる．

4）気管支喘息治療薬

チオトロピウム tiotropium（選択的 M_3 受容体遮断薬），**イプラトロピウム** ipratropium，オキシトロピウム oxitropium がある．気管支平滑筋の M_3 受容体を遮断することにより，副交感神経興奮による気道狭窄には著明な効果を示す．しかし，β_2 受容体刺激薬と比べると，気管支拡張作用は弱く，作用発現時間も遅い．第四級アンモニウムは消化管から吸収されにくいため，吸入で用いられる．アトロピンと異なり気管支腺の分泌にはほとんど影響しないので，気管支喘息の予防に用いられる．チオトロピウムは選択的 M_3 受容体遮断薬なので慢性閉塞性肺疾患（COPD）の治療にも有効である．

5）流産・早産防止薬

第三級アミンのピペリドレート piperidolate は，子宮平滑筋の M_3 受容体を遮断することにより，切迫流産・早産の予防に用いられる．

6）頻尿治療薬

膀胱のムスカリン様作用（M_3 受容体刺激）により，排尿筋（平滑筋）は収縮し，括約筋は弛緩することにより排尿が促進される．第三級アミンのソリフェナシン solifenacin（選択的 M_3 受容体遮断薬），**フラボキサート** flavoxate，**プロピベリン** propiverine は M_3 受容体を遮断することにより排尿運動を抑制するため，頻尿や尿失禁に用いられる．

7）パーキンソン病治療薬

パーキンソン病は脳の線条体におけるドパミンとアセチルコリンのアンバランスにより生じると考えられている．**トリヘキシフェニジル** trihexyphenidyl，**ビペリデン** biperiden，プロフェナミン profenamine などの第三級アミンは中枢神経系のムスカリン受容体を遮断することにより，線条体での不均衡を改善させる．パーキンソン病の初期症状および統合失調症治療薬の副作用で生じる薬剤性パーキンソン症候群（パーキンソニズム）に有効である．

8）副作用として抗コリン作用をもつ薬物

ある種の薬物では高用量で抗コリン（ムスカリン受容体遮断）作用を示すものがある．例えば，第一世代抗ヒスタミン薬（H_1 受容体遮断薬：ジフェンヒドラミンなど），フェノチアジン系抗精神病薬（クロルプロマジンなど），三環系抗うつ薬（イミプラミンなど）の投与において，抗コリン薬との併用には十分に注意する必要がある．

2.6 自律神経節に作用する薬物

交感神経節および副交感神経節の興奮伝達は基本的には共通で，節前線維の神経終末部から放出されたアセチルコリンが節後神経に存在するニコチン受容体を刺激して，神経興奮が伝達される．自律神経節に作用する薬物とは，交感神経および副交感神経の節後神経であるアドレナリン作動性神経およびコリン作動性神経の興奮を亢進あるいは遮断するものである．

ニコチン受容体は，自律神経節後神経の細胞体，神経筋接合部の骨格筋細胞，中枢神経系などに存在している．それぞれの部位では遺伝子の異なるサブユニットによって構成されており，薬理学的性質も異なる．

2.6.1 自律神経節興奮様薬（ニコチン受容体刺激薬（作動薬））

a. アセチルコリン（大量），ニコチン（少量）

アセチルコリンのニコチン様作用はムスカリン受容体を遮断しないと観察できない（図 2.14）．

ニコチン nicotine はタバコ *Nicotiana tabacum* の葉から単離された，数少ない天然液体アルカロイドの1つである．無色，揮発性，水に易溶性で，空気に触れ酸化されると褐色に変じ，タバコ臭を生じる．臨床では，禁煙補助剤としてニコチンパッチ（あるいはニコチンガム）が用いられるのみである．ニコチンの 80 ～ 90% は主に肝臓で代謝され，腎・肺でも代謝される．ニコチンの代謝物は腎から速やかに排泄されるが，授乳期では乳汁中にも排泄される．ニコチンは毒性が強いため，妊娠中の喫煙は避けるべきである．

b. ロベリン，ジメチルフェニルピペラジニウム，テトラメチルアンモニウム

ロベリン lobeline の作用はニコチンに類似しているが，作用は弱い．ジメチルフェニルピペラジニウム dimethylphenyl piperazinium（DMPP）は自律神経節型ニコチン受容体に選択的で，ニコチンより作用が強い（約 3 倍）が，刺激後の遮断作用は起こりにくい．また，オニウム化合物で第四級アンモニウム塩のテトラメチルアンモニウム tetramethylammonium（TMA）も神経節を刺激する作用はあるが，脱分極性節遮断作用を引き起こすためには非常に大量を要する．

c. バレニクリン（酒石酸塩）

バレニクリン varenicline は中枢神経型ニコチン受容体 $(\alpha 4)_2(\beta 2)_3$ の部分刺激薬（パーシャルアゴニスト）で，経口禁煙補助薬として用いられる．これ自身では弱いニコチン様作用を示すが，$(\alpha 4)_2(\beta 2)_3$ 受容体へのニコチン結合を競合的に拮抗する．このためタバコへの欲求を軽減する一方で，喫煙時の満足感を抑制する．これにより，喫煙願望が弱まり，禁煙の成功率が高まると期待されている．

2.6.2 ■ 自律神経節遮断薬（抗ニコチン薬，ニコチン受容体遮断薬）

抗ニコチン薬は，自律神経節遮断薬および神経筋接合部遮断薬（3.3　骨格筋弛緩薬を参照）に分類される．ここでは，自律神経節遮断薬についてまとめる（図 2.18）．

自律神経節遮断薬は，交感神経節および副交感神経節の両方を阻害するため，拮抗的二重調節を受けている臓器においては，自律神経節の遮断効果は優位に支配している自律神経の遮断効果

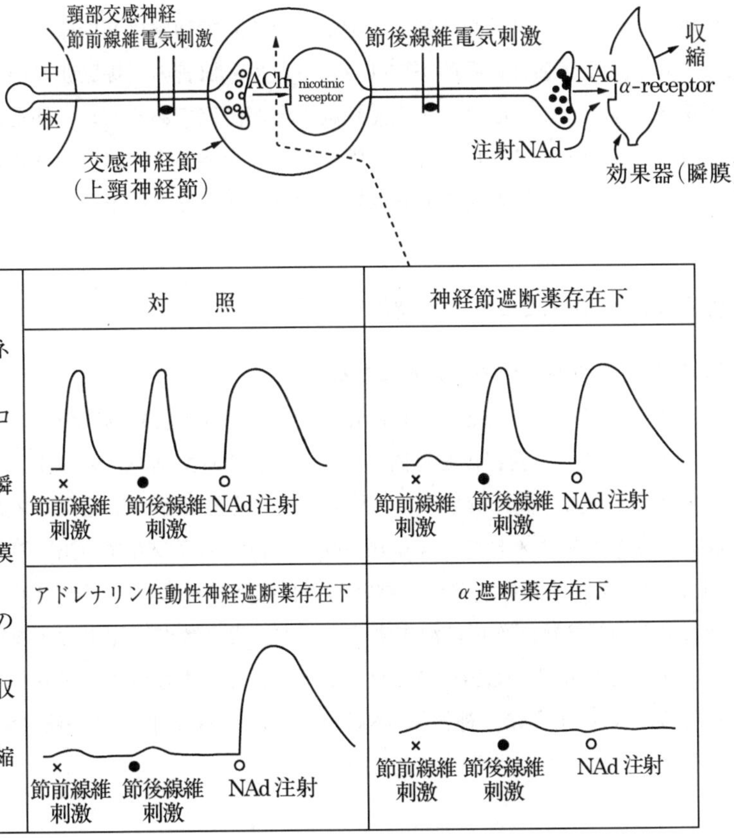

図 2.18 ネコ瞬膜における交感神経興奮作用および節遮断薬・神経遮断薬・受容体遮断薬の作用発現の相違

表 2.9　末梢組織における優位支配自律神経と神経節遮断による作用変化

臓器・器官	優位自律神経（受容体，作用）	節遮断による影響
A：片方が機能調節している器官		
細小動脈	交感神経（NAd 神経：α_1，収縮）の持続支配	血管拡張：末梢血流量の増大・血圧の低下
静脈	交感神経（NAd 神経：α_1，収縮）の持続支配	血管拡張：末梢血の貯留・静脈還流量の減少 → 心拍出量の減少
汗腺	交感神経（ACh 神経[*1]：M_3，分泌促進）のみ	分泌の抑制・無汗症
B：両方から拮抗的二重支配を受けている器官		
眼毛様体筋	副交感神経（ACh 神経：M_3，収縮）優位	眼内圧の上昇・遠視化（毛様体筋の麻痺）
心臓	副交感神経（ACh 神経：M_2，心機能抑制）優位	心拍数の増加・頻脈（心機能亢進）[*2]
胃腸（消化管）	副交感神経（ACh 神経：M_3，運動性増加）優位	筋緊張性と運動性の低下・分泌の抑制・便秘
膀胱	副交感神経（ACh 神経：M_3，排尿促進）優位	排尿抑制 → 尿の貯留
C：両方が独立して機能調節している器官		
瞳孔（虹彩）	副交感神経（ACh 神経：M_3，瞳孔括約筋の収縮→縮瞳）	散瞳
唾液腺	副交感神経（ACh 神経：M_3，分泌促進）	分泌の抑制・口内乾燥（口渇）

NAd 神経：アドレナリン作動性神経；ACh 神経：コリン作動性神経
*1 交感神経の例外
*2 自律神経節を遮断（交感神経および副交感神経の興奮を遮断）すると，心臓は頻脈になるが，血管は拡張し，総合的には血圧は下降する．

として表現される．例えば，血管は交感神経支配が優位なので通常は筋緊張（収縮）状態にあるが，節遮断薬により優位な交感神経調節が抑制されるため，血管の収縮緊張が除去され，表現型として血圧降下をきたす．一方，心臓は副交感神経支配が優位であるため，節遮断薬により心臓機能の亢進が現れる．このように，自律神経支配臓器で，交感あるいは副交感神経のいずれが優位であるかを知ることにより，節遮断薬の各臓器における薬理作用を予測することができる（表2.9）．

1）ニコチン受容体遮断薬（ニコチン受容体アンタゴニスト）

a．テトラエチルアンモニウム，ヘキサメトニウム

テトラエチルアンモニウム tetraethylammonium（TEA）は TMA のメチル基をエチル基に変えた構造であるが，ニコチン受容体を遮断する．また，TMA 誘導体のメトニウム化合物は 2 つのトリメチルアンモニウムの間に炭素鎖（メチレン基）を複数もつ構造（ビス第四級アンモニウム塩）で，炭素 5 個のペンタメトニウム pentamethonium および 6 個（C6）のヘキサメトニウム hexamethonium は神経節を遮断するが，神経筋接合部は遮断しない（図 2.19）．この炭素数は減少しても増加しても神経節遮断作用は消失する．一方，炭素数が増加すると神経筋接合部を遮断できるようになり，炭素 10 個（C10）のデカメトニウムは強力な骨格筋弛緩作用を示す（3.3.1 神経筋遮断薬を参照）．このように，神経節（N_N）型ニコチン受容体と骨格筋（N_M）型ニコチン受容体の薬理学的性質はまったく異なる（表 2.10）．

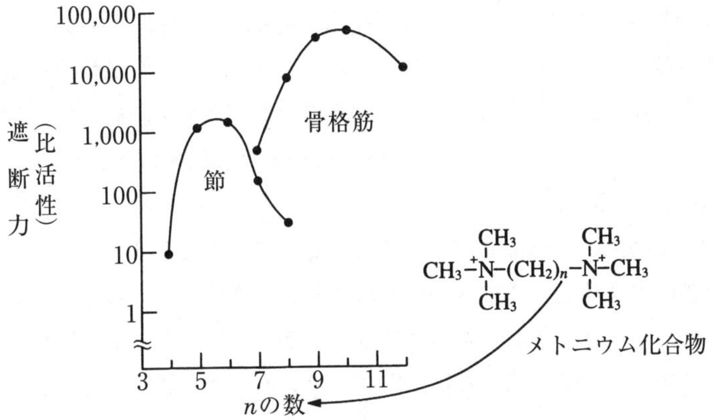

図 2.19
メトニウム化合物の神経節および骨格筋におけるニコチン受容体活性化に対する遮断効果の相違

表 2.10　アセチルコリン受容体サブタイプの特徴：アゴニスト，アンタゴニスト，共役する G タンパク質あるいはイオン透過性

A：ムスカリン受容体

受容体	アゴニスト	選択的アンタゴニスト	共役 G タンパク質
M_1	ACh = Mus* ≫ Nic	ピレンゼピン	G_q/G_{11}
M_2	ACh = Mus* ≫ Nic	AF-DX-116*	G_i/G_o
M_3	ACh = Mus* ≫ Nic	p-F-HHSiD*，チオトロピウム	G_q/G_{11}
M_4	ACh = Mus* ≫ Nic	ヒンバシン*	G_i/G_o
M_5	ACh = Mus* ≫ Nic	―――	G_q/G_{11}

B：ニコチン受容体

アゴニスト（相対的効力）	アンタゴニスト	チャネル阻害薬	イオン透過性
1）自律神経節（N_N）型ニコチン受容体（αブンガロトキシン非感受性）：$(\alpha 3)_2(\beta 4)_3$			
DMPP*（ACh = Nic ≫ Mus*）	トリメタファン，TMPH*	ヘキサメトニウム*	$Na^+ > K^+ > Ca^{2+}$
2）中枢神経型ニコチン受容体（αブンガロトキシン非感受性）：$(\alpha 4)_2(\beta 2)_3$			
バレニクリン（ACh = Nic ≫ Mus*）	Dhβ E*	メカミラミン*	$Na^+ > K^+ > Ca^{2+}$
3）中枢神経型ニコチン受容体（αブンガロトキシン感受性）：$(\alpha 7)_5$			
DMXB*（Nic > ACh ≫ Mus*）	メチルリカコニチン*，α-BgTX*	―	高 Ca^{2+} 透過性
4）骨格筋（N_M）型ニコチン受容体（αブンガロトキシン感受性）：$(\alpha 1)_2\beta 1\gamma\delta$			
TMA*（ACh > Nic ≫ Mus*）	*d*-ツボクラリン*，α-BgTX*	デカメトニウム*	$Na^+ > K^+ \gg Ca^{2+}$

*研究用試薬
ACh：acetylcholine, Mus：muscarine, Nic：nicotine
AF-DX-116, 11-([2-{-dietylamino-methyl}-1-piperidinyl]acetyl)-5,11-dihydro-6*H*-pyrido[2,3-*b*][1,4]benzodiazepine-6-one
p-F-HHSiD：*p*-fluorohexahydrosiladifenidol
DMPP：1,1-dimethyl-4-phenylpiperazinium
TMPH：2,2,6,6-tetramethylpiperidin-4-yl heptanoate
Dhβ E：dihydro-β-erythroidine
DMXB, 3-(2,4)-dimethoxy-benzylidine anabaseine (GTS-21)
α-BgTX：α-bungarotoxin
TMA：tetramethylammonium

b. トリメタファン，メカミラミン

スルホニウム系遮断薬のトリメタファン trimethaphan は N_N 型ニコチン受容体のアセチルコリン結合部位で競合的に拮抗すると考えられている．トリメタファンは作用発現が速く，持続性が短い．神経節遮断作用以外に，ヒスタミン遊離作用および血管平滑筋に直接作用して血管拡張を起こす．第二級アミンのメカミラミン mecamylamine は腸管吸収がよいため経口投与できるが，血液–脳関門も通過できる．

ヘキサメトニウムは高血圧治療に最初に成功した薬物で，またトリメタファンも用いられたが，神経節遮断は交感神経および副交感神経のいずれの興奮も遮断するため，副作用が強く，臨床では使われなくなった．ヘキサメトニウムおよびメカミラミンは研究でよく使われるニコチン受容体遮断薬で，アセチルコリン結合部位のほか内蔵イオンチャネル部位にも作用すると考えられている．

2）脱分極性節遮断薬

a. ニコチン（大量投与の後期）

少量のニコチンでは節後神経に一過性の興奮がみられる．一方，大量投与すると，初期では興奮的に作用するが，その後その作用は抑制に転ずる（図 2.20）．これは，持続的な脱分極が引き起こされ，新たな刺激に応答できなくなるためである．

急性中毒としては小児のタバコ摂取事故，ニコチン含有殺虫噴霧剤の誤嚥などがある．

致死量は成人で約 60 mg で，症状の発現は速く，摂取後数分で死亡することがある．死因は神経筋接合部遮断による呼吸筋の麻痺である．悪心・流涎に始まり，次いで嘔吐・腹痛・下痢・冷汗・頭痛・めまい・聴力視力障害，精神錯乱・脱力などが起こる．

タバコの常用により慢性中毒になると，禁煙により禁断症状が現れるが，その程度・症状には個人差がある．

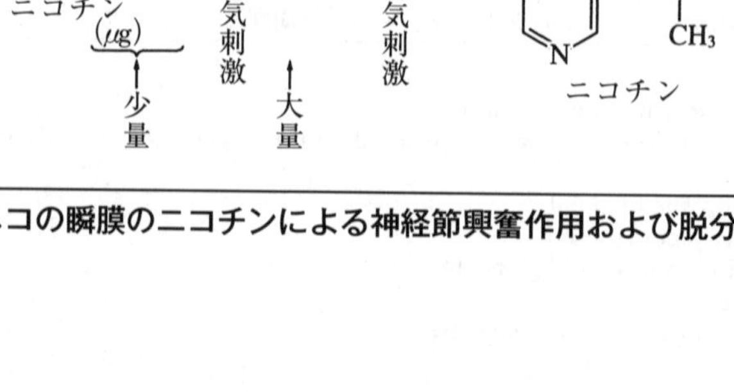

図 2.20 ネコの瞬膜のニコチンによる神経節興奮作用および脱分極性節遮断作用

2.6.3 ■ 自律神経節および神経終末部における刺激伝達の調節機構および刺激薬 ―

交感神経節内には節前線維の神経終末部，節後線維の細胞体のほか，クロム親和性細胞の一種でカテコールアミン蛍光をもつ小型の介在神経細胞〔SIF細胞（small intensely fluorescent cells)〕が存在する．このため，交感神経節における神経伝達は実際は複雑で，節後線維の膜電位変化は三相性を示す(図2.21)．つまり，交感神経節において放出されたアセチルコリンは，節後神経細胞体の N_N 受容体を活性化しナトリウムイオンの透過性を高めるため，速い興奮性シナプス後電位 fast excitatory postsynaptic potential（fast EPSP，数ミリ秒）を引き起こす（この fast EPSP は競合的節遮断薬で抑制される）．この時，SIF細胞ではムスカリン受容体が活性化され，カテコールアミン（主にドパミン）が放出され，節後神経細胞体にあるカテコールアミン受容体（αまたはドパミン受容体）を刺激することにより抑制性シナプス後電位 inhibitory postsynaptic potential（IPSP，過分極，数十ミリ秒）が生じる（このIPSPはαおよびドパミン受容体遮断薬によって抑制されるが，N_N 受容体遮断薬は無効である）(図2.21)．さらに，節後神経細胞体のムスカリン M_1 受容体が活性化されて，遅いEPSP（slow EPSP，数百ミリ秒）が発生する．例えば，胃酸分泌に関与する副交感神経節では，M_1 受容体が伝達促進を調節しているため，M_1 受容体遮断薬のピレンゼピンにより胃酸分泌は抑制される．

交感および副交感神経の軸索における興奮伝導は，フグ毒のテトロドトキシン tetrodotoxin によって電位依存性ナトリウムチャネルが阻害されるため，遮断される．コリン作動性線維の神経終末部の高親和性コリントランスポーター（CHT1）はヘミコリニウム-3 hemicholinium-3 によって阻害されると，シナプス間隙で分解されたコリンが取り込めなくなる．また，プレシナプス（神経終末部）の小胞アセチルコリントランスポーター（VAChT）はベサミコール vesamicol によって阻害されると，シナプス小胞内のアセチルコリンが枯渇する（表2.11）．地球上に存在する最も強力な毒素としてボツリヌス毒素 botulinum toxin が知られている．このうち，A型

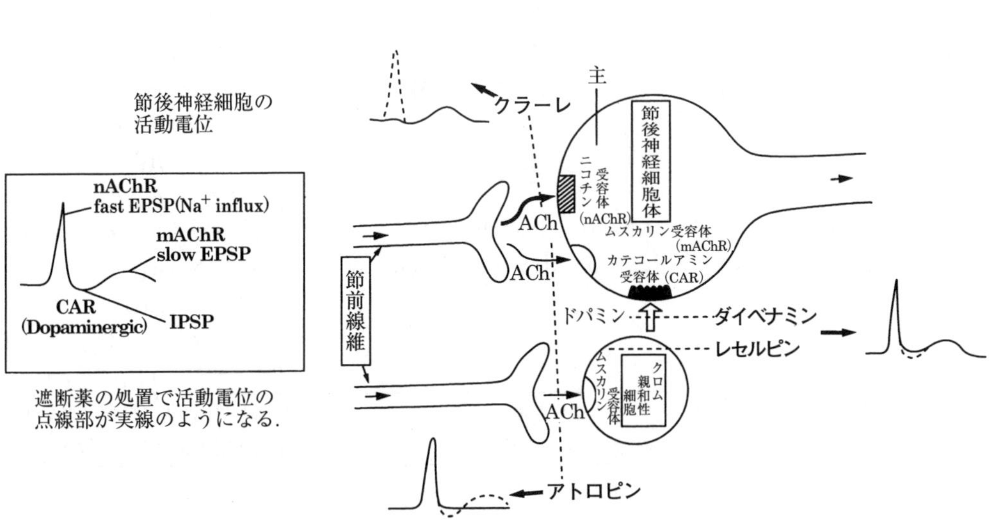

図2.21　交感神経節における興奮伝達と神経節遮断薬の作用メカニズム（参考）

ボツリヌス毒素はコリン作動性神経終末部に作用し，アセチルコリン放出を阻害する．この限局的な筋肉内微量注射は眼瞼痙攣などの難治性筋痙攣の治療（コリン作動性運動神経が標的）に適用される（3.3.3　運動神経線維およびシナプス前膜に作用する薬物を参照）．

また，神経伝達物質に対する受容体はポストシナプスだけではなく，プレシナプスにも発現している．交感神経終末部から神経伝達物質としてノルアドレナリンが放出されるが，α_2 受容体は交感神経終末部ばかりでなく，副交感神経終末部にも発現しており，ノルアドレナリンばかりでなくアセチルコリン放出も抑制的に調節する（表 2.1）．逆に，アセチルコリンに対する M_2，M_4 受容体も交感および副交感神経終末部に発現しており，それぞれの神経伝達物質の放出調節をしている．つまり，交感および副交感神経は節後線維の神経終末部においても相互作用し，生理反応の発現調節をしている．

このように，ヒトの生体反応は自律神経系によって緻密に調節を受けている（表 2.1）．このため，自律神経系に作用する薬物は，臓器・器官別に発現している標的分子（トランスポーター，受容体，合成および代謝酵素など）に対して促進あるいは抑制することにより，多彩な薬理作用を発揮する．自律神経系に作用する代表的な薬物とその標的分子を表 2.11 にまとめた．

表 2.11　自律神経系に作用する主な薬物とその標的分子

A：プレシナプス（神経終末部）に作用		
作用機序（標的トランスポーター）	コリン作動性神経	アドレナリン作動性神経
前駆物質として神経伝達物質合成系に寄与	コリン	ドロキシドパ，ドパミン
神経終末部への取り込み阻害	ヘミコリニウム-3*（CHT1）	イミプラミン，コカイン*（NET）
シナプス小胞への取り込み障害	ベサミコール*（VAChT）	レセルピン*（VMAT2）
神経伝達物質の放出促進	クロゴケグモ毒素*	チラミン，メタンフェタミン*
神経伝達物質の放出阻害	A 型ボツリヌス毒素	ブレチリウム*

B：ポストシナプス（シナプス後膜）に作用			
作用機序（標的受容体）	コリン作動性神経		アドレナリン作動性神経
	神経節	節後神経効果器	節後神経効果器
受容体アゴニスト	ニコチン（大量初期）	ピロカルピン（M）	フェニレフリン（α_1）
	DMPP*	メタコリン（M）	クロニジン（α_2）
			イソプレナリン（β_1，β_2，β_3）
			ドブタミン（β_1）
			サルブタモール（β_2）
受容体アンタゴニスト	ニコチン（大量後期）	アトロピン（M）	フェントラミン（α_1，α_2）
	ヘキサメトニウム*	ピレンゼピン（M_1）	プラゾシン（α_1）
			ヨヒンビン*（α_2）
			プロプラノロール（β_1，β_2，β_3）
			ブトキサミン（β_1）

C：伝達物質分解酵素の阻害	コリンエステラーゼ阻害薬	COMT 阻害薬（フロプロピオン）
	（エドロホニウム，ドネペジル，サリン*）	MAO 阻害薬（デプレニル）

* 研究用試薬

2.7 眼に作用する薬物

2.7.1 眼機能の自律神経系による調節機構

日常生活に必要な外部情報の8割以上は眼（視覚）から得られており，生活を営むうえで大変重要な器官である．眼球の機能（瞳孔調節，焦点調整など）は自律神経系によって制御されている（表2.1）．眼球内に入る光の量を調節するために虹彩が絞りの役目を果たしているが，この瞳孔調節には虹彩 iris の瞳孔散大筋（放射状筋）および瞳孔括約筋（輪状筋）の2種類の平滑筋によって調節されている．瞳孔散大筋および瞳孔括約筋は，それぞれ交感神経（α_1 受容体）および副交感神経（M_3 受容体）によってのみ調節を受けている（表2.1）．

一方，焦点調整および眼圧維持は，毛様体 ciliary body（図2.22）に投射している交感および副交感神経の拮抗的二重支配（β_2 受容体および M_3 受容体）によって調節されている．焦点調整は毛様体筋の収縮・弛緩〔チン小帯（毛様小帯）の弛緩・緊張〕によって，水晶体 lens（および視焦点）は肥厚化（近接視）・扁平化（遠方視）する．

水晶体に栄養を供給し眼圧を維持するために，毛様体上皮細胞から眼房水 aqueous humor（房水）が産生・分泌される．この産生にはⅡ型炭酸脱水酵素も関与している．ほとんどの眼房水はシュレム管 Schlemm canal を介して排出され（約90%），一部はブドウ膜強膜流出路によって排出される（約10%，ブドウ膜とは虹彩・毛様体・脈絡膜の総称）．眼圧（眼内圧）は，この

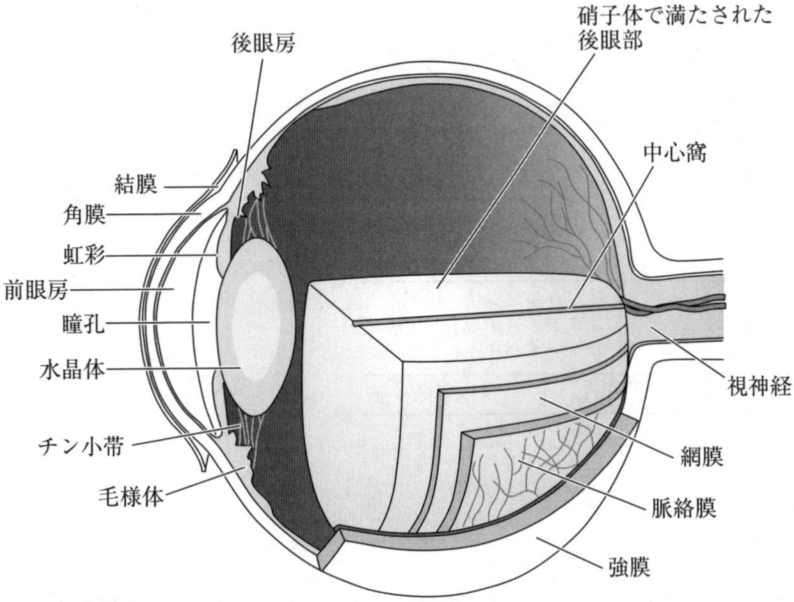

図2.22　**眼球構造**
（小林静子ほか編（2007）新しい機能形態学―ヒトの成り立ちとその働き，p.396，廣川書店）

眼房水によって通常 10 ～ 21 mmHg の範囲に保たれている（平均眼圧は 14 ～ 16 mmHg）．このシュレム管の拡張・縮小は毛様体筋の収縮・弛緩により引き起こされ，眼房水排出が促進・抑制され，結果として眼圧は低下・上昇する（図 2.23）．

2.7.2 ■ 散瞳薬

散瞳薬は眼底検査，虹彩毛様体炎の治療（散瞳させることで，虹彩と水晶体との癒着防止および静穏を維持），仮性近視の治療などに適用される．

1）アドレナリンα_1受容体刺激薬（α_1アゴニスト）

フェニレフリン（塩酸塩）の点眼薬は瞳孔散大筋の α_1 受容体を刺激して筋収縮させることにより，散瞳を引き起こす．一方，毛様体筋の β_2 受容体には作用しないので，水晶体径には影響しない．このため，ムスカリン受容体遮断薬とは異なり，開放隅角緑内障患者の散瞳にも使用できる．しかし，散瞳により虹彩根部が肥厚し結果として隅角が狭められ，眼房水の排出が抑制されるため，閉塞隅角緑内障へは禁忌である．

一方，ナファゾリン（硝酸塩），テトラヒドロゾリン（硝酸塩），オキシメタゾリン（塩酸塩）の点眼薬は血管平滑筋の α_1 受容体を刺激して血管を収縮させる．このため，散瞳薬ではなく，表在性充血の除去に用いられている．

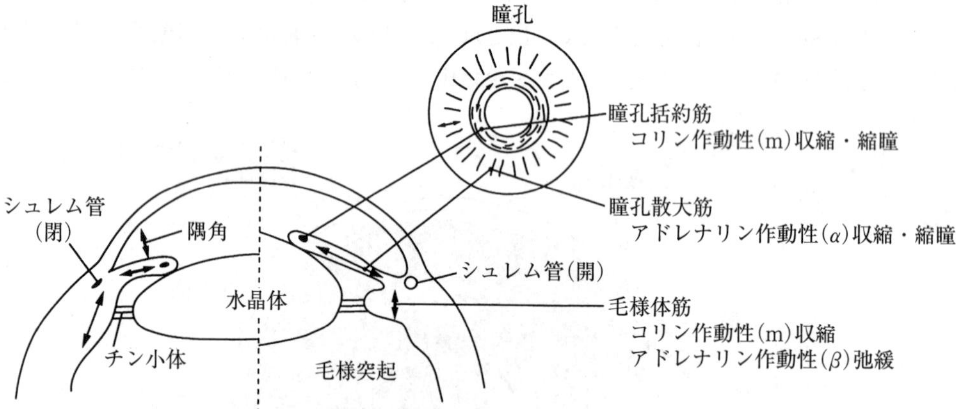

アトロピン トロピカミド シクロペントラート		ピロカルピン コリンエステラーゼ阻害薬 エコチオパート
弛　緩	毛様体筋 瞳孔括約筋	収　縮
散瞳 眼圧上昇 （シュレム管閉） 遠視		縮瞳 眼圧低下 （シュレム管開） 近視

図 2.23
眼における自律神経系の調節機構とムスカリン受容体に作用する薬物
←→：平滑筋の収縮・弛緩の方向性を示す．

2) 副交感神経遮断薬（ムスカリン受容体遮断薬）

シクロペントラート（塩酸塩），トロピカミド，アトロピン（硫酸塩）は瞳孔括約筋の M_3 受容体を遮断することにより結果として筋弛緩させ，散瞳を引き起こす．抗コリン薬（ムスカリン受容体遮断薬）は毛様体筋のムスカリン受容体も遮断するため，毛様体筋は弛緩し（チン小帯緊張）シュレム管は縮小され，眼房水が排出困難とり，眼圧が上昇する（図 2.23）．このため，閉塞および開放隅角緑内障ともに禁忌である．

2.7.3 ■ 縮瞳薬

可逆性コリンエステラーゼ阻害薬のジスチグミン（臭化物）および不可逆性コリンエステラーゼ阻害薬のエコチオパート（ヨウ化物）はアセチルコリンの分解を抑制することにより間接的に，コリン作動薬（ムスカリン受容体刺激薬）のピロカルピン（塩酸塩）は直接的に瞳孔括約筋の M_3 受容体を刺激することにより縮瞳する．

この時，毛様体筋の M_3 受容体も刺激するため，シュレム管は拡張し，眼房水の排出は促進され，眼圧は低下する（図 2.23）．このため，緑内障の改善・治療に用いられる（後述の 2.7.4-7 コリン作動薬を参照）．しかし，コリンエステラーゼ阻害薬は白内障形成を促進するので，直接作用型の縮瞳薬のほうが好まれる．

2.7.4 ■ 緑内障治療薬（眼圧低下薬）

緑内障そのものを治療するのではなく，眼圧の低下作用により症状の改善や病態の進行を防止することを目的とする（緑内障の根本的治療薬は，まだ開発できていない）．眼圧低下の治療戦略として，① ブドウ膜強膜経由の眼房水流出促進（プロスタグランジン FP 受容体刺激薬・α_1 受容体遮断薬），② 眼房水産生の抑制（β 受容体遮断薬・α_2 受容体刺激薬・炭酸脱水酵素阻害薬），③ シュレム管経由の眼房水流出促進（ムスカリン受容体刺激薬），④ 硝子体容積の減少（高張浸透圧薬）などがある．しかし，単剤のみでは目標とする眼圧レベルを長期にわたって維持できないことが多いため，機序の異なる二剤あるいは三剤の併用投与が行われる．投与方法としては，点眼と全身投与（経口あるいは静脈内投与）などがある．

1) プロスタグランジン関連薬

プロスタグランジン $F_{2\alpha}$（$PGF_{2\alpha}$）類似化合物のイソプロピルウノプロストン isopropylunoprostone（$PGF_{2\alpha}$ の活性代謝物）およびラタノプロスト latanoprost（$PGF_{2\alpha}$ 誘導体）はプロスタグランジン FP 受容体-G_q/G_{11}-ホスホリパーゼ C 系を活性化し，ブドウ膜強膜流出路を介して眼房水流出を促進し，眼圧を低下すると考えられている．$PGF_{2\alpha}$ 類似化合物は，縮瞳・散瞳を伴わずに（視覚調節機能には影響しない），ヒトおよび霊長類の眼圧を強力に低下できるため，アドレナリンβ受容体遮断薬に取って代わり，第一選択薬として用いられるようになった．副作用として虹彩への色素沈着，結膜充血，眼刺激症状などがある．

2）アドレナリンα_1受容体遮断薬

眼血管平滑筋のα_1受容体を遮断して血管拡張を引き起こし，眼房水のブドウ膜強膜流出路からの排出を促進させ，眼圧を低下させる．β受容体遮断作用がないので，心疾患や気管支喘息患者にも使用できる．ブナゾシン（塩酸塩）の点眼薬がある．しかし，副作用として結膜充血がある．

3）アドレナリンβ受容体遮断薬

眼房水を産生する毛様体上皮細胞にはアドレナリンβ_2受容体とα_2受容体が発現しており，β_2受容体の活性化により眼房水の産生が増加する（表 2.12）．このため，β受容体遮断薬が用いられる（2.3.1-4　β受容体遮断薬を参照）．第一世代のチモロール（マレイン酸塩），第三世代のカルテオロール（塩酸塩），ベタキソロール（塩酸塩），ニプラジロールなどの点眼薬が用いられている．

4）アドレナリン$\alpha\beta$受容体刺激薬

上述の治療薬の作用機序からすると一見矛盾するが，α_1受容体刺激により毛様体血管が収縮し，結果として眼房水の産生抑制を引き起こす．β_2受容体刺激によるブドウ膜の血管拡張およびプロスタグランジン産生増加によりブドウ膜強膜流出路からの眼房水の排出が促進する．また，毛様体上皮細胞のα_2受容体刺激により眼房水産生が抑制される．これらの作用により，眼圧が低下する（表 2.12）．アドレナリンのプロドラッグで眼移行性（角膜透過性）がよく低濃度で作用するジピベフリン（塩酸塩）の点眼薬があり，開放隅角緑内障や高眼圧症に適用される．しかし，隅角や前眼房が浅いなどの眼圧上昇の素因のある患者に用いると，急性閉塞隅角緑内障を起こす可能性があるので十分注意する必要がある．

5）アドレナリンα_2受容体刺激薬

上述のように，毛様体上皮細胞にはα_2受容体が存在するが，このα_2受容体が刺激されると眼房水産生は抑制され，結果として眼圧は低下する．アプラクロニジン apraclonidine（塩酸塩）の点眼薬があり，レーザー照射による切開手術後に起こる一過性眼圧上昇の防止（レーザー照射 1 時間前と照射直後）に使用される．

6）炭酸脱水酵素阻害薬

毛様体上皮細胞に存在している炭酸脱水酵素は眼房水の産生に関与しており，この酵素阻害により眼房水の産生は抑制され眼圧は低下する．眼科用内服薬（経口薬）として**アセタゾラミド** acetazolamide が用いられているが，全身的副作用が出やすい（重篤な腎疾患および慢性閉塞性隅角緑内障には禁忌）．点眼薬としてドルゾラミド dorzolamide（塩酸塩），ブリンゾラミド brinzolamide がある．これらの点眼薬は全身的副作用はほとんどなく，正常眼圧緑内障にも有

表 2.12　眼の自律神経系に作用する薬物

	瞳　孔	毛様体	眼血管平滑筋・ブドウ膜強膜
A：交感神経系			
1）α_1 受容体刺激薬			
フェニレフリン	瞳孔散大筋・収縮 →散瞳		
ナファゾリン			血管平滑筋・収縮 →表在性充血の除去
ジピベフリン*		血管平滑筋・収縮 →眼房水の産生抑制→眼圧低下	
2）α_1 受容体遮断薬			
ブナゾシン			血管平滑筋・弛緩 →ブドウ膜強膜流出路促進 →眼房水排出促進→眼圧低下
3）α_2 受容体刺激薬			
アプラクロニジン ジピベフリン*		上皮細胞・眼房水の産生抑制 →眼圧低下	
4）β_2 受容体刺激薬			
ジピベフリン*			ブドウ膜の血管平滑筋・弛緩 および PG 産生促進 →ブドウ膜強膜流出路促進 →眼房水排出促進→眼圧低下
5）β_2 受容体遮断薬			
チモロール カルテオロール		上皮細胞・眼房水の産生抑制 →眼圧低下	
B：副交感神経系			
1）M_3 受容体刺激薬			
ピロカルピン ジスチグミン エコチオパート	瞳孔括約筋・収縮 →縮瞳	毛様体筋・収縮→チン小帯弛緩 →水晶体自体の弾性により厚くなる →近点に調節 毛様体筋・収縮→シュレム管拡張 →眼房水排出促進→眼圧低下	
2）M_3 受容体遮断薬			
シクロペントラート トロピカミド アトロピン	瞳孔括約筋・弛緩 →散瞳	毛様体筋・弛緩→チン小帯緊張 →水晶体自体が伸張され薄くなる →遠点に調節 毛様体筋・弛緩→シュレム管縮小 →眼房水排出困難→眼圧上昇	
		（緑内障の増悪）	
C：その他			
1）FP 受容体刺激薬			
イソプロピルウノプロストン ラタノプロスト			ブドウ膜強膜流出路促進 →眼房水排出促進→眼圧低下
2）炭酸脱水酵素阻害薬			
ドルゾラミド ブリンゾラミド		上皮細胞・眼房水の産生抑制 →眼圧低下	

* ジピベフリンは眼内で代謝されてアドレナリンとなるため，眼に発現している α_1，α_2，β_2 受容体を活性化する（表 2.3-A 参照）．

効とされる．

7）コリン作動薬（アセチルコリン受容体刺激薬）

2.7.2 縮瞳薬で述べたように，ムスカリン受容体アゴニストのピロカルピン（塩酸塩）は瞳孔括約筋の M_3 受容体を刺激することにより縮瞳する．この時，虹彩が伸張するため，虹彩根部は薄くなり，隅角が広がる．また，毛様体筋の M_3 受容体を刺激するため，シュレム管は拡張し，眼房水の排出は促進する．これらの結果，眼圧は低下する．緑内障全般に使用できるが，とくに閉塞隅角緑内障に有効である．β 受容体遮断薬，PG 関連薬が登場するまでの中心的治療薬であった．副作用として，近視化や縮瞳による暗黒感がある．

8）血漿浸透圧上昇薬（浸透圧利尿薬）

血液の浸透圧を高めて組織から水分を血管内に引き込むため，結果として硝子体（図 2.22）が小さくなり眼圧が低下する．閉塞性隅角緑内障の急性発作などに適用する．**D-マンニトール** D-mannitol および**濃グリセリン** concentrated glycerin の点滴静注，イソソルビド isosorbide の経口内服薬（液）などがある．

9）緑内障を悪化させる薬物

a．抗コリン作用をもつ薬物

眼のムスカリン受容体が遮断されると，① 毛様体筋の弛緩によるシュレム管の閉塞化，② 散瞳による虹彩根部の肥厚化・隅角の狭細化が引き起こされるため，緑内障が悪化する．ムスカリン受容体遮断薬（アトロピン，トロピカミドなど），三環系抗うつ薬（イミプラミン，アミトリプチリンなど），抗ヒスタミン薬（クロルフェニラミン，ジフェンヒドラミンなど），ベンゾジアゼピン系抗不安薬（ジアゼパム，オキサゾラムなど），抗不整脈薬（ジソピラミドなど）がある．

b．ステロイドホルモン系薬物

副腎皮質ステロイド薬（プレドニゾロン，ヒドロコルチゾンなど）の眼局所あるいは全身的投与により眼圧が上昇する．ふつう，ステロイドによる眼圧の上昇は可逆的であり，投与中止により正常化する．しかし，長期投与すると不可逆的な高眼圧となり，視野狭窄や視力低下（ステロイド緑内障）が引き起こされることがある．

2.7.5 ■ 白内障治療薬

白内障は加齢に伴って，水晶体（図 2.22）の中でタンパク質が変性することにより混濁し，視力低下を引き起こす．使用されている治療薬は白内障そのものを治療するのではなく，白内障の進行を防止および予防することを目的としている．最終的には，手術によって混濁した水晶体を除去し，人工水晶体に入れ替えること（移植）によって視力を回復させる．

a. ピレノキシン

ピレノキシン pirenoxine は，キノン体によるタンパク質の変性を競合的に抑制することにより水晶体の白濁化を防止し，白内障の進行を遅延させる．臨床では初期老人性白内障に用いる．

b. グルタチオン

グルタチオン glutathione は，SH 基含有酵素の保護などを介して眼組織の代謝改善，白内障の発症予防や進行防止に寄与すると考えられている．初期老人性白内障，角膜潰瘍，角膜上皮剥離，角膜炎に適用される．

2.7.6 ■ 加齢黄斑変性症治療薬

加齢黄斑変性症は黄斑部中心窩に組織障害が生じ視力が低下していく疾患で，視野の中心がぼけて暗く見えたり（中心暗点），部分的に視野が欠けたり（視野欠損）あるいはゆがんで見える（変視症）などの症状が現れる．この疾患には萎縮型と滲出型があり，日本では滲出型の患者が多い（欧米では萎縮型が多い）．滲出型は萎縮型と比べると病状の進行が速く，黄斑部の脈絡膜（図 2.22）における血管新生* が中心的病態と考えられている．

a. ベルテポルフィン

ベルテポルフィン verteporfin は光感受性物質で，光線力学的療法を行う前に静脈内投与する．光感受性物質であるベルテポルフィンが新生血管の内皮細胞に蓄積する時期（約 15 分後）に弱いレーザー光を照射する（光線力学的療法）．レーザー照射により光感受性物質から活性酸素が発生し，新生血管内皮細胞が傷害される．これにより，血管閉塞・新生血管消失が起こり，治療効果が現れる．一方，光感受性の細胞毒性があり視力低下などの高度な視覚障害を誘発するおそれがあるため，投与後 48 時間（体外排出および代謝分解されるまで）は皮膚や眼に直射日光および強い室内光に曝露しないようにする．

b. ペガプタニブ（ナトリウム），ラニビズマブ

黄斑部の脈絡膜における血管新生形成には A 型血管内皮増殖因子 vascular endothelial growth factor-A（VEGF-A）が深く関与することが知られている．VEGF-A を阻害することにより抗血管新生作用だけでなく抗炎症，抗血管透過性作用が得られ，滲出型病変への改善効果が期待される．眼内に発現する主な VEGF-A は構成アミノ酸数が 121 個（VEGF-A121）および 165 個（VEGF-A165）で，VEGF-A165 は VEGF-A121 より強力な生理活性を有する．ペガプタ

* 脈絡膜新生血管：網膜へ栄養を送る脈絡膜から新たに伸びる正常でない血管で，血液の成分が漏れやすく，また破れて出血しやすい．

ニブ pegaptanib は VEGF-A165 に特異的に結合し，その作用を阻害するアプタマー aptamer*（VEGF-A165 アプタマー）で，ヌクレアーゼにより分解されないようメチル化・フルオロ化され，さらに分解半減期が延長するように高分子ポリエチレングリコールを付加した分子量約 5 万の合成 RNA オリゴヌクレオチド製剤である．

ベバシズマブ bevacizumab はマウスのモノクローナル抗 VEGF-A 抗体を遺伝子組換え技術によりヒト化した VEGF-A の中和抗体（抗体医薬品）で，すべての VEGF-A アイソフォームに結合し，チロシンキナーゼ内蔵型の VEGF 受容体-2（VEGFR2）を抑制するため，強力な抗 VEGF 作用を発揮すると考えられている．これは大腸癌に対する静脈内投与用として開発されたが，大腸癌・肺癌および滲出型加齢黄斑変性症における血管新生の形成を抑制する．日本においては，治癒切除不能な進行・再発の結腸・直腸癌および扁平上皮癌を除く切除不能な進行・再発の非小細胞肺癌のみの使用で認可されている．このため，滲出型加齢黄斑変性症へは適用外使用となる．

ラニビズマブ ranibizumab は，ベバシズマブの Fab 部分だけにしたヒト化抗 VEGF 抗体の Fab 断片で，滲出型加齢黄斑変性症の使用で認可されている．ベバシズマブは全長の IgG 抗体で（分子量約 15 万）脈絡膜への移行性は悪いが，Fab 断片化により分子量を小さく（約 5 万）することにより硝子体内微量注射による脈絡膜への移行性が高められた．一方，小分子化することにより Fab タンパク質が分解されやすくなるため効力の持続性は低下するが，これは逆に副作用が軽減すると考えられている．

滲出型加齢黄斑変性症の治療において，ペガプタニブ，ベバシズマブ，ラニビズマブのいずれも眼球内投与（硝子体内微量注射）が適用されている．このため，限局的微量注射による副作用として網膜色素上皮裂孔，眼内炎，眼圧上昇などがあり，緑内障には注意を要する．

2.7.7 ■ アレルギー性結膜炎治療薬

アレルギー性結膜炎はⅠ型アレルギーが関与する結膜の炎症疾患で，眼瘙痒感を特徴とし，充血，流涙などの結膜炎症状を呈する．薬物治療として抗アレルギー点眼薬を中心として，症状が治まらない場合は副腎皮質ステロイド薬を併用する．

1）抗アレルギー薬（詳しくは，第 11 章　免疫系疾患治療薬を参照）

a. **化学伝達物質遊離抑制薬（肥満細胞安定化薬）**：**クロモグリク酸** cromoglicate，**アンレキサノクス** amlexanox，**ペミロラスト** pemirolast，**イブジラスト** ibudilast，**アシタザノラスト** acitazanolast

* アプタマーとは，標的タンパク質と特異的に結合する能力をもつ核酸分子（ランダムな配列の単鎖オリゴヌクレオチド，この場合 RNA 分子）あるいはペプチドのことで，標的タンパク質（この場合 VEGF-A165）の機能を阻害する作用を有する．アプタマーは結合する対象に制約はなく，また抗体よりも高い親和性および特異性を示し，低分子量である．ペガプタニブは日本において，最初のアプタマー医薬品である．

b. **ヒスタミン H_1 受容体遮断薬**：レボカバスチン levocabastine，**ケトチフェン** ketotifen

c. **免疫抑制薬**：**シクロスポリン** ciclosporin

2）抗炎症薬（詳しくは，第 10 章　炎症に作用する薬物を参照）

a. **副腎皮質ステロイド薬**：**ヒドロコルチゾン** hydrocortisone，**フルオロメトロン** fluorometholone，**プレドニゾロン** prednisolone，**ベタメタゾン** betamethasone，**デキサメタゾン** dexamethasone

b. **非ステロイド性抗炎症薬**：**インドメタシン** indometacin，**プラノプロフェン** pranoprofen，ジクロフェナク diclofenac，ブロムフェナク bromfenac

c. **消炎・溶菌酵素薬**：**リゾチーム** lysozyme

2.7.8 ■ 眼の病原微生物に作用する薬物

（詳しくは，第 16 章　病原微生物に作用する薬物を参照）

眼は外界に直接接しているため，病原微生物による感染の可能性が高い．常に少量ずつ分泌されている涙液には溶菌作用のあるリゾチームなどが含まれており感染防御に関与しているが，涙液分泌の減少，眼球の物理的擦傷・接触などにより感染することが多い．

1）抗菌薬：眼瞼炎・結膜炎・角膜炎などの細菌性眼疾患の治療薬

a. **サルファ剤**：**スルフイソキサゾール** sulfisoxazole

b. **合成ペニシリン**：**スルベニシリン** sulbenicillin

c. **クロラムフェニコール系薬**：**クロラムフェニコール** chloramphenicol

d. **アミノグリコシド系薬**：**ミクロノマイシン** micronomicin，**ゲンタマイシン** gentamicin，**トブラマイシン** tobramycin，**ジベカシン** dibekacin，シソマイシン sisomicin

e. **マクロライド系薬**：**エリスロマイシン** erythromycin

f. **ニューキノロン系薬**：**ノルフロキサシン** norfloxacin，**オフロキサシン** ofloxacin，**レボフロキサシン** levofloxacin，ロメフロキサシン lomefloxacin，ガチフロキサシン gatifloxacin

g. **第三世代セフェム系薬**：**セフメノキシム** cefmenoxime

2）抗真菌薬：角膜真菌症・カンジダ症の治療薬

ピマリシン pimaricin

3）抗ウイルス薬：単純ヘルペスウイルス性角膜炎の治療薬

a. **チミジン代謝拮抗薬**：**イドクスウリジン** idoxuridine

b. **DNA ポリメラーゼ阻害薬**：**アシクロビル** aciclovir

2.7.9 ■ ドライアイ治療薬

ドライアイは目が乾くだけでなく，眼がゴロゴロする，疲れる，寒いと涙が出るなどの症状があり，涙液層の量的・質的異常に起因する角結膜上皮障害である．環境として長時間のパソコン作業・エアコン曝露・コンタクトレンズ装着（3コン）などにより発症しやすく，眼の生活習慣病にたとえられる．

1）**角膜保護薬**：**ヒアルロン酸** hyaluronate（角結膜上皮障害の改善，フィブロネクチンと結合し上皮細胞の接着・伸展を促進，優れた保水性），コンドロイチン硫酸 chondroitin sulfate（角膜の乾燥防止）

2）**人工涙液の補充**：マイティア Mytear，ソフトサンティア Soft santear

3）**涙点プラグ装着**：シリコン製の小さなプラグ(栓）を涙点に挿入し涙の排出を抑制することで，ドライアイ症状を改善させる．

2.7.10 ■ その他の眼疾患に作用する薬物

1）**局所麻酔薬**：**オキシブプロカイン** oxybuprocaine（分泌性流涙症の治療および眼科領域の表面麻痺）

2）**ビタミン B_2**：**フラビンアデニンジヌクレオチド** flavin adenine dinucleotide（FAD，代謝障害が関与する角膜炎・眼瞼炎の治療）

3）**ビタミン B_{12}**：**シアノコバラミン** cyanocobalamin（調節性眼精疲労における微動調節の改善）

4）**角膜保護薬**：オキシグルタチオン oxiglutatione（眼科手術のときの眼灌流および洗浄），ヒアルロン酸（手術後の角膜保護），コンドロイチン硫酸（角膜の透明性保持）

5）**骨格筋弛緩薬**：A 型ボツリヌス毒素（眼瞼痙攣・片側顔面痙攣・痙性斜頸の治療）

第3章 体性神経系に作用する薬物

末梢神経系 peripheral nervous system は，機能的に体性神経系 somatic nervous system と自律神経系 autonomic nervous system に分けられる．体性神経系のうち，インパルスを中枢から末梢（骨格筋）に伝える遠心性神経 efferent nerve を運動神経 motor nerve といい，反対に末梢（皮膚などにある感覚受容器）から中枢へ伝える求心性神経 afferent nerve を知覚（感覚）神経 sensory nerve という．体性神経には末梢性の神経節がなく，シナプスは脳脊髄の中にある．

体性神経に作用する薬物として，本章では知覚神経の伝導を遮断して痛覚などの感覚を消失させる局所麻酔薬 local anesthetics と運動神経–骨格筋接合部でのシナプス伝達を抑制するなどして骨格筋を弛緩させる末梢性筋弛緩薬 peripherally acting muscle relaxants について述べる．

3.1 知覚（感覚）神経に作用する薬物 —— 局所麻酔薬

末梢の侵害受容器によって受容された痛みの情報は，侵害受容線維（一次求心性ニューロン）を伝導し，その後脊髄を上行して次々とニューロンを乗り換えて大脳皮質知覚野に伝達される．局所麻酔薬は，意識に影響を与えることなく痛みを消失させる薬物で，痛みの情報が脊髄より上位の中枢神経に伝達される前にそれを遮断することで作用を発現する．

3.1.1 局所麻酔薬の適用法

局所麻酔薬は，痛みの情報を遮断することによって，末梢側から表面麻酔，浸潤麻酔，伝導（伝達）麻酔，硬膜外麻酔，脊椎麻酔に分けられる（図 3.1）．

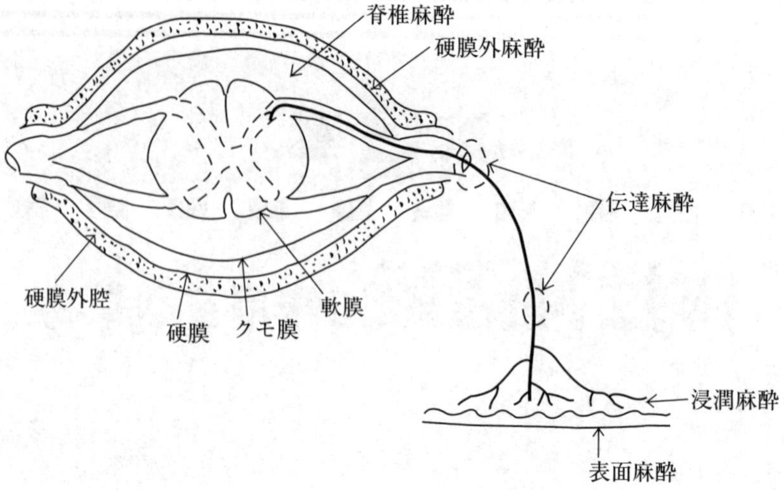

図 3.1
局所麻酔薬の適用法

1) 表面麻酔 surface anesthesia

鼻腔，口腔，咽頭，喉頭，気管支，食道，泌尿生殖器の粘膜や角膜表面に塗布，噴霧，もしくは点眼することにより，適応部位の感覚を麻痺させる．組織浸透性のよい薬物が選択される．正常の皮膚にはほとんど使用されない．臨床的には，胃内視鏡や気管支鏡などの挿管前，眼の麻酔や歯科での浸潤麻酔前などに用いられる．

2) 浸潤麻酔 infiltration anesthesia

皮下や歯肉に注射して，その局所の知覚神経末端部を麻痺させる．臨床的には局所の小手術や抜歯などの際に用いられる．

3) 伝導（伝達）麻酔 conduction anesthesia

神経幹，神経叢や神経節の周囲に注射して，神経の痛覚伝導路の途中を遮断し，その神経の支配領域を麻酔する．神経ブロック nerve block ともいわれる．知覚神経ブロックは三叉神経痛の痛みを除去するためなどに施行される．交感神経ブロックは血行改善や発汗抑制などを目的に，運動神経ブロックは筋弛緩効果を期待してそれぞれ施行される．局所麻酔薬を神経ブロックに用いた場合，その効果は可逆的である．

4) 硬膜外麻酔 epidural anesthesia

脊椎麻酔とともに伝達麻酔の範疇に入る．脊髄を覆っている硬膜の外側の脂肪で満たされた硬膜外腔と呼ばれる空間に局所麻酔薬を注入する麻酔法で，主に神経が硬膜を貫く部分で痛みの伝達を遮断する．局所麻酔薬の注入部位によって頸部～下肢の限られた部分の鎮痛が得られる．胸部や腹部の手術，無痛分娩，癌性疼痛などに用いられる．全身麻酔との併用が一般的である．硬膜外腔に留置したカテーテルを介して局所麻酔薬を注入することも可能で，術後の鎮痛の手段としても有効である．

5）脊椎（脊髄）麻酔 spinal anesthesia

脊椎のくも膜下腔の脳脊髄液内に局所麻酔薬を注入する麻酔法で，脊髄後根（知覚神経）・前根（運動神経）レベルで痛みの伝達を遮断する．くも膜下麻酔，腰椎麻酔，下半身麻酔ともいわれる．主に腰椎に穿刺される．局所麻酔薬の注入は原則1回で，麻酔の持続時間は2時間程度のため，帝王切開手術などの下腹部や下半身の比較的小さな手術に用いられる．麻酔範囲は薬液の比重や患者の体位などで決まる．交感神経節前線維の伝導も遮断されるので，硬膜外麻酔と同様に，血圧低下が起こりやすい(脊椎麻酔ショック)．麻酔後の合併症として悪心・嘔吐や頭痛がある．特に頭痛は高頻度に見られ，脳脊髄液の漏れが原因とされる．

3.1.2 ■ 局所麻酔薬の基本構造

局所麻酔薬は，下記に示すように，疎水性の芳香環とアルキル鎖，および親水性のアミノ基（アミノ安息香酸エチル以外は3級または2級アミン）をもち，芳香環とアルキル鎖がエステル結合（－COO－）またはアミド結合（－NHCO－）している．

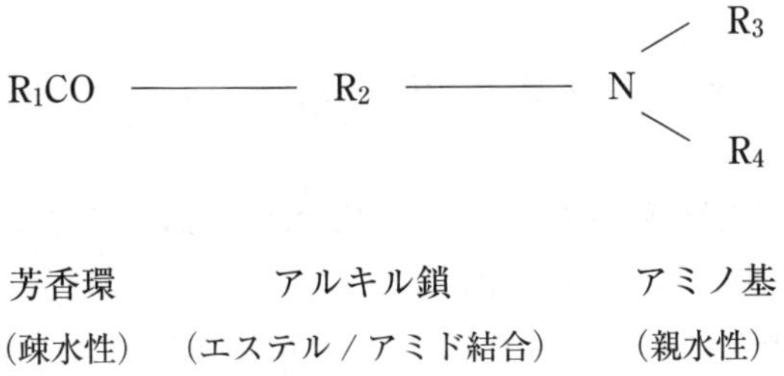

エステル結合をもつ薬物は血漿中の偽コリンエステラーゼで分解されるので作用持続が短く，また，アナフィラキシーショックなどのアレルギー反応を起こしやすい．一方，アミド結合をもつ薬物は肝薬物代謝酵素のチトクローム P-450（CYP）で代謝されるので，肝機能障害患者では中毒に注意しなければならない．

3.1.3 ■ 局所麻酔薬の作用機序

痛みによって侵害受容器が刺激されると，一次求心性ニューロンに活動電位が次々と発生し，脊髄後角に向かってその情報が伝導していく．この活動電位の発生と伝導には Na^+ チャネルを介した細胞内への Na^+ 流入が関わっている．局所麻酔薬は Na^+ チャネルを遮断して活動電位の発生と伝導を抑制することによって痛みの伝導を抑制する．細胞膜を通過しにくい4級アンモニ

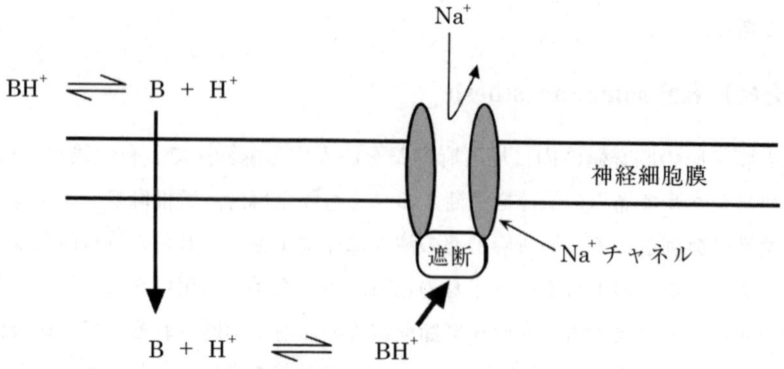

図 3.2
局所麻酔薬の作用様式
B：非イオン型局所麻酔薬，BH^+：イオン型局所麻酔薬

ウム構造をもつ局所麻酔薬を神経軸索内に適用すると局所麻酔作用を示すが，軸索の外から適用しても作用を示さないことから，局所麻酔薬は非イオン型が細胞膜を通過した後，細胞内でイオン型となって細胞膜の内側からNa^+チャネルを遮断すると考えられている（図 3.2）．多くの局所麻酔薬は 3 級アミンの弱塩基で，解離定数 pK_a が通常 8 ～ 9 にあり，生理的 pH（およそ 7.4）付近では非イオン型とイオン型が混在している．その比率は，次式で規定されるように，薬物の pK_a と作用部位周辺の細胞外液の pH に依存している．

$$\mathrm{Log}\ (\text{非イオン型}/\text{イオン型}) = \mathrm{pH} - \mathrm{p}K_a$$

したがって，生理的 pH よりも低く，酸性に傾いている炎症部位では細胞膜を通過できる非イオン型の割合が少なくなって，局所麻酔薬の効果が減弱する．

局所麻酔薬は，開口状態や不活性化状態のNa^+チャネルに強い親和性をもつので，次々と脱分極が発生しチャネルの開口状態が増加している状況下（痛みが発生しその情報が伝導している場合）でその遮断作用が強く現れる．

局所麻酔薬は，すでに述べたように，知覚神経，運動神経，自律神経のいずれにも効果を発揮するが，神経線維の感受性は一般に神経線維が細いほど，また，有髄よりも無髄神経のほうが高いので，細くて無髄のＣ線維［交感神経節後線維や感覚神経（二次痛）］，細くて有髄のＢ線維（交感神経節前線維）＞細くて有髄のＡδ線維［痛覚神経（一次痛），温覚神経（冷感＞温感）］＞太くて有髄のＡβ線維（触覚神経，圧覚神経）＞運動神経の順に麻酔する．

プロカインやリドカインなどの多くの局所麻酔薬は血管拡張作用をもっており，血管収縮薬のアドレナリンやノルアドレナリンを添加すると，注射部位の血管が収縮して局所麻酔薬の吸収が遅延し作用持続が延長するとともに局所麻酔薬の全身性副作用が軽減する．ただし，血管収縮薬添加製剤は高血圧，動脈硬化，心不全，甲状腺機能亢進症，糖尿病や血管攣縮の症状を悪化させるのでこれらの患者には禁忌である．さらに，指趾，陰茎や耳には側副血行路，阻血状態を来し局所壊死を招くおそれがあるので，これらの部位への使用も禁忌である．なお，ハロタンなどのハロゲン含有吸入麻酔薬使用中は，これら血管収縮薬に対する心筋の感受性が亢進し，アドレナリンを添加しない場合に比べて不整脈が起こりやすくなる．

3.1.4 ■ 局所麻酔薬の薬理作用

1）エステル型

a. コカイン（塩酸塩）cocaine（hydrochloride）

コカの葉に含まれるアルカロイドで，最初の局所麻酔薬である．粘膜浸透性や組織浸潤性が高く，表面麻酔の適応はあるものの，毒性が強く，現在はほとんど使用されない．交感神経終末のノルアドレナリントランスポーター（uptake 1 機構）を阻害してシナプス間隙でのノルアドレナリン濃度を上昇させるので血管収縮，散瞳や頻脈を起こす．この uptake 1 阻害作用は薬理実験に利用されている．

強い中枢神経興奮作用があり，陶酔感や幻覚などをもたらす．これらは神経終末へのカテコールアミン，特にドパミンの取込み阻害の結果であるとされている．連用すると精神依存が起こるので麻薬に指定されている．

b. プロカイン（塩酸塩）procaine（hydrochloride）

コカインを基にして1905年に合成された最初のアミノエステル型合成局所麻酔薬である．麻酔の効力はコカインの1/6～1/2と弱く，作用発現が遅く，持続が短い．血漿コリンエステラーゼによって *p*-アミノ安息香酸（PABA）とジエチルアミノエタノールに加水分解され，後者に血管拡張作用があるので，効果持続と吸収遅延を目的にしばしばアドレナリンが添加される．浸潤麻酔，伝達麻酔，硬膜外麻酔，脊椎麻酔や歯科領域麻酔に用いられるが，粘膜への浸透性が悪

表 3.1　主な合成局所麻酔薬の用法

	局所麻酔薬	表面	浸潤	伝達	硬膜外	脊椎
エステル型	プロカイン	×	○	○	○	○
	テトラカイン	○	○	○	○	○
	オキシブプロカイン	○				
	アミノ安息香酸エチル	○				
アミド型	リドカイン	○	○	○	○	○
	ジブカイン	○	○	○*	○	○
	メピバカイン	×	○	○	○	
	ブピバカイン	×		○	○	○
	ロピバカイン			○	○	
	オキセサゼイン	○				

*仙骨麻酔．
○：通常の用法，×：組織への浸透性が悪く，通常用いられない．

く，表面麻酔には用いられない（表3.1）．サルファ剤（スルホンアミド剤）はPABAから葉酸合成の過程を阻害して抗菌作用を現すが，プロカインは加水分解されてPABAとなるので，体内でPABAが補給されることになり，結果的には葉酸合成を促進してサルファ剤の効果を減弱させる．

c．テトラカイン（塩酸塩）tetracaine（hydrochloride）

プロカインに比べて局所麻酔効果は8～10倍強く，エステラーゼによる加水分解速度が4～5倍遅いので持続が長い．毒性も強い．脊椎麻酔に用いた場合，血圧低下が高頻度で起こる．

d．オキシブプロカイン（塩酸塩）oxybuprocaine（hydrochloride）

速効性で，作用持続が短く，局所刺激作用が少ない．耳鼻咽頭粘膜麻酔，食道鏡・胃カメラ検査時の表面麻酔，気管内表面麻酔，眼科領域での表面麻酔のほかに，分泌性流涙症にも用いられる．涙液抑制作用は粘膜や角膜の知覚麻痺および三叉神経反射弓の一過性遮断によるとされている．表面麻酔効果はコカインより約20倍強い．

e．アミノ安息香酸エチル ethyl aminobenzoate

ベンゾカインともいう．化学構造はプロカインに類似しているが，末端のジエチルアミノ基を欠いている．Na^+チャネルの阻害はプロカインと異なり，神経細胞膜に入り込み，それを膨張させてチャネルを塞ぐことによってもたらされる．神経幹には効果はないが，知覚神経終末で麻酔作用を示す．水に難溶性のため，胃炎・胃潰瘍に伴う疼痛や嘔吐に内服で，外傷・熱傷・日焼け・皮膚潰瘍・瘙痒症などにおける鎮痛や鎮痒に外用で用いられる．歯科領域での表面麻酔にも

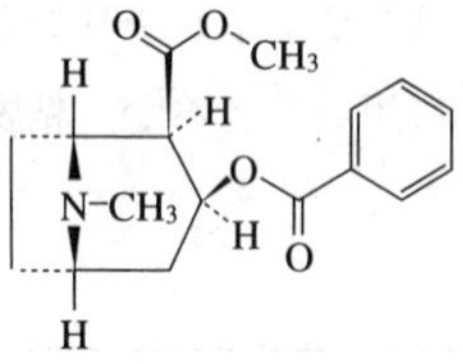

コカイン

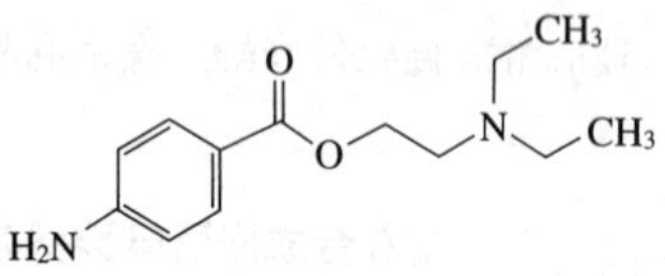

プロカイン

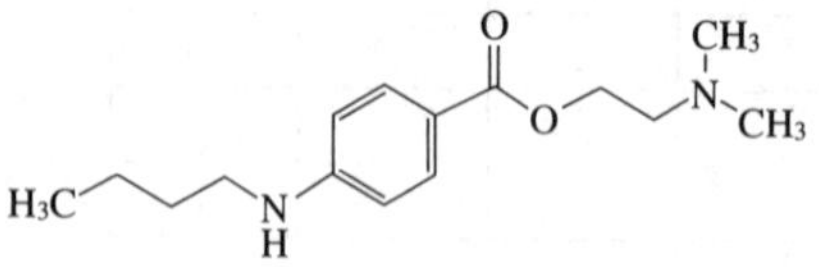

テトラカイン

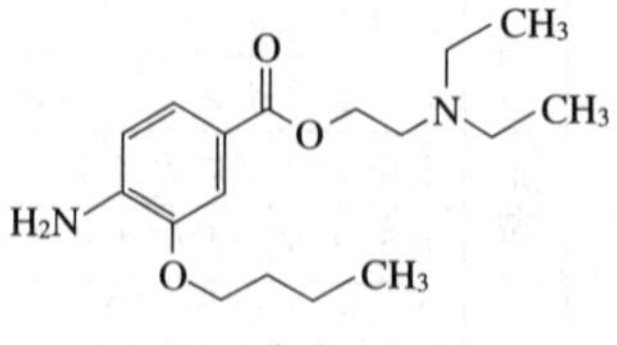

オキシブプロカイン

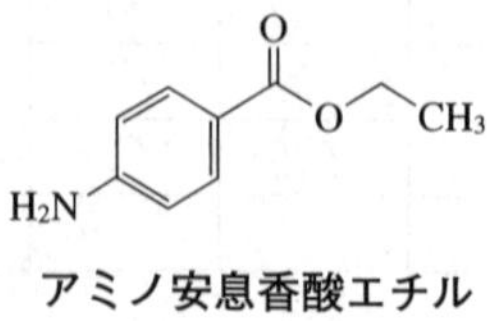

アミノ安息香酸エチル

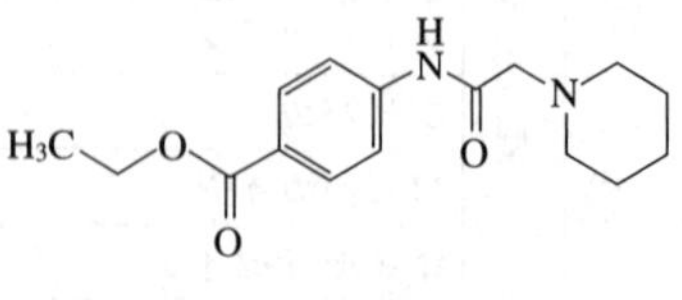

ピペリジノアセチル
アミノ安息香酸エチル

使用される．少量でもメトヘモグロビン血症を起こすことがあるので，乳・幼児には禁忌である．

f. ピペリジノアセチルアミノ安息香酸エチル ethyl piperidinoacetylaminobenzoate

表面麻酔作用はアミノ安息香酸エチルよりも弱く，胃炎に伴う胃痛．嘔気・胃部不快感に内服される．

g. パラブチルアミノ安息香酸ジエチルアミノエチル（塩酸塩）
diethylaminoethyl *p*-butylaminobenzoyl（hydrochloride）

伝達麻酔，浸潤麻酔，表面麻酔，歯科領域における伝達・浸潤麻酔に用いられる．効力はテトラカインと同様であるが，作用持続時間は長い．麻酔効果の発現はジブカインより速いが，持続時間は短い．

2）アミド型

a. リドカイン（塩酸塩）lidocaine（hydrochloride）

1948年に導入された代表的なアミド型局所麻酔薬である．注射剤，スプレー剤，点眼剤や貼付剤など多くの剤形があり，現在，最も広く使用されている．プロカインより作用発現が早く，効果は約2倍強く，持続も2～3倍長い．CYP1A2やCYP3A4で代謝されるが，代謝産物にも局所麻酔作用がある．血管拡張作用があるので，アドレナリンなどの血管収縮薬添加の効果は大きい．悪性高熱 malignant hyperpyrexia が副作用として知られている．Vaughan Williams分類のIb群に属する抗不整脈薬でもあり，心室性不整脈などに用いられる．血管内に投与した場合には局所麻酔薬の最大投与量を超えていなくても中毒を発現することがある．

b. ジブカイン（塩酸塩）dibucaine（hydrochloride）

局所麻酔効果は局所麻酔薬の中で最も強く，プロカインの約48倍で，持続時間は約9倍と長く，毒性も約15倍強い．通常，アドレナリンを添加して用いられる．

c. メピバカイン（塩酸塩）mepivacaine（hydrochloride）

薬理学的性質はリドカインに類似しており，効力や作用発現時間はほぼ同じで，作用持続はリドカインより長い．組織浸透性が悪いため，表面麻酔には用いられない．

d. ブピバカイン（塩酸塩水和物）bupivacaine（hydrochloride hydrate）

効力はリドカインより約8倍強く，作用持続はアミド型の中で最も長い．組織浸透性が悪く表面麻酔には用いられない．主にCYP3A4で代謝される．血管収縮作用があるとする報告がある．神経だけでなく心筋のNa^+チャネルにも持続的に遮断するので，心毒性が強い．

e. ロピバカイン（塩酸塩水和物）ropivacaine（hydrochloride hydrate）

局所麻酔作用やその持続時間はブピバカインとほぼ同程度で，運動神経遮断作用，痙攣誘発作用や不整脈誘発作用は弱い．局所麻酔薬で最初の$S(-)$-エナンチオマーである．神経のNa^+

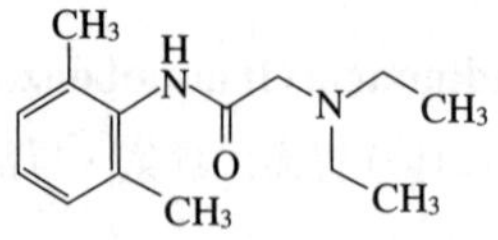

リドカイン

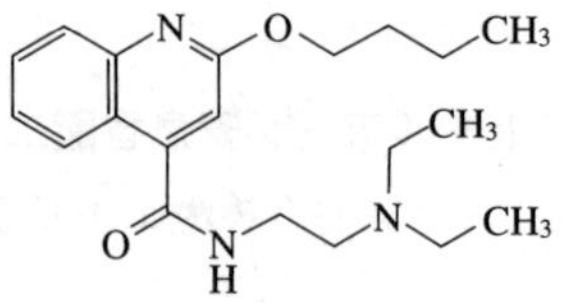

ジブカイン

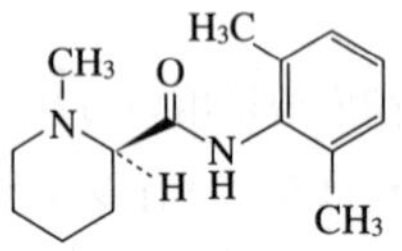

メピバカイン

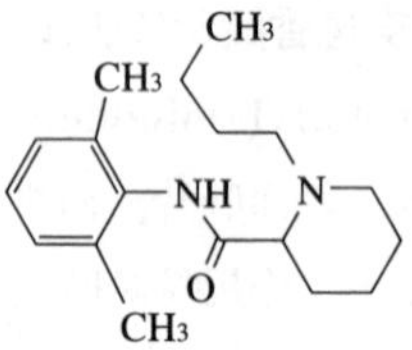

ブピバカイン

チャネルに対する選択性が高いために，ブピバカインよりも心毒性は弱い．術後鎮痛にも用いられる．ブピバカインよりも強い血管収縮作用があるとされ，アドレナリンを添加しても局所麻酔作用の持続は延長しない．主にCYP1A2で代謝されるので，この分子種を阻害する薬物との併用で血中濃度が上昇することがある．

f. プロピトカイン（塩酸塩）propitocaine（hydrochloride）

プリロカインともいう．効力はリドカインとほぼ同程度である．副作用として代謝物の*O*-トルイジンによるメトヘモグロビン血症が起こるため，単独製剤はなく，アドレナリンを配合した製剤やフェリプレシン felypressin を配合した製剤のみが，歯科あるいは口腔外科領域における浸潤麻酔もしくは伝達麻酔に用いられる．いずれの製剤もメトヘモグロビン血症のある患者には禁忌である．

g. 塩酸レボブピバカイン levobupivacaine hydrochloride

ブピバカインの*S*(−)-エナンチオマーである．ブピバカインと同様，長時間作用性局所麻酔剤に属し，硬膜外麻酔や術後鎮痛を目的として用いられる．効力はブピバカインと同程度である．

h. オキセサゼイン oxethazaine

表面麻酔作用はプロカインより4000倍強い．強酸性下でも活性があるので，食道炎，胃炎，胃・十二指腸潰瘍や過敏性大腸炎に伴う疼痛，酸症状，悪心・嘔吐，胃部不快感などに用いられる．表面麻酔のほか，ガストリン遊離抑制作用，胃酸分泌抑制作用や胃腸管運動抑制作用もある．

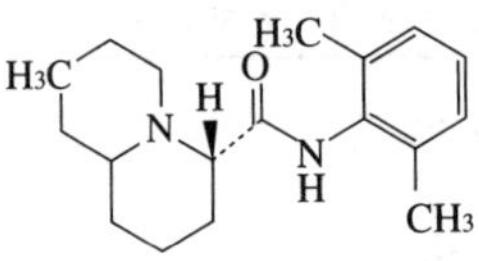

ロピバカイン

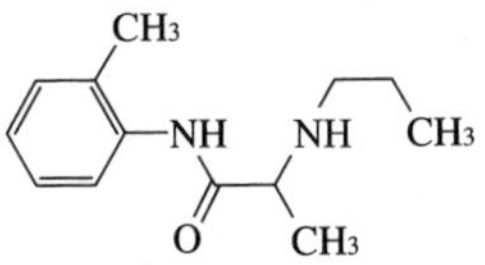

プロピトカイン

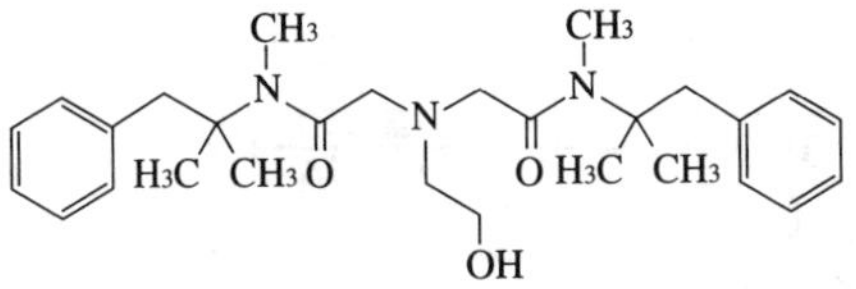

オキセサゼイン

3.1.5 ■ 局所麻酔薬の副作用

アナフィラキシーショックはエステル型のほうが起こしやすい．中枢神経症状として，低濃度では眠気，不安などがある．高濃度では振戦や痙攣などがみられ，ジアゼパムやチオペンタールなどで治療する．より高濃度では血圧低下，徐脈や不整脈などの循環器障害がみられる．

3.2 運動神経系に作用する薬物 —— 末梢性筋弛緩薬 ■

骨格筋を支配している運動神経の細胞体は脊髄前角にあり，ミエリン鞘をもつ有髄の軸索は脊髄前根を通ってシナプスを形成することなく骨格筋に至る．運動神経終末部は無髄で，分枝して多くの骨格筋線維との間に神経筋接合部 neuromuscular junction と呼ばれるシナプスを形成する．シナプス後膜の骨格筋側は終板 endplate と呼ばれ，ここにアセチルコリンのニコチン受容体（骨格筋型）が存在する．運動神経を伝導してきたインパルスは，神経伝達物質のアセチルコリンを介して骨格筋に伝えられ，最終的に骨格筋を収縮させる．インパルスが骨格筋を収縮させる過程のうち，アセチルコリンが放出されるまでを興奮-分泌連関 excitation-secretion coupling といい，それ以降を興奮-収縮連関 excitation-contraction coupling という．その詳細は次に示すようなものである（図 3.3）．

① 運動神経を伝導してきたインパルスが神経終末部に到達する．
② 神経終末部が脱分極し，終末部へ Ca^{2+} が流入する．
③ Ca^{2+} 流入が引き金となり，アセチルコリンが開口分泌 exocytosis によってシナプス間隙に放出される．

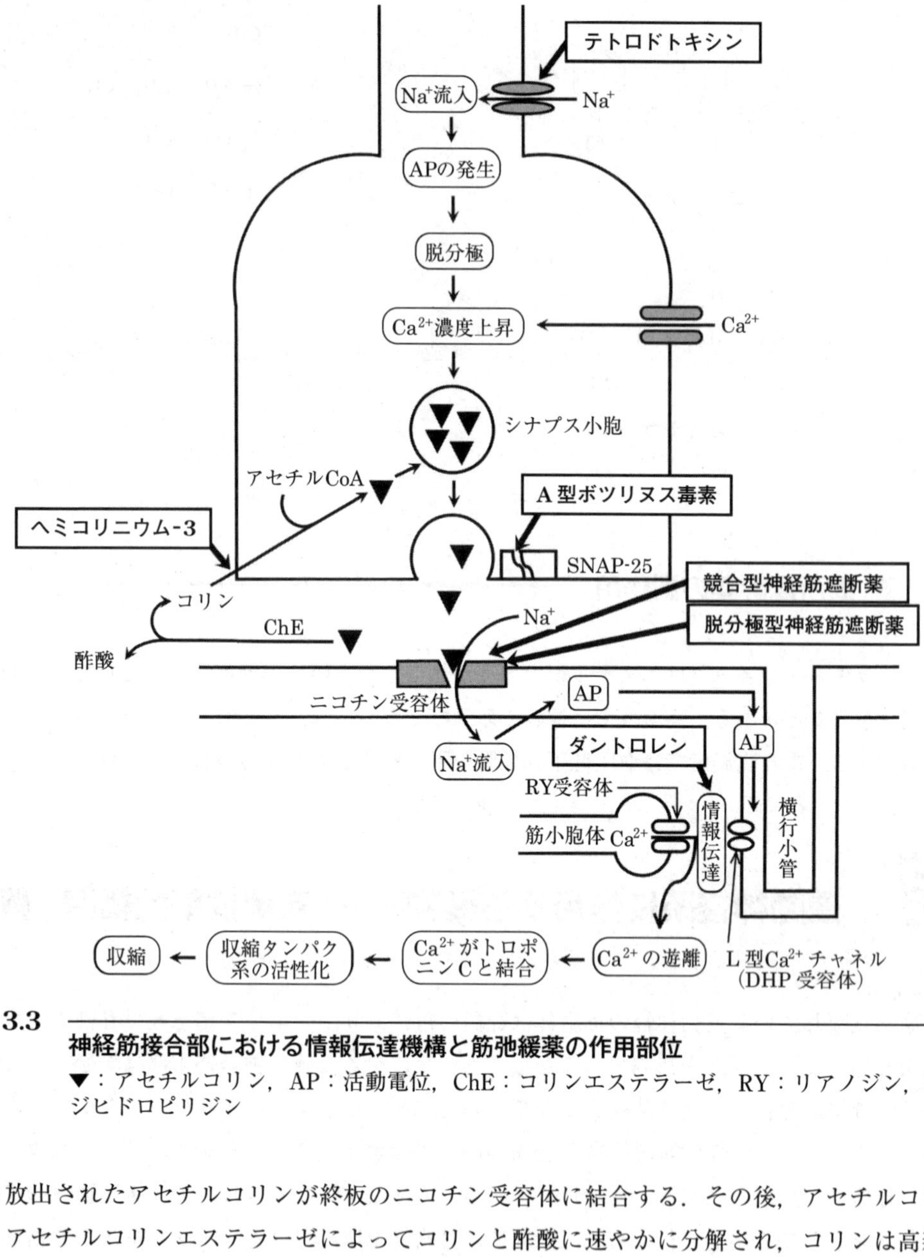

図 3.3
神経筋接合部における情報伝達機構と筋弛緩薬の作用部位
▼：アセチルコリン，AP：活動電位，ChE：コリンエステラーゼ，RY：リアノジン，DHP：ジヒドロピリジン

④ 放出されたアセチルコリンが終板のニコチン受容体に結合する．その後，アセチルコリンはアセチルコリンエステラーゼによってコリンと酢酸に速やかに分解され，コリンは高親和性コリントランスポーターを介して運動神経内に取り込まれ，アセチルコリンの合成の際に再利用される．

⑤ アセチルコリンがニコチン受容体に結合すると，受容体に内蔵されているイオンチャネルが開口し，骨格筋細胞内へ Na^+ が流入して終板電位 endplate potential と呼ばれる小さな脱分極が発生する．

⑥ この脱分極が閾値を超えると活動電位が発生する．

⑦ 活動電位が横行小管（T管）transverse tubule の奥深く伝導し，最深部に到達すると，それをL型 Ca^{2+} チャネル（ジヒドロピリジン受容体）が感知する．

⑧ L型 Ca^{2+} チャネルが感知した情報が，隣接する筋小胞体 sarcoplasmic reticulum に伝えられると，Ca^{2+} 放出チャネル（リアノジン受容体）が開口し，筋小胞体から Ca^{2+} が細胞内に遊離する．
⑨ 遊離した Ca^{2+} が Ca^{2+} 受容タンパクのトロポニンCに結合すると，収縮タンパクのアクチン・ミオシン系が活性化され，骨格筋が収縮する．

3.3 骨格筋弛緩薬

骨格筋を弛緩させる薬物には，主に神経筋接合部で興奮伝達を遮断する末梢性筋弛緩薬 peripherally acting muscle relaxants と脊髄の多シナプス反射および単シナプス反射を抑制する中枢性筋弛緩薬 centrally acting muscle relaxants がある（4.7 節を参照）．前者には神経筋遮断薬，シナプス後膜（骨格筋）に作用する薬物とシナプス前膜（運動神経終末）に作用する薬物がある．本節では末梢性筋弛緩薬について述べる．

3.3.1 神経筋遮断薬 neuromuscular blocking agents

神経筋接合部のシナプス後膜にあるアセチルコリンのニコチン受容体に結合して，運動神経からの刺激を遮断する薬物を神経筋遮断薬という．作用機序により，競合型と脱分極型に分類される．いずれも，運動神経の興奮や神経刺激による骨格筋の収縮を抑制するが，骨格筋を直接刺激した時の収縮は抑制しない．

1）競合型（非脱分極型）神経筋遮断薬 competitive（non-depolarizing）neuromuscular blocking agents

代表的なものがクラーレ curare であることから，クラーレ様薬物 curare-like drugs ともいう．競合型神経筋遮断薬は，終板のニコチン受容体に対する結合をアセチルコリンと競合してアセチルコリンの結合を妨げる．その結果，アセチルコリンによって生じる終板電位が小さくなって活動電位が発生しなくなり，骨格筋への興奮伝達が遮断されて骨格筋が弛緩する．このような機序のため，運動神経の強い興奮や強い神経刺激によってアセチルコリンの遊離量が増大したり，コリンエステラーゼ阻害薬によってアセチルコリンの分解が阻害されたりしてシナプス間隙のアセチルコリン濃度が上昇すると，競合型神経筋遮断薬の筋弛緩効果は減弱する．コリンエステラーゼ阻害薬は競合型神経筋遮断薬の解毒に用いられるが，分解を逃れたアセチルコリンがムスカリン受容体を刺激するので抗コリン薬を併用する．筋弛緩作用は骨格筋の部位により異なり，外眼筋，咽頭筋や指の筋肉などの小さく速く動く筋が最初に弛緩し，次いで四肢，頸部や体幹の筋が弛緩する．最後に，呼吸運動に関わっている横隔膜や肋間筋が弛緩する．回復は逆の順序で進み横隔膜の機能が最初に回復する．

a. ツボクラリン tubocurarine

現在，我が国では医薬品として発売されていないが，古典的な競合型神経筋遮断薬である．

ツボクラリンは4級アンモニウム構造を持つので，消化管からの吸収がきわめて悪く，内服しても無効である．静注すると肝臓で代謝される．血液脳関門を通過しないので中枢作用を示さず，血液胎盤関門も通過しない．これらの特性から，矢毒を用いて射止めた獲物を食べても筋弛緩を起こさず，胎児にも影響しない．筋弛緩作用を現すよりも高用量で自律神経節や副腎髄質のニコチン受容体も遮断する．肥満細胞から非アレルギー性にヒスタミンを遊離させるので，気管支攣縮，胃液や唾液の分泌を高める．ツボクラリンによる血圧低下は，遊離したヒスタミンの血管拡張作用と自律神経節や副腎髄質のニコチン受容体遮断作用によると考えられている．

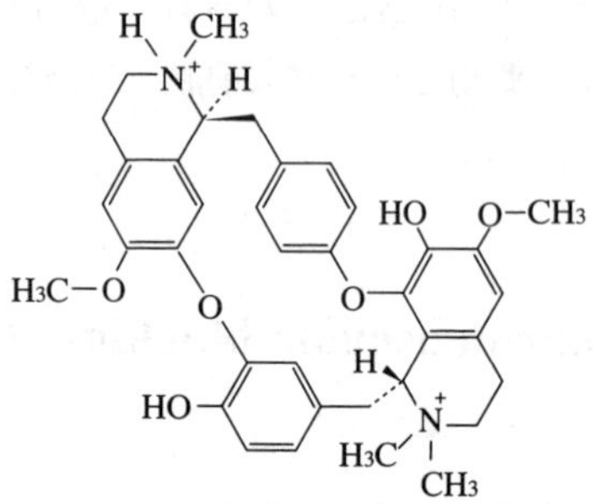

ツボクラリン

b. パンクロニウム（臭化物）pancuronium（bromide）

次に述べるベクロニウムとともに臨床で使用されている．ステロイド骨格をもつ4級アンモニウム化合物である．ツボクラリンに比べ，筋弛緩作用は約5倍強く，作用持続は60分前後と同程度である．自律神経節遮断作用はほとんどない．ヒスタミンをほとんど遊離させないが，気管支ぜんそく患者でぜんそく発作を起こすことがあるので，慎重投与である．ムスカリン受容体遮断作用に基づく頻脈が起こることがある．各科手術時の筋弛緩を目的に用いられるが，呼吸抑制を起こすのでガス麻酔器または人工呼吸器を用いて調節呼吸を行う．重症腎不全患者（尿中に排泄されるので）や重症筋無力症・筋無力症症候群患者（これらの患者では競合型神経筋遮断薬に対する感受性がきわめて高いので）には禁忌である．重大な副作用には，ショック，アナフィラキシー様症状，遅延性無呼吸や横紋筋融解症がある．イソフルランやセボフルランなどの全身麻酔薬やアミノグリコシド系抗生物質などはそれ自身筋弛緩作用があり，併用するとパンクロニウムの作用が増強される．

c. ベクロニウム（臭化物）vecuronium（bromide）

臭化パンクロニウムの2つの4級アンモニウムのうちの1つ（次ページに示す構造式の左側）からメチル基 CH_3 がとれた構造をしている．筋弛緩作用はパンクロニウムより約1.6倍，ツボクラリンより約 9.3 倍強いが，持続は短い．自律神経節遮断作用はほとんどない．ヒスタミン遊離作用はほとんどないが，気管支ぜんそく患者には慎重投与である．麻酔時や気管内挿管時の筋弛緩に繁用されている．重症腎不全患者に対して禁忌ではない．副作用，相互作用や使用上の注意はパンクロニウムと同様である．

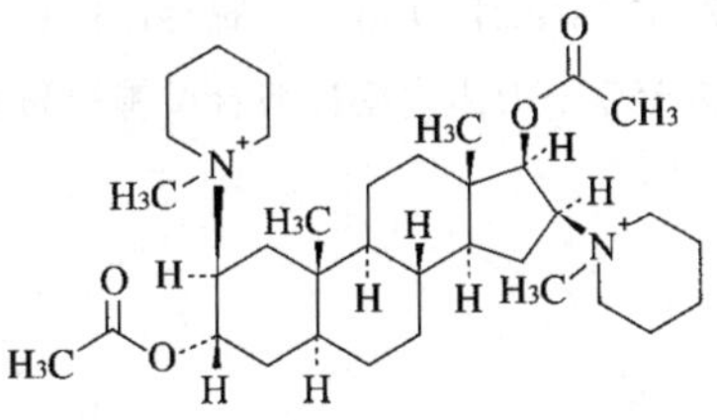

パンクロニウム

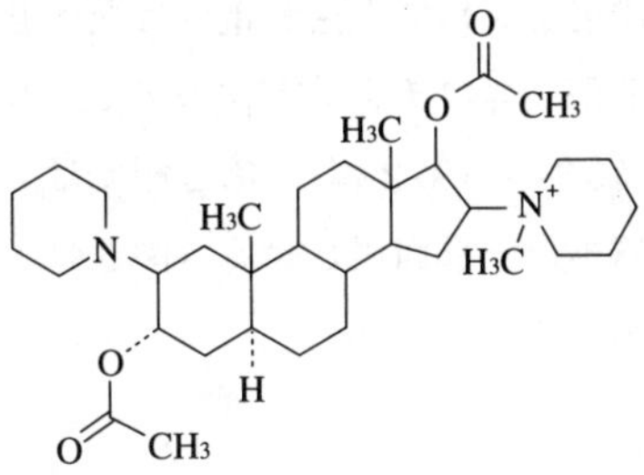

ベクロニウム

d. ロクロニウム（臭化物）rocuronium（bromide）

ステロイド骨格を持つ化合物であり，4 級アンモニウム構造である．作用はベクロニウムの約 5 倍で作用発現時間は約 2 倍早い（約 1 ～ 2 分）．作用持続時間は同じぐらいである．副作用や禁忌・慎重投与などの点についてはベクロニウムと同様である．

e. ガラミン gallamine

最初の合成筋弛緩薬であるが，臨床では使われていない．筋弛緩作用はツボクラリンより弱い．自律神経節遮断作用やヒスタミン遊離作用は弱い．

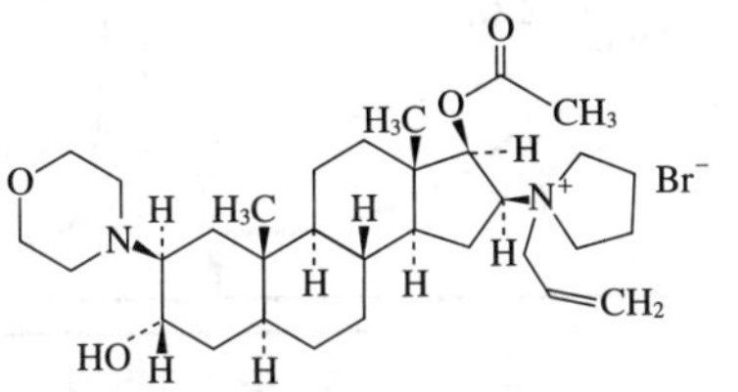

ロクロニウム

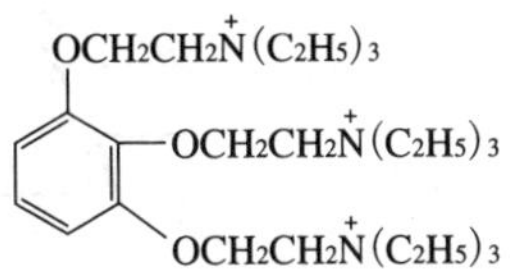

ガラミン

f. その他の非脱分極型神経筋遮断薬

ピペクロニウム pipecuronium，ミバクリウム mivacurium，アトラクリウム atracurium，シスアトラクリウム cisatracurium，ラパクロニウム rapacuronium は海外で使用されているが，本邦では現在使用されていない．

2）脱分極型神経筋遮断薬

ニコチン受容体に結合して終板電位を発生（脱分極）させて 1 回だけ活動電位を生じさせる（この結果，一過性の線維束性攣縮を起こす）が，脱分極型神経筋遮断薬の分解がアセチルコリンより遅いので，終板電位が持続する．終板の膜電位が静止レベルに戻らなければ，Na^+チャネルは不活性状態のままであるので，たとえ神経の興奮によってアセチルコリンが放出されたとしてもNa^+チャネルは開口せず活動電位が発生しない．したがって，興奮伝達が遮断されることになり筋は弛緩する(第1相)．第1相では，コリンエステラーゼ阻害薬を投与してシナプス間隙のアセチルコリン濃度を高めても活動電位は発生せず拮抗は見られない．その後，膜電位が静止レベルに徐々に戻るが，ニコチン受容体のアセチルコリンに対する感受性が低下（脱感作）し，興奮伝達の遮断が持続する(第2相)．第2相では，コリンエステラーゼ阻害薬は競合型神経筋遮断薬と類似して，収縮を一部回復させる（図3.4)．

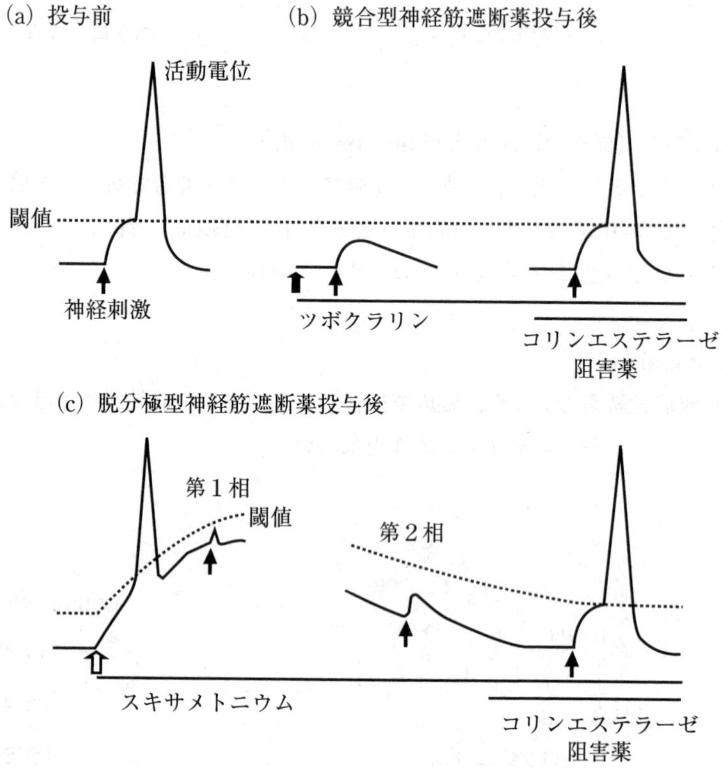

図 3.4
神経刺激に対するツボクラリンとスキサメトニウムの作用ならびに両薬物の効果に及ぼすコリンエステラーゼ阻害薬の影響
（竹内幸一他編（2005）薬理学—医薬品の作用—，p.89，図2.19，廣川書店を改変）

a. スキサメトニウム（塩化物水和物）suxamethonium（chloride hydrate）

サクシニルコリン succinylcholine とも呼ばれ，アセチルコリンが2個結合した構造をしている．臨床で用いられている唯一の脱分極型神経筋遮断薬で，麻酔時の筋弛緩や気管内挿管時・骨折脱臼の整復時・咽頭痙攣の筋弛緩などを目的に使用されるが，使用頻度は急速に低下している．反復投与によってタキフィラキシーを起こしやすい．経口吸収が悪く，主に静注される．作用発現は早いが，持続は5分と短い．ヒスタミン遊離作用は弱い．常用量で神経節遮断作用はなく，むしろ副交感神経節刺激作用による徐脈，あるいは交感神経節刺激による高血圧・頻脈がみられる．過量投与時には，特異的な解毒薬はないので人工呼吸を施す必要がある．スキサメトニウムは血漿コリンエステラーゼで速やかに分解され，最終的にコリンとコハク酸になる．したがって，コリンエステラーゼ阻害薬はスキサメトニウムの筋弛緩作用を増強するので併用禁忌である．先天的に血漿コリンエステラーゼ活性不全のヒトは無呼吸を起こすので注意が必要である．重大な副作用としてショック，悪性高熱症，気管支痙攣・遅延性無呼吸，心停止，呼吸抑制や横紋筋融解症がある．外眼筋を持続的に収縮させて眼圧を上昇させるので緑内障には原則禁忌である．持続性脱分極によって筋線維から K^+ が流出し高カリウム血症を来たす．このような状況下ではジギタリスによって重篤な不整脈が起こりやすいので原則併用禁忌である．

b. デカメトニウム decamethonium

ツボクラリンの構造を基に合成された．化学構造の N^+-N^+ 間の距離をツボクラリンと同じ 14 Å とし，その間に 10 個の炭素があるので C_{10} とも呼ばれる．炭素数が 6 個のものはヘキサメトニウム（C_6）で主に自律神経節のニコチン受容体を遮断するが，C_{10} は主に神経筋接合部のニコチン受容体を遮断する．筋弛緩作用はツボクラリンより 5 倍程度強いが，持続は短く，ヒスタミン遊離作用や遮断作用は弱い．臨床では使用されていない．

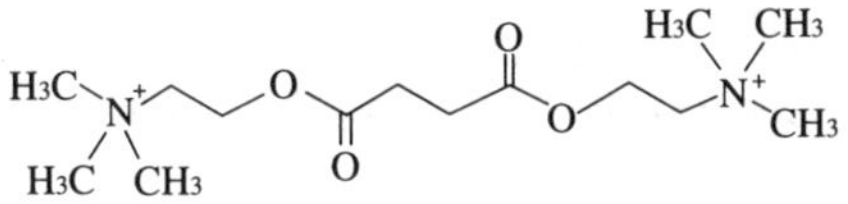

スキサメトニウム

$(CH_3)_3N^+(CH_2)_{10}N^+(CH_3)_3$

デカメトニウム

3）その他の神経筋接合部遮断薬

α-ブンガロトキシン α-bungarotoxin は台湾アマガサヘビ *Bungarus multicinctus* の毒液から得られるポリペプチド構造を有する毒素である．主な毒素には α-ブンガロトキシンと β-ブンガロトキシンがある．前者はニコチン受容体（骨格筋型および α7 型）を非可逆的に結合し，神経筋伝達を遮断する．後者はホスホリパーゼ A_2 活性を持ち，運動神経終末からのアセチルコリン遊離を阻害する．いずれも医薬品ではない．

3.3.2 ■ シナプス後膜（骨格筋）に作用する薬物

1）ダントロレンナトリウム（水和物）dantrolene sodium（hydrate）

横行小管の脱分極性信号がリアノジン受容体に伝達される過程を遮断することによって，筋小胞体からのリアノジン受容体を介した Ca^{2+} 遊離を抑制する．したがって，アセチルコリンによる活動電位発生には影響せず，興奮－収縮連関を抑制して骨格筋を弛緩させる．心筋と平滑筋の弛緩作用は弱い．脳血管障害後遺症などに伴う痙性麻痺に用いられる．また，ハロタン，スキサメトニウムやリドカインなどによる悪性高熱症および統合失調症やうつ病治療薬などによる悪性症候群は筋小胞体からのCa^{2+}遊離亢進が主因と考えられており，これらの副作用の治療にも用いられる．

2）リアノジン ryanodine

植物アルカロイドで，筋小胞体膜のリアノジン受容体が開いたときに結合して，開いたままの状態にするので，筋小胞体に貯蔵されているCa^{2+}が枯渇する．医薬品でなく，薬理実験に使用される．

3）カフェイン（水和物）caffeine（hydrate）

摘出器官に高濃度を適用すると，筋小胞体からのCa^{2+}を遊離させて収縮を引き起こす作用があり，薬理実験に使用される．

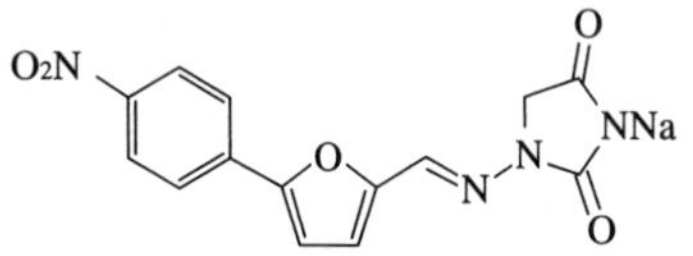

ダントロレンナトリウム

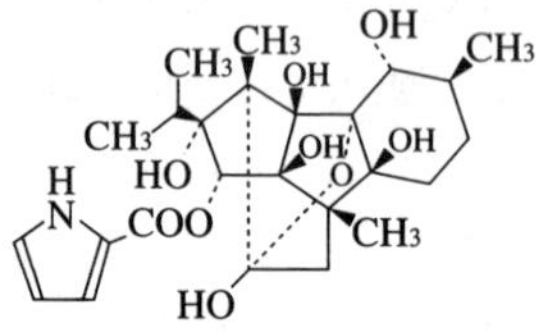

リアノジン

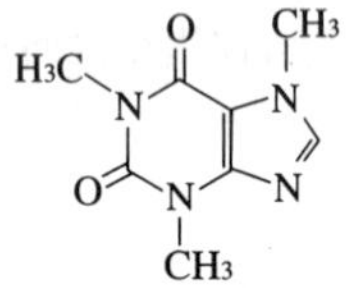

カフェイン

3.3.3 ■ 運動神経線維およびシナプス前膜（運動神経終末）に作用する薬物

1）テトロドトキシン tetrodotoxin

フグ中毒の原因物質である．神経線維のNa^+チャネルに，局所麻酔薬とは異なり，細胞膜の外側から結合してそれを遮断し，神経の興奮伝導を阻止する．その結果，神経伝達物質の遊離が抑制される．神経，筋肉を問わず，Na^+チャネル開口によって活動電位が発生する興奮性膜の興奮を抑制する．フグ中毒では，骨格筋である呼吸筋（横隔膜や肋間筋など）が弛緩し呼吸麻痺により死亡する．

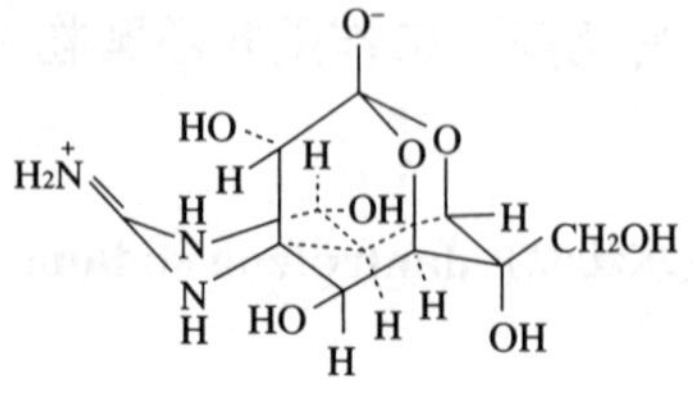

テトロドトキシン

2) A 型ボツリヌス毒素 botulinum toxin type A

ボツリヌス中毒の原因菌の 1 つである A 型ボツリヌス菌が産生する毒素である．毒素は運動神経終末の受容体に結合した後，エンドサイトーシスにより神経細胞内に取り込まれる．その後，神経終末の細胞膜に局在し，アセチルコリンの開口分泌に関与している膜タンパク（SNAP-25）を切断することで，アセチルコリンの遊離を阻害して骨格筋を弛緩させる．眼瞼痙攣，片側顔面痙攣と痙性斜頸に用いられる．神経筋伝達を阻害された神経は軸索側部からの神経枝新生によって数か月後に再開するので，毒素の効果は通常 3 ～ 4 か月後に消失する．

3) マグネシウム塩 magnesium

Mg^{2+} は生体内で Ca^{2+} の機能に拮抗する作用をもつ．この場合，アセチルコリン遊離に必要な運動神経終末部への Ca^{2+} 流入を抑制して神経筋伝達を阻害する．アミノ配糖体系抗生物質の副作用の 1 つである筋弛緩作用も神経終末部への Ca^{2+} 流入抑制によるとされている．

4) ヘミコリニウム-3　hemicholinium-3

アセチルコリンの前駆物質であるコリンの神経終末部への取込みに関与する高親和性コリントランスポーターを阻害して，コリンの神経細胞内への取込みを抑制する．その結果，アセチルコリンの生合成を抑制する．医薬品ではない．

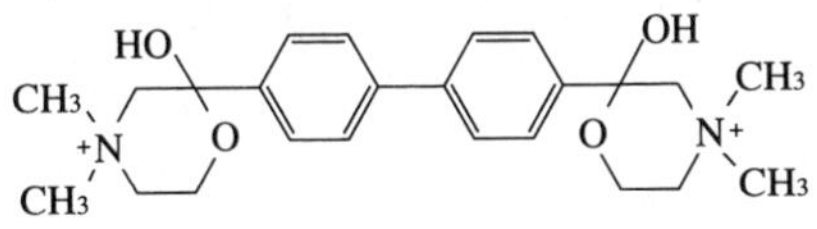

ヘミコリニウム-3

第4章 中枢神経系に作用する薬物

4.1 中枢神経系

中枢神経系 central nervous system（CNS）は，大脳，小脳，脳幹（間脳，中脳，橋，延髄），脊髄からなる（図4.1）．各部位には細胞体と神経線維（軸索，樹状突起）からなる神経細胞（ニュ

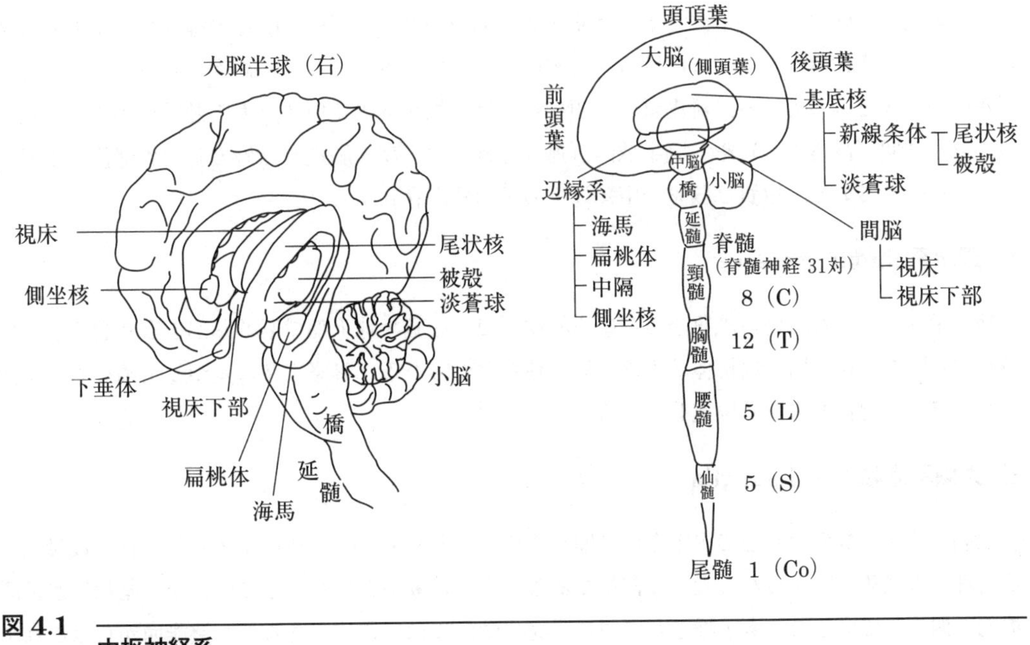

図4.1 中枢神経系

ーロン neuron）が存在し，シナプス連絡を介して相互に密接に関連しあっている．さらに，神経細胞をとりまくグリア細胞（アストロサイト，オリゴデンドロサイト，ミクログリア）が，正常な機能を維持する上で重要な働きをしている．中枢神経系は脳脊髄液，血管および3重の脳脊髄膜（内側から軟膜，クモ膜，硬膜）で包まれ，さらに全体が骨でおおわれて保護されている．脳幹と脊髄から各々出入りする12対の脳神経と31対の脊髄神経を介して，体内諸部位と連絡している．これには入力神経である知覚（感覚）神経と出力神経である運動神経および自律神経が含まれる．

中枢神経系の神経細胞はグルコースをエネルギー源として用いており，酸素とともに血液中から摂取している．血液は内頸動脈と椎骨動脈で腹側より脳に達し，毛細血管を経て背側（表面）から主に内頸静脈に出て心臓に戻る．脳内毛細血管からの物質の取込みには，血液脳関門 blood-brain barrier が存在し，取り込まれる物質を制限している．しかし，胎児の脳では未発達のため，母体の血液中のさまざまな物質が脳内に移行する．また，脳内の一部，例えば視床下部内側隆起や最後野，第4脳室底には関門がなく，自由な物質交換が行われている．

4.1.1 ■ 大脳 cerebrum

1）大脳皮質 cerebral cortex

大脳は左右の大脳半球（終脳 telencephalon），辺縁系，大脳基底核からなる．大脳半球は，さらに前頭葉，頭頂葉，側頭葉，後頭葉に分けられ，記憶・学習・思考・創造・意志などの高次の脳機能，運動，体性感覚，聴覚，言語，視覚などの機能を担っている．大脳表面は神経細胞体が蜜に集まる灰白色の薄い層（約2～3 mm）である大脳皮質でおおわれており，発生学的に新しいため新皮質と呼ばれている．ヒトでは新皮質の発達が著しく，約140億の神経細胞が多くの深い溝によって表面積が約3倍に広げられた中に存在している．とりわけ高次の脳機能を担う連合野がその2/3を占めている．新皮質の内側には神経線維が集まる白質（大脳髄質）があり，左右の大脳半球間（高連線維）や大脳半球内（連合線維）および大脳皮質以外の脳内各部位（投射線維）と連絡している．白質と脳室の中に以下の灰白質が存在する．

2）辺縁系 limbic system

発生学的にも最も古い古皮質ならびに原始皮質で，大脳半球下部で脳幹基部を取り巻くように散在する海馬，歯状回，扁桃体，中隔，側坐核などからなる．喜怒哀楽に基づく情動や本能に関与するほか，記憶とも深く関連している．

3）大脳基底核 basal ganglia

大脳半球の白質の中心部で視床を取り囲むように位置しており，新線条体（尾状核，被殻）と淡蒼球（古線条体）からなる大きな部位である．主に運動制御に関与しているが，尾状核が言語機能と関連していることも示唆されている．発生学的には扁桃体を含むが，機能面からはこれを除いて脳幹の視床下核や黒質を含めることが多い.

4.1.2 ■ 小脳 cerebellum

運動の微調節，姿勢の調節，平衡機能等に関与し，運動に関する記憶と前向き（予測）制御を行っている.

4.1.3 ■ 脳幹 brain stem

1）間脳 diencephalon

視床および視床下部からなる．大脳基底核に包まれるように位置する視床には，嗅覚の一部を除くすべての感覚情報が集まり，これを大脳皮質各部位に伝えている．また，脳内各部位と多くのシナプス連絡をもち，睡眠・覚醒リズムにおける大脳皮質の機能も調節している．視床下部には自律神経の高位中枢，摂食・飲水や性欲の中枢，体温調節中枢などが存在する．また，下垂体前葉に対して血管を介して刺激ホルモンを送り，下垂体後葉に対しては神経連絡により各種下垂体ホルモンを分泌させる.

2）中脳 mesencephalon

上行性および下行性神経線維の通路となるとともに，上部には上丘，下丘の四丘体（中脳蓋），下部には大脳脚があり，中心灰白質，赤核，黒質，腹側被蓋野などの神経核が分布し，これらの神経線維が脳内各部位に投射している．また，中脳から延髄にかけて，神経線維束と小さい神経核が密な神経網を形成する脳幹網様体 brain stem reticular formation が存在する．上行性および下行性神経路からの入力を受けるが，特に知覚神経路側枝から刺激入力を受けて視床等に伝え，意識水準の調節に関与している.

3）橋・延髄

橋 pons にはノルアドレナリン性神経細胞が集まる青斑や小脳と運動系を結ぶ前庭神経核などがあり，また顔面神経が出入りしている．延髄 medulla oblongata は脊髄に続く部位であり，上行性および下行性神経路の通路となっているほか，迷走神経が出入りし，生命の維持に必要な呼吸中枢，血管運動中枢，心臓調節中枢や咳，嘔吐，嚥下などの反射中枢が存在している．正中線に沿ってセロトニン性神経細胞が集まる縫線核があり，また腹側の錐体を皮質脊髄路である錐体路が通っている.

4.1.4 ■ 脊髄 spinal cord

上から頸髄，胸髄，腰髄，仙髄，尾髄からなり．31 対の脊髄神経，すなわち一次求心性線維（知覚神経）と運動神経が出入りしている．脊髄は終脳とは逆に中心部に神経細胞が集まる灰白質があり，神経線維が走る白質がこれを取り巻いている．知覚神経の細胞体は脊髄の外，脊椎（背骨）壁にある後根神経節にあり，末梢枝（樹状突起に相当）と中枢枝（軸索に相当）をもっている．その中枢枝は脊髄背側部（後根）から入って灰白質背側（後角）で介在神経や運動神経樹状突起にシナプス連絡をする．運動神経細胞体は灰白質腹側（前角）に局在し，その軸索は前根となって脊髄から出る．知覚情報は，単シナプス性または多シナプス性に運動神経に伝えられて脊髄反射を形成するほか，上位中枢に伝えられる．

4.1.5 ■ 中枢神経系における薬物の作用

中枢神経系に対する薬物の作用様式を理解するためには，まず第一に，上に述べた脳内各部位の機能を把握しておくことが必要である．さらに，脳内各部位の神経細胞がシナプス連絡を介して他の部位と相互に密接に関連しあい，全体として生命維持から高度な精神活動まで多彩な機能を担っていることも忘れてはいけない．

中枢神経系に作用する薬物は，神経伝達物質の動態に影響を及ぼしたり，その受容体に作用するものがほとんどである．受容体には機能が異なるサブタイプ（アドレナリンのα_1受容体やβ_2受容体等）も存在する．中枢神経系の神経伝達物質あるいは伝達調節物質としては，興奮性神経伝達物質であるグルタミン酸や抑制性神経伝達物質であるγ-アミノ酪酸およびグリシン等のアミノ酸，アセチルコリン，ノルアドレナリン，ドパミン，セロトニン等のアミン類，エンケファリン，サブスタンスP等のペプチド類が知られている．また，一酸化窒素や硫化水素のような気体分子も働いていることが報告されている．神経伝達物質の分布，関係する受容体の種類や機能を把握することが，作用機序と薬物治療を考える上で重要となる．

中枢神経系疾患の大半は発症原因が不明である．原因は不明でも病気の進行状態，病態像が徐々に明らかにされ，対症療法ながら症状を改善させる薬物が用いられている疾患もあるが，有効な治療法が見いだされていないものも多い．また，古くからの経験に基づいて用いられている治療薬もあり，現在臨床で使用されている薬物の作用機序がすべて明らかにされているわけではない．体内での薬物代謝や薬物併用の問題なども薬物の作用の理解を複雑にしている．薬物依存性や耐性を示す薬物も多く，注意が必要である．

中枢神経系疾患治療薬の有害作用は中枢神経系内にとどまらず，自律神経系や各末梢臓器にも及び，それがまた主疾患の状態を増悪させる場合もみられる．一方，中枢神経系疾患ではない疾病の治療に用いられる薬物が，中枢神経系に障害を及ぼす例も多いので，薬物作用の総合的な理解が必要である．

4.2 全身麻酔薬

中枢神経系の機能を可逆的に抑制して知覚麻痺とともに意識を消失させる薬物で，主として外科手術のための麻酔に用いられる．吸入麻酔薬と静脈麻酔薬に分けられる．

4.2.1 吸入麻酔の経過

吸入麻酔薬を投与すると，脳組織内濃度の増加に伴って通常は不規則な下行性，すなわち大脳皮質→間脳・中脳・小脳→脊髄→延髄の順に抑制される．麻酔作用には，特に上行性網様体賦活系（図 4.2）がある中脳網様体の抑制が重要であると考えられている．エーテル（diethyl ether）麻酔の時間的経過は表 4.1 のようになるが，薬物により抑制順序や現れる徴候は必ずしも一様ではない．エーテルは，血液中に溶解しやすく脳内ガス分圧が上がりにくいため，第Ⅰ期と第Ⅱ期が比較的長い．現在使用されている吸入麻酔薬では，第Ⅰ期は認めにくく，第Ⅱ期は不十分な量での麻酔時にみられる程度である．したがって，瞬き反射（まつ毛に軽く触れると瞬きする）の消失と，腹式呼吸を含む深い規則的な呼吸の発現が手術期の指標となる．

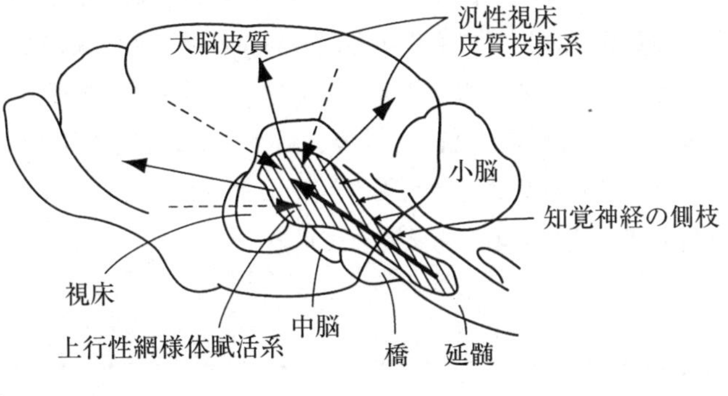

図 4.2
脳幹網様体賦活系

表 4.1 エーテル麻酔の時間的経過

第Ⅰ期（無痛期，誘導期）	痛覚鈍麻．意識混濁．瞳孔不変．随意運動可能．呼吸抑制なし．
第Ⅱ期（発揚期，興奮期）	意識消失．上位中枢からの抑制解除による見かけ上の興奮（瞳孔散大，眼球運動や筋緊張・反射の亢進，不規則呼吸，血圧上昇，頻脈等）．瞬き反射消失．
第Ⅲ期（手術期）	延髄以外の中枢神経系が全般的に抑制される．4 相に分かれ，第 1 〜 3 相が外科的手術に適する．
第 1 相	四肢の筋弛緩．瞳孔縮小．眼瞼反射，結膜反射，後咽頭反射の消失．呼吸は深く規則的．
第 2 相	咬筋，腹壁筋，肛門括約筋の弛緩．瞳孔やや拡大．眼球固定．喉頭反射，嚥下反射，嘔吐反射の消失．呼吸は規則的で腹式呼吸への移行が始まる．
第 3 相	すべての骨格筋が弛緩．肋間筋抑制に伴う胸式呼吸の減弱．瞳孔さらに拡大．頻脈．血圧下降．末梢血管拡張．
第 4 相	呼吸は腹式で浅く弱い．瞳孔散大．
第Ⅳ期（中毒期，呼吸麻痺期）	瞳孔散大．骨格筋の極度の弛緩．すべての反射消失．血圧下降顕著．延髄機能が抑制され，呼吸中枢抑制により呼吸麻痺で死に至る．

4.2.2 ■ 吸入麻酔薬の作用機序

従来より，中枢神経細胞の脂質二重膜への非特異的結合の結果，細胞膜に存在する Na^+ チャネルをはじめとするイオンチャネルの開閉が阻害されて興奮性抑制作用を示すという仮説が提唱されている．しかし，分配係数が同じでも作用力価の異なる吸入麻酔薬が見いだされている．また，各種電位依存性イオンチャネルの選択的抑制や促進，グルタミン酸受容体やアセチルコリン受容体の機能抑制，γ-アミノ酪酸の $GABA_A$ 受容体やグリシン受容体の機能促進，プロテインキナーゼＣ活性阻害などの作用が報告されており，特にグルタミン酸受容体機能抑制と $GABA_A$ 受容体機能促進が麻酔効果と関連すると考えられている．

4.2.3 ■ 吸入麻酔薬

気体として吸入されて肺胞から拡散により肺毛細血管中に移行し，体内各部位に分布する．麻酔導入速度は，脳内でのガス分圧増加速度に依存する．麻酔作用は，最小肺胞内濃度（v/v% minimum alveolar concentration；MAC：切開などの痛み刺激に対し 50％のヒトや動物で屈曲反射などの逃避反応を抑制する肺胞内濃度）が低いほど強い．吸入中止後，ほとんどは変化せずに呼気中などに排出される．麻酔深度の調節が比較的容易で，長時間ほぼ一定に保つことが可能である．エーテルと亜酸化窒素を除く多くの吸入麻酔薬で，副作用として悪性高熱症がみられることがある．悪性高熱症は，急速に体温が上昇し，筋硬直や交感神経興奮症状などが生じて死亡するもので，ハロタン等の吸入麻酔薬やスキサメトニウム（塩化物水和物），リドカインなどによ

り筋小胞体からの Ca^{2+} 放出が過剰になって生じる．治療にはダントロレンの静脈内投与が用いられる．

1）ハロタン halothane

1956年から使用されている．常温では揮発性の液体で蒸気は非刺激性で引火性はない．麻酔作用は強く（MACは0.78），導入・覚醒も速やかである．鎮痛，骨格筋弛緩作用は弱いが，子宮筋弛緩作用を示す．気道粘膜刺激作用は弱い．通常，亜酸化窒素と酸素の混合ガスに混入して適用する．心筋直接作用により用量依存的に血圧下降を起こし，これが麻酔深度の目安となる．不整脈を生じやすく，また心筋のカテコールアミン感受性を亢進する．早くから呼吸抑制がみられる．瞳孔散大はみられない．約20％が肝で代謝されるが，代謝産物が直接および細胞高分子との結合で抗原性をもち，肝障害を引き起こす．短期間に繰り返し使用した場合に発生率が上昇する．

2）イソフルラン isoflurane

イソフルランは，MACが1.4で循環系への副作用が弱く，脳波上に発作波は生じず，内臓毒性も低い．咳はみられるが気道分泌は促進しない．0.2％しか代謝されず肝毒性はほとんどみられない．呼吸抑制はあるが安全性は最も高い．

3）セボフルラン sevoflurane

MACは1.71で，導入・覚醒はより速い．脳波上に発作波はみられない．呼吸器・循環器系への副作用はハロタンに比べて軽微だが，横紋筋融解症がみられることがある．2％程度が代謝されて無機フッ素を生じるが，通常使用量では毒性レベルに達しないため肝毒性はほとんどみられない．

4）エーテル（麻酔用エーテル）

麻酔力（MACは1.9）に比べて毒性が低く，1846年から用いられて歴史的には重要な麻酔薬である．しかし，引火性が強く危険であり，新しい麻酔薬がつくられたこともあって現在ではあまり用いられない．過酸化物が生成されて気道を刺激したりクラーレ様の神経筋伝達遮断作用をもつが，循環系への副作用は少なく，心筋カテコールアミン感受性も亢進しない．

5）亜酸化窒素（笑気）nitrous oxide

亜酸化窒素は，単独では麻酔力が弱く（MACは100以上）第Ⅲ期第1相までしか導入できないので安全性は高い．高濃度が必要なため酸素不足になりやすいので，通常，酸素1に対して4の割合で混合して用いられる．心血管・呼吸系にほとんど影響しない．麻酔導入・覚醒が速やかなうえに，揮発性のないガス体で不燃性であるため，現在も麻酔導入薬あるいは併用薬として他の吸入麻酔薬とともに用いられている．

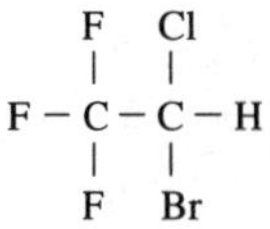

ハロタン

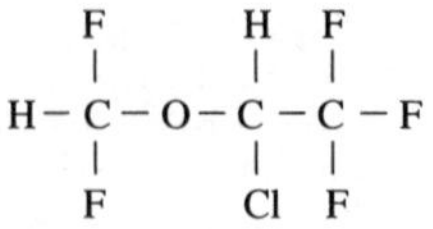

イソフルラン

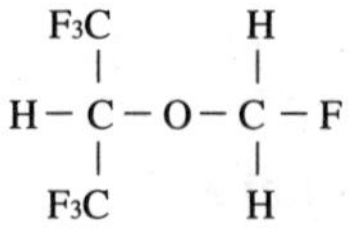

セボフルラン

$C_2H_5 - O - C_2H_5$

エーテル

N_2O

亜酸化窒素

4.2.4 ■ 静脈麻酔薬

静脈麻酔薬は，特別な器具を必要とせずに速やかに全身麻酔状態が得られるため，短時間の手術に使用されることがある．しかし，麻酔深度の調節が難しく，わずかの増量や注射速度に応じて心筋や呼吸中枢の抑制，アナフィラキシーを生じる．このため，主に麻酔導入薬として用いられている．超短時間型バルビツール酸系薬のチオペンタールナトリウム thiopental sodium，チアミラールナトリウム thiamylal sodium を静脈内注射する．速やかに意識が消失し，15 ～ 30 分で覚醒する．

ケタミン ketamine は解離性麻酔薬で，大脳皮質を抑制して脳波を徐波化するのに対して辺縁系は興奮させて覚醒波を示す．静脈内または筋肉内注射で用いられ，主として体表面の疼痛に対する鎮痛作用を示す．作用発現は速やかで持続時間は短い．グルタミン酸 NMDA 受容体を非競合的に遮断する．動物の麻酔に利用されるが，精神異常発現薬フェンシクリジンの誘導体で幻覚・妄想などを引き起こすため薬物乱用が問題となり，2007 年 1 月から麻薬に指定されている．

プロポフォール propofol はイソプロピルフェノール系薬で，非水溶性のため懸濁剤として静脈内投与する．速効性（約 1 分）で，肝で速やかに代謝されるため持続時間は短く覚醒も早い（約 5 分）．点滴持続注入により長時間安定した麻酔維持が可能となる．$GABA_A$ 受容体が内蔵する Cl^- チャネル開口を促進すると考えられている．血圧低下，アドレナリン感受性増強による心室性不整脈，気管支痙攣，横紋筋融解症，悪性高熱類似症状がみられることがある．妊産婦や小児には禁忌．レミフェンタニル remifentanil は，オピオイド μ 受容体刺激薬の麻薬性鎮痛薬である．作用発現は 1 分以内で，エステラーゼで速やかに代謝されるため超短時間作用型である．繰り返し投与でも体内に蓄積しにくく，全身麻酔薬と併用して全身麻酔の導入，維持期の鎮痛に用いられる．

ある程度の意識を保った鎮静・無痛状態が診断や治療のために必要な場合には，神経遮断性鎮痛が行われる．これには，短時間作用型麻薬性鎮痛薬のフェンタニル fentanyl とドパミン D_2 受容体遮断作用をもつブチロフェノン系神経遮断薬で強い鎮静作用を示すドロペリドール droperidol などが併用される．フェンタニルの代わりに拮抗性鎮痛薬（非麻薬性鎮痛薬）のペンタゾシン pentazocine，ドロペリドールの代わりに超短時間作用型で水溶性のベンゾジアゼピン系薬であるミダゾラム midazolam も用いられる．このほか，血中半減期が短く体内蓄積が少ないプロポフォールとフェンタニル（クエン酸塩）および末梢性筋弛緩薬ベクロニウムを組み合わせた全静脈麻酔も行われている．

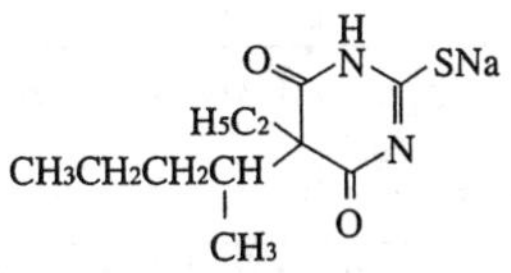

チオペンタールナトリウム

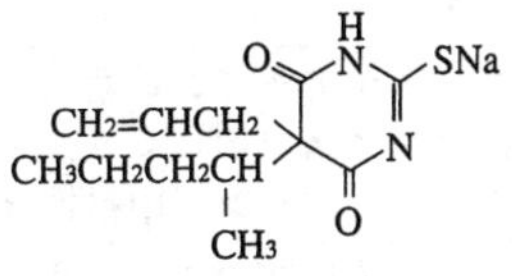

チアミラールナトリウム

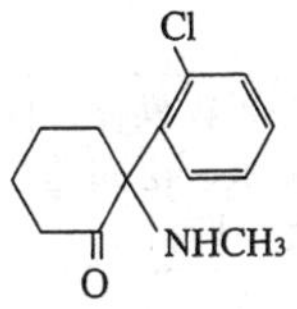

ケタミン

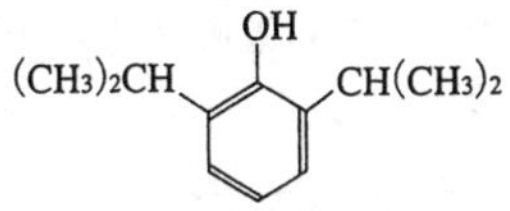

プロポフォール

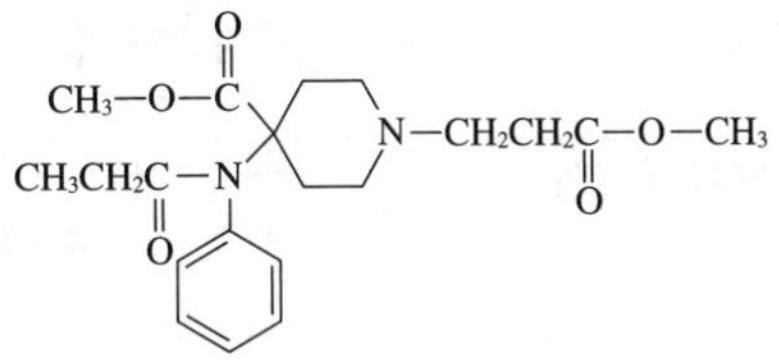

レミフェンタニル

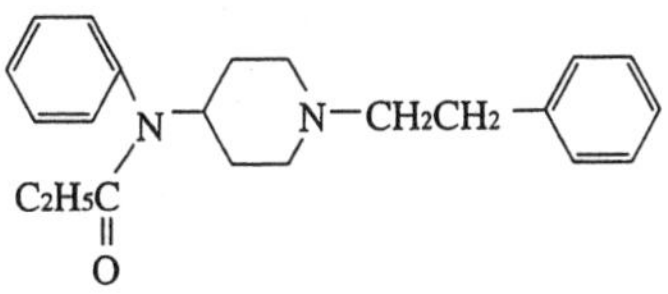

フェンタニル

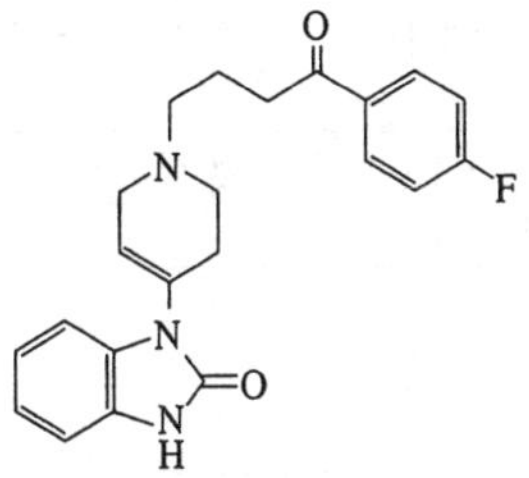

ドロペリドール

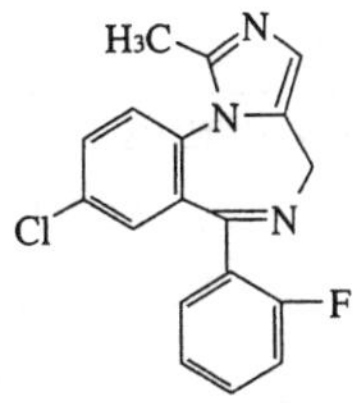

ミダゾラム

4.2.5 ■ 麻酔補助薬（麻酔前投与）

全身麻酔を安全に導入し，手術のために安定した状態を確保する目的で，表 4.2 に示すような薬物が麻酔前，麻酔中または麻酔後に麻酔薬の補助として用いられる．これらの麻酔補助薬にはおのおのの有害作用があるため，使用の際には注意が必要である．

4.3 アルコール類

脂肪族アルコール類 aliphatic alcohols は一般に催眠作用を示す．その作用強度は分子量によって変動し，*n*-アルコールの系では，炭素（C）数 6 ～ 8 個のものが最も強力であり，C 数の減少または増加とともに作用強度は低下する．同じ C 数では側鎖をもつものが作用は強く，1 級，2 級，3 級の順に強まる．また，同じ C 数の場合，不飽和アルコールは飽和のものより強力である．

表 4.2 麻酔補助薬の種類

用　途	薬　物	備　考
麻酔導入 (基礎麻酔)	チオペンタール，チアミラール，ミダゾラム，ケタミン，プロポフォール等	発揚期を短縮
抗不安，鎮静	ベンゾジアゼピン系薬 鎮静にはスコポラミン，ドロペリドール，デクスメデトミジン（中枢性α_2受容体刺激薬）等	手術に対する不安の除去
鎮痛	麻薬性鎮痛薬のモルヒネ，ペチジン，フェンタニル，レミフェンタニル等	痛覚閾値を上げて鎮痛作用を補助
骨格筋弛緩	末梢性筋弛緩薬のパンクロニウム，ベクロニウム，スキサメトニウム等	筋弛緩作用を補い麻酔薬の量を減少
気道分泌の抑制	ムスカリン性アセチルコリン受容体遮断薬のアトロピン，スコポラミン等	吸入麻酔薬や手術操作に伴う気道粘膜や唾液分泌亢進の抑制，咳や嘔吐の抑制
制吐	クロルプロマジン，メトクロプラミド等	
不整脈予防	アドレナリンβ受容体遮断薬のプロプラノロール，ランジオロール，エスモロール等	ハロタンなどカテコールアミン感受性を上げる麻酔薬の場合
上部消化管出血予防	ヒスタミンH_2受容体遮断薬のファモチジン，ラニチジン等	ストレスによる出血

4.3.1 ■ エタノール

エタノール（エチルアルコール）ethanol は，日常手軽に催眠効果を期待できる化合物であるが，血管拡張と体温調節中枢抑制による体温低下，呼吸抑制などの急性中毒，耐性・依存性や肝障害などの慢性中毒を生じる．作用機序は，エーテルに類似して中枢神経機能全般を抑制するが，発揚期（興奮期）が長く手術期が短くてすぐに呼吸抑制を引き起こす．血中濃度が 0.05%を超えると大脳皮質高位中枢の抑制がはずれ，情緒的・本能的行動をとるようになる．多幸感を覚え，感覚反応は鈍麻する．0.2%を超えると，視力障害，運動障害が起こり，睡眠に入る．血中濃度 0.35 ～ 0.5% では，意識が消失して昏睡状態となり，呼吸中枢や血管運動中枢の麻痺を起こす．少量では胃酸分泌を促進し，高濃度では抑制する．胃粘膜刺激により胃炎を引き起こす．その他，下垂体後葉からの抗利尿ホルモン（バソプレシン）分泌抑制による利尿作用を示す．また，76.9 ～ 81.4% エタノール（消毒用エタノール）は手指・皮膚，手術部位の皮膚，医療器具の消毒に用いられる．菌体のタンパク質を変性して殺菌作用を示す．70%（v/v）のときに効力が最も大きい．

エタノールは，胃および小腸から速やかに吸収されて主に肝臓で下に示すように代謝される．主にアルコール脱水素酵素でアセトアルデヒドになるが，一部は肝ミクロゾームアルコール酸化系やカタラーゼでもアセトアルデヒドに代謝される．アルデヒド脱水素酵素により酢酸となり，TCA サイクルに入って CO_2 と H_2O とに分解される．アルデヒド脱水素酵素阻害作用をもつシアナミド cyanamide およびジスルフィラム disulfiram が慢性アルコール中毒に対する抗酒療法に用いられる．副作用として，頭痛，発熱，悪心，倦怠感，睡眠障害，肝障害等のほか，シアナミドでは血液障害，ジスルフィラムでは脳障害や抑うつを生じる．服用開始後にアルコールを摂取すると，血中のアセトアルデヒド濃度が高くなるため，顔面紅潮，血圧降下，胸部圧迫感，心悸亢進，呼吸困難，失神，頭痛，悪心．嘔吐，眩暈，幻覚，錯乱，痙攣等を引き起こす．アルデヒド脱水素酵素への選択性はシアナミドのほうが高く，ジスルフィラムはドパミンβ-水酸化酵素も阻害するためノルアドレナリン合成が抑制される．

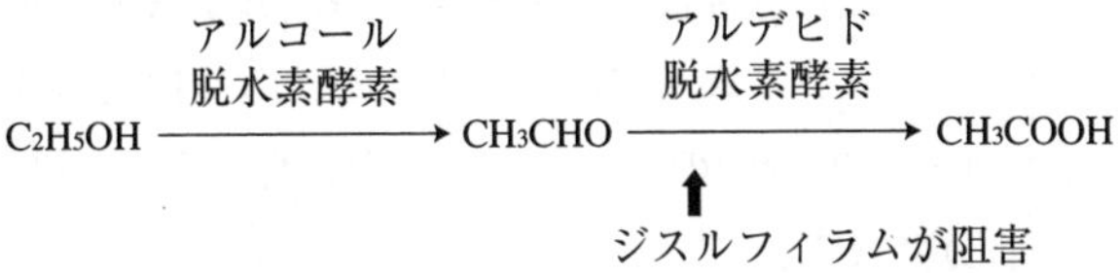

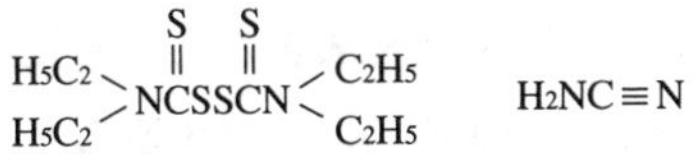

ジスルフィラム　　シアナミド

4.3.2 ■ メタノール

メタノール（メチルアルコール）methanol は単独では医薬品として用いられないが，メタノール変性アルコール（40 ～ 63.5%）とイソプロパノール（10.5 ～ 23%）の配合薬が消毒薬として手指・皮膚の消毒や医療器具の消毒に用いられる．メタノールの中枢抑制作用はエタノールよりも弱いが，代謝速度が遅く作用持続時間が長い．体内で酸化されてホルムアルデヒドとなり，さらにギ酸となる．誤って服用した場合，生成したホルムアルデヒドが特異的に網膜細胞に作用し，視力障害を引き起こす．4 mL 程度の服用で生じるといわれ，失明することもある．また，生成したギ酸は，アシドーシス，呼吸困難，昏睡を起こす．

このほか，イソプロパノール（50 ～ 70%）isopropanol も消毒薬として手指・皮膚の消毒や医療器具の消毒に用いられる．エタノールより脱脂作用が強い．

4.4 催眠薬

4.4.1 ■ 睡眠の生理

視床下部の視交叉上核にある約 25 時間周期の体内時計（数種の遺伝子産物により各神経細胞

でリズムを形成）の周期が，視神経を介して伝えられる太陽光の刺激などで24時間周期に修正され，体温や内分泌系，酵素活性など諸機能の日内変動（サーカディアンリズム・概日リズム）を制御している．睡眠と覚醒もこのリズムに支配され，意識レベルと関連した脳と身体の休息と活動の周期性を示す．この周期は体温の日内変動から2～3時間遅れており，通常は体温が下がり始めると眠くなり，体温上昇に伴って目覚める．睡眠は，レム睡眠（REM：rapid eye movement）とノンレム睡眠（または徐波睡眠）の2種類に大別される．レム睡眠は，大脳皮質の脳波は覚醒時と類似しているが骨格筋が弛緩しており，間欠的に急速な眼球運動や筋攣縮がみられる睡眠である．ノンレム睡眠は，脳波に低周波数で大きい波の成分が増える睡眠であり，浅い眠りから順に4段階に分けられる（表4.3）．成人では，入眠後しばらくは段階3と4の深いノンレム睡眠となり，約90分ごとに10～30分間のレム睡眠が現れ，覚醒時間が近づくにつれて浅いノンレム睡眠とレム睡眠の時間が増える．

睡眠周期や覚醒を引き起こす脳内機構として，視床下部前部および腹外側視索前野にノンレム睡眠の睡眠中枢が存在すること，脳幹部の外背側被蓋核と脚橋被蓋核のアセチルコリン作動性神経が覚醒時とレム睡眠時，あるいはレム睡眠時のみ活動すること，青斑のノルアドレナリン神経や背側縫線核のセロトニン作動性神経が覚醒時に活性が上昇すること，視床下部最後野の結節乳頭核のヒスタミン作動性神経が覚醒を引き起こすこと，睡眠中枢のアデノシン A_{2A} 受容体や前脳基底部のアデノシン A_1 受容体を遮断すると覚醒が引き起こされること，各神経系の活動時期の差と相互連絡が上述の睡眠覚醒リズムを形成すること，脳幹網様体上行性賦活系の活性化で意識レベルが上がることなどが示唆されており，さらに内在性睡眠関連物質として，プロスタグランジン E_2 が覚醒を，D_2 が睡眠（アデノシン A_{2A} 受容体を介す）を促進するのをはじめ，デルタ睡眠誘発ペプチド，酸化型グルタチオン，ウリジン，ガンマブロム等が見いだされている．

表4.3 睡眠覚醒リズムにおける脳波上の特徴

段　階	脳波上の特徴
覚醒	興奮時：低振幅速波（β 波） 安静閉眼時：α 波
ノンレム睡眠 （徐波睡眠・デルタ睡眠・静睡眠）	
段階1	θ 波，低振幅複合波
2	睡眠紡錘波，K複合波
3	高振幅徐波（δ 波が50％未満）
4	高振幅徐波（δ 波が50％以上）
レム睡眠 （逆説睡眠・パラ睡眠・動睡眠）	低振幅速波 相動相：橋－外側膝状体－後頭葉棘波（PGO波） 急速眼球運動 筋攣縮 持続相：骨格筋弛緩

δ 波：<4Hz
θ 波：4Hz～<8Hz
α 波：8Hz～<13Hz
β 波：14Hz～（γ 波：30Hz～）

4.4.2 ■ 睡眠障害

睡眠に障害が起こる病気は，不眠症，過眠症，睡眠・覚醒リズム障害，睡眠時異常行動などに分類される．不眠症はこのうちで最も多い症状で，入眠障害，熟眠障害（中途覚醒，早期覚醒），熟眠感の欠如などの種類があり，不眠の持続期間により一過性（機会性）不眠，短期不眠（3週間以内），長期不眠に分けられる．うつ病や統合失調症，その他の疾患に伴う不眠もみられる．

4.4.3 ■ 薬物治療

原因疾患のない不眠症に用いる薬物を催眠薬（睡眠薬）といい，中枢神経系を抑制して不眠患者に睡眠を誘発したり睡眠時間を延長させる．また，検査目的で眠らせる場合にも用いる．催眠作用は麻酔作用と異なり，生理的な睡眠周期をある程度保持している．現在用いられているものは，ほとんどが抗不安薬と同じベンゾジアゼピン系薬とその構造類似体である．

1）ベンゾジアゼピン系催眠薬

ベンゾジアゼピン系薬は，鎮静・催眠・抗不安・抗痙攣・筋弛緩などの作用をもっている．ベンゾジアゼピン系催眠薬は，表4.4に示すように生物学的半減期の長短，すなわち作用発現までの時間と持続時間によって分類され，不眠症の種類に応じて使用される．ベンゾジアゼピン系催眠薬は自然な眠気を催して入眠する．レム睡眠の抑制は軽度で，自然睡眠に近い睡眠が誘発される．ノンレム睡眠の段階2（浅いほうから2番目）が増加し，3と4の深睡眠は減少するが，目覚めにくくなり熟睡感が増加する．作用機序は抗不安薬として用いられる場合と同様であり，抑制性伝達物質γ-アミノ酪酸（GABA）の$GABA_A$受容体のサブユニットに存在するベンゾジアゼピン結合部位に特異的に結合し，その結果，GABAの受容体結合親和性が増大してGABA関与の抑制機構が促進される．主な作用部位は大脳皮質，辺縁系（扁桃体，海馬，嗅球），間脳であり，上述した睡眠中途（視床下部前部および腹外側視索前野）から視床下部最後野のヒスタミン系覚醒中枢（結節乳頭核）に入力するGABA作動性神経の抑制作用を増強して睡眠を誘発する．さらに脳幹部への作用も関連していると考えられる．扁桃体は主にベンゾジアゼピン系薬の抗不安作用と関連しており，抗不安作用により情動性興奮などの刺激を遮断することで，生理的睡眠リズムを誘導しやすくする．特に精神生理学的要因による不眠や神経症と人格障害による不眠には，心理的なものが関与しており，抗不安作用の強い薬で不眠に対する恐怖心を軽減させることができる．

ベンゾジアゼピン系催眠薬は，副作用や安全性の点でバルビツール酸系催眠薬より優れている．アルコールや他の中枢抑制薬との併用をしない限り，呼吸中枢の抑制はみられない．しかし，トリアゾラムなどの作用時間の短い薬を用いた場合や静脈内注射の場合には，服薬後のことを覚えていない前向性健忘がみられる．また，作用時間の短い薬の服用を急に中止すると一過性の不眠と不安（反跳性不眠）が生じることがある．連用すると耐性や薬物依存性がみられる．薬

表 4.4 ベンゾジアゼピン系催眠薬の種類と特徴

分　類	血中半減期	薬物名	特　徴
長時間作用型	24 時間以上	フルラゼパム ハロキサゾラム クアゼパム	不眠を長年訴えている患者に有効. 患者が勝手に服薬を中断しても蓄積効果で眠れるため心理依存が軽減し，治療の前途に期待をもてる. 高齢者には使用しない．クアゼパムは，筋弛緩作用を発現しない用量で催眠鎮静作用を示す.
中間型	12 ～ 24 時間	フルニトラゼパム ニトラゼパム エスタゾラム ニメタゼパム	不眠に悩んでいて，翌朝の目覚めの悪さ，昼間の眠気，倦怠感の過敏な患者に適する. 常用量では昼間の精神身体機能に影響が残らず，反跳性不眠もはるかに軽い.
短時間作用型	6 ～ 10 時間	ロルメタゼパム リルマザホン	中間型と同様. 高齢者への副作用が少なく使用に適する.
超短時間作用型	2 ～ 4 時間	トリアゾラム	旅行などに伴う一過性の不眠に有効. 反跳性不眠があり，心理的依存が一層強化されて不眠の恐怖が持続することがある.

物依存性は，ベンゾジアゼピン系薬ではどの薬でも生じる可能性があるが，特にトリアゾラム triazolam などの半減期が短い薬を用いるときには注意が必要である．精神的依存では，服用しないと眠れない心理的恐怖に基づくもののほかに，気分が明るくなる・気が大きくなるなど日中の快感を求めるようになり，その薬物を取得しようとする強迫的行為を示す．身体的依存の形成は，服用を中止した際に退薬症状（禁断症状）が現れることで判明する．軽度では不眠・発汗・振戦・不安・抑うつ・落ち着きのなさなどと特異的知覚異常（金属味覚，聴覚過敏，嗅覚過敏，明度過敏)，重篤な場合は痙攣・せん妄・幻覚・妄想・うつ状態が報告されている．その他の副作用は骨格筋弛緩作用によるものが主で，ほかには頭痛，倦怠感，食欲不振，下痢，軽度の血圧低下，徐脈などがみられるが重篤なものはない，既往歴のある患者で幻覚を引き起こすことがある．作用時間の長い薬を高齢者に投与すると，代謝，排泄の遅延で作用が翌日に残りやすく，昼間に眠気や筋緊張低下が残って転倒，骨折などの事故を引き起こすことがある．筋弛緩作用があるため，重症筋無力症の患者で禁忌である．また，副交感神経の神経伝達物質アセチルコリンが作用するムスカリン性アセチルコリン受容体を遮断するため，緑内障の患者でも禁忌である．脳内でもムスカリン性アセチルコリン受容体を遮断するため，アルツハイマー病治療薬ドネペジルの効果を弱める可能性がある．過量毒性時の解毒には，ベンゾジアゼピン結合部位の競合的遮断薬であるフルマゼニル flumazenil が用いられる.

ベンゾジアゼピンとは化学構造式が異なるが，ベンゾジアゼピン結合部位に作用して催眠作用を示すブロチゾラム brotizolam は，短時間型就眠薬で目覚めがよく，高齢者への副作用が少ない．抗不安作用の強いエチゾラム etizolam も同様だが，高齢者での 1 日量が約半量に制限されている．ゾピクロン zopiclone やゾルピデム（酒石酸塩）zolpidem（tartrate）は，超短時間作用型でレム睡眠を抑制することなく段階 3 と 4 の深睡眠を増加させ，より自然に近い睡眠を引き起こす．筋弛緩の副作用が弱く，高齢者にも比較的安全に用いることができる，夢遊症状が生じることがある.

ベンゾジアゼピン系薬は，主に薬物代謝酵素の CYP3A4 で代謝されるが，クアゼパム quazepam やエチゾラムは CYP3A4 と CYP2C9，ゾピクロンは CYP3A4 と一部が CYP2C8，ゾルピデムは CYP3A4 と一部が CYP1A2 と CYP2C9 でおのおの代謝される．代謝酵素を介した相互作用を含めて，表 4.5 に示すように他の薬物や食品との相互作用がみられる．

ベンゾジアゼピン系薬は，催眠薬と抗不安薬のいずれにも用いられているが，化合物によりどちらかの作用がより強く現れることで適応が異なり，使い分けがなされている．これは，結合部位である $GABA_A$ 受容体の構造が脳内部位によって異なることに由来している．$GABA_A$ 受容体は，細胞膜を貫通するタンパク質で，GABA 結合部位・陰イオン（Cl^-）チャネル・ベンゾジアゼピン結合部位・バルビツール酸結合部位などからなる複合体を形成している．GABA が結合すると Cl^- を通すチャネルが開口して Cl^- が細胞内に流入し，細胞膜が過分極して神経細胞が興奮しにくくなる．受容体タンパク質分子は，さらに小さいタンパク質である α，β，γ の各サブユニット（おのおのがさらに細分化されて番号が付記される）の組合せによる 5 個のサブユニットがドーナッツ状に連なって構成され，中央に Cl^- を通すチャネルが形成される．サブユニットの種類により脳内各部位での薬物感受性が決まる．GABA は β サブユニットに結合する．ベンゾジアゼピン結合部位は α サブユニットにあるが，作用発現には γ サブユニットが必要である．$\alpha_1\beta_2\gamma_2$ を含む受容体にベンゾジアゼピン系薬が結合すると，鎮静・催眠作用を示すと考えられている（α_1 を含む受容体をベンゾジアゼピン ω_1 受容体，α_2，α_3 または α_5 を含む受容体を ω_2 受容体と呼ぶ）．ゾルピデムは ω_1 受容体に選択性が高く，深睡眠を誘発する．ジアゼパムのように各作用を同程度に示すベンゾジアゼピン系薬は，脳内各部位の ω_1・ω_2 両受容体に結合できる．α_4 や α_6 を含む $GABA_A$ 受容体には結合しない．

表 4.5　ベンゾジアゼピン系睡眠薬の主な相互作用

相互作用の例	相互作用する薬・食品等
ベンゾジアゼピン系薬の代謝を抑制 (代謝酵素の抑制により作用が増強される)	潰瘍治療薬シメチジン，経口避妊薬， グレープフルーツジュース， 高血圧や心臓疾患の治療薬であるカルシウム拮抗薬， 抗真菌薬，マクロライド系抗菌薬，抗ウイルス薬
ベンゾジアゼピン系薬の代謝を促進	リファンピシン，抗てんかん薬
ベンゾジアゼピン系薬の吸収抑制	制酸薬（胃内 pH の上昇による）
ベンゾジアゼピン系薬による薬物代謝酵素誘導	抗凝血薬ワルファリンの代謝を促進 (併用中止時に出血傾向)
その他	飲酒による作用の増強 (リルマザホンやロルメタゼパムは比較的影響が少ない)

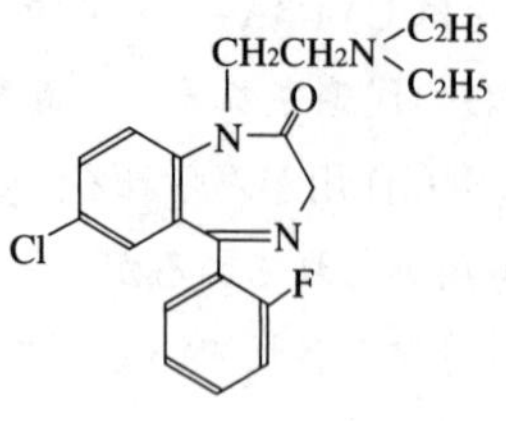
フルラゼパム

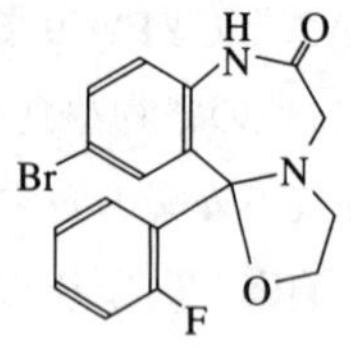
ハロキサゾラム

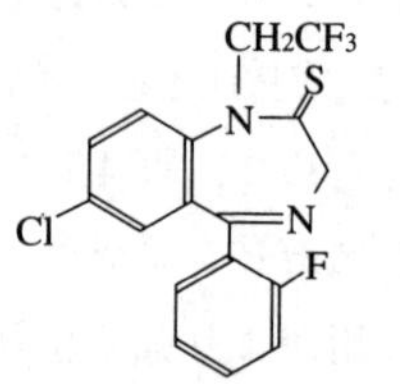
クアゼパム

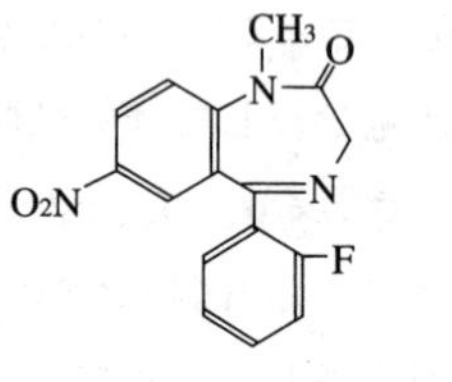
フルニトラゼパム

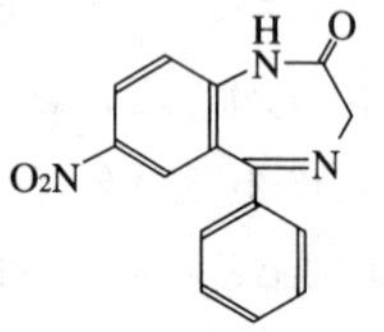
ニトラゼパム

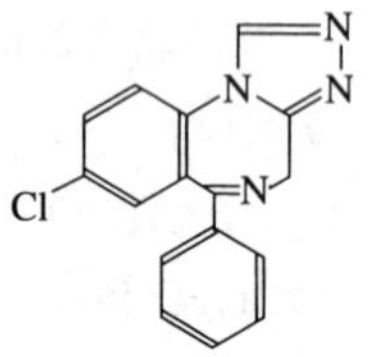
エスタゾラム

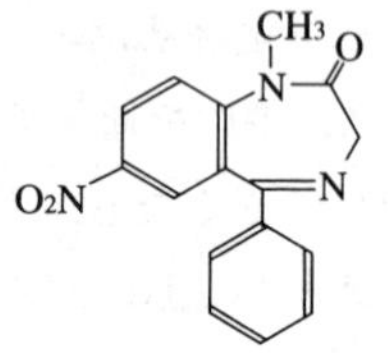
ニメタゼパム

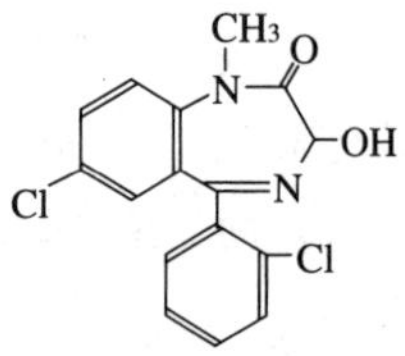
ロルメタゼパム

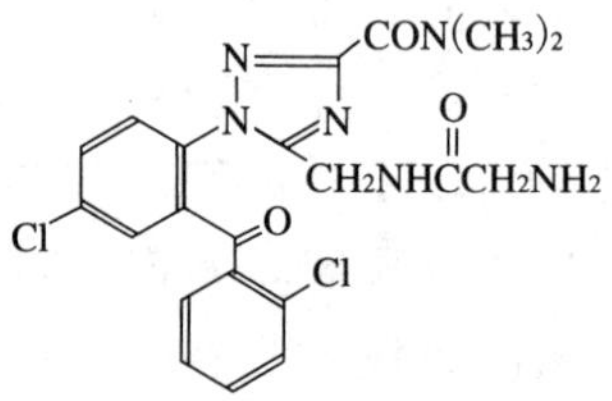
リルマザホン

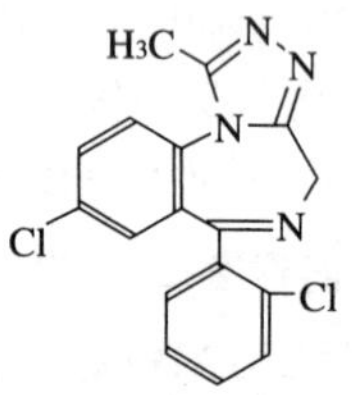
トリアゾラム

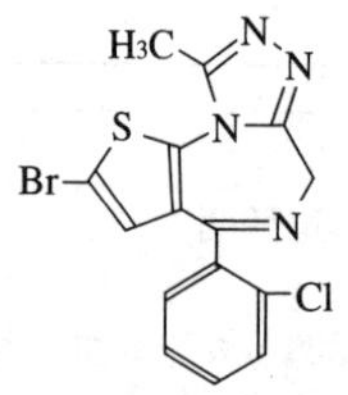
ブロチゾラム

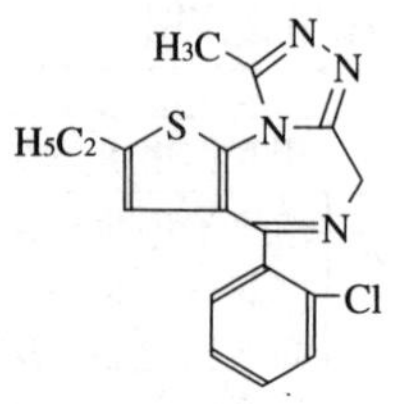
エチゾラム

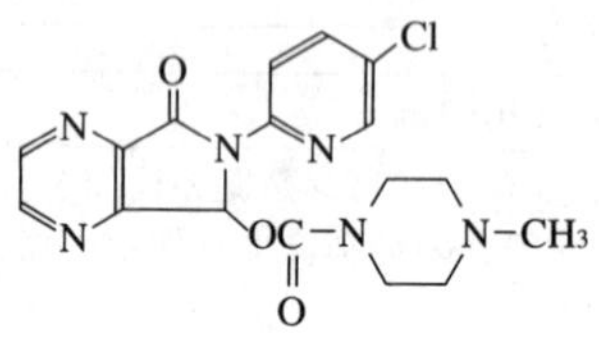
ゾピクロン

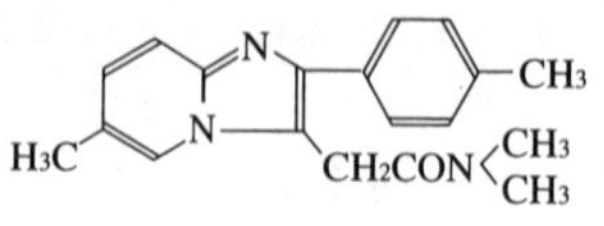
ゾルピデム

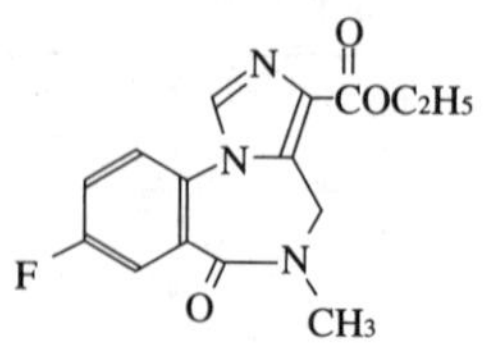
フルマゼニル

2）バルビツール酸系催眠薬

バルビツール酸系催眠薬には，長時間型のバルビタール barbital，フェノバルビタール phenobarbital（内服と小児坐剤のみ），中間型のアモバルビタール amobarbital，短時間型のセコバルビタールのナトリウム塩 secobarbital sodium，ペントバルビタールナトリウム pentobarbital sodium がある．中枢神経系全般で抑制作用を示すが，特に大脳皮質，視床と脳幹網様体上行性賦活系を抑制して睡眠作用を現す．作用機序はベンゾジアゼピン系薬と類似しており，$GABA_A$ 受容体に内蔵されている Cl^- チャネルの調節部位（β サブユニットに存在）に結合して Cl^- の細胞内流入を促進し，GABA による抑制を増強する．誘発される睡眠の特徴は，レム睡眠の減少とノンレム睡眠の段階 2 の増加で，段階 3 と 4 は変化しないが若干減少する．強い眠気のあと，急速に深い眠りに入る．

一般的な副作用としては，頭痛，めまい，脱力感，悪心，食欲不振，発疹などがみられる．急性間欠性ポルフィリン症には禁忌．過量（常用量の 5 ～ 10 倍）により呼吸中枢抑制が生じる．慢性投与により，耐性および依存性が問題となる．催眠作用に対する耐性は比較的急速に生じるが呼吸抑制作用には生じにくく，このため治療量と致死量の幅が狭くなる．耐性形成は，核内受容体 CAR（constitutive androgen receptor）を介した肝ミクロゾームの薬物代謝酵素（CTP2B6，CYP2C，CYP3A 等）の自己誘導が主で，これに中枢神経系の感受性低下も関与している．長期適用で身体依存が形成される．離脱症状は，重症の場合，痙攣，興奮，錯乱，幻覚，せん妄などがみられ，急に服薬を中止すると生命の危険がある．服薬中止後にレム睡眠が急増する反跳現象がみられ，悪夢や焦燥感が引き起こされるため，服薬を中止できずに依存性形成が促進されることがある．上述の酵素誘導作用があるため，併用薬の代謝が促進されている可能性がある．例えば抗凝血薬ワルファリンとの併用時にバルビツール酸系催眠薬の服薬を中止すると，出血傾向が顕著となり危険な状態となることがある．1903 年から使用されているが，こうした種々の問題や過去に自殺への使用があったため，現在では限られた用途以外は催眠薬としての使用は激減している．一部の化合物は静脈麻酔薬や抗てんかん薬として使用されている．

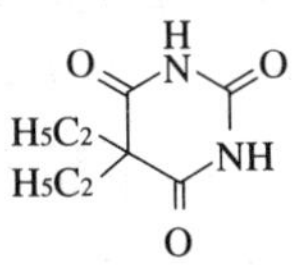

バルビタール

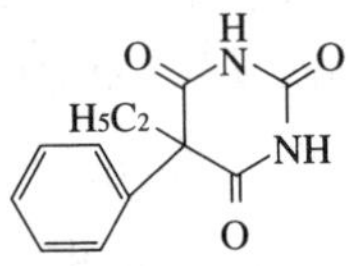

フェノバルビタール

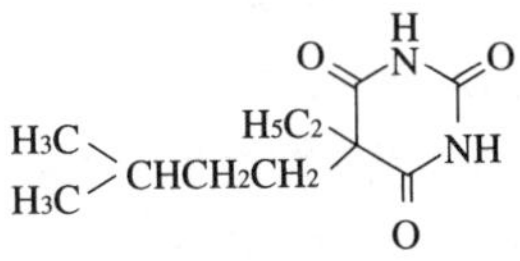

アモバルビタール

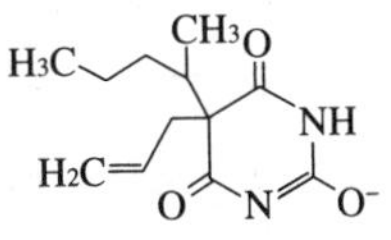

セコバルビタール

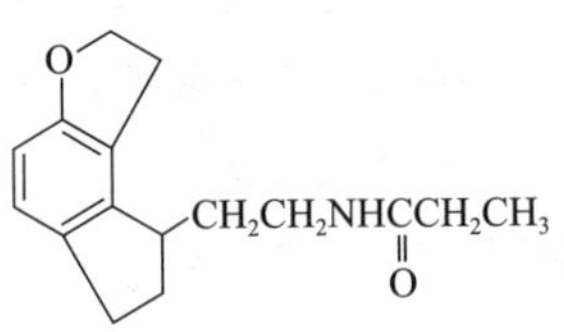

ラメルテオン

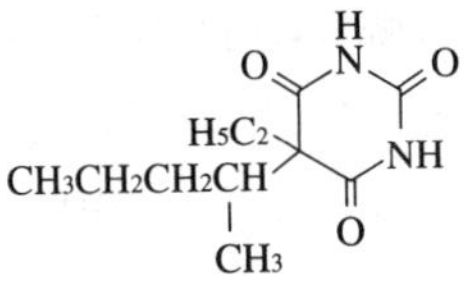

ペントバルビタール

3) その他の催眠薬

ラメルテオン ramelteon はメラトニン MT_1 および MT_2 受容体刺激薬で，視床下部視交叉上核に作用して入眠を促進し，睡眠覚醒リズムを改善する．MT_1 受容体は神経発火の抑制に，MT_2 受容体は体内時計の位相前進に関与すると考えられている．いずれも G_i タンパク質と共役する受容体である．ベンゾジアゼピン系薬に比べて作用は弱いが，筋弛緩作用，記憶障害や依存性を生じない．アナフィラキシー様症状が生じることがある．抗うつ薬フルボキサミンとの併用で重篤な肝障害が報告されている．

抱水クロラール chloral hydrate はバルビツール酸以前から用いられた最も古い催眠薬で，体内でトリクロロエタノールに変換されて作用する．坐剤で使用され，現在は乳幼児の脳波や心電図記録時などの理学検査時に用いられるのみであるが，痙攣重積状態でジアゼパム等の静脈注射が困難な場合にも適用される．刺激性を少なくしたのがトリクロホスナトリウム triclifos sodium で，抱水クロラールと同様に体内でトリクロロエタノールに変換されて作用し，理学検査時に用いられる．ブロモバレリル尿素 bromovalerylurea は発現が早く短時間作用型である．体内で Br^- を遊離し，神経細胞の興奮性を抑制する．常用量では副作用が少ないが，連用で依存性を生じる．

$CCl_3CH(OH)_2$

抱水クロラール

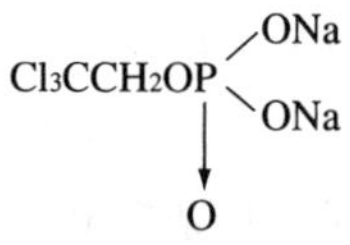

トリクロホスナトリウム

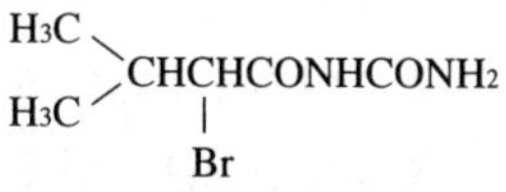

ブロモバレリル尿素

4.4.4 ■ その他の睡眠障害

ナルコレプシーは過眠症の 1 つであり，覚醒が維持できなくなってレム睡眠類似の睡眠が急に始まる病気である．脳内オレキシンの欠乏が関連する可能性が考えられている．治療薬としては，中枢興奮薬（精神刺激薬）のメチルフェニデート methylphenidate やペモリン pemoline，ヒスタミン H_1 受容体刺激作用のあるモダフィニル modafinil が用いられる．同様に昼間強い眠気を覚えるものに睡眠時無呼吸症候群がある．正常でも 1 晩（7 時間）に 10 回前後，特に入眠時やレム睡眠時に数秒程度の無呼吸状態が起こるが，10 秒以上持続する無呼吸発作が 30 回以上生じる場合を睡眠時無呼吸症候群と呼ぶ．ノンレム睡眠時にも無呼吸発作が起こる．催眠薬は症状を悪化させるため用いられず，睡眠中の呼吸法を改善させる治療を行う．エタノールやバルビツール酸系薬で促進されたり，肥満や糖尿病患者で頻発することなどが知られている．うつ病，高血圧，突然死を引き起こすことが示唆されている．

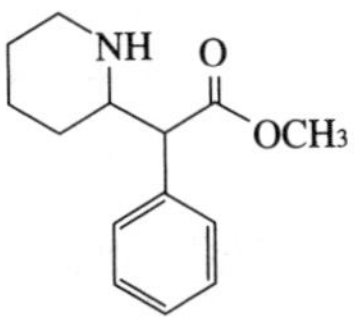

メチルフェニデート

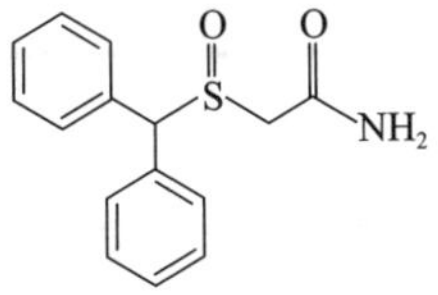

モダフィニル

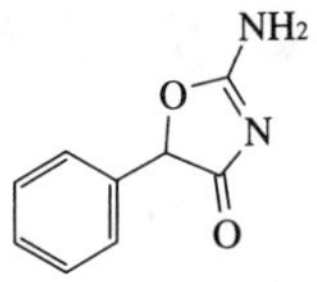

ペモリン

4.5 抗てんかん薬

4.5.1 てんかん発作

てんかん epilepsy は，大脳神経細胞の過剰な放電に由来して，さまざまな臨床症状，検査所見が発作性かつ慢性反復性に引き起こされるものである（世界保健機関の定義）．棘波（尖った波）や棘徐波（棘波とゆっくりした波の反復）等が混じる突発性大脳脳波異常に基づく意識障害や痙攣などの反復性のてんかん発作 epileptic seizure を主な症状とする慢性神経疾患で，精神病症状や知能・性格障害が伴う．特発性（原発性）てんかんは，病因が不明で，遺伝素因がなんらかの関与をしていると考えられるものであり，症候性（続発性）てんかんは，過去の脳障害の瘢痕など器質性ないし代謝性の原因が明らかなものをいう．おのおのに部分てんかん（局在関連性てんかん）と全般性てんかんが区別される．脳腫瘍や脳炎など，現在進行中の脳疾患や全身代謝異常が原因となるものは含まない．主症状であるてんかん発作については，大発作，小発作，皮質焦点発作および精神運動発作という分類名が用いられていたが，現在は 1981 年に国際抗てんかん連盟が発作の症状と脳波所見に基づいて提唱した表 4.6 に示すような分類を用いている．この分類では，発作起始部位（焦点）が脳内特定部位に限局している部分発作と，異常興奮が脳幹部や間脳にある焦点から両側大脳半球に対照的に伝播して生じる全般発作に大別されている．強直・間代発作（大発作）は全般発作の代表的なもので，突然意識を消失し，呼吸が停止して全身が硬直する強直性痙攣から四肢を震わせてもがくような間代性痙攣が数十秒続く．欠神発作（小発作）は小児に多く，突発的な 10 秒程度の意識消失が特徴であり，周囲からはぼんやりとしているようにみえる．単純部分発作（皮質焦点発作）は大脳皮質の限局した部位に原因があり，意識障害はなく手足の痙攣や知覚異常を示す．複雑部分発作（精神運動発作，側頭葉てんかん）は意識と行動の異常で，本人は記憶がないが，あたかも意図しているようにみえる挙動を示す．診断には，脳波所見のほかに，最近は MRI，PET，SPECT などの画像診断が導入されて，焦点部位の同定や病態の詳細な把握が可能となっている．

4.5.2 ■ 抗てんかん薬

てんかん発作の治療に用いられる薬物群を抗てんかん薬と総称するが，主に痙攣発作の治療が中心となるため抗痙攣薬とも呼ばれている．

抗てんかん薬の作用機序は必ずしも解明されていないが，一般的に考えられている作用点は，各種イオンチャネルへの作用（フェニトイン，バルプロ酸ナトリウム，ゾニサミド，カルバマゼピン，エトスクシミド），抑制性伝達物質であるγ-アミノ酪酸（GABA）の機能の増強（バルプロ酸ナトリウム，フェノバルビタール，ベンゾジアゼピン系薬），局所血流の改善(炭酸脱水酵素阻害薬）などであり，その結果，(1) 焦点に作用して異常興奮を抑制する，(2) 焦点周囲の神経に作用して異常興奮の伝播を抑制する，(3) 神経細胞以外に作用して間接的に焦点部位の機能を正常にもどす．

薬物治療は，てんかん発作の型に応じた第一選択薬の単剤投与から開始する．最大許容量でも発作抑制が不十分な場合は，第二選択薬の併用を開始する．第二選択薬の濃度が定常状態となり，発作が抑制されていれば，第一選択薬を徐々に減量していく．単剤療法を原則とし，多剤併用は必要な場合のみとする．部分発作の治療には，カルバマゼピン，バルプロ酸，フェニトインが基本で，とくにカルバマゼピンが効果と副作用の点から第一選択薬として推奨されている．この場合，第二選択薬としてバルプロ酸を用いるが，副作用で服用できない場合はフェニトインで代用する．全般発作の治療には，バルプロ酸が第一選択薬となる．強直・間代発作では，バルプロ酸とフェニトインの効果に有意差はないが，副作用等からバルプロ酸が第一選択薬となり，フェニトインかカルバマゼピンが第二選択薬となる．ゾニサミドを用いる場合もある．定型欠神発作では，エトスクシミドがバルプロ酸と同等の効果を示す．強直・間代発作にはエトスクシミドは無効なので，強直・間代発作を合併する欠神発作にはバルプロ酸を用いる．ミオクローヌス発作や脱力発作の第二選択薬としては，クロナゼパムを用いる．てんかん発作の型に応じた一般的な選択薬を表 4.6 に示す．

薬物治療の中止時期についての厳密な指針はない．てんかん発作が 2 年間起こらなかった場合に減薬・中断を行うと，患者の条件により 1 年以内の発作再発率が有意に増加するとの報告がある．3 年以上発作が抑制されて脳波が正常な場合，急ぐ必要がなければ 1 年ごとに 1/10 程度ずつ減量し数年かけて服薬を終了させる．

約 60％が従来の抗てんかん薬を用いた薬物療法で治療可能であるが，それ以外は薬物抵抗性を示す．部分発作は難治性であることが多い．ほとんどが症候性側頭葉てんかんであり，扁桃体・海馬切除術や側頭葉前部切除術などの外科的治療も行われる．クロバザム，ガバペンチン，トピラマート，ラモトリギン，レベチラセタムの併用により，改善が期待できる場合がある．

一般に抗てんかん薬は治療量と毒性量の幅が狭いので，血中濃度モニタリングにより投与量を有効血中濃度の範囲で適正に調節する必要がある．血中濃度は肝や腎疾患，薬物併用などに伴う血漿タンパク質結合量の変化などで変動するため，個人ごとの条件にあわせて目標量を定め，初回投与量と維持量を決定する．しかし，フェノバルビタールやクロナゼパムなどは投与量と血中濃度が直線関係となるが，フェニトイン，エトスクシミド，ゾニサミドでは高用量で急激に血

表 4.6　てんかん発作の国際分類と治療薬

国際分類	旧分類	第1選択薬	第2選択薬	補助薬
Ⅰ．部分発作 A. 単純部分発作 局在性棘波，棘徐波，軽眠期14および6Hz陽性棘波 意識障害なし，運動発作，身体および特殊感覚発作， 自律神経発作，精神発作	皮質焦点発作	カルバマゼピン フェニトイン	バルプロ酸 フェノバルビタール プリミドン ゾニサミド	クロナゼパム
B. 複雑部分発作 発作間欠期に側頭部棘波，棘徐波（軽眠期） 発作時に広汎性群発性徐波，律動性棘波 意識障害あり，複雑な行動の発作，難治性	精神運動発作／ 側頭葉てんかん	カルバマゼピン フェニトイン	プリミドン バルプロ酸	フェノバルビタール クロナゼパム ニトラゼパム アセタゾラミド スルチアム
C. 二次性全般化発作 意識障害あり 部分発作から全般強直・間代発作に進展 難治性		カルバマゼピン フェニトイン[1]	バルプロ酸 ゾニサミド フェノバルビタール	プリミドン クロナゼパム アセタゾラミド
Ⅱ．全般発作 A. 欠神発作	小発作			
1）定型欠神発作 意識障害あり，律動的3Hz棘徐波複合（過呼吸賦活時増加）		バルプロ酸 (定型のみ)エトスクシミド	アセタゾラミド (定型のみ)トリメタジオン	
2）非定型欠神発作 意識障害あり，発作開始と終了が定型ほど急激でない 定型より筋緊張が強い		バルプロ酸	エトスクシミド カルバマゼピン クロナゼパム	アセタゾラミド
B. ミオクローヌス発作 多棘徐波複合，棘徐波，鋭徐波（光刺激時増加） 意識障害あり，筋の不規則な痙攣		バルプロ酸 エトスクシミド クロナゼパム	ジアゼパム フェニトイン	フェノバルビタール ニトラゼパム
C. 強直・間代発作 発作間欠期に多棘徐波複合，鋭波，棘波， 不規則棘徐波複合，強直発作時に発作性律動波 （漸増律動を含む），間代発作時に徐波群発意識障害あり 強直発作または間代発作単独もある	大発作	(成人)フェニトイン ハルプロ酸 (小児)フェノバルビタール バルプロ酸	(成人)フェノバルビタール カルバマゼピン プリミドン (小児)フェニトイン アセタゾラミド	
D. 脱力発作 発作時／間欠期ともに多棘徐波複合（徐波優位），鋭徐波複合（約2Hz） West症候群では間欠期にヒプスアリズミア[2]，意識障害あり		バルプロ酸 クロナゼパム	フェニトイン ゾニサミド ジアゼパム	カルバマゼピン エトスクシミド フェノバルビタール

1）第2選択薬とする場合もある.　2）1～2 Hz δ 波と棘波混合波が非同期性不規則出現.

中濃度が高くなり，バルプロ酸やカルバマゼピンでは逆に頭打ちになるため，投与量の決定には脳波や尿・血液の検査，臨床症状の観察も重要である．抗てんかん薬には催奇形性があり，トリメタジオン，フェニトイン，フェノバルビタールやバルプロ酸とカルバマゼピンの併用などでは，特に発症確率が高く，妊婦への投与は禁忌である．

1）フェニトイン phenytoin

ジフェニルヒダントイン diphenylhydantoin ともいう．フェノバルビタールの構造類似体であるが，催眠作用や習慣性をもたない．欠神発作以外のすべてのてんかんに有効で，第2選択薬となっている．欠神発作はむしろ増悪する．Na^+ チャネルの抑制（不活性化状態からの回復を遅らせる）により，焦点からの異常興奮の伝播を抑制し，最大痙攣発作の発生を阻止する．Na^+ チャネルの抑制は膜電位依存的および頻度依存的である．高濃度になると，GABA 神経機能亢進なども引き起こす．90％が血漿タンパク質と結合している．副作用として，過敏症，歯肉の増殖，眼振，運動失調，小脳萎縮，劇症肝炎，知的活動鈍麻，嘔吐，ビタミン障害による血液障害や骨軟化などがみられる．催奇形性があり，胎児性ヒダントイン症候群（水頭症，口蓋裂，心奇形，発達遅滞ほか）と呼ばれている．有効血中濃度の範囲で，投与量の増加に伴い，肝での代謝過程が飽和して血中濃度が急激に上昇するため，血中濃度のモニタリングが必要である．

2）バルプロ酸ナトリウム sodium valproate

すべての全般発作の第1選択薬となっており，また，てんかんに伴う性格行動障害にも有効である．特に欠神発作に有効であるが，部分発作への作用は弱い．作用機序として，フェニトインと同様の Na^+ チャネル抑制（不活性化状態の延長）とエトスクシミド類似のT型（低閾値）Ca^{2+} チャネルの抑制のほか，GABA の分解酵素である GABA トランスアミナーゼ GABA transaminase を阻害し，シナプス部位での GABA 量を増加させて異常興奮を抑制すると考えられている．副作用は他の抗てんかん薬と比較すると少なく，消化器症状が主となる．ほかに血小板減少や肝障害，急性膵炎などの報告もみられる．併用時，フェノバルビタールの血中濃度を上昇させ，一方，フェニトインの濃度は低下させる．1日1回投与で有効な徐放剤もつくられている．投与量が増加して血中濃度が 50 μg/mL を超えると，血漿タンパク質結合率が低下して組織中への移行量が増加するため，血中濃度が頭打ちとなる．また小児では同じ血中濃度となるのに成人より高用量が必要である．

3）ゾニサミド zonisamide

多くの発作型（定型欠神発作とミオクローヌス発作を除く）に有効で，難治性の発作型にも有効である．フェニトインと同様に Na^+ チャネルを抑制（不活性化状態の延長）するとともに，エトスクシミドと同様にT型（低閾値）Ca^{2+} チャネルを抑制する．副作用は軽度ではあるが，カルバマゼピンやフェニトインに類似している．治療早期に食欲低下，自発性低下，易刺激性，焦燥などがみられることがある．ほかに尿路結石の報告もみられる．フェニトインほど顕著ではないが，投与量が増加すると代謝過程の飽和により急激に血中濃度が上昇する．また，小児では同じ血中濃度となるのに成人より高用量が必要である．

4）カルバマゼピン carbamazepine

部分発作と強直－間代発作の第 1 選択薬とされている．フェニトインと同様に Na^+ チャネルを抑制（不活性化状態の延長）する．また，三環系抗うつ薬と類似し，非定型精神病や躁うつ病の治療にも用いられる．副作用として，複視，眩暈，過敏症，血液障害，不随意運動，抗利尿作用による水中毒などがみられる．投与量が増加すると代謝酵素の自己誘導のため血中濃度が頭打ちとなる．

5）エトスクシミド ethosuximide

トリメタジオン trimethadione の副作用を軽減するために開発され，定型欠神発作の第 1 または第 2 選択薬として用いられる．欠神発作時の脳波に特徴的な棘徐波発生と関連する視床の T 型（低閾値）Ca^{2+} チャネルの抑制作用が報告されている．重篤な副作用は少なく，消化器症状や幻覚妄想，ふらつきなどがみられる．まれに血液障害が生じる．フェニトインほど顕著ではないが，投与量が増加すると代謝過程の飽和により急激に血中濃度が上昇する．

6）フェノバルビタール phenobarbital

長時間型バルビツール酸系薬で，催眠用量より少ない量で抗痙攣作用を示す．最初に抗てんかん薬として大発作や皮質焦点発作に用いられた有機化合物であり，その後の抗てんかん薬の化学構造の原型となっている．現在は学童以上にはあまり用いず，小児てんかんに用いられる．副作用は比較的少なく，眩暈，催眠，鎮静，眼振，眼瞼下垂，発疹（過敏症），耐性の形成，急な中断による発作の誘発などがみられる．耐性形成は，核内受容体 CAR（constitutive androgen receptor）を介した肝ミクロゾームの薬物代謝酵素（CYP2C）の自己誘導が主で，これに中枢神経系の感受性低下も関与している．CYP2C のほか，CYP2B6 や CYP3A 等も誘導されて他の薬物の代謝も促進されるので，併用薬には注意が必要である．プリミドン primidone は，生体内で酸化されてフェノバルビタールと一部はフェニルエチルマロナミドになる．プリミドン自体と両活性代謝産物，特にフェノバルビタールが抗痙攣作用を示す．

7）ジアゼパム・クロナゼパム・ニトラゼパム・クロバザム

ベンゾジアゼピン系薬のうちで，作用時間が比較的長い化合物がてんかんの治療に用いられる．特に，痙攣発作が 30 分以上継続または断続的に出現して意識がない状態である全般性てんかん重積症には，ジアゼパム diazepam の静脈内注射が第 1 選択薬となる．重積状態は生命の危険を伴う場合があり，1 時間以内に適切な処置をとらなければならない．クロナゼパム clonazepam とニトラゼパム nitrazepam は，ミオクローヌス発作や欠神発作に有効であり，また，West 症候群（乳幼児痙縮発作）や Lennox 症候群（脱力・無動発作）にも用いられる．ジアゼパムもこの場合の補助薬として用いられることがある．副作用として，眠気，ふらつき，筋弛緩などがみられる．クロバザム clobazam は，他の抗てんかん薬と併用して，すべての部分発作とほとんどの全般発作に有効である．いずれも，$GABA_A$ 受容体にあるベンゾジアゼピン結合部位に結合して，GABA の抑制作用を増強する．

8）アセタゾラミド acetazolamide・スルチアム sultiame

炭酸脱水酵素阻害薬．作用機序は不詳だが，血中 CO_2 濃度の上昇を起こし，二次的にアシドーシスを生じる．血流改善あるいは脳内 CO_2 濃度上昇による神経興奮性抑制が考えられる．複雑部分発作（精神運動発作）に有効であるが，主として補助薬として併用される．併用によりフェニトインの血中濃度を高める．2～3週間で耐性を形成する．

9）ガバペンチン・トピラマート・ラモトリギン・レベチラセタム

GABA の誘導体であるガバペンチン gabapentin（2006 年 9 月より）は GABA 受容体とは結合せず，L 型 Ca^{2+} チャネルの $\alpha_2\delta$ サブユニットに結合してシナプス前膜での Ca^{2+} 流入を抑制し，興奮性神経伝達物質の遊離を抑制するという仮説が提出されているが，後根神経節細胞を用いた研究では T，N，L 型 Ca^{2+} チャネル電流への影響はみられない．その他脳内 GABA 量の増加も報告されているが，詳細は不明である．ほとんど代謝されないため，他剤と併用しやすい．他の抗てんかん薬で効果不十分な部分発作に併用薬として用いられる．副作用として，急性腎不全，肝機能障害のほか，傾眠，浮動性眩暈，頭痛，複視，倦怠感などが報告されている．トピラマート topiramate（2007 年 9 月より）は，Na^+ チャネル抑制，Ca^{2+} チャネル抑制，K^+ チャネル活性化，カイニン酸 /AMPA 受容体機能抑制，$GABA_A$ 受容体機能亢進，炭酸脱水酵素の弱い阻害作用などを示す．ラモトリギン lamotrigine（2008 年 10 月より）は，Na^+ チャネル不活性化からの回復を遅らせるほか，Ca^{2+} チャネル抑制，グルタミン酸放出抑制などの作用が報告されている．レベチラセタム levetiracetam（2010 年 9 月より）は，シナプス小胞タンパク質 SV2A に結合するが，作用機序の詳細は不明である．Na^+ チャネル，GABA 系やグルタミン酸系シナプス伝達には作用しない．

これらの薬物の単剤投与は日本では認められていない．いずれも併用薬として，従来薬だけでは難治性のてんかん患者の部分発作に対する効果が期待される．ラモトリギンは，強直間代発作や Lennox-Gastaut 症候群における全般発作にも併用薬として用いられる．

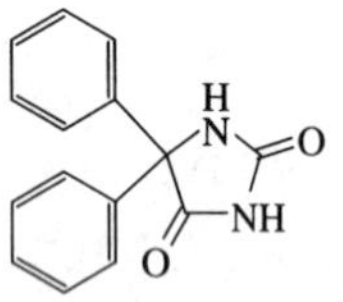

フェニトイン

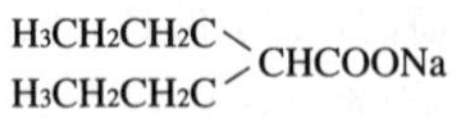

バルプロ酸ナトリウム

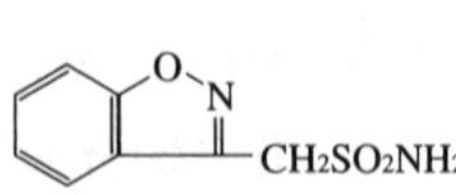

ゾニサミド

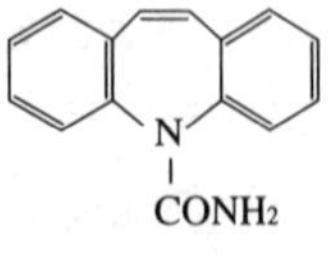

カルバマゼピン

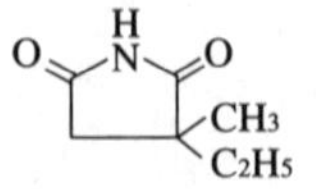

エトスクシミド

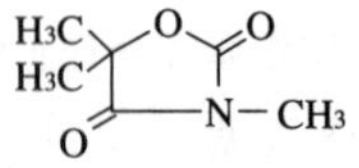

トリメタジオン

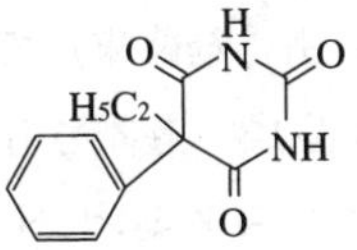

フェノバルビタール

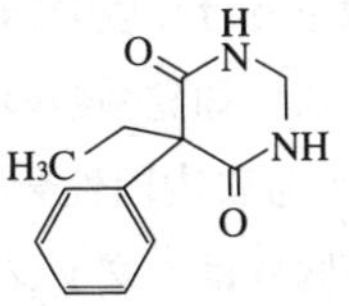

プリミドン

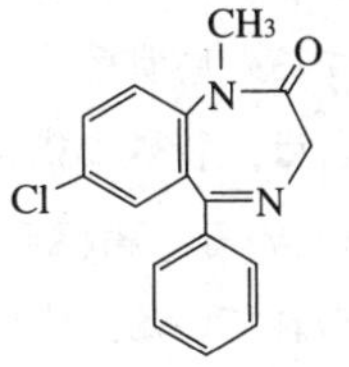

ジアゼパム

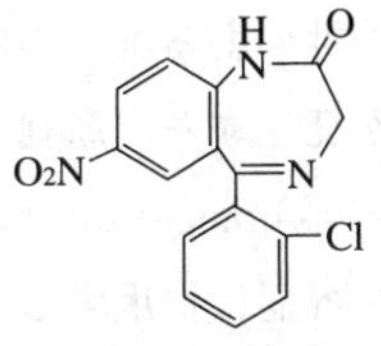

クロナゼパム

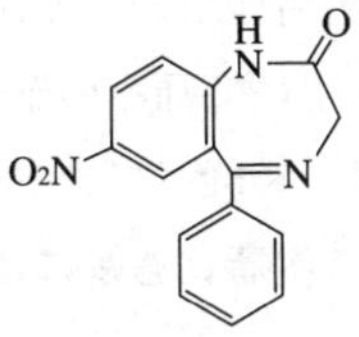

ニトラゼパム

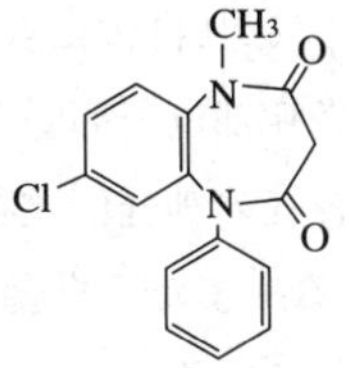

クロバザム

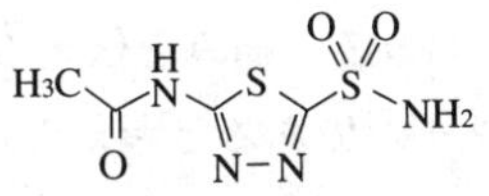

アセタゾラミド

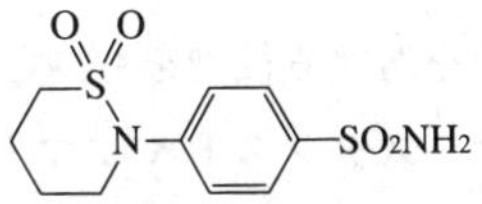

スルチアム

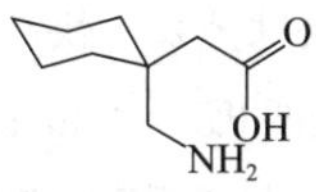

ガバペンチン

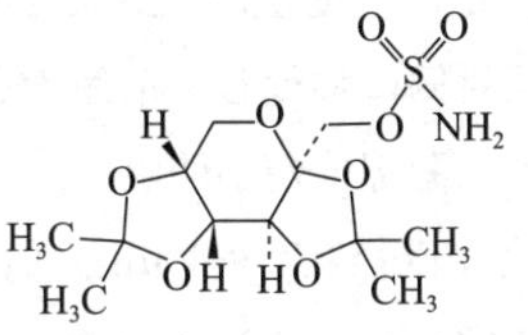

トピラマート

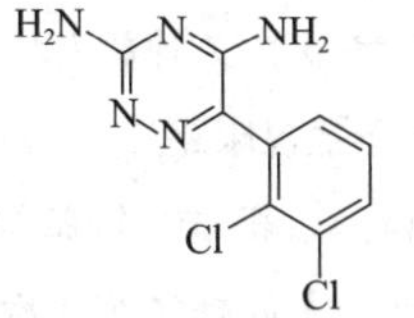

ラモトリギン

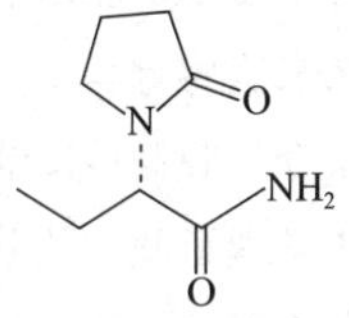

レベチラセタム

4.6 鎮痛薬

意識を消失させることなく，選択的に痛みを軽減あるいは除去させる目的で用いる薬物を鎮痛薬という．

4.6.1 痛みの発生と痛覚知覚

痛みはさまざまな疾患に伴う傷害や炎症の発生と，発生部位や原因を知る指標となり，生体警告反応としての性格をもっており，体性痛と内臓痛に分けられる．体性痛は，皮膚，皮下組織，骨格筋，関節，脳膜，歯および各部位に分布する血管の異常拡張や炎症（頭痛を含む）等で生じ，後述するように第一次求心性線維（知覚神経）により脊髄に伝えられる．皮膚や粘膜など身体表面で生じる表在痛と，関節，筋，腱，骨膜など深部組織で生じるうずくような痛みである深部痛に分かれる．表在痛には，さらに即時痛と遅延痛がある．内臓痛は，内臓平滑筋の強縮により生じ，内臓求心性線維（自律神経系の求心路）により脊髄へ伝えられる．

機械的，熱的，あるいは化学的刺激が体表面や内臓に加えられ，組織の損傷が生じたり，生じる可能性のある刺激強度に達すると感覚受容器が刺激をうけて脱分極し，その程度に応じた活動電位が発生する．痛覚の受容器は，特殊な構造をもたない知覚神経の終末（自由神経終末）で侵害受容器 nociceptor と呼ばれている．組織の損傷とともに内因性発痛物質が生成・遊離されて侵害受容器に作用すると考えられている．内因性発痛物質は，ブラジキニン，ヒスタミン，セロトニン，カリウム等であり，このうち最も強力なブラジキニンは，組織損傷で遊離したリソソーム中の酵素によりα_2グロブリン分画高分子キニノーゲンから産生される．プロスタグランジンEやI_2などのプロスタグランジン類やロイコトリエンは，これ自体にも弱い発痛作用があるが，より低濃度でブラジキニンの作用を増強するため，特に炎症部位で痛覚閾値を下げて痛みの感受性をあげる役割をもつと考えられる．痛みを伝える知覚神経の神経伝達物質は，神経ペプチドのサブスタンスPやソマトスタチンであると考えられている．また，脊髄で生じる痛覚過敏には，興奮性アミノ酸伝達物質のグルタミン酸の関与も示唆されている．

痛みの部位感が明瞭で，ピリピリあるいはチクチクするような即時痛（刺痛）は，知覚神経の一つであるAδ線維（有髄神経：直径1～5 μm，伝導速度10～25 m/sec）により脊髄後角に入り，第二次感覚ニューロンにシナプス連絡して反対側に移行し，前側索を上行して視床腹側基底核および外腹側核に至る(新脊髄視床路)．一方，刺激部位が不明瞭で，うずくような不快な持続痛である遅延痛（灼熱痛）は，C線維（無髄神経：直径0.3～1 μm，伝導速度0.5～2 m/sec）により脊髄後角に入り，即時痛と同様に第二次感覚ニューロンにシナプス連絡して視床髄板内核群や後核群に至る（旧脊髄視床路）．頭部や顔面の痛みは三叉神経により延髄後角に入り，頸髄に下行してから対側視床に投射する．ついで第三次ニューロンが大脳皮質感覚野（知覚領）に達して痛みの知覚が形成される（図4.3）．また，脊髄から脳幹網様体（延髄巨大細胞網様核など）に投射し，シナプス連絡の後に中脳水道周囲灰白質，視床下部，視床髄板内核群に至る系がある．視床下部からは大脳辺縁系へ投射している．これは痛みに伴う情動行動や自律神経反射に関係すると考えられている．内臓痛は，内臓知覚神経から腹腔神経節を介して交感神経求心路により脊髄に到達するが，視床下部から大脳辺縁系への経路と関連が深い．

4.6.2 ■ 内因性痛覚抑制機構

脊髄での痛覚抑制機構として，下行性抑制と髄節性抑制が知られている．下行性抑制は，中脳水道周囲灰白質，延髄巨大細胞網様核，延髄大縫線核，視床，視床下部，赤核，青斑などからの主としてノルアドレナリンあるいはセロトニンを伝達物質とする下行性神経によると考えられている．脊髄内介在神経による髄節性抑制には，内在性モルヒネ様物質であるオピオイドペプチド類（表4.7）やγ-アミノ酪酸が伝達物質として関与している．オピオイドと逆の作用を示す内在性物質であるノシセプチンも見いだされている．オピオイドペプチド類が選択的に結合するオピオイド受容体（表4.8）には，μ，δ，κと呼ばれる3種類のサブタイプが存在し，中枢神経系に広く分布しており，特に大脳辺縁系，線条体，視床内側部，視床下部，中脳水道周囲灰白質，脊髄後角に多く，モルヒネなどの鎮痛作用発現にも関与している．β-エンドルフィンはμとδ受容

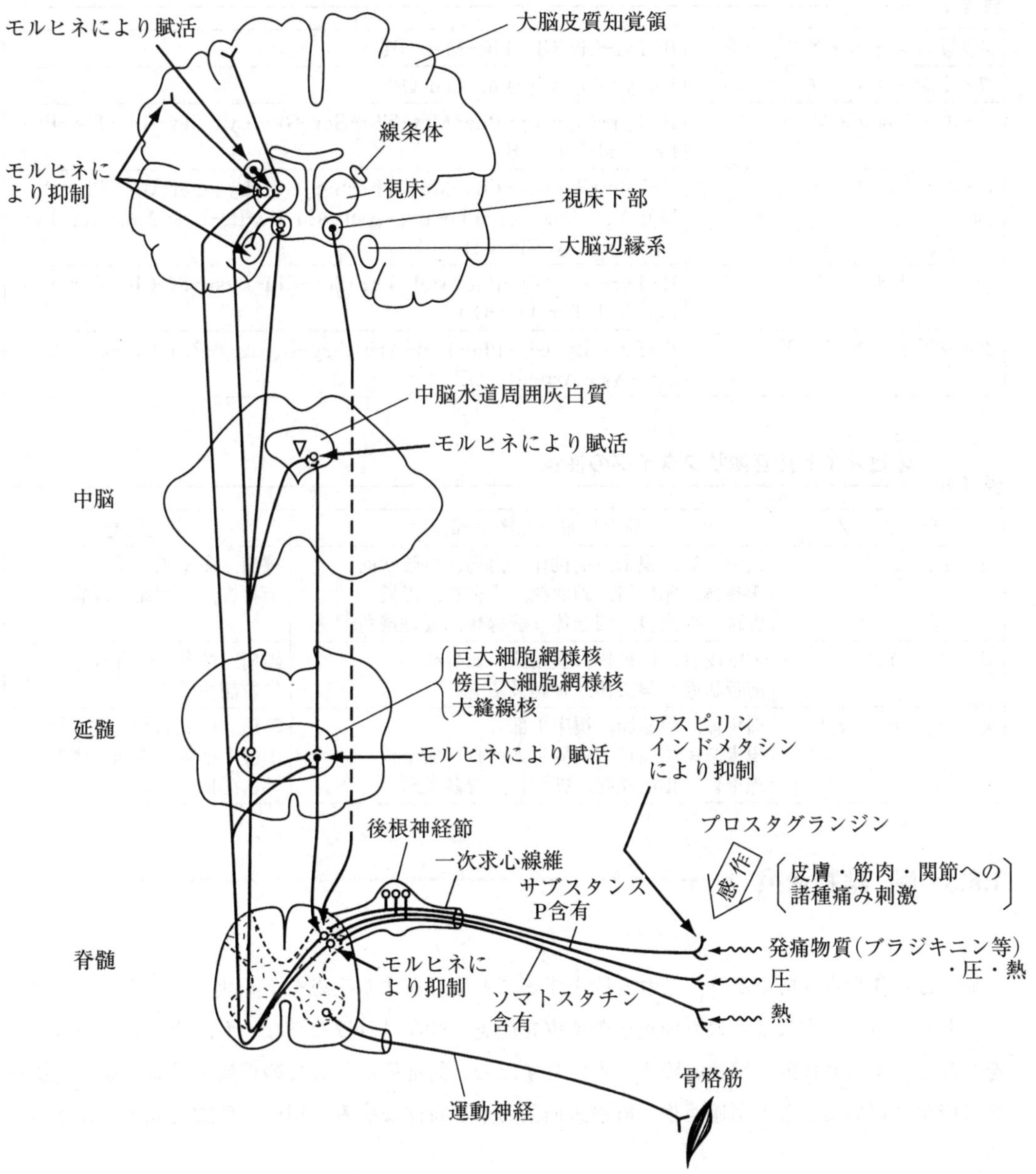

図 4.3
痛覚求心路と鎮痛薬の作用部位
（田中千賀子，加藤隆一編，NEW 薬理学（改訂第 3 版），南江堂，1996，p351 より改変）

体に，エンケファリンはδ受容体に，ダイノルフィンはκ受容体に各々親和性が高い．いずれのサブタイプも，$G_{i/o}$ タンパク質と共役してアデニル酸シクラーゼ活性の抑制，K^+ チャネル開口，Ca^{2+} チャネル遮断等を示す．

表 4.7　内因性オピオイドペプチドの化学構造

メチオニン－エンケファリン	H-Tyr-Gly-Gly-Phe-Met-OH
ロイシン－エンケファリン	H-Tyr-Gly-Gly-Phe-Leu-OH
α－エンドルフィン	H-Tyr-Gly-Gly-Phe-Met-Thr-Ser-Glu-Lys-Ser-Gln-Thr-Pro-Leu-Val-Thr-OH
β－エンドルフィン〔ヒト〕	H-Tyr-Gly-Gly-Phe-Met-Thr-Ser-Glu-Lys-Ser-Gln-Thr-Pro-Leu-Val-Thr-Leu-Phe-Lys-Asn-Ala-Ile-Ile-Lys-Asn-Ala-Tyr-Lys-Lys-Gly-Glu-OH
γ－エンドルフィン	H-Tyr-Gly-Gly-Phe-Met-Thr-Ser-Glu-Lys-Ser-Gln-Thr-Pro-Leu-Val-Thr-Leu-OH
ダイノルフィン A-（1-17）	H-Tyr-Gly-Gly-Phe-Leu-Arg-Arg-Ile-Arg-Pro-Lys-Leu-Lys-Trp-Asp-Asn-Gln-OH

表 4.8　オピオイド受容体サブタイプの性質

サブタイプ	脳内分布（高密度部位）	生理機能
μ（μ_1，μ_2）	大脳皮質，視床，扁桃体，海馬，前帯状回 線条体，側坐核，脚間核，手網核，黒質 青斑，孤束核，四丘体，縫線核，脊髄後角	鎮痛，多幸感，鎮咳，徐脈 依存性，学習記憶障害
δ（δ_1，δ_2）	大脳皮質，扁桃体，嗅結節，側坐核 前帯状回，線条体，脊髄後角	鎮痛，情動，依存性 学習記憶障害
κ（κ_1，κ_2，κ_3）	扁桃体，嗅結節，視床下部 視床脳室周囲核，内側視索前野，側坐核 線条体，正中隆起，脚間核，脊髄後角	鎮痛（痛覚過敏と両面性） 鎮静，縮瞳，徐脈，嫌悪感 学習記憶改善

4.6.3 ■ 薬物治療

痛みは生体警告反応であり，これを除去することは存在する疾患を不顕化してしまう危険がある．したがって，本来はその原因疾患の治療を優先させなければならないが，激しい苦痛は体力を消耗し種々の身体的，精神的障害をもたらすため，対症療法としての鎮痛も必要となる．鎮痛薬は麻薬性鎮痛薬とその関連薬物，解熱鎮痛薬および特殊な痛みに用いる薬物に大きく分けられる．

1）麻薬性鎮痛薬

オピオイド受容体に結合して鎮痛作用を示す化合物で，麻薬および向精神薬取締法で麻薬に指定されているものをいう．アヘン opium に含まれるフェナントレン系のアルカロイドであるモルヒネ（塩酸塩水和物）morphine（hydrochloride hydrate），コデイン（硫酸塩水和物）codeine（sulfate hydrate）およびその半合成誘導体と構造関連合成薬であるペチジン（塩酸塩）pethidine（hydrochloride），オキシコドン（塩酸塩水和物）oxycodone（hydrochloride hydrate），フェンタニル（クエン酸塩）fentanyl（citrate），エチルモルヒネ（塩酸塩水和物）ethylmorphine（hydrochloride hydrate）などで，オピオイド受容体のうち主としてμ受容体に結合して鎮痛作用を示す．作用点としては，大脳皮質知覚領，視床，大脳辺縁系のほか，中脳，延髄における下行性抑制の促進，脊髄後角での抑制などが考えられている．

モルヒネは，μ受容体の刺激と弱いκ受容体刺激作用により，鎮痛（μ_1），鎮静（κ），呼吸抑制（μ_2：延髄呼吸中枢の抑制），鎮咳（μ_2：延髄咳中枢の抑制），多幸感（μ_2）などの中枢抑制，嘔吐（μ_2：延髄化学受容器引金帯の刺激），縮瞳（κ：中脳の動眼神経核を興奮させ，副交感神経を刺激して瞳孔括約筋を収縮させる）などの中枢興奮作用，便秘（μ_2：副交感神経終末からのアセチルコリン遊離抑制による蠕動運動抑制と腸管壁からのセロトニン遊離促進による平滑筋緊張増加），気管支・膀胱・子宮・輸胆管の平滑筋収縮などの末梢作用のほか，下垂体後葉からの抗利尿ホルモン分泌促進による尿量減少，膵液分泌抑制，胆汁分泌抑制，膀胱括約筋収縮による尿貯留，血管緊張低下とヒスタミン遊離促進による血圧降下，副腎と交感神経系興奮による血糖値上昇などがみられる．

副作用として，呼吸抑制，幻覚，錯乱，眩暈，ふらつき，発汗などの精神神経症状，悪心，嘔吐，口渇，便秘などの消化器症状，過敏症などがみられる．静脈注射では動脈圧，血管抵抗の上昇に注意する．脳病変による意識混濁，重篤な呼吸抑制状態には禁忌．胆道疾患のある場合も注意が必要である．急性中毒は，酩酊，失神，昏睡，チェーン・ストークス型呼吸（呼吸リズム異常である周期性呼吸の一種で，浅い呼吸から次第に深い呼吸となり，再び浅くなって無呼吸となる周期が繰り返される）を生じ，やがて呼吸麻痺により死に至る．解毒には麻薬拮抗薬（下記）を使用する．

麻薬性鎮痛薬の10日以上の連用により耐性や依存が生じる．耐性は，連用に伴って薬理作用が減弱していく現象で，鎮痛・鎮咳・呼吸抑制・多幸感・鎮静・抗利尿・嘔吐・血圧降下等の作用に形成される．縮瞳・便秘・痙攣には耐性が生じない．精神的依存では，その薬物を取得しようとする強迫的行為を示す．身体的依存が形成されると，薬物投与中断により退薬（離脱）症状が現れる．モルヒネの場合，軽度では眠気，あくび，全身違和感，流涎，鼻汁分泌，動悸，発汗，倦怠，振戦，不眠，食欲不振，不安，焦燥など，中等度では腹痛，筋肉痛，悪寒，鳥肌，散瞳，悪心，嘔吐，下痢，異常知覚，不穏，苦悶など自律神経症状を中心とした激しい身体的・精神的症状（自律神経の嵐），高度ではもうろう，興奮，失神，脱水，体温上昇，血圧上昇，呼吸頻拍，痙攣，虚脱などが現れる．麻薬性鎮痛薬の退薬法として，米国では長時間作用型のμ受容体刺激薬メサドンが使用される（メサドン代替法）が，わが国では医療用に市販されていない．α_2受容体部分刺激薬で，中枢神経系でノルアドレナリン神経系を抑制するクロニジン（塩酸塩）clonidine（hydrochloride）を利用する方法も用いられる．拮抗性鎮痛薬のブプレノルフィン（後述）もヘロイン依存症患者に用いられる．

モルヒネを癌などの慢性疼痛の鎮痛に用いる場合，耐性は生じるが，慢性疼痛下では精神依存をほとんど生じず，身体依存も問題にならないことが明らかになっている．モルヒネは，腹側被蓋野から側坐核への中脳辺縁系ドパミン作動性神経を活性化し，側坐核でのドパミン遊離を促進することで精神依存を生じる．慢性疼痛下では，多幸感を生じず依存を形成しにくい．また，依存性の生じにくい経口徐放性のモルヒネ剤などの製剤上の工夫もなされている．

コデインはモルヒネと比較して鎮痛作用は1/6，鎮静作用は1/4，呼吸抑制も1/4程度だが，用量を増やしても抑制作用は頭打ちになる．鎮咳・便秘・悪心・嘔吐は1/4以下であるが，経口投与でも初回通過効果を受けにくい．コデインはオピオイド受容体への親和性が低く，約 10% が体内でモルヒネに代謝されて鎮痛作用等を発現すると考えられる．鎮咳作用には，コデインが結合する特有の受容体も関与していることが示唆されている．鎮咳，鎮静，鎮痛，激しい下痢症状の改善に用いられる．1% 散剤は非麻薬．

ジヒドロコデイン（リン酸塩）dihydrocodeine（phosphate）はコデインの約 2 倍の鎮痛・鎮咳作用をもち，コデイン同様に主として中枢性麻薬性鎮咳薬として用いられる．1 % 散剤は非麻薬．

エチルモルヒネは，コデインと類似し強い鎮咳，鎮痛作用を示す．眼科用として，緑内障の治療や，虹彩炎，角膜潰瘍，硝子体混濁等にも用いられる．点眼後に，角膜や前房内の出血を吸収する効果がみられる．

ペチジンはアトロピン代用薬として開発され，モルヒネの 1/2 ～ 1/3 の鎮痛作用をもつ．鎮咳や便秘作用は示さず，呼吸抑制や依存性は弱い．アトロピン様作用により，縮瞳も生じにくい．速効性で，鎮痛・鎮静のほか鎮痙や無痛分娩，麻酔補助薬として用いられる．

オキシコドンはモルヒネの 1/2 の強さをもち，中等度から高度の疼痛を伴う各種癌の鎮痛に用いられる．初回通過効果を受けにくく，利用率はモルヒネの 2 倍で高い有効性を示す．約 12 時間持続する徐放剤として使用される．

フェンタニルはモルヒネの 80 倍の鎮痛作用を示し，依存性も強い．呼吸抑制は中等度．生物学的半減期が 20 分で持続時間が短いが，約 72 時間作用が持続する貼付剤も開発されている．単独で各種癌の鎮痛や全身および局所麻酔の鎮痛補助に用いるほか，ドロペリドール等との併用で神経遮断性鎮痛や全静脈麻酔にも用いられる．

ジアセチルモルヒネ（ヘロイン）は，モルヒネよりも脂溶性が高く脳に移行しやすい．加水分解されてモルヒネとなる．鎮痛・鎮咳・呼吸抑制等の作用や毒性が強く，依存性は最も強い．医療用には認可されていないが，不法に乱用されてヘロイン中毒を引き起こす．

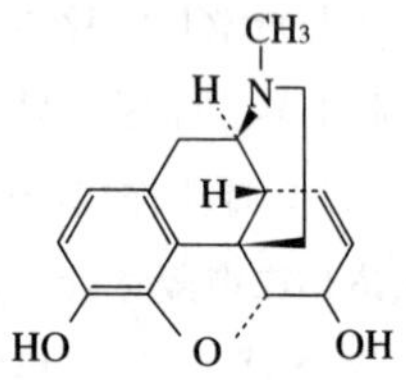

モルヒネ

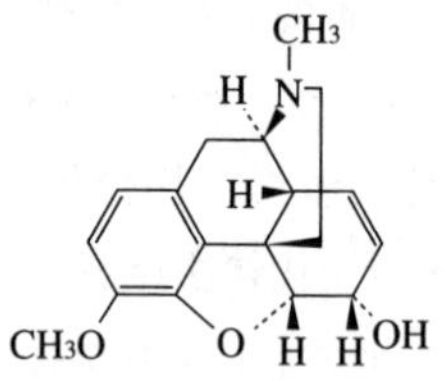

コデイン

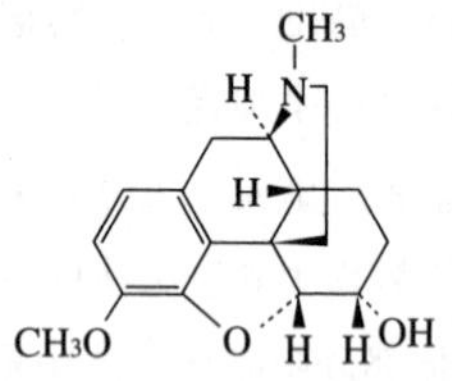

ジヒドロコデイン

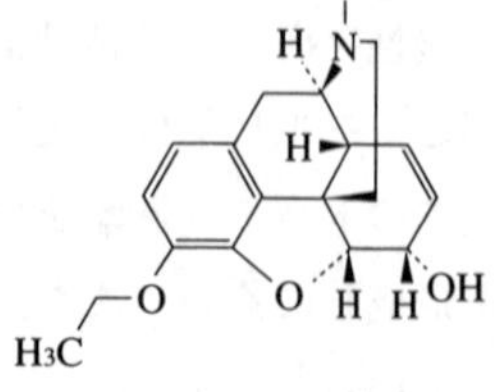

エチルモルヒネ

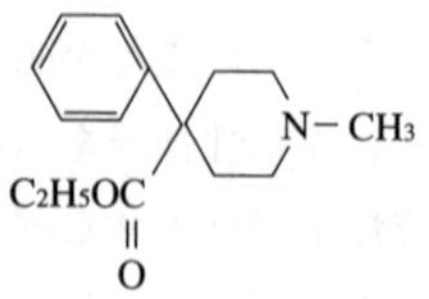

ペチジン

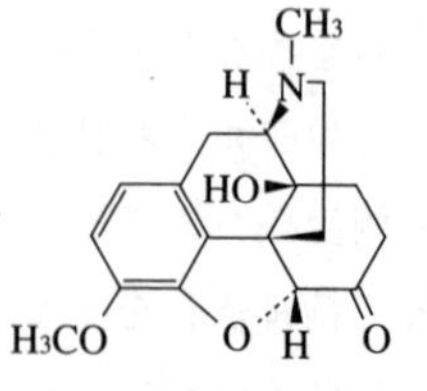

オキシコドン

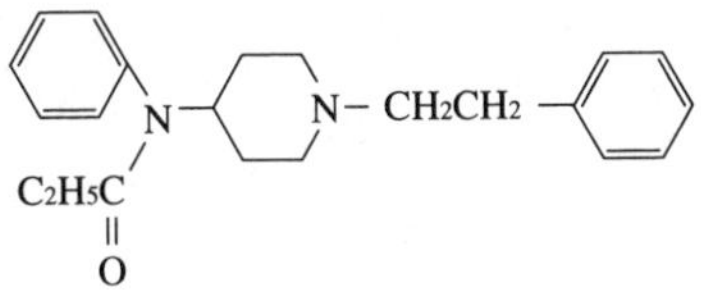

フェンタニル

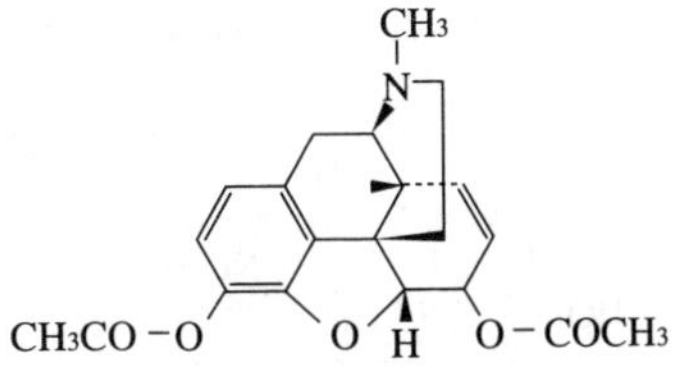

ジアセチルモルヒネ（ヘロイン）

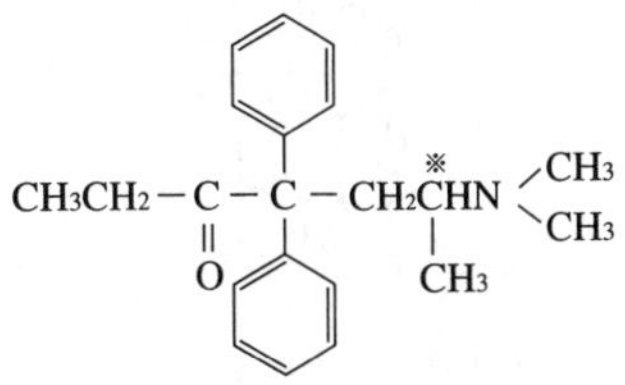

メサドン

※は不斉炭素

2）拮抗性鎮痛薬

麻薬には指定されていないが，オピオイド受容体に結合して鎮痛作用を示す．鎮痛のほか麻酔前投薬として用いられる．増量しても最大効果に限度があり，一定以上の鎮痛効果は得られない（天井効果）．ペンタゾシン pentazocine は，κ 受容体の刺激薬であり，μ 受容体に対しては遮断薬または弱い部分刺激薬である．モルヒネの 1/4 ～ 1/2 の鎮痛作用を示す．鎮痛および呼吸抑制作用に天井効果が生じる．依存性は生じにくいが，長期使用で身体的依存が生じる可能性がある．血中カテコールアミン濃度を上昇させて心臓循環系の副作用を生じる．ブプレノルフィン buprenorphine は μ 受容体の部分刺激薬であり，κ 受容体は遮断する．モルヒネの 20 ～ 50 倍の鎮痛作用を示すが，μ 受容体との結合・解離が遅いため作用発現が遅く持続的である．天井効果があり，高用量ではむしろ呼吸促進を示す．循環系の副作用は弱い．ブトルファノール butorphanol は，κ 受容体の完全刺激薬および μ 受容体の部分刺激薬である．中脳網様体，視床下部，辺縁系，広汎視床投射路等に作用してモルヒネの 1.4 ～ 20 倍の鎮痛作用を示す．このほか，μ 受容体の部分刺激薬で，ノルアドレナリンやドパミン作動性神経系を介した鎮痛作用を示して依存性や精神作用が弱いトラマドール tramadol や，κ 受容体の刺激薬で，セロトニン作動性神経系の下行性抑制を介してモルヒネの 2/3 の鎮痛作用を示すエプタゾシン eptazocine が，各種癌や手術後の鎮痛に用いられる．μ 受容体の部分刺激薬はモルヒネの作用に拮抗するため，拮抗性鎮痛薬と呼ばれている．

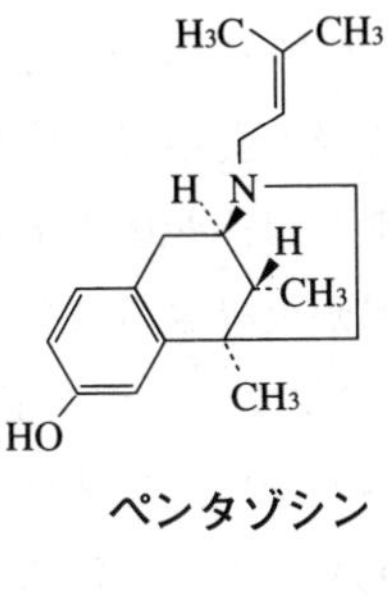

ペンタゾシン

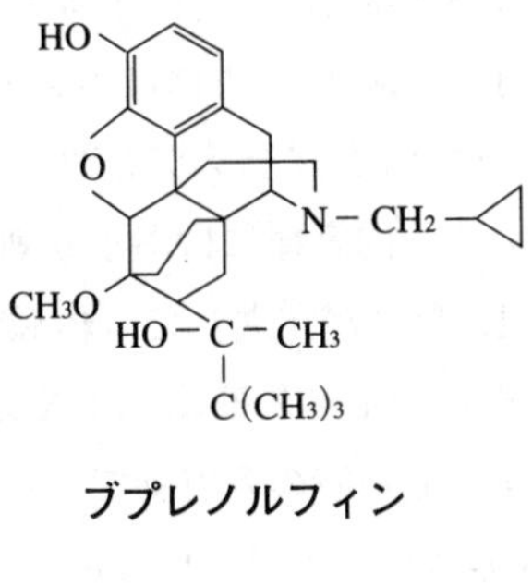

ブプレノルフィン

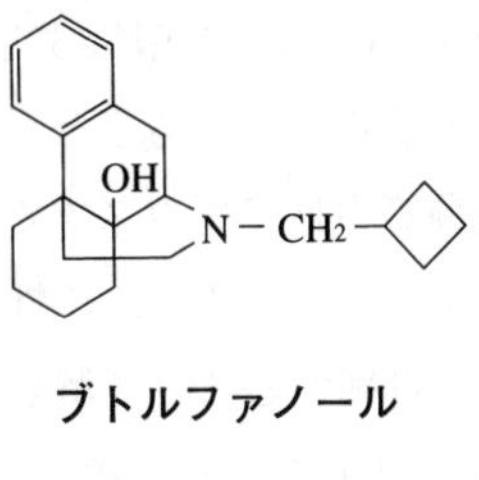

ブトルファノール

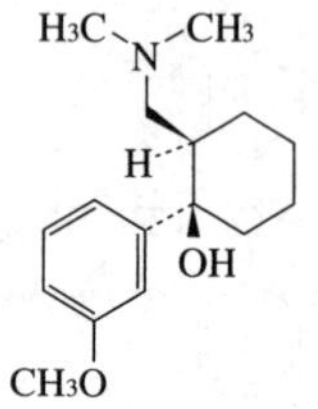

トラマドール

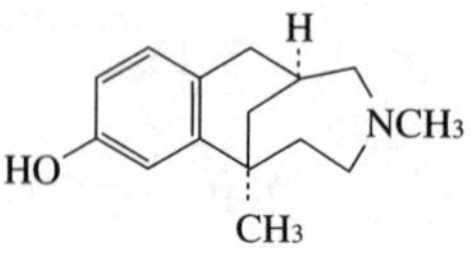

エプタゾシン

3) 麻薬拮抗薬

オピオイド受容体遮断薬であるナロキソン（塩酸塩）naloxone（hydrochloride）は，オピオイド受容体に特異的に結合する鎮痛作用をもたない競合的遮断薬であり，μ受容体を強く遮断し，κやδ受容体も遮断する．麻薬による急性呼吸抑制の解毒および覚醒遅延の改善に用いられる．μ受容体の部分刺激薬であるレバロルファン（酒石酸塩）levallorphan（tartrate）も，麻薬拮抗薬として麻薬による呼吸抑制の解毒に用いられる．単独ではほとんど作用を示さず，鎮痛には影響を及ぼさずに呼吸抑制を消失させる．

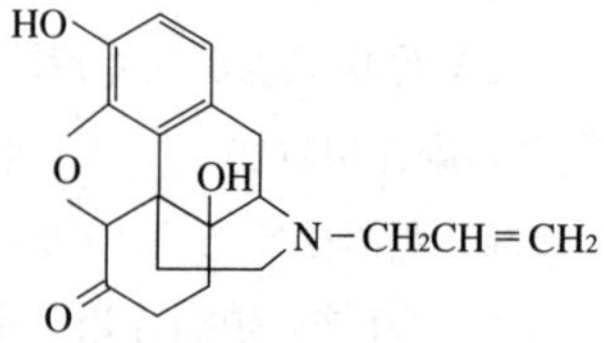

ナロキソン

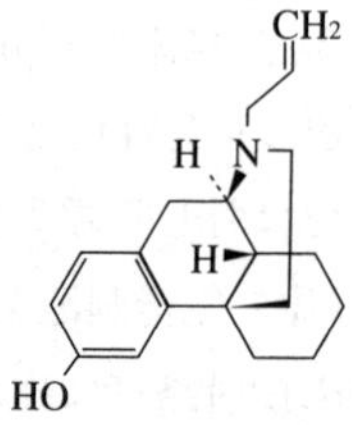

レバロルファン

4) 解熱鎮痛薬

あまり激しくない痛み，すなわち頭痛，歯痛，神経痛，月経痛，筋肉痛，関節痛などには，サリチル酸系薬，プロピオン酸系薬をはじめ各種の解熱鎮痛薬が用いられる（表4.9）．このうち酸性非ステロイド性抗炎症薬（酸性解熱鎮痛薬）は強い抗炎症作用をもつ．

酸性非ステロイド性抗炎症薬による鎮痛は，末梢においてシクロオキシゲナーゼ cyclooxygenase（COX）を阻害することで，プロスタグランジン類の生成を抑制して侵害受容器の感受性を下げるためであると考えられている．内臓痛にはあまり効かない．感染時には，視床下部の体温調節中枢でプロスタグランジン E_2 産生が亢進して，体温調節の基準体温が上昇することで発熱が生じているが，酸性非ステロイド性抗炎症薬は，COX阻害によりプロスタグランジン E_2 産生を抑制することで解熱作用を示す．発熱時のみ有効で，正常体温は下降させない．アスピリン（アセチルサリチル酸）は他の酸性非ステロイド性抗炎症薬とは異なり，COXのセリン残基をアセチル化して不可逆的に阻害するため，低用量で抗血栓薬として虚血性疾患の予防に用いられる．

副作用としては，炎症時に炎症関連細胞等に発現誘導されるCOX-2だけでなく，胃粘膜や血小板など多くの細胞に常在する COX-1 も阻害するために生じる胃粘膜障害や胃腸管出血をはじめとする胃腸管障害がもっとも多い．また，腎ならびに肝臓障害がみられる．プロピオン酸系薬物はこれらの障害が少なく，またプロドラッグ，徐放剤や坐剤の利用，消化性潰瘍治療薬との併用などで軽減することができる．このほか過敏症もみられる．出血傾向がみられるため，抗凝固薬との併用には注意が必要である．アスピリンは，出産予定日 12 週以内の妊婦で禁忌．一部の薬物は，ニューキノロン系抗菌薬との併用で痙攣発作を誘発することがある．喘息患者でアスピリンの服用により喘息発作が誘発されることがあり，アスピリン喘息と呼ばれている．アスピリン以外の酸性非ステロイド性抗炎症薬でも引き起こされ，気管支での COX 障害によるプロスタグランジン E_1 や E_2 産生抑制とロイコトリエン産生増加によると考えられている．15 歳以下の小児で，インフルエンザや水痘などでアスピリンを服用した場合に，ライ症候群と呼ばれる脂肪肝を伴う急性脳症が引き起こされることがある．ミトコンドリア障害や COX 阻害に伴う脳血管内皮細胞の損傷が疑われる．また，小児のインフルエンザなどのウイルス性感染症の場合は，酸性非ステロイド性抗炎症薬，特にサリチル酸系薬やジクロフェナク，メフェナム酸は原則として使用しない．

チアラミド（塩酸塩）tiaramide（hydrochloride）などの塩基性鎮痛薬はプロスタグランジン合成阻害作用が弱く，視床や大脳皮質の痛覚閾値の上昇，ヒスタミン遊離抑制作用など，酸性解熱鎮痛薬とは異なる作用機序で強い鎮痛作用と弱い抗炎症作用を示すと考えられている．また，視床下部の体温調節中枢に作用して，アセチルコリン作動性機序により血管拡張，発汗，代謝抑制を促進して熱を放散させることで解熱作用を示す．ほかに，エピリゾール epirizole，エモルファゾン emorfazone がある．エモルファゾンは，酸性解熱鎮痛薬が使用できないアスピリン喘息などの場合にも使用できる．

ピラゾロン系のスルピリン（水和物）sulpyrine（hydrate）は，単独では鎮痛や抗炎症作用はみられず，視床下部の体温調節中枢に作用して熱放散増大による解熱作用を示す．配合剤にも用いられる．

アニリン系のアセトアミノフェンは，解熱鎮痛薬として頻用されるが，末梢組織での COX 阻害作用は極めて弱く，鎮痛の作用機序は不詳である．視床下部の体温調節中枢に作用して解熱作用を示す．視床下部ではアスピリンと同程度の COX 阻害作用を示すといわれている．抗炎症作用はみられない．

表 4.9 解熱鎮痛薬の種類

種類　　薬物	特徴
酸性非ステロイド性抗炎症薬（NSAIDs）	COX 阻害による末梢性鎮痛と視床下部体温中枢での解熱.
サリチル酸系	
サリチル酸ナトリウム	
アスピリン	COX を不可逆的に阻害.
サリチルアミド	配合剤のみ.
アントラニル酸	鎮痛作用比較的強い.
メフェナム酸	
フルフェナム酸アルミニウム	
プロピオン酸系	鎮痛・解熱・消炎作用を平均してもつ. 副作用比較的弱い.
イブプロフェン	
フルルビプロフェン	
フルルビプロフェンアキセチル	速効性のプロドラッグ. 癌・術後の鎮痛. 病変部特異性あり.
ケトプロフェン	筋注で強力な鎮痛・解熱・消炎作用.
ナプロキセン	組織分解酵素活性抑制・肉芽組織構成成分の安定化作用あり.
プラノプロフェン	選択的プロスタグランジン合成抑制.
チアプロフェン	選択的プロスタグランジン合成抑制.
オキサプロジン	持続性鎮痛. 消炎作用.
ロキソプロフェンナトリウム	プロドラッグ. 鎮痛作用強い. 頻用.
ザルトプロフェン	インドメタシンより鎮痛作用強い.
アリール酢酸系	強力だが副作用も強い.
フェニル酢酸系	
ジクロフェナクナトリウム	坐剤は強力な鎮痛・解熱・消炎作用.
アンフェナクナトリウム	インドメタシンより強力.
インドール酢酸系	
インドメタシン	坐剤には解熱適応なし.
アセメタシン	インドメタシンのプロドラッグ.
インドメタシンファルネシル	インドメタシンのプロドラッグ. 炎症局所で活性化.
プログルメタシンマレイン酸塩	インドメタシンのプロドラッグ. 炎症局所親和性あり.
スリンダク	インドメタシン類似物質のプロドラッグ.
イソキサゾール酢酸系	
モフェゾラク	
ピラノ酢酸系	
エトドラク	COX-2 阻害. ブラジキニン産生抑制作用あり.
ナフタレン系	
ナブメトン	プロドラッグ. 持続性.
オキシカム系	副作用比較的弱い.
テノキシカム	持続性.
ロルノキシカム	即効性. 強力な消炎・鎮痛作用.
メロキシカム	COX-2 阻害.
ピロキシカム	半減期が長い.
アンピロキシカム	ピロキシカムのプロドラッグ.
コキシブ系	
セレコキシブ	選択的 COX-2 阻害.
塩基性解熱鎮痛薬	視床・大脳皮質の痛覚閾値上昇. 熱放射増大. 消炎作用弱い.
チアラミド	ヒスタミン遊離抑制あり.
エピリゾール	末梢作用および中枢作用による鎮痛作用.
エモルファゾン	血管透過性亢進抑制・白血球遊走抑制作用あり.
ピラゾロン系（ピリン系）	体温調節中枢に作用して熱放射増大による解熱作用中心.
スルピリン	他薬無効時の緊急解熱. 坐剤は小児の緊急解熱.
イソプロピルアンチピリン	配合剤のみ.
アンチピリン	配合剤のみ.
アニリン系	作用機序不詳. 消炎作用なし.
アセトアミノフェン	頻用. アスピリンと協力作用. 総合感冒薬.
ジメトチアジン	抗セロトニン・抗ヒスタミン作用あり.

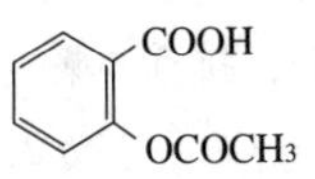

アスピリン（アセチルサリチル酸）

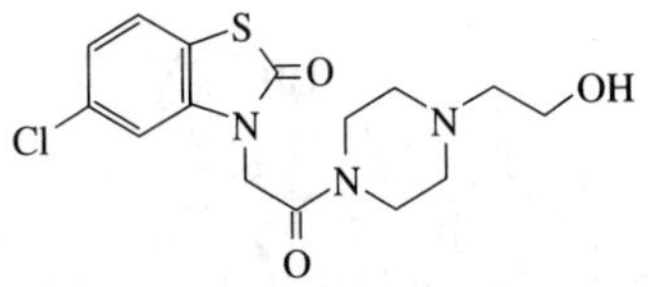

チアラミド

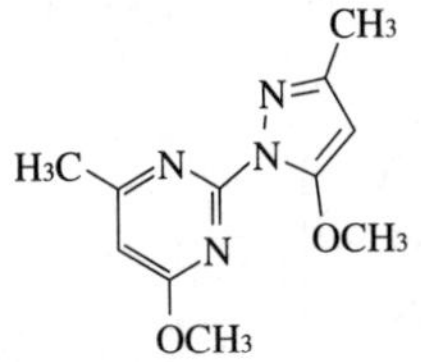

エピリゾール

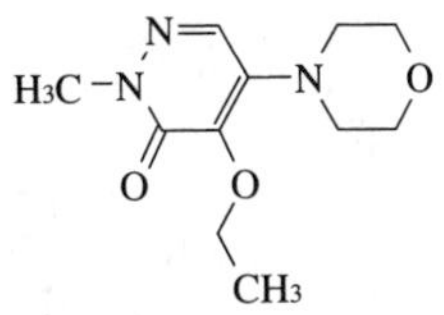

エモルファゾン

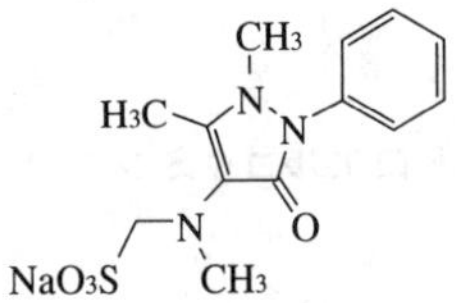

スルピリン

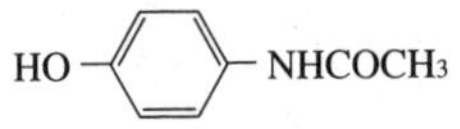

アセトアミノフェン

5）片頭痛治療薬

片頭痛は，通常片側に強い頭痛が反復して発作的に現れ，悪心・嘔吐を伴う血管性頭痛である．発症にはセロトニン増加に起因する初期血管収縮と，これに続くセロトニンの枯渇に伴う血管拡張，硬膜の血管に分布する三叉神経から放出されるサブスタンスPやカルシトニン遺伝子関連ペプチド（CGRP）による炎症反応等が関与すると考えられている．急性発作時の治療にはエルゴタミン系薬とトリプタン系薬，月に2～3回以上発作が反復する場合に発作予防の目的でカルシウム拮抗薬（Ca^{2+}チャネル遮断薬）やアドレナリンβ受容体遮断薬が用いられる．麦角アルカロイドであるエルゴタミン系薬は，セロトニン受容体遮断により血管収縮を抑制して初期症状を改善し，頭痛発作の発症を防止する．エルゴタミン ergotamine とカフェインの合剤およびジヒドロエルゴタミン dihydroergotamine が用いられるが，現在は使用頻度が減少している．わが国では2000年から使用されているトリプタン系薬は，脳血管に多く分布するセロトニン$5\text{-}HT_{1B/1D}$受容体刺激薬である．頭痛発作時に拡張している脳血管を比較的選択的に収縮させて改善する（主に$5\text{-}HT_{1D}$受容体関与）．また，三叉神経からのCGRPの放出も抑制する（主に$5\text{-}HT_{1B}$受容体関与）．スマトリプタン sumatriptan，ゾルミトリプタン zolmitriptan，リザトリプタン rizatriptan，エレトリプタン eletriptan，ナラトリプタン naratriptan があり，いずれも短時間作用型（半減期1～6時間）である．カルシウム拮抗薬のロメリジン lomerizine は脳血管に選択性をもち，Ca^{2+}チャネル遮断により脳血管収縮を抑制して発作を軽減あるいは発症を抑制する．作用発現まで約1か月を要する．プロプラノロール propranolol などのアドレナリンβ受容体遮断薬は，交感神経興奮に伴う頭痛発作による過度な脳血管拡張を防止するため，継続的な使用により発作頻度を減少させることが期待できる．このほか，抗セロトニン・抗ヒスタミン作用をもつアニリン系解熱鎮痛薬（ジメトチアジン），抗ヒスタミン・抗アセチルコリン作用をもつ抗セロトニン薬（シプロヘプタジン），抗てんかん薬（バルプロ酸），抗うつ薬（アミトリプチリン），プロピオン酸系解熱鎮痛薬（ナプロキセン），COX-2 阻害薬（メロキシカム）なども予防的治療に用いられる．

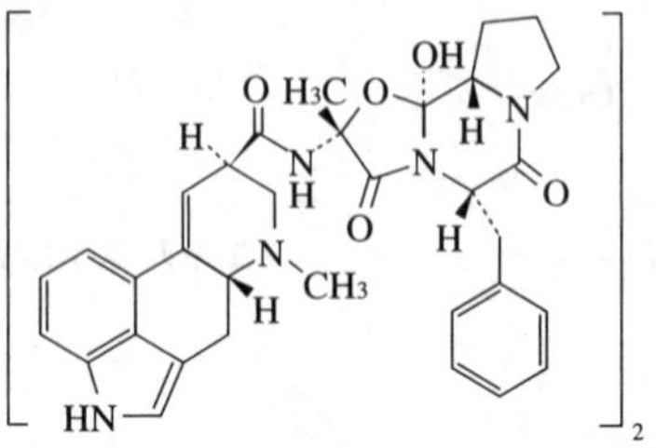

エルゴタミン

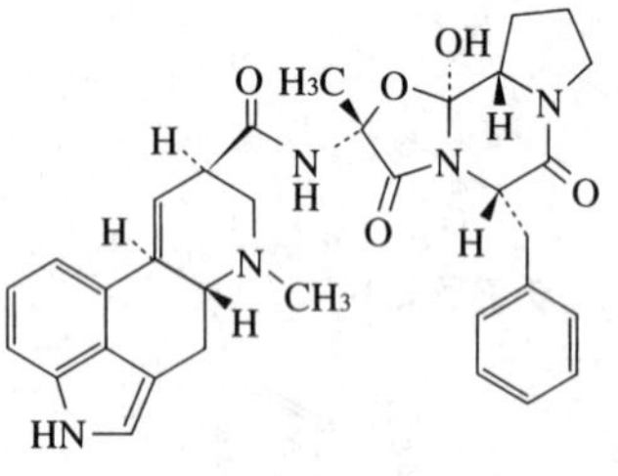

ジヒドロエルゴタミン

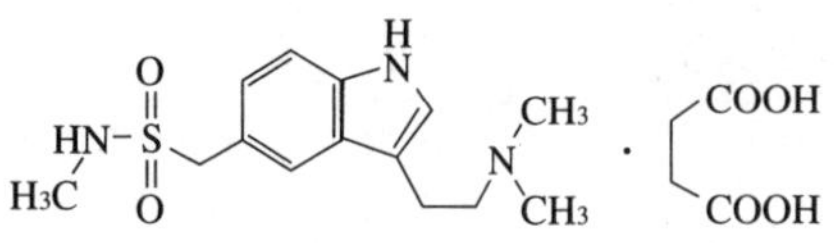

スマトリプタン

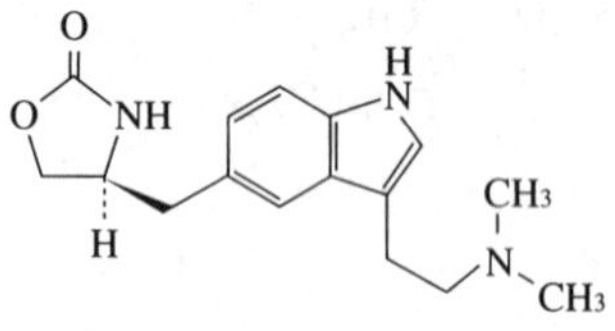

ゾルミトリプタン

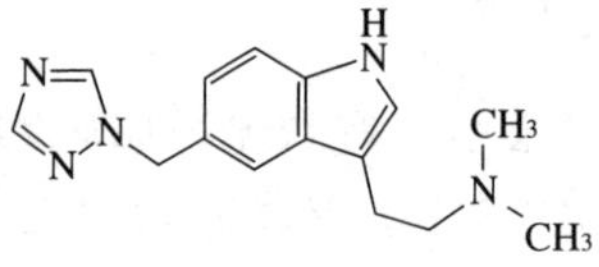

リザトリプタン

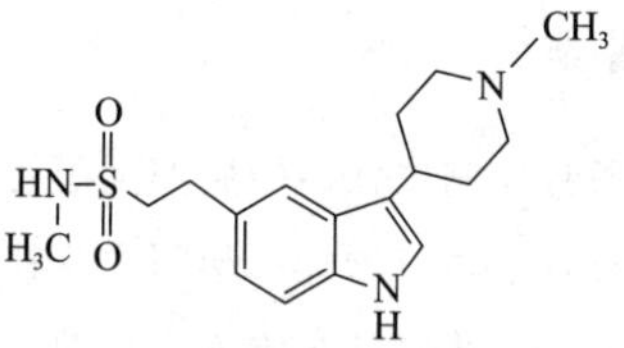

ナラトリプタン

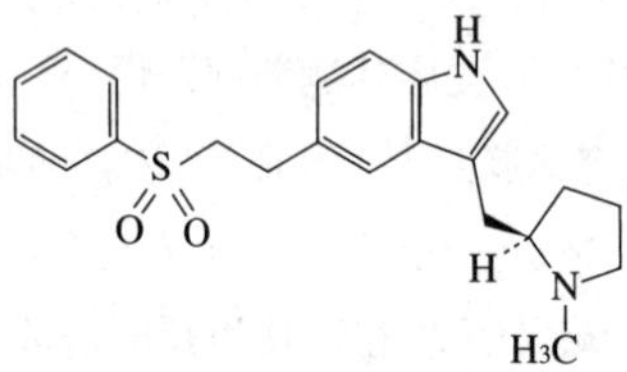

エレトリプタン

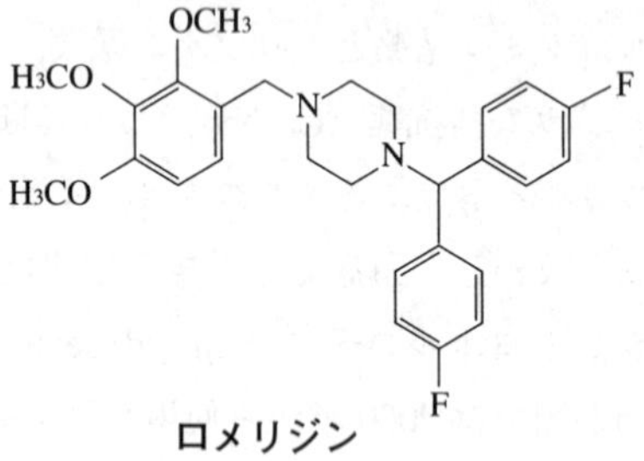

ロメリジン

6）その他の鎮痛薬

帯状疱疹後神経痛を含む末梢性神経障害性疼痛治療薬として，プレガバリン pregabalin が 2010 年 6 月から用いられるようになった．プレガバリンは，GABA の構造類似体であるが GABA 受容体とは結合せず，GABA の代謝や再取り込みにも影響しない．Na^{+} チャネル，オピオイド受容体，NMDA 受容体，モノアミン再取り込み，シクロオキシゲナーゼ活性なども抑制しない．作用機序として，電位依存性 Ca^{2+} チャネルの $\alpha_2\delta$ サブユニットと高親和性で結合してシナプス前膜でのCa^{2+}流入を抑制し，グルタミン酸，サブスタンスP，カルシトニン遺伝子関連ペプチド（CGRP）などの遊離抑制により鎮痛作用を生じると考えられている．

筋緊張性頭痛には，解熱鎮痛薬のほかに中枢性筋弛緩薬やベンゾジアゼピン系抗不安薬が用いられる．平滑筋の異常痙攣による内臓痛の場合は，ムスカリン性アセチルコリン受容体遮断薬の鎮痙作用を利用して痛みを緩解させる．末梢の一時的な激しい痛みに対しては，局所麻酔薬を用いる場合もある．

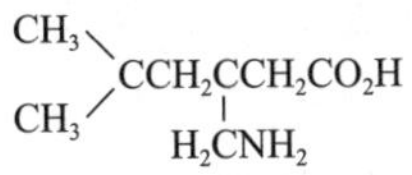

プレガバリン

4.7 中枢性筋弛緩薬

骨格筋の緊張は，脊髄から伸びる神経線維のうちα運動ニューロン（直径12～20 μm；伝導速度70～120 m/sec）とγ運動ニューロン（直径3～6 μm；伝導速度15～30 m/sec）の協調により維持されている．しかしながら，脳血管障害，脳性麻痺，痙性脊髄麻痺，多発性硬化症などに伴って上位運動中枢が障害を受け，過度にα運動ニューロンが興奮したり，γ運動ニューロンとの緊張のバランスが崩れることにより，筋が緊張する．その結果として，痙性麻痺，緊張性頭痛，腰痛症および肩こりなどが起こる．中枢性筋弛緩薬 centrally acting muscle relaxants は，神経筋接合部や筋紡錘に直接作用することなく，主として脊髄における多シナプス反射あるいは単シナプス反射を抑制することにより，骨格筋の緊張状態を緩解させる薬物である．

① バクロフェン

γ-アミノ酪酸γ-aminobutyric acid（GABA）は，中枢神経系における抑制性の化学伝達物質のひとつである．したがって，GABAの投与により異常な神経興奮を抑制できる．しかしながら，GABA自体は血液脳関門を通過しない．そこでGABAの構造を改変して血液脳関門を通過できるようにした化合物がバクロフェン baclofen である．$GABA_B$受容体の選択的作用薬である．神経筋接合部および筋紡錘に影響することなく，脊髄における多シナプス反射および単シナプス反射を選択的に抑制する．また，γ運動ニューロンの活動も抑制する．脳卒中，脳性麻痺，多発性硬化症，筋萎縮性側索硬化症，頚部脊椎症などの脳性疾患に伴う痙性麻痺に用いられる．長期間の連用により精神的依存が形成されるとの報告があることから，慎重に投与する必要がある．

② クロルフェネシン（カルバミン酸エステル）

メフェネシン mephenesin およびクロルフェネシン chlorphenesin は，脊髄および脳幹網様体における多シナプス反射経路の介在ニューロンを選択的に抑制して，神経インパルスの伝達を抑制することにより骨格筋の痙縮を緩解する．単シナプス反射に対してはほとんど影響がない．クロルフェネシンは，γ運動ニューロンの自発活動をメフェネシン，メトカルバモールに比較して強く持続的に抑制する．動物実験では，ストリキニーネ誘発痙攣に対してよく拮抗する．関連薬物には，メトカルバモール methocarbamol，カリソプロドール carisoprodol，プリジノール（メシル酸塩）pridinol（mesilate）およびフェンプロバメート phenprobamate がある．これらは筋緊張性疼痛疾患治療薬として運動器疾患に伴う有痛性痙縮（腰背痛症，変形性脊椎症，頸肩腕症候群など）に内服で適用される．メフェネシンは，代表的な中枢性筋弛緩薬として使用されてきたが，現在は臨床的に使用されることはない．活性代謝物がメプロバメートであるカリソプロドールは乱用の問題があり，ほとんど使用されない．フェンプロバメートも現在使用されていない．

③ トルペリゾン，エペリゾン

トルペリゾン（塩酸塩）tolperisone（hydrochloride）は，脊髄における多シナプス反射および単シナプス反射を抑制し，筋弛緩作用を示す．電撃およびペンテトラゾールによる強直性の痙攣を抑制する．中枢性筋弛緩作用量では条件回避反応を抑制しない．γ運動ニューロンに投射する脳幹からの下降性経路を遮断して，筋を弛緩させる．抗痙攣作用も有する．エペリゾン（塩酸塩）eperisone（hydrochloride）は，筋紡錘から出る求心性線維（Ia 線維）の活動を抑制するために，骨格筋の緊張亢進を緩和する．さらに，血管平滑筋の Ca^{2+} チャネル遮断作用および交感神経遮断作用により血管を拡張させて循環を改善する．脊髄レベルでの鎮痛作用も有する．

④ アフロクアロン

アフロクアロン afloqualone は，脊髄から上位の広範囲の中枢に作用し，筋緊張を緩和する．脊髄における多シナプスおよび単シナプス反射をともに抑制するが，単シナプス反射抑制作用は弱い．α固縮およびγ固縮に対して有効である．条件回避反応抑制作用は弱い．脳卒中，脳性麻痺，多発性硬化症，筋萎縮性側索硬化症，頸部脊椎症などによる筋緊張状態の緩和を目的として使用される．

⑤ チザニジン

チザニジン（塩酸塩）tizanidine（hydrochloride）は，クロニジン（塩酸塩）と類似の性質をもつ中枢性アドレナリンα_2受容体作用薬である．脊髄および脊髄より上位で作用して固縮緩解，筋弛緩作用を示す．γ運動ニューロンを抑制して，2 次的に筋紡錘の感度を低下させる．疼痛抑制作用も有する．

⑥ クロルゾキサゾン

クロルゾキサゾン chlorzoxazone は，変形性脊椎症，腰背痛症，肩関節周囲炎などの運動器疾患に伴う有痛性痙縮に用いられる．中枢性筋弛緩作用のほかに，抗不安作用ももっている．クロルメザノン chlormezanone は，現在使用されない．

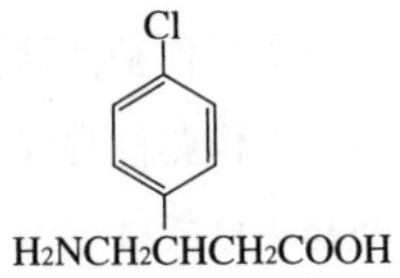

バクロフェン

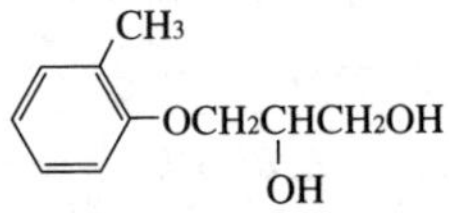

メフェネシン

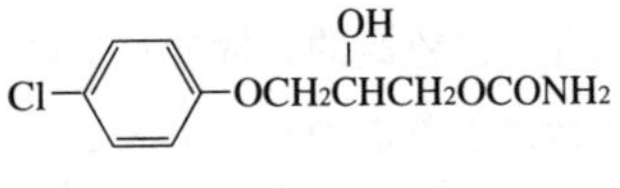

クロルフェネシン

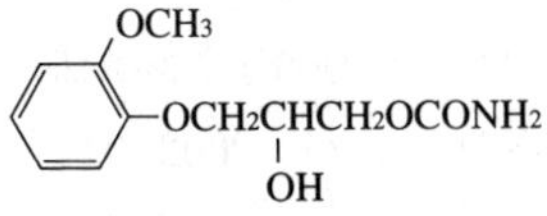

メトカルバモール

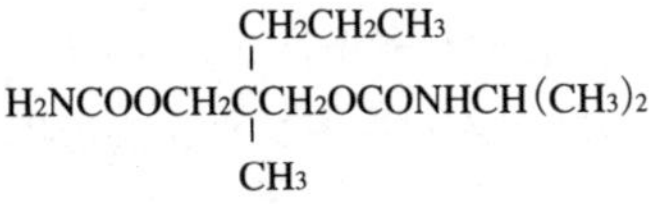

カリソプロドール

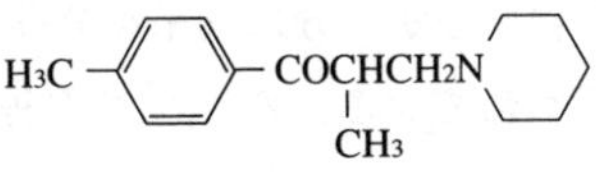

トルペリゾン

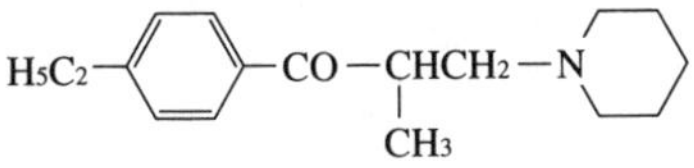

エペリゾン

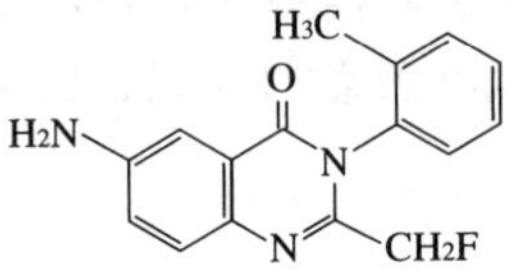

アフロクアロン

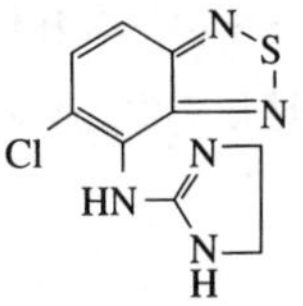

チザニジン

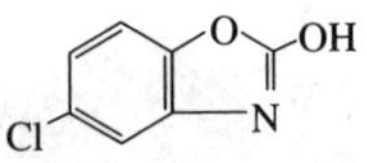

クロルゾキサゾン

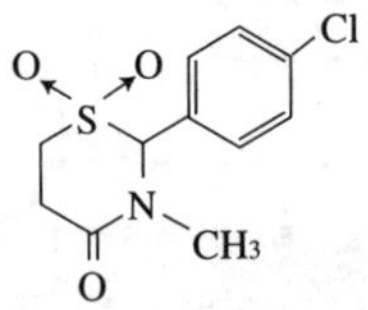

クロルメザノン

4.8 パーキンソン病治療薬

パーキンソン病 parkinsonism は，中年期以後に発症する比較的罹患率（1000 人に 1 人）の高い錐体外路系の退行性疾患である．高齢者の発症率は，100 人に 1 人ぐらいになる．筋固縮 muscle rigidity，振戦 tremor，無動 akinesia，姿勢反射障害 loss of postural reflex の四症状を主徴とする症候群が現れる．発症原因は未だ十分には解明されていないが，錐体外路系のうち，大脳基底核の黒質-線条体系ドパミン作動性神経の変性・脱落に基づくことが判明している．化学合成品の *N*-methyl-4-phenyl-1,2,3,6-tetrahydropyridine（MPTP）の服用により，パーキンソン病が発現した例があり，このケースではモノアミンオキシダーゼ B 型（MAO-B）により酸化された後に生じる pyridinium 体（MPP^+）が黒質-線条体に取り込まれて障害を引き起こすことが明らかになっている．このような化学物質の体内での蓄積がパーキンソン病発症の引き金となっている可能性がある．さらに，一部の遺伝性（家族性）パーキンソン病における原因遺伝子が同定されている．

線条体において，介在ニューロンとして存在するコリン作動性神経系とドパミン作動性神経系は互いに協調的に機能している．しかしながら，パーキンソン病では，ドパミン作動性神経系の変性によりこのバランスがくずれている．したがって，パーキンソン病の薬物治療では，低下しているドパミン作動性神経系の機能を賦活する薬物(受容体刺激薬と補充薬)，あるいは異常な興奮状態にあるコリン作動性神経系を抑制する薬物 antiparkinsonism drugs を投与する．さらに，薬物療法が十分に効果を発揮しない進行性パーキンソン病では，外科的治療（脳深部刺激法）も行われている．なお，日本神経学会によるパーキンソン病治療ガイドラインが，2002 年に作成されている．

本病以外の神経変性疾患，薬物，脳血管障害などによりパーキンソン病様症状がみられる場合をパーキンソン症候群と呼ぶ．向精神病薬投与による薬物性パーキンソニズム（錐体外路症候群）に対しては，ドパミン D_2 受容体刺激薬ではなく，抗コリン薬を使用する．

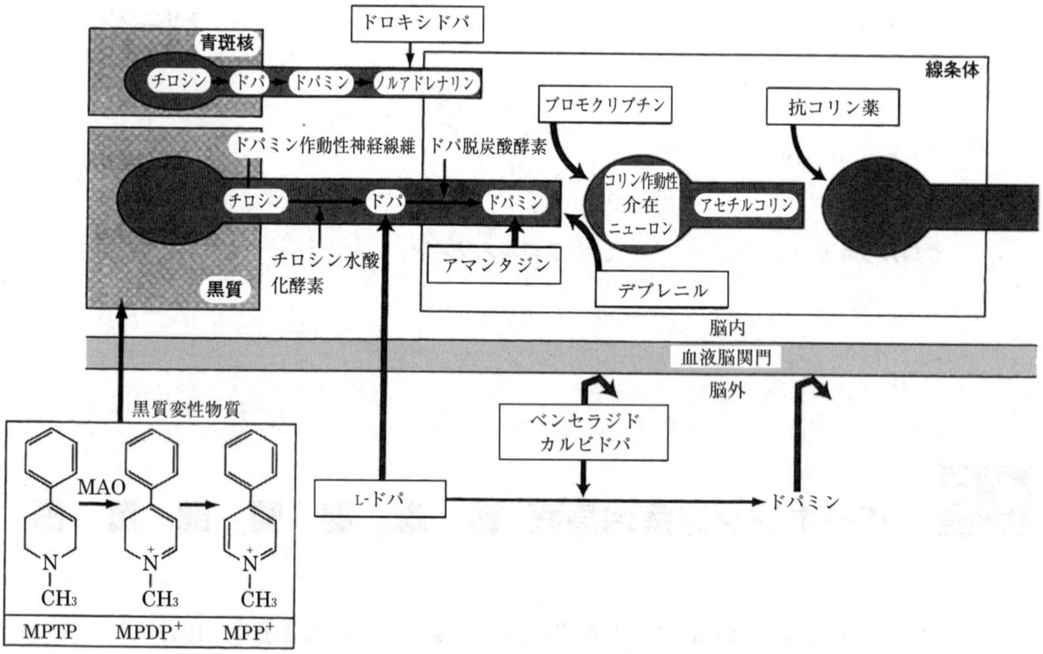

図 4.4 抗パーキンソン病薬の作用部位

4.8.1 ■ 脳内ドパミンおよびノルアドレナリン量を増加または遊離させる薬物

① レボドパ

レボドパ levodopa（L-3,4-dihydroxyphenylalanine, L-DOPA）は，ドパミン不足を補う観点からは，現在最も理に適った有効なパーキンソン病治療薬である．しかしながら，パーキンソン病発症の早期から使用すると，wearing-off 現象（効果の持続時間が短くなること）が早めに起こってしまう．したがって，ドパミン受容体作用薬をまず使用して，効果が弱い場合に使用を開始する．

ドパミン自体は血液脳関門を通過しないため，ドパミンの前駆物質のレボドパを経口投与する．吸収されたレボドパは血液脳関門を通って脳内に入り，ドパ脱炭酸酵素によりドパミンに変換されて生理活性を発揮する．レボドパはパーキンソン病の筋固縮や運動減退に奏効するが，振戦にはあまり有効ではない．副作用として，交感神経興奮作用のほかに，悪心，嘔吐，食欲不振，不眠，錯乱などがある．ピリドキシン（塩酸塩）(vitamin B_6) と併用すると，中枢に移行する前に脱炭酸化が進み，効力が低下するので注意が必要である．長期投与により不随意運動，on-off 現象（服薬時間に関係なく，急激な症状の軽快と増悪が繰り返される）などが起こることがある．レボドパに末梢性ドパ脱炭酸酵素阻害薬カルビドパ（水和物）carbidopa（hydrate）(レボドパ：カルビドパ 10：1 の合剤）またはベンセラジド（塩酸塩）benserazid（hydrochloride）(レボドパ：ベンセラジド 4：1 の合剤）を併用すると，血中レボドパ濃度が上昇することにより，中枢へ移行するレボドパ量が増加する．レボドパ単独の投与量を減らすことができ，錐体外路症状などの副作用の発現を予防できる．

② ドパミン受容体刺激薬

早期パーキンソン病の場合，早めにレボドパを使用すると，wearing-off や on-off 現象が早めに出現してしまう．したがって，患者の QOL が低下するのを防止するために，ドパミン受容体作用薬を使用する．長期使用してもこれらの副作用が発現しにくい．さらに，併用効果によるレボドパの減量にも有効である．

ドパミン受容体には，D_1，D_2，D_3，D_4，D_5 の５つのサブタイプが見つかっている．薬理学的には，D_1 と D_5 が D_1 タイプ受容体，D_2，D_3 および D_4 受容体が D_2 タイプ受容体に分類されている．パーキンソン病治療薬として使用されているドパミン受容体刺激薬の多くは D_2 受容体刺激薬であるが，最近では他のサブタイプに親和性を示す薬物も開発されている．

麦角アルカロイド系薬であるブロモクリプチン（メシル酸塩）bromocriptine（mesilate）は，ドパミン D_2 受容体を直接刺激する．パーキンソン病の他に乳汁漏出症，手術を必要としない高プロラクチン血性下垂体腺腫，末端肥大症，下垂体性巨人症に使用される．レボドパの長期投与時に効果の減弱を抑制する目的で併用されることがあるが，効果はあまり持続しない．

他の麦角アルカロイド系薬であるペルゴリド（メシル酸塩）pergolide（D_1，D_2 受容体に作用する）は，レボドパと併用される．麦角アルカロイド系薬のカベルゴリン cabergoline および非麦角アルカロイド系薬のタリペキソール（塩酸塩）talipexole（hydrochloride）も D_2 受容体を刺激する．カベルゴリンは，パーキンソン病，乳汁漏出症および高プロラクチン血性排卵障害に使用される．タリペキソールは，レボドパの長期投与時に併用されることがある．

パーキンソン病に使用される他のドパミン受容体刺激薬として，非麦角系のプラミペキソール（塩酸塩水和物）pramipexol（hydrochloride hydrate）がある．D_2，D_3，D_4 受容体に親和性を示すが，D_1，D_5 受容体に対する作用は弱い．受容体刺激作用だけでなく，抗酸化作用によるラジカル発生の抑制や神経栄養因子増加作用も注目されている．このほかに，比較的新しい D_2 受容体刺激薬にロピニロール（塩酸塩）ropinirole（hydrochloride）がある．マレイン酸リスリド

lisuride maleate もパーキンソン病に使用されていたが，現在は販売が中止されている．

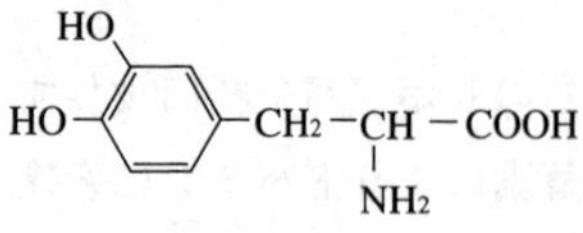

レボドパ

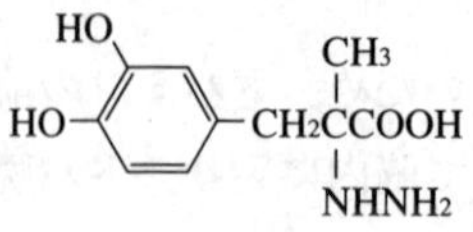

カルビドパ

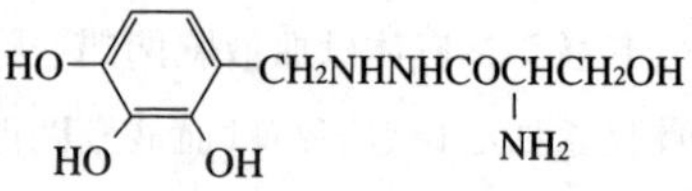

ベンセラジド

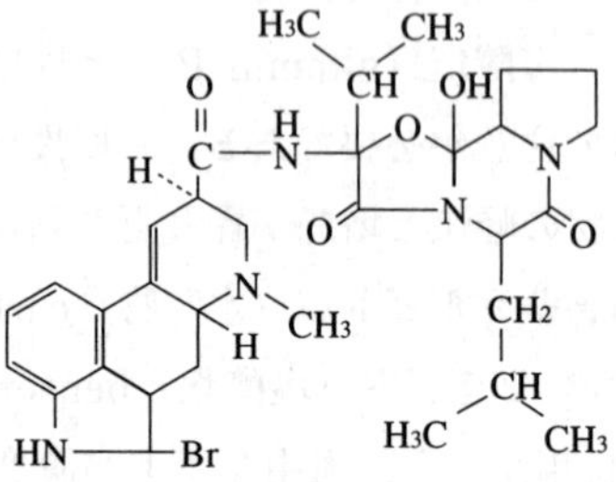

ブロモクリプチン

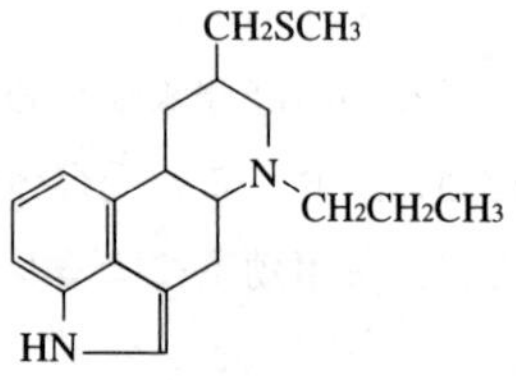

ペルゴリド

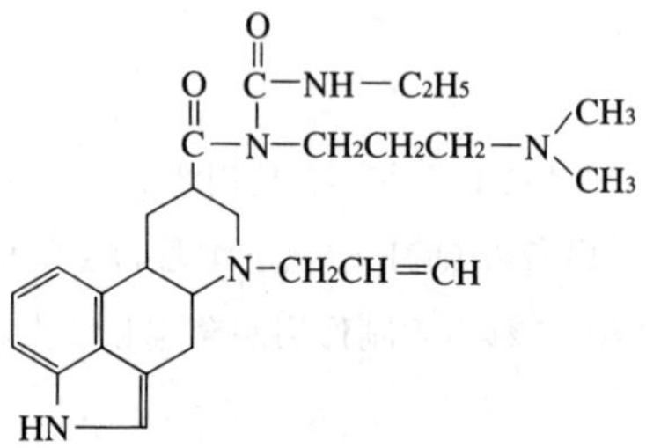

カベルゴリン

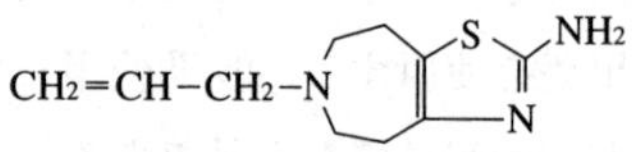

タリペキソール

③ セレギリン（L-デプレニル）

セレギリン（塩酸塩）selegiline（hydrochloride）は，モノアミン酸化酵素 B 型（MAO-B）に対する選択的で不可逆的な阻害作用を示す．セレギリンの MAO-B に対する選択性は，MAO-A に対する 200 倍以上である．線条体において MAO-B によるドパミンの分解を抑制することにより，シナプス間隙におけるドパミン濃度を増大させて，ドパミン神経系の活性を上昇させる．なお，反復投与によりドパミンの神経終末への再取り込み自体を抑制する効果も期待されている．レボドパとデプレニルを併用することにより，レボドパから生成されたドパミンの分解が抑制されるために，レボドパ単独よりも効果が増強される．したがって，レボドパ投与量を少なくすることができる．セレギリンは神経保護作用を有する可能性が指摘されているが，確かな証拠はまだ得られていない．

④ アマンタジン

アマンタジン（塩酸塩）amantadine（hydrochloride）は，ウイルスの脱殻の段階の阻止，リボヌクレオプロテインの細胞核内への輸送の阻止などにより抗 A 型インフルエンザウイルス薬として使用されている．中等度のパーキンソン病患者のインフルエンザの予防を目的として使用したところ，偶然にパーキンソン病改善作用をもつことが発見された．作用機序として，1)

患者に残存する正常なドパミン作動性神経からドパミン遊離を促進させる，2）神経終末部への再取り込みを抑制する，3）ドパミン合成を促進する，と考えられているが，正確な作用機序は不明である．NMDA型グルタミン酸受容体拮抗作用が関連している可能性が示唆されている．MAO阻害作用も有するので，レボドパとの併用で相乗効果が期待できる．ノルアドレナリン遊離促進作用があるので，すくみ足に有効な場合がある．精神疾患を抱えている患者や老人では幻覚が出やすく，維持量を低く保つ必要がある．作用機序は解明されていないが，脳梗塞後遺症に伴う意欲・自発性の低下の改善を目的としても使用される．

⑤ ドロキシドパ

パーキンソン病の進行に伴い，脳内ドパミン量だけでなくノルアドレナリン量も低下するので，ノルアドレナリンの補充の目的で前駆物質であるドロキシドパ droxidopa（L-*threo*-dihydroxyphenylserine, L-*threo* DOPS）を投与する．ドロキシドパは芳香L-アミノ酸脱炭酸酵素により直接ノルアドレナリンに変換される．無動症，すくみ足，起立性低血圧（立ちくらみ）の改善を目的として，Yahr重症度ステージⅢと判定された患者で，かつ他剤の効果が不十分な場合に使用される．起立性低血圧を伴う血液透析患者における眩暈，ふらつきおよび立ちくらみの改善にも使用される．

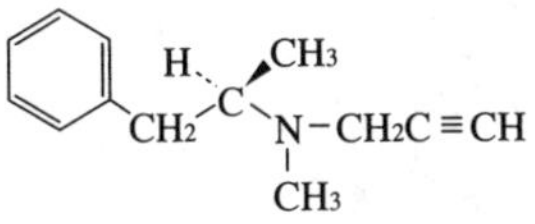
セレギリン

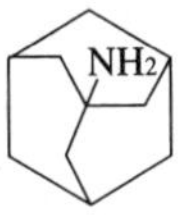
アマンタジン

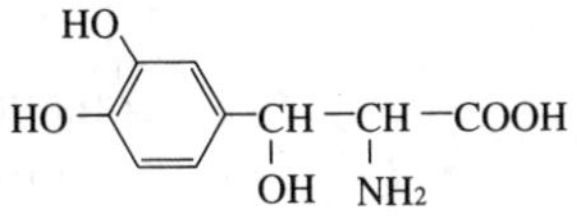
ドロキシドパ

⑥ エンタカポン

エンタカポン entacapone は，末梢カテコール-*O*-メチルトランスフェラーゼ(COMT）阻害薬である．レボドパから3-*O*-メチルドパへの代謝経路を阻害することでレボドパの脳内への移行量を増大させることで生物学的利用率を増大させる．単独では効果がなく，レボドパ・カルビドパ合剤あるいはレボドパ・ベンセラジド（塩酸塩）合剤との併用により抗パーキンソン病効果が認められる．治療中の wearing-off 現象の改善に有効である．

4.8.2 ■ 中枢性抗コリン薬

パーキンソン病の初期治療および軽症の治療導入薬として，トリヘキシフェニジル（塩酸塩）trihexyphenidyl（hydrochloride），ビペリデン biperiden，プロフェナミン profenamine あるいはメチキセン（塩酸塩）metixene（hydrochloride）などの中枢性抗コリン薬を使用する．主に振戦および筋固縮を抑制する．末梢作用はアトロピンに類似しているが弱い．パーキンソン病時における異常に興奮したコリン作動性神経系を抑制するものと考えられる．向精神薬投与によるパーキンソニズム・ジスキネジア・アカシジア，突発性パーキンソニズムにも使用される．抗コリン作用をもつ抗パーキンソン病薬は，フェノチアジン系薬剤などによる口周囲の不随意運動（遅発性）を軽減させない．したがって，この場合には症状を増悪させることがあるので注意する．副作用には口渇，視力障害，大量では錯乱，妄想，幻覚などがある．緑内障，重症筋無力症には禁忌である．抗コリン薬は認知障害の原因とも考えられているので，高齢者には慎重に投与する．他の中枢性抗コリン薬には，ピロヘプチン（塩酸塩）piroheptine（hydrochloride）およびマザチコール（塩酸塩水和物）mazaticol（hydrochloride hydrate），がある．

プロメタジン（塩酸塩）promethazine（hydrochloride）は，フェノチアジン系抗ヒスタミン薬であるが，抗パーキンソン病薬としても使用されている．抗コリン作用は，トリヘキシフェニジルよりも強い．

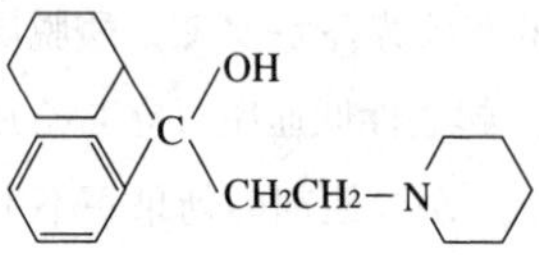

トリヘキシフェニジル

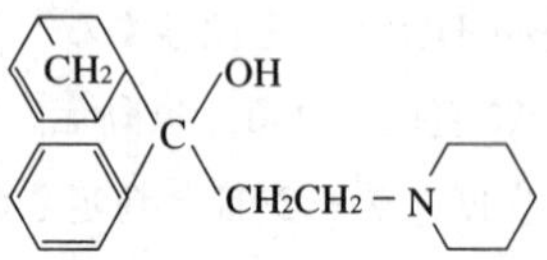

ビペリデン

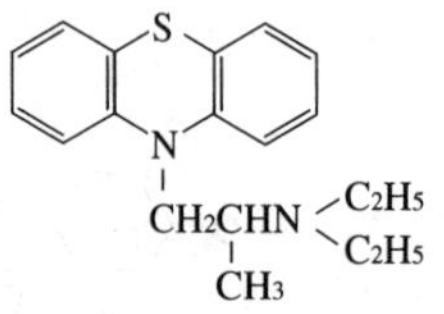

プロフェナミン

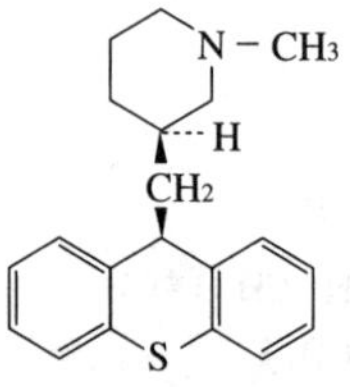

メチキセン

4.8.3 ■ ゾニサミド

ゾニサミド zonisamide は，抗てんかん薬として使用されているが，パーキンソン病にも有効であることが見出された．レボドパ含有製剤に他の薬剤を併用しても効果が十分でない場合にのみ追加して使用される．

4.9 向精神薬

向精神薬 psychotropic drugs とは，中枢神経系に作用して精神機能に影響を及ぼす薬物のことである．抗精神病薬（統合失調症治療薬），抗躁病薬，抗不安薬，抗うつ薬などがある．現在，向精神薬は「麻薬及び向精神薬取締法」の規制対象になっている．

米国精神医学会（DSV-IV）あるいは WHO（ICD-10）作成の診断ガイドラインによる分類・

定義が医療現場でも使用されるようになってきた．わが国でも統合失調症治療ガイドラインおよび気分障害治療ガイドラインが作成されている．

表 4.10　向精神薬の分類

Ⅰ．精神治療薬 psychotherapeutics	1. 精神抑制薬 psychokeptics	a. 抗精神病薬 antipsychotics（神経遮断薬 neuroleptics，強力トランキライザー major tranquilizer） b. 抗不安薬 antianxiety drugs（緩和トランキライザー minor tranquilizer）
	2. 精神賦活薬 psychoanaleptics	a. 抗うつ薬 antidepressants 1）感情調整薬 thymoleptics 2）感情興奮薬 thymoanaleptics b. 精神刺激薬 psychostimulants
Ⅱ．精神異常発現薬 psychotomimetics	1. 幻覚発動薬 hallucinogens	

4.9.1 ■ 抗精神病薬

統合失調症 shizophrenia（かつての精神分裂病）は，主として思春期，青年期に好発しやすく，100人に1人の頻度で生じる．主な症状として，幻覚，妄想，興奮や昏迷などの陽性症状，意欲の欠如，思考障害，自閉傾向などの陰性症状とが観察される．多くは慢性・進行性に経過し，末期には人格欠陥，荒廃に至る．ただし，意識と知的能力は維持されている．発症要因としては，以下の理由からドパミン仮説が有力視されている．

(1) 覚醒アミン（アンフェタミンおよびメタンフェタミン（塩酸塩））やコカイン（塩酸塩）が，ドパミン作動性神経系の活動を増強し，統合失調症様の症状を誘発する．

(2) 中脳-辺縁系および中脳-皮質系（A8，A10）のドパミン作動性神経系は，情動行動，本能行動，記憶に関与している．

(3) 選択的ドパミン D_2 受容体遮断薬は，覚醒薬により惹起される精神症状および精神病様行動に対して著明な抑制作用を示す．

以上のように，統合失調症の発症にはドパミン作動性神経の終末から大量のドパミンが放出され，高次の精神活動を支配する前頭葉のドパミン受容体（D_2）を刺激する結果，特有の症状が発現すると推定されている（陽性症状）．陰性症状について，前頭前野のドパミン D_1 受容体機能の変化が寄与している可能性が示唆されている．

1950年代に入ってから，インド蛇木 *Rauwolfia serpentina* から抽出されたレセルピン reserpine およびフェノチアジン系薬のクロルプロマジン（塩酸塩）chlorpromazine（hydrochloride）が，統合失調症に著効を示すことが発見されて以来，多数の薬物が開発され，臨床応用されている．現在使用されている薬物を分類すると表4.11のようになっている．

表 4.11 統合失調症治療薬の分類

定型抗精神病薬	クロカプラミン　クロルプロマジン スルピリド　チオリダジン チミペロン　トリフルオペラジン ネモナプリド　ピモジド ハロペリドール　フルフェナジン ペルフェナジン　モサプラミン レボメプロマジン
持続性抗精神病薬	フルフェナジンエナント酸塩 フルフェナジンデカン酸塩 ハロペリドールデカン酸塩
非定型抗精神病治療薬	ゾテピン リスペリドン ペロスピロン塩酸塩水和物 クエチアピンフマル酸塩 オランザピン ブロナンセリン パリペリドン クロザピン アリピプラゾール

① ブチロフェノン系薬

現在，統合失調症治療薬の中で最も効果が高い薬物が，ハロペリドール haloperidol，スピペロン spiperone，ドロペリドール droperidol などのブチロフェノン系薬である．ハロペリドールは，後で述べるフェノチアジン系薬のクロルプロマジンに比べ，体温下降作用と交感神経遮断作用は弱いが，他の作用は強力である．特にドパミン D_2 受容体遮断作用は強力である．さらに，一部の薬物は 5-HT_2 受容体遮断作用を示す．副作用はクロルプロマジンとほぼ同様であり，錐体外路系の障害を起こしやすい．ドロペリドールの鎮静作用は，ハロペリドールの 15 倍，クロルプロマジンの 200 倍であるが，作用持続は短い．統合失調症治療薬としてではなく，鎮痛薬フェンタニルと併用されて，神経遮断性痛覚消失を引き起こすので，麻酔前投薬として手術に用いられる．スピペロンは，ハロペリドールの 10 倍，クロルプロマジンの 400 倍の力価をもつ．ハロペリドールは躁病にも使用される．このほかに，チミペロン timiperone，ピモジド pimozide，ピパンペロン（塩酸塩）pipamperone（hydrochloride），ブロムペリドール bromperidol がある．モペロン（塩酸塩）moperone（hydrochloride）は使用されなくなった．

② チオキサンテン系薬

クロルプロチキセン chlorprothixene，チオチキセン thiothixene などの化合物はフェノチアジン系薬（クロルプロマジン）とほぼ同様な作用をもっている．現在，わが国では販売が中止されている．

③ ベンズアミド系薬

ベンズアミド系薬のスルピリド sulpiride は，ドパミン D_2 受容体を特異的に遮断するが，脳内への移行性が悪いので抗精神病作用はあまり強くない．他方，末梢ドパミン D_2 受容体遮断作用により，強い制吐作用があり，胃および小腸の運動を亢進させるため，胃機能調節や消化性潰瘍の治療に使用される．適応により用量が異なり，統合失調症には 300 ～ 600 mg（1200 mg まで可），消化性潰瘍には 150 mg，うつ病には 150 ～ 300 mg（600 mg まで可）の範囲で使用される．他のベンズアミド系薬には，スルトプリド（塩酸塩）sultopride（hydrochloride），ネモナプリド nemonapride，チアプリド（塩酸塩）tiapride（hydrochloride）がある．

④ レセルピン

レセルピン reserpine の主な薬理作用は，1）アドレナリン作動神経終末からノルアドレナリンの放出を促進させ，シナプス小胞への取り込み uptake を抑制する．結果としてノルアドレナリンが枯渇 depletion し，著明な血圧下降を示す，2）脳内のアミン類（ノルアドレナリン，ドパミン，セロトニン）を同様のメカニズムで枯渇させ，著明な静穏作用，体温降下作用を示し，条件回避反応を抑制することである．したがって，作用発現は遅いが持続的である．優れた薬物が開発されたこと，副作用であるうつ状態の進行による自殺願望が増えるために，統合失調症治療薬としてほとんど使用されない．フェノチアジン系薬の使用が困難な統合失調症の場合にのみ用いられる．同様の理由で本態性高血圧の治療にも最近ではほとんど用いられない．レセルピンの副作用として，過度の鎮静，抑うつ状態，パーキンソン症候群，消化性潰瘍の悪化，下痢などが見られる．

⑥ フェノチアジン系薬

代表的なフェノチアジン系薬のクロルプロマジン chlorpromazine の主な薬理作用は次の通りである．(1) 著明な静穏作用，自発運動量の減少が観察され，傾眠，嗜眠が誘発される．作用部位は大脳皮質下である．さらに，攻撃行動の抑制（馴化作用）が認められる．条件回避反応を少量で抑制する作用があり，外界の環境に対して無関心になる．クロルプロマジンのこれらの抑制作用は視床下部に対する抑制作用，脳幹網様体に対する作用と推察されている．アポモルヒネ apomorphine による嘔吐を著明に抑制する．延髄第4脳室底にある化学受容器引き金帯 chemoreceptor trigger zone（CTZ）におけるアポモルヒネとクロルプロマジンの競合的な拮抗による．視床下部の体温調節中枢に作用して，熱の産生抑制および放射促進作用により，正常体温を下降させる．(2) 中脳–辺縁系のドパミン D_2 受容体遮断作用が抗精神病作用に関与している．他方，黒質–線条体系におけるドパミン D_2 受容体遮断作用により，錐体外路系の運動障害（パーキンソン症候群）が誘発される．(3) 視床下部に抑制的に作用するため脳下垂体からの種々のホルモン分泌に影響を与える．乳汁分泌の調節を担っているプロラクチンの分泌は，ドパミン D_2 受容体を介して抑制的に調節されている．したがって，クロルプロマジンによる D_2 受容体遮断作用により，プロラクチン分泌が促進されるため乳汁分泌は促進される．このほか，ACTH，成長ホルモン，オキシトシン，バソプレシンなどの分泌も抑制する．

副作用には，肝障害，循環器障害，血液障害（再生不良性貧血など）および視覚障害等がある．臨床的には，統合失調症だけでなく，躁病，不安・緊張・抑うつ，悪心，嘔吐，麻酔前投薬，催眠・鎮静・鎮痛剤の増強などに使用される．プロメタジン promethazine 配合剤は統合失調症，老人精神病，躁病，うつ，神経症に適応がある．

このほかに，レボメプロマジン levomepromazine，プロクロルペラジン prochlorperazine，フルフェナジン fluphenazine，ペルフェナジン perphenazine，プロペリシアジン propericiazine，トリフロペラジン（マレイン酸塩）trifluoperazine（hydrochloride）がある．現在，プロマジン promazine，トリフルプロマジン triflupromazine，チオリダジン thioridazine は使用されない．

表 4.12　フェノチアジン系薬の種類

一般式 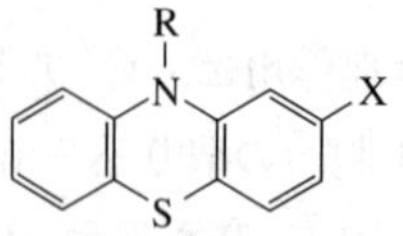

薬物名	R	X
クロルプロマジン	$-CH_2CH_2CH_2N(CH_3)_2$	$-Cl$
プロマジン	$-CH_2CH_2CH_2N(CH_3)_2$	$-H$
トリフルプロマジン	$-CH_2CH_2CH_2N(CH_3)_2$	$-CF_3$
レボメプロマジン	$-CH_2CH(CH_3)CH_2N(CH_3)_2$	$-OCH_3$
プロメタジン	$-CH_2CH(CH_3)N(CH_3)_2$	$-H$
メパジン	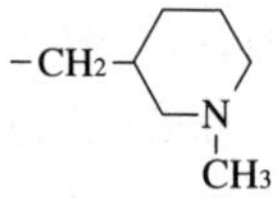	$-H$
プロクロルペラジン	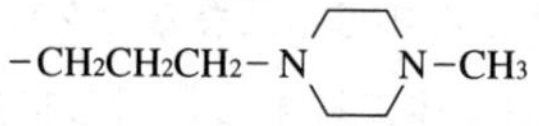	$-Cl$
ペルフェナジン	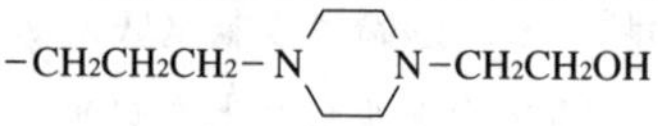	$-Cl$
チオリダジン	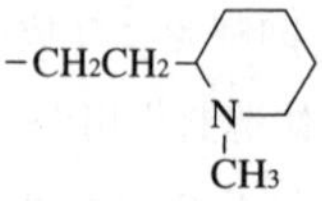	$-SCH_3$

⑦ イミノベンジル系薬

クロカプラミン（塩酸塩水和物）clocapramine（hydrochloride hydrate）は，クロルプロマジンと同程度の効力がある．ドパミン D_2 受容体だけでなくアドレナリン α_2 受容体も遮断する．モサプラミン（塩酸塩）mosapramine（hydrochloride）は，D_2 受容体およびセロトニン 5-HT_2 受容体を遮断する．ハロペリドールより効力はやや強い．カルピプラミン carpipramine は，意欲減退，抑うつ，心気を主症状とする慢性統合失調症に用いられる．他の薬剤が不十分な場合に併用する．D_2 受容体および 5-HT_2 受容体を遮断する．

⑧ 非定型抗精神病薬

従来，統合失調症治療薬として使用されてきた薬物のもつドパミン D_2 受容体遮断作用だけでなく，他の受容体（例えばセロトニン 5-HT_{2A} 受容体遮断）への親和性が強い薬物であり，抗コリン作用や抗ヒスタミン作用が弱いので患者の QOL の向上には有用である．D_2 受容体と

5-HT$_{2A}$ 受容体遮断作用が強い薬物は，セロトニン・ドパミンアンタゴニスト（SDA）と呼ばれている．

a. チエピン系薬のゾテピン zotepine は，ドパミン D$_2$ 受容体およびセロトニン 5-HT$_{2A}$ 受容体遮断作用を示す．5-HT 受容体遮断作用は，ハロペリドールおよびクロルプロマジンより強い．カタレプシー惹起作用はハロペリドール，ペルフェナジンおよびチオチキセンより強い．ベンズイソキサゾール系薬のリスペリドン risperidone およびベンズイソチアゾール系薬のペロスピロン（塩酸塩水和物）perospirone（hydrochloride hydrate）は，ともに D$_2$ 受容体および 5-HT$_{2A}$ 受容体遮断作用を示す SDA である．従来の定型抗精神病薬に比較して錐体外路系の副作用は現れにくい．陽性症状に対する作用が弱いが，陰性症状を改善する．

b. ジベンゾチアゼピン系薬のクエチアピン（フマル酸塩）quetiapine（fumarate）は，ドパミン D$_1$ および D$_2$ 受容体，セロトニン 5-HT$_2$ および 5-HT$_{1A}$ 受容体，アドレナリン α_1 および α_2 受容体に幅広く親和性をもち，遮断作用を示す．D$_2$ 受容体よりも 5-HT$_2$ 受容体に対する親和性が強い．錐体外路症状の発現頻度が少ないことを特徴としている．非定型抗精神病薬の分類では多元作用型標的薬（MARTA：multi acting receptor targeted antipsychotics）に分類されている．クロザピン clozapine も同じジベンゾチアゼピン系薬である．陰性症状を軽減する．遅発性ジスキネジアのリスクはほとんどないが，副作用として鎮静作用，低血圧，頻脈，体重増加および唾液過多などがある．D$_2$ および D$_4$ 受容体，5-HT$_{2A}$ 受容体を遮断する．重篤な副作用として顆粒球減少症が起こったため，一度販売が中止された．その後，治療抵抗性統合失調症に対してのみモニタリングサービス（clozapine patient monitoring service：CMPS）に登録された患者を対象に使用されている．

c. チエノベンゾジアゼピン系薬のオランザピン olanzapine は，陰性および陽性症状ともに適応がある．中脳–辺縁系および大脳皮質前頭前野（ドパミン D$_1$ 受容体機能低下の回復を介したグルタミン酸伝達改善）に選択性がある．様々な受容体に親和性があり，D$_2$ 受容体タイプ（D$_2$，D$_3$，D$_4$），セロトニン 5-HT$_{2A}$，5-HT$_{2B}$，5-HT$_{2C}$ および 5-HT$_6$，アドレナリン α_1 およびヒスタミン H$_1$ 受容体遮断作用を示す．

d. アリピプラゾール aripiprazole は，最近開発されたドパミン D$_2$ 受容体部分刺激薬（パーシャルアゴニスト）である．セロトニン 5-HT$_{1A}$ 受容体刺激作用および 5-HT$_{2A}$ 遮断作用も示す．脳内でドパミンが多量に放出されているときには遮断薬として働き，ドパミンが少量しか放出されていないときには受容体刺激薬として作用する．ドパミン神経系を安定化させるドパミン・システムスタビライザー（DSS：Dopamine System Stabilizer）と呼ばれている．

e. オキシペルチン oxypertine は，フェノチアジン系やブチロフェノン系と異なりインドール系の骨格をもつ脳内アミンと類似の構造である．クロルプロマジンとスペクトルが類似している．ドパミン D$_2$ 受容体の遮断およびドパミン枯渇作用を示す．

4.9.2 ■ 双極性障害（躁うつ病）

気分の高揚を主症状とする躁病（躁状態）mania および気分の抑うつを主症状とするうつ病

（うつ状態）depression を併せた病名である．双極性障害に対して予防療法を行わずに放置すると，多くの場合再発し，年齢とともに再発までの間隔が短くなることがある．通常は躁状態あるいはうつ状態が周期的に生じるが，緩解期にはほぼ精神的な症状はなくなる．原因は脳内の神経伝達が乱れることによると考えられているが，詳細は明らかになっていない．

① リチウム塩

炭酸リチウム lithium carbonate（Li_2CO_3）やクエン酸リチウム lithium citrate などのリチウム塩は，躁うつ病の躁状態および躁病，再発の予防に有効である．作用機序は完全に解明されておらず，感情調節に重要な神経系であるノルアドレナリン，ドパミン，セロトニン神経系に対しては際立った作用はない．作用機序として，1）Na^+，K^+-ATPase 阻害またはイノシトールリン脂質代謝回転阻害による神経細胞膜の活動の抑制，2）Mg^{2+} 依存性アデニル酸シクラーゼ活性の阻害などが示唆されている．投与初期には，悪心，嘔吐，振戦，尿量増加，筋疲労，下痢などの副作用が現れるが徐々に減少する．健常者では，治療量のリチウムはほとんど中枢作用を示さない．治療量と中毒量が近いので，長期服用中には血中濃度モニタリングによる副作用の防止が必要な薬物の1つになっている．

② カルバマゼピン，バルプロ酸

てんかんの治療薬として用いられているカルバマゼピンおよびバルプロ酸ナトリウム（抗てんかん薬の節を参照）は，躁状態の抑制および再発予防作用があるので躁病の治療に使用される．躁状態の抑制に関する作用機序はともに明らかになっていない．副作用としてカルバマゼピンは発疹，バルプロ酸は肝障害に注意する必要がある．

③ 非定型統合失調症治療薬

ゾテピン，オランザピン，リスペリドンなどの非定型統合失調症治療薬が躁状態に使用される．うつ状態の改善には，抗うつ薬が使用されるが，躁状態へ移行することがあるので注意する必要がある．

4.9.3 ■ 抗不安薬

神経症（心身症，ノイローゼ）neurosis は，不安，緊張，ストレスなどにより誘発される．日常生活において，劣等感，欲求不満あるいは危機感などが存在した場合に，適切な対応や処理ができない場合に，不安や緊張などの精神症状や心因性に生じる身体症状が起こる．抗不安薬 antianxiety drugs は神経症などにみられる不安，緊張，抑うつおよび筋緊張を軽減するために使用される．一部の薬物は催眠の目的でも用いられる．ベンゾジアゼピン系薬（クロルジアゼポキシドやジアゼパムなど）が代表的な薬物として開発され，副作用が少ないことや耐性が発現しにくいことから現在ではこの薬物が主流になっている．

a. ベンゾジアゼピン系薬

最初クロルジアゼポキシド chlordiazepoxide が開発され，筋弛緩，抗痙攣，馴化作用および催眠作用をもつことが明らかとなった．その後，多数のベンゾジアゼピン系薬が開発され，臨床で使用されるようになった．神経症における不安，緊張および抑うつ，心身症における身体症候に用いる．大脳辺縁系，扁桃体，海馬などが作用点であり抑制的に作用する．脳幹網様体および新皮質系には作用しないので意識レベルには影響しない．現在，短時間作用型（ニトラゼパム nitrazepam，エチゾラム etizolam，フルタゾラム flutazolam，クロチアゼパム clotiazepam），中間型（ロラゼパム lorazepam，アルプラゾラム alprazolam，ブロマゼパム bromazepam，オキサゼパム oxazepam），長時間型（ジアゼパム diazepam，フルジアゼパム fludiazepam，クロキサゾラム cloxazolam，メダゼパム medazepam，オキサゾラム oxazolam，フルトプラゼパム flutoprazepam，ロフラゼプ酸エチル ethyl loflazepate，プラゼパム prazepam）などがある．

ベンゾジアゼピン系薬は，情動および本能を司る大脳辺縁系のうち，特に海馬のニューロンの自発活動を強く抑制して静穏作用を発現する．したがって，不安や緊張などの情動異常が抑えられるために攻撃性が低下する．他方，脳幹網様体賦活系に対する作用は弱いので，覚醒系が影響を受けにくく意識水準にはほとんど影響しない．自律神経系に対する影響は少ない．脊髄における多シナプス反射を抑制するので，骨格筋弛緩および抗痙攣作用を示す．この効果はジアゼパムが特に強い．神経症における不安・緊張・抑うつ，心身症における身体症候，脳脊髄疾患による筋痙攣・疼痛，麻酔前投薬，有機リン中毒，カルバメート中毒などに用いられる．ジアゼパムはてんかん重積症にも用いられる．短時間作用型のニトラゼパムは，抗不安薬としてよりも睡眠導入薬として用いられる．麻酔前投薬，異型小発作（点頭てんかん，ミオクローヌス，失立発作），焦点性発作（精神運動発作，焦点性痙攣発作）にも使用される．

ベンゾジアゼピン系薬の副作用は比較的少ないが，投与量が多いときは傾眠，脱力感，運動失調などがある．ドパミン D_2 受容体には作用しないので，統合失調症には無効である．錐体外路系障害も起こさない

ベンゾジアゼピン系薬による過度の鎮静および呼吸抑制の緩解には，特異的なベンゾジアゼピン受容体遮断薬としてフルマゼニル flumazenil が使用されている．

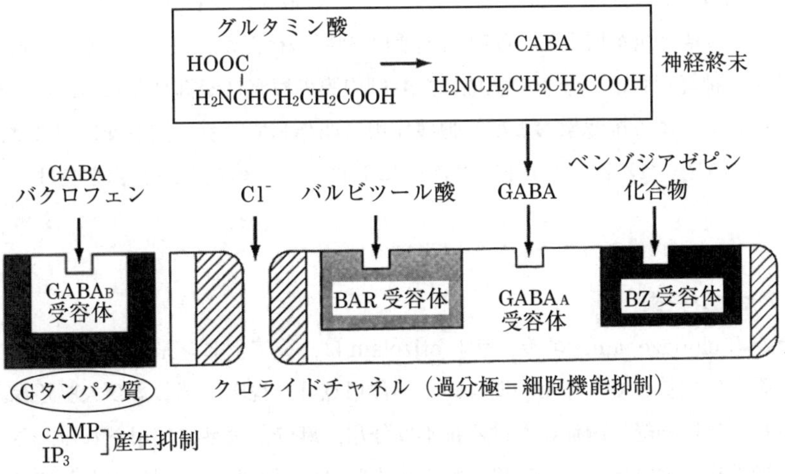

図 4.5
ベンゾジアゼピン化合物の作用部位

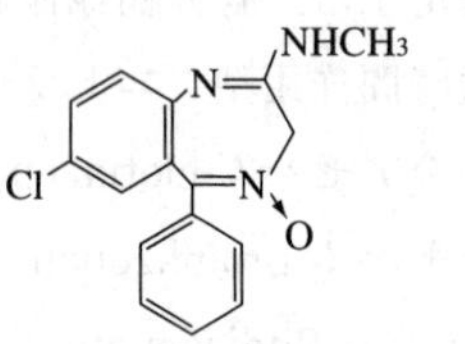

クロルジアゼポキシド

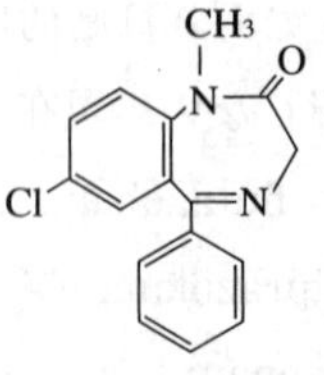

ジアゼパム

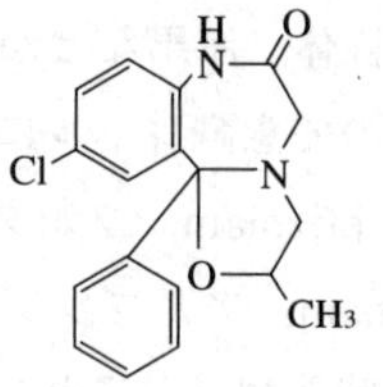

オキサゾラム

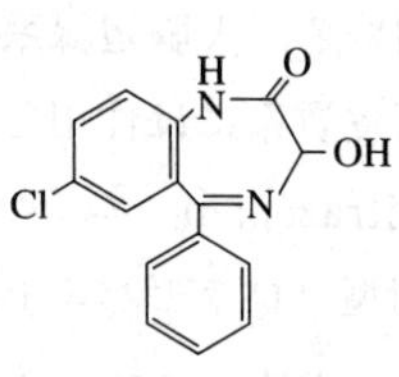

オキサゼパム

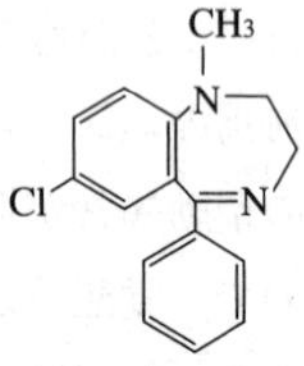

メダゼパム

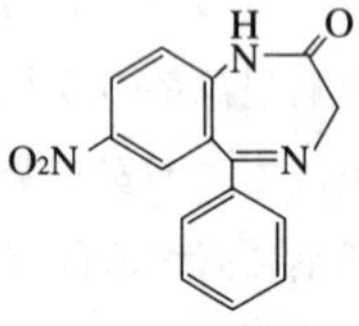

ニトラゼパム

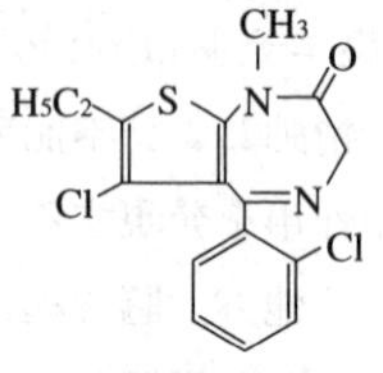

クロチアゼパム

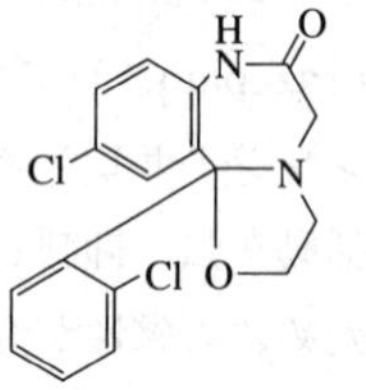

クロキサゾラム

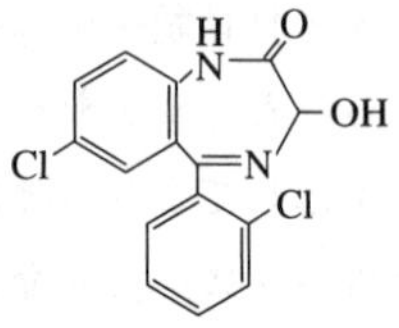

ロラゼパム

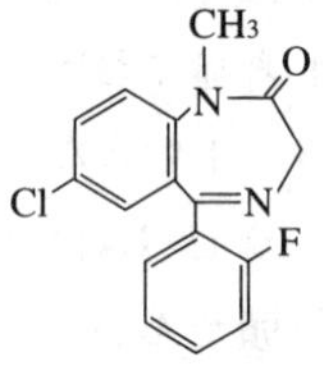

フルジアゼパム

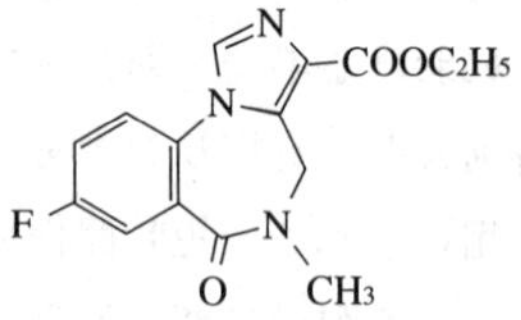

フルマゼニル

GABA（γ-aminobutyric acid）は，中枢神経系における抑制性神経伝達物質のひとつである．その受容体には $GABA_A$ および $GABA_B$ の2種類のサブタイプがある．$GABA_A$ 受容体はイオンチャネル型であり，Cl^-チャネルを形成している．GABA が受容体に結合すると Cl^-チャネルが開口し，Cl^-の細胞内への流入が促進される．ベンゾジアゼピン受容体は，$GABA_A$ 受容体上にあり，複合体を形成している．ベンゾジアゼピン系薬が受容体に結合すると，GABA の $GABA_A$ 受容体との結合能が増大し，GABA 作動性神経の機能が亢進して，Cl^-の通過性が増大する．その結果，神経細胞は過分極の状態になり細胞膜の興奮性が抑制される．この機構が，ベンゾジアゼピン系薬による抗痙攣および筋弛緩作用に関与している．抗不安作用には，ベンゾジアゼピン系薬が GABA 系に作用した後，2次的にセロトニン神経系が影響を受ける可能性がある．

b. チエノジアゼピン系薬

クロチアゼパム clotiazepam，エチゾラム etizolam は，ジアゼピン系薬であるが，上記のベンゾジアゼピン系薬に比較して，作用時間は短い．作用点は，視床下部および大脳辺縁系・扁桃体である．心身症，自律神経失調症における抗不安作用，麻酔前投与に使用される．さらに，神経症，うつ病，頸椎症，腰痛症，不安に伴う睡眠障害時に使用される．副作用としては，依存性，ねむけ，ふらつきなどがある．抗コリン作用をもつため，急性狭隅角緑内障，重症筋無力症を有する患者には禁忌である．

c. ジフェニルメタン系薬

ヒドロキシジン（塩酸塩）hydroxyzine（hydrochloride）は，抗アレルギー性精神安定薬に分類されている．従来の鎮静薬とは異なり，催眠を伴わない鎮静作用，特に神経筋緊張を寛解する作用を有する．抗ヒスタミン作用を有しており，低用量（30 ～ 60 mg）で蕁麻疹の治療に用いられている．神経症における不安・緊張・抑うつに使用される．術前・術後の悪心・嘔吐の防止や麻酔前投薬としても使用される．

d. プロパンジオール系薬

メプロバメート meprobamate は，多シナプス反射を抑制し，筋弛緩作用，抗痙攣作用を示す．単シナプス反射には著明な影響を与えない．情動および本能を司る大脳辺縁系に対して抑制的に作用し，動物を馴化させる作用がある．脳幹網様体，視床および視床下部に対する抑制作用がみられる．連用により身体的依存を形成すること，再生不良性貧血や白血球減少症を起こすことがあるため，現在は使用されない．

e. アザピロン系薬

タンドスピロン（クエン酸塩）tandospirone（citrate）は，セロトニン 5-HT_{1A} 受容体刺激薬である．5-HT_{1A} 受容体は，海馬などではシナプス後受容体，縫線核では自己受容体として存在し $G_{i/o}$ タンパク質と共役している．刺激薬の慢性投与により受容体の脱感作あるいは受容体数が減少する結果，5-HT 遊離が上昇することが抗不安作用のメカニズムであると考えられている．

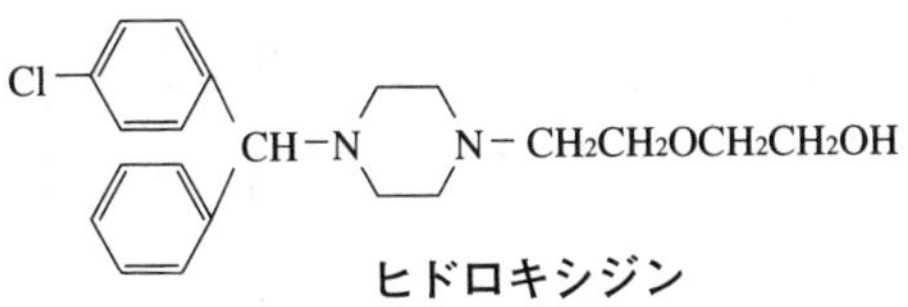

ヒドロキシジン

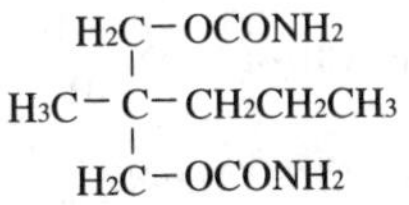

メプロバメート

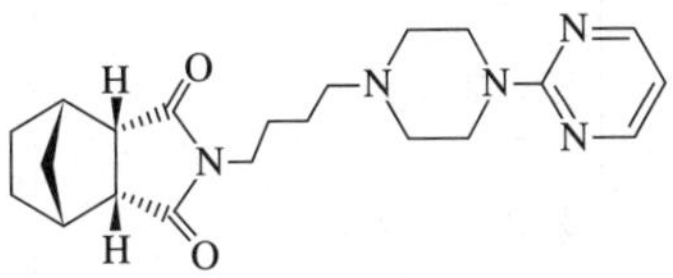

タンドスピロン

4.9.4 ■ 精神賦活薬

正常な精神機能あるいは病的な抑うつ状態の精神機能を高揚させる薬物を精神賦活薬という．病的な抑うつ状態を改善させる薬物を抗うつ薬という．これには，感情調整薬およびモノアミン酸化酵素阻害薬である感情興奮薬が含まれる．正常な精神機能を高揚させ，疲労感をなくす薬物を精神刺激薬という．

ヒトの感情はある正常範囲内で高揚または低下するが，この感情の起伏が普通に比べて非常に厳しく，病的様相を呈することがある．うつ病患者では，正常範囲より気分が落ち込むことが多くなり，逆に，躁病患者では，気分が異常に高揚した状態となる．また，躁うつ病患者では，躁状態とうつ状態との反復がみられる．うつ病を大別すると，特別な誘因のない内因性うつ病と，明らかな誘因のある神経症的うつ病とがある．抑うつ感情，意欲の低下，精神運動の減退，不眠，消化器症状および焦燥感などの身体的症状がみられる．

1) 抗うつ薬

抗うつ薬とは，うつ病やそれに関連する諸症状を改善させる薬物のことである．イミプラミン（塩酸塩）imipramine（hydrochloride）で代表される感情調整薬およびモノアミン酸化酵素阻害薬である感情興奮薬がある．

a. 感情調整薬

① 三環系抗うつ薬

ジベンズアゼピン系薬のイミプラミンやジベンゾシクロヘプタジン系薬のアミトリプチリン（塩酸塩）amitriptyline（hydrochloride）などは，構造上 3 つの環を有することから，三環系抗うつ薬 tricyclic antidepressants という名で知られている（表 4.13）．

表 4.13　三環系抗うつ薬の種類

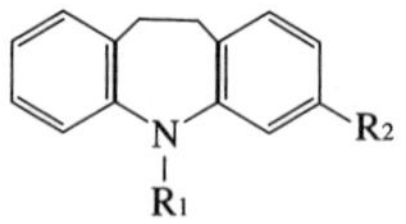

薬物名	R1	R2
イミプラミン	$-CH_2-CH_2-CH_2-N<^{CH_3}_{CH_3}$	−H
アミトリプチリン	$CH-CH_2-CH_2-N<^{CH_3}_{CH_3}$	−H
デシプラミン	$-CH_2-CH_2-CH_2-N<^{CH_3}_{H}$	−H
クロミプラミン	$-CH_2-CH_2-CH_2-N<^{CH_3}_{CH_3}$	−Cl
トリミプラミン	$-CH_2-CH(CH_3)-CH_2-N<^{CH_3}_{CH_3}$	−H
ロフェプラミン	$-CH_2-CH_2-CH_2-N<^{CH_3}_{CH_2-CO-C_6H_4-Cl}$	−H
オピプラモール	$-CH_2-CH_2-CH_2-N(CH_2CH_2)_2N-CH_2-CH_2-OH$	−H

フェノチアジン系薬のプロマジンの環の S が $-CH_2-CH_2-$ になった化合物がイミプラミンである．イミプラミンが，脱メチル化され 2 級アミンになった化合物がデシプラミン desipramine である．なお，デシプラミンはイミプラミンの活性代謝物である．アミトリプチリン（塩酸塩）amitriptyline（hydrochloride）は，イミプラミンの環の N 原子を C 原子で置換した化合物である．アミトリプチリンが脱メチル化され 2 級アミンになったものがノルトリプチリン（塩酸塩）nortriptyline（hydrochloride）である．ノルトリプチリンはアミトリプチリンの活性代謝物である．このほかの三環系抗うつ薬として，クロミプラミン（塩酸塩）clomipramine（hydrochloride），トリミプラミン（マレイン酸塩）trimipramine（maleate），ロフェプラミン（塩酸

塩）lofepramine（hydrochloride），アモキサピン amoxapine，ドスレピン（塩酸塩）dosulepin（hydrochloride）などがある．オピプラモール opipramol，メリトラセン melitracene，ジメタクリン dimetacrine，ジベンゼピン dibenzepine は使用されなくなった．

イミプラミンなどの取り込み阻害薬の特徴は，長期連用（2～3週間）しないと抗うつ効果が発現しないことである．作用機序としては，モノアミン神経終末部におけるノルアドレナリンあるいはセロトニンの再取り込み reuptake を抑制する．受容体部位におけるモノアミン類の濃度が増大し，持続的に受容体へ作用すると推察されている．長期連用することにより持続的な受容体刺激の結果として，受容体の減少（ダウンレギュレーション down-regulation）が起こり，神経機能が調節されると考えられている．ノルアドレナリン再取り込み抑制作用は，2級アミンのデシプラミン＞3級アミンのイミプラミンの順であり，セロトニン再取り込み抑制作用は，イミプラミン＞デシプラミンの順である．イミプラミンおよびデシプラミンは，ドパミンの神経終末への取り込みは抑制しない．健常者に投与しても，傾眠，鎮静がみられるのみで，情動を賦活することはない．臨床的には，遺尿症に使用される．末梢臓器において，抗コリン作用，抗セロトニン作用および抗ヒスタミン作用を示す．したがって，副作用として，口渇，頻脈，排尿障害，起立性低血圧，不眠，眩暈，眼調節障害などが発現する．このほかに，筋運動の異常（振戦），肝障害，発汗，幻視が見られることもある．アミトリプチリンはイミプラミンに比較して抗不安作用が弱い．セロトニンとノルアドレナリンの取り込みを同程度に抑制する．夜尿症にも使用される．クロミプラミンはイミプラミンより少量で有効であり，抗うつ作用の発現は早く，1～2週間後に効果が認められる．ノルアドレナリンよりもセロトニンの取り込みを抑制する作用が強い．

② 四環系抗うつ薬

マプロチリン（塩酸塩）maprotiline（hydrochloride）は，セロトニンよりノルアドレナリンの再取り込みを阻害する．末梢での抗コリン作用がある．ミアンセリン（塩酸塩）mianserine（hydrochloride）は，モノアミン類の取り込み阻害作用は弱く，アドレナリンα_2受容体遮断によるノルアドレナリン遊離促進作用を示す．抗コリン作用も弱い．セチプチリン（マレイン酸塩）setiptiline（maleate）も，α_2受容体遮断を示すが，モノアミン取り込み阻害作用はもたない抗うつ薬である．

③ トリアゾロピリジン系薬

トラゾドン（塩酸塩）trazodone（hydrochloride）は，ノルアドレナリンよりもセロトニンの取り込みを阻害する．抗コリン作用は弱い．セロトニン $5\text{-}HT_2$，アドレナリンα_1，α_2に親和性を示すが，ドパミン受容体とムスカリン受容体には親和性がない．低用量で $5\text{-}HT_2$ 受容体遮断作用を示し，高用量で刺激作用を示す．

④ セロトニン選択的再取り込み阻害薬 selective serotonin reuptake inhibitor（SSRI）

パロキセチン（塩酸塩）paroxetine（hydrochloride）およびフルボキサミン（マレイン酸塩）fluvoxamine（maleate）は，選択的にセロトニンの取り込みを阻害する．長期投与により $5\text{-}HT_{2C}$ 受容体の減少を起こす．効果発現は，ノルアドレナリン取り込み阻害作用をもつものよりもやや遅い．抗うつ効果は，三環系および四環系抗うつ薬と同程度であるが，副作用は格段に少ないのが特徴である．うつ，パニック障害，強迫神経症，摂食障害に用いられる．最近では，塩酸セルトラリン sertraline hydrochloride も使用されている．副作用には，嘔気，食欲不振，眠気，倦怠感，不安，焦燥感などがある．

⑤ セロトニン・ノルアドレナリン再取り込み阻害薬 serotonin noradrenaline reuptake inhibitor（SNRI）

ミルナシプラン（塩酸塩）milnacipran（hydrochloride）は，モノアミン類の受容体には作用せずに，セロトニンおよびノルアドレナリンの取り込みを阻害する．三環系・四環系およびSSRIに比較して抗うつ作用の発現は速い．抗コリン作用や心毒性がないので安全性が高い．類薬には，デュロキセチン（塩酸塩）duloxetine（hydrochloride）がある．

⑥ ノルアドレナリン作動性・特異的セロトニン作動性抗うつ薬 noradrenergic and specific serotonergic antidepressant（NaSSA）

ミルタザピン mirtazapine は，四環系抗うつ薬であり，中枢のアドレナリンα_2自己受容体およびセロトニン神経上のα_2受容体を遮断することにより，ノルアドレナリンおよびセロトニンの遊離量を増大させる．セロトニン 5-HT_2 および 5-HT_3 受容体遮断作用も示す．

⑦ ペモリン

ペモリン pemoline は，大脳皮質の賦活作用および脳幹の鎮静作用を示す．臨床的には軽症うつ病，抑うつ神経症，ナルコレプシーにおける睡眠発作の改善に使用される．

⑧ モダフィニル

モダフィニル modafinil は，ナルコレプシーにおける睡眠発作の改善に使用される．視床下部における神経活動の亢進，GABA 遊離抑制作用が認められるが，詳細な作用機序は不明である．

b. 感情興奮薬

シナプス終末部において遊離されたノルアドレナリン，ドパミンおよびセロトニンの一部は，神経終末に取り込まれる．終末部内では，ミトコンドリアのモノアミン酸化酵素（MAO）による酸化的脱アミノ化を受けて活性を消失する．したがって，MAO 活性を阻害すると，ノルアドレナリン，ドパミンおよびセロトニンのシナプス間隙中における濃度が上昇することが期待され，神経活動が亢進する．MAO 阻害薬は気分を高揚させることから，感情興奮薬 thymoanaleptics と呼ばれている．

現在，わが国では MAO-A 阻害薬のサフラジン safrazine が用いられてきたが，現在は使用されていない．三環系抗うつ薬の場合と同様，MAO 阻害薬も数日から数週間連用しないと抗うつ効果が発現しない．副作用には，肝障害，過度の興奮作用，中毒性精神異常，眩暈，耳鳴りおよび便秘などがみられる．服用中にチラミンのようなモノアミン類の含有量の多い食物や飲料を摂取すると，高血圧緊急症となるので注意を要する．他に，トラニルシプロミン tranylcypromin やパルギリン pargyline があるが，臨床的には使用されていない．

2）精神刺激薬

精神刺激薬 psychostimulants は，正常な精神機能を高揚させ，疲労感を除去したり，精神作業量や行動量を上昇させる薬物をいう．麻酔薬・睡眠薬による急性中毒，うつ・抑うつ状態やナルコレプシーなどにも改善効果が認められる．

a. キサンチン系薬

キサンチン系薬 xanthine derivatives は，中枢興奮作用，強心作用，平滑筋弛緩作用および利尿作用を示す．中枢興奮作用の強さは，カフェイン caffeine ＞テオフィリン theophylline ＞テオブロミン theobromine の順である．一方，強心作用，利尿作用および平滑筋弛緩作用の強さは，テオフィリン＞テオブロミン＞カフェインの順である．

① カフェイン（水和物）

カフェインは，茶葉 *Camellia sinensis* やコーヒー豆 *Coffea arabica* などに含有されている．大脳皮質を中心として中枢神経系に作用して興奮させる．脳幹網様体賦活系に作用して精神機能および知覚機能を亢進する．眠気や倦怠感がなくなり思考力が増大する．感覚機能あるいは運動機能も促進され，行動量が増加する．延髄の呼吸中枢，血管運動中枢，迷走神経中枢を興奮させるので，麻酔薬・睡眠薬による急性中毒状態を改善する．大量投与により，異常な興奮状態，不整脈，眩暈，痙攣などが起こることがある．臨床的には，血管拡張性および脳圧亢進性頭痛に使用する．作用機序として，アデノシン受容体拮抗作用，ホスホジエステラーゼ阻害作用による細胞内 cAMP 濃度上昇，および細胞内 Ca^{2+} 貯蔵部位からの Ca^{2+} 遊離促進作用がある．テオフィリンは，現在，気管支喘息および肺気腫における呼吸困難の治療にのみ使用する．治療域が狭いために，血中濃度モニタリングの実施が必要な薬物である．テオブロミンは，ココア豆に含まれる成分でカフェインよりマイルドな中枢興奮作用を示す．ダイエット食品に用いられている．

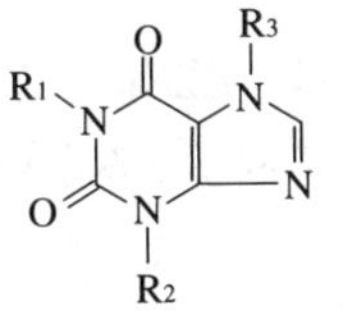

$R_1 = R_2 = R_3 = CH_3$　**カフェイン**
$R_1 = R_2 = CH_3, R_3 = H$　**テオフィリン**
$R_1 = H, R_2 = R_3 = CH_3$　**テオブロミン**

b. 覚醒アミン

① アンフェタミン，メタンフェタミン

アンフェタミン amphetamine およびメタンフェタミン（塩酸塩）methamphetamine（hydrochloride）は，カテコールアミン類の神経終末からの遊離促進作用および終末への再取り込みの阻害作用，およびモノアミンオキシダーゼ阻害作用を示す．シナプス間隙におけるカテコールアミン類の増大により，交感神経刺激作用および中枢神経興奮作用が発現する．中枢興奮作用は，大脳皮質の興奮と脳幹網様体上行賦活系の賦活によると考えられている．興奮の後に強い抑制状態が現れる．ヒトにおいては疲労感の減少，気分の高揚，多幸感が現れ，思考力，活動能力が増大する．さらに，摂食中枢を抑制して，食欲を減退させるため体重が減少する．末梢では，交感神経興奮作用による血圧上昇および心拍数増大作用が発現する．現在，アンフェタミンは臨床的に使用されていない．メタンフェタミンは，ナルコレプシー（発作性睡眠），アルコール中毒による昏睡，インスリンショック，麻酔薬・睡眠薬による急性中毒，うつ・抑うつ状態に用いられる．

副作用には，眩暈，頭痛，振戦，不眠，幻覚，錯乱，発熱などがある．大量を長期間乱用すると攻撃性が上昇する．中止により興奮後の抑うつ状態が著明に発現する．覚醒アミンにより精神的依存症は強く生じ，耐性は弱く発現するが，身体的依存性は生じない．わが国では覚せい剤取締法によって，その使用が厳重に管理されている．

c. メチルフェニデート

メチルフェニデート（塩酸塩）methylphenidate（hydrochloride）は，アンフェタミンやメタンフェタミンに似た中枢興奮作用があるが，メタンフェタミンより弱く，カフェインより強い．自律神経系に対する作用は弱い．食欲抑制作用があることから「やせ薬」として乱用されることがあり，幻覚・幻想などが現れる．作用機序は十分に解明されていない．臨床的にはナルコレプシーに用いられる．抗うつ薬との併用により，難治性うつおよび遷延性うつに限定して使用される．軽症のうつ病，抑うつ神経症および重症うつ患者には使用されなくなった．最近では，注意欠陥多動性障害（ADHD）にも使用されている．

d. ピプラドロール

ピプラドロール pipradrol は，脳幹網様体の上行性賦活系に作用してアンフェタミンに似た中枢興奮作用を示す．うつ状態およびうつ病に用いられてきたが，現在臨床的には使用されていない．

e. アトモキセチン

アトモキセチン（塩酸塩）atomoxetine（hydrochloride）は，選択的ノルアドレナリントランスポーター阻害薬であり，ノルアドレナリンの神経終末への再取り込みを抑制する．特に，前頭前野のノルアドレナリン再取り込み抑制を選択的に抑制する．ドパミンやセロトニンの再取り込み阻害作用の発現には，高濃度（30 倍以上）が必要である．ADHD に使用されている．

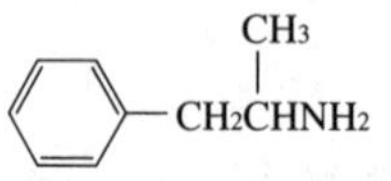

アンフェタミン

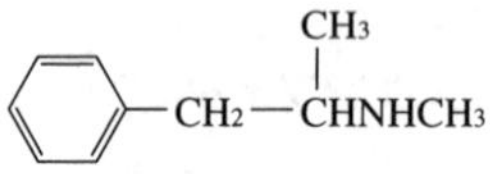

メタンフェタミン

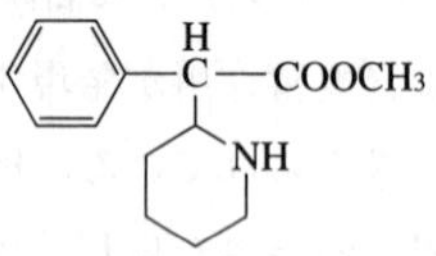

メチルフェニデート

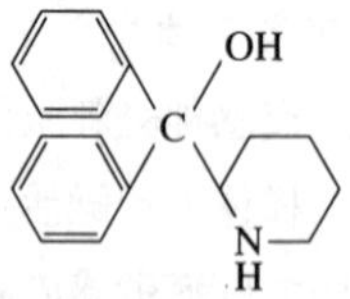

ピプラドロール

4.9.5 ■ 精神異常発現薬

幻覚や妄想を引き起こしたり，思考や感情の異常を惹起する薬物を精神異常発現薬あるいは幻覚薬 hallucinogens という．現在，治療薬として使用されることはない．

① メスカリン

メスカリン mescaline は，メキシコ原産のサボテン・ペヨーテ *Lophophora williamsii* に含有されるアルカロイドの1つである．内服により，幻覚，不安，錯乱，散瞳，頻脈，悪心，眩暈などを来たす．化学構造は，交感神経性アミンに類似しており，5-HT_{2A} 受容体を介して交感神経を刺激すると考えられている．麻薬に指定されている．

② LSD-25

LSD-25（リゼルグ酸ジエチルアミド lysergic acid diethylamide）は，麦角アルカロイドの合成研究中，偶然に発見された化合物である．数μg という少量でも色彩に富んだ（サイケデリック）幻視を主とする幻覚・幻聴，眩暈，不安，陶酔感，異常感覚などを惹起する．一方，時には強いうつ感情を引き起こすことがある．5-HT_{2A} 受容体を介して作用が発現すると考えられている．LSD-25 は耐性を生じやすい．依存性の形成はほとんどない．麻薬に指定されている．

③ テトラヒドロカンナビノール

インド大麻 *Cannabis sativa* の花・茎・葉には，60 種以上のカンナビノイドが含まれている．インド大麻の生薬はマリファナともいわれ，喫煙により生ずるテトラヒドロカンナビノール Δ^9-tetrahydrocannabinol（Δ^9-THC）はカンナビノイドの中で最も強い幻覚発現作用を示す．内服または喫煙による少量の摂取により，多幸感，幻想の湧出，リラックス，痛覚の低下，性的な幻覚，ねむけ，記憶の障害などの症状がみられる．さらに，身体の協調的動作（車の運転など）が必要な作業の遂行能力が低下し，時間感覚・空間感覚の混乱が生じることがある．末梢作用として，眼圧低下，心拍数増加，血圧上昇，気管支拡張，気管支の炎症などが見られる．耐性は急速に形成されるが，比較的短時間で消失する．精神的依存は形成されるが，身体的依存は形成されない．

Δ^9-THC は，カンナビノイド受容体に作用する．カンナビノイド受容体には，CB 1 受容体と CB 2 受容体の 2 つがある．ともに 7 回膜貫通・G タンパク質（G_i/G_o）共役型の受容体である．脳における発現が多い CB 1 受容体は，神経伝達の抑制的制御に関与していると考えられている．CB 2 受容体は，免疫細胞，脾臓，扁桃腺，角化細胞に発現しており，炎症反応や免疫応答の調節に関与していると考えられている．アナンダマイド（*N*-アラキドノイルエタノールアミン）および 2-アラキドノイルグリセロール（2-AG）が内在性のリガンドと考えられているが，2-AG の CB 1 受容体への親和性は低い．わが国では大麻取締法や麻薬及び向精神薬取締法により規制されており，医療目的であっても使用は禁止されている．しかしながら，世界的に見ると，がん患者における疼痛の軽減や多発性硬化症の痙攣抑制作用などが注目されており，医療目的での使用を認めるべきだとの議論が起こっている．

④ サイロシビン，サイロシン

サイロシビン psilocybin およびサイロシン psilocin は，メキシコ原産キノコ（*Psilocybe cubensis* や *Psilocybe mexicana* など）に含有されるアルカロイドであり，セロトニン類似の化学構造をもつ化合物である．幻覚作用は LSD-25 やメスカリンに似ているが，その作用は弱いといわれている．知覚障害，思考力減退，幻視，多幸感，離人感などが見られる 5-HT_{2A} 受容体刺激を介して作用を発現する．耐性を生じやすい．精神的依存は形成されるが，身体的依存は形成されない．麻薬に指定されている．

⑤ フェンシクリジン

フェンシクリジン phencyclidine は，1950 年代に麻酔薬として開発されたが，手術後に幻覚・妄想を伴う精神分裂病様の作用が高頻度で発現したため，現在使用されていない．服用により陶酔感，幻覚作用，離人感，自意識障害，激越な行動，発語混乱，幻聴などが見られる．さらに，知覚遮断が起こり，強い疼痛刺激にも反応しなくなる．非競合型 NMDA 受容体遮断薬である．麻薬に指定されている．

⑥ 3,4-メチレンジオキシメタンフェタミン（MDMA）

構造上は覚醒アミンに似ているが，メタンフェタミンやアンフェタミンとは作用機序が異なり，セロトニン放出を促進させたり，神経細胞を破壊することで作用が発現すると考えられている．記憶障害，多幸感，皮膚感覚の過敏，血圧上昇などが見られる．精神的依存は形成されるが，身体的依存は形成されない．麻薬に指定されている．

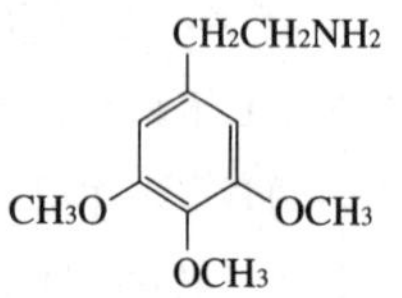

メスカリン

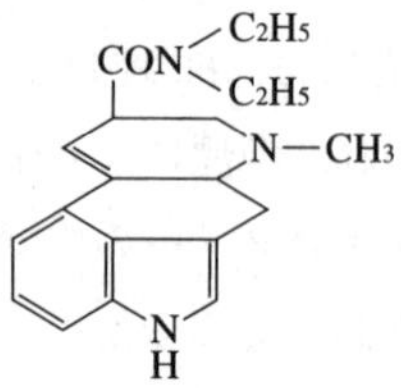

LSD-25

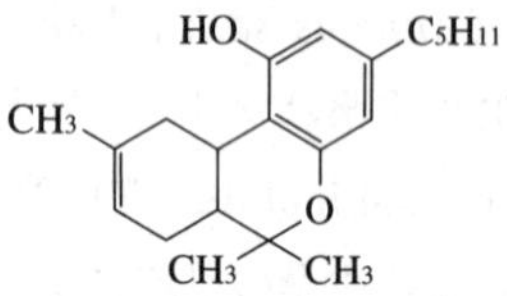

テトラヒドロカンナビノール

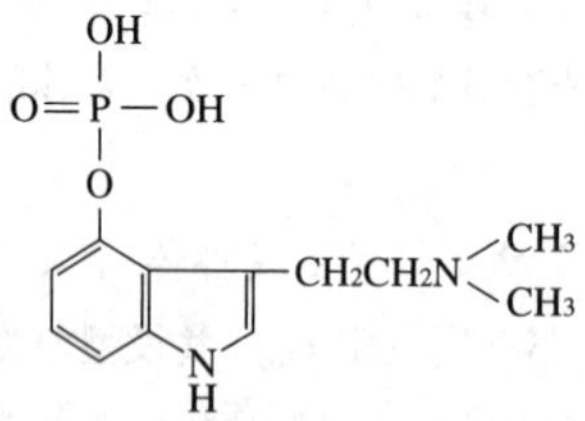

サイロシビン

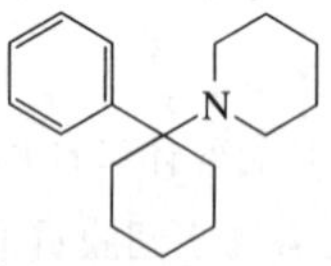

フェンシクリジン

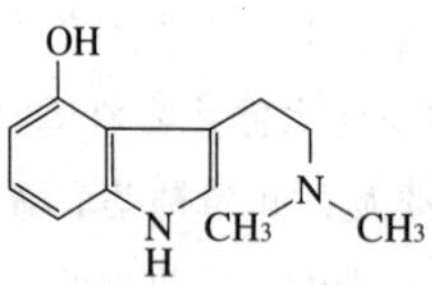

サイロシン

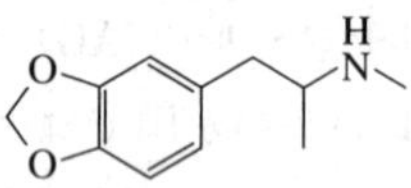

3,4-メチレンジオキシメタンフェタミン

4.10 中枢興奮薬

中枢神経系の機能を促進する薬物を中枢興奮薬 central nervous system stimulants という．その多くの薬物は大量投与すると痙攣を生じる．しかしながら，適当量を用いることにより，モ

ルヒネ，催眠薬および麻酔薬の過量投与などによる中毒を抑制することができる．蘇生薬 analeptics として使用することが可能である．その作用点の違いから，① 脊髄を興奮させる薬物（ストリキニーネ），② 延髄を興奮させる薬物（ピクロトキシン，ペンテトラゾール，ジモルホラミンなど），③ 大脳皮質を興奮させる薬物（カフェイン，覚せいアミン）に大別できる．

a. ストリキニーネ

ストリキニーネ strychnine は，*Strychnos nux-vomica* という植物の種子から抽出されたアルカロイドである．主として脊髄に作用して，初めに筋の緊張が上昇し，反射興奮性を増大させる．レンショウ細胞 Renshaw cell は，脊髄の前角において運動神経に負のフィードバックをかけている（シナプス後抑制 postsynaptic inhibition）．ストリキニーネはレンショウ細胞から出る抑制性伝達物質グリシンと競合的に拮抗する．したがって，脊髄の後根より入る知覚神経と前根から出る運動神経との間の抵抗が減じるため，インパルスの伝達が容易となり，わずかな刺激によっても全身の強直性痙攣を起こす．ストリキニーネによる痙攣はメフェネシン（中枢性筋弛緩薬）やバルビツール酸系薬で拮抗される．

b. ピクロトキシン

ピクロトキシン picrotoxin は，ツヅラフジ科アナミルタ *Anamirta cocculusno* の種子に含まれる成分で，ピクロトキシニン picrotoxinin とピクロチン picrotin とが 1：1 の分子化合物を形成しているものをさす．ピクロトキシンは，シナプス前抑制 presynaptic inhibition をかけている抑制性伝達物質 GABA と非競合的に拮抗する．$GABA_A$ 受容体を遮断することにより，Cl^-のチャネル透過性が低下するので，相対的に興奮性神経伝達が強められる．主として延髄の嘔吐，呼吸および血管運動中枢を興奮させ，呼吸興奮，血圧上昇，徐脈を起こす．大量では間代性痙攣を引き起こし，後に強直性痙攣を誘発する．ストリキニーネと異なり，痙攣は外来刺激とは関係なく自発的に生じる．

c. ペンテトラゾール（ペンチレンテトラゾール）

ペンテトラゾール pentetrazole は，脳幹および大脳皮質を興奮させ，大量投与により間代性痙攣が惹起され，後に強直性痙攣へ移行する．てんかん患者に少量与えると特に痙攣が生じやすく，てんかんの診断に応用されることがある．作用機序として，$GABA_A$ 受容体のベンゾジアゼピン結合部位に結合して Cl^-チャネルを遮断する．延髄の呼吸中枢，血管運動中枢，迷走神経中枢を興奮させるため，呼吸興奮，血圧上昇，徐脈などがみられる．

d. ベメグリド

ベメグリド bemegride は，構造上の類似性からバルビツレートの特異的遮断薬と考えられていたが，中枢興奮作用に基づくもので，特異的ではないことが明らかになっている．バルビツレート中毒の治療に適用される．異常脳波を賦活する作用を有するのでてんかんの診断に使用されていたが，最近ではほとんど使用されない．

e. ジモルホラミン

ジモルホラミン dimorpholamine は，延髄の呼吸中枢および血管運動中枢を興奮させる．特に呼吸興奮作用が著明である．呼吸数よりも呼吸深度を増強し，1 回換気量を増大させる．アドレナリン様の末梢性血管収縮および血管運動中枢興奮作用による血圧上昇や心収縮力の増強がみられる．新生児仮死，ショック，催眠薬中毒，溺水などの場合の呼吸障害や循環機能低下の改善に適用される．

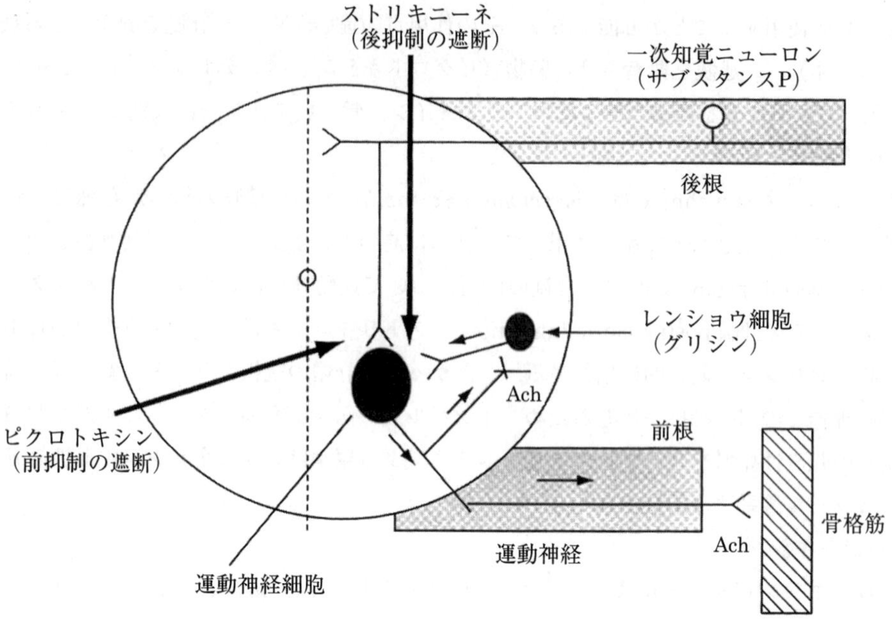

図 4.6
中枢興奮薬の作用部位

f. ロベリン

ロベリン lobeline は，キキョウ科のロベリア草 *Lobelia inflata* に含まれるアルカロイドである．頸動脈小体や大動脈体の化学受容器に作用して，反射的に呼吸中枢を興奮させ，呼吸興奮を惹起する．また自律神経節興奮作用も有する．現在，臨床的には使用されていない．

g. ドキサプラム

ドキサプラム doxapram は，主として頸動脈小体の化学受容器を刺激し，選択的に呼吸中枢を興奮させる．血中半減期は約 4 分であり，作用時間は短い．肺の換気不全，急性ハイパーカプニア（炭酸過剰血症）を伴う慢性肺疾患，麻酔時や中枢神経系抑制による呼吸抑制や覚醒遅延などの改善を目的として使用される．

h. ニケタミド

ニケタミド nikethamide は，延髄の呼吸中枢興奮作用および頸動脈小体の化学受容器を介する呼吸興奮作用が特徴である．大量では中枢興奮作用を示し，ついには間代性痙攣を惹起する．現在，臨床的には使用されていない．

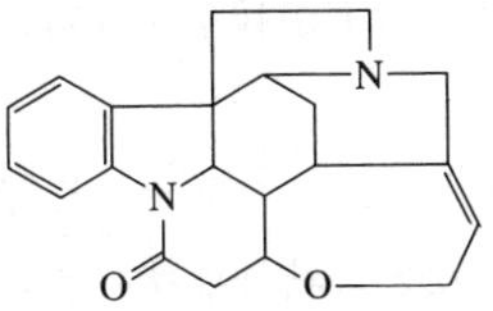

ストリキニーネ

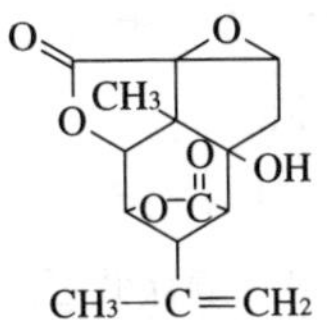

ピクロトキシン

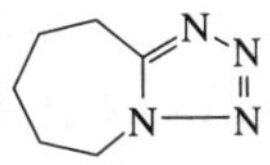

ペンテトラゾール

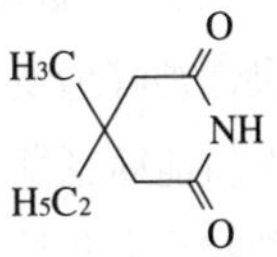

ベメグリド

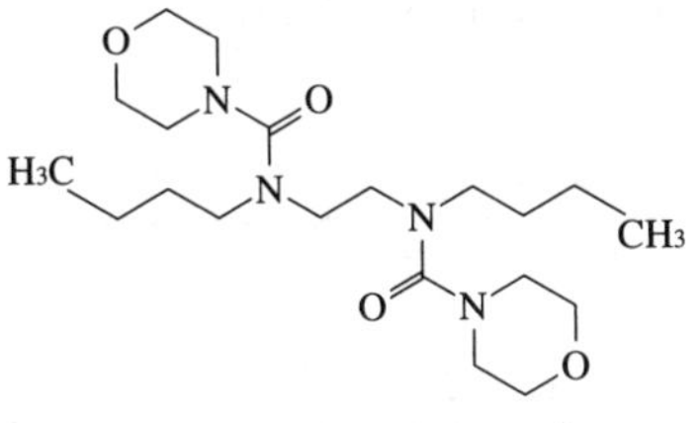

ジモルホラミン

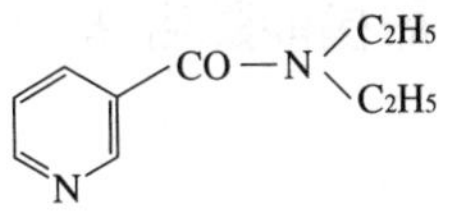

ニケタミド

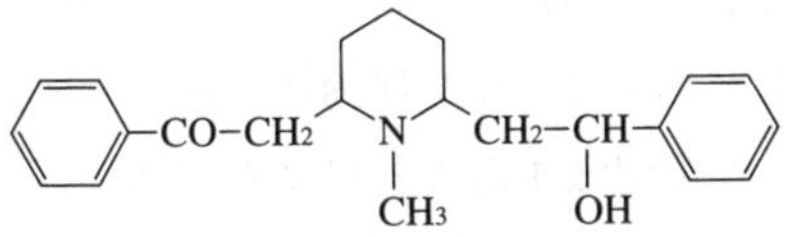

ロベリン

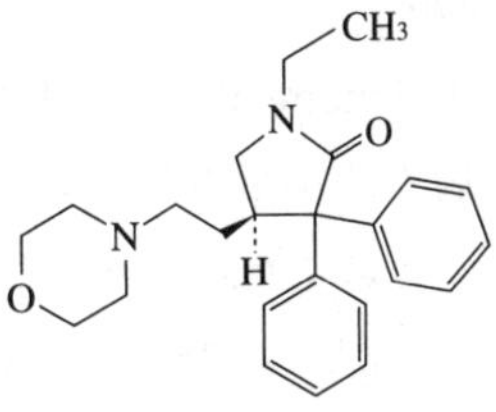

ドキサプラム

4.11 脳機能・代謝調整薬

脳機能・代謝調節薬には，脳機能賦活薬 activating drugs for cerebral functions と脳循環・代謝改善薬 activating drugs for cerebral circulations がある．脳機能賦活薬は，脳循環障害，頭部外傷，あるいは炎症などによって引き起こされる脳内における神経機能の低下状態の改善を目的として適用される薬物である．他方，脳循環・代謝改善薬は，脳循環に障害がある場合に，脳内における微小血管の平滑筋を弛緩させて，血管を拡張させることにより，脳循環を改善する薬物である．結果としてグルコース代謝を促進させ，2 次的に脳機能の回復を図るものである．脳梗塞や脳出血の後遺症などによる意欲低下や行動異常の改善に効果がある．

認知症は，脳の変性が原因で起こるアルツハイマー Alzheimer 型認知症と脳動脈硬化・脳出血が原因で起こる脳血管性認知症に分類される．病理組織学的には，大脳における神経細胞の脱落，大脳全般にわたる老人斑の出現，神経原線維変化，海馬における顆粒空胞変性などが観察される．脳内において，種々の神経伝達が影響を受けている．特に，アセチルコリン（ACh）量およびACh合成酵素コリンアセチルトランスフェラーゼ（ChAT）活性の低下が観察されるコリン作動性神経の変性が著しいことが知られている．

脳機能賦活薬または脳循環・代謝改善薬は，ドネペジル，ガランタミン，メマンチンを除いて認知症（老年性痴呆）に対しては効果がないが，意欲低下，感情障害などの精神症状の改善効果が認められている．

最近では，筋萎縮性側索硬化症 amyotrophic lateral sclerosis（ALS）や脊髄小脳変性症などの神経変性疾患に対する新たな作用機序を持つ薬物が開発されている．

4.11.1 ■ 脳機能賦活薬

アセチルコリン系，アミン系，神経ペプチド系のシナプス伝達を促進させ，脳機能を賦活する薬物である．

a. ドネペジル

ドネペジル donepezil は，中枢性アセチルコリンエステラーゼ（AChE）阻害薬である．アルツハイマー病では，ACh 量や ChAT 活性が低下している．ドネペジルは，中枢神経系の AChE を阻害することにより，低下した ACh 量を増大させてコリン作動性神経系を賦活する．最近では，ドネペジルが，ニコチン性 ACh 受容体を直接刺激することにより，神経細胞死を保護する作用があることも注目されている．類薬にはガランタミン（臭化水素酸塩）galantamine（hydrobromide）があり，海外では1998年より使用されていたが，2011年2月に国内での使用が承認された．その他に，リバスチグミン rivastigmine，タクリン tacrine などがあるが，現在わが国では使用されていない．

b. メマンチン

メマンチン（塩酸塩）memantine（hydrochloride）は，中等度・重度アルツハイマー型認知症の治療薬として海外ではすでに用いられてきた．わが国でも，2011年1月に中等度および高度アルツハイマー型認知症における認知症症状の進行抑制を目的として承認された（軽症例には使用されない）．グルタミン酸 NMDA 型受容体の遮断薬であり，脳神経細胞の過剰な興奮による細胞死を抑制するが，正常なシナプス伝達は抑制しない．ドネペジルとの併用が有効であることが期待されている．

c. チアプリド

チアプリド（塩酸塩）tiapride（hydrochloride）は，中枢のドパミン D_2 受容体を選択的に遮断する．脳梗塞後遺症に伴う攻撃的行為，精神興奮，徘徊，せん妄の改善，特発性ジスキネジア（舞踏病様運動，口唇・舌運動などの異常不随意運動）およびパーキンソン症候群に伴うジスキネジアに適用される．

d. アマンタジン

アマンタジン（塩酸塩）amantadine（hydrochloride）は，脳梗塞に伴う意欲・自発性低下の改善に内服で適用される（作用機序はパーキンソン病治療薬の項を参照）．パーキンソン病治療薬および抗 A 型インフルエンザとして使用されている．

e. プロチレリン

プロチレリン（酒石酸塩水和物）protirelin（tartrate hydrate）は，視床下部ホルモンの 1 つの甲状腺刺激ホルモン放出ホルモン（TRH）でありアミノ酸 3 個からなる．下垂体前葉を刺激して，甲状腺刺激ホルモン（TSH）およびプロラクチン分泌を促進する．中枢神経刺激作用により自発運動量亢進，覚醒促進および運動失調改善作用を示す．頭部外傷およびくも膜下出血に伴う遷延性意識障害（いわゆる植物状態）に適用される．

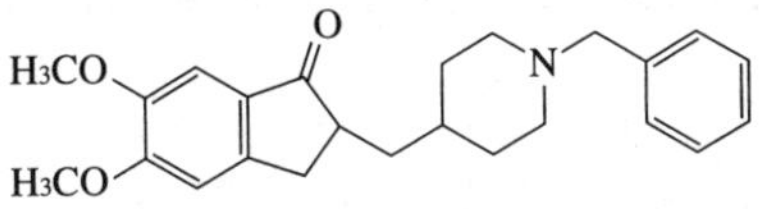

ドネペジル

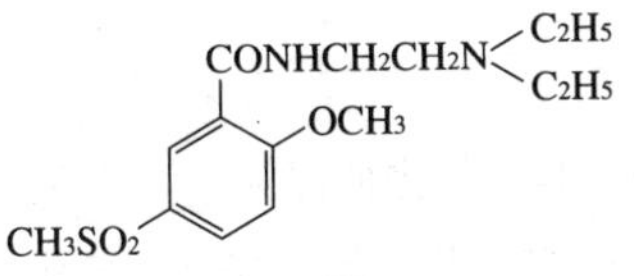

チアプリド

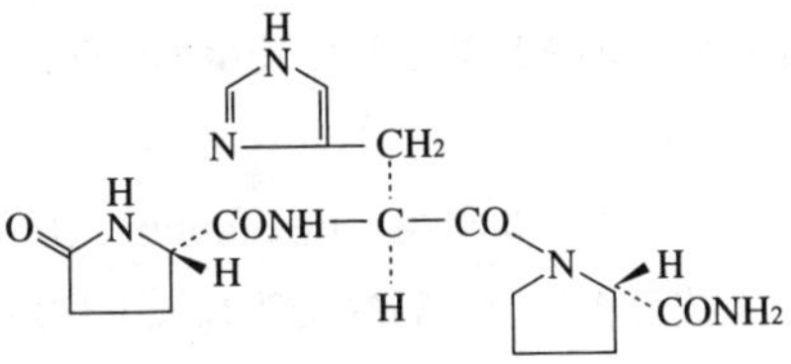

プロチレリン

4.11.2 ■ 脳循環・代謝改善薬

脳血流の循環を改善することにより，二次的に脳代謝を促進させる薬物を脳循環改善薬という．主に脳梗塞・脳出血後遺症，脳動脈硬化症などの治療に使用される．この項目に分類されている薬物の多くは，一部効能の取消しにより薬効分類が変更されており，認知症への適応はない．

a. イフェンプロジル

イフェンプロジル（酒石酸塩）ifenprodil（tartrate）は，非選択的な交感神経 α 受容体遮断により，血管平滑筋に直接作用して筋弛緩作用を示す．脳動脈血流量が増大し，脳内のグルコース，ATP，乳酸などの代謝異常を改善する．血小板における α_2 受容体遮断作用により，血小板凝集を抑制する．臨床的には，脳梗塞後遺症による眩暈感などの自覚症状，抑うつ，不安などに適用される．鎮暈薬に分類されている．

b. エダラボン

エダラボン edaravone は，脳梗塞発症後に梗塞部位において脳組織や血管から放出され梗塞の進展を起こす活性酸素（フリーラジカル）を消去する作用を有する．いわゆるフリーラジカルスカベンジャーである．フリーラジカルは細胞膜脂質の不飽和脂肪酸を過酸化するために，細胞膜障害や脳障害が引き起こされる．脳梗塞急性期に伴う神経症候，および機能障害の改善を目的として使用される．

c. アルガトロバン

アルガトロバン argatroban は，選択的な抗トロンビン作用を示す．発症 48 時間以内の脳血栓症急性期および慢性動脈閉塞症における神経症候の改善，先天性アンチトロンビンⅢ欠損症および低下状態の患者の体外循環時の血液凝固を防止する目的で使用される．

d. イブジラスト

イブジラスト ibudilast は，ロイコトリエン類および血小板活性化因子（PAF）の拮抗作用，ケミカルメディエーター遊離抑制作用，脳局所血流量増加作用，プロスタサイクリン増強作用などを示す．気管支喘息，脳梗塞後遺症に伴う慢性脳循環障害による眩暈の改善を目的として使用される．

e. ファスジル

ファスジル（塩酸塩水和物）fasudil（hydrochloride hydrate）は，平滑筋収縮におけるミオシン軽鎖のリン酸化を阻害して，血管を拡張させる．クモ膜下出血後の脳血管攣縮およびこれに伴う脳虚血症状の改善を目的として使用される．

f. ニゾフェノン

ニゾフェノン（フマル酸塩）nizofenone（fumarate）は，脳虚血部位におけるグルタミン酸遊離抑制作用，抗酸化作用，脳酸素消費低下作用，抗脳浮腫作用，抗トロンボキサン A_2 作用などを示す．クモ膜下出血急性期の虚血による脳障害の改善を目的として使用される．

g. ニセルゴリン

ニセルゴリン nicergoline は，脳の血流およびエネルギー代謝を改善する作用がある．脳梗塞後の意欲の低下を改善する．脳梗塞後遺症に伴う慢性脳循環障害による意欲低下の改善，情緒障害の改善を目的として使用される．

h. シチコリン，メクロフェノキサート

シチコリン citicoline は，グルコースの取り込み促進，および虚血により低下したアセチルコリンやドパミン生合成の促進作用がある．頭部外傷あるいは脳手術に伴う意識障害の改善を目的として使用される．メクロフェノキサート（塩酸塩）meclofenoxate（hydrochloride）は，中枢神経賦活作用および抗低酸素作用がある．頭部外傷に伴う眩暈の改善を目的として使用される．

i. γ-アミノ酪酸

γ-アミノ酪酸γ-aminobutyric acid（GABA）は，ヘキソキナーゼ活性を上昇させることにより，糖代謝を促進させて脳の血流を改善し脳細胞を活性化させる．頭部外傷後遺症における頭痛，易疲労感，のぼせ感，耳鳴，記憶障害，睡眠障害および意欲低下の改善を目的として使用される．

j. チトクロム c

チトクロム c cytochrome c は，細胞呼吸において酸化還元反応に重要な役割を果たしているチトクロム系のうち，チトクロム a の補酵素として機能している．脳血管障害患者の脳血流量，脳酸素供給量，脳酸素消費量および脳酸素摂取量を増大させ，虚血状態における脳循環および脳代謝を改善する．頭部外傷後遺症における頭痛および脳重量感の改善，放射線療法における白血球減少の軽減を目的として使用される．

k. ジヒドロエルゴトキシン

ジヒドロエルゴトキシン（メシル酸塩）dihydroergotoxin（mesilate）は，脳血管のアドレナリン性の受容体の遮断を介したノルアドレナリン遊離抑制により，脳血管を拡張する．頭部外傷後遺症に伴う随伴症状，高血圧症(高齢者，利尿薬で効果が弱い患者)，閉塞性動脈硬化症，動脈塞栓・血栓症，レイノー病などにおける末梢循環障害に使用される．

l. Ca^{2+}チャネル遮断薬（Ca 拮抗薬）

Ca^{2+}チャネル遮断薬（Ca 拮抗薬）のうち，比較的脳血管に選択性の高いジヒドロピリジン系薬は，脳循環改善薬として用いられていた．脳血管において，持続的な血管拡張作用を示し，脳血流量と脳酸素供給量を増加させる．現在，ニカルジピン（塩酸塩）nicardipine（hydrochloride），シンナリジン cinnarizine，フルナリジン flunarizine，ニルバジピン nilvadipine は，いずれも効能取り消しにより使用されなくなった．

m. その他

ジラゼプ（塩酸塩水和物）dirazep（hydrochloride hydrate）は，アデノシントランスポーター阻害作用を有し，微小血管を拡張して血流量を増大させる．狭心症，虚血性心疾患，および腎機能障害軽度から中等度の IgA 腎症における尿タンパク減少に使用されている．脳血管障害への適用は取り消されている．

ペントキシフィリン pentoxifylline は，キサンチン系薬であり，ホスホジエステラーゼ阻害により cyclicAMP 量を増加させる．平滑筋弛緩による血管拡張作用，赤血球の変形能改善作用および血小板凝集抑制作用を示す．脳微小循環改善薬としての承認は取り消された後，有効性が認められなかったことから販売が中止されている．

ホパンテン酸カルシウム calcium hopantenate は，ブドウ糖の神経細胞への取り込みと代謝を促進する．軽度発育遅滞，脳炎後遺症および脳性麻痺における多動，注意力低下，言語障害，意欲低下の緩解に使用される．低血糖，意識障害などの激しい副作用による死亡例が報告されたため，現在はほとんど使用されなくなった．

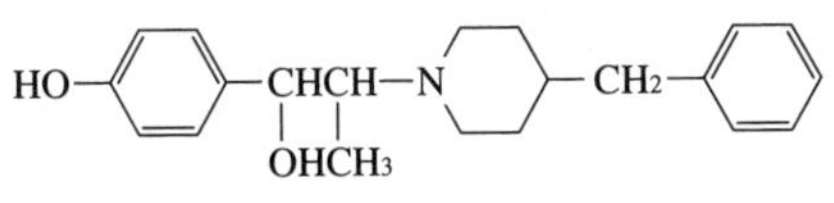

イフェンプロジル

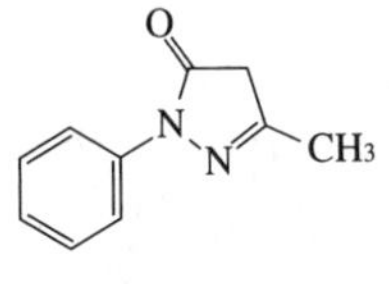

エダラボン

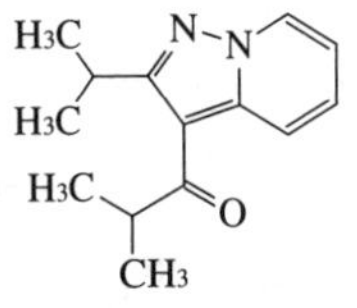

イブジラスト

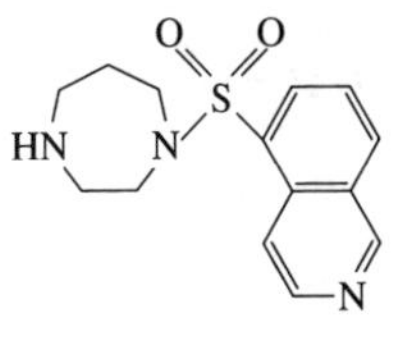

ファスジル

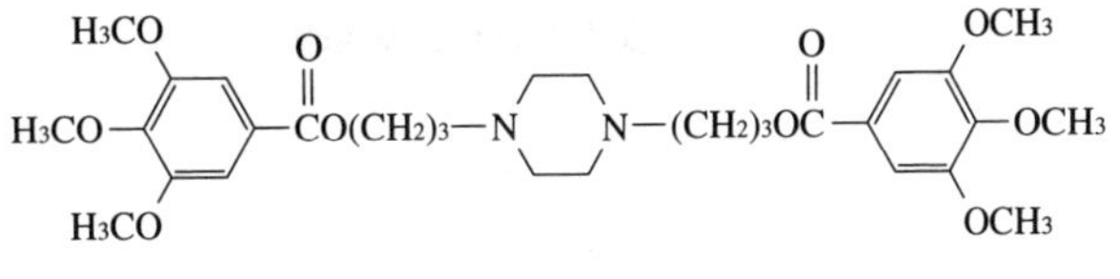

ジラゼプ

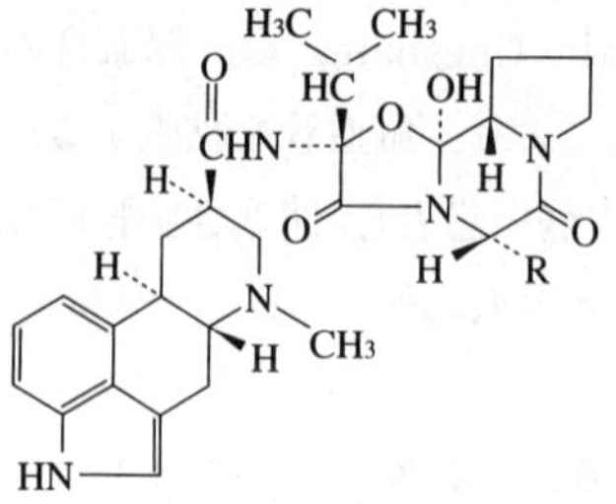

ジヒドロエルゴトキシン

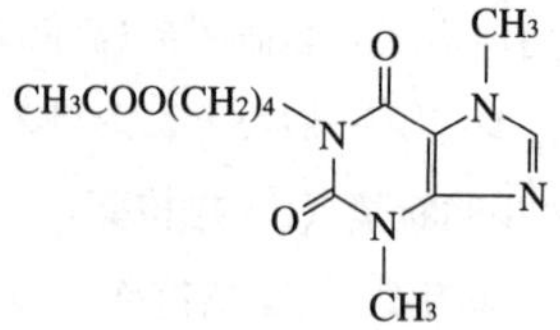

ペントキシフィリン

4.11.3 ■ 神経変性疾患に使用される薬物

a. タルチレリン水和物

脊髄小脳変性症とは，小脳および脳幹や脊髄が障害される疾患であり，これらの部位の神経細胞の変性・脱落を特徴とする原因不明の疾患である．オリーブ橋小脳萎縮症やマシャド・ジョセフ病など種々の疾患がある．タルチレリン水和物 taltirelin hydrate は，甲状腺ホルモン放出ホルモン（TRH）受容体に作用して，運動失調を改善する．脊髄小脳変性症における運動失調を改善する目的で使用される．

b. リルゾール

筋萎縮性側索硬化症（ALS）とは，手足，のど，舌などの筋力が徐々に失われていく神経変性疾患である．筋肉自体の機能的変化ではなく，筋肉を動かす運動神経細胞の変性により生じる．興奮性アミノ酸の代謝の異常や自己免疫疾病であると考えられているが，原因は未だ解明されていない．リルゾール riluzole は，グルタミン酸放出の抑制とグルタミン酸に対する神経保護作用を示す．ALS の進行を遅らせる作用があることから，わが国でも使用されている．

タルチレリン水和物

リルゾール

4.12 鎮暈薬

眩暈（げんうん・めまい）とは，自分の体や周囲の物が動いていないのに，動いているように感じたり，ふわふわした感覚があったりする異常感覚のこと．自分や周囲の回転感を伴う回転性めまいと，ふわふわ揺れる感覚がする非回転性のめまい感，歩行中にふらつく感じがする平衡失調，および立ち上がろうとするときに失神性に起こる立ちくらみに分類される．回転性めまいは，内耳障害，前庭神経炎や椎骨脳底動脈循環不全などによる末梢性，あるいは脳血管障害による中枢性に生じる．その他のめまいは，薬物により誘発される場合や老化現象，脳梗塞後遺症，うつ病など様々な要因により生じる．メニエール症候群（耳鳴り，難聴などを伴う），動揺病（乗物酔）などによって起こるめまい発作や嘔吐に用いる薬物を鎮暈薬 drugs for vertigo という．鎮暈薬は一般に対症療法薬であり，原因的療法が優先される．

a. ベタヒスチン

ベタヒスチン（メシル酸塩）betahistine（mesilate）は，ヒスタミン受容体刺激薬として内耳の血流量および脳内血流量を増加させて，眩暈および平衡障害を抑制する．メニエール病，メニエール症候群，眩暈症における眩暈に使用される．

b. ジメンヒドリナート

ジメンヒドリナート dimenhydrinate は，亢進した迷路機能に対する抑制作用を示し，鎮吐作用が強力である．動揺病，メニエール症候群，放射線宿酔などによる悪心・嘔吐，眩暈の治療と予防，および手術後の悪心・嘔吐に用いられる．抗ヒスタミン作用をもつジフェンヒドラミンとジプロフィリンの合剤も鎮暈薬として使用される．

c. プロメタジン

プロメタジン（塩酸塩）promethazine（hydrochloride）は，フェノチアジン系薬であり，抗ヒスタミン作用，抗コリン作用および抗アポモルヒネ作用を示す．動揺病に使用される．このほかに，パーキンソン症候群における振戦麻痺，麻酔前投薬，蕁麻疹，くしゃみに用いられる．

d. ジフェニドール

ジフェニドール（塩酸塩）difenidol（hydrochloride）は，椎骨脳底動脈の血流循環の改善作用，末梢前庭神経からの異常インパルスの遮断作用および眼振抑制作用を示す．内耳障害による眩暈に適用される．抗コリン作用による排尿困難，口渇，眼圧上昇（緑内障患者）には注意する．

e. イソプレナリン

イソプレナリン（塩酸塩）isoprenaline（hydrochloride）は，アドレナリンβ受容体刺激薬であるが，内耳の循環改善作用や内耳液の正常化作用がある．内耳障害による眩暈に使用される．

f. ペルフェナジン

ペルフェナジン perphenazine は，嘔吐中枢およびCTZの両方を抑制し中枢性および反射性（末梢性）の嘔吐を抑える．統合失調症の治療薬として使用されているが，術前・術後，あるいはメニエール症候群などに伴う悪心・嘔吐，眩暈にも使用される．このほかに，チエチルペラジン thietylperazine もかつて使用されたが販売中止となった.

g. その他

メクリジン（塩酸塩）meclizine（hydrochlodide）は，抗ヒスタミン作用をもち，末梢性および中枢性めまいのいずれにも改善効果がある.

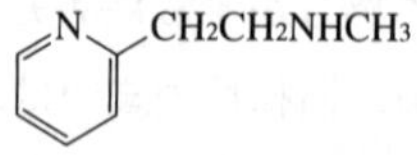

ベタヒスチン

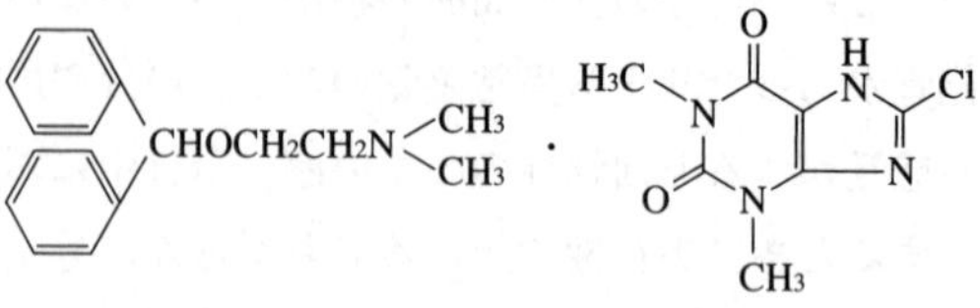

ジメンヒドリナート

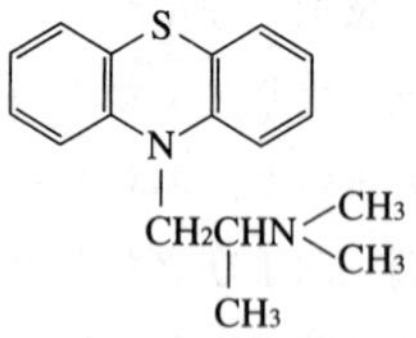

プロメタジン

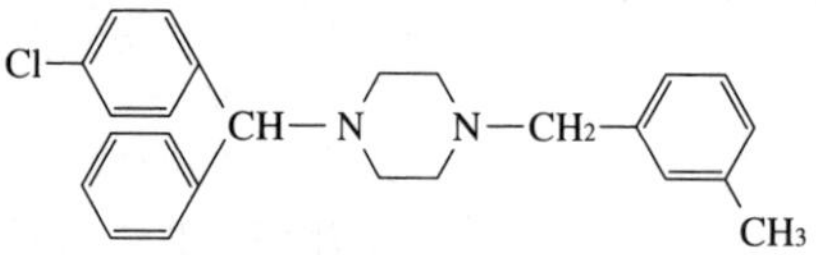

メクリジン

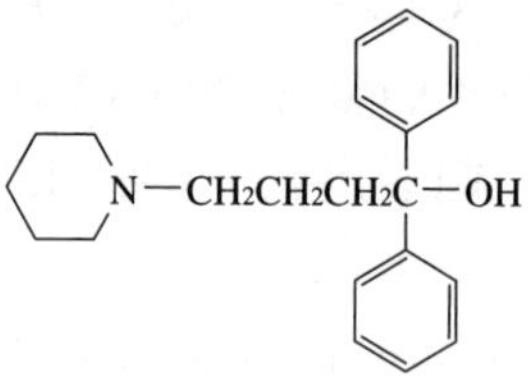

ジフェニドール

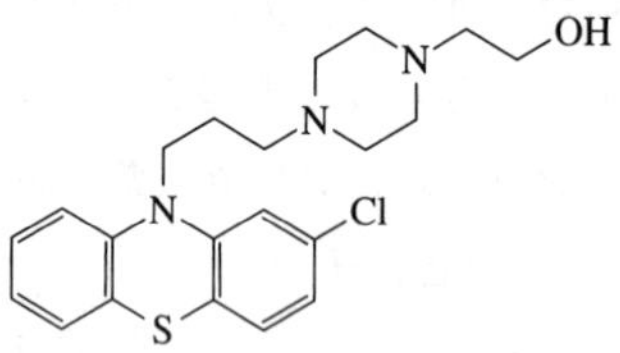

ペルフェナジン

第5章 平滑筋に作用する薬物

5.1 平滑筋の特徴

平滑筋は，消化器系（食道，胃，腸など），血管系（動脈・静脈），呼吸器系（気管・気管支），泌尿器系（膀胱・尿道），生殖器系（子宮，前立腺，輸精管など）など生体内の様々な器官に存在し，その機能を調節している．

表5.1に骨格筋および心筋と比較した平滑筋の特徴を示す．

表5.1 骨格筋，心筋および平滑筋の特徴

	横紋筋		平滑筋
	骨格筋	心　筋	
細胞の形状	細長い円柱状	不規則な桿状	細長い紡錘状
核	多核	単核か2核	単核
横紋構造	あり		なし
神経支配	運動神経による支配	自律神経による調節	
運動の随意性	随意	不随意	
筋原性活動	なし	あり	
絶対不応期	短い	長い	やや長い
疲労性	疲労しやすい	疲労しにくい	疲労しにくい
活動電位の持続	短い	長い	平滑筋により異なる
Na^+ の流入	あり	あり（洞結節・房室結節にはない）	なし
Ca^{2+} の供給源	細胞内	細胞外・細胞内	

平滑筋には横紋構造はみられないが，骨格筋および心筋と同様に収縮タンパク質としてアクチンとミオシンが存在し，収縮に関与する．一般に平滑筋は筋原性活動を有し，その収縮・弛緩反応は自律神経系やオータコイド類によって調節されている．また，絶対不応期は骨格筋に比べて長く，疲労しにくい．骨格筋細胞，ならびにほとんどの心筋細胞は興奮時に最初にNa^+が細胞内に流入するが，平滑筋細胞の興奮時にはNa^+の流入は起こらず，Ca^{2+}のみが流入する．

平滑筋の性質は，存在する組織はもちろんのこと，同じ組織でも部位によって大きく異なり，神経伝達物質，オータコイド，薬物などに対して感受性に大きな差異がある．

5.2 平滑筋の収縮・弛緩の機序 ■ ■ ■ ■ ■ ■

5.2.1 ■ 平滑筋の収縮機構

1）Ca^{2+}動員の機構（図 5.1）

平滑筋の収縮には，骨格筋や心筋と同様，細胞内の遊離Ca^{2+}濃度の上昇が必須である．細胞内Ca^{2+}濃度の上昇をもたらす経路としては，細胞外からのCa^{2+}の流入と，細胞内Ca^{2+}貯蔵部位である筋小胞体からのCa^{2+}の遊離の2つがある．

生体内の特異刺激薬が$G_{q/11}$と共役した7回膜貫通型受容体を刺激すると，$G_{q/11}$の活性化を介してホスホリパーゼC（PLC）の活性化を引き起こす．その結果，PLCは基質であるイノシトール4,5-二リン酸（PIP_2）をイノシトール1,4,5-三リン酸（IP_3）およびジアシルグリセロール（DAG）に代謝させるとともに，イノシトール代謝回転を促進させる．DAGはCa^{2+}存在下にプロテインキナーゼC（PKC）を活性化し，種々のタンパク質をリン酸化する．一方，IP_3は筋小胞体に存在するIP_3受容体Ca^{2+}放出チャネルに作用してCa^{2+}の放出を引き起こす．また，心筋と同様，平滑筋にもCa^{2+}放出チャネルを形成するリアノジン受容体が筋小胞体膜上に発現し，細胞内で上昇したCa^{2+}によってCa^{2+}遊離が引き起こされる（Ca^{2+}-induced Ca^{2+} release, CICR）．ただし，CICRの生理的役割は明らかではない）．

一方，細胞外液からのCa^{2+}の流入には，電位依存性L型Ca^{2+}チャネルが重要な役割をする．電位依存性Ca^{2+}チャネルには，L（long-lasting）型以外に，N（neuronal）型，P（Purkinje）型，T（transient）型が存在するが，平滑筋には主としてL型が存在する．電位依存性L型Ca^{2+}チャネルは，細胞膜の脱分極シグナルセンサーとして機能する．さらに，生理活性物質による$G_{q/11}$共役型受容体の活性化によっても電位依存性L型Ca^{2+}チャネルは活性化され，細胞外から細胞内へCa^{2+}の流入が引き起こされることが知られている．ただし，この$G_{q/11}$共役型受容体刺激による電位依存性L型Ca^{2+}チャネル活性化の詳細な機構は明らかではない．

また，$G_{q/11}$共役型受容体の活性化により筋小胞体内のCa^{2+}が枯渇すると，細胞外Ca^{2+}の流入が引き起こされる．この細胞内Ca^{2+}の枯渇によって引き起こされるCa^{2+}流入機構を，容量性

Ca^{2+} 流入という．これに関わる Ca^{2+} チャネルは，Ca^{2+} ストア共役型 Ca^{2+} チャネルといわれる．

2）Ca^{2+}・カルモジュリン・MLCK による収縮（図 5.1）

上記のように細胞内に増加した Ca^{2+} は，Ca^{2+} 受容タンパクであるカルモジュリンと複合体を形成し，ミオシン軽鎖キナーゼ myosin light-chain kinase（MLCK）を活性型にする．活性化したMLCKは，ミオシン軽鎖をリン酸化し，その結果，ミオシンとアクチンは結合して平滑筋の収縮が引き起こされる．一方，リン酸化ミオシン軽鎖は，ミオシン軽鎖脱リン酸化酵素 myosin light-chain phosphatase（MLCP）によって脱リン酸化されて不活性化する．このことは平滑筋の弛緩に繋がる．

一方，G_q 共役型受容体を介した平滑筋の収縮機構には，MLCP を阻害する経路も存在する．

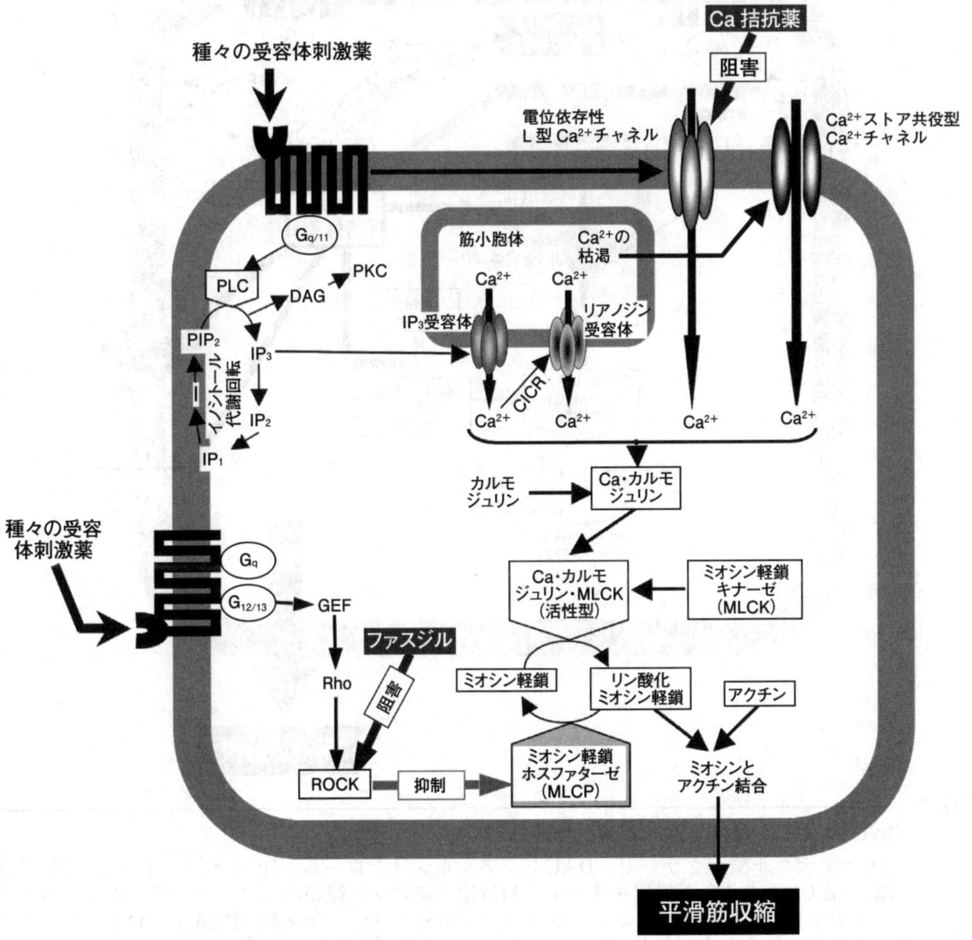

図 5.1

平滑筋の Ca^{2+} 動員，ならびに収縮機構

CICR：Ca^{2+}-induced Ca^{2+} release, DAG：ジアシルグリセロール，GEF：グアニンヌクレオチド交換因子，I：イノシトール，IP_1：イノシトール一リン酸，IP_2：イノシトール 4,5-二リン酸，IP_3：イノシトール 1,4,5-三リン酸，MLCK：ミオシン軽鎖キナーゼ，MLCP：ミオシン軽鎖ホスファターゼ，PIP_2：ホスファチジルイノシトール 4,5-二リン酸，PKC：プロテインキナーゼ C, PLC：ホスホリパーゼ C, ROCK：Rho キナーゼ．

すなわち，受容体の活性化により，G タンパク質の 1 つである $G_{12,13}$ を介してグアニンヌクレオチド交換因子 guanine nucleotide exchange factor（GEF）が活性化され，その結果，低分子量 G タンパク質である Rho を介して Rho キナーゼ Rho-associated kinase（ROCK）が活性化される．ROCK は MLCP をリン酸化することによりその活性を阻害し，結果的に平滑筋の収縮を促進する．

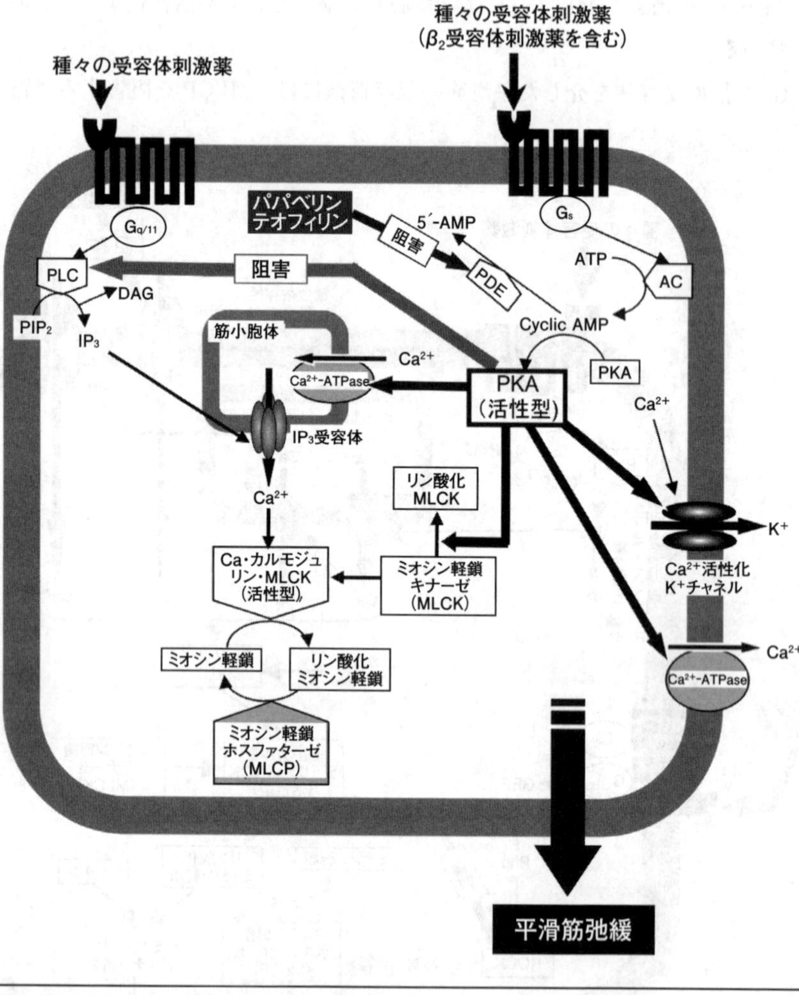

図 5.2

cyclic AMP を介した平滑筋の弛緩機構

AC：アデニル酸シクラーゼ，DAG：ジアシルグリセロール，IP_3：イノシトール 1,4,5-三リン酸，MLCK：ミオシン軽鎖キナーゼ，MLCP：ミオシン軽鎖ホスファターゼ，PDE：ホスホジエステラーゼ，PIP_2：ホスファチジルイノシトール 4,5-二リン酸，PKA：プロテインキナーゼ A，PKC：プロテインキナーゼ C，PLC：ホスホリパーゼ C.

5.2.2 ■ 平滑筋の弛緩に関与する機構

1）細胞内 cyclic AMP の増加を介する機構（図 5.2）

Gs を共役した 7 回膜貫通型受容体が特異的な刺激薬で刺激されると，アデニル酸シクラーゼ adenylate cyclase（AC）の活性化を介し，ATP から cyclic AMP が生成され，これがプロテインキナーゼ A protein kinase A（PKA）を活性化する．PKA は細胞内の種々のタンパク質をリン酸化することによって平滑筋を弛緩させるが，その作用機序としては，以下の 5 つの機構などがあげられる．1）筋小胞体の膜に存在する Ca^{2+}-ATPase を活性化することによる Ca^{2+} の取り

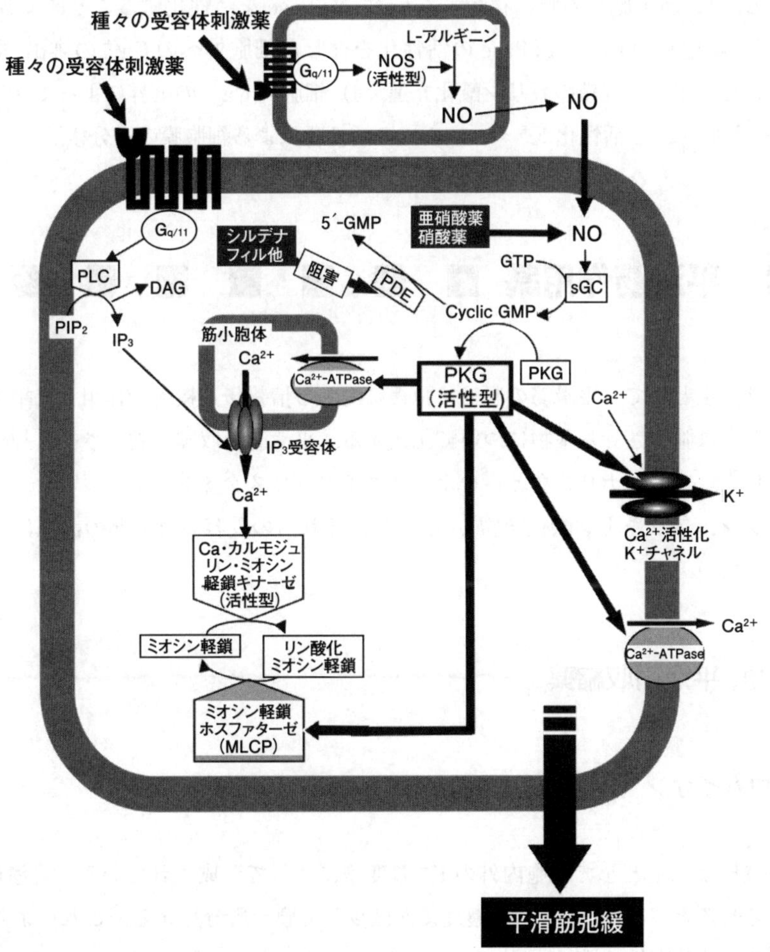

図 5.3
cyclic GMP を介した平滑筋の弛緩機構
DAG：ジアシルグリセロール，IP_3：イノシトール 1,4,5-三リン酸，MLCP：ミオシン軽鎖ホスファターゼ，NO：一酸化窒素，NOS：一酸化窒素合成酵素，PDE：ホスホジエステラーゼ，PIP_2：ホスファチジルイノシトール 4,5-二リン酸，PKC：プロテインキナーゼ C，PKG：プロテインキナーゼ G，PLC：ホスホリパーゼ C，sGC：可溶性グアニル酸シクラーゼ．

込み促進，2）細胞膜の Ca^{2+}-ATPase の活性化を介した細胞外への Ca^{2+} の排出，3）MLCK のリン酸化による MLCK の不活性化，4）PLC（phospholipase C）の阻害による IP_3 産生の抑制，5）細胞内 Ca^{2+} の上昇によって活性化される細胞膜 K^+ チャネル（Ca^{2+} 活性化 K^+ チャネル）の活性化による細胞膜の過分極.

2）細胞内 cyclic GMP の増加を介する機構（図 5.3）

血管内皮細胞などから産生される一酸化窒素 nitric oxide（NO）や，亜硝酸薬・硝酸薬が細胞内で遊離した NO は，平滑筋細胞内の可溶性グアニル酸シクラーゼ soluble guanylate cyclase（sGC）を活性化させ，細胞内 cyclic GMP 量を増加させる．cyclic GMP はプロテインキナーゼ G protein kinase G（PKG）を活性化し，PKG が細胞内の種々のタンパク質をリン酸化することによって平滑筋を弛緩させる．その経路は PKA のそれと類似するが，以下の 4 つの機構などがあげられる．1）筋小胞体の膜に存在する Ca^{2+}-ATPase を活性化することによる Ca^{2+} の取り込み促進，2）細胞膜の Ca^{2+}-ATPase の活性化を介した細胞外への Ca^{2+} の排出，3）MLCP の活性化を介したミオシン軽鎖の脱リン酸化亢進，4）細胞内 Ca^{2+} の上昇によって活性化される細胞膜 K^+ チャネル（Ca^{2+} 活性化 K^+ チャネル）の活性化による細胞膜の過分極.

5.3 平滑筋作用薬

ここでは，主として，平滑筋の収縮・弛緩に関わる情報伝達機構に作用して平滑筋を非特異的に収縮あるいは弛緩させる薬物について記述する．平滑筋を収縮・弛緩させる神経伝達物質（アセチルコリン，アドレナリンなど）やオータコイド（ヒスタミン，セロトニン，キニン類，アンギオテンシン，アラキドン酸代謝物），ならびにそれらの受容体遮断薬の詳細については，他章を参照されたい.

5.3.1 平滑筋収縮薬

1）カリウムイオン（K^+），バリウムイオン（Ba^{2+}）

静止膜電位は，主として細胞内外の K^+ 濃度差によって形成されている．高濃度の K^+ を平滑筋に作用させると，細胞内外の K^+ 濃度差が減少して膜が脱分極する．これにより平滑筋細胞膜に存在する電位依存性 Ca^{2+} チャネルが開口して，細胞外から細胞内に Ca^{2+} が流入し，平滑筋が収縮する.

Ba^{2+} は Ca^{2+} チャネルを介して細胞内に入り，筋小胞体に作用して Ca^{2+} を遊離させ，平滑筋を収縮させる.

K^+ および Ba^{2+} は，薬理学的研究時に *in vitro* 実験で使用されることが多い.

2）リアノジン ryanodine

筋小胞体膜に存在する四量体のリアノジン受容体は，平滑筋のみならず骨格筋および心筋にも存在し，Ca^{2+} 放出チャネルの1つとして機能する．リアノジンは植物アルカロイドであり，筋小胞体の膜に存在するリアノジン受容体に作用して細胞内への Ca^{2+} 遊離を引き起こし（図5.1），一過性の平滑筋収縮を引き起こす．一方，高濃度のリアノジンでは，Ca^{2+} 放出チャネルが開口し続ける状態となり，逆に平滑筋の収縮が抑制される．

リアノジンは，薬理学的研究時に *in vitro* 実験で使用されることが多い．

5.3.2 ■ 平滑筋弛緩薬

1）β_2 受容体刺激薬（図5.2）

平滑筋細胞膜に存在する7回膜貫通型受容体である β_2 受容体に，アドレナリンやイソプロテレノールが作用すると，G_s タンパク質の活性化を介してアデニル酸シクラーゼ adenylate cyclase（AC）が活性化し，細胞内 cyclic AMP が増加する．Cyclic AMP はプロテインキナーゼA protein kinase A（PKA）を活性化し，活性化した PKA は，上記5.2.3-1）に記述する機構により平滑筋を弛緩に導く．

薬物名は他章を参照．

2）Ca^{2+} チャネル遮断薬（Ca 拮抗薬）（図5.1）

平滑筋は，骨格筋や心筋と同様に，細胞内 Ca^{2+} の増加により収縮する．この Ca^{2+} は，筋小胞体から遊離するものと，細胞膜の電位依存性 Ca^{2+} チャネルを介して細胞外から流入するものとがある．Ca^{2+} チャネル遮断薬は，主としてL型の電位依存性 Ca^{2+} チャネルを遮断して細胞内 Ca^{2+} 濃度を低下させることによって平滑筋を弛緩させる．血管平滑筋の弛緩，ならびに心筋の抑制（心筋にも電位依存性 Ca^{2+} チャネルが存在するため）を目的に使用される．

Ca^{2+} チャネル遮断薬は構造上3種類，すなわち，ジヒドロピリジン系［ニフェジピン nifedipine，ニカルジピン（塩酸塩）nicardipine（hydrochrolide），ニトレンジピン nitrendipine，シルニジピン cilnidipine，エホニジピン（塩酸塩エタノール付加物）efonidipine（hydrochloride ethanolate），アムロジピン（ベシル酸塩）amlodipine（besilate）など］，ベンゾチアゼピン系［ジルチアゼム塩酸塩 diltiazem（hydrochloride）］およびフェニルアルキルアミン系［ベラパミル（塩酸塩）verapamil（hydrochloride）］に分類することができる．

ジヒドロピリジン系 Ca^{2+} チャネル遮断薬は，選択的に電位依存性L型 Ca^{2+} チャネルを遮断し，血管平滑筋を強く弛緩させるが，臨床用量では心機能に対してほとんど影響を与えない．一方，ジルチアゼムおよびベラパミルは心筋に対する抑制作用（固有心筋の収縮力抑制，洞結節の自動能抑制，房室結節の伝達抑制）を示す．したがって，ジルチアゼムは高血圧，狭心症，不整脈の治療に用いられ，ベラパミルは狭心症および不整脈に用いられる．

表 5.2 Ca^{2+}チャネル遮断薬（Ca 拮抗薬）の臨床応用

分類	薬物	適応		
		高血圧	狭心症	不整脈
ジヒドロピリジン系	ニフェジピン，アムロジピン，ニソルジピン，ニトレンジピン，ベニジピン，エホニジピン	○	○	
	ニカルジピン，ニルバジピン，フェロジピン，シルニジピン，マニジピン，バルニジピン，アゼルニジピン，アラニジピン	○		
ベンゾチアゼピン系	ジルチアゼム	○	○	○
フェニルアルキルアミン系	ベラパミル		○	○

3）パパベリン（塩酸塩）papaverine（hydrochloride）

アヘンアルカロイドの一種であるが，中枢作用はなく，耐性・依存性もない．図 5.2 に示すように，パパベリンはホスホジエステラーゼ（PDE）を非選択的に阻害して細胞内 cyclic AMP を上昇させることにより，全ての平滑筋を弛緩させる．鎮痙薬として用いられる．

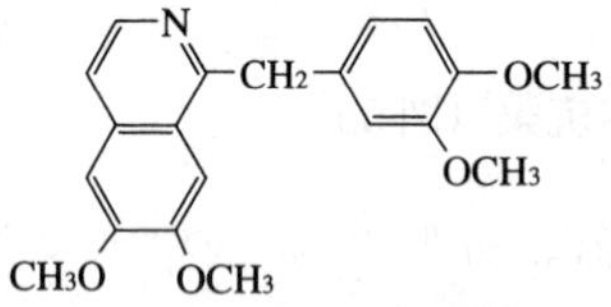

パパベリン

4）キサンチン系薬

キサンチン系薬は，cyclic AMP の分解酵素である PDE を非選択的に阻害することにより細胞内の cyclic AMP 量を増加させ，ほとんどの平滑筋を弛緩させる（図 5.2）．代表的なキサンチン系薬にはカフェイン caffeine，テオフィリン theophylline，テオブロミン theobromine がある．これらに共通する薬理作用は，中枢興奮作用，強心作用，利尿作用，平滑筋弛緩作用であり，平滑筋弛緩作用はテオフィリンが最も強い．テオフィリンは水に難溶であるため，注射剤としてはエチレンジアミン塩であるアミノフィリン aminophylline が用いられる．

テオフィリンおよびアミノフィリン，ならびに同様にキサンチン系薬であるジプロフィリンおよびプロキシフィリンは，うっ血性心不全や気管支喘息の治療に用いられる．

テオフィリンには PDE を阻害する作用以外に，アデノシン受容体拮抗作用やヒストン脱アセチル化酵素 histone deacetylase（HDAC）の活性化作用があることが知られ，これらの作用も抗喘息作用に関与することも報告されている（他章参照）．

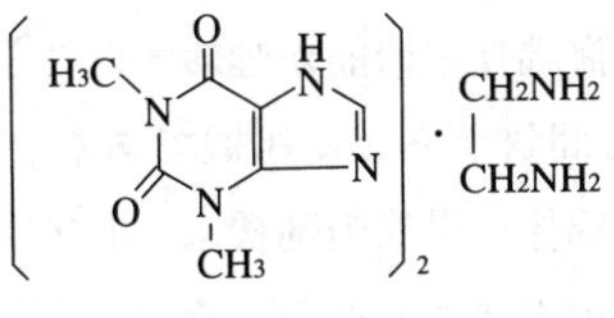

アミノフィリン
（テオフィリン・エチレンジアミン塩）

5）亜硝酸・硝酸化合物

亜硝酸アミル amyl nitrite，ニトログリセリン nitroglycerin，硝酸イソソルビド isosorbide dinitrate などの亜硝酸・硝酸化合物は，いずれもそれぞれの分子内から NO を遊離するため，NO 供与体ともいわれる．いずれも遊離した NO が平滑筋細胞内において可溶性グアニル酸シクラーゼを活性化することにより細胞内 cyclic GMP 量を増加させ，上述（5.2.3-2，図 5.3）のように平滑筋を弛緩させる．上記いずれの薬物も血管平滑筋を強く弛緩させるので狭心症の治療に用いられるとともに，心臓の前負荷・後負荷を軽減することで心筋の酸素需要を減ずるため，急性心不全の治療にも用いられる．

6）シルデナフィル（クエン酸塩）sildenafil（citrate），バルデナフィル（塩酸塩水和物）vardenafil（hydrochloride hydrate），タダラフィル tadalafil

ホスホジエステラーゼ phosphodiesterase（PDE）には少なくとも 11 種類（PDE1 ～ 11）のアイソザイムの存在が知られ，なかでも PDE5 は cyclic GMP の分解を特異的に触媒する．シルデナフィル，バルデナフィルおよびタダラフィルは PDE5 に対する選択的阻害薬であり，勃起不

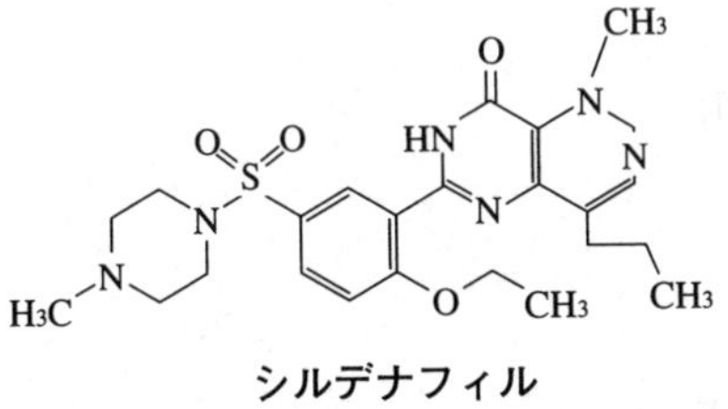

シルデナフィル

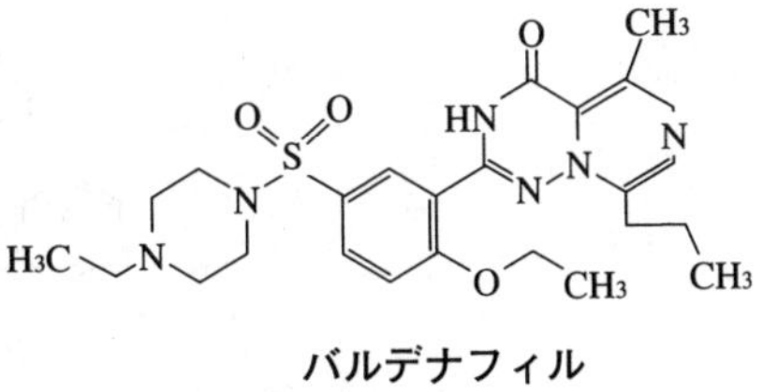

バルデナフィル

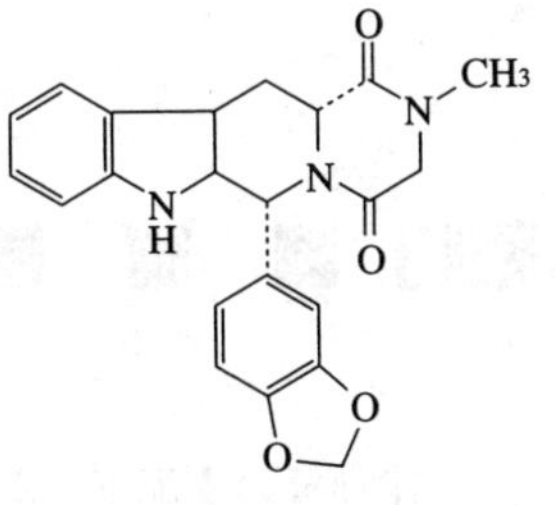

タダラフィル

全の治療薬として用いられている.

陰茎勃起は性的刺激により陰茎海綿体平滑筋が弛緩することによって発現する. 海綿体は海綿状をなす血管腔とその間を埋める間質からなる組織であるが, 海綿体が弛緩して血管腔に血液が充満すると陰茎は勃起する. 海綿体平滑筋の弛緩は, 非アドレナリン性非コリン性神経終末から遊離されるNOが平滑筋細胞内のグアニル酸シクラーゼを活性化し, 細胞内 cyclic GMP 量を増加することにより引き起こされる. シルデナフィル, バルデナフィルおよびタダラフィルは, cyclic GMP の分解酵素であるPDE5を選択的に阻害することにより (図5.3), 平滑筋細胞内の cyclic GMP 量を増加させて海綿体平滑筋の弛緩作用を現す. したがって, NO の非存在下 (神経刺激がない状態) では作用が現れない.

一方, PDE5 はその他の血管平滑筋にも存在することから, シルデナフィル, バルデナフィルおよびタダラフィルは, 亜硝酸・硝酸酸化合物などのNO供与体との併用により顕著な血圧低下などの副作用を引き起こしやすく, これらの薬物との併用は禁忌である.

7) ヒドララジン (塩酸塩) hydralazine (hydrochloride), ブドララジン budralazine

ヒドララジンならびに類似の薬物は, 血管平滑筋に直接作用して血管を拡張させるが, その詳細な機序については不明である. 抗高血圧薬として用いられるが, 反射性に交感神経を興奮させる作用があるので, 虚血性心疾患などには禁忌である.

8) ファスジル (塩酸塩水和物) fasudil (hydrochloride hydrate)

ファスジルはくも膜下出血術後の脳血管攣縮に適用される血管拡張薬である. 5.2.1-2 および図5.1 に示すように, G_q 共役型受容体の活性化による平滑筋収縮機構の一部には, 低分子量Gタンパク質であるRhoを介してRhoキナーゼ (ROCK) が活性化される経路が存在する. ROCKはMLCPをリン酸化することによりその活性を阻害し, 結果的に平滑筋の収縮を促進するが, ファスジルはROCKなどのタンパクリン酸化酵素を阻害することにより平滑筋の収縮を抑制する.

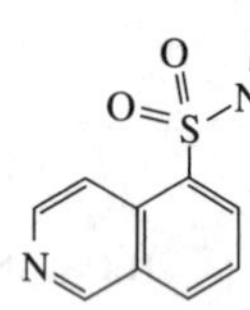

ファスジル

5.4 子宮に作用する薬物

子宮平滑筋は, 他の平滑筋と同様に, 自律神経の支配下にあるが, 非妊娠子宮と妊娠子宮では子宮平滑筋の反応性にかなりの相違がみられる. 例えば, 交感神経の興奮に対し, 非妊娠子宮ではβ_2受容体の刺激を介して弛緩が認められるが，妊娠子宮ではα_1受容体による反応が優位に現れて収縮となる．すなわち，これらの受容体の発現や機能は妊娠に伴って変化するホルモンの影響を受けている．

5.4.1 ■ 子宮収縮薬

子宮収縮薬は，(1) 分娩誘発・陣痛促進，(2) 分娩後の弛緩性子宮出血の防止，(3) 人工流産誘発に用いられる．

1) オキシトシン oxytocin

オキシトシンは下垂体後葉ホルモンの1つであり，子宮平滑筋細胞膜にあるG_qタンパク質共役型のオキシトシン受容体に作用することにより，5.2.1-1および図5.1の項に示すごとく，イノシトールリン脂質代謝回転を引き起こし，子宮平滑筋の収縮頻度ならびに収縮力を増強させる．子宮では妊娠末期および分娩直後にオキシトシンに対する感受性が最大となる．オキシトシンはプロスタグランジン(PG) 類の遊離を引き起こす可能性が示唆されているが，オキシトシンによる子宮収縮の増強がPG類を介するものか否かは明らかではない．

分娩誘発，微弱陣痛，弛緩性子宮出血に使用される．経口では消化管で分解されるので非経口的（点鼻，舌下，注射）で用いられる．オキシトシンと後述のPG類との併用は，相乗作用により過強陣痛を引き起こしやすく注意を要する．

2) プロスタグランジン（PG）製剤

内因性のPG類，とくにPGE_2および$PGF_{2\alpha}$は陣痛時に血中や羊水中に多量に存在し，子宮平滑筋の収縮に重要な役割を果たしている．子宮平滑筋の収縮薬として臨床に用いられるPGは，以下の3つである．

$PGF_{2\alpha}$製剤のジノプロスト dinoprost は，妊娠の有無にかかわらず子宮を収縮させるが，主として妊娠末期における陣痛誘発・陣痛促進・分娩促進に静脈内投与で用いられる．

PGE_2製剤のジノプロストン dinoprostone は，非妊娠子宮に対しては弛緩を引き起こすが，妊娠子宮に対しては収縮を引き起こすので，陣痛誘発・陣痛促進作用を示す．包接化合物として経口投与される．

一方，PGE_1誘導体のゲメプロスト gemeprost は，子宮平滑筋細胞を収縮させることにより妊娠中期における治療的流産に適用される．腟坐剤として用いられる．

3) 麦角アルカロイド製剤

麦角アルカロイドのうち，エルゴメトリン（マレイン酸塩）ergometrine（maleate）およびメチルエルゴメトリン（マレイン酸塩）methylergometrine（maleate）は分娩後の子宮平滑筋の緊張低下に基づく弛緩性出血に使用される．麦角アルカロイドは，高用量になると子宮平滑筋の resting tone（基礎張力）を強めるような収縮を引き起こすが，逆にリズミカルな収縮は抑制することなどから，陣痛促進の目的では使用されない．

麦角アルカロイドは，古くからα受容体遮断薬として分類されてきたが，それ以外にもドパミン受容体，セロトニン受容体に対して部分遮断薬あるいは遮断薬として作用することが知られている．上記のエルゴメトリンおよびメチルエルゴメトリン以外の麦角アルカロイドであるエルゴタミンおよびジヒドロエルゴタミンは片頭痛の治療薬として用いられる．

5.4.2 ■ 子宮弛緩薬

子宮弛緩薬は，切迫性流産や早産の防止のために用いられる．

1）β_2受容体刺激薬

リトドリン（塩酸塩）ritodrine（hydrochloride）は子宮平滑筋のβ_2受容体を刺激することにより弛緩を引き起こすため，切迫流産や早産の防止に用いられる．経口投与あるいは静脈内投与（緊急性を要する場合）で用いられる．副作用としては，過量投与により，β受容体の刺激作用に基づく頻脈，動悸，不整脈，心不全，顔面潮紅，振戦などが発現する．

イソクスプリン（塩酸塩）isoxsuprine（hydrochloride）もβ_2受容体を刺激することにより子宮平滑筋の弛緩を引き起こすため，切迫流産や早産の防止に用いられるが，閉塞性動脈硬化症，静脈血栓症，凍傷，糖尿病による末梢血管障害などにも用いられる．

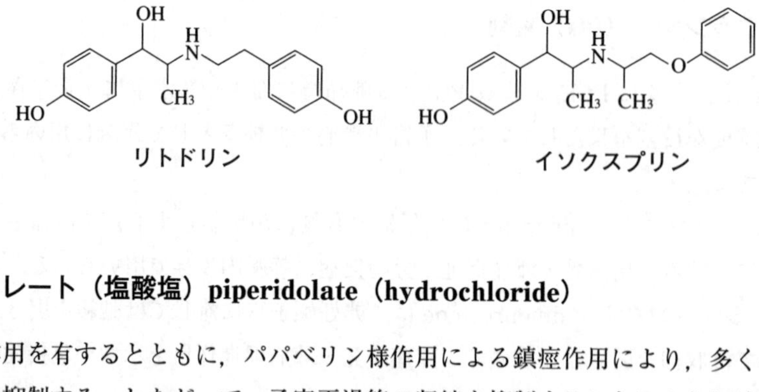

リトドリン　　　　イソクスプリン

2）ピペリドレート（塩酸塩）piperidolate（hydrochloride）

抗コリン作用を有するとともに，パパベリン様作用による鎮痙作用により，多くの平滑筋収縮を非特異的に抑制する．したがって，子宮平滑筋の収縮を抑制することにより切迫流産および早産の防止に用いられる．さらに，胃・十二指腸潰瘍，胃炎，腸炎，胆石症，胆嚢炎などにおける痙攣性疼痛の治療にも用いられる．抗コリン作用を有するので，緑内障，前立腺肥大による排尿障害の患者には禁忌である．

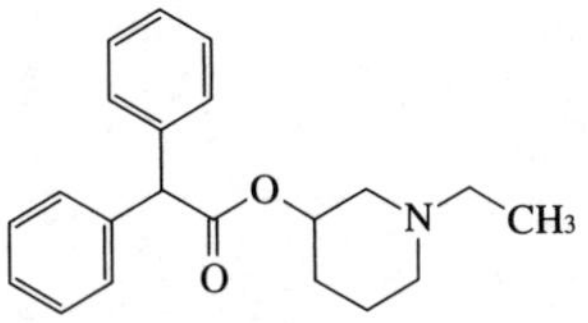

ピペリドレート

3）硫酸マグネシウム（水和物）magnesium sulfate（hydrate）

副作用等によりリトドリンが使用できない場合，またはリトドリンで子宮収縮が抑制されない場合に用いる．過量により，心刺激伝導系の抑制ならびに神経筋接合部における伝達遮断により，心停止，呼吸停止が引き起こされる危険性がある．

第6章

循環器系に作用する薬物

Drugs Acting on the Cardiovascular System

6.1 心臓・血管系の生理と機能

6.1.1 心臓の自動能と機能

心臓の最も重要な機能は，静脈から右心房へ戻ってきた血液を右心室から駆出し，肺を通して酸素化した後，左心房へ戻った血流を左心室から全身へ送り出すポンプとしての働きである．心臓のポンプ能を担う筋肉は固有心筋と呼ばれる．刺激伝導は右心房の洞房（または単に洞）結節に始まり，心房に広がり，次いで房室結節で伝導速度は低下して心房心室の収縮の時間差（房室遅延）を形成し，さらにヒス His 束を通り，プルキンエ Purkinje 線維に至る．この刺激伝導系は特殊心筋と呼ばれる．刺激伝導系の細胞は潜在的に自動能を有し，ペースメーカーの不調を補うと考えられるが，しばしば自動興奮を起こし，異所性ペースメーカーとなって不整脈の原因となる．

洞（房）結節で生じた興奮が心房筋，房室結節，ヒス束，プルキンエ線維から心室筋へ伝えられて固有心筋の収縮をもたらし，一連の仕事が行われる（図 6.1）．収縮力や伝導速度などの心臓の機能は表 6.1 に示すような，生理・薬理学的に 4 つの特徴的なパラメータで表すことができる．すなわち変力作用，変時作用，変伝導作用，変閾作用で，これらは心臓を支配している自律神経の影響を受け，交感神経はβ_1受容体を介して心機能を促進し，副交感神経（迷走神経）はムスカリン M_2 受容体を介して負の変力作用，変時作用，変伝導作用を示す．

心筋細胞の微細構造は，横紋をもつ点は骨格筋に類似するが異なる点もあり，筋小胞体 sarco-

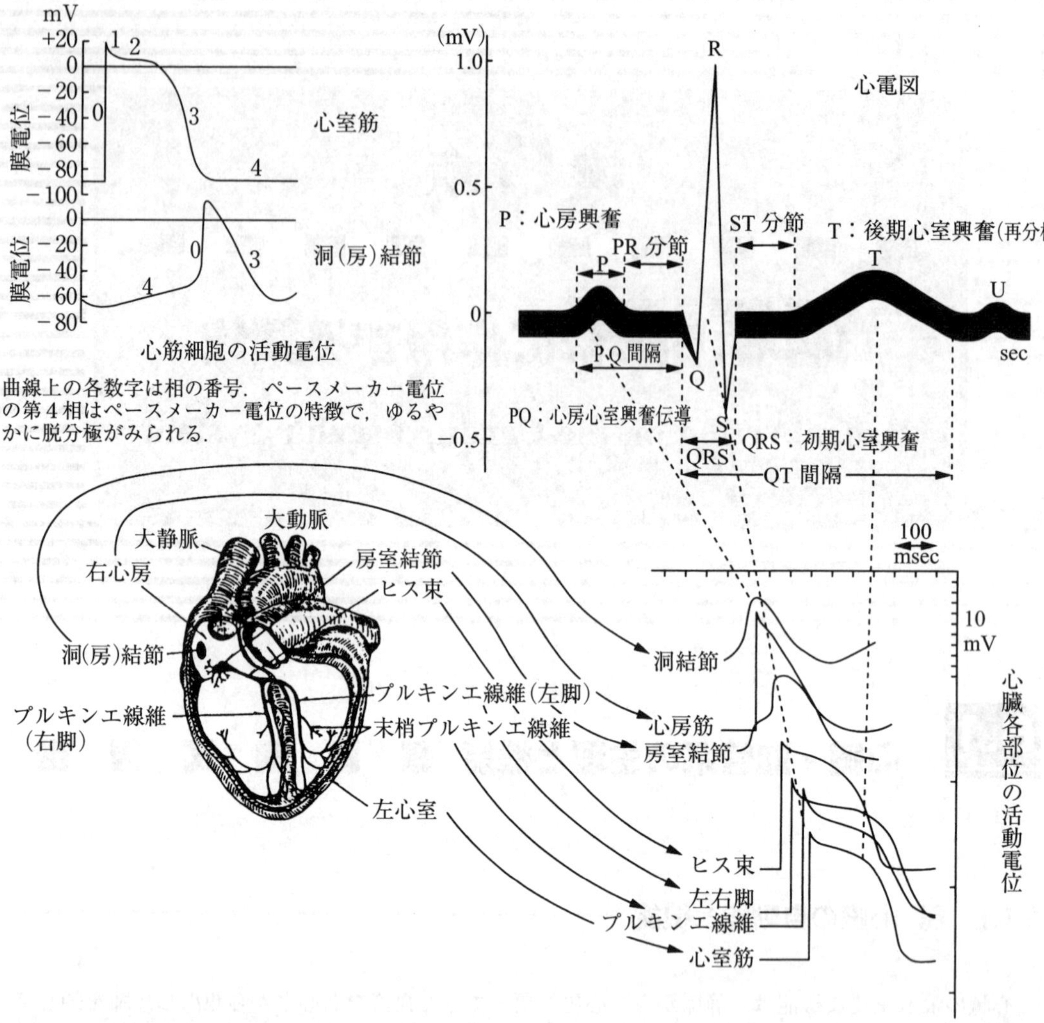

図 6.1 心臓各部位の活動電位と心電図

表 6.1 心臓機能のパラメータ

作　用	正	負	主な関与部位
変力作用 inotropic action	収縮力増強	減弱	固有心筋
変時作用 chronotropic action	心拍数増加	減少	洞（房）結節
変伝導作用 dromotropic action	伝導速度増大	減少	刺激伝導系
変閾作用 bathmotropic action	閾値低下	上昇	刺激伝導系

plasmic reticulum は骨格筋に比べると発達が悪い．横行小管（T管）は逆に太く，細胞外液の影響を受けやすく，小胞体は膨大部（終末槽）をつくらない．心筋は骨格筋と異なり，無 Ca^{2+} の生理的溶液中に入れるとただちに収縮を停止する．

6.1.2 ■ 心臓の活動電位

非興奮時の心筋細胞においては，Na^+ ポンプによる能動輸送が行われて，細胞内では K^+ 濃度が高く，細胞外では Na^+ 濃度が高い状態になっている．また非興奮時には，細胞膜の膜イオン透過性は選択性を有しており，Na^+ の透過はほとんど起こらないが，K^+ の透過性が高く，細胞内に高濃度に存在する K^+ は，濃度勾配により絶えず細胞外へ流出しようとしている．しかし，この K^+ を引き止めようとする陰イオンが細胞膜内側に並ぶため，膜の外側はプラス，内側はマイナスの状態の電気的 2 重層を形成する．これを静止膜電位といい，心筋においては外側に対して内側は -80 ～ -90 mV の電位を示す．

心筋細胞膜は興奮に伴い，それぞれの部位に特徴的な活動電位を示す（図 6.1）．心室筋では 0 ～ 4 相に分けられ，主に 0 相（立上がり相）は Na^+ の細胞内への流入，1 相はゼロ電位を超える膜電位の逆転相，2 相（プラトー相）は Ca^{2+} の流入，3 相は K^+ の流出による再分極相である．2 相で細胞膜の Ca^{2+} チャネルが開口し，そこを通って流入した Ca^{2+} がそれ自体もしくは筋小胞体に貯えられた Ca^{2+} の遊離を促進して，心筋収縮タンパクの収縮を引き起こす．Ca^{2+} 濃度が増加すると心収縮力は強まる．ペースメーカーの活動電位は固有心筋のそれと異なり，4 相が傾斜をもち，ペースメーカー電位 pacemaker potential を形成する．この穏やかな脱分極により閾値に達すると，伝播性の活動電位の 0 相を生じる．個々の細胞の活動電位が引き起こす電気現象の総和は，体表面において皮膚の一定部位（伝導部位）間に電位差を生じさせ，心電図 electrocardiogram（ECG）として記録される（図 6.1）．心電図により，心臓の電気的興奮すなわち興奮のリズムと発生，インパルス伝達，興奮の消退とそれらの障害に関する情報が得られる．

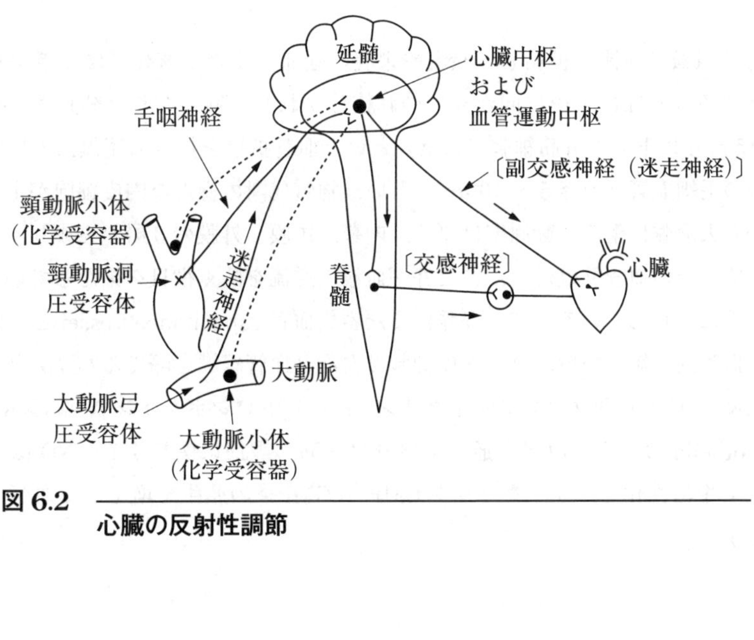

図 6.2
心臓の反射性調節

6.1.3 ■ 中枢を介する心血管機能の調節

心血管系調節の上位中枢として，延髄に心臓抑制中枢と血管運動中枢がある．さらに高位の中枢が間脳視床下部にあり，ここは大脳皮質や脳下垂体とも密に関係をもっている．したがって心労，ストレスによっても血圧は変動する．これらの循環系のフィードバック機構として降（昇）圧反射がある．心血管の末梢の受容器より求心性のインパルスが中枢へ指令を伝えると，心臓抑制（促進）中枢，血管運動中枢に働き，反射的に遠心性神経（心臓神経，血管運動神経）を経て心血管の活動を変える（図 6.2）

圧受容器 baroreceptor を介する主なものは，以下のとおりである．

(1) 頸動脈洞反射，大動脈弓反射：頸動脈洞内あるいは大動脈弓の血圧が上がると反射的に心拍数が減少し，降圧を惹起する．

(2) ベインブリッジ Bainbridge 効果：大静脈洞や心房にうっ血が生じると心拍数が増加する．

化学受容器 chemoreceptor を介する主なものは，以下のとおりである．

(1) 頸動脈体反射，大動脈弓体反射：血液中の CO_2/O_2 比の上昇により，心拍数増加・血圧上昇・呼吸促進が認められる．

(2) ベツォールド-フォン・ヤーリッシュ Bezold-von Jarisch 反射：冠血管・心室内面をある種の化学物質が刺激すると降圧徐脈を惹起する．徐脈反射の遠心路は迷走神経であり，その効果はアトロピンで遮断される．

6.1.4 ■ 血管の機能と構造

血管は全身の組織に血流を供給し，酸素や栄養の運搬，また二酸化炭素や老廃物の除去を行う．心臓に連なる大動脈は末梢に向かうにつれ枝分かれして細くなり，細動脈（抵抗血管ともいう．内径 0.5 mm 以下で平滑筋細胞が豊富）という血管抵抗を担う血圧調節等に重要な部位と，さらに末梢側の毛細血管（内径 5 ～ 10 μm）という物質代謝の盛んな内皮細胞が主体の血管を経て，細静脈から大静脈に至る．動脈壁は厚く，内幕，中膜，外膜の 3 層から成り，一方，静脈系は圧が低いため，その血管壁は薄く，また弁が血液の逆流を防ぐ役目を果たしている．全血液の約 3/4 が静脈系に存在しているので，静脈はまた容量血管 capacitance vessel ともいわれる．

血管内腔は血管内皮細胞で覆われ，内皮細胞は血液と血管組織を隔てるバリアとしての機能のほか，一酸化窒素（NO）やプロスタサイクリン（PGI_2）トロンボキサン A_2（TXA_2），またエンドセリン endothelin の合成，放出を通して血管平滑筋の調節に関与する．NO は可溶性グアニル酸シクラーゼを活性化し，サイクリック GMP（cGMP）の産生を増やして血管平滑筋細胞の弛緩をもたらす．

6.2 心不全治療薬

6.2.1 心不全の病態と治療

心不全とは心筋収縮力が低下して，著しい心拍出量の低下を招いた状態である．心拍出量が低下するとまず交感神経活動を亢進させる代償性機転が働き，続いて腎血流低下によるレニン-アンジオテンシン系の亢進が起こり，アルドステロンの増加，ナトリウムと水の貯留，静脈圧の上昇，心室拡張終期圧の上昇，浮腫などのうっ血症状（慢性心不全，うっ血性心不全）等が生じる．前負荷や後負荷の増大は更なる心収縮力低下の進行をもたらす．

従来は心不全患者の治療には強心配糖体の投与が基本とされていたが，今では心臓に対する機械的負荷を軽減する目的で，利尿薬（心不全に伴う心性浮腫）やアンジオテンシン変換酵素阻害薬，アンジオテンシンⅡの AT_1 受容体遮断薬や β 受容体遮断薬（適応外使用）も使用されている．

1）強心配糖体の歴史

強心配糖体が，古代エジプトや中国でむくみに用いられた記録がある．1785 年にはウィザリング Withering がキツネノテブクロ foxglove（ゴマノハグサ科）のむくみに対する作用に注目した．1930 年代になってジギタリスの強心作用が明らかになり，うっ血性心不全の特効薬として使用されるようになった．また，ジギタリスの心臓選択性副交感神経増強作用を利用して，頻脈性の心房細動や粗動などにも用いられるようになった．

2）強心配糖体の種類・化学構造・活性相関

強心配糖体は，植物由来のものでは玄参科（ゴマノハグサ）のジギタリス類，キョウチクトウ科のストロファンチン strophanthin（ウアバイン ouabain ともいう），海葱（カイソウ）があり，また万年青（オモト）や鈴蘭からも得られる．また動物由来の類似化合物もあり，強心ステロイドのブフォタリン bufotalin などはヒキガエル皮膚分泌物中で見いだされている．なお，ジギタリス digitalis という場合，有効成分としてジゴキシン digoxin，ジギトキシン digitoxin およびラナトシド C lanatoside C 等を含む．

主な強心配糖体は化学構造に共通点があり，ラクトン環をもったステロイド骨格を有する（表 6.2）．A 環 C_3 に糖，D 環 C_{17} に不飽和ラクトン環（たいていは 5 員環，6 員環のものもある），C/D *cis* と C_{17} にラクトン環（飽和でも可）をもつことが，強心作用発現に必須である．薬力学的作用はステロイド核にラクトン環が結合したアグリコン aglycone（ゲニンともいう）にあり，糖（グリコン glycone）は薬物動態に寄与する．強心配糖体の種類によって効力の発現時間や持続が異なるので，用途によって選択する（表 6.3 参照）．

表 6.2　強心配糖体の構造と用途

	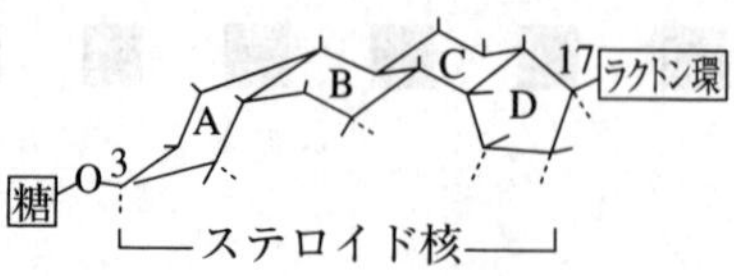	糖	原植物	主な用途
ジギトキシン	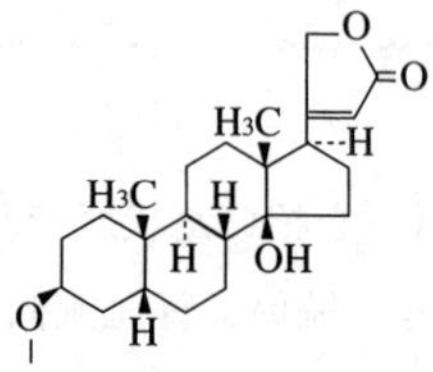	3(D-ジキトキソース)	*Digitalis purpurea* ジギタリス (ゴマノハグサ科)	経口，吸収良. 肝代謝で効果の発現・消失が遅い. 蓄積性が大きい. 製造中止. （蓄積毒性が大きいため）
ジゴキシン	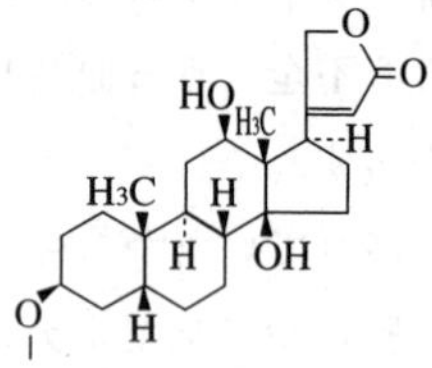	3(D-ジキトキソース)	*Diditalis lanata* ケジギタリス (ゴマノハグサ科)	経口，静注. 腎排泄で効果の発現・消失が速い.
メチルジゴキシン	ジゴキシンの末端の水酸基をメチル化			ジゴキシンに類似.

表 6.3　強心配糖体の動態

	消化管吸収率（%）	効果発現（分）	最大効果発現時間（時間）	血漿タンパク結合率（%）	腸肝循環率（%）	半減期（時間）	効力持続時間（日）
ジギトキシン	90 ～ 100	iv 25 ～ 120 po ＞ 120	6 ～ 12	90 ～ 97	25	140	20
ジゴキシン	50 ～ 90	iv 15 ～ 30 po 60	2 ～ 5	25	5	40	6

3）薬理作用

a. 心臓に対する作用

ジギタリスの臨床適応はうっ血性心不全と頻脈性上室性不整脈（心房粗動・細動，発作性上室性頻拍）である．

(1) 正の変力作用：心筋に直接作用し，収縮力を強める．正常な心臓では作用は現れにくいが，心収縮力が低下しているうっ血性心不全では著明に現れる．不全心では心拍出量が減少し，うっ血が起こり心肥大を生じ，スターリングの心臓の法則（正常な心筋細胞は伸展に依存した収縮張力を発生するという法則．図 6.3 参照）に従う範囲を超えて心筋が伸び過ぎ，拍出力の低下をみる．ジギタリスは心筋の収縮力を高めることにより，心拍出量を増大させ，心室容積の縮小がみられ，スターリングの法則に従う収縮がみられるようになり，心

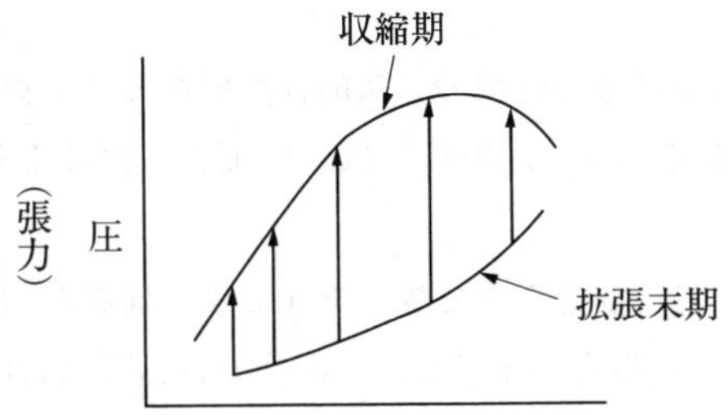

図 6.3
スターリングの法則
拡張期に心室に流入する血液量が増大し，心室の血液充満度が大きければ大きいほど(拡張末期容積の増大) それに続く収縮期の心室収縮率は強くなり，多くの血液を駆出する．この法則に神経系は関与しない．

不全に伴ううっ血が除去される．

(2) 負の変時作用：直接的または間接的に迷走神経を介する徐脈（ジギタリス徐脈と呼ばれる）を生じ，アトロピンで遮断される．徐脈には交感神経の活動低下も関与するという．心不全では，低下した収縮機能に対する代償反応として交感神経興奮による頻脈がみられるので，徐脈作用は明白に現れる．高濃度では洞性徐脈あるいは洞停止をもたらす．

ジギタリス徐脈発現の機序として，圧受容器反射の促進，洞（房）結節細胞におけるアセチルコリン感受性の上昇，ノルアドレナリン感受性の低下，心機能の回復に伴う間接効果などが関与していると考えられている．

(3) 負の変伝導作用：ジギタリスの心臓迷走神経刺激作用または結節細胞への直接作用により，房室伝導を延長（PQ 間隔延長），房室結節不応期を延長する（図 6.7 参照）．この作用を心房粗動・細動除去に利用する．遅延が高度になると房室ブロックの毒性が発現し，中毒期には完全房室ブロックに至り心室の収縮が止まる．心室内での伝導は不変，しかし中毒量では抑制が認められる．

(4) 自動興奮性亢進：大量のジギタリスで起こる交感神経興奮と細胞内 Ca^{2+} 濃度増加により，プルキンエ線維などの拡張期脱分極を示す部位では，その勾配が急となり自動性が亢進し，また不応期は短縮する．心室不応期の短縮も起こり，心室性不整脈の発生を招く．プルキンエ線維，心室筋での伝導遅延，遅延性後電位の出現も不整脈発生の原因となる．この自動興奮性の増大は血中 K^+ の減少により増強される．細胞外 K^+ の減少は Na ポンプの抑制を引き起こすため相加作用を示す．したがって，血中 K^+ 濃度を下げる薬物（ループ利尿薬，チアジド系利尿薬など）との併用時には K^+ の補給に留意する．

心電図上は，低用量では徐脈が最初に出現し，効果発現の進展とともに ST の盆状降下（および T の平坦化）が認められる．中毒量になるとジギタリス不整脈を起こし，PQ（PR）間隔が延長する．次いで 2 段脈，心室細動・粗動，心停止へと至る．

薬用量と中毒量が近く安全域が狭い．常に血中濃度，心電図を記録して中毒の発生に注意する．

b. その他の臓器への作用

(1) 利尿作用：利尿作用は主に強心作用の二次的作用である．全身循環の改善から，腎糸球体血流量が増大した結果である．高用量では，尿細管におけるNa^+の再吸収抑制といった直接作用もある．

(2) 嘔吐作用：副作用として治療量以上で嘔吐を起こす．延髄の chemoreceptor trigger zone（CTZ）を刺激して嘔吐中枢を興奮させる．直接の胃粘膜刺激作用もある．

(3) その他の副作用：悪心・嘔吐，食欲不振，下痢，頭痛，失見当識，錯乱，視覚障害などがある．

c. 細胞膜に対する作用

強心作用のメカニズムは以下のように考えられている．

心筋細胞膜にはNa^+とCa^{2+}を交換する系すなわちNa^+-Ca^{2+}交換系 exchanger が存在し，通常はこの exchanger の働きで細胞内Ca^{2+}を細胞外Na^+と交換する形で排出している．強心配糖体は細胞膜のNa^+，K^+-ATPase（Na ポンプ）を特異的に阻害するため，細胞内にNa^+が貯留する．細胞内にNa^+が増加するとこの系を介するCa^{2+}の細胞外への排除が起こりにくくなり，細胞内Ca^{2+}濃度が上昇し，このCa^{2+}が筋小胞体へ取り込まれ，心筋の脱分極時にそこから放出され，収縮タンパク質に供給されるため，収縮力が強まると考えられる（図 6.4）.

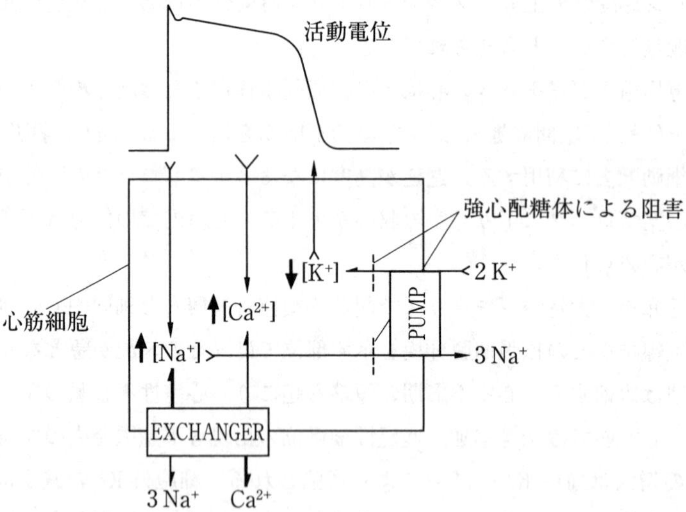

図 6.4

強心配糖体の作用機序に示す模式図

活動電位発生に伴いNa^+，Ca^{2+}の流入が生じ，続いてK^+が流出する．Na ポンプは細胞内にK^+を取り込みNa^+を排出している．Na^+-Ca^{2+}交換系により，細胞内Ca^{2+}は細胞外Na^+と交換輸送されて流出する．強心配糖体の作用により，Na ポンプ機能が抑制されると，細胞内Na^+濃度が高まり，Na^+-Ca^{2+}交換系が働きにくくなり，Ca^{2+}流出の減少が起こる．その結果，細胞内Ca^{2+}濃度が高まる（脱分極のごく初期のみNa^+-Ca^{2+}交換系を介するCa^{2+}流入が起こるが，活動電位中はCa^{2+}流出に働く）.

4）慢性心不全の基本的な薬物治療と強心配糖体の役割

ACE 阻害薬が心不全の生命予後を改善することが証明され，左室収縮機能低下症例では，無症状の時期から基礎治療薬として使用する．さらに有症状期には利尿薬，ジギタリス，抗アルドステロン薬を追加し，心不全の程度により血管拡張薬，各種強心薬を併用する．

アンギオテンシンII受容体遮断薬（ARB）も，ACE 阻害薬と同等の有用性が確立された．心筋の前負荷・後負荷を軽減させる血管拡張薬，利尿薬に加えて内因性交感神経刺激作用 intrinsic sympathomimetic activity（ISA）を有しないβ受容体遮断薬（$\alpha\beta$受容体遮断薬も含む）の有用性も確立されており，基礎疾患の種類，重症度にかかわらず，できるだけβ受容体遮断薬を併用するのが予後の改善に望ましい．現在わが国で心不全適応のあるβ受容体遮断薬として，α_1，β受容体遮断作用を有するカルベジロール carvedilol がある．

ジギタリスは，頻脈性の心房細動を合併した心不全では第一選択薬である．またジギタリスは洞調律心不全の予後を悪化させず，心不全による入院を減少させ，その効果は非虚血性心不全で，また，より重症の心不全で有効である．

6.2.2 ■ その他の強心薬

1）カテコールアミン系薬物

心筋の収縮力を高めるために交感神経β受容体刺激薬を用いると，正の変力作用のほかに正の変時作用を示し，心筋の酸素消費を高めるため，長期的には心不全にとってむしろよくない効果をもたらす．選択的β_1受容体刺激薬のドブタミン dobutamine，デノパミン denopamine は強心作用の割に心拍数増加，心筋酸素消費増加は軽度なことから，前者は静注で急性循環不全に，後者は経口で慢性心不全に用いられている．

またドパミン dopamine は腎血管のドパミン D_1 受容体刺激による腎血管拡張，利尿作用（低用量）に加え，心臓のβ_1受容体刺激（中等量），さらにはα_1受容体刺激（高用量）による昇圧作用を有し，静注で重症心不全，ショック（心拍出量が低下して，生体の恒常性維持が不可能になった状態）に用いられる．経口用にはプロドラッグのドカルパミンが用いられる．

デノパミンは経口投与で慢性心不全に適応．なおアドレナリン adrenaline，ノルアドレナリン noradrenaline，イソプレナリン isoprenaline なども前2者は昇圧の目的で，後者は心拍数増加の目的で静注で使用されている．カテコールアミンの薬理作用の詳細については，第2章を参照のこと．

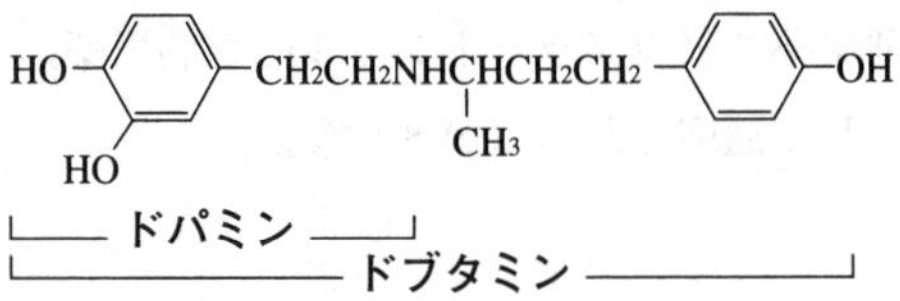

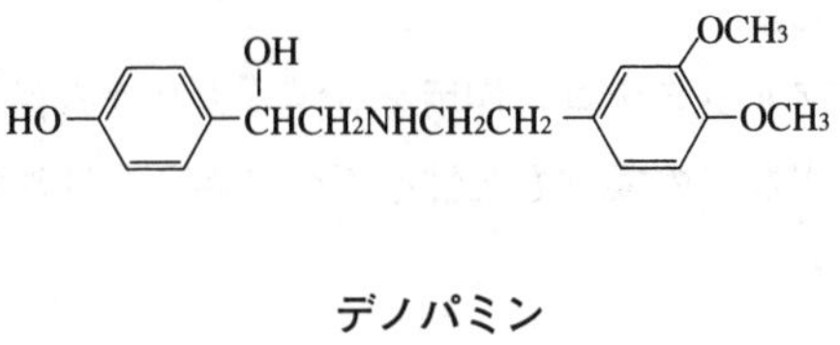

2）ホスホジエステラーゼ阻害薬

アムリノン amrinone，ミルリノン milrinone，オルプリノン olprinone といったピリジノン pyridinone 系化合物は選択的なホスホジエステラーゼⅢ（PDE Ⅲ）阻害作用を示し，cAMP 増加を介し，正の変力作用と血管拡張作用を発現する．点滴静注で重症の急性心不全に対し使用されている．非選択的な PDE 阻害薬としては，気管支喘息にも使用されるアミノフィリン aminophylline（テオフィリン theophylline とエチレンジアミンの合剤）がある．

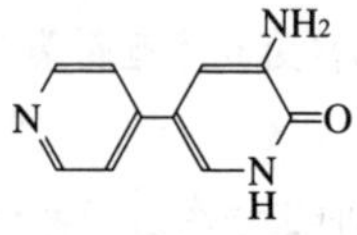

アムリノン

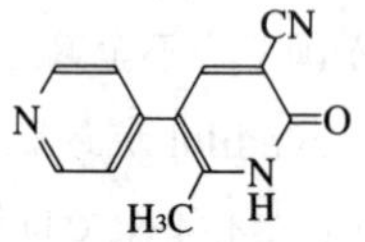

ミルリノン

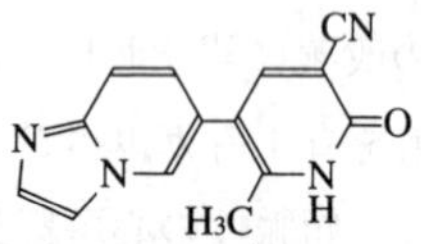

オルプリノン

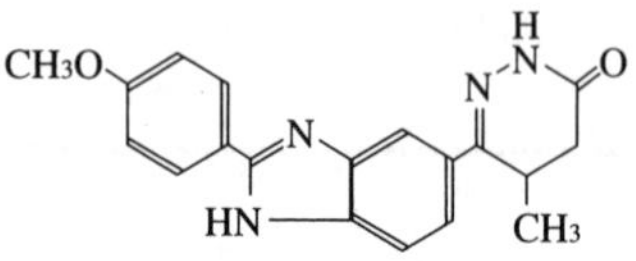

ピモベンダン

アミノフィリンやテオフィリン，カフェイン caffeine などのメチルキサンチン類は PDE アイソエンザイムの選択性が低く，強心作用以外の作用も発現しやすくあまり使用されていない（第4章参照）．

非カテコールアミン系経口強心薬ベスナリノン vesnarinone，ピモベンダン pimobendan などにも PDE Ⅲ阻害作用がある．前者は K^+ チャネルの抑制も有する．また後者は Ca^{2+} 感受性の増強も有する．ただしカテコルーアミン系のデノパミンも含め，これらの経口強心薬の慢性心不全への長期使用による生命予後改善効果は証明されていない．

3）その他

コルホルシンダロパート corforsin daropate といった，アデニル酸シクラーゼ活性化を介して cAMP を増加させる薬物などもある．静注で急性心不全に適応する．

α型ヒト心房性ナトリウム利尿ポリペプチドのカルペリチド carperitide は，グアニル酸シクラーゼ活性化による cGMP 増加が引き起こす血管拡張作用を利用して，静注で急性心不全に適応する．

抗アルドステロン作用を有するカリウム保持性利尿薬スピロノラクトンやループ利尿薬のフロセミドなどの薬物も慢性心不全に伴う心性浮腫に対して適応される（第8章参照）．

6.3 抗不整脈薬

6.3.1 不整脈

心拍数が異常に多かったり少なかったり，心拍のリズムが不規則である場合に不整脈 arrhythmia といい，大きく頻脈性不整脈と徐脈性不整脈に分類される．また不整脈の発生場所により上室性（心房および房室接合部）と心室性とに分類される．不整脈発現の原因には，(a) 刺激生成異常すなわち，心拍数，リズムの異常と，(b) 興奮伝導異常とがある．

1）異常自動能

洞(房)結節の発火頻度の異常と異所性ペースメーカー ectopic pacemaker の発生，また誘発活動による場合がある．

(1) 洞(房)結節の発火頻度（自動興奮）は拡張期脱分極の勾配，閾値電位，活動電位持続時間，最大拡張期電位などにより変化する．すなわち脱分極勾配の増加，閾値の低下，拡張期電位の減少はいずれも興奮頻度増加をもたらす．

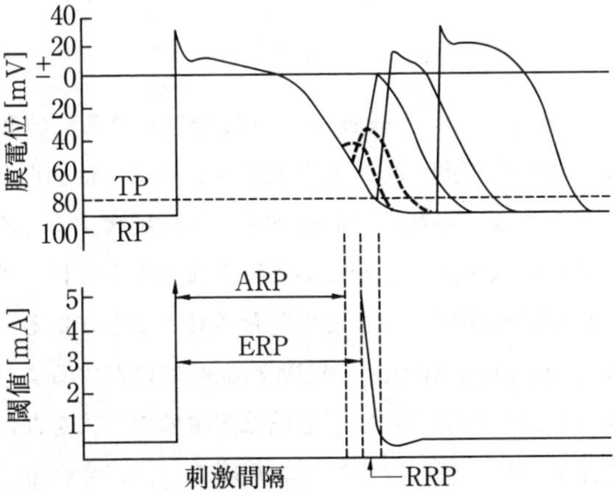

上：活動電位記録，RP：静止膜電位，TP：閾値電位，太い点線で示した電位変化は非伝播性の局所電位を表す．
下：閾値と刺激間隔の関係，ARP：絶対不応期，ERP：有効不応期，RRP：相応不応期．

図 6.5

心筋の不応期

心筋細胞は 1 回活動電位を発生すると，ある期間内は活動電位を発生することができない．この期間のことを不応期と呼ぶ．
有効不応期とは，どんなに強い刺激を与えてもごく近傍の細胞以外に伝播性の活動電位を発生させることのできない時期で，何ら反応のみられない絶対不応期よりやや長い時間経過を示す．その後は通常活動電位を発生させることのできる刺激よりも強い刺激を与えれば活動電位を発生させることのできる時期（相対不応期）があり，相対不応期を過ぎれば通常の強さの刺激で伝播性活動電位を発生させることができるようになる．

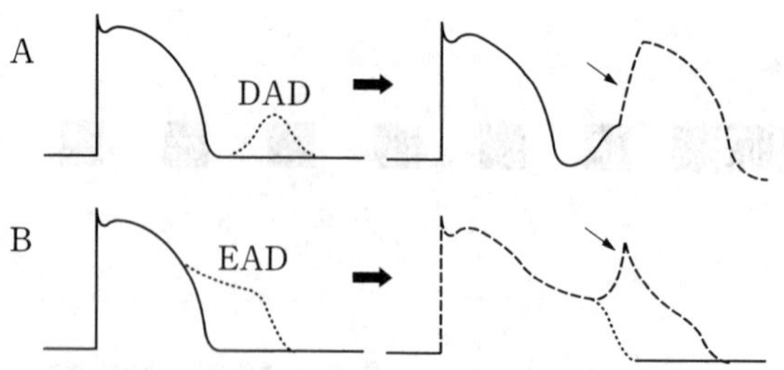

図 6.6

後脱分極と誘発活動

A. 遅延後脱分極（DAD）は再分極が完了した後に発生する．遅延後脱分極が閾膜電位に達すると誘発活動電位を立ち上がらせる（右図，細い矢印）．

B. 早期後脱分極（EAD）は活動電位の 3 相中に発生する．ある条件下では EAD から誘発活動が立ち上がる（右図，細い矢印）．

(2) 洞（房）結節のペースメーカーの興奮頻度の著しい減少・停止，あるいは興奮の心房，心室への伝導障害などにより異所性自動能が生ずる．異所性ペースメーカーは，病変により本来はそれをもたない細胞にペースメーカー様の前電位が生じて不整脈を発生する．また活動電位の再分極相の途中あるいは終わりに起こる脱分極（早期後脱分極と遅延後脱分極）も誘発活動トリガード・アクティビティー triggered activity を生じさせて不整脈の原因となる．正常時には，筋細胞は長い不応期（図 6.5 参照）をもつので，その間に異所性の指令がきても興奮しないが，病変により有効不応期が短くなっていると異所性の興奮に従いやすくなり，期外収縮等のリズム異常を起こす（図 6.6）.

2）伝導の異常

ブロックと興奮の再侵入・リエントリー re-entry に分けられる．興奮伝導が途絶する房室ブロックでは，心房と心室の収縮が連動せず，また洞房ブロックでは洞房結節の刺激が心房に伝わらず，心室内では脚ブロックも認められる．心筋細胞は一度興奮すると不応期に入るため，興奮伝播は一心周期ごとに完結し消失する．しかしある特殊な条件下では，興奮が消失せず，一度興奮した心筋の同じ部位へ再び興奮が戻ってきて再興奮させることがある．これを“興奮の再侵入 re-entry”という．Wolf-Parkinson-White（WPW）症候群におけるように，房室間に副伝導路または異常通路がある場合には，心房の短い不応期は興奮の再侵入を助けて興奮は旋回し，心拍不整を起こす．また伝導系の一部，特にプルキンエ線維の一部に変性部（例えば，虚血における小梗塞部）があると，図 6.7 に示すように伝導がそこで遮断され，逆方向からの伝導が迂回して伝わってきて，その経路上の細胞がすでに不応期を脱していれば再び興奮が生じ，早期収縮や持続的な心室性不整脈の原因となる．

不整脈の分類を表 6.4 に示す．

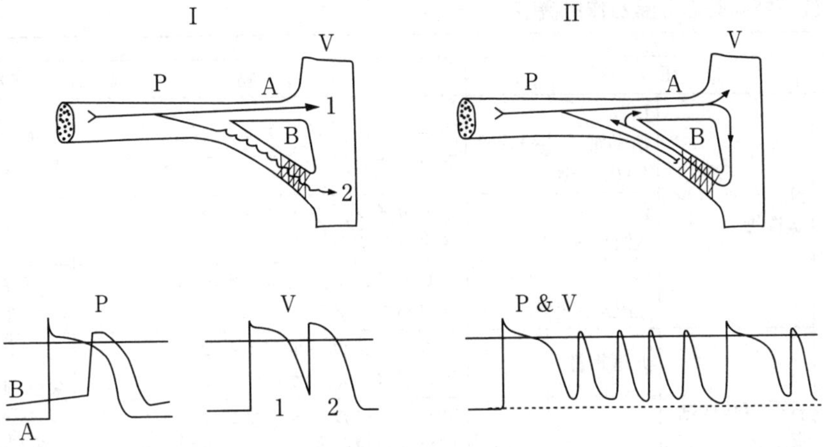

図 6.7
プルキンエ線維における興奮伝導の遅延と一方向性伝導ブロックによる不整脈の発生機序

Ⅰ）プルキンエ線維（P）の末梢が心室固有筋（V）に接続する部分の模式図．プルキンエ線維の分岐Aでは正常伝導が行われ，他の分岐Bの陰影部で減衰伝導と逆方向性のブロックがあると仮定してある．下図は各分岐A，Bでの細胞内電位と心室固有筋Vでの活動電位の出現様式を示す．Aの活動電位で心室筋の1の活動電位が誘発され，Bのそれで心室筋2の活動電位が誘発される．
Ⅱ）プルキンエ線維B枝の一方向性伝導ブロックが逆方向にのみ減衰伝導を示すものとすれば，矢印の方向への興奮のリエントリーを生じ，自己再生的な異所性リズムを出現する可能性を示す．

表 6.4　不整脈の分類

不整脈の分類	特　徴
期　外　収　縮	規則正しい正常心拍の間に，不規則な心拍が起こるものをいう．上室性期外収縮と心室性期外収縮とに大別される．後者のほうが危険である．
心　房　細　動	心房の異常に速く不規則な興奮により，心室への刺激伝導も不規則になる．
心　房　粗　動	心房に速い規則的な収縮が繰り返される．
心　室　細　動	心室が全体として収縮せず，一部分のみが収縮する状態をいう．心室からの血液の拍出がないため，数分続くと死亡する．
発 作 性 頻 脈	特別な原因なしに脈拍数が突然増加する．
房室ブロック	心房から心室に伝わる伝導路の障害をいう．

6.3.2 ■ 抗不整脈薬の分類

現在，抗不整脈薬 antiarrhythmic drug は，その作用機序により，Vaughan-Williams の分類に従って表 6.5 のように分類される．第Ⅰ群の薬物は Na^+ チャネルの抑制作用をもち，従来キニジン様膜安定化作用を示す薬物とされてきた．第Ⅰ群の薬物は活動電位持続時間 action potential duration（APD）に対する影響の違いから a，b，c に細分類される．活動電位を延長するものを a，短縮するものを b，変化させないものを c と分類しているが，これを Na^+ チャネル抑制からの回復速度の速さの順からみると，おおよそ b ＞ a ＞ c となり，Na^+ チャネルとの解離速度が遅いものほど Na^+ チャネル抑制作用が強く発現しやすく，伝導抑制作用も顕著に認められる．

表 6.5　抗不整脈薬の分類と作用機序

分類			薬物	主な適応
クラスⅠ	Na^+ チャネル遮断薬	Ia 活動電位持続時間（APD）延長型	キニジン，ジソピラミド， プロカインアミド，アジマリン	上室性不整脈， 心室性不整脈
		Ib APD 短縮型	リドカイン，フェニトイン， メキシレチン，アプリンジン	心室性不整脈
		Ic APD 不変型	フレカイニド，ピルシカイニド， プロパフェノン	上室性不整脈， 心室性不整脈
クラスⅡ	β 受容体遮断薬	非選択性	プロプラノロール，チモロール， ピンドロール，カルテオロール	交感神経系緊張による不整脈， 上室性不整脈， 心室性不整脈
		$β_1$ 選択性	アテノロール，メトプロロール， ビソプロロール，アセブトロール 短時間型：ランジオロール，エスモロール	
クラスⅢ	K^+ チャネル遮断薬		アミオダロン，ニフェカラント， ソタロール（β 遮断あり）	上室性，心室性， 難治性不整脈
クラスⅣ	Ca^{2+} チャネル遮断薬	ジフェニルアルキルアミン系薬	ベラパミル	上室性不整脈 （頻拍抑制）
		ベンゾジアゼピン系薬	ジルチアゼム	
		その他	ベプリジル（Ia，Ⅲ作用あり）	

第Ⅱ群の薬物はβ受容体遮断薬であり，交感神経緊張時に用いる．第Ⅲ群のアミオダロン amiodarone などは，活動電位の持続時間を延長して不応期を延ばす薬物である．第Ⅳ群は Ca^{2+} チャネル遮断薬で，心筋への Ca^{2+} 流入を抑制する．図 6.8 に第Ⅰ群，Ⅲ群，Ⅳ群薬の心筋活動電位に対する影響を示す．

抗不整脈薬には逆に不整脈を誘発する催不整脈作用 proarrhythmic effect があるので，厳重な注意の下（心電図監視下）に投与する．

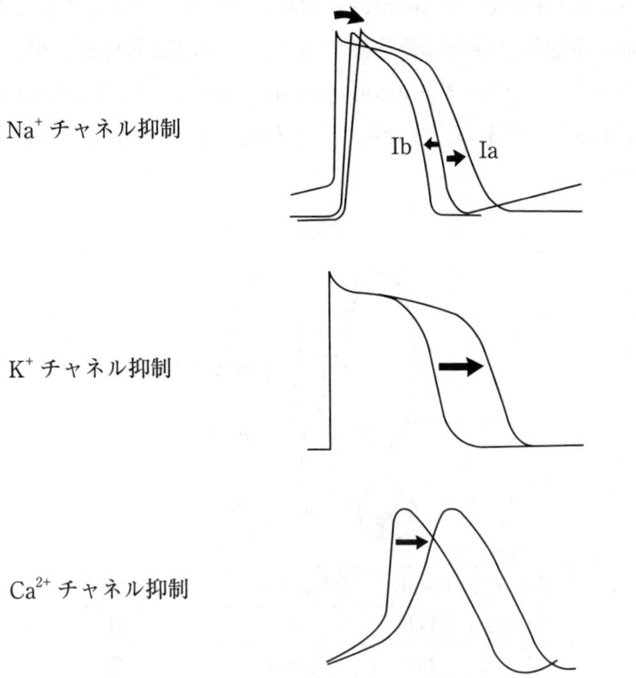

図 6.8 抗不整脈薬の心筋活動電位に対する影響

6.3.3 ■ 抗不整脈薬各論

1）第 I 群（Na^+ チャネル抑制）薬

Na^+ チャネル抑制は以下の効果をもたらす．① 脱分極速度が低下して心筋の興奮伝播速度が落ち，正規の興奮波以外の興奮伝播は困難になる．② 心筋梗塞辺縁部での脱分極が抑えられ，病的興奮が起きにくくなる．③ Na^+ チャネルの不活性化からの回復が遅くなることにより，有効不応期が延長して，不要な興奮が生じなくなる．以上 3 点から不整脈を抑制すると考えられている．

第 I 群の薬物は，開口状態あるいは不活性化された状態の Na^+ チャネルを遮断し，一方，完全に再分極し前の脱分極サイクルからの静止状態に戻ったチャネルからは解離しやすい（図 6.9）．そのため，これらの薬物は，高い頻度で脱分極している組織（例えば，Na^+ チャネルがよく開口している頻拍のときなど）で遮断の程度が強い．この性質は，使用依存性（あるいは頻度依存性）と呼ばれる．また一般に I 群薬は弱塩基で pK_a は 7 以上であり，イオン化した状態で Na^+ チャネルを抑制する．pH の影響があるためアシドーシスで作用は強く，アルカローシスで弱い．第 I 群の薬物の化学構造を次ページに示す．

a. Ia 群（APD 延長）

上室性，心室性の両者の不整脈に有効である．K^+ チャネル抑制作用を併せもち，APD を延長する．重篤な不整脈 torsades de pointes（TDP，トルサードポアン）を生じる可能性がある．QT 延長，QRS 幅が増加した場合は要注意である．心筋収縮力抑制作用があり，心機能低下症例には要注意である．ジソピラミド disopyramide，シベンゾリン cibenzoline では，副作用として低血糖を誘発することがある．また抗コリン作用により口渇，排尿障害，便秘，視力障害を生じることがある．

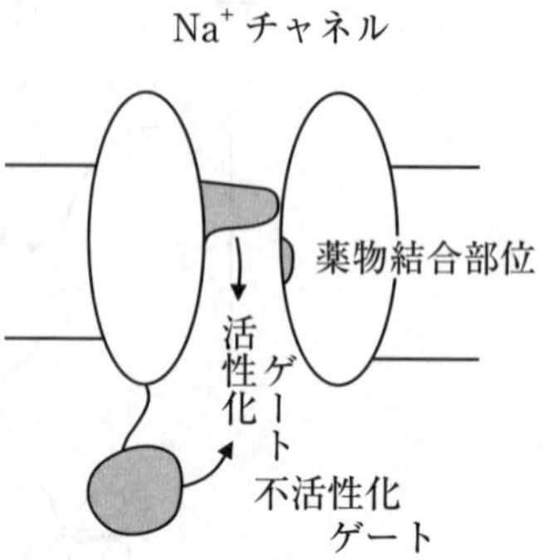

活動電位の各相	活性化ゲート	不活性化ゲート
4 相（静止膜電位）	閉	開
0 相（立上り相）	閉→開	開
1〜3 相	開（1〜3 相）→閉（4 相）	開（0〜1 相）→閉（1〜3 相）

図 6.9 Na^+チャネルの活性化（開口），不活性化機構

活性化ゲートは矢印の方向で開へ，不活性化ゲートは矢印の方向で閉へ変化する．

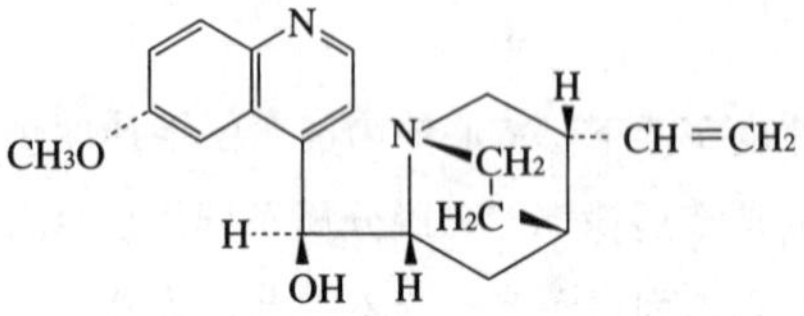

キニジン

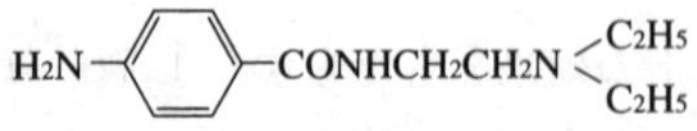

プロカインアミド

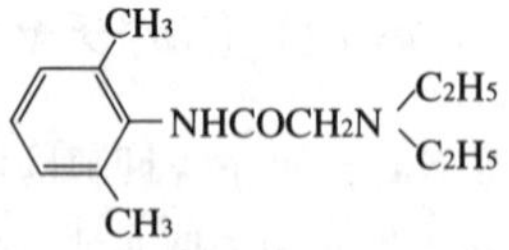

リドカイン

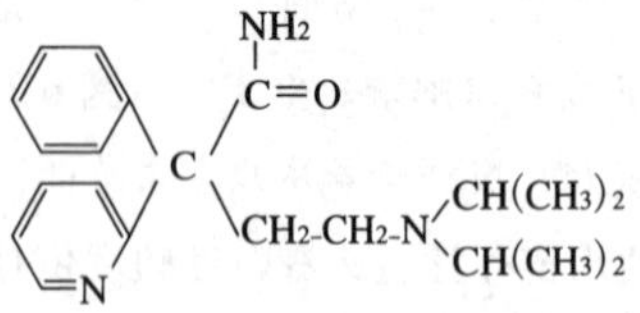

ジソピラミド

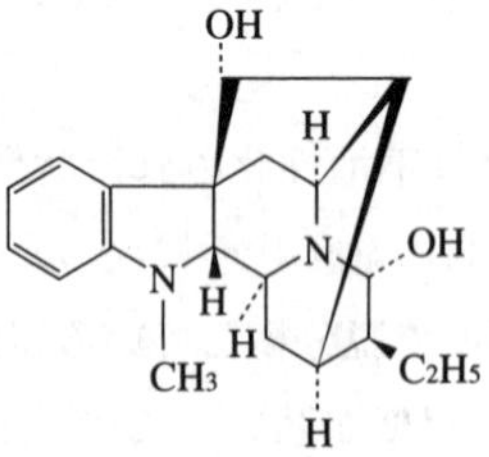

アジマリン

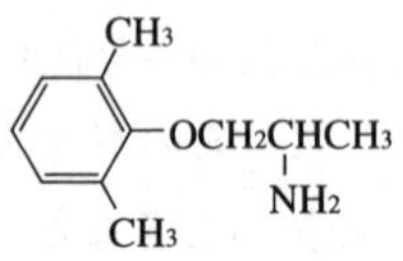

メキシレチン

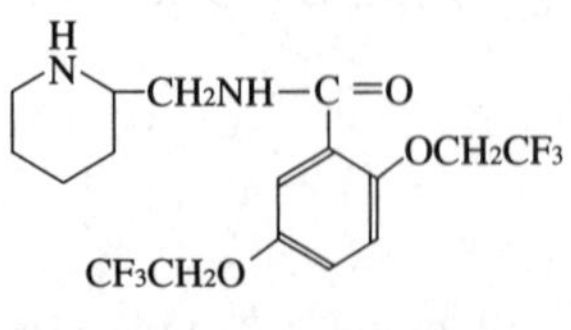

フレカイニド

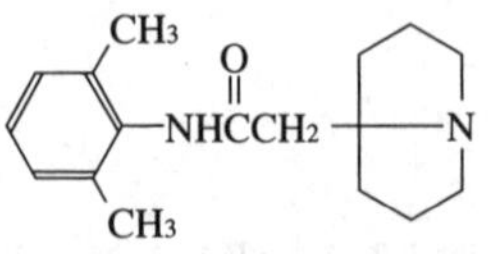

ピルシカイニド

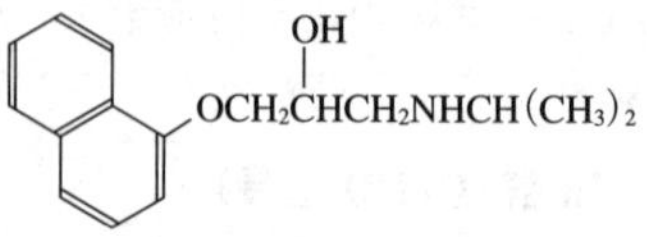

プロプラノロール

b. Ib群（APD短縮）

心室性不整脈に有効であるが，上室性不整脈には無効である．Ia，Ic群が主として活性化（開口）状態のNa^+チャネルに結合しやすいのに対して，不活性化状態（不活性化ゲートが閉じた状態）のNa^+チャネルに結合しやすいので，プラトー相の長い心室筋で作用しやすい．またNa^+チャネル抑制の回復速度（チャネルからの解離速度）が速いことから，連結期の短い期外収縮により選択的に作用し易く，またIa群に比べて脱分極速度抑制，心筋収縮力抑制作用が軽微で，重篤な不整脈の誘発も少ない．副作用として，めまい，ふるえ，痙攣，精神症状などの中枢神経症状を生じることがある．アプリンジン aprindine 臨床効果はIb群とIa群の中間に属し，上室性不整脈に有効なこともあるが，肝障害に要注意である．

c. Ic群（APD不変）

上室性，心室性の両者の不整脈に有効である．心機能低下例，肝腎機能低下例への投与は慎重に行う必要がある．解離速度が遅く，Na^+チャネル遮断作用が蓄積していくIc群では，催不整脈作用に特に注意する必要がある．心筋梗塞後の心室性期外収縮の発生を本薬によって抑制しても生命予後は改善せず，むしろ死亡率が増加したことが報告（CAST試験）されており，安易な投与は慎む必要がある．

① キニジン quinidine（Ia群）

キナ皮アルカロイドのキニーネ quinine の右旋性光学異性体で，キニーネに比べ毒性は高いが抗不整脈作用は格段に強い．キニーネと同じ薬理作用（抗マラリア）を示す．Na^+チャネル抑制作用のほか活動電位持続時間の延長作用を示し，心房，心室ともに不応期を延長する．心電図ではQT延長を示す．

臨床適応は心室・心房期外収縮，心房細動・粗動である．心房内伝導抑制大のため，特に心房性不整脈に有効である．

有害作用としては血圧降下，血小板減少性紫斑病，キニーネ中毒症状などがある．またIa群の薬物に共通なQT延長により催不整脈作用がある．TDPから心室性不整脈（心室細動）を起こし，死に至ることもある．

② プロカインアミド procainamide（Ia群）

プロカインのエステル結合のアミド化により，中枢作用が弱く作用時間が長く経口投与が可能となった．心臓に対する作用はほとんどキニジンと同様であるが，効力はキニジンの1/4である．肝臓での代謝産物*N*-アセチルプロカインアミド（NAPA）はQT延長作用がある．

臨床適応は上室性，心室性期外収縮，上室性，心室性発作性頻拍などである．

有害作用としては過敏症状，無顆粒球症がある．

③ ジソピラミド disopyramide（Ia群）

キニジンと同様の薬理作用を示す．キニジンと比べ重篤な副作用は少ない．

臨床適応としては心房細動，心房粗動，発作性頻脈，期外収縮（他薬使用不可または無効な場合）である．

有害作用としては低血糖，無顆粒球症，抗コリン作用による口渇，排尿困難，眼圧上昇が認められる．

④ **リドカイン lidocaine（Ib 群）**

局所麻酔薬であるが，分解が遅く低毒性のため抗不整脈薬としても使用される．心筋梗塞後の心室性不整脈の第一選択薬．異所性の前電位の勾配を減少させ自動興奮性を下げる作用も有する．活動電位の持続時間および有効不応期は短縮する．心房への作用および房室の変伝導作用は弱く，心房性あるいは房室結節性の不整脈には効果がない．心筋収縮力の抑制，血圧降下作用はない．類薬としてメキシレチン mexiletine があり，経口でも用いられる．

臨床適応は期外収縮，発作性頻拍，さらに急性心筋梗塞時および手術に伴う心室性不整脈の予防である．

有害作用としてはめまい，嗜眠，知覚異常，振戦などの中枢性のものが主である．

⑤ **フレカイニド flecainide（Ic 群）**

Na^+ チャネルからの解離速度は遅く，Na^+ チャネル抑制は強く，心房筋，心室筋の伝導速度を著しく抑制する．活動電位持続時間は不変．心筋梗塞後の心室性期外収縮の発生を抑制しても生命予後はむしろ悪化する．

臨床適応としては頻脈性不整脈（心室性）(他の抗不整脈薬が使用できないか，無効の場合）である．

有害作用としては催不整脈作用，めまい，ふらつき，頭痛，肝障害が認められる．

2）第Ⅱ群（β受容体遮断）薬

β受容体遮断薬は Na^+ チャネル抑制作用をもち，Ⅰ群と同様な作用機序も考えられるが，β受容体遮断作用による交感神経の抑制がより重要な作用機序と考えられる．β_1 受容体刺激による自動能亢進，伝導速度亢進，興奮性促進を抑制する．交感神経活性が増大したことに起因する頻拍性不整脈の治療に有効である．心房細動などにも有効である．抗不整脈効果は弱いが，心機能低下例に少量から時間をかけて増量することにより，心保護作用，突然死予防が期待しうる．催不整脈作用はない．プロプラノロール propranolol は不整脈の治療に最も広く使用されるβ受容体遮断薬であるが，アテノロール atenolol，メトプロロール metoprolol やアセブトロール acebutolol などの気管支攣縮のリスクが少ないβ_1 受容体選択的遮断薬や，心不全の発作頻度を減少させる可能性があるピンドロール pindolol などの部分刺激薬も使用される．β受容体遮断薬の分類および主な薬物については第 2 章を参照されたい．

① **プロプラノロール propranolol**

非選択的遮断薬で，キニジン様の膜安定化作用を有するβ受容体遮断薬の原形である．

臨床適応としては上室性頻拍，心房細動，心房粗動，心室性頻拍などである．

有害作用としては気管支喘息，閉塞性肺疾患，閉塞性動脈硬化症，レイノー症候群，血糖値低下（以上β_2 受容体遮断作用に基づく），心不全，高度の徐脈，房室伝導障害など（以上，β_1 受容体遮断作用による)，および不眠，抑うつ等が認められる．

3）第Ⅲ群（K^+チャネル抑制）薬

K^+ チャネル遮断作用による活動電位持続時間延長，不応期延長作用を示すという共通点を有する薬物群である．第Ⅲ群の薬物の化学構造を下記に示す．

① アミオダロン

K^+ チャネル抑制作用のほかに Na^+ チャネル，Ca^{2+} チャネル抑制作用に加え，β遮断作用もある．多様な作用機序および K^+ チャネル抑制様式に逆頻度依存性（徐脈時ほど強い K^+ チャネル抑制が出ること）があまりみられないことから，Ⅲ群薬としては催不整脈作用は比較的少ない．有効性は高いが重篤な副作用のため最終選択薬．血漿消失半減期は組織蓄積性が高いため，19～53日と長い．

臨床適応としては，心室細動，心室性頻拍，肥大型心筋症に伴う心房細動であるが，生命に危険のある再発性不整脈で，他の抗不整脈が無効かまたは使用できない場合に用いられる．経口投与では薬効発現に数週間を要する．

有害作用は間質性肺炎，肺線維症，肺胞炎，既存の不整脈の重度の悪化，心不全，徐脈，肝障害，角膜色素沈着，甲状腺機能亢進あるいは低下症（アミオダロンは末梢でチロキシン T_4 からトリヨードサイロニン T_3 への変換を阻害し，甲状腺機能を修飾）である．

② その他

ソタロール sotalol：β遮断作用と K^+ チャネル抑制作用を併せもつが，QT 延長，TDP といった重大な副作用がある．ラセミ混合物中の l 体にβ遮断作用がある．

ニフェカラント nifekalant：注射剤．心筋収縮力抑制作用はない．QT 延長，催不整脈作用に注意が必要．

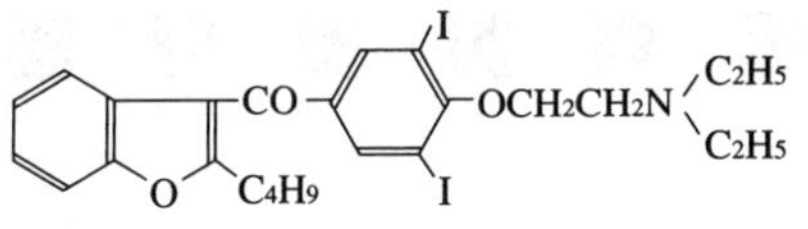

アミオダロン

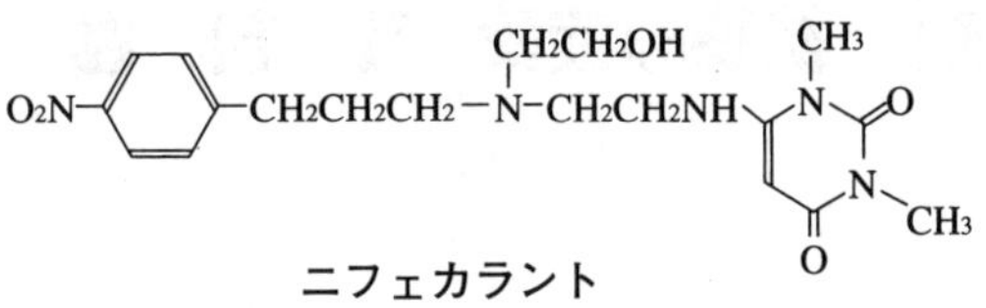

ニフェカラント

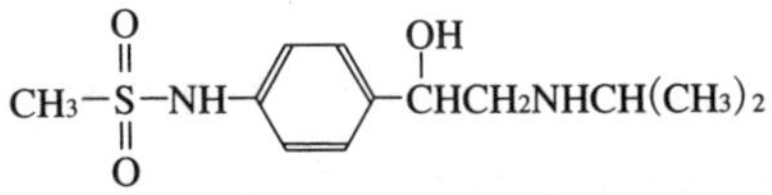

ソタロール

4）第Ⅳ群（Ca^{2+}チャネル抑制）薬

L型 Ca^{2+} チャネル抑制薬．異所性自動能や活動電位後期の異常な遅延後脱分極（しばしばこれが誘発活動を惹起）にはL型 Ca^{2+} チャネルと Na^+ チャネルが関与しており，この Ca^{2+} 電流を抑制すること，また房室伝導抑制作用により上室性の頻脈性不整脈を抑制する．血管と比べ心臓選択性が比較的高いベラパミル verapamil，ジルチアゼム diltiazem を使用する．これらはまた心房細動・粗動の心拍数コントロールにも使用される．

① ベラパミル

L型Ca^{2+}チャネルに結合し，使用依存性にCa^{2+}電流を抑制する．房室結節は静止膜電位が浅く，活動電位の立上がりはCa^{2+}電流に依存しているので，その抑制は伝導速度を遅延させ，有効不応期を延長させる．房室結節のリエントリーの抑制に最適な薬物．抗不整脈薬としては静注内投与で使用する．

臨床適応としては，頻脈性不整脈（発作性上室性頻拍，発作性心房細動，発作性心房粗動）である．

有害作用は血圧低下，徐脈，房室ブロックなどの循環器症状，催不整脈作用が認められる．

② その他

ジルチアゼムもベラパミルと類似の作用を有するが，心臓選択性はやや低い．ベプリジル bepridil はNa^{+}，Ca^{2+}両チャネル抑制作用を有する．

5）その他の抗不整脈作用を有する薬物

強心配糖体は，心臓迷走神経刺激による心拍数減少作用や房室伝導抑制作用を利用して，頻拍性不整脈（主に上室性，心房細動・粗動）に用いられるが，WPW 症候群に伴う場合は禁忌である．またアデノシン三リン酸（ATP）が，その房室伝導抑制作用を利用して，注射剤として上室性頻拍治療に用いられる．

6.4 抗狭心症薬

6.4.1 狭心症の分類

冠血流量の不足により心筋の酸素需要を充足しえず，特有の胸痛など（狭心痛）を発する虚血性疾患 ischemic disease が狭心症 angina pectoris である．病態により以下のように分類される．

1）労作性狭心症

負担の重い運動開始時，緊張，寒冷，飽食などの際に，動脈硬化のため冠血流が心筋の急な酸素需要増大に対応しきれないときに起きる．

2）安静時狭心症

安静時に起こり，そのうち発作時の心電図に ST 上昇のみられる型の異型狭心症という．器質的狭窄はないか，あっても軽度で，冠動脈 coronary arteries の太い部分の攣縮（スパズム）により引き起こされ，深夜～夜明の一定時に発作が起こりやすい．

上記 2 分類とは別に 3)，4）の分類もされる．

3）安定型狭心症

労作性に起こり，胸痛を必ず伴い，発作の予測のつくもの．

4）不安定型狭心症

急性心筋梗塞に移行しやすい危険な狭心症で，粥腫の破綻と引き続いて起こる血栓形成のため，冠動脈内腔が高度に閉塞した状態である．不安定狭心症では抗血小板薬とヘパリンなどの抗血栓薬（第 7 章参照）の投与下に，重症例では硝酸薬などの血管拡張薬を点滴静注する．

一般に狭心症の治療では，肥満，高血圧，動脈硬化の防止が重要である．抗狭心症薬 antianginal drugs は，かつては冠血流増大作用が重要と考えられたが，動脈硬化部位は拡張薬に反応しにくく，また虚血部位の細血管は拡張しきっているため，単なる冠血管拡張のみでは目的が達せられず，心臓の仕事量を下げ心筋の酸素需要を低下させることがより重要であり，それに加えて太い冠血管を拡張することも有効性に寄与していると考えられている．

6.4.2 ■ 抗狭心症薬各論

1）亜硝酸化合物

古くは瀉血により狭心症発作が減ることから，血圧を下げればよいと考えられ，亜硝酸アミル amyl nitrite の一過性降圧作用が発見されると，これが狭心症に試され，有効なことが判明した．次いでニトログリセリン nitroglycerin，その他の亜硝酸化合物の有効性が認められた．無機の硝酸イオンはこの作用をもたず，亜硝酸イオンのみが有効であるが，有機の硝酸エステルは有効であり，これらの薬物が血管で NO を生じ，可溶性グアニル酸シクラーゼの活性化を介して細胞内 cGMP の産生を促進して，血管拡張に至る（図 5.9）．

容量血管 capacitance vessels（細静脈など）を特に拡張し，そこへの血液プールが増大し，心臓への血液還流量が減少する．そのため心容積は小さくなり，左室拡張期圧が低下して心筋の張力が減少，それに伴って心仕事量は減少する［心前負荷の減少］．

心室内圧の低下はまた，心筋内血流分布を心外膜側から虚血に陥りやすい内膜側にシフトさせ，心虚血を改善させる効果もある．太い冠血管の拡張，副血行路の血流増加作用も虚血改善に関与している．

一方，抵抗血管 resistance vessels（細動脈など）を拡張し血圧を下げることも，心仕事量を減少させることに寄与している［心後負荷の減少］．

ニトログリセリンは肝で代謝されるため舌下錠として投与，口腔粘膜吸収良好，1 分で発効，5 分で最大効果，30 分持続．軟膏剤，貼布剤では，外用により長時間の持続的投与が可能となり，予防的にも用いられるようになった．薬用量の調節，使用中止が随時行える利点もある．しかし長時間の薬物への暴露により耐薬性が現れるので，休薬期間をつくり血中濃度を 8 ～ 12 時間低下させる必要がある．この耐性は亜硝酸系の薬物間で交差性がある．

有害作用としては頭痛，顔面紅潮（血管拡張のため），起立性低血圧，頻拍であり．緑内障には禁忌（眼内圧上昇）である．

下記のように各種のニトロ化合物が用いられているが，二硝酸イソソルビド isosorbide dinitrate は持続製剤化している．亜硝酸アミルは吸入で用いる．ニコランジル nicorandil は，NO による血管拡張作用に加えて，ATP 感受性 K^+ チャネル開口作用も血管拡張に大きく寄与している点が他のニトロ化合物と異なっている．

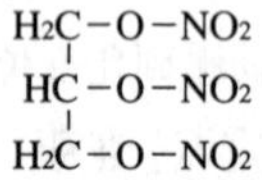
ニトログリセリン

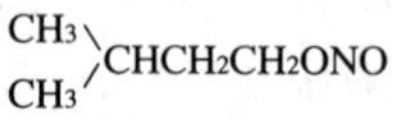
亜硝酸アミル

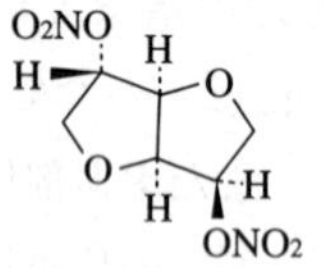
二硝酸イソソルビド

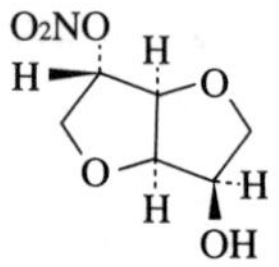
一硝酸イソソルビド

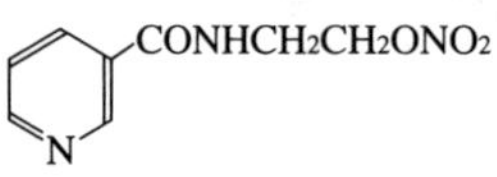
ニコランジル

2）β 受容体遮断薬

a. β 受容体遮断薬の分類

β 受容体遮断薬は，カテコールアミンがβ 受容体と結合するのを遮断してカテコールアミンの作用を抑制する．β 受容体遮断薬には，β_1 選択性，内因性交感神経刺激作用（ISA），脂溶性または水溶性，膜安定化作用などの違いによる特性があり，これらの特徴により分類される．主なβ 受容体遮断薬の性質の相違については第 2 章，2.3.1–4　β 受容体遮断薬を参照されたい．

b. β受容体遮断薬の選択性

β_1，β_2 受容体のいずれにも拮抗する非選択性と，比較的β_1 受容体に選択性を有するβ_1 選択性の 2 種類に分類される．β_1 選択性の薬物は β_2 受容体遮断作用が少なく，血管抵抗の上昇も少なく気管支の収縮も比較的少ない．中性脂肪の増加，HDL コレステロールの低下や糖代謝への影響も少ない．閉塞性肺疾患，糖尿病，閉塞性動脈硬化症のある患者では，β_1 選択性のあるものが望ましい．

c. 内因性交換神経刺激作用（ISA）

ISA とは，β 受容体遮断薬自体がβ受容体刺激作用を有することを意味するが，ISA を有する薬剤では心収縮力や心拍数の抑制が弱く，高齢者にも使用しやすいが，狭心症や心筋梗塞の二次予防には一般に不適である．

d. 副作用

β受容体遮断作用に基づく，心不全，徐脈，高度房室ブロック，気管支喘息，間欠性跛行，レイノー症，低血糖などが，さらに脂溶性のものでは不眠，抑うつ，幻覚など中枢神経症状がある．

β受容体遮断作用と無関係な非特異的副作用としては，食欲不振，悪心などの消化器症状，発疹，肝障害などがあげられる．

インスリンなどの使用者では低血糖を増強する可能性がある．

e. 使用の目的

β受容体遮断薬は高血圧，労作性狭心症，頻脈性不整脈など各種病態に適応されるほか，心筋梗塞の二次予防効果もあり，最近では，従来は禁忌と考えられていた心不全に対しても，カルベジロール，メトプロロールなどを用いた臨床試験で生命予後を改善することが明らかにされてきた．

f. β受容体遮断薬による狭心症の治療

心筋収縮力の低下，心拍数の減少により心筋酸素消費量を低下させることにより，労作性狭心症の治療に使用される．ただし，血管痙攣を誘発する危険があり，血管痙攣性狭心症には使用しない．安静時狭心症に使用するときは単独で使用せず，硝酸薬ないし Ca^{2+} チャネル遮断薬と併用する．β受容体遮断薬は，心筋梗塞後の死亡率や突然死の減少など二次予防効果が証明されている．

狭心症には内因性交感神経刺激作用（ISA）のないものが望ましいが，高齢者や閉塞性動脈硬化症合併例では，病態に合わせてISAのあるものを選択する．以上第2章と本章，不整脈の項も参照されたい．

3）Ca^{2+} チャネル遮断薬（Ca拮抗薬）

Ca^{2+} チャネル遮断薬は，臨床薬理的に血管平滑筋への作用が強いジヒドロピリジン dihydropyridine（DHP）系と，心筋や刺激伝導系に対する作用の強い非DHP系（ジルチアゼム，ベラパミル）に分けられる．いずれもL型 Ca^{2+} チャネルを阻害することにより作用する．電位依存性 Ca^{2+} チャネルにはL型の他にT，N，P等の型があるが，心臓血管系ではL型が圧倒的に優勢で，Ca^{2+} チャネル遮断薬で抑制される（図6.10）．次ページに主な Ca^{2+} チャネル遮断薬の化学構造を示す．

Ca^{2+} チャネル遮断薬のチャネル抑制様式も，抗不整脈薬における Na^{+} チャネル抑制薬の様式と類似している．使用（または頻度）依存性抑制の顕著なベラパミルが心臓選択性が高いこと，ないしはその依存性が中等度に認められるジルチアゼムでは心臓選択性が中等度であるのに対して，使用依存性もあるものの膜電位依存性の抑制が顕著なDHP系薬物では，血管選択性が高まっている．血管平滑筋細胞の静止膜電位が心筋細胞より浅いため，浅い膜電位で効きやすいDHP系薬物では，特に血管での Ca^{2+} チャネル抑制が出やすいと考えられる．

DHP 系の副作用には，頻脈，動悸，頭痛，顔面紅潮，下肢の浮腫，歯肉肥厚などがある．非 DHP 系の薬剤であるジルチアゼム，ベラパミルの主な副作用には，徐脈，房室ブロック等の心機能の過剰抑制がある．

抗狭心症薬としては DHP 系とジルチアゼムが使用される．一方，ベラパミルは不整脈に使用されている（不整脈の項参照）．冠攣縮による狭心症（多くの安静時狭心症）に著効を示す．労作性狭心症でも特に高血圧を合併したものに有効である．

Ca^{2+} チャネル遮断薬単剤でコントロールできない場合には，硝酸薬との併用も有用である．

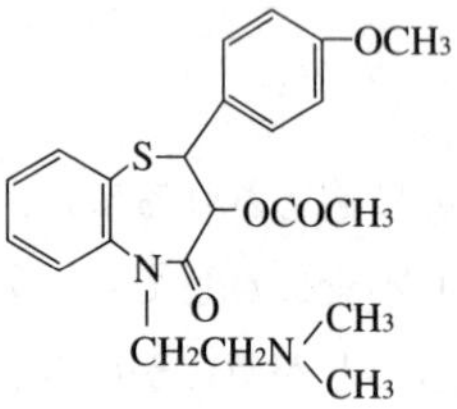

ジルチアゼム

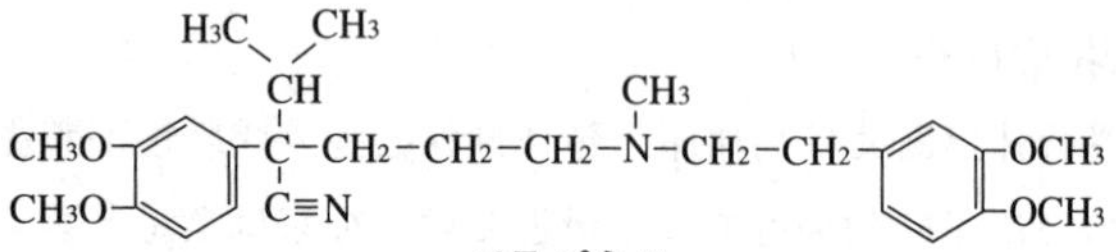

ベラパミル

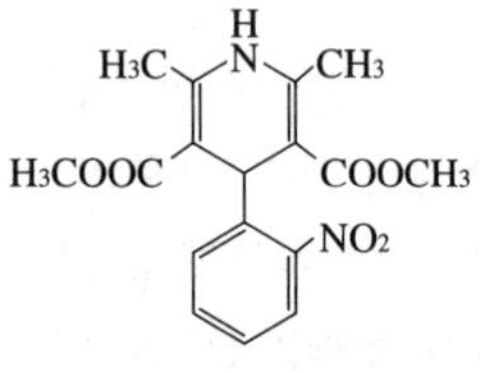

ニフェジピン

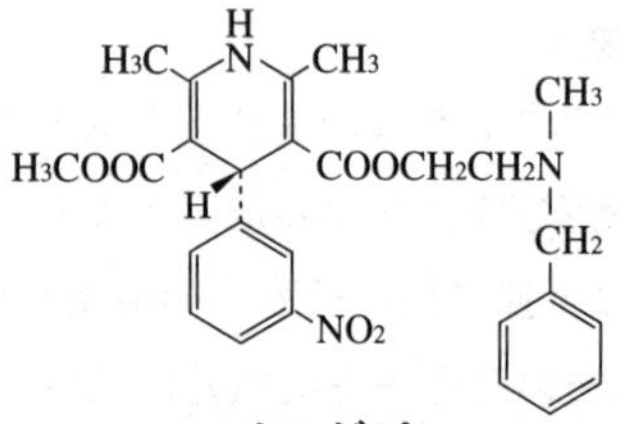

ニカルジピン

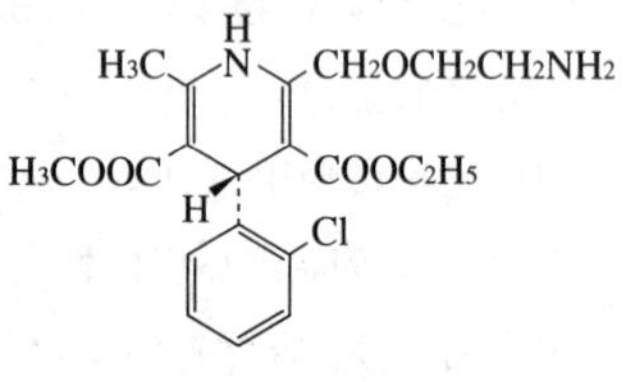

アムロジピン

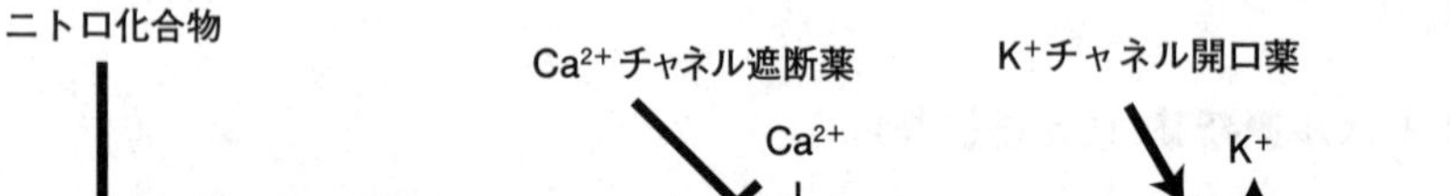

図 6.10 抗狭心症薬の作用機序

① ニフェジピン nifedipine

DHP 系の薬物の原形であり，他の DHP 系薬物も基本的な作用はニフェジピンと同様である．

ニフェジピンは，主として小動脈に対して拡張作用を示す．この薬物は，臨床用量では心臓の興奮伝導や心拍数には直接影響を与えない．短時間作用型のものは降圧に基づく反射性の交感神経刺激作用により心拍数増加作用が発現する場合があるので，不安定狭心症には使用しない．冠血管攣縮による異型狭心症の治療に有効である．

DHP 系の薬物の臨床上の相違点は，作用機序ではなく主に体内動態の差に基づいており，短時間作用型の Ca^{2+} チャネル遮断薬ニフェジピンに比べ，長時間作用型のアムロジピン amlodipine では，急速な降圧による交感神経系の賦活に基づく心拍数の上昇などが起きにくい．

4）冠血管拡張薬

ジピリダモール dipyridamole は冠血管拡張作用，特に冠血管の細い部分を拡張する作用を有し，長期間用いると側副血行路が開き，冠血流を改善するという．アデノシンは，虚血により好気的代謝が減ると冠血流中に放出され，フィードバック的に冠拡張を起こす物質である．この作用をアデノシンデアミナーゼ（アデノシンを分解してイノシンに変換）阻害により助長するとしてジピリダモールが一時頻用されたが，有効性は立証されなかった．病変部の基部の太い血管はこれらの薬物にあまり応答せず，また病変部の細血管は酸素不足によりすでに十分拡張しきっている．このため健常部の細い冠血管を拡張するためにかえって虚血部の細い冠血管への血流がさらに減ってしまうという全くの逆作用（冠盗流 coronary steal）を起こすデメリットもある．しかし，ジピリダモールは抗血小板作用により血栓症を防ぐとされ，その目的で用いられている．類似薬にジラゼプ dilazep などの薬物がある．

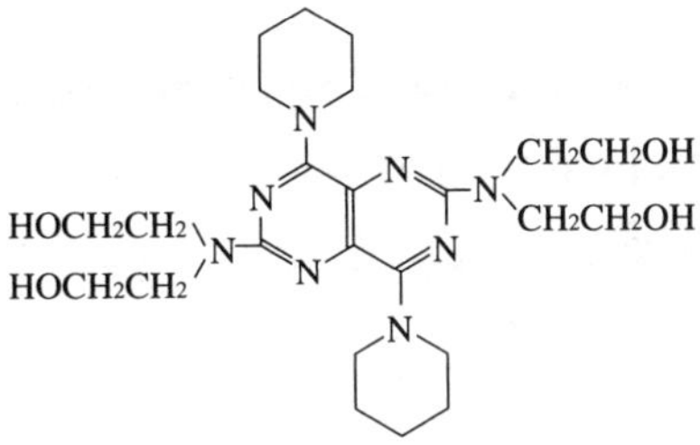

ジピリダモール

6.4.3 ■ 心筋梗塞時の治療薬

心筋梗塞は，冠動脈の閉塞により心筋壊死に陥った状態であり．胸痛に対してはモルヒネ morphine，閉塞の原因となった血栓を除去するためにウロキナーゼ urokinase などの血栓溶解薬等を使用し，同時に起こる不整脈に対してはリドカインなどの抗不整脈薬を投与する．血流再開後には，ヘパリン heparin などの抗凝固薬で再閉塞を防止する．血栓溶解が不成功の場合，経皮的冠動脈形成術（PTCA）などで対処する．また心筋梗塞の再発予防にアスピリン aspirin，チクロピジン ticlopidine，ジピリダモールなどの抗血小板薬あるいはワルファリン warfarin などの抗凝固薬を服用する．血栓溶解薬の詳細は第 7 章を参照されたい．

6.5 抗高血圧薬

WHO や国際高血圧学会のガイドラインにより，収縮期圧 140 mmHg，または拡張期圧 90 mmHg いずれか一方でもこの値を上回る血圧を示す場合には高血圧とされるが，これを放置すると循環器系の各種合併症を引き起こすので治療を要する．高リスク患者での降圧目標は 130/85 ないし 80 mmHg と低めに設定されている．

高血圧のうち原因の判明している続発性（二次性）高血圧は少なく，多くの場合が原因不明の本態性（一次性）高血圧 essential（primary）hypertension である．血圧は心拍出量×全末梢血管抵抗で表されるので，高血圧治療薬 antihypertensive drugs としては血管平滑筋の緊張を是正することが重要である．この目的のために以下の薬物が用いられる．

6.5.1 交感神経抑制薬

1）中枢性 α_2 受容体刺激薬

① クロニジン clonidine

α_2 受容体刺激薬：クロニジンは，中枢神経系の血管運動中枢で α_2 受容体を刺激して末梢交感神経の興奮を抑える．強力な作用を有し，重症高血圧症に用いる．

有害作用は口渇，鎮静，便秘などである．突然休薬すると，8 ～ 36 時間後に急激な血圧上昇 rebound hypertension を示すことがある（中断症状）．

② メチルドパ methyldopa

メチルドパは，中枢で α-メチルノルアドレナリンとなり，α_2 受容体を刺激して交感神経系を抑制する．中等度から重症の高血圧症に用いる．

有害作用としては，自己免疫性溶血性貧血，白血球減少，血小板減少，肝障害，眠気，水分貯留が認められる．

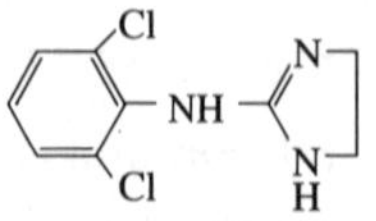

クロニジン

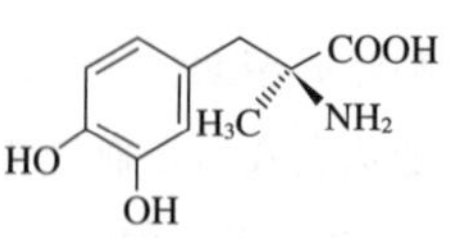

α-メチルドパ

2）節遮断薬

自律神経節を遮断し，交感神経活性を抑制するが，作用は激しく，血圧調節も困難な上，有害作用も多いため現在はほとんど用いられない．主な薬物としてグアネチジン guanethidine がある．

3）カテコールアミン枯渇薬

交感神経終末における神経伝達物質ノルアドレナリンの枯渇を起こして，交感神経系の活性低下をもたらす．レセルピン reserpine はかつてよく用いられたが，中枢神経系でのカテコールアミン枯渇により，うつ傾向を生じるのが欠点で，現在はほとんど使用されていない．

4）β 受容体遮断薬

高血圧患者において心疾患，脳血管疾患などの合併症軽減に有効と報告されており，第一選択薬の1つである．特に心疾患合併患者，また若年で頻脈を有する患者には有用である．

併用薬として Ca^{2+} チャネル遮断薬，利尿薬が選択されることが多い．受容体サブタイプの選択性，膜安定化作用の有無，内因性交感神経刺激作用の有無で患者の合併病態に応じて使い分ける（狭心症の項および第2章参照）．

降圧作用機序としては，心拍出量の低下，レニン分泌の抑制，中枢性および末梢側での交感神経系抑制などが考えられている．閉塞性肺疾患や末梢血管障害の患者には非選択性β受容体遮断薬の使用は避ける．主な副作用として心不全，心伝導障害(高度の徐脈，房室ブロック)，気管支喘息の悪化等があり，また脂溶性が高い薬物では抑うつ，不眠などがある．

5）α_1 受容体遮断薬

α_1 受容体遮断薬を用いると，起立性低血圧が治療初期のみに起こる．一部の患者は初回投与で虚脱を生じる．血管拡張により静脈還流が減り，心拍出とのバランスがとれなくなるためと考えられる．血清コレステロール値の低下，HDL コレステロール値の上昇，中性脂肪低下作用などが認められる．また糖代謝にも悪影響を与えないといった利点がある．プラゾシン prazosin，テラゾシン terazosin，ドキサゾシン doxazosin などがある．

6）$\alpha\beta$受容体遮断薬

β受容体遮断作用に加え，α_1 受容体遮断作用による血管拡張作用も降圧を強める．ラベタロール labetalol，カルベジロール carvedilol，アモスラロール amosulalol などがある．

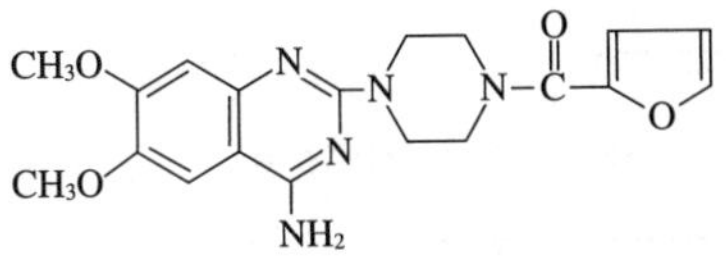

プラゾシン

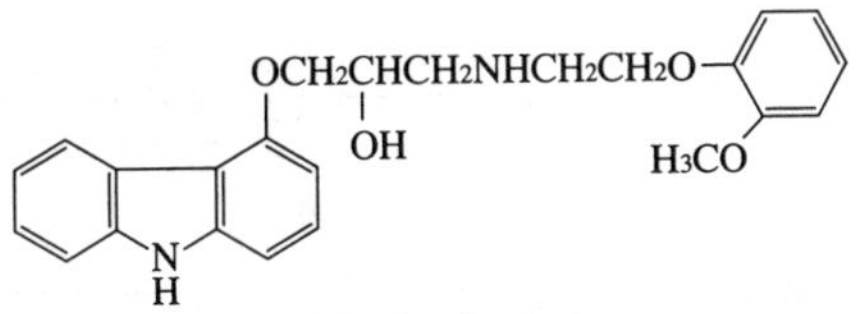

カルベジロール

6.5.2 ■ Ca^{2+}チャネル遮断薬（Ca 拮抗薬）

すべてのCa^{2+}チャネル遮断薬 calcium antagonists は血管拡張作用を示すが，一般に正常人の血圧はあまり下げず，高血圧患者での血圧低下作用は強い．抗高血圧薬としては，血管選択性の高いジヒドロピリジン系がよく用いられている．ジルチアゼムも軽症から中等症の高血圧症に用いられる．Ca^{2+}チャネル遮断薬は高血圧の第一選択薬であり，広く用いられている．

利点として，以下の点があげられる．

狭心症を合併した高血圧症や高齢者血圧症に使用しやすい．また電解質，糖，尿酸，脂質などの代謝に影響を与えない．他の降圧薬（降圧利尿薬，β受容体遮断薬，ACE 阻害薬，ARB）と併用しやすい点も特徴といえる．

ただし，作用時間が短い薬剤は高用量使用で過度の降圧とそれに伴う反射性の頻脈，心筋酸素消費量の増加をもたらすことがあり，降圧薬としては適当ではないことが指摘される．一方，長時間作用型のアムロジピン，ベニジピン benidipine，マニジピン manidipine などは緩徐で長時間の降圧作用が得られる．

6.5.3 ■ アンギオテンシン変換酵素阻害薬（ACEI）およびアンギオテンシンⅡ受容体遮断薬（ARB）

アンギオテンシン変換酵素阻害薬 angiotensin converting enzyme（ACE）inhibitor（Ⅰ）は，アンギオテンシンⅠからアンギオテンシンⅡが産生されるのを阻害する．アンギオテンシンⅡは全身の細動脈を収縮させるとともに腎輸出細動脈を収縮させて糸球体ろ過圧を上昇させ，また副腎皮質鉱質コルチコイドのアルドステロンを血中に分泌させてNa^{+}貯留を引き起こす．これにより体液量，循環血液量を増加させて血圧を上昇する．ACEI はまた ACE と同一酵素であるキニナーゼⅡを阻害して，ブラジキニンの分解を抑制することによりプロスタグランジンの生合成を刺激し，降圧効果を強める可能性が指摘されている．しかしブラジキニンの増加は副作用としての空咳を引き起こす(図 6.11)．更にアンギオテンシンⅡの減少が交感神経系の出力を低下させることも ACE 阻害薬の降圧に寄与する．

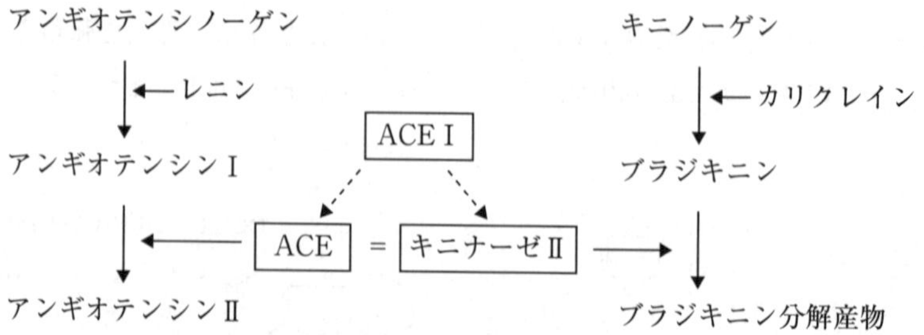

図 6.11　ACE 阻害薬の ACE/ キニナーゼⅡ阻害作用

ACE 阻害薬には臓器障害の保護作用もあること．また副作用が比較的少ないことなどから，近年注目され，繁用されている．最初に開発されたカプトプリル captopril のほかに，現在 10 種類以上が用いられている．薬理作用はほぼ同様である．さらにアンギオテンシンⅡの受容体サブタイプ AT1 受容体を選択的に遮断する薬物も抗高血圧薬として開発された．これらはブラジキニンの代謝に影響を与えないことから，ACE 阻害薬のような咳嗽の副作用はみられないという利点がある．

下記に主な ACE 阻害薬，アンギオテンシンⅡ受容体遮断薬 angiotensin Ⅱ receptor blocker（ARB）の化学構造を，表 6.6 に一般名を示す．

1）アンギオテンシン変換酵素（ACE）阻害薬

高血圧によく用いられる第一選択薬であり，このとき反射性の交感神経興奮作用は認められない．代表的薬物としてカプトプリル，エナラプリル enalapril，イミダプリル imidapril などがある．

利点として次の点をあげることができる．

ACE 阻害薬は動脈系のみならず静脈系も拡張し，前負荷・後負荷を軽減し，アンギオテンシンⅡの心筋細胞肥大作用を抑制するなど心保護作用がある．エナラプリル，リシノプリル lisino-

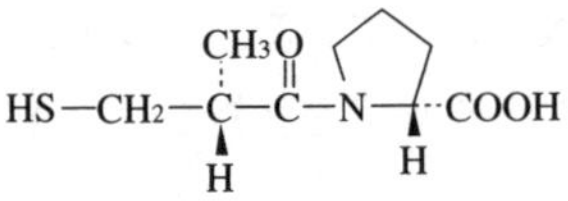

カプトプリル

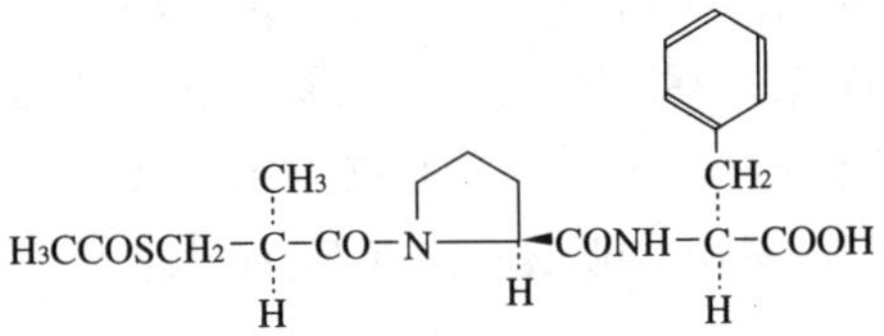

アラセプリル

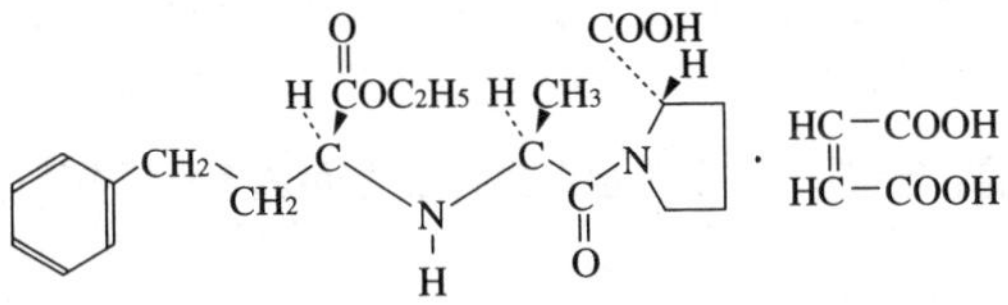

エナラプリル

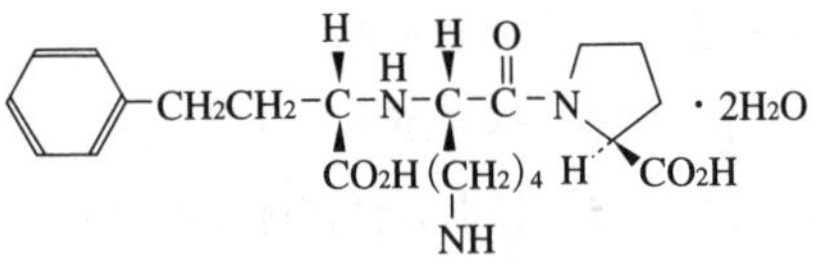

リシノプリル

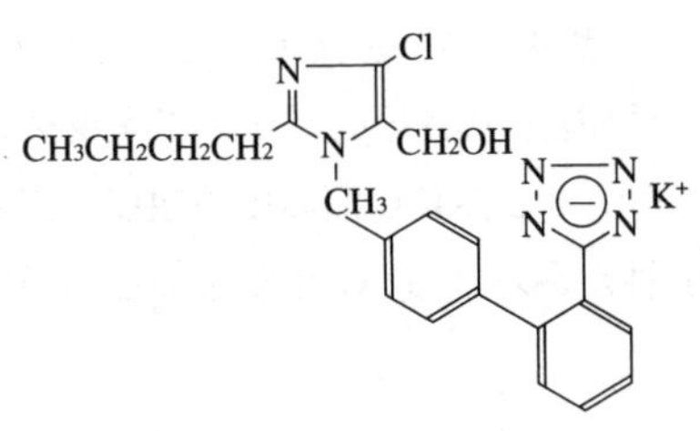

ロサルタン

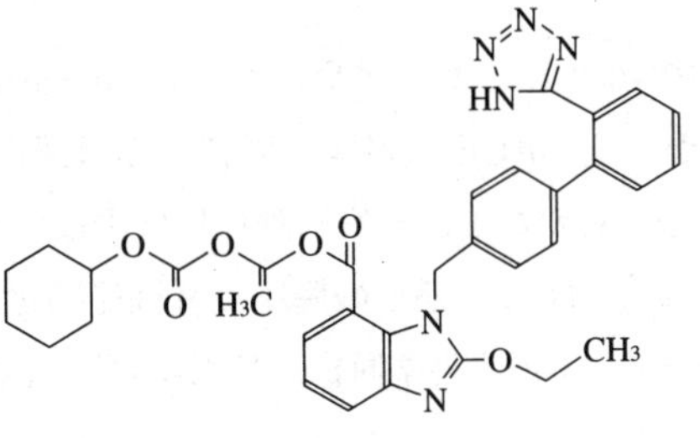

カンデサルタン

表 6.6 ACE 阻害薬およびアンギオテンシンⅡ受容体遮断薬の種類

ACE 阻害薬	カプトプリル エナラプリル アラセプリル デラプリル シラザプリル リシノプリル ベナゼプリル イミダプリル デモカプリル キナプリル トランドラプリル ペリンドプリルエルブミン	1）第一選択薬として使用される 2）心保護作用があり，心不全に有用 3）腎保護作用がある 4）副作用が少なく使いやすい エナラプリル，イミダプリルは活性代謝物が作用を示すプロドラッグ． エナラプリル，リシノプリルは心不全にも適応がある．
アンギオテンシンⅡ受容体遮断薬	カンデサルタン　シレキセチル ロサルタンカリウム バルサルタン テルミサルタン オルメサルタン　メドキソミル	1）第一選択薬として使用される等 ACE 阻害薬と同様な効果 2）副作用面で ACE 阻害薬でみられる咳嗽がない

pril などは慢性心不全治療薬としても使用される．

糸球体輸出細動脈の拡張による糸球体内圧低下を引き起こし，かつアンギオテンシンⅡの腎細胞への直接作用を抑え，腎保護効果を発揮する．降圧時にも諸臓器血流量が減少しない．また他の降圧薬（降圧利尿薬，β受容体遮断薬，Ca^{2+} チャネル遮断薬）と併用しやすい．更に糖，尿酸，脂質の代謝に影響がない．インスリン抵抗性を改善させることも報告されている．アルドステロンの分泌を抑えて Na 排泄，利尿作用，K 保持の傾向がある．起立性低血圧をきたさず，また全般に副作用が少ない，

欠点としては，腎機能低下を例に用いると，体内に蓄積され副作用が出やすい．少量から投与開始し，降圧によりさらに腎機能が低下することがあれば中止する．K 保持性利尿薬との併用で，高 K 血症となることがある．

副作用として，咳嗽がかなり多い．味覚異常，浮腫，発疹などがあることがある．重篤な副作用としては，まれに血管性浮腫がみられる．

2）アンギオテンシンⅡ受容体遮断薬（ARB）

ACE 阻害薬よりレニン-アンギオテンシン系に特異性が高く，高血圧に対する第一選択薬である．

代表的薬物としてカンデサルタン candesartan，バルサルタン valsartan，ロサルタン losartan などがある．ACE 阻害薬と同様，心保護作用・腎保護作用がある．カンデサルタンは慢性心不全にも適応がある．一般に副作用は少ないが，ふらつきと高 K 血症の出現頻度が高い．腎障害が高度な患者では，過度の降圧で腎機能悪化の可能性がある点は ACE 阻害薬と同様に注意を要する．また ACE 阻害薬同様，妊婦には禁忌である．

6.5.4 ■ 血管拡張薬

抗高血圧薬の分類の中では，ヒドララジン hydralazine やニトロプルシド nitroprusside などの血管平滑筋直接弛緩薬をさす．ヒドララジン，ブドララジン budralazine，カドララジン cadralazine などの細動脈平滑筋弛緩薬は，新しい降圧薬の開発とともに使用頻度は減少している．

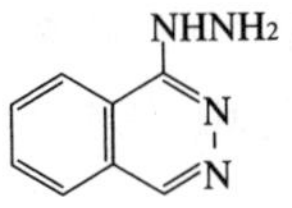

ヒドララジン

$Na_2Fe(CN)_5NO$

ニトロプルシド

単独では用いず，降圧利尿薬，β 受容体遮断薬との三者併用が多い（第二選択薬）．

利点としては，降圧が速効性で，強力であること，また降圧利尿薬およびβ 遮断薬とともに用い，重症例でも奏功することが多い．脳，腎の血流量を減少させないので，これらの合併症のある例に有用であることなどがあげられる．

欠点としては，降圧による反射性交感神経緊張が強く出現するため心拍数増加，心拍出量増加，心筋酸素需要の増加があり，狭心症には使いにくいこと，また Na 貯留傾向がある．

ニトロプルシド nitroprusside は動脈と静脈の平滑筋を拡張し，血圧降下を示す．手術時に血圧低下を目的に持続静注で使用する場合があるが，慎重に投与する．

6.5.5 ■ 利尿薬

利尿薬使用の目的として，ほぼ利尿効果のみを期待する場合と，降圧効果を期待する場合とがある．前者は，うっ血性心不全，腎疾患や肝疾患による浮腫，特発性浮腫などに対する使用である．後者は，高血圧（本態性および二次性）に対する使用である．

利尿による体液量の減少に加え，血管平滑筋に対する直接的弛緩作用も一部降圧に寄与すると考えられている．低用量の利尿薬治療は安全で，しかも脳卒中，心筋梗塞，うっ血性心不全さらに全死亡率に対しても有効に作用する．そのため，高血圧においては第一選択薬となっている．サイアザイド系利尿薬，ループ系利尿薬，炭酸脱水素酵素阻害薬などの利尿薬単独投与は，軽・中等症本態性高血圧症の女性患者や，収縮期高血圧の高齢者が適応とされているが，副作用として糖代謝，脂質代謝，尿酸代謝などの悪化，脱水，低 K 血症，インポテンツに注意が必要である．血清 K^+ 低下が生じた場合，カリウム保持性利尿薬のスピロノラクトン spironolactone，トリアムテレン triamterene などが使用される場合もある．利尿薬の詳細については第8章を参照されたい．

6.5.6 ■ 高血圧の治療と抗高血圧薬の選択

抗高血圧薬は高血圧の重症度，時期，合併症などによって使い分けられ，場合によってはいくつかの薬物を併用する．通常 140/90 mmHg 以上で降圧治療薬の対象となるが，降圧目標値は年齢・病態により異なり，若・中年者では 130/85 未満，糖尿病，慢性腎疾患心筋梗塞既往症があれば 130/80 未満と，さらに低めに設定されている．

第一選択薬として推奨される薬物は Ca^{2+} チャネル遮断薬，ACE 阻害薬，ARB，利尿薬およびβ受容体遮断薬であるが，わが国の現状では Ca^{2+} チャネル遮断薬と ACE 阻害薬，ARB が多く用いられている．β受容体遮断薬については糖・脂質代謝に悪影響があるため糖尿病，耐糖能異常を合併した症例では第一選択薬ではない．

副作用の発現を抑え，降圧効果を増強するために適切な降圧薬を併用する場合もある．よく行われる併用には次のようなものがある．

(1) Ca^{2+} チャネル遮断薬と ACE 阻害薬あるいは ARB

(2) ジヒドロピリジン系 Ca^{2+} チャネル遮断薬とβ受容体遮断薬

(3) ACE 阻害薬，ARB あるいは Ca^{2+} チャネル遮断薬と利尿薬

合併症や特殊な条件のある患者では，それらに応じて降圧薬を選択する必要がある．表 6.7 と 6.8 にその例を示す．

表 6.7 主要降圧薬の積極的適応

	Ca^{2+} チャネル遮断薬	ARB/ACE 阻害薬	利尿薬	β受容体遮断薬
左室肥大	●	●		
心不全		●*1	●	●*1
心房細動（予防）		●		
頻脈	●*2			●
狭心症	●			●*3
心筋梗塞後		●		●
タンパク尿		●		
腎不全		●	●*4	
脳血管障害慢性期	●	●	●	
糖尿病 /MetS*5		●		
高齢者	●*6	●	●	

*1 少量から開始し，注意深く漸増する　*2 非ジヒドロピリジン系 Ca^{2+} チャネル遮断薬
*3 冠攣縮性狭心症には注意　*4 ループ利尿薬　*5 メタボリックシンドローム
*6 ジヒドロピリジン系 Ca^{2+} チャネル遮断薬
［高血圧治療ガイドライン 2009（JSH2009）より］

表 6.8　主要降圧薬の禁忌もしくは慎重使用例

	禁　忌	慎重使用例
Ca^{2+} チャネル遮断薬	徐脈(非 DHP 系)	心不全
ARB	妊娠 高K血症	腎動脈狭窄症*
ACE 阻害薬	妊娠 血管神経性浮腫 高K血症	腎動脈狭窄症*
利尿薬 (サイアザイド系)	痛風 低K血症	妊娠 耐糖能異常
β受容体遮断薬	喘息 高度徐脈	耐糖能異常 閉塞性肺疾患 末梢動脈疾患

* 両側性腎動脈狭窄の場合は禁忌
[高血圧治療ガイドライン 2009（JSH2009）より]

6.6 その他の血管作用薬

1）低血圧治療薬

最も一般的な昇圧薬としては，交感神経興奮薬があるが，α_1 受容体刺激薬は血管の収縮により昇圧をもたらし，β_1 受容体刺激薬は心拍出量の増加を起こす．これらの薬物で経口投与可能なものは，治療が必要と判断される重度の本態性低血圧や起立性低血圧の治療に用いられる．経口投与可能な交感神経興奮薬としては，エチレフリン etilefrine やα_1 受容体刺激薬のミドドリン midodrine，ノルアドレナリン取り込み阻害薬，MAO 阻害薬のアメジニウム amezinium などがあり，本態性低血圧の治療に用いられる．静脈内投与で用いる薬物は，主としてショックの治療に用いられ（蘇生薬），即効性を有するβ_1 受容体刺激薬のドパミンやドブタミンを点滴静注する（6.2.2 の 1 を参照）

2）末梢血管拡張薬

末梢血管拡張薬が用いられる主な疾患は，四肢の皮膚や骨格筋などの血行障害である．これらの疾患としては，レイノー病やバージャー病が知られている．前者は，交感神経の異常興奮が原因とされ，それによって血管平滑筋が間欠的な痙攣を起こす．後者は，動脈硬化が原因となって血管が器質的狭窄を起こし，閉塞性動脈硬化症，動脈内膜層の炎症，血栓などを生じる血管閉塞性疾患である（閉塞性血栓血管炎）．

末梢血管拡張薬として用いられるのは，α受容体遮断薬，β受容体刺激薬，ニコチン酸およびプロスタグランジン類のプロスタグランジン E_1，アルプロスタジル alprostadil（注射）とその誘導体リマプロスト limaprost（経口）およびプロスタグランジン I_2 誘導体，ベラプロスト beraprost（経口）などの薬物である．これらの中から，病態に応じて適切な薬物を選択することになる．

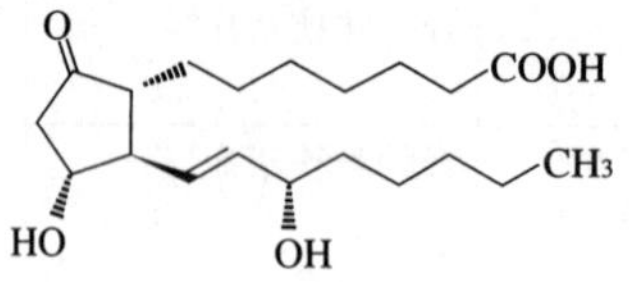

PGE$_1$

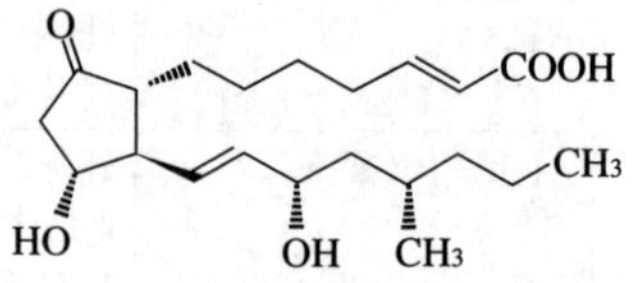

リマプロスト

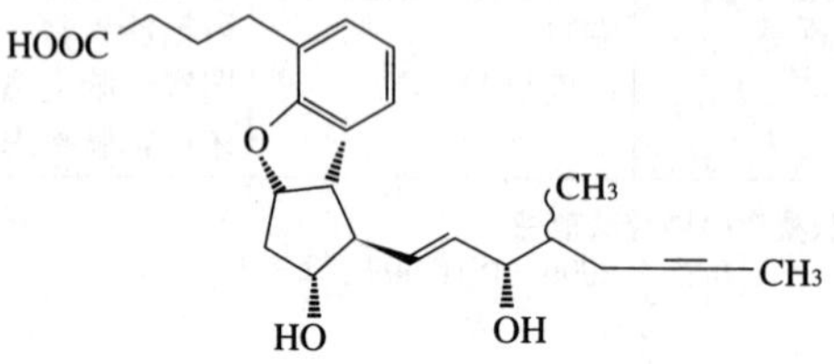

ベラプロスト

第7章 腎臓・泌尿器に作用する薬物

7.1 腎臓の構成と尿の生成

腎臓 kidney は，腰椎の両側に1つずつあり，尿 urine を生成して生体内のホメオスタシスの維持に貢献している．腎臓の重要な生理機能は，1）体液の水・電解質組成や浸透圧を一定に保つ，2）体内の酸・塩基平衡を保つ，3）体内で生じた代謝物や異物を排泄する，4）生理活性分子を産生することである．

1）ネフロン

腎臓の構成単位は，糸球体 glomerulus とボーマン嚢からなる腎小体と，それに続く尿細管 renal tubule と集合管であり，これをネフロン（腎単位）nephron という．1つの腎にネフロンは約100万個存在する．尿細管は，さらに近位尿細管，ヘンレ係蹄 Henle's loop，遠位尿細管にわけることができる．ネフロンの各部位の腎における配置と周囲の血管を図7.1に示す．

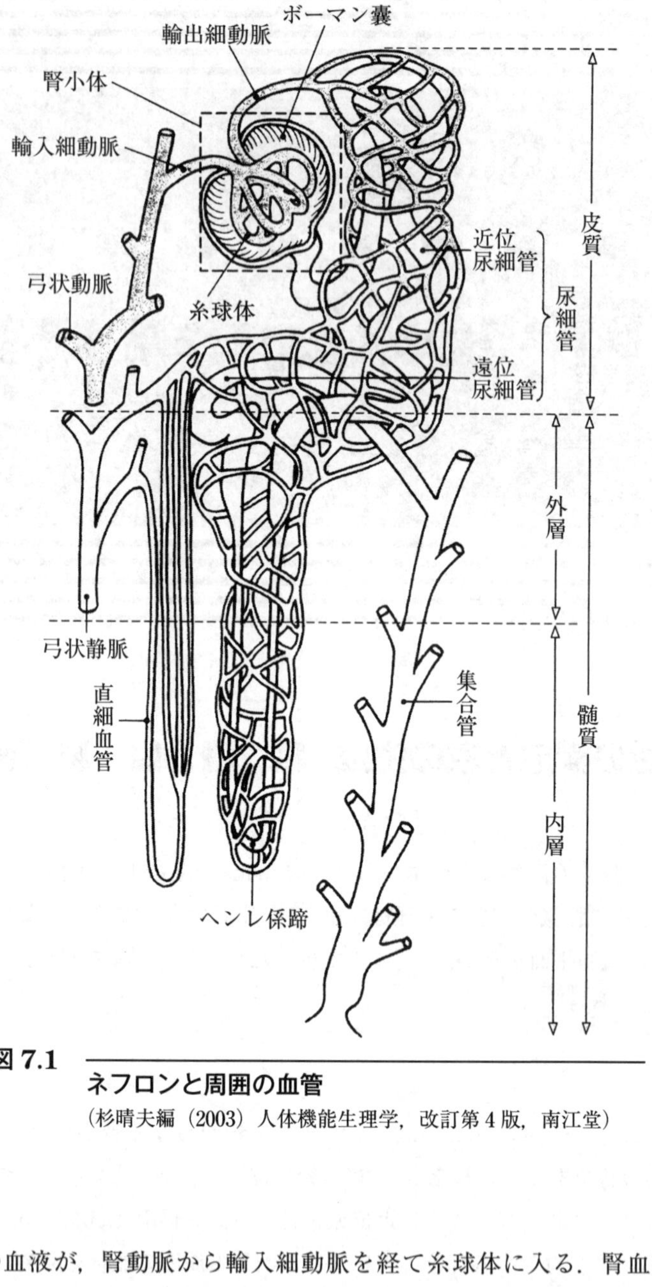

図 7.1
ネフロンと周囲の血管
（杉晴夫編（2003）人体機能生理学，改訂第 4 版，南江堂）

2）糸球体ろ過

1 日約 1,800 L の血液が，腎動脈から輸入細動脈を経て糸球体に入る．腎血流量 renal blood flow（RBF）は 1,000 ～ 1,200 mL/min で，1 日約 150 L の原尿（糸球体ろ液）がつくられる．糸球体ろ過率 glomerular filtration rate（GFR）はヒトでは 100 ～ 120 mL/min で，腎に入った血液の約 10％が糸球体ろ液となる．糸球体内圧により糸球体毛細血管壁を通るのは水や電解質のほか小さな可溶性分子や，分子量が約 4 万以下の有機物である．

3）炭酸脱水酵素の H^+–Na^+交換作用

尿細管全域に炭酸脱水酵素 carbonic anhydrase は存在し，近位尿細管の上皮細胞には特に豊富に存在する．炭酸脱水酵素には上皮細胞膜結合型と細胞質型があり，

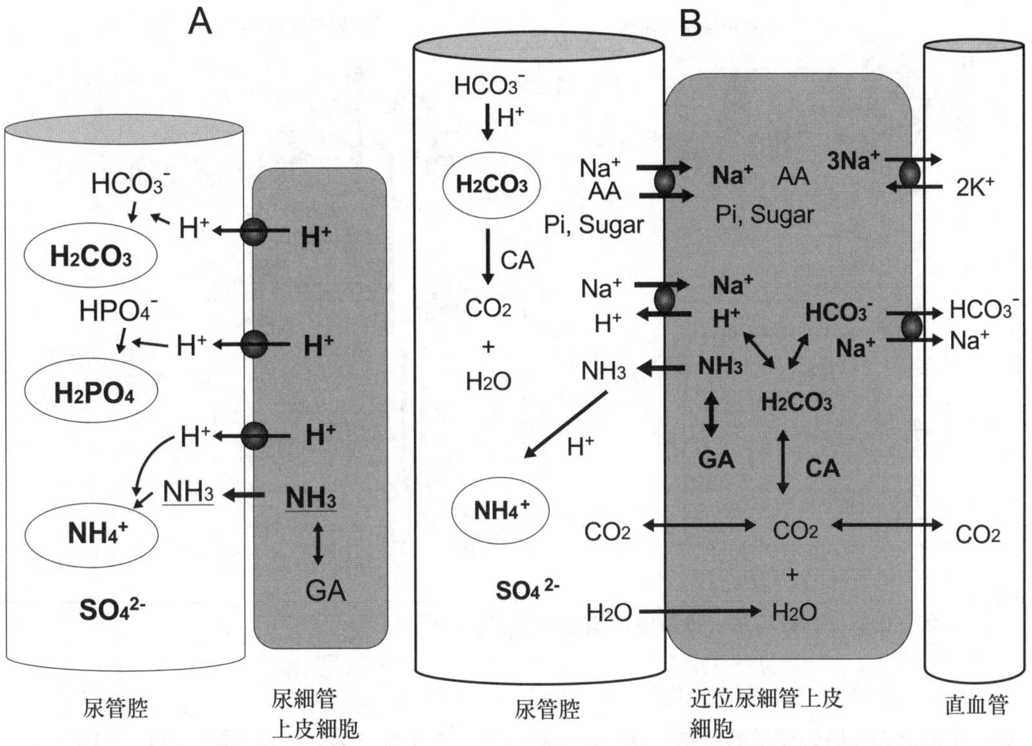

図 7.2
腎と近位尿細管における酸の分泌
A：腎臓全体，B：近位尿細管部位，CA：炭酸脱水酵素，GA：グルタミン酸，AA：アミノ酸
（飯野靖彦（2001）酸塩基平衡，日腎会誌 43，一部改変）

$$CO_2 + H_2O \longleftrightarrow H_2CO_3 \longleftrightarrow H^+ + HCO_3^-$$

の反応を触媒し，生じた H^+ は尿中に排泄され，これと交換に尿中の Na^+ が尿細管上皮細胞中に再吸収される．それに伴って水も再吸収される．一方，尿中の重炭酸塩は尿細管において分泌された H^+ と結合して，上式の左から右への反応が進み，生成した CO_2 は尿細管上皮細胞内へ拡散する．炭酸脱水酵素は H^+ と HCO_3^- の産生量を調節することにより，尿の酸度を約 pH 6.0 に調節する．腎と近位尿細管における酸の分泌を図 7.2 に示す．

4）尿細管再吸収

糸球体でろ過されてできた原尿の 99％が，尿細管で再吸収される．ネフロンにおける水・電解質の輸送と皮質・髄質の浸透圧を図 7.3 に示す．腎における浸透圧勾配の形成については，ループ利尿薬の項で詳しく説明する．

a．近位尿細管での再吸収

(1) 濃度勾配に基づく受動輸送：近位曲尿細管の原尿は K^+ や尿素などを高濃度に含むが，まわりの間質液のそれらの濃度は低いので，この差によって受動的に原尿から再吸収される．K^+ はここでほとんど再吸収される（図 7.3）．

(2) Na ポンプによる能動輸送：ここには Na^+ ポンプが存在して，エネルギーを消費して原尿

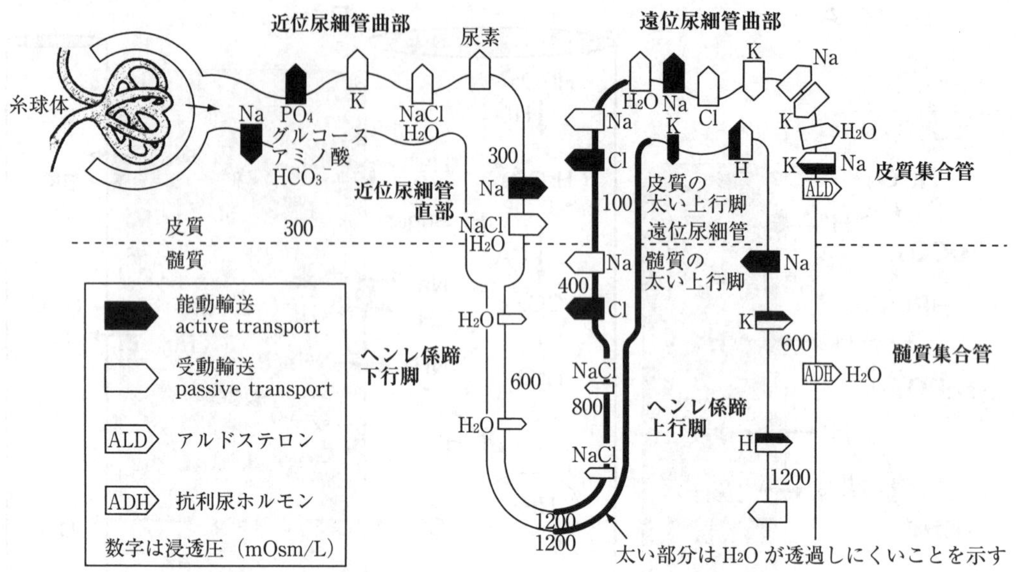

図 7.3

ネフロンにおける水・電解質の輸送と浸透圧勾配

中の Na^+ の 60 ～ 70%を濃度勾配にさからって再吸収する.

(3) **その他の物質の能動的輸送**：近位曲尿細管ではグルコース，アミノ酸，PO_4^-，HCO_3^-，有機陰イオン，尿酸，尿素などが能動的に再吸収される．さらに，これらの物質の移動に伴い，原尿中の水の約 70% が水チャネル（アクアポリン）を通って再吸収される.

b. ヘンレ係蹄での再吸収

ヘンレ係蹄下行脚でアクアポリンを介して水の再吸収が行われ，原尿はさらに濃縮される．尿細管は下行脚と上行脚との間でヘアピン状に折れ曲り，周囲の直血管とともに対向流系 counter current system（図 7.4）を形成して原尿の濃縮を進める．ヘンレ係蹄の太い上行脚では Na^+-K^+-$2Cl^-$ の共輸送系により Na^+ と Cl^- の再吸収は進むが，アクアポリンがほとんど存在しないため水の再吸収は進まず原尿は血液よりやや低浸透圧になる．ヘンレ係蹄上行脚では原尿中の約 10%の Na^+ が再吸収される.

c. 遠位尿細管と集合管での再吸収

遠位曲尿細管集合管に入ってきた原尿から，さらに生体維持に必要な物質の約 19% が選択的に再吸収される.

(1) **Na ポンプによる能動輸送**：Na ポンプが存在して，全 Na^+ の約 7%のが能動的に再吸収される.

(2) **アルドステロンによる Na^+-K^+ 交換**：副腎皮質鉱質コルチコイドのアルドステロン aldosterone は遠位尿細管末端部から皮質集合管において Na^+ の再吸収を促進し，K^+ や H^+ の排泄を増加させる.

(3) **抗利尿ホルモンによる水再吸収作用**：脳下垂体後葉抗利尿ホルモン anti-diuretic hormone

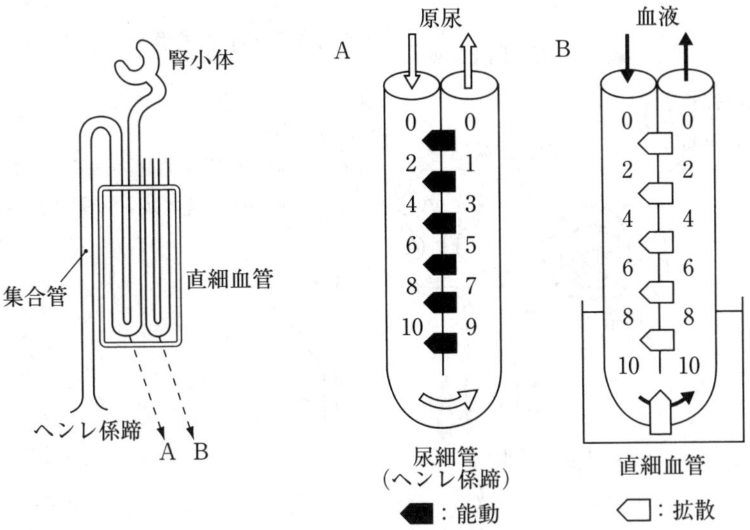

図 7.4
対向流系による尿の濃縮
（A）対向流増幅系，（B）対向流交換系　濃度勾配を数字（0 ～ 10）で示す．
（杉晴夫編（2003）人体と機能生理 改訂第 4 版，南江堂，一部改変）

(ADH)（バソプレシン vasopressin）は，髄質集合管に存在するバゾプレシン V_2 受容体を介して adenylate cyclase 活性を高めて cAMP を生成する．次いで，cAMP 依存性プロテインキナーゼが活性化され，水チャネル（アクアポリン 2）を集合管上皮細胞膜の管腔側に移動する．その結果，集合管での水の再吸収が亢進する．

5）尿細管分泌

尿細管には分泌作用があり，これにも能動的分泌と受動的分泌がある．K^+ や H^+ などには限界はなく，能動的に分泌される．尿酸塩，クレアチニン，パラアミノ馬尿酸（PAH），ペニシリンや有機強酸化合物（グアニジン，チアミン，ヒスタミン，ヘキサメトニウムなど）は能動的に分泌されるが限界がある．一方，弱塩基化合物（キニン，プロカイン，クロロキン，NH_4 など）は受動的に分泌される．

7.2 利尿薬各論

利尿薬 diuretics は尿量を増加することにより，心，腎，肝の機能障害よる Na^+ と水の体内貯留状態，すなわち浮腫を除くために使用する薬物である．利尿薬は，その作用点により大きく糸球体性利尿薬と尿細管性利尿薬の 2 つに分類される．しかし，臨床的に利尿薬と呼ばれるものは尿細管性利尿薬を指す．各利尿薬の作用点を図 7.5 に示す．

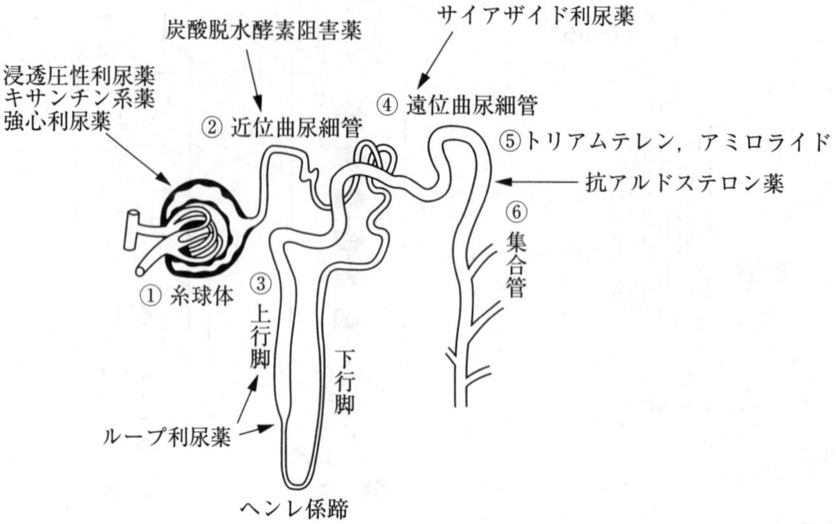

図 7.5
利尿薬の作用点
①〜⑥ の番号は，本文中の記述と一致している．

7.2.1 ■ 糸球体性利尿薬

1）浸透圧性利尿薬

浸透圧性利尿薬により血液の浸透圧が上昇し，組織中の水分が血液中に移行する．その結果，血液量と腎血流量が増加して，糸球体ろ過も亢進する（作用点 ①）．また，これらの薬物は尿細管で再吸収されず，化学変化も受けないため，尿細管内の原尿を高浸透圧に維持する．そのために，尿細管での Na^+，水の再吸収が抑制され尿量が増加する．その代表的なものにマンニトール mannitol がある．脳圧降下および脳容積の縮小を必要とする脳浮腫や，眼内圧降下を必要とする緑内障の治療に点滴で使用される．その他，イソソルビド isosorbide やグリセリン glycerin が用いられる．しかし，長期に使用した場合，電解質異常を生じる．

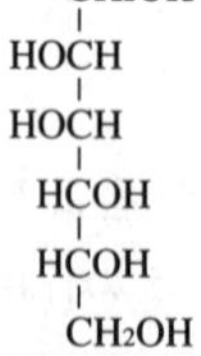

マンニトール

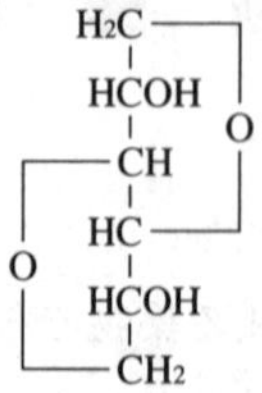

イソソルビド

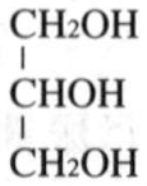

グリセリン

2）腎血管拡張薬

キサンチン系薬のカフェイン caffeine，テオフィリン theophylline，テオブロミン theobromine は中枢神経興奮作用，強心作用，利尿作用をもっているが，利尿作用はテオフィリンが最も強く，テオブロミン，カフェインの順に弱くなる．これらの薬物の作用機序はホスホジエステラーゼ阻害による細胞内 cAMP の増加である．その結果，強心作用による腎血流量の増加と腎血管の拡張による糸球体ろ過の促進により，尿量が増加する（第4及び5章参照）．テオフィリンの作用発現は速いが持続時間は短い．また，水に難溶のため，エチレンジアミンの複塩としたアミノフィリン aminophylline が用いられる（喘息治療薬の項を参照）．

3）強心利尿薬

ジゴキシン digoxin を代表とする強心配糖体は心筋収縮作用を有し，心拍出量を増加させる．その結果，腎血流量が増加して，利尿作用が発現する（強心薬の項を参照）．

7.2.2 ■ 尿細管性利尿薬

1）炭酸脱水酵素阻害薬

a．アセタゾラミド

1930年代に感染症の治療薬として登場したスルホンアミド剤による療法中に尿量の増加が発見された．その後，多数のスルホンアミド化合物について利尿作用を調べた結果，アセタゾラミド acetazolamide が開発された．アセタゾラミドの主な作用点は近位尿細管である（作用点②）．アセタゾラミドの投与により尿中の HCO_3^- が増加して，通常酸性である尿はアルカリ性となる(図7.2参照)．アセタゾラミドと同様の作用を有する化合物が種々合成され，SO_2–NH_2 基が活性部位であることが示された．現在，アセタゾラミドは利尿薬としてよりは，緑内障，肺気腫による呼吸性アシドーシス，睡眠時無呼吸症候群，てんかんの治療に用いられる．

〔薬理作用〕

利尿作用：近位尿細管上皮細胞の炭酸脱水酵素を阻害することにより H^+–Na^+交換を抑制し，Na^+，HCO_3^- および水の再吸収が抑制され，尿量が増加する．しかし，遠位尿細管における K^+–Na^+交換を促進して尿中への K^+の排泄を増大する欠点がある．連用により代謝性アシドーシスを起こすことがある．

眼圧下降作用：眼の毛様体には炭酸脱水酵素が多く分布しており，眼房水の量はこの酵素による HCO_3^- イオンの生成により調節されている．アセタゾラミドはこの酵素を阻害し，眼房水の生成を抑制して眼圧を下降させる．

中枢神経系に対する作用：アセタゾラミドには，てんかんを抑制する作用がある．脳において炭酸脱水酵素を抑制して CO_2 を増加させるためと考えられる．

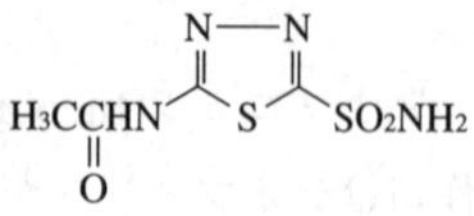

アセタゾラミド

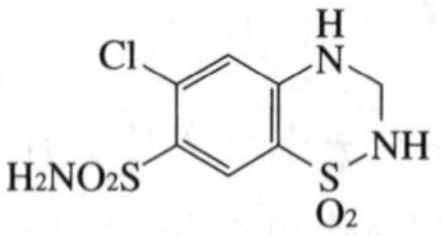

ヒドロクロロチアジド

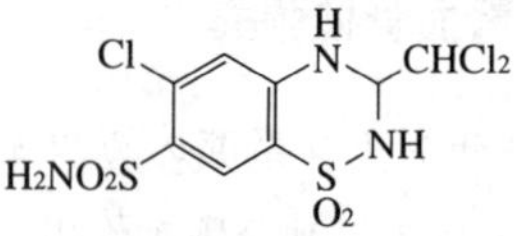

トリクロルメチアジド

2）チアジド系利尿薬

1957年Novelloらによりクロロチアジドchlorothiazideが合成され，経口投与で強い利尿作用を有することが発見された．さらに強力な利尿作用を有する化合物が多数合成され，チアジド系利尿薬といわれる．ベンゾチアジン系化合物には，クロロチアジド，ヒドロクロロチアジドhydrochlorothiazide，トリクロルメチアジドtrichlormethiazideなどがある．化学構造の6位に$-Cl$または$-CF_3$を導入することによりCl^-排泄の力価は増大し，7位の$-SO_2NH_2$は利尿作用には必須である．チアジド系利尿薬を長期間投与すると尿中へのCa^{2+}排泄は減少する．チアジド系利尿薬は消化管からよく吸収され，血中を循環した後，近位尿細管から有機酸輸送系を介して尿細管腔へ分泌され，遠位尿細管へ移動して作用する．

チアジド系利尿薬のネフロンでの作用部位は，遠位尿細管および接合尿細管であり，Na^+-Cl^-共輸送体の機能を抑制する（作用点④）．

〔薬理作用〕

利尿作用：チアジド系利尿薬は，Na^+-Cl^-共輸送体のNa^+とCl^-の結合部位に結合して再吸収を抑制するので，多量の水とともにNa^+とCl^-が尿中に排泄される．同時にK^+の尿中排泄の増加もみられる．このK^+排泄増加は主として原尿中のNa^+の増大により，遠位尿細管におけるNa^+-K^+交換が促進するためと考えられている．一方，糸球体ろ過量GFRは若干の減少を示す．サイアザイド系利尿薬は吸収が速く，投与後1時間以内に作用を示し，比較的副作用も少ないことから，種々の浮腫の改善や高血圧症の治療に使用される．

循環系に対する作用：チアジド系利尿薬は高血圧患者や高血圧動物において徐々に血圧下降作用を現す．この作用は強いNa^+排泄作用に基づくもので，血管壁中の電解質の減少や交感神経系の活性の低下を来すことなどがtriggerとなって血管の反応性が変化するためと考えられる．

尿崩症に対する作用：チアジド系利尿薬は尿崩症の患者に与えると，むしろ尿量の減少を示す．これはチアジド剤の連投により，軽度のナトリウム不足になり，腎への溶質負荷が減り，糸球体ろ過率が減少することによると考えられているが，詳細は不明である．

3）チアジド系類似利尿薬

チアジド系利尿薬の類似化合物としてクロルタリドンchlortalidon，インダパミドindapamide，トリパミドtripamideなどが，すぐれた降圧利尿薬として臨床で用いられている．これらは，ベンゾチアジン骨格をもたないが，スルホンアミド基とその隣にClをもっているモノスルホンアミド化合物である．作用点はチアジド系利尿薬（作用点④）と同じと考えられる．

a. クロルタリドン

クロルタリドン chlortalidon は，近位尿細管より有機酸輸送系を介して分泌され，Na^+の再吸収を抑制して利尿作用を示す．しかし，K^+排泄はわずかに増加するのみである．降圧機序は不明だが，おだやかですぐれた降圧効果を有し，その作用は投与後 48 ～ 78 時間持続する．本態性高血圧症や各種の浮腫の治療に用いられる．

b. インダパミド

インダパミド indapamide は，フランスで開発された降圧利尿薬である．K^+排泄は軽度で，PGI_2 産生増加作用や末梢血管拡張作用を併せもつ．1 日 1 回の服用で持続的な降圧効果をもち，耐糖能，脂質代謝への影響は，比較的少なく本態性高血圧症の治療薬として用いられる．

c. トリパミド

トリパミド tripamide は，緩和で持続的な塩利尿作用を示し，尿酸値上昇やカリウム排泄はチアジド系利尿薬に比較して弱い．降圧作用は，利尿に基づく以外に，血管平滑筋細胞内への Ca^{2+} の流入の抑制による弛緩作用と末梢血管抵抗の減少によると考えられる．本態性高血圧症の治療に用いられる．

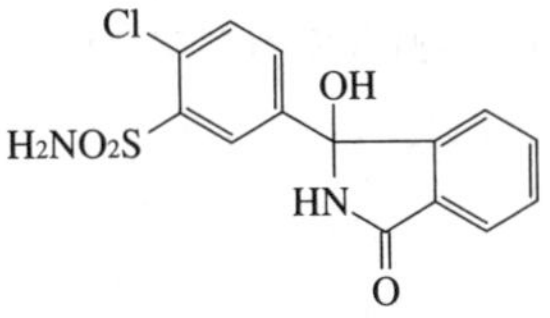

クロルタリドン

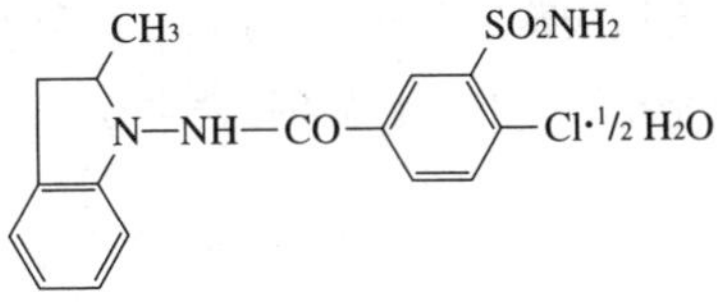

インダパミド

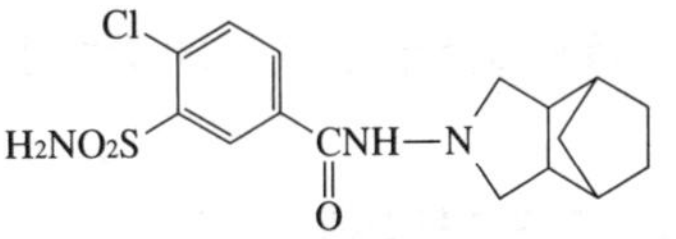

トリパミド

4) ループ利尿薬

新スルホンアミド系化合物のフロセミド furosemide とブメタニド bumetanide および α,β-不飽和ケトン化合物のエタクリン酸 ethacrynic acid は，主としてヘンレ係蹄の太い上行脚での Na^+再吸収を抑制して利尿作用を示すため（作用点③）ループ利尿薬と呼ばれる．ループ利尿薬を使用すると，尿中血漿とほぼ等しい浸透圧の尿を生成する．また遠位尿細管への Na^+の流入が著しく増加するため Na^+-K^+交換が増大し，K^+排泄量も増加する．ループ利尿薬はチアジド系利尿薬と異なり腎血流量，糸球体ろ過値を減少させないので腎障害時の利尿に適する．しかし，利尿効果は強力であるが，チアジド系利尿薬と比較して降圧効果は弱い．

腎皮質・髄質における浸透圧勾配の形成とループ利尿薬の強力な利尿作用との関係は，以下のように説明される．まず，浸透圧勾配の形成には，髄質に存在する尿濃縮機構が関与する．図 7.3 に示すように，ヘンレ係蹄の太い上行脚では，Na^+-K^+-$2Cl^-$ 共輸送体により原尿中の Na^+，Cl^-は再吸収されるが，アクアポリンが存在しないので水は通過できず原尿中にとどまる．上行脚で再吸収された Na^+，Cl^-は，ヘンレ係蹄下行脚や周囲の血管系（直血管）へと拡散する．下行脚に入ったNa^+，Cl^-は原尿とともに下方へ移動する．しかし，ヘンレ係蹄下行脚の原尿の水は水チャネルを介して間質へと移行するので，下行脚の先端に行くほど原尿の浸透圧は上昇する（図7.3，7.4）．その後，原尿の浸透圧はヘンレ係蹄上行脚の太い部分を通過する間に低下し，低浸透圧の尿が遠位尿細管，皮質部集合管へと移動する．原尿中の尿素はヘンレ係蹄下行脚では原尿中にとどまり濃縮される．しかし，ヘンレ係蹄の細い上行脚および髄質乳頭部に近い集合管では尿素の透過性が高いので，尿素は髄質の間質へと拡散し，そのため髄質乳頭部は高浸透圧となる．

ループ利尿薬は，ヘンレ係蹄上行脚でNa^+-K^+-$2Cl^-$共輸送体の働きを阻害する．その結果，Na^+，Cl^-の再吸収が抑制されるので，ヘンレ係蹄における対向流増幅系の形成が減弱する．さらに，ループ利尿薬は尿細管におけるプロスタグランジンの生成を増加して直血管の血流量を増すので，髄質中の溶質は増加した血流により洗い出され，対向流交換系が抑制される（図7.4）．すなわち，ループ利尿薬は髄質の浸透圧勾配の形成過程に影響して，尿の濃縮機構を抑制するので，きわめて強い利尿作用を示す（作用点③）．

a. フロセミド

フロセミドは，ヘンレ係蹄の太い上行脚の管腔側より上皮細胞に作用して，Na^+-K^+-$2Cl^-$共輸送系を阻害する．また，プロスタグランジンの生成を促進して，血流量を増加させ利尿作用を発現する．フロセミドは血液中では血漿タンパク質と結合し，近位尿細管で有機酸輸送系を介して分泌され，プロベネシドによって有機酸輸送系を阻害すると，利尿効果は減弱する．フロセミドは経口投与後20～30分で作用を発現し，3～4時間持続する．

b. エタクリン酸

エタクリン酸はα,β-不飽和ケトン化合物で，化学構造は他の利尿薬のいずれとも異なる．不飽和ケトンの構造が，作用の発現に必要である．経口投与によって強い利尿作用を示す．作用機序はフロセミドとほぼ同様である．その他，エタクリン酸はNa^+-K^+-ATPase阻害作用ももっている．内服後1～2時間で利尿が起こり，6～8時間持続するが，作用が強いため投与中はNa^+，K^+の補給が必要である．

c. アゾセミド

アゾセミド azosemide は，分子内にスルホンアミド基を有し，フロセミドのカルボキシル基がテトラゾール基に置換されたものである．ヘンレ係蹄の上行脚におけるNa^+，Cl^-の再吸収を抑制し，利尿作用を発現する．臨床的には心性浮腫，腎性浮腫および肝性浮腫に用いられる．

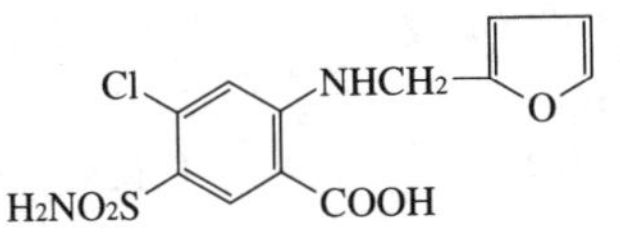

フロセミド

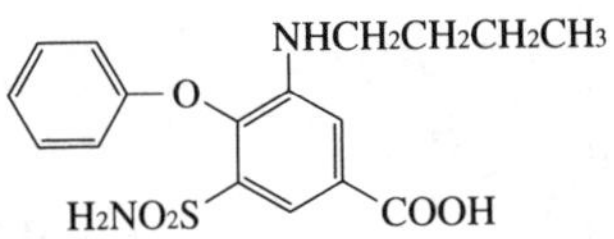

ブメタニド

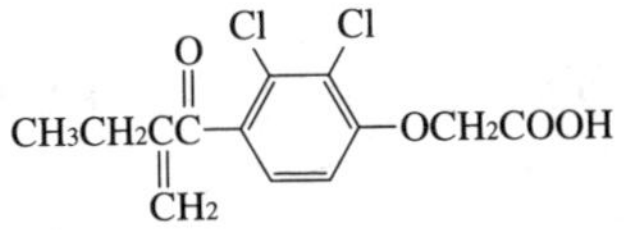

エタクリン酸

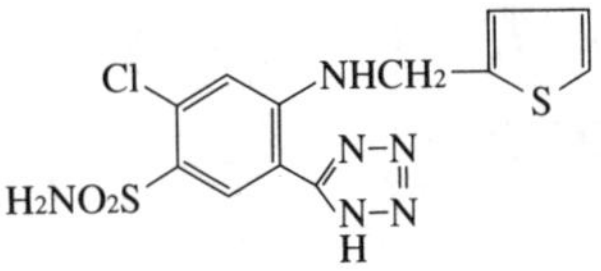

アゾセミド

5）カリウム保持性利尿薬

利尿薬を使用すると Na^+ の排泄増加に伴い，K^+ の排泄も増加する．それゆえ，カリウム保持性利尿薬の併用や K^+ の補充がなされる．カリウム保持性利尿薬の利尿作用はさほど強くないが，利尿薬による低カリウム血症の予防に使用される．

a．スピロノラクトン

スピロノラクトン spironolactone は，皮質部集合管の上皮細胞のアルドステロンの受容体と結合することによってアルドステロンの Na^+-K^+ 交換作用に拮抗する（作用点⑥）．その結果，尿からの Na^+ 再吸収が抑制され体外への Na^+ 排泄が促進し，利尿作用が発現する．一方，他の利尿薬とは異なり，血中から尿中への K^+ の排泄は，むしろ減少する．高アルドステロン症による高血圧症，若年女性や更年期障害の女性に多い特発性浮腫にも有効である．

b．カンレノ酸カリウム

カンレノ酸カリウム potassium canrenoate は，スピロノラクトンの活性代謝物のカリウム塩で抗アルドステロン薬として静注で用いる．スピロノラクトンと合わせて抗アルドステロン薬と呼ばれる（作用点⑥）．

c．トリアムテレン

トリアムテレン triamterene は，抗アルドステロン薬と薬理作用は似ているが，アルドステロン受容体とは無関係に作用する（作用点⑤）．すなわち，遠位尿細管，接合尿細管，集合管の主細胞での Na^+ チャネルに直接作用し，Na^+ の再吸収を抑制して，利尿作用を生じる．一方，Na^+ 再吸収が抑制されるため，尿細管腔内電位が上昇し，管腔内の陰性電位に依存している K^+ の分泌は減少する．作用発現はスピロノラクトンより早く，またカリウム保持作用も強い（作用点⑥）．

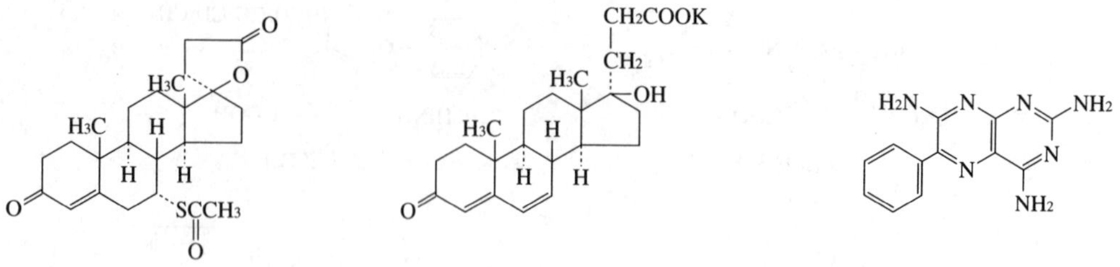

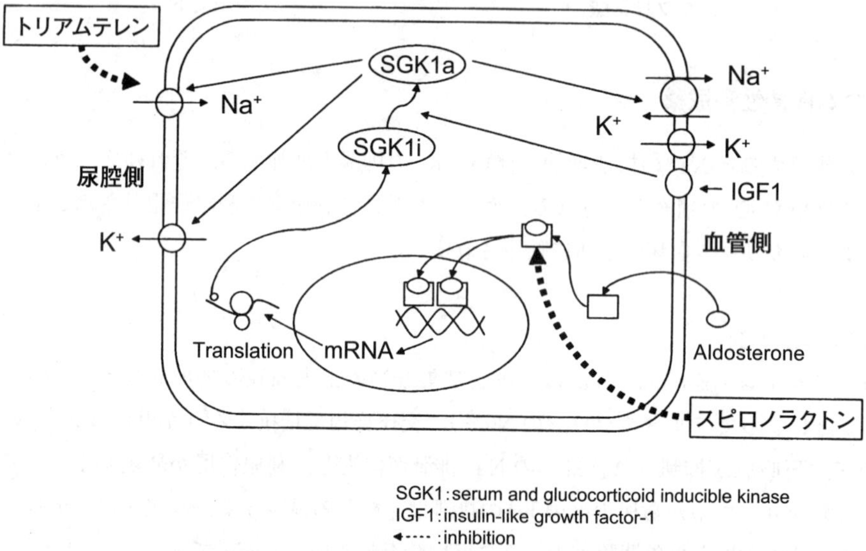

図 7.6
カリウム保持性利尿薬の作用機序

7.3 利尿薬の副作用

利尿薬には，共通的な副作用として低 K 血症，低 Na 血症，脱水症などの水電解質異常がある．また，低 K 血症に基づく膵臓 β 細胞からのインスリンの分泌低下と，それに続く高血糖（糖尿病の誘発）や脂質代謝異常が生じる．高尿酸血症（痛風の誘発）や腎不全の悪化などもある．エタクリン酸やフロセミドにより聴覚障害が起こることがあるので，アミノグリコシド系抗生剤との併用は避けるべきである．スピロノラクトンに特異的な副作用として，長期投与したときの女性化乳房や痛みを伴う乳房腫脹がある．利尿薬の主な副作用とその対策については表 7.1 にまとめた．

表 7.1　主な利尿薬の副作用と対策

副作用	チアジド系利尿薬	ループ利尿薬	K 保持性利尿薬	アセタゾラミド	対　策
脱水症	+	+ + +	−	−	水分，NaCl の補給
慢性低ナトリウム血症	+	+ +	−	−	水分，NaCl の摂取制限 グルココルチコイドの投与
急性低ナトリウム血症	+	+ +	−	−	水分，NaCl の摂取制限 5% NaCl 輸液
低カリウム血症	+ +	+ +	−	+ + +	カリウム補給 スピロノラクトン併用
高カリウム血症	−	−	+ +	−	投与中止，カリウム摂取制限，チアジド剤併用
高尿酸血症	+ +	+	+	−	潜在性痛風患者で投与中止
高血糖症	+ +	+	−	−	潜在性糖尿病患者では投与中止
代謝性アシドーシス	±	−	−	+ +	間欠投与
代謝性アルカローシス	±	+ +	−	−	間欠投与，NH_4Cl 併用

7.4　抗利尿薬（尿崩症治療薬）

視床下部−下垂体後葉系の障害により，バソプレシンの合成や分泌が障害されると多量の低張尿が排泄される．これを中枢性尿崩症という．また，このホルモンに対して，腎臓が不応状態になっているために尿濃縮障害を来たして尿崩症になる場合を腎性尿崩症という．ここでは，これらの尿崩症の治療薬について述べる．

1）中枢性尿崩症治療薬

バソプレシン vasopressin とデスモプレシン desmopressin ともに，アミノ酸残基 9 個からなるペプチドである．デスモプレシンは，バソプレシンの 1 位が脱アミノ化されているためペプチダーゼの作用を受けにくくなり，バソプレシン V_2 受容体に特異的に作用し，持続的な抗利尿作用を発揮する．また，8 位の L-アルギニンを D-アルギニンに変えることにより，バソプレシン V_{1a} 受容体を介する昇圧作用は著しく減少する．

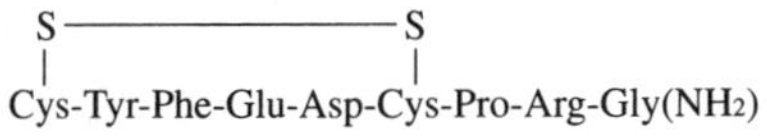

バソプレシン

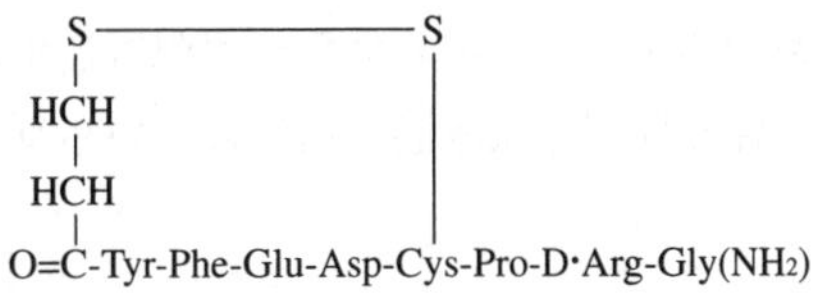

デスモプレシン

2）腎性尿崩症治療薬

続発性腎性尿崩症は，薬物によって尿量の減少がもたらされる病態である．例えば，躁うつ病の治療に用いられるLi^+（LiCl）は，尿細管上皮細胞でアデニル酸シクラーゼを阻害してcAMPの産生障害を起こし，ADH不応性の尿崩症を発生する．この場合には，カリウム保持性利尿薬の一つであるアミロライド amiloride が有効である．また，チアジド系利尿薬も尿崩症患者の多尿を減少させる．

7.5 排尿機能障害治療薬

膀胱平滑筋（排尿筋）は，副交感神経（骨盤神経）の刺激により収縮し，交感神経（下腹神経）の刺激により弛緩する．一方，膀胱頸部や尿道括約筋は交感神経の刺激により収縮する．排尿機能障害には蓄尿障害と排尿障害があり，膀胱と尿道括約筋の収縮弛緩がうまく機能しない場合に起こる．

1）蓄尿障害治療薬

a．ムスカリン受容体遮断薬

膀胱平滑筋には副交感神経のムスカリンM_3受容体よりM_2受容体が多く存在しているが，膀胱の収縮には主にM_3受容体が関与している．ムスカリン受容体遮断薬（抗コリン薬）は膀胱平滑筋の緊張を緩和することにより尿意切迫感，頻尿，尿失禁を改善する．オキシブチニン，イミダフェナシン，ソリフェナシンは選択的ムスカリンM_3受容体遮断薬である．非選択的ムスカリン受容体遮断薬としてプロピベリンやトルテロジンがある．副作用として口渇，羞明，便秘，頻脈があり，緑内障，腸管閉塞のある患者には禁忌である．

b．β_2受容体刺激薬

交感神経のアドレナリンβ_2受容体を刺激すると尿道横紋筋が収縮し，膀胱平滑筋が弛緩する．クレンブテロールは選択的β_2受容体刺激薬で腹圧性尿失禁に有効である．副作用として低カリウム血症や振戦がある．

c．平滑筋弛緩薬

フラボキサート flavoxate（塩酸塩）は，膀胱平滑筋の電位依存性Ca^{2+}チャネルからのCa^{2+}流入抑制やホスホジエステラーゼ阻害作用により膀胱平滑筋を弛緩させる．神経性頻尿や前立腺肥大に伴う頻尿，残尿感の治療に用いられる．副作用として胃腸障害や発疹がある．

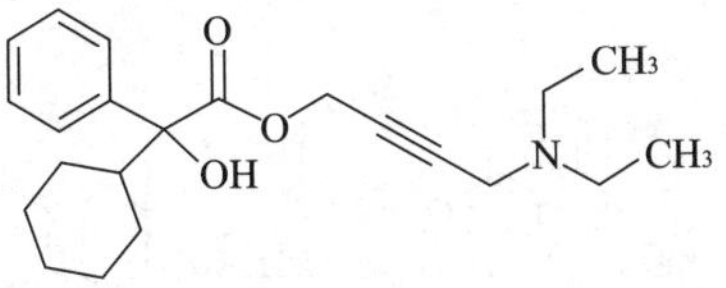

オキシブチニン

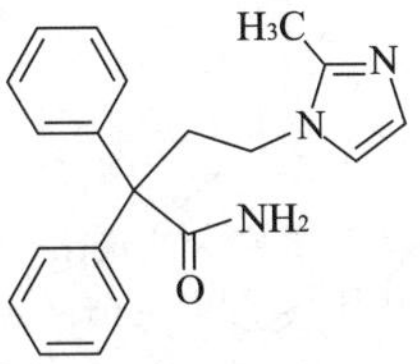

イミダフェナシン

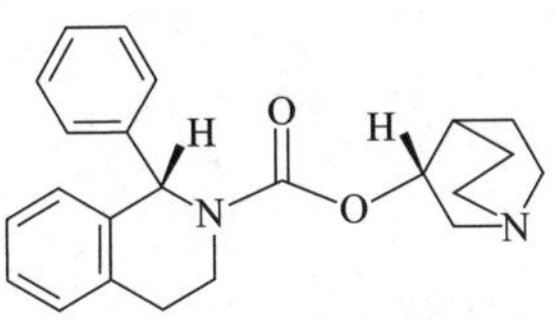

ソリフェナシン

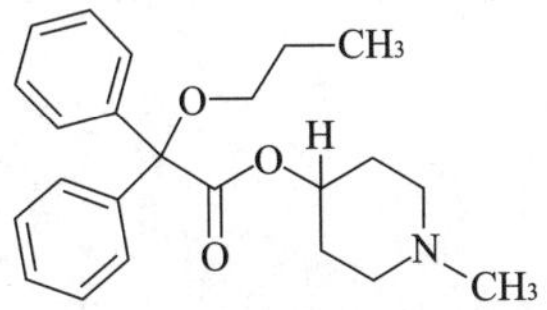

プロピベリン

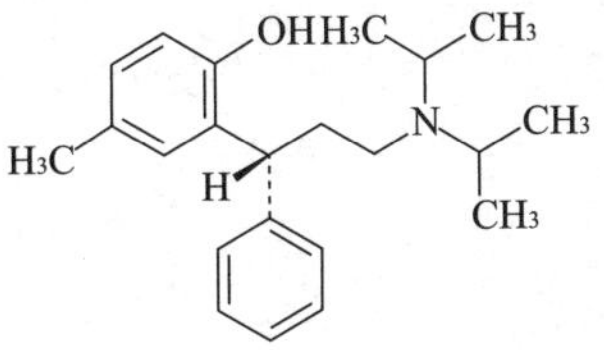

トルテロジン

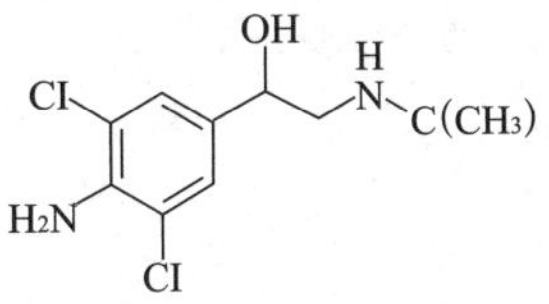

クレンブテロール

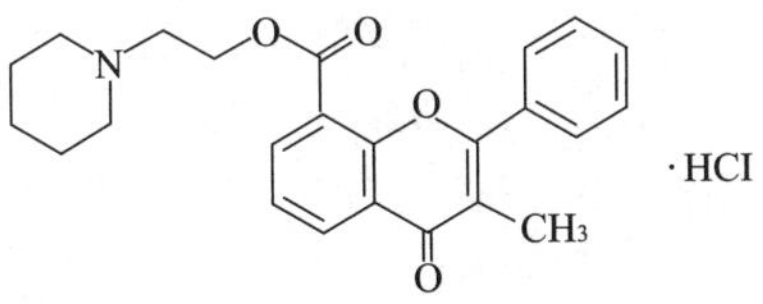

フラボキサート

2）排尿障害治療薬

a．アドレナリン α_1 受容体遮断薬

男性の排尿障害の多くは，前立腺肥大に伴う尿道閉塞が原因である．内尿道括約筋や前立腺には交感神経のアドレナリン α_{1A} 受容体が多く存在し，α受容体遮断薬により尿道抵抗は低下する．

タムスロシン，シロドシンは α_{1A} 受容体サブタイプを選択的に遮断するが，他のα受容体遮断薬と異なり前立腺肥大症による排尿困難にのみ適応される．プラゾシンはα受容体，テラゾシン，ウラピジルは α_1 受容体を遮断するが，いずれも α_{1A} 受容体サブタイプに対する選択性はない．副作用として起立性低血圧がある．

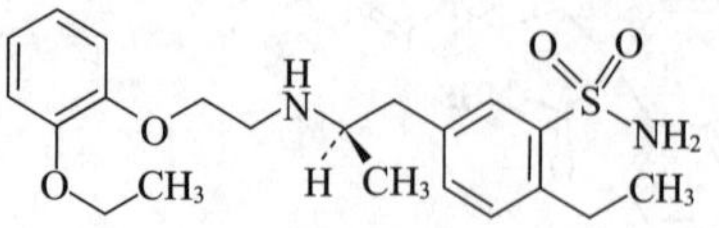

タムスロシン

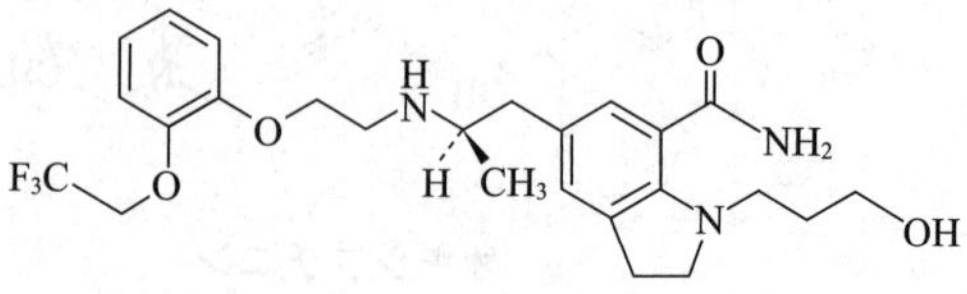

シロドシン

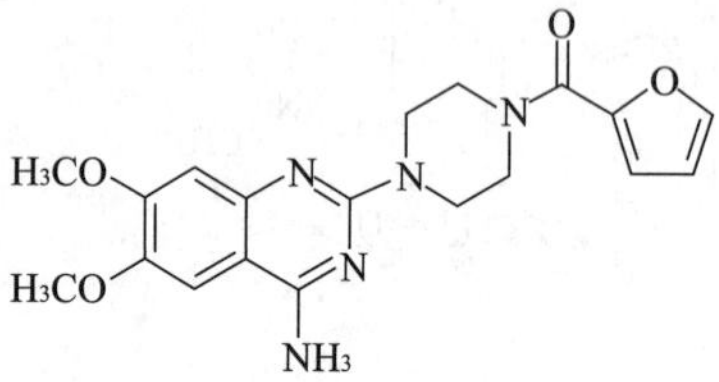

プラゾシン

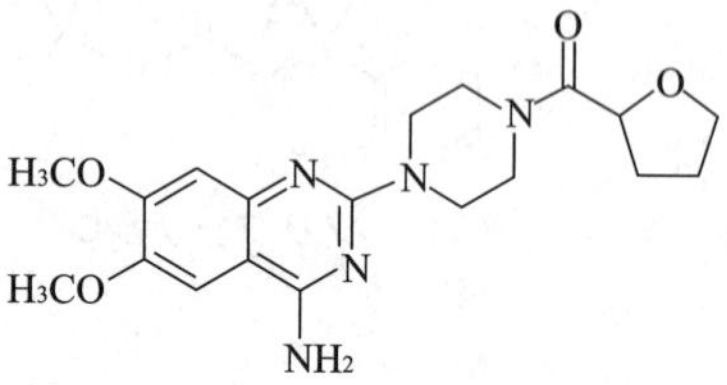

テラゾシン

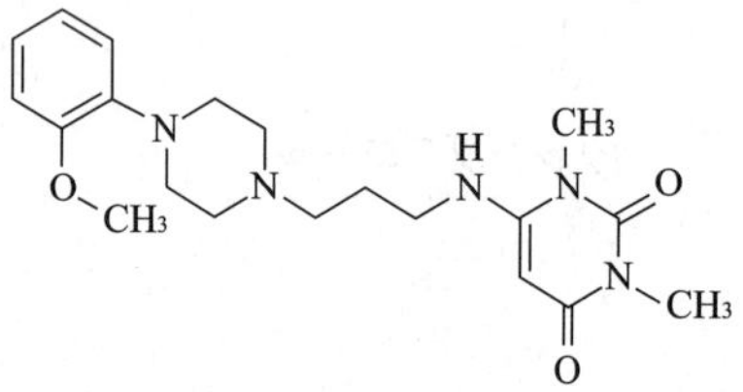

ウラピジル

b. コリンエステラーゼ阻害薬

術後，分娩後等による膀胱収縮力の低下による排尿障害には，ネオスチグミンが使用されることがある．ネオスチグミンはコリンエステラーゼ阻害作用によりアセチルコリンの濃度を上昇して膀胱平滑筋の収縮力を高める．

第8章 呼吸器系に作用する薬物

8.1 呼吸器系

8.1.1 ■ 薬理作用とは

呼吸器系は，上気道（鼻，鼻腔，咽頭）ならびに下気道（気管，気管支，肺実質）より構成される．呼吸器の最も重要な役割は，体内で生成した二酸化炭素と外気中の酸素を肺胞内で交換することである．肺胞内における二酸化炭素と酸素の交換を外呼吸といい，血液と組織細胞との間のガス交換を内呼吸という．

基本的な外呼吸機能は，延髄にある呼吸中枢（呼息中枢と吸息中枢からなる）と橋にある呼吸調節中枢によりコントロールされている．すなわち，呼吸筋の収縮・弛緩は呼吸中枢によりつかさどられ，その興奮性を呼吸調節中枢が制御し，リズミカルな呼吸を生じさせる．

呼吸は以下のような種々の要因によって大きく影響を受ける．

肺迷走神経反射(ヘーリング・ブロイエル反射)：吸息による肺胞壁の伸長受容器の興奮が求心性迷走神経を介して呼吸中枢に伝えられ，吸息中枢の興奮を抑制し，結果的に吸息が深くなる前に呼息に転じる)．

大動脈反射（大動脈小体反射）：血中二酸化炭素レベルの上昇，pH の低下を大動脈小体の化学受容器が感知し，迷走神経を介して呼吸中枢を興奮させる．

頸動脈洞反射（頸動脈小体反射）：血中二酸化炭素レベルの上昇，pH の低下を頸動脈小体の化学受容器が感知し，頸動脈神経を介して呼吸中枢を興奮させる．

脳幹の化学受容器を介する反射：呼吸中枢の近くにある化学受容器が血中の二酸化炭素レベルの上昇に起因する H^+ の増加を感知し，呼吸中枢を興奮させる．

8.2 呼吸興奮薬

麻酔薬および睡眠薬の中毒などの様々な原因により呼吸中枢が抑制され，これに起因する肺胞低換気により，高炭酸ガス血症を伴う低酸素血症が発症する．呼吸興奮薬は，呼吸中枢を直接，あるいは末梢の化学受容器を介して間接的に刺激することにより，1 回換気量および呼吸回数を増加させる薬物である．

呼吸興奮薬の作用部位を図 8.1 に示す．

a. ジモルホラミン dimorpholamine

ジモルホラミンは，延髄の呼吸中枢に作用して呼吸量の増大を引き起こす．同時に，交感神経興奮作用により血圧の上昇と心筋収縮力の増強を示すため，減弱した循環機能を賦活する．臨床応用としては，新生児仮死，麻酔薬・睡眠薬の中毒，諸種の呼吸障害の治療の際に注射薬として用いられる．

b. ドキサプラム（塩酸塩水和物）doxapram（hydrochloride hydrate）

ドキサプラムは，主として末梢の頸動脈小体および大動脈小体の化学受容器を刺激して，反射的に呼吸中枢を興奮させることにより呼吸促進作用を示す．ドキサプラムは静注で用いられ，速やかな作用の発現と消失を示す．臨床応用は，急性ハイパーカプニア（急性の高炭酸ガス血症）を伴う慢性肺疾患，麻酔薬・中枢神経抑制薬による呼吸抑制などである．

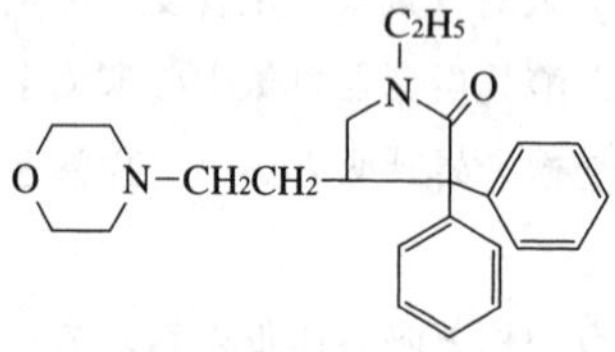

ドキサプラム

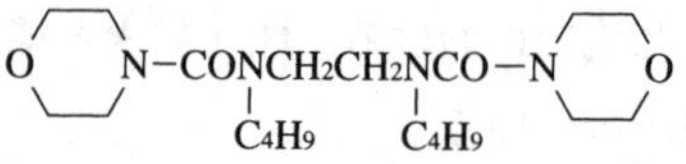

ジモルホラミン

c. 二酸化炭素 carbon dioxide

二酸化炭素の吸入により速やかな呼吸数の増加と深度の上昇が引き起こされる．この作用は 2% の二酸化炭素の吸入によりみられ，10% で最大となる．このような呼吸促進の作用は，1）血中に入った二酸化炭素が延髄の化学受容器を刺激することにより，さらにこれに加えて 2）血中の二酸化炭素が大動脈小体および頸動脈小体の化学受容器を刺激することによる．

d. ナロキソン naloxone，レバロルファン（酒石酸塩）levallorphan（tartrate）

両薬物はいずれもオピオイド受容体遮断薬であり，モルヒネ，ペチジンなどの麻薬性鎮痛薬

（μ受容体刺激薬）による薬理作用（副作用）の一つである呼吸抑制の治療や予防に用いる．また，ペンタゾシン（非麻薬性鎮痛薬）による呼吸抑制に対しても，両薬物は有効である．

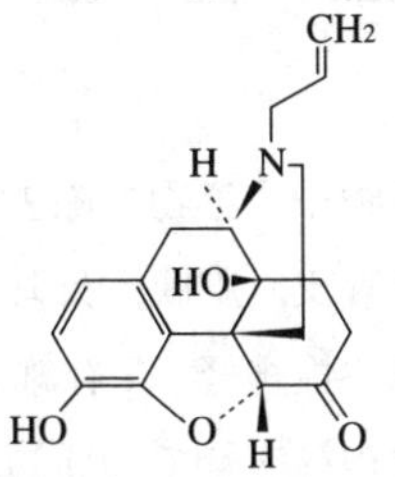

ナロキソン

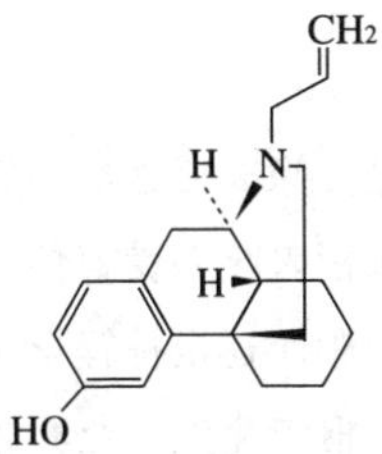

レバロルファン

e. フルマゼニル flumazenil

ベンゾジアゼピン系薬の受容体に対する遮断薬である．したがって，ベンゾジアゼピン系薬物による鎮静および呼吸抑制に対する改善作用を有する．

f. その他の呼吸興奮薬

炭酸脱水酵素阻害薬のアセタゾラミド acetazolamide は，炭酸脱水酵素阻害作用に基づく代謝性アシドーシスによる H^+ の増加を介して間接的に呼吸中枢を刺激するため，睡眠時無呼吸症の長期的療法として用いられる．また，肺サーファクタント（肺表面活性物質）製剤は，気管内に注入することにより，呼吸窮迫症候群の治療に用いられる．

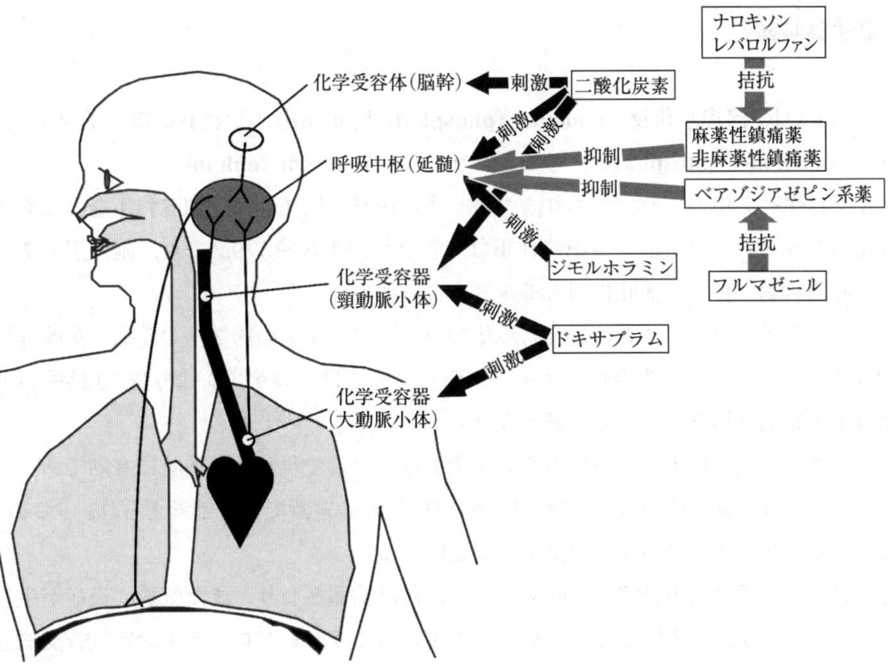

図 8.1
呼吸興奮薬（呼吸抑制薬）とそれらの作用部位

8.3 鎮咳薬

咳とは，気道の線毛運動で除去できない気道内の異物や分泌物を除去するための生体の防御機構である．種々の原因で末梢の咳の受容体（喉頭，気管支，胸膜，外耳道などに存在する侵害受容器）が刺激され，その興奮が迷走神経を主とする求心性神経（A 線維および C 線維）を経て延髄の咳中枢に達する．咳中枢で発生した興奮は遠心性神経を経て肋間筋，横隔膜，声帯を刺激して咳が引き起こされる．

咳には痰を伴わない乾性咳（空咳）と痰を伴う湿性咳がある．慢性気管支炎，慢性肺気腫などの慢性閉塞性肺疾患や気管支喘息においては，濃厚かつ粘稠な痰を伴う湿性咳が誘発されるので，これを鎮咳薬でむやみに抑制することには慎重である必要がある．

一方，乾性咳は，上気道炎症，胸膜炎，心臓疾患，心因性などによって誘起されるが，咳による体力の消耗や睡眠障害，喀血や気胸などの合併症発生の可能性もあり，鎮咳薬を用いて抑制する．

咳発生の経路と鎮咳薬の作用部位を図 8.2 に示す．

8.3.1 ■ 中枢性鎮咳薬

1）麻薬性鎮咳薬

a. コデイン（リン酸塩水和物）codeine（phosphate hydrate），ジヒドロコデイン（リン酸塩）dihydrocodeine（phosphate），オキシメテバノール oxymetebanol

コデインはアヘン中の一成分であり，モルヒネと同様に鎮痛作用，鎮咳作用などを有するが，その作用はモルヒネよりも弱い（鎮咳作用はモルヒネの 1/8 ～ 1/9．また，副作用である耐性，依存性，呼吸抑制，便秘，催吐作用もモルヒネより弱い）．

ジヒドロコデインはコデインの還元誘導体であり，コデインの約 2 倍の鎮痛・鎮咳作用を示すが，副作用はコデインより少ない．オキシメテバノールは，コデインより約 10 倍強い鎮咳作用と 2 倍以上の鎮痛作用を有し，安全域が大きい．

いずれの薬物も鎮咳作用は鎮痛作用を表す量よりも少量で現れ，乾性咳に有効である．鎮咳作用のメカニズムは，延髄における咳嗽反射路（咳中枢）の遮断であると考えられ，μおよびκ受容体とは異なるオピオイド受容体を刺激することによる．

一方，コデイン類は気道分泌を抑制するために痰は粘稠となり，また気道に炎症が生じている場合には気道粘膜が易刺激性となるため，コデインおよびジヒドロコデインは気管支喘息発作中には禁忌である．

2) 非麻薬性鎮咳薬

a. デキストロメトルファン(臭化水素酸塩水和物) dextromethorphan (hydrobromide hydrate)

デキストロメトルファンはコデインに構造が類似し，薬効の異なる立体異性体が存在する．すなわち，右旋性（*d* 体）のデキストロメトルファンならびに左旋性（*l* 体）のレボメトルファンである．レボメトルファンは麻薬であり，鎮痛，鎮咳，呼吸抑制などの作用を有するのに対し，デキストロメトルファンは麻薬としての作用はなく，コデインと同程度の強力な鎮咳作用を有する．一方，コデインのような気道分泌抑制作用や胃腸管に対する副作用は有しない．

デキストロメトルファンの作用機序は，コデインと同様に，延髄における咳嗽反射路の遮断であるとされるが，オピオイド受容体を介するものではないとされる．しかし，正確な作用部位は明らかではない．

感冒，気管支炎，肺炎などの際の咳に用いられる．

b. ジメモルファン（リン酸塩）dimemorfan（phosphate）

デキストロメトルファンの誘導体であり，鎮咳効果もデキストロメトルファンと同程度である．延髄の咳中枢を抑制する．上気道炎，肺炎，気管支炎などの際の咳に用いられる．呼吸，気道分泌などへの影響は少ない．

c. チペピジン（ヒベンズ酸）tipepidine（hibenzate）

非麻薬性の合成鎮咳薬であり，延髄の咳中枢を抑制して，コデインとほぼ同程度の鎮咳効果を現す．気道分泌および気道線毛上皮運動の促進作用もあり，喀出しにくい痰に伴う咳に用いられる．

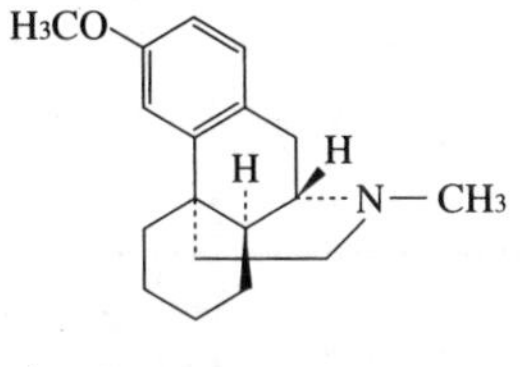

デキストロメトルファン

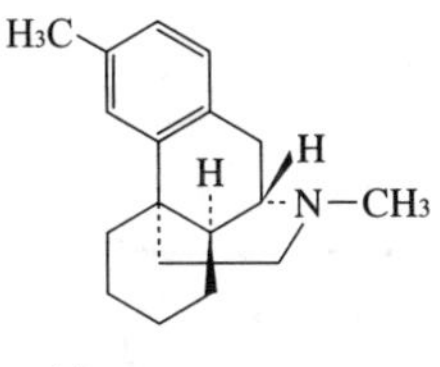

ジメモルファン

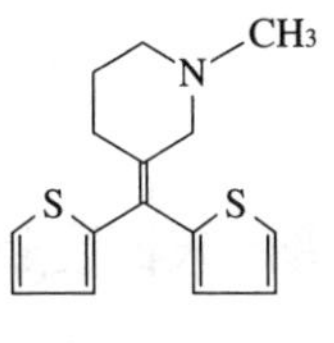

チペピジン

d. ノスカピン（塩酸塩水和物）noscapine（hydrochloride hydrate）

アヘン中の一成分として含まれる．臨床効果はコデインより弱いが，即効性がある．延髄の咳中枢を抑制して鎮咳効果を現す．また，平滑筋弛緩作用も有し，それによる気管支拡張作用が鎮咳作用に関与すると考えられている．耐性，依存性はない．

e. ペントキシベリン（クエン酸塩）pentoxyverine（citrate）

延髄の咳中枢に作用して抑制を示すとともに，副交感神経抑制作用，平滑筋弛緩作用，局所麻酔作用も有する．感冒，気管支炎，気管支喘息などの際の咳に用いる．副交感神経抑制作用があるため，緑内障には禁忌である．

f. クロペラスチン cloperastine

コデインと同程度の鎮咳作用を有する．延髄の咳中枢に作用して抑制を示すとともに，緩和な抗ヒスタミン作用とパパベリン様の気管支平滑筋弛緩作用を有する．

g. エプラジノン（塩酸塩）eprazinone（hydrochloride）

コデインより鎮咳作用は弱い．延髄の咳中枢に作用して抑制を示すとともに，気道分泌促進作用ならびに粘液修復作用を有する．

h. ベンプロペリン（リン酸塩）benproperine（phosphate）

コデインと同程度の鎮咳作用を有する．延髄の咳中枢に作用して抑制を示すとともに，肺の伸張受容器の興奮性の低下ならびに気管支収縮緩解作用を有する．

i. クロフェダノール（塩酸塩）clofedanol（hydrochloride）

デキストロメトルファンと同程度の鎮咳作用を有する．延髄の咳中枢に作用して抑制を示すとともに，気管支拡張作用を有する．

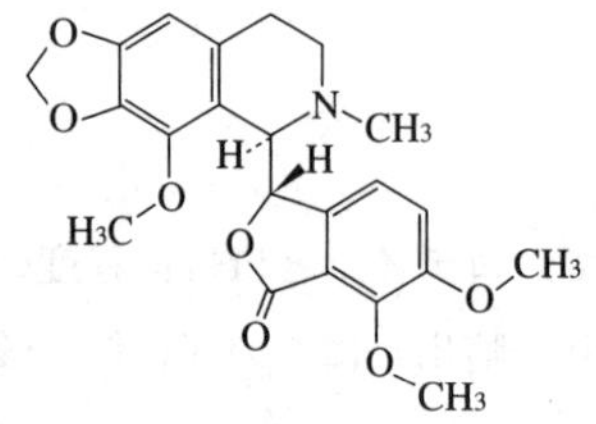

ノスカピン

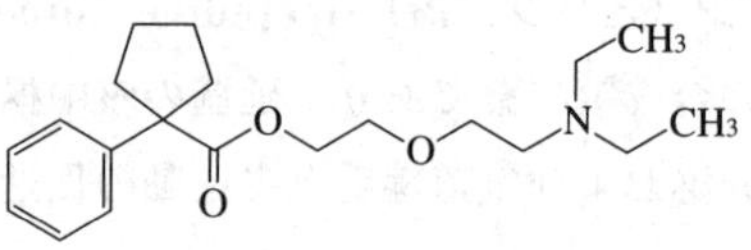

ペントキシベリン

8.3.2 ■ 末梢性鎮咳薬

a. ベンゾナテート benzonatate

テトラカインの誘導体で局所麻酔作用がある．鎮咳効果は，肺の伸張受容器の興奮性を抑制することと気道粘膜の受容器の興奮を抑制して，咳反射のインパルスを抑制することによる．鎮咳効果はコデインと同程度である．日本では臨床に用いられていない．

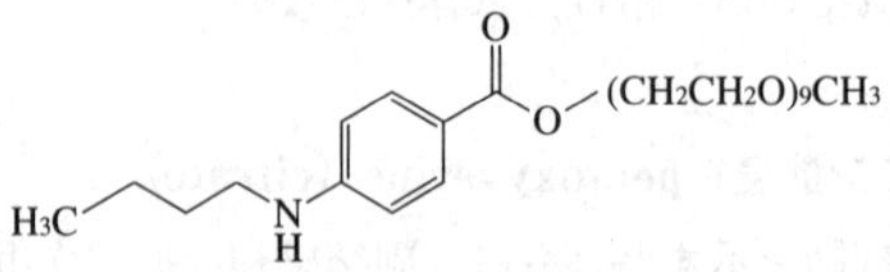

ベンゾナテート

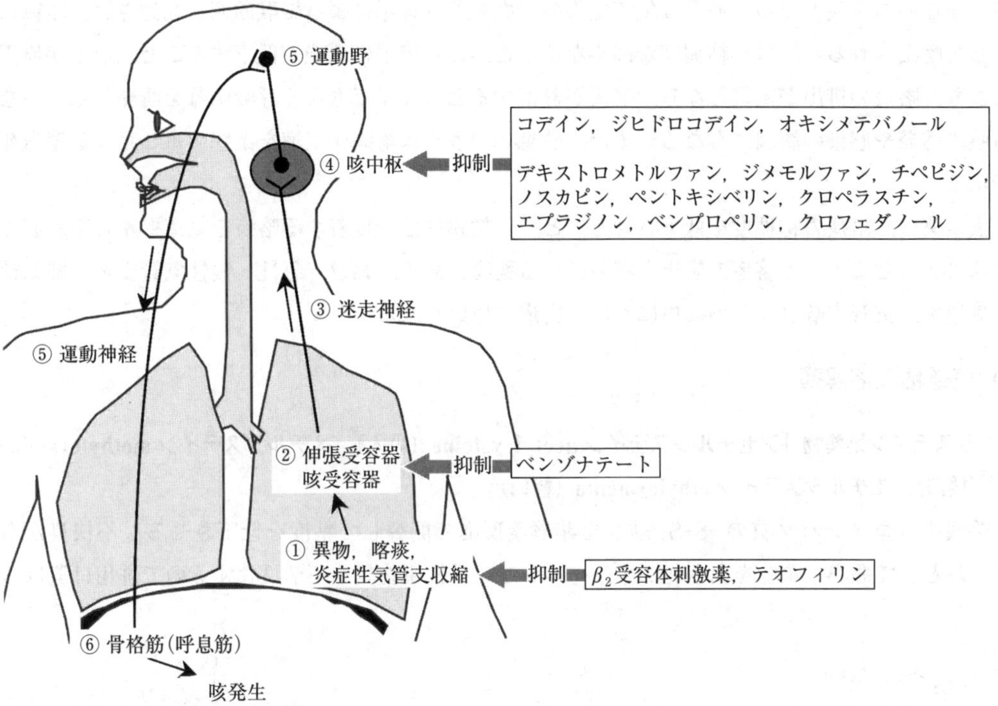

図 8.2
咳発生の経路と鎮咳薬の作用部位

b. その他

β_2 受容体刺激薬やテオフィリン theophylline のように気管支拡張作用を有する薬物は，気管支拡張作用により鎮咳作用を発揮する．

8.4 去痰薬

気道の分泌液のほとんどは気管支の分泌腺および気道上皮の杯細胞に由来する．さらに，気道液にはクララ細胞やⅡ型肺胞細胞から分泌される肺サーファクタント（肺表面を被う脂質–タンパク質重合体で，90% がリン脂質からなる．肺の表面張力を低下させて虚脱を防ぐ働きを有する）が含まれている．肺サーファクタントは肺胞のみならず，気道全域のクリアランスに重要な働きをする．

分泌液（粘液）の粘性はムコタンパク質，酸性ムコ多糖，DNA などによって左右される．正常の気道粘膜は気道分泌液で潤っており，健康なヒトでも 1 日当たり約 50 mL の気道粘液を産生するが，その 95% が水分であるため気道壁から吸収され通常は外に喀出されることはない．一方，喘息，慢性気管支炎，気管支拡張症，肺結核などの呼吸器疾患においては，気道分泌液・漏出液に細菌，ウイルス，塵埃などが不定の割合で混合し，量的・質的に異常となった気道分泌液，すなわち喀痰となる．通常は気道粘膜の表面を覆う線毛によって喉頭側に輸送され，咳嗽によって喀出されるが，(1) 粘稠度が高くなること，(2) 線毛の機能が低下すること，などが原因となり，喀痰の排出が困難となる．喀痰が貯留すると言うまでもなく呼吸困難を誘発し，さらなる咳の誘発や感染の誘因にもなる．また，喘息死の多くは喀痰が気道を閉塞することよる窒息死である．

去痰薬は，喀痰の粘稠度を低下させることや，粘膜に強く接着する喀痰を気道壁から離れ易くすることなどによって喀痰の排出を容易にする薬物である．感冒，急性・慢性気管支炎，肺結核，上気道炎，気管支喘息などの疾患における去痰に用いられる．

1) 気道粘液溶解薬

a. システイン系薬物［アセチルシステイン acetylcysteine（吸入），メチルシステイン methylcysteine（経口），エチルシステイン ethylcysteine（経口）

喀痰中ムコタンパク質の -S-S- 結合を非酵素反応で開裂して粘度を低下させる．不快臭があり，時として悪心・嘔吐を引き起こす．ペニシリン系抗生物質を不活性化するので併用は避ける．

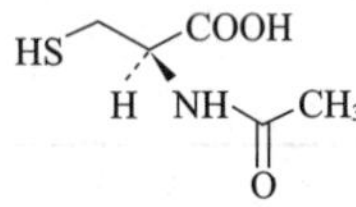
アセチルシステイン

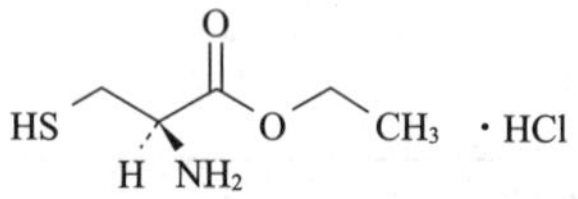
エチルシステイン

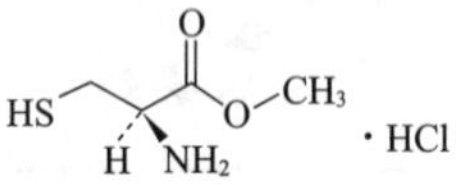
メチルシステイン

b. タンパク質分解酵素（セミアルカリプロテイナーゼ semi-alkaline proteinase，セラペプターゼ serrapeptase，ブロメライン bromelain，プロナーゼ pronase）

喀痰中のタンパク質を分解して粘性を低下させる．

c. 多糖類分解酵素［リゾチーム（塩酸塩）lysozyme（hydrochloride)］

喀痰中の多糖類を分解して粘性を低下させる．

d. ブロムヘキシン（塩酸塩）bromhexine（hydrochloride）

気道の粘液分泌亢進作用と，粘度に大きく関与する酸性糖タンパク質を溶解，低分子化することにより，痰を喀出しやすくする．

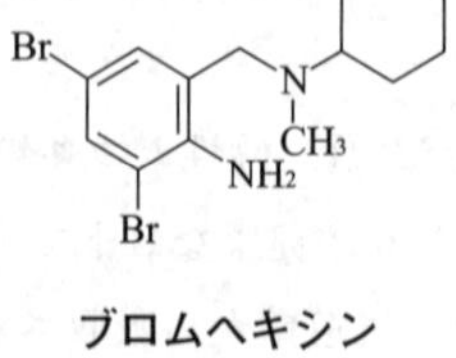
ブロムヘキシン

2）気道粘液修復薬

a．カルボシステイン carbocisteine

カルボシステインは，上記のシステイン系薬物とは異なり，–SH 基が遊離していないため，喀痰中ムコタンパク質の –S–S– 結合を直接開裂する作用はない．

一方，ムチン（ムコタンパク質）は粘液中の主成分であり，コアタンパク質に無数の糖鎖が結合した構造をとる．糖鎖としてフコースが結合したムチン（フコムチン）は粘性が高く，シアル酸が結合したムチン（シアロムチン）は粘性が低いとされる．カルボシステインは，喀痰中のフコムチンを減少させ，シアロムチンを増加させる粘液構成成分調節作用を有するとともに，線毛細胞修復作用を有する．

3）気道分泌細胞正常化薬

a．フドステイン fudosteine

フドステインは，カルボシステインのカルボキシ基を修飾してヒドロキシ基を導入したもので，気道上皮細胞から杯細胞への過形成を抑制するとともに，痰のフコース/シアル酸比を正常化させ，痰の粘性や弾性を改善し，線毛運動によって排出されやすい気道分泌液の状態に再構成する．

4）気道粘膜潤滑薬

a．アンブロキソール ambroxol

Ⅱ型肺胞細胞およびクララ細胞からの肺サーファクタントの分泌を亢進し，気道壁を潤滑にして喀痰排出を容易にする．さらに，線毛運動の亢進作用も有する．

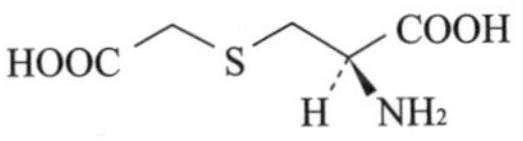

カルボシステイン

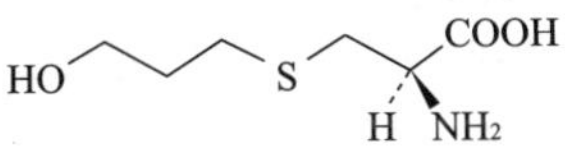

フドステイン

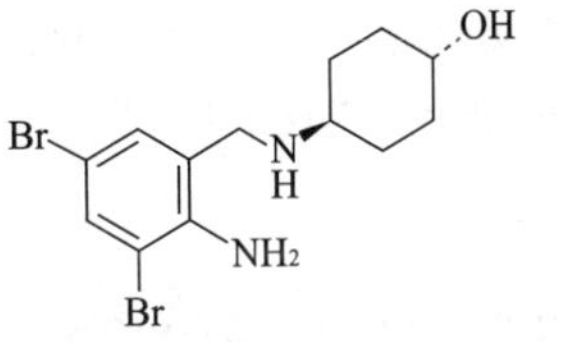

アンブロキソール

5）分泌促進薬

分泌促進薬は，胃腸粘膜等を刺激して反射性に気道分泌を増加させるものと，気管支分泌腺に作用するものとに大別できる．すなわち，塩類（アンモニウム塩，クエン酸塩），サポニン系（セネガ，オンジ，キキョウ），トコン（有効成分：エメチン emetine）は咽頭粘膜や上部消化管粘膜を刺激して反射性に気道分泌を増加させる．一方，ユーカリ油などの精油類は，吸入・呼出時に気管支分泌腺を刺激して分泌亢進を起こす．

8.5 気管支喘息治療薬

8.5.1 気管支喘息の病態（図 8.3）

気管支喘息は，気道の慢性炎症，可逆的な気道閉塞，気道過敏症，気道リモデリングを特徴とする呼吸器疾患である．気道閉塞は，1）気管支平滑筋の収縮，2）気道粘膜の浮腫（血管透過性亢進および血管拡張による)，3）気道分泌の亢進，によって引き起こされる．さらに，喘息患者の気道には好酸球，リンパ球（とくに T 細胞)，肥満細胞などの白血球の増加がみられ，また非特異的な刺激（抗原以外の刺激でも）により反応性の亢進がみられる，いわゆる気道過敏症が認められる．さらに慢性的な状態になると，気道リモデリング（平滑筋の増生，基底膜の肥厚，細胞外マトリックスの沈着，結合組織の増加など）が認められる．

気管支喘息は，アトピー型（アレルギー性）と感染型（非アレルギー性)，ならびに両者の混合型に分類される．とくに，アトピー型喘息においては，ハウスダスト，ダニなどの抗原に含まれるタンパク質に対する特異的 IgE 抗体が産生され，産生された IgE 抗体が肥満細胞や好塩基球の細胞膜上に存在する高親和性 IgE 受容体（Fc ε RI）に結合して感作が成立する．再び侵入した抗原に対し，肥満細胞および好塩基球の細胞膜上で抗原–抗体反応が惹起され，ヒスタミンやシステイニルロイコトリエン（CysLTs）などのケミカルメディエーターが遊離される．これら肥満細胞や好塩基球，さらに Th2 細胞から産生されるサイトカイン類やケモカイン類は，気道組織に好酸球，リンパ球，肥満細胞などの白血球を増加させる．これらの機序により，上記の組織学的変化，それに引き続く症状が誘起される．

8.5.2 喘息治療薬

気管支喘息の治療はもっぱら薬物療法によって行われる．最も重要な薬物はグルココルチコイドと β_2 受容体刺激薬であり，つづいて抗ロイコトリエン薬，抗コリン薬，抗アレルギー薬などがある．これら喘息治療薬の主な作用点を図 8.3 に示す．

a. ステロイド（副腎皮質糖質コルチコイド，グルココルチコイド）

グルココルチコイドは抗炎症薬として繁用されているが，アレルギー疾患にも著効を示すので，気管支喘息，アトピー性皮膚炎，アレルギー性鼻炎などの治療薬として繁用されている．ベクロメタゾン（プロピオン酸エステル）beclometasone（dipropionate)，フルチカゾン（プロピオン酸エステル）fluticasone（propionate)，ブデソニド budesonide，シクレソニド ciclesonide ならびにモメタゾン（フランカルボン酸エステル）mometasone（furoate）が吸入の喘息治療薬とし

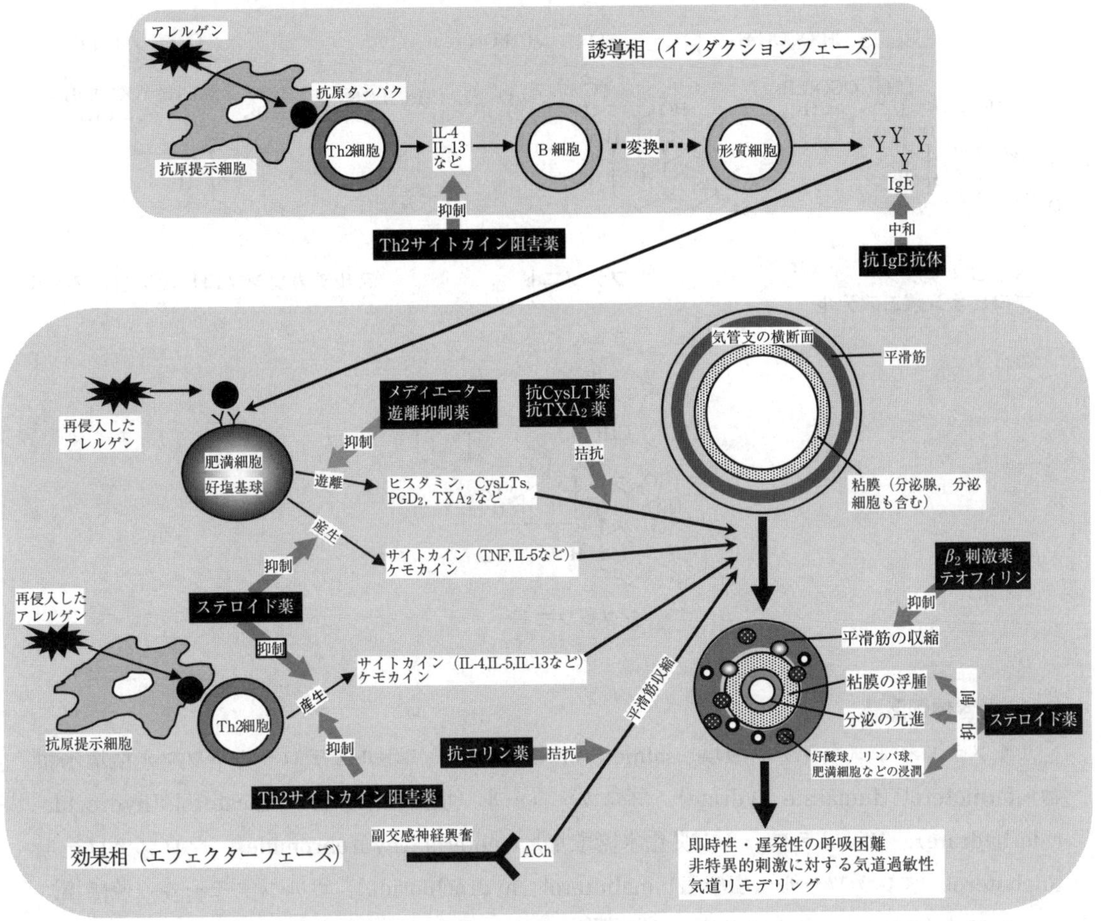

図 8.3
気管支喘息の発症機構と喘息治療薬の作用点.
ACh：アセチルコリン，CysLTs：システイニルロイコトリエン，IL：インターロイキン，IgE：免疫グロブリン E，PG：プロスタグランジン，TNF：腫瘍壊死因子，TX：トロンボキサン

て用いられている．これらの吸入ステロイドは，長期管理薬（コントローラー）として毎日規則正しく吸入することにより，慢性炎症をコントロールするものである．

吸入された糖質コルチコイドは，局所（肺）で吸収されて抗喘息作用を現す．この抗喘息作用の機構は，グルココルチコイドの抗炎症作用と同様である．すなわち，喘息の炎症に関与する細胞内に入り，グルココルチコイド受容体に結合して核に作用し，炎症性サイトカインなどの起炎性物質などの産生を抑制することにより抗炎症作用を現す(詳細は他章を参照)．グルココルチコイドを全身投与した場合と比べると，長期間投与しても副腎機能抑制などの副作用は認められない．

一方，急性増悪時に行うヒドロコルチゾンの静脈内投与は即効性を期待するものであるが，上記の吸入ステロイドは作用発現に数日から数週間かかるので，喘息発作時に即効性を期待して使用するものではない．

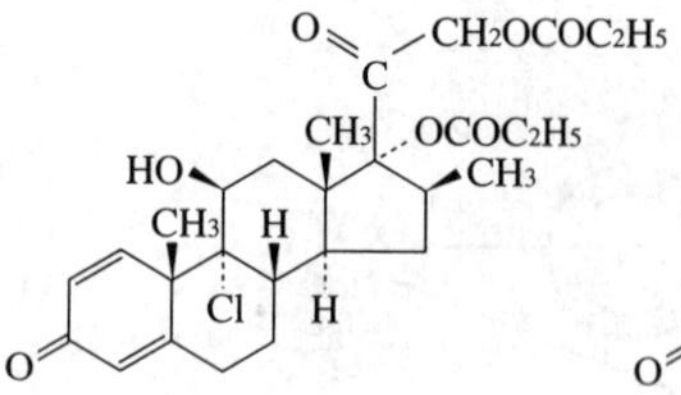

ベクロメタゾン
プロピオン酸エステル

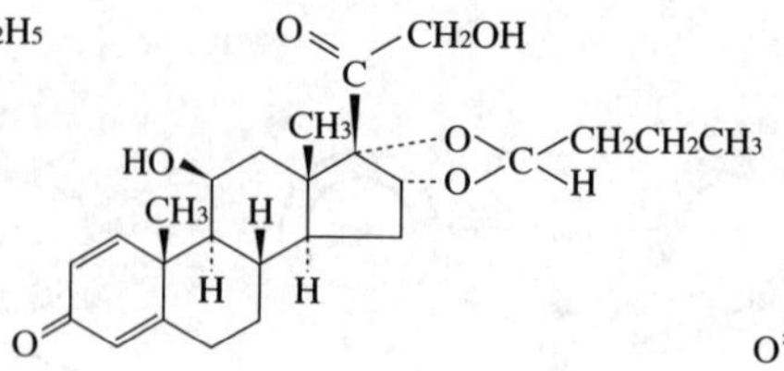

ブデソニド

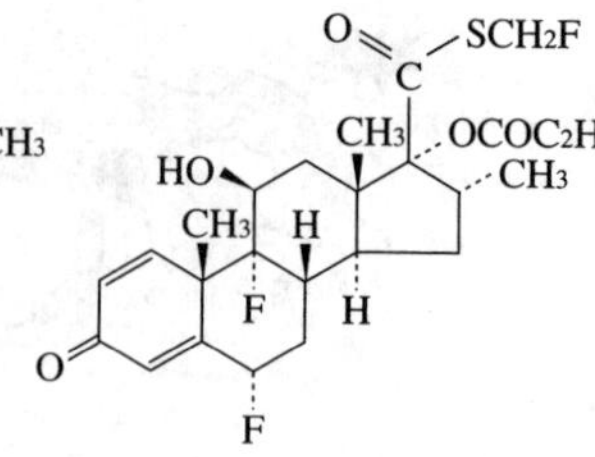

フルチカゾンプロピオン酸エステル

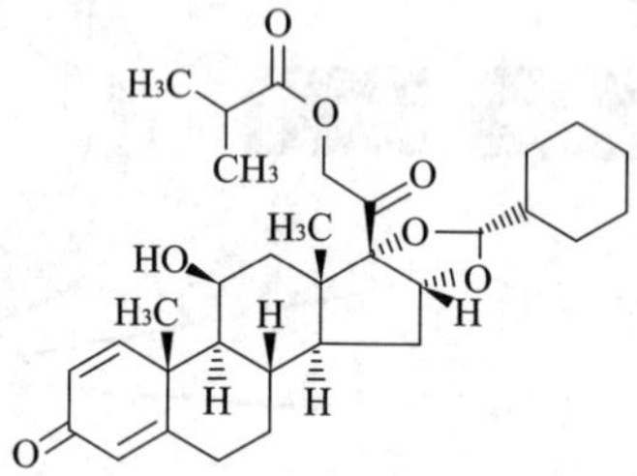

シクレソニド

b. β 受容体刺激薬

サルメテロール（キシナホ酸塩）salmeterol（xinafoate），ホルモテロール（フマル酸塩水和物）formoterol（fumarate hydrate），プロカテロール（塩酸塩水和物）procaterol（hydrochloride hydrate），フェノテロール（臭化水素酸塩）fenoterol（hydrobromide），ツロブテロール tulobuterol，マブテロール（塩酸塩）mabuterol（hydrochloride），サルブタモール（硫酸塩）salbutamol（sulfate），テルブタリン（硫酸塩）terbutaline（sulfate）など．

気管支平滑筋細胞膜上に存在するβ_2受容体を刺激し，細胞内 cyclic AMP を増加させて気管支平滑筋を弛緩させる（詳細は他章を参照）．長時間作用型β_2受容体刺激薬 long-acting beta 2 agonist（LABA）であるサルメテロールおよびホルモテロールが吸入ステロイドとともに長期管理薬として使用される．サルブタモールなどは短時間作用型β_2受容体刺激薬 short-acting beta 2 agonist（SABA）（短時間作用型であるが，LABA よりも作用発現が速やか）として，急性の喘息発作時に発作治療薬（リリーバー）として用いられる．

［臨床応用］気管支喘息，慢性閉塞性肺疾患（COPD）

［副作用］いずれの薬物もβ_1受容体刺激作用を若干有することと，心臓の洞結節にはβ_2受容体が存在することから，心悸亢進が誘起される．

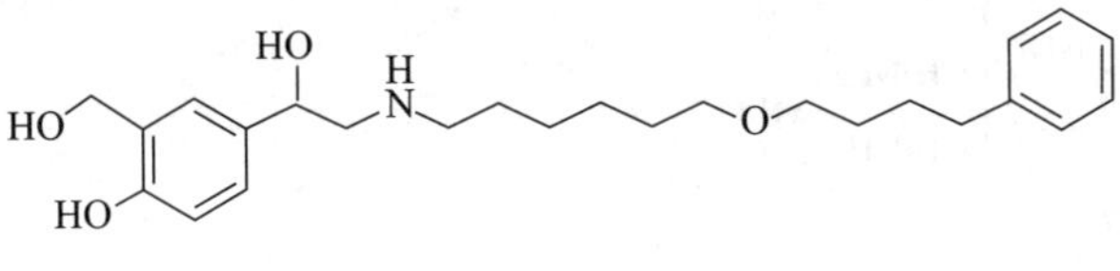

サルメテロール

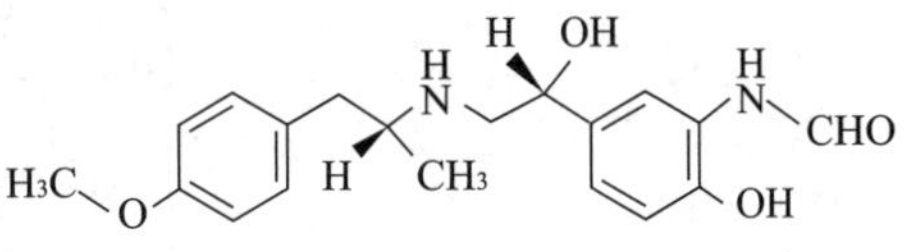

ホルモテロール

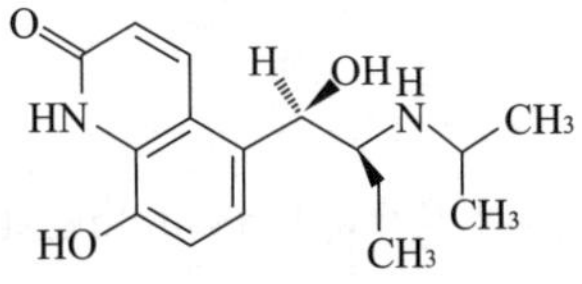

プロカテロール

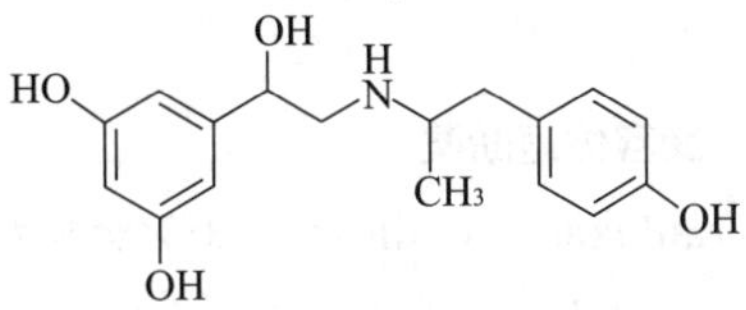

フェノテロール

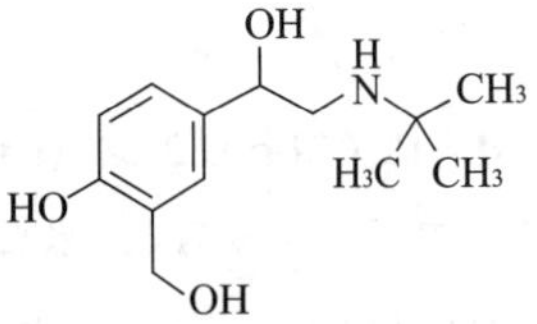

サルブタモール

●ステロイド＋ LABA の合剤

フルチカゾン＋サルメテロールの合剤，ならびにブデソニド＋ホルモテロールの合剤が長期管理薬として用いられている．

吸入ステロイドとβ_2受容体刺激薬がそれぞれ異なった抗喘息作用の機序を有するため，両者の併用が相乗作用を示すことになる．また，ステロイド薬がβ_2受容体の合成促進を示す一方，β_2受容体刺激薬がステロイド薬の抗炎症作用を増強する（ステロイドのグルココルチコイド受容体への結合促進作用，ステロイド-グルココルチコイド受容体複合体の核内移行の促進，ならびにステロイド-グルココルチコイド受容体複合体と遺伝子の結合増強）作用も報告されている．

c. キサンチン系薬

テオフィリン theophylline，アミノフィリン aminophylline（テオフィリンのエチレンジアミン塩），プロキシフィリン proxyphylline，ジプロフィリン diprophylline.

気道平滑筋細胞内ホスホジエステラーゼを阻害することにより細胞内 cyclic AMP 量を増加させ気管支平滑筋を弛緩させる（詳細は他章参照）．また，テオフィリンはアデノシン受容体拮抗作用を有しており，これが抗喘息作用に関係する可能性も示唆されている．さらに，テオフィリンは核に働いてヒストン脱アセチル化酵素 histone deacetylase（HDAC）を活性化する（ヒストンのアセチル化は炎症性サイトカイン等の産生における転写活性化につながる）ことにより，抗炎症作用を現すことも報告されている．

［臨床応用］気管支喘息

［副作用］心悸亢進，嘔気，中枢神経興奮など

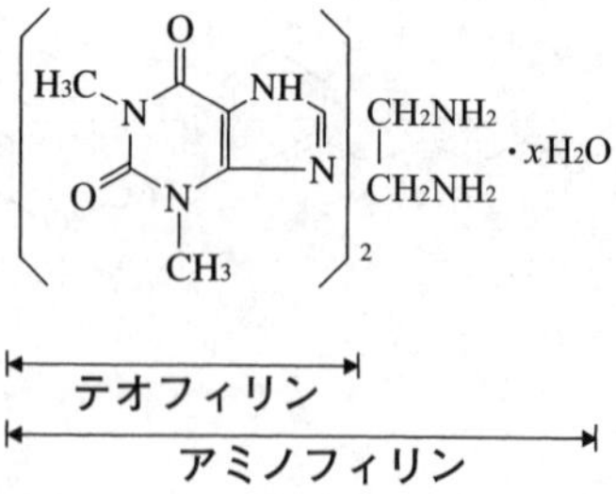

d. ロイコトリエン（CysLT）受容体遮断薬

プランルカスト（水和物）pranlukast（hydrate），モンテルカスト（ナトリウム）montelukast（sodium），ザフィルルカスト zafirlukast.

アレルギー反応時に，主として肥満細胞においてアラキドン酸から生成されたロイコトリエン（LTC_4，LTD_4 および LTE_4：CysLTs）が気道平滑筋の $CysLT_1$ 受容体に作用して気管支を収縮させる．ロイコトリエン受容体遮断薬は，$CysLT_1$ 受容体において CysLT と拮抗する．

［臨床応用］気管支喘息．プランルカストおよびモンテルカストはアレルギー性鼻炎にも適応症を有する．

［副作用］発疹，瘙痒感，腹痛，嘔気・嘔吐

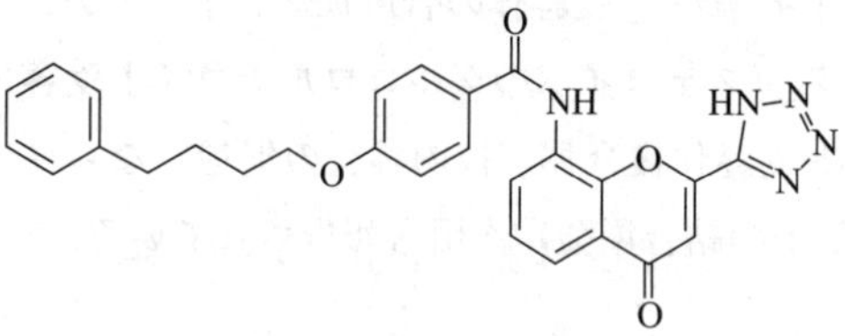

プランルカスト

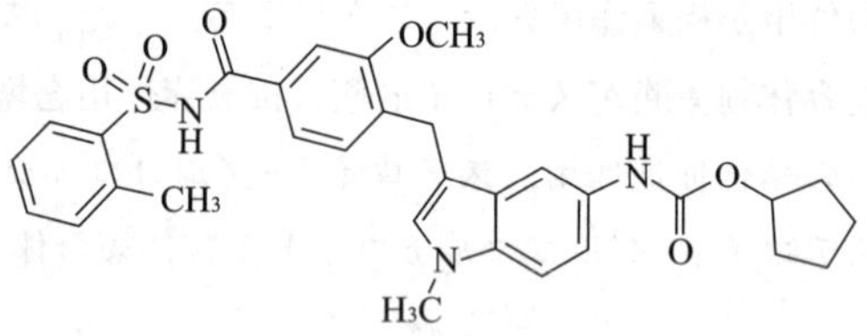

ザフィルルカスト

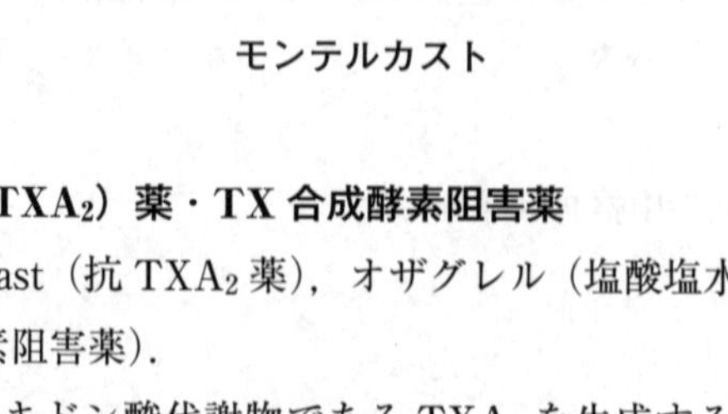

モンテルカスト

e. 抗トロンボキサン A_2（TXA_2）薬・TX 合成酵素阻害薬

セラトロダスト seratrodast（抗 TXA_2 薬），オザグレル（塩酸塩水和物）ozagrel（hydrochloride hydrate）（TX 合成酵素阻害薬）．

呼吸器組織中には，アラキドン酸代謝物である TXA_2 を生成する酵素が多く含まれ，生成した TXA_2 は気道系平滑筋の TP 受容体に作用して強く収縮させる．セラトロダストは TP 受容体

において TXA_2 と競合的に拮抗する．一方，オザグレルはプロスタグランジン H_2 から TXA_2 を合成する TX 合成酵素を阻害する（他章参照）．

［臨床応用］いずれも気管支喘息

［副作用］肝機能障害（セラトロダスト）

f. 抗コリン薬

イプラトロピウム（臭化物水和物）ipratropium（bromide hydrate）および（臭化）オキシトロピウム oxitropium（bromide）は気管支喘息の治療に用いられる．

副交感神経の興奮により遊離したアセチルコリンが，気道系平滑筋に存在する主として M_3 受容体を刺激して収縮を誘起する．抗コリン薬はこの作用に競合的に拮抗する．重篤な副作用は少ない．

抗コリン薬は慢性閉塞性肺疾患（COPD）の第一選択薬として用いられ，とくにチオトロピウム（臭化物水和物）tiotropium（bromide hydrate）（気管支喘息の適応はない）が COPD の治療に用いられる．

［臨床応用］気管支喘息，慢性気管支炎，肺気腫　（チオトロピウムは COPD のみ）

［副作用］頭痛，嘔気，口渇など

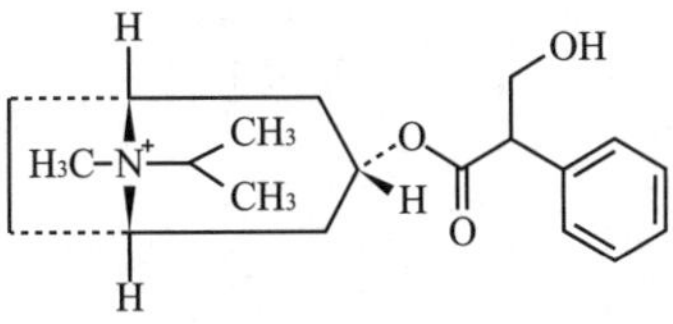

イプラトロピウム

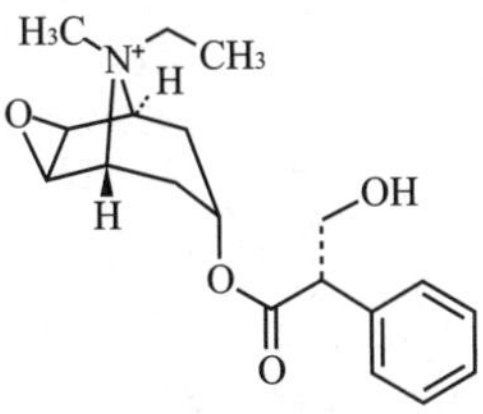

オキシトロピウム

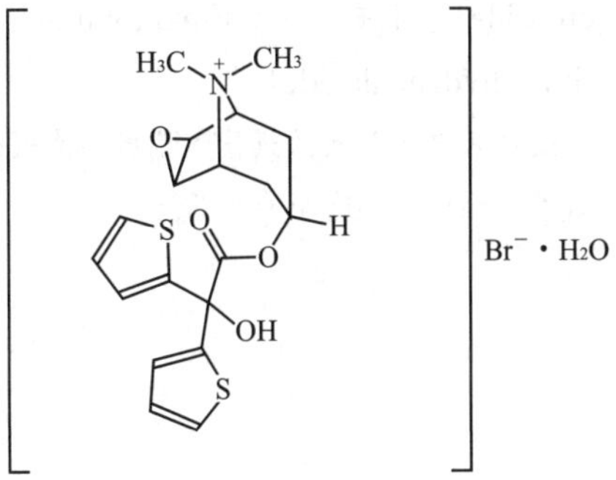

モンテルカスト

g. Th2 サイトカイン阻害薬

スプラタスト（トシル酸塩）suplatast（tosilate）．

ヘルパー T（Th2）細胞からのインターロイキン（IL）-4 および IL-5 の産生を抑制して，IgE 抗体産生抑制作用，好酸球浸潤抑制作用などを現す．気管支喘息，アトピー性皮膚炎，アレルギー性鼻炎に適応をもつ．

h. 抗 IgE 抗体

オマリズマブ omalizumab.

ヒト化抗 IgE モノクローナル抗体．血液中に遊離状態で存在する IgE 抗体と結合することにより IgE 抗体を除去するとともに，肥満細胞・好塩基球の細胞膜上に存在する IgE の高親和性受容体である Fcε RI の発現を間接的に抑制する．難治性の喘息に有効性を示し，とくに高用量の吸入ステロイドおよび複数の抗喘息薬を併用しても症状が安定しない患者に用いる．

［臨床応用］気管支喘息（難治患者に限る）

［副作用］ショック，アナフィラキシー様症状，ほか

i. メディエーター遊離抑制薬

クロモグリク酸ナトリウム sodium cromoglicate，トラニラスト tranilast，アンレキサノクス amlexanox，レピリナスト repirinast，イブジラスト ibudilast，ペミロラスト（カリウム）pemirolast（potassium），タザノラスト tazanolast.

肥満細胞膜上での抗原–抗体反応の結果，肥満細胞が活性化し，種々のケミカルメディエーターが遊離する．メディエーター遊離抑制薬は肥満細胞からのケミカルメディエーターの遊離を抑制する．

［臨床応用］気管支喘息，アトピー性皮膚炎（クロモグリク酸ナトリウム，トラニラスト），アレルギー性鼻炎（クロモグリク酸ナトリウム，トラニラスト，アンレキサノクス，ペミロラストカリウム）

j. 抗ヒスタミン薬

ケトチフェン（フマル酸塩）ketotifen（fumarate），アゼラスチン（塩酸塩）azelastine（hydrochloride），オキサトミド oxatomide，メキタジン mequitazine，エピナスチン（塩酸塩）epinastine（hydrochloride）.

抗ヒスタミン薬は気管支喘息の治療にあまり用いられない．しかし，上記の抗ヒスタミン薬は気管支喘息に適応を有する．

第9章

消化器系に作用する薬物

9.1 消化管の基礎知識

消化管は，口腔，咽頭，食道，胃，十二指腸，小腸，大腸から肛門に至る一連の管と消化液を分泌する付属器官（唾液腺，膵臓，肝臓および胆嚢）からなっている．その主な機能は食物の消化，栄養物の吸収，老廃物の排泄であり，胃腸管平滑筋の運動により円滑に行われている．これらの消化管および付属器官の機能が低下または逆に亢進した場合，食欲不振 anorexia，胸やけ heart burn，悪心 nausea，嘔吐 vomiting，消化不良 dyspepsia，逆流性食道炎 reflux esophagitis，胃炎 gastritis，胃・十二指腸潰瘍 peptic ulcer，潰瘍性大腸炎 ulcerative colitis，下痢 diarrhea，便秘 constipation，肝炎 hepatitis または膵炎 pancreatitis などが発生する．また各消化器官には悪性腫瘍 malignant tumor も多発する．これら機能的不全および器質的損傷に対して以下のような薬物が使用されている（図 9.1）．

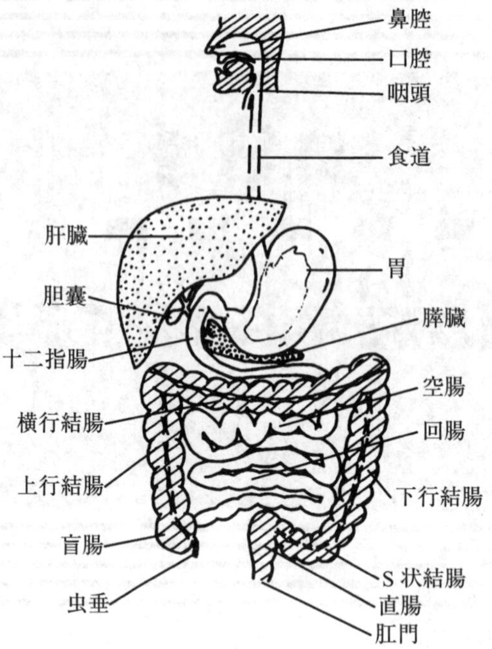

図 9.1 消化器系

9.2 健胃・消化促進薬

9.2.1 健胃薬

健胃薬 stomachics は，胃運動，唾液，胃液分泌の低下に伴う食欲不振，消化不良に使用される薬物である．

1）苦味健胃薬

苦味健胃薬 bitter stomachics は，味覚刺激反射により唾液，胃液などの消化液を分泌し，また胃壁刺激反射により胃運動を亢進する．

a. 苦味配糖体を有するもの

センブリ，ゲンチアナ，ホミカ，リュウタン，オウバク，キナ，コンズランゴ等

b.　アルカロイドを有するもの

オウバク，オウレン，キナ，クジン，コロンボ，ホミカ

2）芳香健胃薬

芳香健胃薬 aromatic stomachics は，精油または辛味成分を含有し，内服により胃腸粘膜が刺激を受け，またその芳香により，消化管の運動，分泌，吸収等の機能亢進が起こる．

a.　芳香を有するもの

イズシュクシャ，ウイキョウ，カミツレ，ガジュツ，ケイヒ，ハッカ，ニクズク，ゴシュユ，トウヒ，*l*-メントール

b.　辛味を有するもの

コショウ，サンショウ，ショウキョウ，トウガラシ

3）酸　薬

希塩酸はペプシン賦活作用および小腸粘膜刺激による膵アミラーゼの分泌亢進を引き起こす．その他，塩酸リモナーデ，ペプシンリモナーデなどがある．

9.2.2 ■ 消化薬

消化薬 digestants は，膵切除術，慢性膵炎，無酸症，低酸症，胃切除後の消化不全などに補充療法として使用する酵素製剤で，動物性消化酵素，植物性消化酵素および微生物性消化酵素などがある．

1）動物性消化酵素

ペプシン pepsin は，ウシまたはブタの胃粘膜から抽出したペプシンに乳糖を混ぜて，含糖ペプシンとしてタンパク質の消化のために使用する．至適 pH は約 2.0 で，一般に希塩酸または塩酸リモナーデなどを併用し食前に投与する．パンクレアチン pancreatin は主として，ブタの膵臓から抽出され，膵アミラーゼ，プロテアーゼ（トリプシン，キモトリプシン，カルボキシペプチダーゼなど）および膵リパーゼを含有し，でんぷん，タンパク質，脂肪分を分解する．

2）植物性消化酵素

アミラーゼは麦芽，カビ，細菌などから得られるものと，膵臓から得られるものがある．一般には麦芽アミラーゼが使用され，至適 pH は弱酸性であるために胃液分泌が少ない時に投与する．

3）微生物性消化酵素

タカジアスターゼ，サナクターゼ，*β*-ガラクトシダーゼなど微生物から得られた酵素で，耐

酸性で至適 pH は 3～5 である．アスペルギルス産生ガラクトシダーゼは乳糖分解能を有し，乳児の乳糖不耐による消化不良の改善に使用される．

9.3 消化性潰瘍治療薬

消化性潰瘍 peptic ulcer とは，胃・十二指腸粘膜に円形または線状の損傷が発生する疾患である．病理学的には損傷が胃粘膜の上部に存在する場合にはびらん erosion と呼ばれ，損傷が粘膜筋板に達し，さらに筋層に穿通する場合を潰瘍 ulcer と呼ぶ．重症な場合は，損傷は漿膜に達し，胃または腸壁が穿孔する．胃腸管粘膜は攻撃因子（胃酸・ペプシン・胆汁酸など）と防御因子（粘液・重炭酸イオン，粘膜血流，プロスタグランジンなど）との平衡関係により，正常な形態を保持している．しかし，精神的・身体的ストレス，熱傷，アスピリンなどの薬物などにより，その平衡に破綻が生じるとびらんまたは潰瘍が発生すると考えられている．この破綻した平衡を回復するために下記のような抗潰瘍薬 antiulcer drugs が使用されている．近年，胃内にヘリコバクター・ピロリ菌 *Helicobacter pylori* が発見され，胃炎，胃・十二指腸潰瘍および胃がんとの因果関係が強く示唆されている．潰瘍の治療，特に再発予防，および胃がんの予防の観点から，この細菌の除菌療法が世界各国で実施されている．

9.3.1 ■ 攻撃因子抑制薬

「酸なきところに潰瘍なし no acid, no ulcer」といわれるように，消化性潰瘍の発生と胃酸は密接な関係にある．したがって，潰瘍治療を行う際にはまず胃酸の影響を除去する必要がある．そのために，胃酸分泌を強力にまた持続的に抑制する薬物および胃内に分泌された胃酸を中和する制酸薬が使用されている．

1）胃酸分泌抑制薬

胃酸分泌細胞である壁細胞上にはヒスタミン受容体（H_2），ムスカリン受容体（M_3）およびガストリン受容体（CCK_2）が存在し，その各々が活性化されることにより酸分泌が促進されると考えられている．また，胃粘膜にはヒスタミン産生細胞（enterochromaffine-like cell：ECL 細胞）が存在する．ガストリンおよびアセチルコリンは ECL 細胞の CCK_2 受容体，ムスカリン受容体（M_1）* を刺激することによりヒスタミンを遊離し，そのヒスタミンが壁細胞のヒスタミン受容体を刺激し，胃酸分泌を促進すると考えられている．また，壁細胞の細胞質

* ECL 細胞にはこれまで M_1 受容体が存在するものと考えられてきたが，最近の研究ではムスカリン受容体の存在そのものに対して否定的な見解が多い．迷走神経刺激による ECL 細胞からのヒスタミン遊離は神経ペプチドである pituitary adenylate cyclase activating polypeptide（PACAP）によって仲介されるものと考えられている．

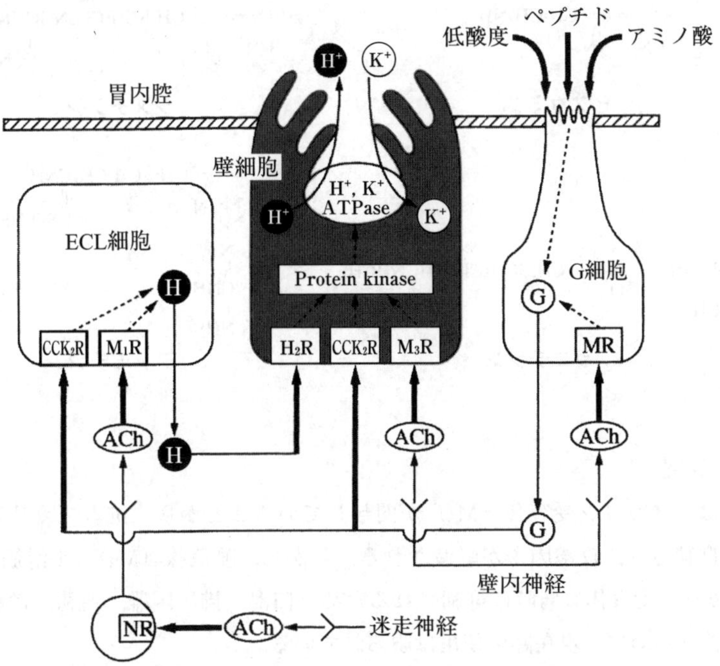

図 9.2　胃酸分泌の調節と酸分泌抑制薬

ACh：アセチルコリン　G：ガストリン　H：ヒスタミン
NR：ニコチン受容体　MR：ムスカリン受容体
CCK_2R：ガストリン受容体　HR：ヒスタミン受容体
━▶ 細胞外からの刺激　―▶ 遊離
---▶ 細胞内情報伝達

(pH 7.0) から胃腔内 (pH 1.0) へ 100 万倍の濃度差に逆らって酸を分泌するためには，H^+/K^+-ATPase（プロトンポンプ）を活性化し，ATP を分解することによる能動輸送を行っている．したがって，酸分泌抑制薬は各受容体またはプロトンポンプを阻害することにより，その効果を発揮している（図 9.2）．

a. ヒスタミン H_2 受容体遮断薬

H_2受容体遮断薬はヒスタミンの化学構造をもとに構造活性相関から開発された．側鎖の延長またはイミダゾール環をフラン環，チアゾール環などに変換することによりシメチジン cimetidine，ラニチジン ranitidine，ファモチジン famotidine，ニザチジン nizatidine，ロキサチジン roxatidine，ラフチジン lafutidine 等が開発され，現在臨床で繁用されている．服薬中止後の潰瘍の再発率は高く，維持療法が必要である．最近は OTC 薬物となり，処方箋なく薬局で購入できることになった．

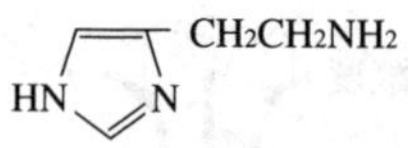

ヒスタミン

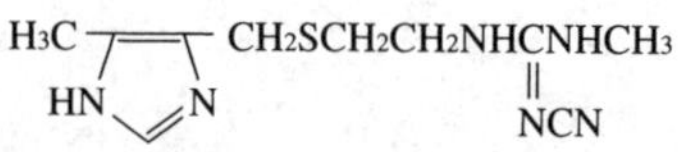

シメチジン

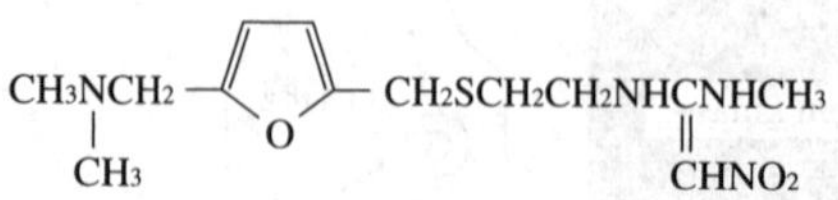

ラニチジン

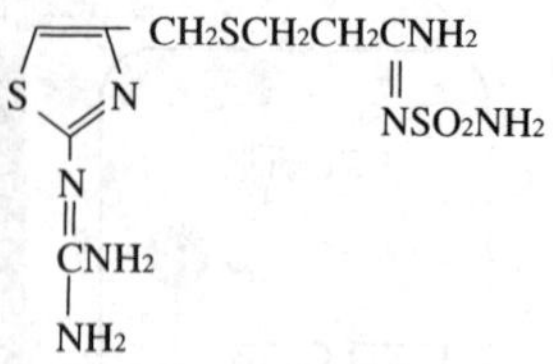

ファモチジン

b. 抗ムスカリン薬

胃酸分泌にはムスカリン受容体（M_3）が関与していることから，抗ムスカリン薬の投与により胃液分泌が抑制され，攻撃因子が軽減される．しかし，唾液腺（M_3），平滑筋（M_3），心臓等（M_2）のムスカリン受容体も同時に抑制されるため，口渇，排尿困難，便秘，散瞳および頻脈などの副作用が伴うために，現在臨床使用は限られている．

① 三級アミン系化合物

この系統の化合物は，抗ムスカリン作用の他にパパベリン様鎮痙作用，および三級アミンであるために血液脳関門を通過して中枢興奮作用を示すものが多い．オキシフェンサイクリミン，クロルベンゾキサミン，ピペサメートなどがある．ピレンゼピン pirenzepine は M_1 受容体に選択的な遮断薬であるため*，迷走神経刺激による酸分泌を強力に抑制する．平滑筋（M_3）にはあまり作用しないため，便秘などの副作用が出ないのが特徴である．

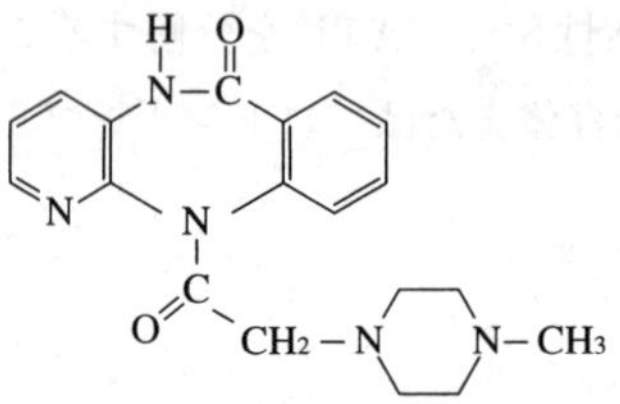

ピレンゼピン

② 四級アンモニウム系化合物

三級アミンと異なり，この系統の薬物は神経節遮断作用を示すものが多く，抗ムスカリン作用は強力である．また，パパベリン様鎮痙作用も強力である．臭化グリコピロニウム，臭化メタンテリン，臭化プロパンテリン，臭化ベナクチジン等がある．

* 最近，ピレンゼピンの抗分泌作用が M_1 受容体を遺伝子的に欠損している動物でも，野生型と同様に，観察されることが報告されており，本薬物の酸分泌抑制作用は M_3 受容体の遮断によって発現することが指摘されている．

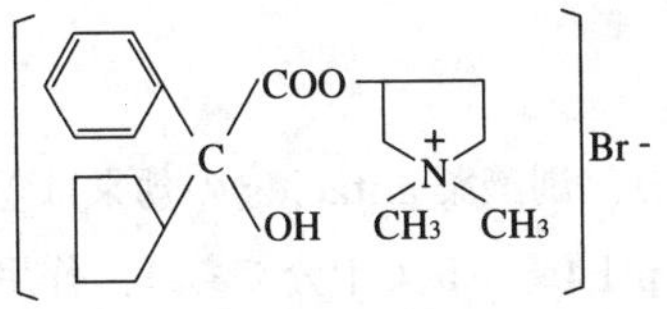

臭化グリコピロニウム

c. ガストリン受容体遮断薬

食物を摂取すると胃液が分泌されるが，これは食物成分（アミノ酸など）または食物による胃の膨満により胃幽門部のガストリン産生細胞（G 細胞）からペプチドであるガストリン gastrin が血中に放出されることによる．このガストリンは壁細胞および ECL 細胞に存在する CCK_2 受容体に作用し，胃酸分泌を促進する．プログルミド proglumide は CCK_2 受容体を阻害する非ペプチド性のガストリン受容体遮断薬である．また表面麻酔作用を有するオキセサゼイン oxethazaine も抗ガストリン作用を有する．

d. プロトンポンプ阻害薬

上述の各受容体への刺激により，細胞内伝達機構が活性化され，細胞内に cAMP または Ca^{2+} が増加すると，酸分泌の最終過程であるプロトンポンプが活性化される．他の細胞に比べ，壁細胞内にはミトコンドリアが豊富に存在し多量の ATP が合成されている．したがって，このポンプにより ATP が分解され，得られたエネルギーで胃酸を分泌する．この酵素活性を抑制する薬物はプロトンポンプ阻害薬として知られ，オメプラゾール omeprazole，ランソプラゾール lansoprazole およびラベプラゾール rabeprazole などがある．オメプラゾールなどは胃酸にて分解されるので，腸溶製剤として投与される．受容体遮断薬と異なり，ポンプ阻害薬の特徴は経口および非経口いずれの投与経路においても1回投与により24時間以上胃酸分泌が抑制されることである．オメプラゾールはプロドラッグであり，プロトン付加を受けた活性体が酵素と結合し，その活性を阻害する．

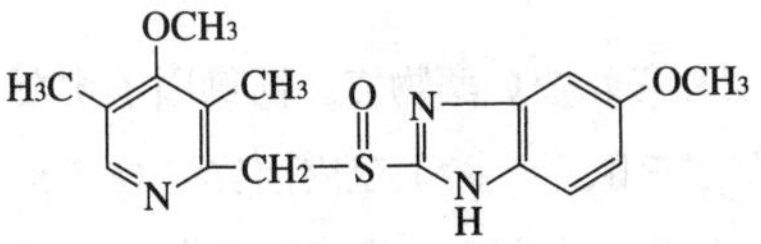

オメプラゾール

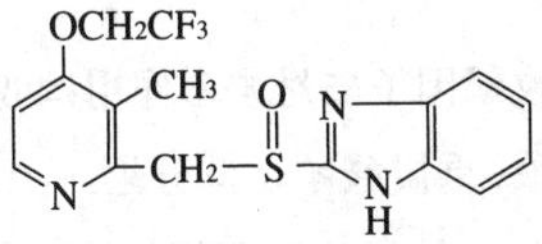

ランソプラゾール

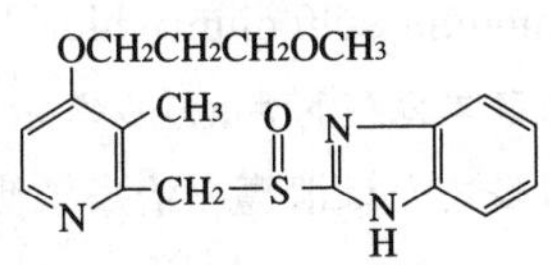

ラベプラゾール

2）制酸薬

上記の胃酸分泌抑制薬と異なり，制酸薬 antacids の効果は短いが，効果の速効性から繁用されている．制酸薬による中和は pH 4 ～ 5.5 で十分であり，作用時間の長い薬物ほど臨床効果が高い．胃内 pH が上昇すると，幽門前底部よりガストリンが分泌され，そのガストリンが胃酸分泌細胞（壁細胞）を刺激するために胃液が分泌される．胃内の液性は，若干酸性側にあるのが理想的な制酸薬の使用法である．制酸薬は酸中和・緩衝作用の他に，吸着・被覆などの作用を有するものが多く，潰瘍面の保護を行う．その作用機序から吸収性制酸薬と局所性制酸薬に分類される．

a．吸収性制酸薬

炭酸水素ナトリウム，クエン酸ナトリウム，酢酸ナトリウムのようなナトリウム塩は，速効性であるが，持続は短い．酸を中和後，吸収されて血液のアルカリ予備を増大するので大量を用いた場合にはアルカローシスを引き起こす．炭酸水素ナトリウムは酸中和にあたり CO_2 を放出し，この CO_2 は胃粘膜を刺激して二次的に胃液分泌を増加させ，また胃の膨満により潰瘍の悪化を招くことがある．

b．局所性制酸薬

炭酸カルシウム，酸化マグネシウム，水酸化アルミニウム，天然ケイ酸アルミニウム，合成ハイドロタルサイトなどは，いずれも消化管から吸収されにくい化合物であるために，血液の酸・塩基平衡にはほとんど影響なく強い制酸効力を示す．一般にカルシウム化合物，アルミニウム化合物は便秘を引き起こす傾向がある．一方，マグネシウム化合物は下痢を引き起こす傾向があるために両者の併用が望ましい．

9.3.2 ■ 防御因子賦活薬

一般に攻撃因子に対する作用は弱いかまたは全く認められない薬物で，防御因子すなわち粘膜血流，粘液-重炭酸イオン分泌，上皮成長促進因子などを賦活，および内因性プロスタグランジンを増加し，結果的に欠損粘膜の修復作用を有するものを称する．代表的なものに，スクラルファート sucralfate，テプレノン teprenone，セトラキサート cetraxate，ゲファルナート gefarnate, メチルメチオニンスルホニウムクロリド methylmethionine sulfonium chloride（MMSC），レバミピド rebamipide，ポラプレジンク polaprezinc およびエカベトナトリウム ecabet sodium などがある．プロスタグランジン E_1 および E_2 製剤が胃炎または潰瘍の治療に使用されている．E_1 製剤としてオルノプロスチル ornoprostil，ミソプロストール misoprostol およびリオプロスチル rioprostil があり，E_2 製剤としてアルバプロスチル arbaprostil およびエンプロスチル enprostil がある．

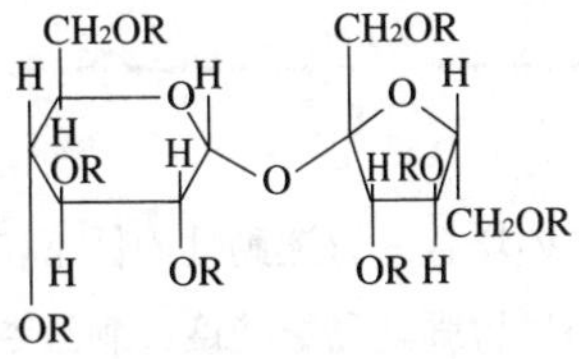

スクラルファート

R=H または $SO_3Al(OH)_2$

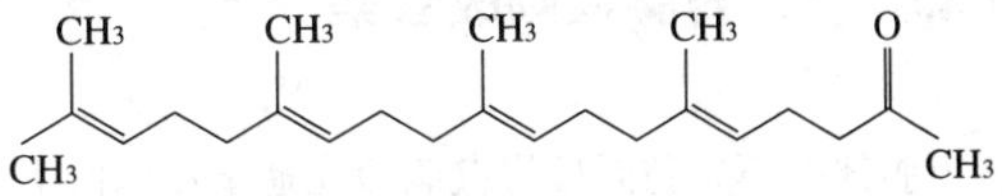

テプレノン

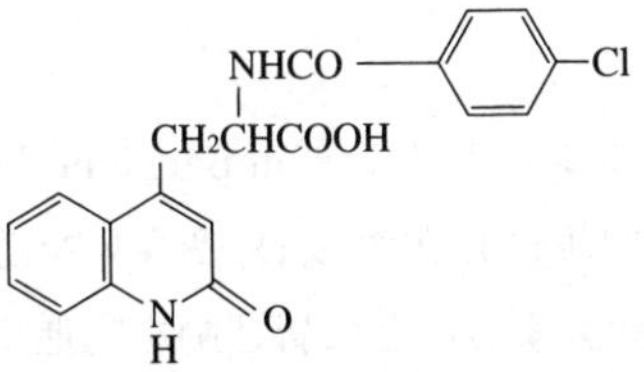

レバミピド

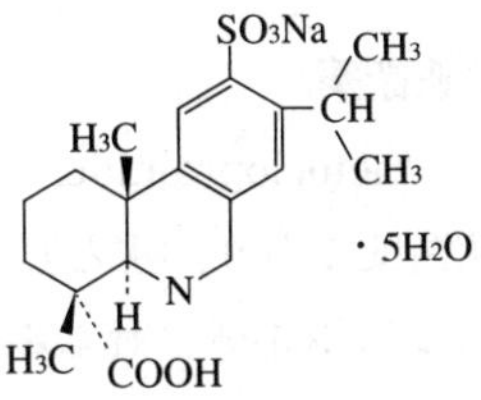

エカベトナトリウム

9.3.3 ■ ヘリコバクター・ピロリ治療薬

胃内は酸性であり，細菌などは存在しないと考えられていたが，近年グラム陰性桿菌であるヘリコバクター・ピロリ菌が発見された．この菌はウレアーゼ活性をもち，尿素を基質としてアンモニアを産生する．アンモニアおよび活性酸素との相互作用で発生するモノクロルアミン，および毒素（vac A および cag A）等により胃炎，胃潰瘍，十二指腸潰瘍および胃癌などを誘起する病原菌である．また潰瘍の再発の重要な成因と考えられている．この細菌の除菌のために抗生物質のクラリスロマイシン clarithromycin，アモキシシリン amoxicillin，テトラサイクリン tetracycline，抗原虫薬のメトロニダゾール metronidazole などが使用される．しかし，これらの薬物は胃内液性が中性であるほど効力が強く発揮できるので，プロトンポンプ阻害薬などとの2種または3種併用療法が一般的である．例えば，オメプラゾール＋クラリスロマイシン（またはアモキシシリン），ランソプラゾール＋クラリスロマイシン（アモキシシリン）など．

9.3.4 ■ 中枢神経抑制薬

消化性潰瘍の成因の一つに精神的なストレスがある．患者の治療に当たっては，精神的安定をまずはかる必要がある．そのためにクロルジアゼポキシド chlordiazepoxide，ジアゼパム diazepam，オキサゼパム oxazepam，オキサゾラム oxazolam およびイミプラミン imipramine 等のマイナートランキライザー minor tranquilizer が使用されている．

9.3.5 ■ 胃腸運動改善薬

上腹部の不定愁訴は胃機能の亢進または低下により発生し，多くの場合，胃運動性の低下により胃内容物が停滞することによる．このような症状を軽減するために胃腸運動を適度に刺激させる薬物が用いられる．主としてドパミン受容体遮断薬とセロトニン受容体刺激薬であり，ドパミン受容体刺激薬は制吐薬としても用いられる．

a. ドパミン受容体遮断薬

メトクロプラミド metoclopramide，スルピリド sulpiride，ドンペリドン domperidone はドパミン D_2 受容体遮断薬であり，主として胃の副交感神経節後線維に存在する D_2 受容体を遮断することでアセチルコリン遊離に対するドパミンの抑制作用を除去することに胃運動を亢進するものと考えられている．また，メトクロプラミドはドパミン D_2 受容体遮断に加えて，セロトニン 5-HT_3 受容体遮断および 5-HT_4 受容体刺激作用も有しており，これらの作用が胃腸運動改善効果に関連するものと考えられている．

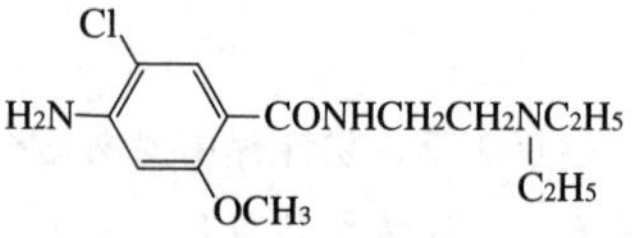

メトクロプラミド

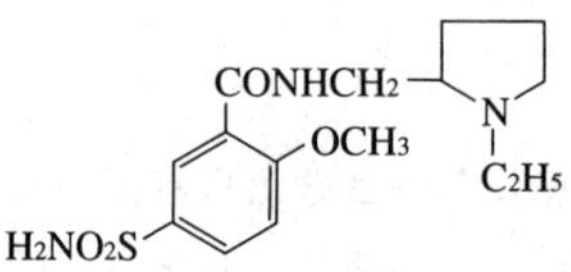

スルピリド

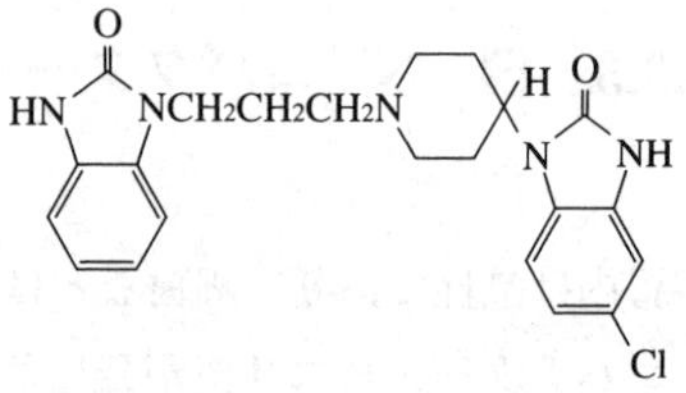

ドンペリドン

b. セロトニン受容体刺激薬

胃腸管のセロトニン受容体は4種類のサブタイプに分類されており，5-HT_1，5-HT_3，5-HT_4 受容体はコリン作動性神経上に，5-HT_2 受容体は平滑筋上に存在すると考えられている．セロトニンの胃腸運動に対する作用は複雑であり，5-HT_1 受容体を介してアセチルコリン遊離を抑制するため運動は低下するが，逆に 5-HT_3 および 5-HT_4 受容体を介してアセチルコリン遊離を促進することで運動は亢進する．モサプリド mosapride は 5-HT_4 受容体刺激薬として筋層間神経叢に選択的に作用してアセチルコリン遊離を促進することにより胃腸管運動を刺激する．

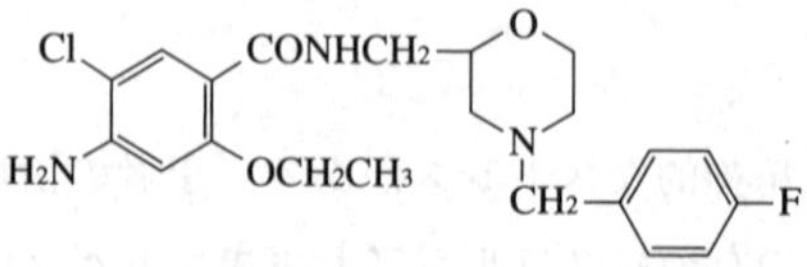

モサプリド

9.4 腸管作用薬

9.4.1 下　剤

下剤 cathartics は，便秘の治療，毒物などの有害物の排出，および大腸検査時に適用される．便秘は一般に弛緩性便秘と痙攣性便秘に分類される．前者は大腸の緊張低下や蠕動低下によって起こり，腸壁に対する機械的刺激の不足や腸粘膜の感受性が低下していることによる．後者は壁在神経叢の異常によって大腸壁が痙攣性に収縮する．

1）刺激性下剤

a. 小腸刺激性下剤

胃粘膜の直接刺激，または知覚神経終末を刺激することにより蠕動運動を亢進する薬物である．食中毒などに際して腸内容物の迅速な排出を目的として使用する．ヒマシ油 castor oil は，小腸内でリパーゼによりリシノール酸とグリセリンに分解され，前者が小腸粘膜を刺激する．脂溶性薬物と併用すると，その吸収を促して中毒を来す場合があるので注意を要する．骨盤内充血を起こすので妊婦への使用は不可である．

b. 大腸刺激性下剤

主に大腸粘膜に作用して緩下作用を示す．常用しても栄養物の吸収には影響がないため，常習便秘に適している．腹鳴はないが腹痛を伴う．

① フェノールフタレイン誘導体

フェノールフタレインに緩下作用がみつかり，その誘導体のフェノバリン phenovaline は，小腸において腸液と胆汁の存在下に溶解されて大腸に作用する．痙攣性便秘には禁忌．ビサコジル bisacodyl，ピコスルファート picosulfate なども繁用されている．

② アントラキノン誘導体

アロエ，カスカラサグラダ，センナ，ダイオウなどの生薬が用いられるが，有効成分はセンノシド，エモジンなどである．配糖体は無効であるが，腸内で糖が切れて活性を発現する．

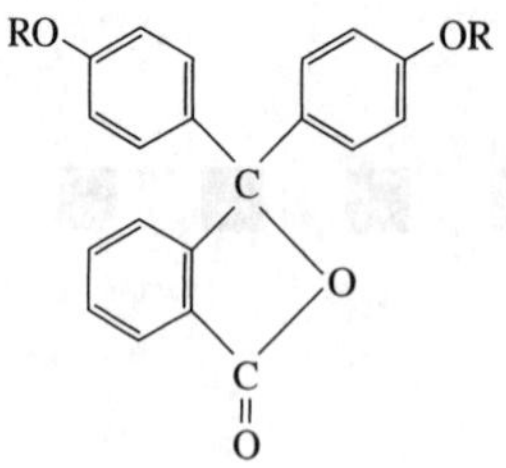

フェノールフタレイン
(R=H)
フェノバリン
(R=CH_3CO + R=C_4H_9CO)

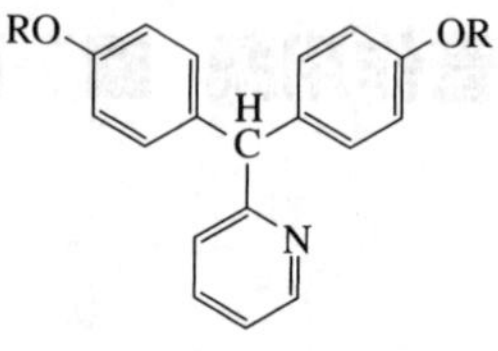

R=$COCH_3$ ビサコジル
R=SO_3Na ピコスルファート

2) 機械的下痢

a. 塩類下剤

水溶性で胃腸管から吸収されにくい塩類は高浸透圧により腸管腔内に水分を吸引・貯留する．その結果，腸内容物容積を増大させて腸内圧が高まり，反射的に蠕動を促進する．硫酸マグネシウム，硫酸ナトリウム，リン酸水素ナトリウム等がある．

b. 膨張性下剤

親水性コロイドを生成し腸内で水分を吸収してゲル化，膨張して容積を増加させる結果，大便を軟らかくして反射的に蠕動を促進する．メチルセルロース，カルメロース（カルボキシメチルセルロース），カンテンなどがある．

c. 浸潤性下剤

界面活性剤を内服すると糞塊への水分浸潤が容易になり，大便を軟らかくする．ジオクチルコハク酸ナトリウム dioctyl sodium sulfosuccinate がある．

d. 粘滑性下剤

流動パラフィン liquid parafin，ジオクチルコハク酸ナトリウムは，硬い便を軟化させ，腸壁を滑らかにして水分吸収を阻害する瀉下剤．特に痙攣性便秘に有効．

e. 糖類下剤

ラクツロース lactulose は，ガラクトースとフルクトースの合成二糖類で，大腸内で浸透圧作用を示す．また細菌で分解されて乳酸，酢酸を生成するので腸液の分泌亢進を起こし，腸管運動も亢進する．

9.4.2 ■ 止瀉薬

下痢 diarrhea は，感染，食中毒，アレルギー，消化不良など様々な原因で起こる．まずその原因に対し治療を行う．激烈な場合は水分や塩類の損失が大きいのでこれを補い，止瀉する．治療には以下の薬物（antidiarrheal drugs）を使用する．

a. 腸運動抑制薬

阿片および塩酸モルヒネが腸運動抑制作用により止瀉薬として使用されたことがあった．ロペラミド loperamide は合成麻薬と構造が類似した化合物であり，腸管のオピオイド受容体を介して腸運動抑制および水分吸収促進作用を示す．トリメブチン trimebutine も腸管のオピオイド受容体に作用して止瀉する．抗ムスカリン薬は消化管の緊張を緩和し，分泌を抑制して止瀉作用を示す．

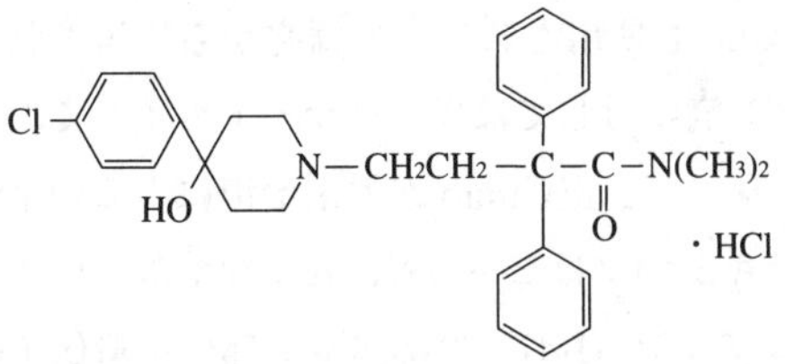

ロペラミド

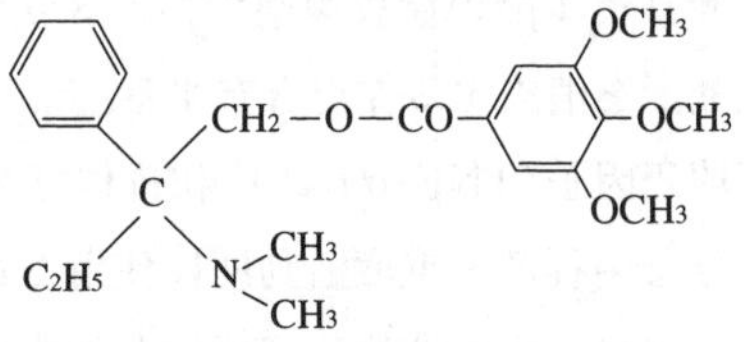

トリメブチン

b. 収斂薬

タンニン酸アルブミン，次硝酸ビスマス，次没食子酸ビスマスは粘膜組織のタンパク質と結合，凝固により被膜をつくり細胞膜の透過性を減少させる．

c. 吸着薬

ケイ酸マグネシウム，薬用炭はガスや毒物を吸着し粘膜を保護する．

d. 粘漿薬

アラビアゴム，トラガントは粘膜や潰瘍部の表面に吸着し被膜を形成することにより刺激から粘膜を保護し蠕動を抑制する．

e. その他

乳酸菌製剤は糖分解により，乳酸，酢酸を生産し，病原菌の増殖，異常発酵，腐敗を抑制する．ベルベリン berberine は，オウバク，オウレンのアルカロイドで腸内殺菌作用を示す．

9.4.3 ■ 炎症性腸疾患治療薬

炎症性腸疾患 inflammatory bowel disease（IBD）には潰瘍性大腸炎 ulcerative colitis（UC）とクローン病 Crohn disease（CD）があり，いずれも難治性であり，厚生労働省の特定疾患に指定されている．潰瘍性大腸炎は，特に直腸粘膜および粘膜下組織を侵襲し，びらんおよび潰瘍を伴う慢性炎症性疾患であり，増悪と寛解を繰り返す．細菌感染，アレルギー反応，自己免疫現象，精神的なストレスなどが原因と考えられている．クローン病は回腸，盲腸付近に好発するが，消化管全体（口腔から肛門まで）を侵す原因不明の肉芽腫性炎症性病変であり，がん化しやすい．いずれの疾患においても有効な薬物はなく，副腎皮質ステロイドおよびサラゾスルファピリジン salazosulfapyridine などが使用される．サラゾスルファピリジンは持続性サルファ薬であり，大腸内で細菌によりアゾ基が還元的に開裂し，生成された5-アミノサリチル酸が効果を発揮する．同様な薬物であるバルサラチド balsalazide も欧米では使用されている．作用機序としてはT細胞，マクロファージに作用してサイトカイン IL-1, 2, 6 産生を阻害すると考えられている．5-アミノサリチル酸の徐放製剤であるメサラジン mesalazine も使用され，炎症細胞から放出される活性酸素を消去する作用も有する．また最近，クローン病に対しては炎症性サイトカインである腫瘍壊死因子（TNF-α）の中和抗体であるインフリキシマブ infliximab が他剤治療による効果が不十分な中程度～重度活動期に使用される．インフリキシマブはヒト TNF-αに対するマウス由来モノクローナル抗体の抗原結合部位とヒト免疫グロブリン（IgG）の抗体本体部分を遺伝子組換え技術で結合し作製されたキメラ抗体であり，関節リウマチなどにも使用されている．

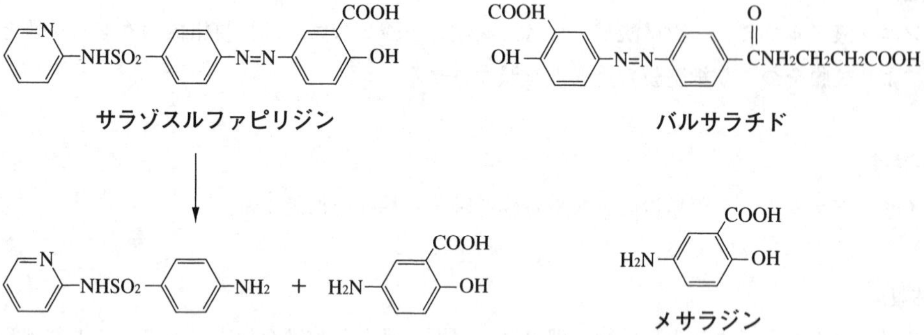

サラゾスルファピリジン　バルサラチド

メサラジン

9.4.4 ■ 過敏性腸症候群

過敏性腸症候群 irritable bowel syndrome（IBS）は腸管の機能異常で，便通異常，腹痛などの各種不定の腹部症状を示す．精神的な要因が大きく，腸管の運動や緊張の亢進，分泌機能の亢進などの結果，便秘や下痢，腹痛などの症状が慢性的に持続する．便通異常には，けいれん性便秘，神経性下痢，下痢と便秘を繰り返す交代性便通異常がある．治療薬としては臭化メペンゾラート mepenzolate bromide などの抗コリン薬，整腸薬，胃腸運動改善薬などを用いる．また，水分吸収能とゲル形成能を持つ非溶解性の高分子化合物であるポリカルボフィルカルシウム polycarbophil calcium が腸内容物を膨潤・ゲル化し，糞便の水分バランスを調整する目的で使用される．必要に応じて，精神安定薬，抗うつ薬などを用いる．

9.5 催吐薬と制吐薬

悪心と嘔吐は多くの薬物，特に化学療法薬の投与後，または妊娠初期あるいは動揺病の結果として頻繁に見られる．延髄の外側網様体にある嘔吐中枢は，第4脳室の最後野にある化学受容器引き金帯 chemoreceptor trigger zone（CTZ）や，前庭器官およびより高位の脳幹や皮質領域からの刺激を受け入れ，さらに内臓求心性神経を伝わってくる刺激を受け入れる．嘔吐中枢が興奮すると迷走神経，横隔膜神経および腹筋支配の脊髄神経など遠心性経路の媒介により嘔吐が起こる．

9.5.1 催吐薬

催吐薬とは嘔吐を起こす薬物を意味しており，胃内の有害物質を吐出させる目的で使用する．催吐薬には胃粘膜を刺激して反射的に嘔吐中枢を興奮させる末梢性（反射性）催吐薬と直接嘔吐中枢を興奮させる中枢性催吐薬がある．

a. モルヒネおよびその誘導体

モルヒネ morphine およびアポモルヒネ apomorphine は CTZ のドパミン D_2 受容体を刺激する．L-ドパもドパミンに代謝された後，CTZ を刺激した結果嘔吐を引き起こすことが知られている．

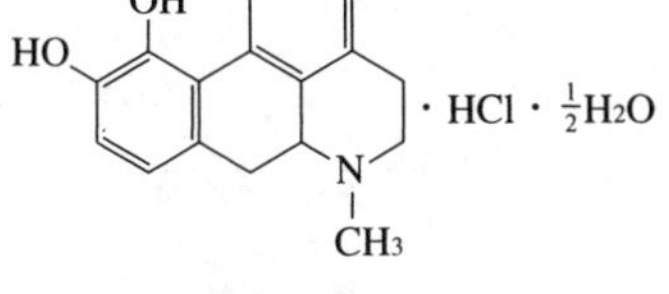

アポモルヒネ

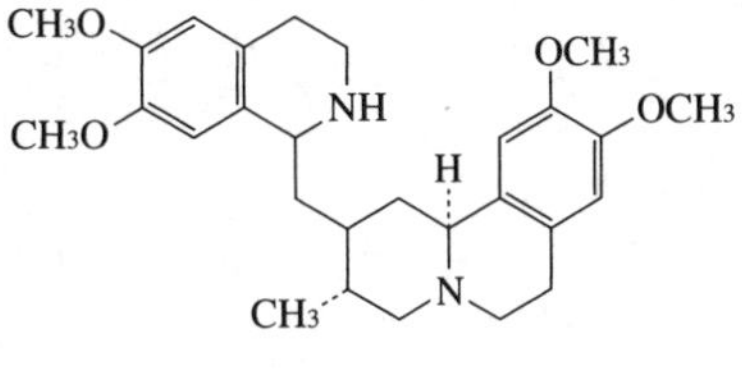

エメチン

b. トコンおよびエメチン

エメチン emetine は吐根（トコン）に含まれるアルカロイドで，強い局所刺激作用を有しており，胃粘膜を刺激して悪心・嘔吐を引き起こす．またCTZに作用して中枢性にも嘔吐を引き起こす．硫酸銅および硫酸亜鉛は胃粘膜を刺激して反射性嘔吐を起こす．硫酸銅は急性リン中毒の際，胃内のリンを吐出させるのみならず，リンと結合して難吸収性のリン化銅を形成するため，解毒薬として用いられる．

9.5.2 ■ 制吐薬

制吐薬には嘔吐中枢の興奮を抑制する中枢性制吐薬と反射性嘔吐を抑制する末梢性制吐薬がある．

1）中枢性鎮吐薬

a. フェノチアジン系薬

チエチルペラジン thiethylperazine，クロルプロマジン chlorpromazine，ペルフェナジン perphenazine，プロクロルペラジン prochlorperazine は，アポモルヒネおよびモルヒネなどに誘起される嘔吐に有効であるが，乗り物酔いには無効である．CTZ と嘔吐中枢のドパミン D_2 受容体の遮断と考えられている．

b. 抗ヒスタミン薬

ジメンヒドリナート dimenhydrinate，プロメタジン promethazine，メクリジン meclizine，クロルサイクリジン chlorcyclizine なども制吐薬として用いる．モルヒネ，手術後，メニエール症候群，乗り物酔い motion sickness に有効．作用点は嘔吐中枢および迷路の抑制と考えられている．

c. その他

塩酸トリメトベンザミド trimethobenzamide hydrochloride は，CTZ および嘔吐中枢に作用して鎮吐作用を示すが，抗ヒスタミン作用は弱い．胃腸運動改善薬であるメトクロプラミド metoclopramide は中枢性および末梢性に鎮吐作用を有する．またドンペリドン domperidone は CTZ 以外の中枢に作用して鎮吐作用を発現する．

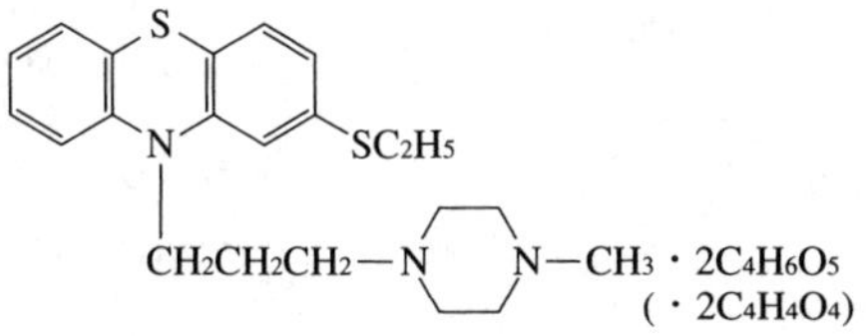

チエチルペラジン

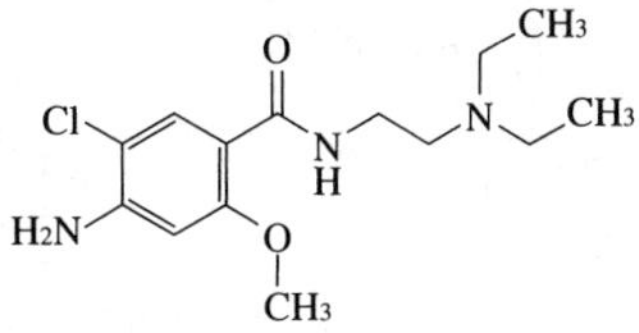

メトクロプラミド

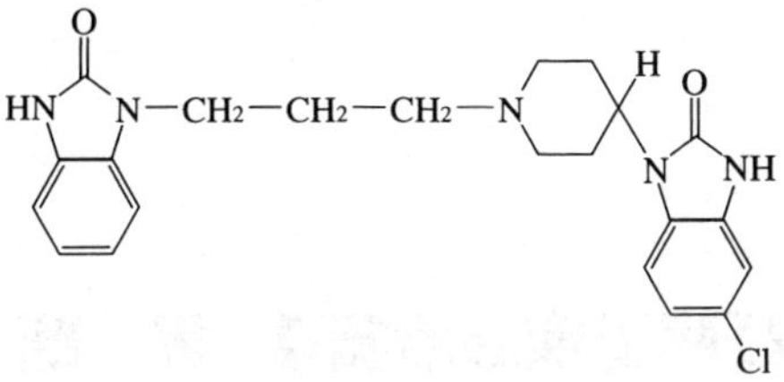

ドンペリドン

9.5.3 ■ 末梢性制吐薬

a. 局所麻酔薬

胃の知覚神経末梢を麻酔して反射性嘔吐を抑制する.

b. 抗ムスカリン薬

反射性嘔吐を抑制するが, 同時に胃壁筋肉の弛緩, 分泌抑制も起こるため, 制吐薬として優れている.

c. ドパミン受容体遮断薬

メトクロプラミドおよびドンペリドンは, 主としてCTZのドパミン D_2 受容体を遮断することにより制吐作用を示す. またこれらの薬物は胃腸管運動改善作用を有しており, この作用も制吐作用に関与しているものと考えられる.

d. セロトニン受容体遮断薬

セロトニン受容体遮断薬, なかでも 5-HT_3 受容体遮断薬であるグラニセトロン granisetron, オンダンセトロン ondansetron, およびアザセトロン azasetron などが制癌薬投与時の嘔吐反応に有効であることが判明している.

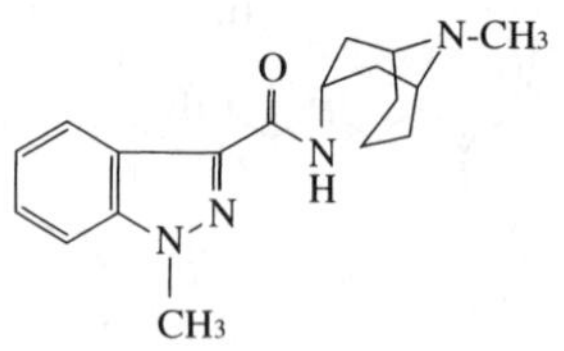

グラニセトロン

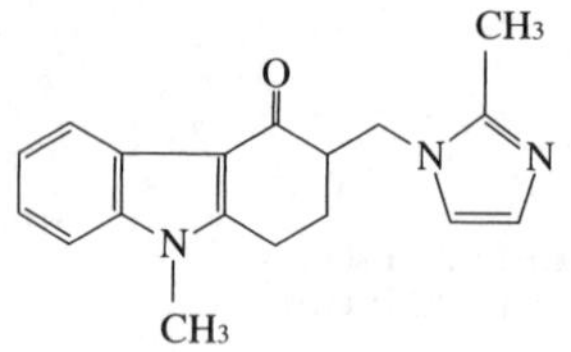

オンダンセトロン

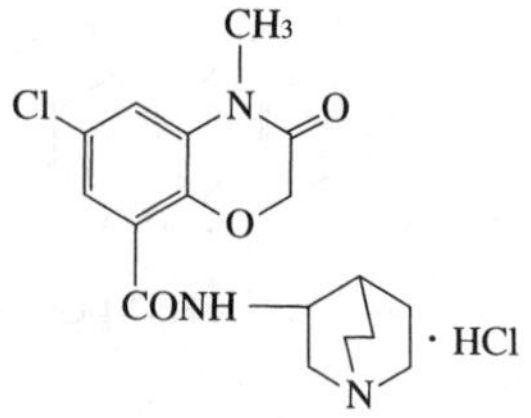

アザセトロン

9.6 肝臓および胆道疾患治療薬

9.6.1 肝疾患治療薬

本邦における肝疾患は，長年にわたり，ウイルス性肝炎（特にB型とC型）による肝障害が主であった．近年，肝炎ウイルスに対する感染予防策の普及により感染性疾患の新規発症は激減したが，過去に感染し慢性化した肝障害の患者は数多く残されている．また，近年では，食習慣の欧米化によりアルコールや過食による肝障害が増加しており大きな問題になりつつある．本項では，ウイルス性肝炎におけるウイルス排除治療薬，および慢性化した肝障害（肝硬変，肝不全）に対する治療薬の作用機序を薬理学的に解説し，またその治療薬の臨床的意義について述べる．

1）ウイルス性肝炎治療薬

a. インターフェロン

インターフェロン interferon（IFN）は，生体が肝炎ウイルスなどに曝露された時に体内の細胞から分泌されるサイトカインの一種であり，ウイルスの増殖を抑制し，生体の免疫系を活性化させる作用を有する．ヒトでは type 1 ～ 3 までの 3 種類のインターフェロンが体内で産生される．肝炎治療薬としては，天然型と遺伝子組換え型の，IFNα（白血球由来），IFNβ（線維芽細胞由来）が用いられる．最近ではポリエチレングリコール（PEG）を IFN に結合させることによって作用時間を長くした PEG-IFN が人工的に合成され，IFN 単独，あるいは後述する抗ウイルス薬との併用により，ウイルス性肝炎（B型，C型）におけるウイルス排除率を向上させている．

b. 抗ウイルス薬

① ラミブジン，アデホビル，エンテカビル

ラミブジン lamivudine（2′,3′-dideoxy-3′-thiacytidine），アデホビルピボキシル adefovir pivoxil，エンテカビル entecavir は，いずれも核酸アナログであり，B型肝炎ウイルス（HBV）の複製過程である逆転写を阻害することで，HBV-DNA の伸長を停止させる．B型肝炎におけ

る抗ウイルス効果は，IFN よりも強力である．問題点として HBV 耐性株が増加していることがあげられる．

② リバビリン

リバビリン ribavirin は，C 型肝炎ウイルス（HCV）をはじめとする多種類の RNA ウイルス，および DNA ウイルスに対しても抗ウイルス効果を有する．リバビリンは，ウイルスの増殖に必要な RNA 代謝を阻害する物質のプロドラッグであるが，詳細な作用機序は不明である．臨床の現場では，C 型肝炎において HCV の排除を目的として，IFN と併用されることが多い．

2）慢性肝疾患に対する肝庇護薬

a. ウルソデオキシコール酸

ウルソデオキシコール酸 ursodeoxycholic acid（UDCA）は肝臓で合成された一次胆汁酸が，腸内細菌により代謝されて産生される二次胆汁酸の一つである．UDCA は従来胆石の溶解剤として使用されてきたが，最近の研究では肝細胞に対して保護効果を示すことから，慢性肝炎，肝硬変などにおいて正常な肝細胞を保護する肝庇護薬の一つとしても使用される．

b. グリチルリチン酸製剤

グリチルリチン酸は作用機序は不明であるが，抗炎症作用を有し，肝炎において肝細胞障害を抑制する作用を有することから，臨床では，肝炎，肝硬変などにおいて肝庇護薬の一つとして広く使用される．しかし，アルドステロン様の作用を有し，カリウムの排泄を促進し，低カリウム血症，血圧上昇をきたすことがある．

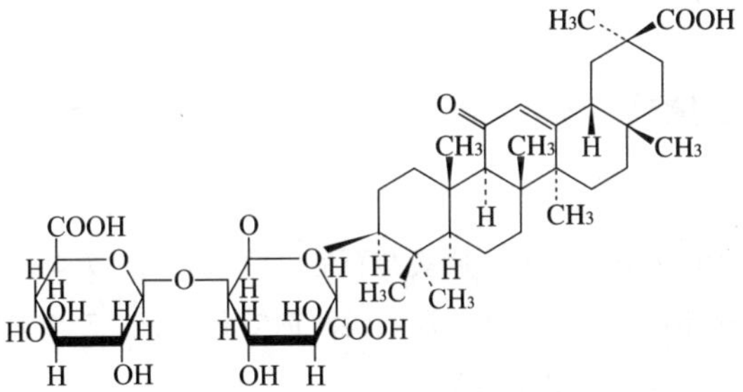

グリチルリチン酸

3）肝性脳症治療薬

a. ラクツロース

ラクツロースは，ガラクトースと果糖からなる二糖類であるが，経口投与されたラクツロースは，上部消化管では分解されずに通過し，下部消化管内腔で乳酸菌により分解され，乳酸および酢酸を生成し，管腔内 pH を低下させ，ウレアーゼ陽性の腸内細菌から産生されるアンモニアを陽イオン（NH_4^+）の状態にして，大腸粘膜からアンモニア（NH_3）の吸収を抑制する．この機序により，肝不全時における高アンモニア血症を改善し，肝性脳症を予防する．

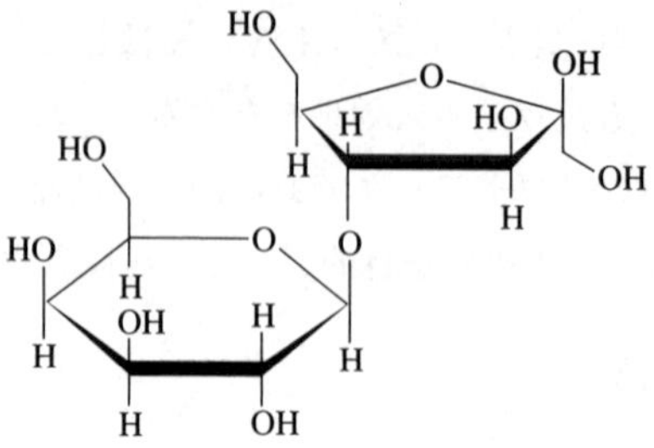

ラクツロース

b. 非吸収性抗生物質：カナマイシン，ネオマイシン

アンモニアを産生する腸内細菌を殺菌し，腸管からのアンモニア吸収を抑制する作用を有する．臨床では，肝不全による肝性脳症の原因となる高アンモニア血症を抑制するためにラクツロースと併用して用いられる．

c. 分枝鎖アミノ酸

分岐鎖アミノ酸 branched chain amino acid（BCAA）とは，ヒトの体内で合成できない必須アミノ酸のうち側鎖に枝分かれした炭素鎖をもつアミノ酸，すなわちバリン，ロイシン，イソロイシンを指す．肝硬変では，血漿中の BCAA が減少し，芳香族アミノ酸が増加するために，ドパミンなどの脳内の神経伝達物質の産生が抑制され，肝性脳症が出現する．BCAA を投与すると，脳内の神経伝達物質のバランスを正常化して，肝性脳症を改善する．

9.6.2 ■ 胆道疾患治療薬

本邦でも最近，食習慣の欧米化により，胆囊結石症（特にコレステロール系胆石症）の患者が増加している．胆石症の根本的な治療薬は，胆石溶解剤であるが，これまでに有効性が確認されているのは，ウルソデオキシコール酸である．

1）胆石症治療薬

a. ウルソデオキシコール酸

前項で述べたように，ウルソデオキシコール酸（UDCA）は肝臓で合成された一次胆汁酸が，腸内細菌により代謝されて産生される二次胆汁酸の一つである．UDCA は腸管内において脂肪の消化吸収に関与し，また胆汁中においてミセル形成にもかかわり結晶形成を抑制することから，以前より胆石の溶解剤として使用されてきた．また，UDCA は胆汁分泌量を増加させることで，胆石による胆道の閉塞を予防する作用もある．

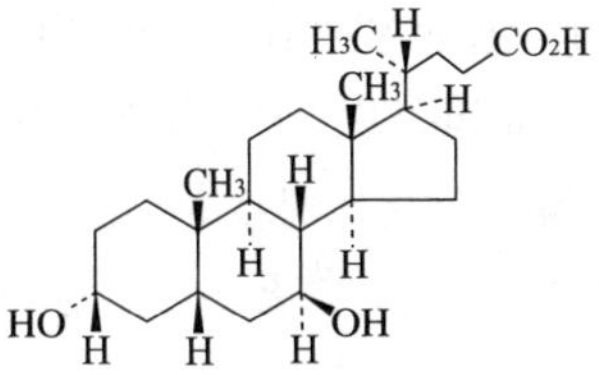

ウルソデオキシコール酸

9.7 膵疾患治療薬

膵疾患は飲酒との関連性が強く，特に慢性膵炎は大量飲酒者に多い．また急性膵炎は膵臓の先天奇形を基盤にすることが多いが，発症のトリガーになるのは大量飲酒である．膵炎の機序は，膵外分泌細胞から周囲組織に漏出したタンパク質，および脂質分解酵素が周囲の組織を溶解することにより発症し，激烈な疼痛を主症状とすることが多いので，膵炎の治療薬は，酵素阻害と疼痛対策が力点となる．本節では，膵炎治療薬の作用機序を解説する．

1）膵炎治療薬

a．タンパク質分解酵素阻害薬

膵炎に罹患すると，膵外分泌細胞内の消化酵素が膵組織外に漏れ出て，周囲の組織を壊死させる．これらの消化酵素による組織の溶解と壊死を抑制する目的で，タンパク質分解酵素阻害薬が用いられる．ウリナスタチン（ヒト尿由来のタンパク質）は，トリプシン阻害作用，リパーゼおよび顆粒球エラスターゼ阻害作用を有する．その他，ガベキサート（メシル酸塩），カモスタット（メシル酸塩），ナファモスタットなどにも同様にタンパク質分解酵素阻害作用がある．また，シチコリンにはホスホリパーゼ A_2 阻害作用があり，他のタンパク質分解酵素阻害薬と併用して，急性膵炎の治療に用いられる．

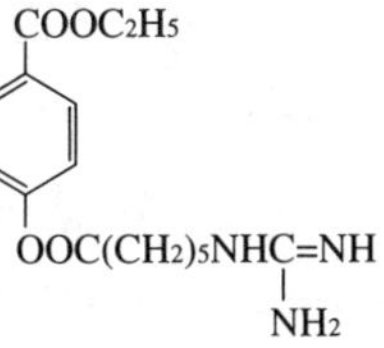

ガベキサート

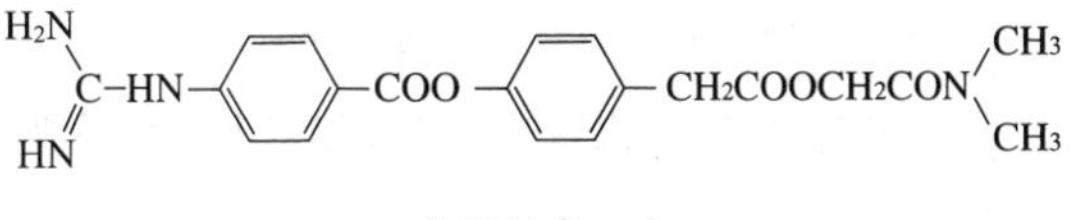

カモスタット

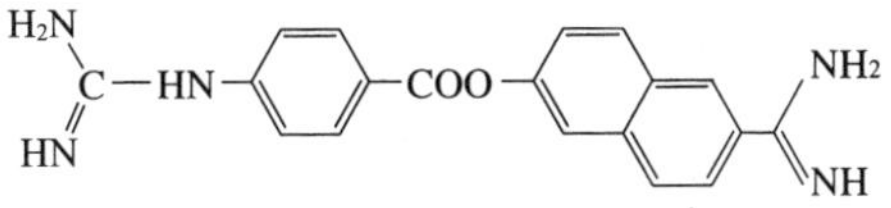

ナファモスタット

b. 鎮痛薬

膵炎に由来する痛みが軽度の場合は，通常NSAIDsで対応するが，NSAIDsが無効な場合には，ペンタゾシンなどの非麻薬性鎮痛薬を用いる．ペンタゾシンは脊髄に存在するオピオイド受容体（κ受容体）に抑制的に作用して，鎮痛作用に関わるとされている．ペンタゾシンにはμ受容体を介する呼吸抑制や便秘などの副作用が少ないことから，臨床現場で多用される．

9.8 消化管ホルモン gastrointestinal hormone

消化管は体内で最も大きい内分泌器官である．“ホルモン”という名称は，1905年W. B. Hardyによって，消化管粘膜から発見されたセクレチンsecretinとガストリンgastrinに対して発案されたものであり，同時に“血液を介して運ばれる化学的媒介物質blood-borne chemical messengers”という概念が提唱された．消化管ホルモンを分泌する細胞は基底部に大小様々な顆粒を有する基底顆粒細胞であり，他の内分泌腺と異なり，集落をつくらず，消化管粘膜の上皮組織内に外分泌細胞にはさまれて散在する．これらの細胞の多くは消化管内腔面に微絨毛をもち，内腔からの様々な刺激を直接受容することができる．それゆえ，消化管ホルモンは神経系の興奮に加えて，摂取した食物による拡張刺激や化学的刺激などによって分泌細胞から門脈内に遊離され，肝臓を経由して心臓に達し，そこから血中を介して様々な消化器官に運ばれ，消化液の分泌や運動を調節する．

消化管の機能は神経系，内分泌系およびパラクライン系（局所ホルモン）の3系統により調節されている．この場合，神経系はコリン作動性神経，アドレナリン作動性神経，およびペプチド作動性神経などであり，内分泌系はガストリン，セクレチン，コレシストキニンなどのように血行を介するホルモンを意味する．一方，パラクライン系は血管作動性小腸ペプチドvasoactive intestinal polypeptide（VIP）やソマトスタチンsomatostatin（growth hormone release inhibiting hormone：GIH）などのように血中に出ることなく組織内に拡散することにより隣接組織に作用を及ぼすペプチドを意味している．VIPやソマトスタチンなどのペプチドは消化管以外に，脳でも産生されることから，“脳-消化管ペプチドbrain-gut peptide”と呼ばれている．さらに最近，グレリンにように胃で産生遊離され，消化管機能調節以外に，摂食やエネルギー代謝調節において重要なペプチドも発見されている．本節では，消化管ホルモンおよび脳-消化管ペプチドの中で，特に消化管の機能調節において重要な役割を担っているホルモンについて記載する（図9.3）．

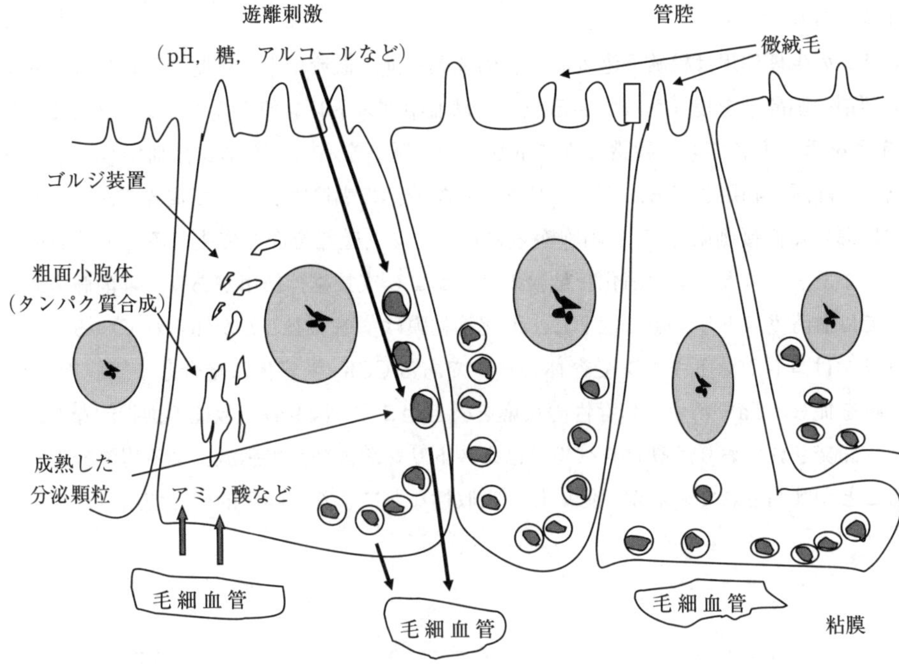

図9.3 **基底顆粒細胞における消化管ホルモンの産生と分泌**

9.8.1 ■ 消化管ホルモンの作用

1）ガストリン

食餌刺激により除神経した胃嚢から胃液が分泌されることにより，血液を介して作用する物質が考えられ，ガストリンと命名された．胃の幽門前庭部および十二指腸粘膜に主として分布するG細胞から分泌されるペプチドであり，17個または34個のアミノ酸からなる．前者はリトルガストリンまたはG-17，後者はビッグガストリンまたはG-34と呼ばれている．ビッグガストリンはリトルガストリンの前駆体と考えられている．動物の種によりアミノ酸構成は若干異なり，またスルホン酸基が付いているペプチド（ガストリンⅠ）と付いていないペプチド（ガストリンⅡ）に分かれる．その他，アミノ酸13個のミニガストリンや多数のアミノ酸から成るビッグビッグガストリンの存在が知られている．G-17は主として幽門前庭部に，G-34は主として十二指腸に存在しており，G-17が不足した場合にはG-34が代償的に働くものと考えられている．ガストリン分子のうち，C-端末の4個のアミノ酸，すなわちTrp-Met-Asp-Phe-NH_2（テトラガストリン）が生物活性を示すのに必要な活性端子である．一般に保護基を結合させたペンタガストリンが臨床および研究用に使用されている．ガストリンの放出はアミノ酸，ペプトン，グルコース，制酸剤（胃内pHの上昇），アルコール，Ca^{2+}含有薬物などにより刺激される．タンパク質に富む食物は脂肪や炭水化物を多く含む食物よりもガストリン放出を促進する．また迷走神経刺激でもガストリン放出は促進される．一方，ガストリン放出は胃内が酸性（pH 2.5 以下）に傾くと抑制される．

ガストリンの生理作用は胃酸分泌刺激，胃腸運動促進，血流増大，細胞増殖作用などがある．酸分泌抑制剤や制酸剤を投与されている患者では血中ガストリン値が高くなる．また Zollinger-Ellison 症候を示す患者でも，膵臓にガストリン産生腫瘍を有するために，血中ガストリン値は異常に高く，診断に利用される．ガストリンは胃酸分泌の調節物質として重要であり，その作用は壁細胞における直接刺激と ECL 細胞からのヒスタミン遊離を介して生じるが，後者の経路が主である．また，ガストリンは消化管粘膜の増殖および成長維持作用があり，経静脈栄養補給などの患者では血清ガストリン値は低下し，消化管粘膜は萎縮することが知られている．

ガストリンはコレシストキニン受容体の一つである CCK_2 受容体に結合し，細胞内で Ca^{2+} イオンの遊離を促し，Ca^{2+} イオン依存性の反応を引き起こす（図 9.4）．数種の選択的な CCK_2 受容体遮断薬も開発されており，動物レベルではガストリンおよび食事刺激による胃酸分泌を強力に抑制することが証明されているが，低い体内吸収性などにより，臨床的には使用されていない．

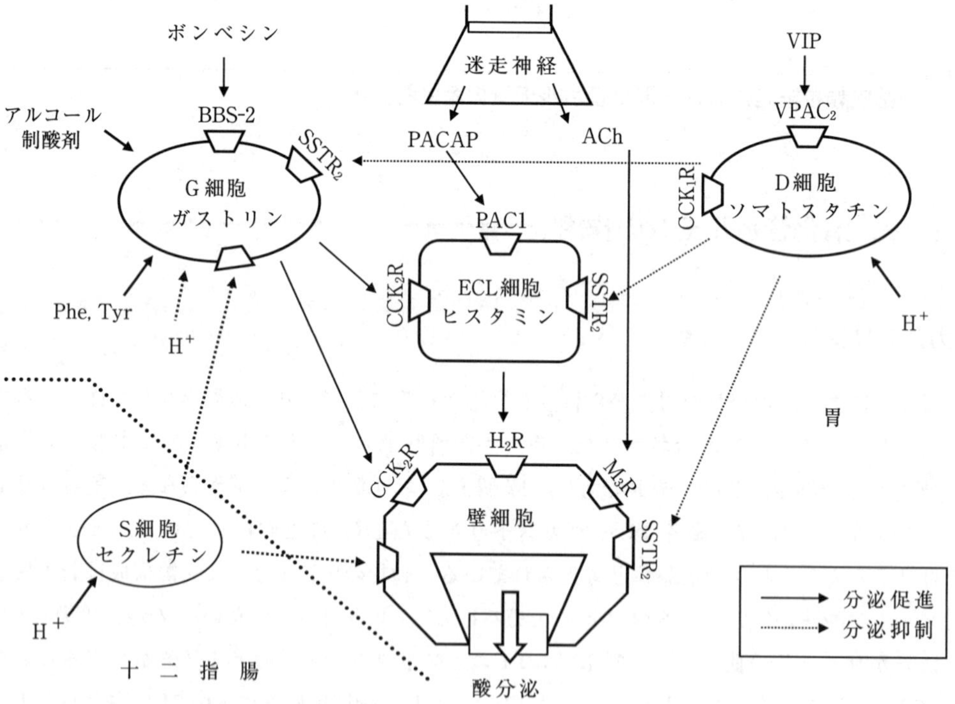

図 9.4

消化管ホルモンによる胃酸分泌調節

BBS：ボンベシン受容体
VPAC：VIP 受容体
PAC：PACAP 受容体

SO_3H (Tyr)

Gln-Gly-Pro-Trp-Leu-Glu-Glu-Glu-Glu-Glu-Ala-Tyr-Gly-Trp-Met-Asp-Phe-NH_2

リトルガストリン

Leu-Glu-Glu-Glu-Glu-Glu-Ala-Tyr-Gly-Trp-Met-Asp-Phe-NH_2

ミニガストリン

Gln-Leu-Gly-Pro-Gln-Gly-His-Pro-Ser-Leu-Val-Ala-Asp-Pro-Ser-Lys-Lys-
Gln-Gly-Pro-Trp-Leu-Glu-Glu-Glu-Glu-Glu-Ala-Tyr-Gly-Trp-Met-Asp-Phe-NH_2

ビッグガストリン

N-t-butyloxycarbonyl-*β*-Ala-Trp-Met-Asp-Phe-NH_2

ペンタガストリン

2) コレシストキニン

コレシストキニンはセクレチンの精製途上に発見されたもので，小腸，特に空腸に高濃度で存在し，I細胞で産生される．33個のアミノ酸からなり，生物活性を有するのはC-末端の8個のアミノ酸であり，そのうちC-末端の5個のアミノ酸はガストリンと同一である．したがってコレシストキニンはガストリンファミリーの一員として取り扱われている．食物中の脂肪，アミノ酸（Phe，Met，Val），卵黄などにより放出される．主な生理作用は胆嚢の収縮（膵液，特に膵酵素の分泌促進）である．またOddi筋周辺の十二指腸平滑筋を弛緩させ，胆汁の腸内への排泄を容易にしている．胃および腸の運動を亢進させるが，幽門括約筋を収縮させるために胃排出を遅延させる．セクレチンとの併用でコレシストキニンの膵液分泌は著しく増強させられる．薬理量では胃酸分泌の亢進も認められているが，その作用は複雑であり，壁細胞での直接的な刺激作用とD細胞からのソマトスタチン遊離を介する間接的な抑制作用の結果として生じる．コレシストキニンと受容体を共有するガストリンも高用量では膵酵素分泌の促進や胆嚢収縮作用を発揮する．臨床では胆嚢の収縮薬として使用されている．

コレシストキニンの受容体はCCK_1とCCK_2の2種類あり，前者は末梢型，後者は中枢型である．上述の胆嚢収縮や膵酵素分泌の刺激などはCCK_1受容体を介して生じる．胃酸分泌刺激は末梢作用であるが例外的にCCK_2受容体を介して発現する．CCK_2受容体がガストリンの受容体としても作動することは前述した通りである．

3) セクレチン

セクレチンは十二指腸および空腸上部に分布するS細胞から分泌される．他の消化管ホルモンと比較すると生体に含有される量は一番少ない．セクレチンの構造はグルカゴンのアミノ酸配列と類似しており，27個のアミノ酸からなり，活性端子はない．セクレチンは十二指腸粘膜の酸性化（pH 4.0以下）によって放出され，膵臓の導管細胞に作用して水分と重炭酸分泌を刺激する．また，十二指腸のBrunner氏腺にも作用して重炭酸分泌を亢進させる．食物の摂取によるセクレチンの放出はごくわずかであるが，コレシストキニンとの相乗作用により食後に認められる膵液分泌を引き起こすと考えられる．また，セクレチンはG細胞からのガストリンの放出を抑制し，ガストリンの壁細胞に対する作用も抑制するが，ヒスタミン刺激による胃酸分泌に対しては影響を与えない．

セクレチンは十二指腸ブレーキ機構の重要な因子であり，胃酸分泌の抑制や膵重炭酸分泌の促進作用を有することから，十二指腸潰瘍の治療薬として利用されている．膵臓にセクレチン産生腫瘍を有するZollinger-Ellison症候を示す患者や過剰な胃酸分泌を示す患者では，血中セクレチン値は異常に高い．また，腹腔病celiac sprueの患者では膵液分泌の減少が知られているが，この原因としてセクレチンの分泌低下が考えられている．

His-Ser-Asp-Gly-Thr-Phe-Thr-Ser-Glu-Leu-Ser-Arg-Leu-Arg-
Asp-Ser-Ala-Arg-Leu-Gln-Arg-Leu-Leu-Gln-Gly-Leu-Val-NH_2

セクレチン

4) モチリン

十二指腸にアルカリ液を注入すると，除神経した胃の運動が亢進することが判明し，消化管運動を調節するホルモンの存在が認められ，モチリンmotilinと命名された．このホルモンは主に十二指腸，空腸およびごく少量は回腸上部に分布し，産生細胞はMo細胞である．構造式は他の消化管ホルモンとは全く異なり，22個のアミノ酸からなる．当初は十二指腸のアルカリ化により放出されるとされたが，酸性の条件下でもモチリンの放出が確認された．モチリンは空腹期の胃腸管運動を強力に亢進させる（飢餓収縮hunger contraction）ことから，飢餓状態下での腹鳴の原因と考えられている．またモチリンには，胃内容物の排出遅延，食道下部括約筋の圧力上昇，および胃液中のペプシン活性の増大作用などが認められている．その他，インスリンはモチリン遊離を抑制し，胃排出能を促進することが知られている．

モチリンは腸管神経上に存在するモチリン受容体を刺激し，最終的には胃幽門洞におけるコリン作動性神経の活性化を介して，胃腸運動を促進する．このようなモチリンの作用はマクロライド系抗生物質のエリスロマイシンやモチライドmotilidesとして知られている数種のモチリン受容体刺激薬によって再現される．モチライドは，胃排出遅延患者や大腸運動不全患者における胃腸運動改善薬として，臨床での使用が期待されている．

Phe-Val-Pro-Ile-Phe-Thr-Tyr-Gly-Glu-Leu-Gln-
Arg-Met-Gln-Glu-Lys-Glu-Arg-Asn-Lys-Gly-Gln

モチリン

5) 胃液分泌抑制ポリペプチド

不純物を含むコレシストキニンが胃液分泌を強力に抑制し，またインスリン放出を促進することがわかり，新たなホルモンとして胃液分泌抑制ポリペプチドgastric inhibitory polypeptide

(GIP) が単離された．GIP は主として空腸に存在し，十二指腸，回腸にも分布することが判明している．産生細胞は K 細胞で，43 個のアミノ酸からなる．N-末端の最初の 26 個のアミノ酸のうち 15 個のアミノ酸はグルカゴンと同一であり，セクレチンファミリーに属する．GIP 遊離の至適刺激はグルコースと脂肪である．GIP は cAMP の増大を介して，インスリン分泌の促進など種々の作用を発現する．空腹時の血中 GIP 値は変化せず低い値を示しているが，食後上昇し，45 分後と 120 分後にピークに達する．GIP の放出は他の消化管ホルモンであるソマトスタチンおよびグルカゴンにより抑制される．GIP は胃酸分泌を抑制し，またガストリン放出に対しても抑制作用を示す．一方，GIP はインクレチンの一種であり，glucose dependent insulin releasing polypeptide とも呼ばれており，血糖値依存的に膵臓のβ細胞からのインスリン分泌を促進する．GIP は肥満性糖尿病でも放出される．また，GIP は膵α細胞からのグルカゴン分泌を抑制し，血糖低下に働くが，本作用がα細胞への直接的な作用なのかどうかは不明である．その他，GIP は脂肪細胞において糖の取り込みを促進することで肥満を助長させる．生理学的には，血糖調節における GIP の作用が消化機能に対する作用よりも重要である．

Tyr-Ala-Glu-Gly-Thr-Phe-Ile-Ser-Asp-Tyr-Ser-Ile-Ala-Met-Asp-
Lys-Ile-Arg-Gln-Gln-Asp-Phe-Val-Asn-Trp-Leu-Leu-Ala-Gln-
Gln-Lys-Gly-Lys-Lys-Ser-Asp-Trp-Lys-His-Asn-Ile-Thr-Gln

GIP

6) 膵臓ポリペプチド

膵臓ポリペプチドはインスリン製剤中の不純物として発見されたホルモンで，36 個のアミノ酸からなる．活性端子は C-末端の 6 個のアミノ酸である．主として膵臓中に存在し，産生細胞は pancreatic polypepide (PP) 細胞である．生理作用は胆管の弛緩および膵酵素分泌の抑制であり，これらの作用はコレシストキニンにより拮抗される．大量では膵臓からの重炭酸イオン分泌を増大する．このホルモンは血中に高濃度に存在し，他のホルモンに比べて安定である．食後血中レベルは上昇するが，アミノ酸，脂肪またはグルコースの静脈内投与では放出されない．したがって，食後に認められるこのホルモンの放出は腸から膵臓へ情報が伝達されることにより起こると考えられる．また，このホルモンの放出はアセチルコリン，VIP，GIP，およびコレシストキニンによって促進される．重症な膵炎患者ではこのホルモンの放出は少なく，逆に膵内分泌細胞の腫瘍患者では高く，診断に利用できる．

Ala-Pro-Leu-Glu-Pro-Val-Tyr-Pro-Gly-Asp-Asn-Ala-Thr-Pro-Glu-
Gln-Met-Ala-Gln-Tyr-Ala-Ala-Asp-Leu-Arg-Arg-Tyr-Ile-Asn-Met-
Leu-Thr-Arg-Pro-Arg-Tyr-NH_2

膵臓ポリペプチド (PP)

7) VIP

生理学的な存在事実に基づいて抽出分離されたガストリン，セクレチン，コレシストキニンと異なり，VIP は十二指腸粘膜からのセクレチン単離精製中に発見されたペプチドホルモンである．食道から直腸に至る消化管に高濃度に存在し，産生細胞は H 細胞である．また，粘膜下神経線維や神経叢にも認められている．中枢では視床下部や脳血管周辺の微細神経線維中にも認められている．VIP は 28 個のアミノ酸よりなり，セクレチンファミリーに属するが活性端子はない．血中の VIP 濃度は微量であり，食後の検出は不可能である．VIP 遊離がいかなる刺激により生じるかについては不明であるが，VIP の体内における分解は速く，血行を介するホルモンとは考えられず，局所ホルモンあるいは神経伝達物質の一つと考えられている．

VIP は消化管の動脈や細動脈を拡張し血流を増加させ，胃や十二指腸粘膜において粘液・重炭酸イオン分泌を促進する．一方，胃酸分泌に対しては抑制作用を示すが，この作用はソマトスタチンを介するものと考えられている．その他，インスリン遊離，肝グリコーゲンの放出，および膵液や腸液（Cl^-イオン）分泌の促進なども知られている．消化管運動に対しては一般に抑制的に作用し，また胆嚢においてもコレシストキニンの作用に拮抗し収縮を抑制する．大量では血圧が下降し，長時間投与した場合には水性下痢を起こす．WDHA 症候群（水性下痢，低カリウム血症，無酸症）を有する患者では VIP を多量に産出する腫瘍を有する．

His-Ser-Asp-Ala-Val-Phe-Thr-Asp-Asn-Tyr-Thr-Arg-Leu-Arg-
Lys-Gln-Met-Ala-Val-Lys-Lys-Tyr-Leu-Asn-Ser-Ile-Leu-Asn-NH_2

VIP

8) ソマトスタチン

本来は視床下部に存在し，強力な成長ホルモン分泌抑制作用を有するためにソマトスタチンと命名されたモルモンである．末梢組織においても，胃幽門前庭部および膵島細胞で存在が認められており，D 細胞や神経線維中に認められる．14 個のアミノ酸からなり，シスチン橋により環を形成している．ソマトスタチンは，成長ホルモンに加えて，インスリン，グルカゴンおよびガストリンの放出も抑制する．D 細胞は，グルカゴン産生 A 細胞，ガストリン産生 G 細胞に近接して存在する．ソマトスタチンは血中には少なく，また半減期が数分であることから，血行を介するホルモンとしてではなく，局所ホルモンとして作用するものと考えられている．迷走神経刺激はソマトスタチンを胃腔内に放出するが，この過程は pH 依存性であり，pH が下降すると放出される．薬理量では壁細胞の機能抑制，およびガストリン放出の抑制から胃酸分泌を減少する．胃排出能，膵酵素および重炭酸塩の分泌，胆嚢収縮の抑制も行う．

ソマトスタチン受容体としては，現在，5 種類のサブタイプが同定されている（$SSTR_1$-$SSTR_5$）．消化管では，$SSTR_2$ が壁細胞，幽門部や小腸粘膜の G 細胞，および ECL 細胞に発現している．ソマトスタチン受容体は百日咳毒素感受性 G タンパク質と共役しており，一般に消化管の機能に対して抑制的に作用する．例えば $SSTR_2$ は壁細胞や ECL 細胞にも発現しており，ソマトスタチンは壁細胞での直接的な抑制作用および ECL 細胞でのヒスタミン遊離抑制を介して酸分泌を低下させるものと考えられている．現在までに多くのソマトスタチン類似薬が開発されている．$SSTR_2$ 刺激薬であるオクレオチド octreotide は臨床的に内分泌細胞の腫瘍の治療に使用されている．その作用は腫瘍細胞の増殖や転移の抑制，および内分泌ホルモンの分泌抑制などを介して発現するものと考えられている．他にも，難治性の下痢や出血性の食道炎などの治療にも使用される．

H-Ala-Gly-Cys-Lys-Asn-Phe-Phe-Trp-Lys-Thr-Phe-Thr-Ser-Cys-OH

ソマトスタチン

9）ボンベシン

ボンベシンは P 細胞で産生される 14 個のアミノ酸からなるペプチドであり，C- 末端の 9 個のアミノ酸が活性端子である．消化管では胃と十二指腸粘膜に高濃度で認められるが，中枢においても視床や視床下部で発現が認められている．中枢においては体温調節，血糖上昇作用，視床下部ならびに脳下垂体ホルモン分泌調節作用，消化・吸収修飾作用，摂食行動の修飾などを示し，末梢においてはガストリン，インスリン，コレシストキニンをはじめとした多くの消化管ホルモン分泌刺激作用，胃酸分泌調節作用，膵外分泌刺激作用，消化管運動調節作用，血圧上昇作用，抗利尿作用，平滑筋収縮刺激作用，細胞増殖刺激作用等，多岐にわたる生物活性を有することが明らかとなっている．特にガストリン遊離作用は重要であり，幽門前庭部の G 細胞に直接作用して胃内の pH とは無関係にガストリン放出を行い，胃酸分泌を刺激する．したがって，ボンベシンは幽門を切除した患者では胃酸分泌を亢進しない．この反応を利用して，臨床では幽門切除手術を行った後，ボンベシンを注入し，胃酸分泌ならびに血中ガストリン値の上昇がないことを確認し，手術の完全性を証明している．ボンベシンのガストリン分泌刺激作用はソマトスタチンにより抑制される．ボンベシンは，コレシストキニンと同様に，膵酵素の分泌を刺激し，胆嚢収縮および胆管の弛緩を引き起こす．これらの反応が直接作用かコレシストキニンの放出を介した間接作用であるかは不明である．しかし，ボンベシンが摘出した膵臓に直接作用してアミラーゼ分泌を促進することは判明している．その他，ボンベシンは十二指腸や空腸における運動の抑制，子宮や膀胱平滑筋の収縮，および腎血流量の減少などを引き起こす．

Glu-Glu-Arg-Leu-Gly-Asn-Glu-Trp-Ala-Val-Gly-His-Leu-Met-NH_2

ボンベシン

10）グレリン

グレリンは，成長ホルモン分泌促進物質として，ヒトとラットの胃から発見された内因性ペプチドであり，28 個のアミノ酸残基よりなり，3 番目のセリン残基の側鎖は炭素原子数 8 個の脂肪酸（オクタン酸）によってエステル化されている．グレリンは胃に最も多く，その他にも腸，脾臓，視床下部，胎盤，腎臓などでも産生される．胃では酸分泌腺のある胃体部に多く，管腔とは接していない閉鎖型内分泌細胞である．グレリン産生細胞は分泌顆粒を多く含み，膵臓でグルカゴンを産生するA細胞に類似していることからA-like細胞と呼ばれている．胃体部の内分泌細胞の20～25%を占め，ヒスタミンを産生するECL細胞に次いで2番目に多い内分泌細胞である．一方，グレリン産生ニューロンは視床下部の弓状核外側部に存在し，その神経線維は正中隆起や視床下部に及んでいる．

グレリンはラットやマウスに中枢および末梢投与することにより，摂食亢進と体重増加作用を示す．オレキシンなど他の物質でも摂食亢進は見られるが，グレリンは唯一末梢性の空腹信号として摂食促進に作用している．迷走神経は消化管からの種々の情報を間脳や新皮質に伝達する脳神経であり，この求心性神経末端にもグレリン受容体が発現している．胃から分泌されるグレリンの情報は，迷走神経求心性線維を介して脳に伝達され，摂食や成長ホルモン分泌調節の中枢である視床下部に働き，これらの促進作用が発現する．その他，グレリンは酸分泌および消化管運動に対して促進作用を示し，また高血糖下で膵β細胞においてCa^{2+}濃度を増加させ，インスリン分泌を促進する．

食欲欠乏患者では血漿グレリン濃度の増大が観察され，逆に肥満患者では血漿濃度の低下が認められる．しかし，異常な食欲を伴う肥満症（Prader-Willi syndrome）の患者においては血漿グレリン濃度の増大が観察されており，グレリンは患者の過食症に寄与するものと考えられている．現在，グレリンの拒食症や小人病の治療薬としての開発や肥満症へのグレリン受容体遮断薬の応用，さらには心機能の改善および低栄養状態の是正による心不全治療薬としての有用性も示唆されている．

```
      O=C-(CH2)6-CH3
        |
        O
        |
NH2-Gly-Ser-Ser-Phe-Leu-Ser-Pro-Glu-His-Gln-Arg-Val-Gln-Gln-
Arg-Lys-Glu-Ser-Lys-Lys-Pro-Pro-Ala-Lys-Leu-Glu-Pro-Arg-COOH
```

グレリン

第10章

炎症に作用する薬物

10.1 炎症反応

炎症とは，外部から生体内に異物が侵入した場合や生体の組織に加えられた有害な刺激（侵害刺激・起炎刺激）に対して起こる生体の防御反応であり，過剰に起こった場合にはしばしば病的現象として捉えられる．炎症を伴う生体防御機構は，好中球やマクロファージなどの貪食細胞による異物や傷害壊死物質の処理を中心とする初期防御反応と免疫反応に分けられる．本章では初期防御反応について，炎症の過程とそれらに関係する薬物について概説する．

10.2 炎症の過程

炎症反応は組織障害から修復・治癒までの一連の過程であり，種々のケミカルメディエーターが関与している．炎症時には一般に，発赤・紅斑，疼痛，発熱，浮腫の炎症の4主徴がみられる．近年，機能障害もその特徴の1つとして含まれるようになり，炎症の5主徴と呼ばれる．

1) 血管透過性亢進期（初期反応）

侵害刺激（外傷，熱，紫外線，酸・アルカリ，細菌感染，免疫反応など）により組織に障害が惹起されると，ヒスタミン，ブラジキニン，プロスタグランジン類（PGs），ロイコトリエン類

(LTs) などの種々のケミカルメディエーターが遊離される．これらケミカルメディエーターは炎症局所の細動脈を拡張させることにより発赤・紅斑，さらには局所性の発熱を引き起こす．また，血管透過性が亢進することにより血漿成分の血管外への漏出および組織への蓄積が起こり，浮腫が生じる．ブラジキニンやヒスタミンなどの一部のケミカルメディエーターは発痛物質とも呼ばれ，知覚神経に作用し，痛みを引き起こす．PGs 自身は発痛物質としての作用は弱いが，他の発痛物質の痛覚閾値を低下させることにより痛みを増強すると考えられている．また，炎症時には全身性の発熱（体温が 37 ℃以上になる場合）が観察されるが，これは視床下部にある体温調節中枢に PGs が作用することによるものと考えられている．

2) 血球成分の浸潤期（第二期反応）

侵害刺激が一時的かつ軽度であれば，炎症反応は初期段階でおさまるが，侵害刺激が持続的かつ強い場合には，LTs および血漿成分に由来する種々の遊走因子やサイトカインが白血球の炎症部位への浸潤を促す．炎症局所に浸潤した白血球は貪食作用や活性酸素およびリソソーム酵素を放出することにより異物を強力に排除する．初期は好中球の浸潤が中心であるが，炎症反応がさらに続くと，マクロファージや T リンパ球の浸潤が生じ，破壊された組織などの貪食を行う．

3) 修復・治癒期（回復期）

異物の排除が完了した後，線維芽細胞の増殖，血管新生などにより肉芽組織が形成され，最終的に組織が再生され修復される．しかし，炎症反応が過剰であったり，長期間にわたり繰り返し起こった場合には，慢性炎症へと移行する．慢性化した炎症像では，線維化などが観察される．

10.3 抗炎症薬

抗炎症薬は，炎症反応を抑制することにより，組織障害の進展および炎症に伴う種々の症状を軽減する目的で使用されるものであり，ステロイド性抗炎症薬と非ステロイド性抗炎症薬に分類される．また，抗炎症作用は弱いが，解熱および鎮痛作用に優れている薬物として解熱鎮痛薬がある．

10.3.1 ステロイド性抗炎症薬（副腎皮質ステロイド薬）

ステロイド性抗炎症薬は，生体内の副腎皮質ステロイドホルモンおよびその誘導体であり，強力な抗炎症作用および免疫抑制作用を有している．副腎皮質ステロイドホルモンは，鉱質コルチコイドと糖質コルチコイドに分類され，前者は腎臓の遠位尿細管に作用することにより Na^+ の再吸収を促進して生体内の電解質バランスを維持している．一方，後者は糖新生，抗炎症および免疫抑制作用などを有している．天然の糖質コルチコイドであるヒドロコルチゾン hydrocorti-

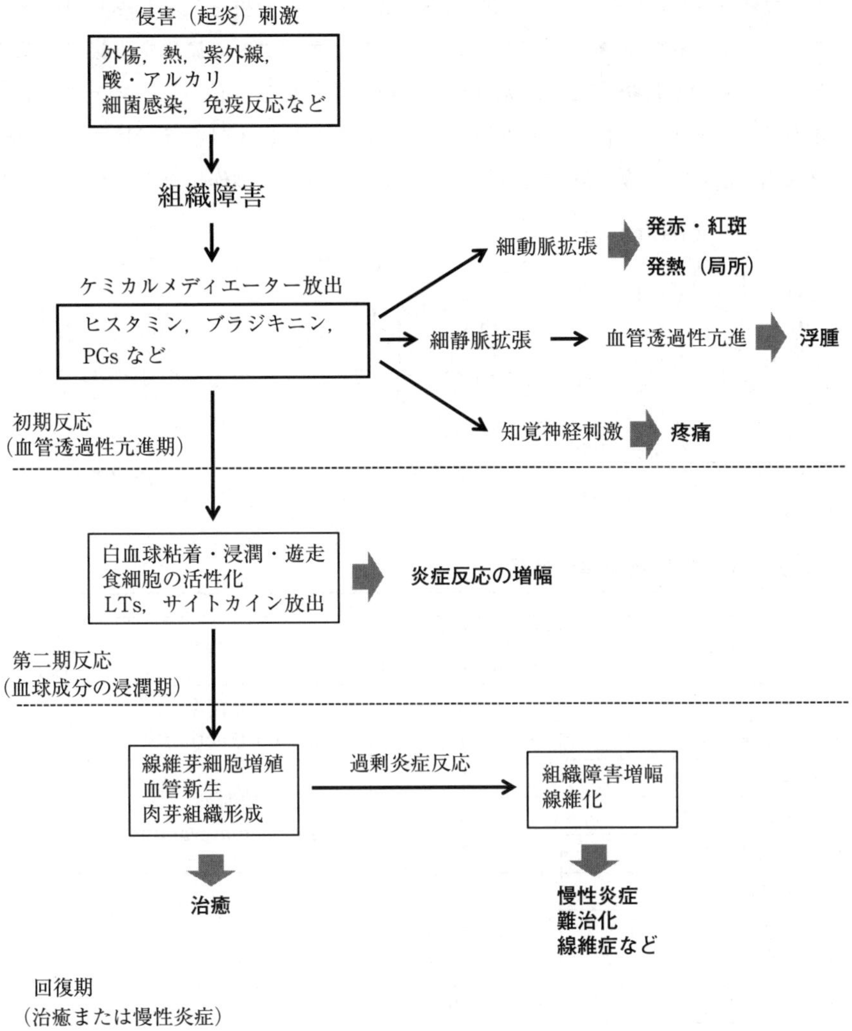

図 10.1
炎症の過程

sone は抗炎症作用が弱く，また鉱質コルチコイド作用を有しており，電解質や水分貯留を引き起こすことから，臨床で抗炎症薬として使用されることは少ない．鉱質コルチコイド作用を減少させ，糖質コルチコイド作用を増強した合成糖質コルチコイドが抗炎症薬あるいは免疫抑制薬として使用されている．

ステロイドは細胞膜を通過し，細胞質に存在する特異的受容体に結合すると，受容体に結合していた熱ショックタンパク質 heat shock protein（HSP）が解離し，ステロイド–受容体複合体は核内に移行する．さらに，DNA の glucocorticoid responsive element（GRE）に結合して，特定の遺伝子の転写を抑制あるいは促進する．リポコルチン lipocortin（リポモジュリン）はステロイドにより転写が促進される代表的なタンパク質であり，ホスホリパーゼ A_2 phopholipase A_2（PLA_2）を阻害することにより，リン脂質からのアラキドン酸遊離を阻害し，PGs，LTs，トロンボキサン類（TXs）などのアラキドン酸代謝物の産生を抑制する．一方，ステロイドは種々のサイトカイン（インターロイキン類，TNF-αなど）の産生を転写レベルで阻害する．このように，ステロイド性抗炎症薬は，種々の炎症性メディエーターの産生を直接または間接的に抑制することにより強力な抗炎症および免疫抑制作用を発揮する．しかし，ステロイド性抗炎症薬の作用は強力である一方で，様々な副作用を有しており，特に大量投与では感染症をはじめ，骨粗鬆症，糖尿病，消化性潰瘍，副腎皮質機能不全などの重篤な副作用を引き起こす可能性がある．

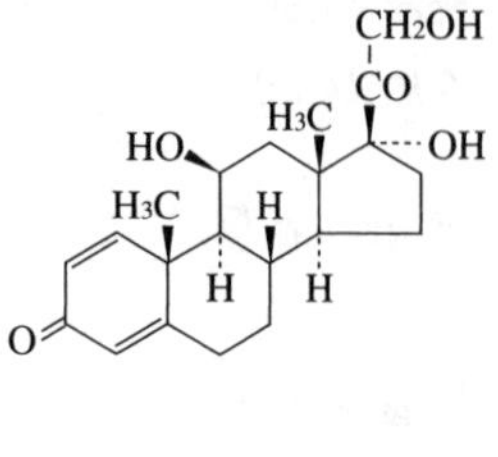

プレドニゾロン

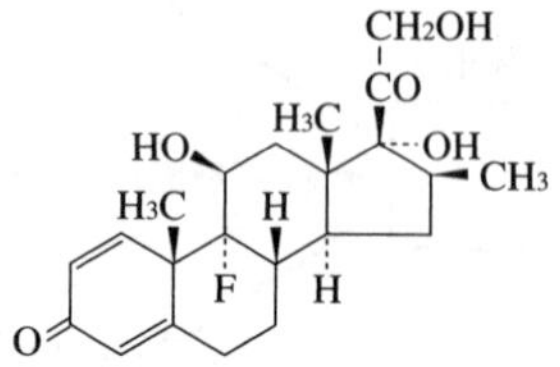

ベタメタゾン

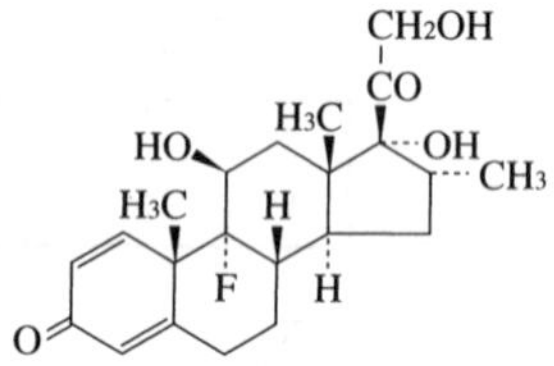

デキサメタゾン

表 10.1　ステロイド性抗炎症薬の特徴

	薬物名	糖質コルチコイド作用の力価比 *	作用時間	鉱質コルチコイド作用の力価比 *
天然	コルチゾン	0.8	短時間型 short-acting	1
	ヒドロコルチゾン	1		0.7
中程度	プレドニゾロン	4	中間型 intermediate-acting	0.8
	メチルプレドニゾロン	5		0
	トリアムシノロン	5		0
強力	パラメタゾン	10	長時間型 long-acting	0
	デキサメタゾン	25 ～ 30		0
	ベタメタゾン	25 ～ 30		0
最強	クロベタゾール	>30		0
	ジフロラゾン	>30		0

* ヒドロコルチゾンに対する力価比

表 10.2　ステロイド性抗炎症薬の主な副作用

重大な副作用	その他の副作用
・感染症の誘発・増悪 ・骨粗鬆症と骨折，低身長 ・動脈硬化 ・副腎不全，離脱症候群 ・消化性潰瘍 ・糖尿病の誘発・増悪 ・精神障害 ・ミオパチー ・低カリウム性アルカローシス	・異常脂質沈着（中心性肥満，満月様顔貌，野牛肩） ・多毛，皮下出血，痤瘡，皮膚線条，皮膚萎縮，発汗異常 ・白内障，緑内障，眼球突出 ・浮腫，高血圧，うっ血性心不全，不整脈 ・関節の不安定化（関節腔内投与） ・ステロイド筋症 ・白血球増多 ・食欲増進（トリアムシノロンでは食欲低下）

10.3.2 ■ 非ステロイド性抗炎症薬

非ステロイド性抗炎症薬 non-steroidal anti-inflammatory drug（NSAID）とは，ステロイド以外の化学構造を有する抗炎症薬の総称である．抗炎症作用の他に，鎮痛，解熱，抗血小板作用などを示す．NSAID は一般に，酸性と塩基性のものがある．

1）酸性 NSAID

酸性 NSAID はアセチルサリチル酸（アスピリン）を代表とする薬物であり，作用機序はいずれもアラキドン酸カスケードにおけるシクロオキシゲナーゼ（COX）を阻害することによりアラキドン酸代謝物である PGs および TXs の産生を強力に抑制することによる．酸性 NSAID には多くの種類があり，化学構造により作用の特徴や強さなどが異なっているが，鎮痛，解熱および抗炎症作用はいずれの酸性 NSAID にも共通である．

a. アスピリン aspirin

サリチル酸系の代表であるアスピリンは NSAID の中で最も古く，1897 年に化学合成された．近年，抗血小板作用を利用した血栓治療薬としても注目されている．アスピリンは他の酸性 NSAID とは異なり，COX の活性部位であるセリン残基をアセチル化することにより不可逆的に酵素活性を阻害する．すなわち，COX-1 のみを有する血小板に対する作用が強く出現することで抗血小板作用を発揮する（血栓症の項参照）．アスピリンは小腸で吸収され，組織中で加水分解されてサリチル酸となり，さらに肝臓でグルクロン酸抱合や硫酸抱合されて代謝される．

アスピリンには特有の副作用がいくつか知られている．出血傾向はアスピリンの抗血小板作用によるものであるが，アスピリンの作用は不可逆的であるため，服用中止後も 7 日間程度は易出血の可能性がある．アスピリン喘息と呼ばれる呼吸器疾患を誘発または増悪させる可能性がある．Reye 症候群は，急性ウイルス感染（インフルエンザなど）時にアスピリンを投与された小児にみられる重篤な脳障害と肝障害を伴う疾患である．

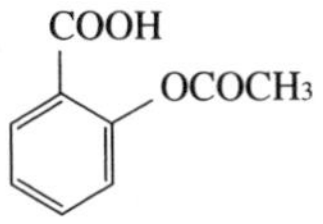

アスピリン

b. インドメタシン indometacin

アリール酢酸系でインドール骨格（インドール酢酸系）をもつ最も作用が強い酸性 NSAID の 1 つである．解熱，鎮痛，抗炎症作用はアスピリンの 20 ～ 30 倍強いとされており，内服以外に坐剤，軟膏，ハップ剤などとしても使用される．経口投与では腸管から吸収され，脱メチル化，グルクロン酸抱合により肝臓で代謝される．腸肝循環するため血中濃度の変動が大きく，半減期はおよそ 3 時間とされている．作用が強力であるのに比例して副作用の発現頻度も高く，副作用を軽減させる目的で，アセメタシン acemetacin，プログルメタシン（マレイン酸塩）proglumetacin（maleate），インドメタシンファルネシル indometacin farnesil などのプロドラッグが開発されている．

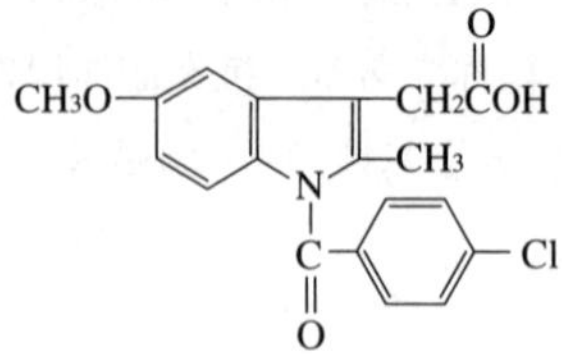

インドメタシン

c. スリンダク sulindac

スリンダクはインドメタシン類似の構造を有するが，それ自身には作用がなく，体内で還元されて生成されるスルフィド体が活性体である．経口投与での吸収率が高く，1 時間以内に最高血中濃度（C_{max}）に達し，また腸肝循環の影響により半減期は 18 時間と長い．活性体の腎臓への集中が少ないため，腎障害が少ないとされている．

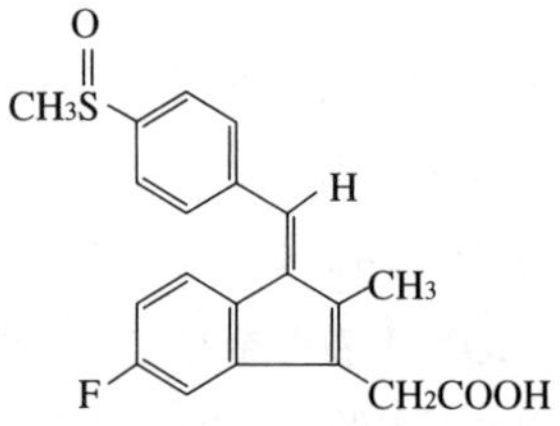

スリンダク

d. ジクロフェナク diclofenac

アリール酢酸系のフェニル酢酸系に分類されるジクロフェナクは，インドメタシンと同等の抗炎症作用を有するとされている．肝臓で約 50% が分解され，血中半減期は 2 時間程度であるが，関節腔への貯留が報告されており，効果は半減期よりも持続すると考えられている．副作用はアスピリンやインドメタシンよりも少ないとされている．

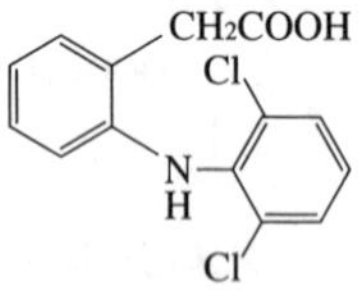

ジクロフェナク

e. フェンブフェン fenbufen

アリール酢酸系で，体内で代謝されて 4-ビフェニル酢酸となり作用する．抗炎症作用はインドメタシンよりも弱いが，作用は持続的である．ニューキノロン系抗生物質との併用により痙攣誘発作用があることが知られている．

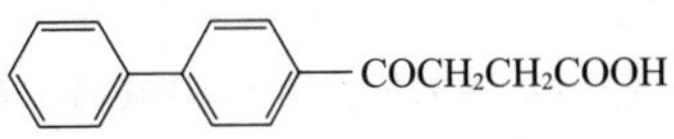

フェンブフェン

f. エトドラク etodolac

アリール酢酸系のピラノ酢酸系に分類されるエトドラクは，COX-2 に比較的選択的な阻害作用を有することから，消化管障害などの副作用が少ないとされている．

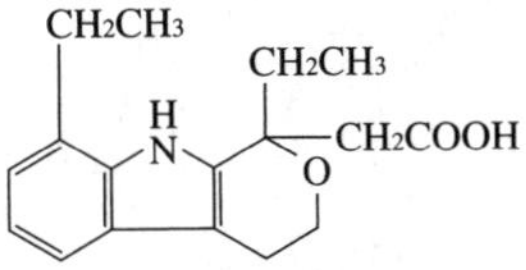

エトドラク

g. イブプロフェン ibuprofen，ナプロキセン naproxen，ケトプロフェン ketoprofen，ロキソプロフェン loxoprofen

プロピオン酸系に分類されるイブプロフェン，ナプロキセン，ケトプロフェンは鎮痛，抗炎症作用は中程度であるが，消化管に対する副作用が比較的少ないとされている．また，現在わが国で最も使用されている酸性 NSAID であるロキソプロフェンはプロピオン酸系のプロドラッグである．

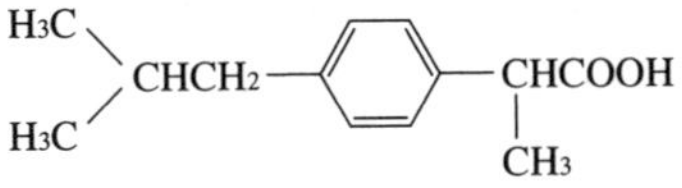

イブプロフェン

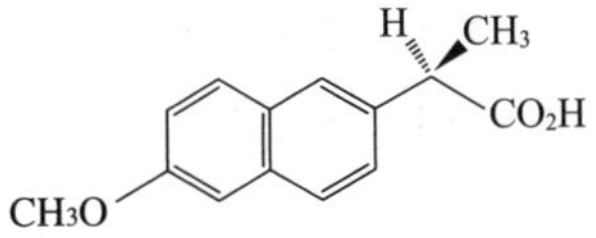

ナプロキセン

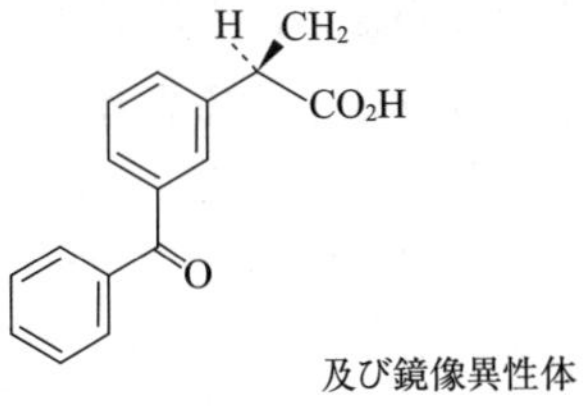

ケトプロフェン

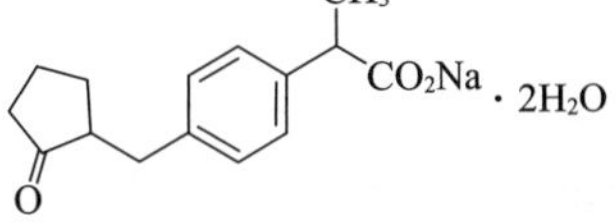

ロキソプロフェン

h. メフェナム酸 mefenamic acid

フェナム酸系は鎮痛作用が強いが，抗炎症作用は弱い．また消化管に対する副作用が強い．

i. ブコローム bucolome

ピラゾロン系のブコロームは，作用が強力で，かつ半減期も長い．尿酸排泄促進作用があるとされている．

j. ピロキシカム piroxicam，メロキシカム meloxicam

オキシカム系に分類されるピロキシカムは作用が強力で半減期も長い．また，メロキシカムはCOX-2 に対する選択性が比較的に高いことから，消化管障害などの副作用が少ないとされている．

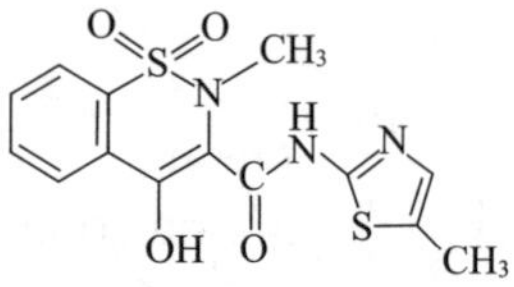

メロキシカム

2）酸性 NSAID の副作用

酸性 NSAID には共通に認められる副作用がある．主な副作用について概説する．

a. 消化管障害

酸性 NSAID の副作用の中で最も頻繁に認められるものであり，胃痛，食欲不振，吐き気，嘔吐，下痢，便秘などの多彩な症状がみられ，さらに胃粘膜のびらん，出血，潰瘍などの重症なものもある．PGE_2 や PGI_2 は消化管粘膜において粘膜血流や粘液分泌などのいわゆる粘膜防御因子の調節に関与していることから，NSAID による PGE_2 や PGI_2 の産生低下による粘膜防御因子の減弱が消化管障害の発生に繋がるものと考えられている．

b. 腎障害

腎障害も比較的頻繁に認められる副作用である．PGs は腎臓においても血管拡張作用により腎血流の維持に寄与している．したがって，NSAID による PGs の産生低下は水分貯留が生じ，浮腫や高血圧などの症状が出現することがある．特に，腎障害を有する患者には注意が必要である．

c. 気管支喘息の誘発

アスピリン喘息に代表されるものであり，酸性 NSAID ではいずれも喘息発作を誘発することがある．作用機序は不明であるが，COX 阻害による相対的な 5-リポキシゲナーゼ 5-lipoxygenase（5-LOX）の活性化による LTs の産生増大が関与している可能性が考えられている．

d. 中枢症状

NSAID の大量投与は頭痛，めまい，耳鳴りなどの中枢症状を引き起こすことがある．また，ニューキノロン系抗生物質との併用は抑制性神経伝達物質である GABA の受容体親和性を低下させ，中枢興奮作用およびてんかん様の痙攣作用を引き起こすことがある（フェンブフェンでは特に注意が必要）．

ジクロフェナクやメフェナム酸は小児のインフルエンザ脳症を増悪させることが知られており，小児のインフルエンザによる発熱に対しては NSAID は用いられず，アセトアミノフェンが使用される．

3）COX-2 選択的阻害薬

COX には COX-1 と COX-2 に 2 つのアイソザイムが存在している．COX-1 は多くの細胞・組織に恒常的に発現しており，生体の恒常性維持に寄与している．一方，COX-2 は平常時にはほとんど発現しておらず，種々の刺激により新たに誘導されるものであり，COX-2 の発現は特に炎症局所で顕著であることから，炎症反応に関与しているものと考えられている．したがって，COX-1 を阻害することなく，COX-2 のみを選択的に阻害すれば，副作用の少ない抗炎症薬になるものと期待されている．先述のエトドラクやメロキシカムは，比較的に COX-2 に対して選択性のある阻害薬であり，COX-2 優先的阻害薬とも呼ばれ，消化管障害などの副作用は他の非選択的な NSAID よりも少ないとされている．一方，セレコキシブ celecoxib は COX-2 に対する選択性が非常に高い阻害薬であり，COX-2 選択的阻害薬と呼ばれる．欧米では，他にロフェコキシブが COX-2 選択的阻害薬として使用されていたが，心筋梗塞や脳卒中などの心血管系イベントのリスクを増大させることが明らかになり，販売が中止された．セレコキシブについても心血管系の副作用には注意が必要である．

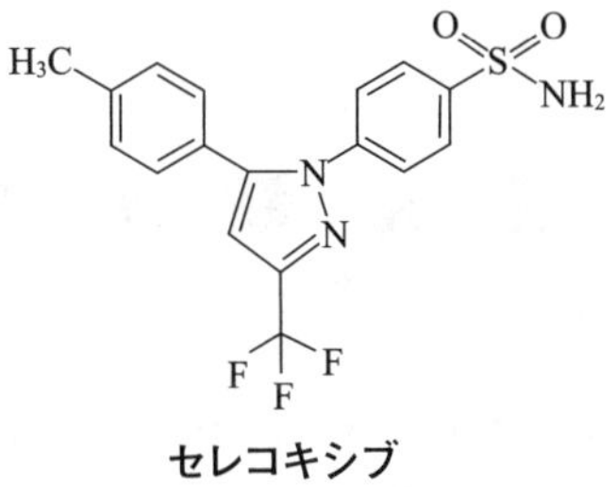

セレコキシブ

4）塩基性 NSAID

チアラミド tiaramide やエピリゾール epirizole などであり，急性期の抗炎症，鎮痛，解熱作用を有するが，関節リウマチなどの慢性炎症にはほとんど効果がない．COX に対する阻害作用はほとんど認められず，作用機序は不明である．

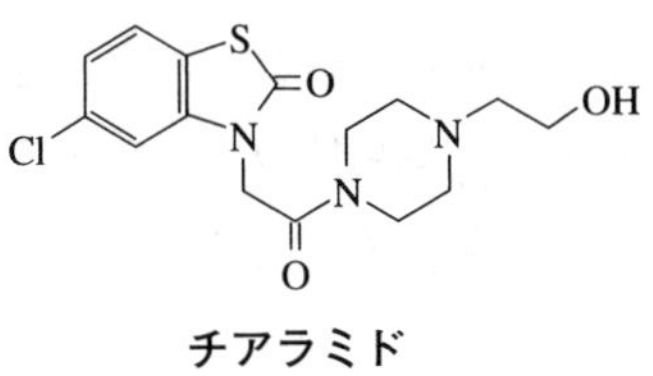

チアラミド

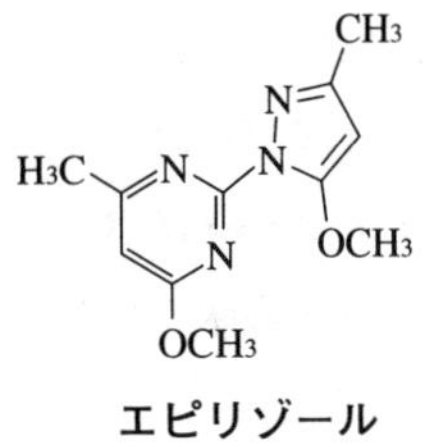

エピリゾール

表 10.3　化学構造による非ステロイド性抗炎症薬の分類

分　類			薬物名
酸性	カルボン酸系	サリチル酸系	アスピリン
	アリール酸系	インドール酢酸系	インドメタシン スリンダク アセメタシン インドメタシンファルネシル プログルメタシン
		フェニル酢酸系	ジクロフェナク
		ピラノ酢酸系	エトドラク
		ビフェニル酢酸系	フェンブフェン
	プロピオン酸系		イブプロフェン ナプロキセン ケトプロフェン ロキソプロフェン
	フェナム酸系		メフェナム酸
	エノール酸系	ピラゾロン系	ブコローム
		オキシカム系	ピロキシカム メロキシカム
	選択的 COX-2 阻害薬		セレコキシブ
塩基性			チアラミド エピリゾール

10.4 解熱鎮痛薬

アスピリンに匹敵する鎮痛および解熱作用を有するが，抗炎症作用はない．一般的に NSAID には分類されない．ピラゾロン系（ピリン系）とパラアミノフェノール系（非ピリン系）がある．COX 阻害作用は弱く，作用機序は不明である．

1）ピラゾロン系（ピリン系）解熱鎮痛薬

アミノピリン aminopyrine，アンチピリン antipyrine，スルピリン sulpyrine，イソプロピルアンチピリン isopropylantipyrine が挙げられる．古くから解熱鎮痛薬として用いられており，主として感冒の解熱に繁用される．しかし，ピリン疹と呼ばれる発疹やショックなどの過敏症や重症皮膚障害，さらには無顆粒球症や再生不良性貧血などの血液障害などが問題となり，使用頻度は低くなった．アミノピリンは食物中の亜硝酸と反応して発癌性のニトロソアミンを形成することが知られている．現在臨床ではスルピリンとイソプロピルアンチピリンが使用されている．

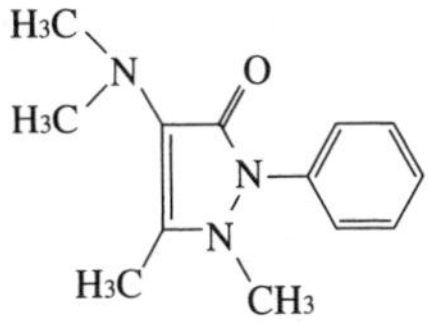

アミノピリン

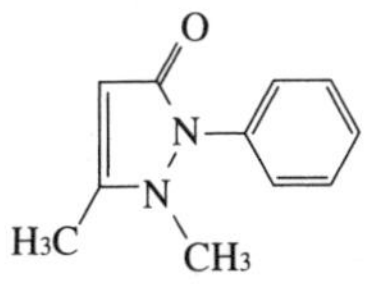

アンチピリン

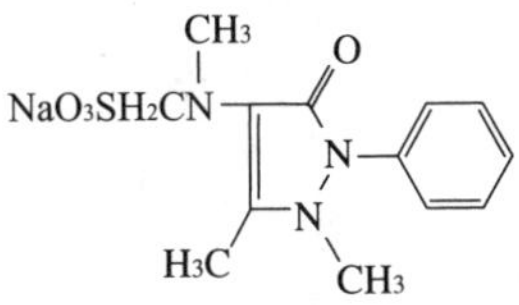

スルピリン

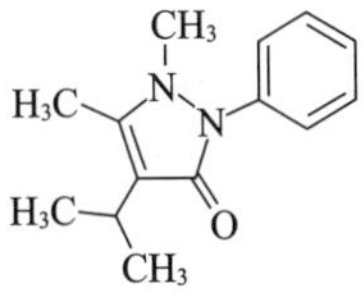

イソプロピルアンチピリン

2) パラアミノフェノール系（非ピリン系）解熱鎮痛薬

フェナセチン phenacetin およびその代謝産物であるアセトアミノフェン acetaminophen であり，解熱鎮痛作用に優れている．以前はフェナセチンが繁用されたが，腎障害などの泌尿器系の副作用が相次いだことから使用が中止となった．アセトアミノフェンは比較的安全性が高く，現在でも臨床で繁用されており，特にアスピリンが禁忌となっている小児のインフルエンザや水痘に対して使用される．

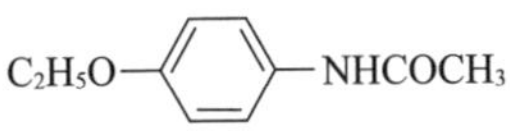

フェナセチン

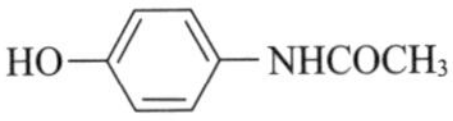

アセトアミノフェン

10.5 消炎酵素薬

炎症反応に対して，生体内で作用する高分子の分解酵素が抗炎症薬として用いられる．炎症を悪化させる成分を分解・除去する効果があると考えられており，炎症部位に直接作用して腫れや痛みを緩和する．しかし，NSAID のような鎮痛作用はない．多糖分解酵素であるリゾチーム塩酸塩，タンパク質分解酵素のセラペプターゼ serrapeptase，プロナーゼ pronase，ブロメライン bromelain が使用される．

第11章

免疫疾患治療薬

11.1 免疫の仕組みと免疫疾患

11.1.1 免疫のしくみ

免疫 immunity は生体に侵入する微生物を認識，排除して生体を守る仕組みとして備わってきたものであり，生来備わっている皮膚バリア，貪食細胞，抗菌ペプチド，補体などによる生体防御の仕組みを自然免疫 innate immunity，微生物侵入に際し，当該微生物を特異的に識別するリンパ球が増殖，分化して防御機構が誘導される獲得免疫 acquired immunity に分けられる．

自然免疫では微生物が共通して保持する膜分子や核酸が Toll 様受容体（TLR）などを介して認識され，マクロファージ，好中球などの貪食細胞が活性化されて微生物排除に役割を演じる．Toll 様受容体などの微生物由来分子を識別する受容体は細胞膜表面のみならず，細胞質にも存在し，微生物排除に関与するが，個々の受容体には多様性は認められない．自然免疫の仕組みは微生物の侵入に際し，速やかに機能するが，侵入が繰り返されても応答の質は変わらない．自然免疫の機能低下は易感染性の原因となる．

獲得免疫に関与するリンパ球は T および B リンパ球に大別される．これらのリンパ球には抗原を認識する受容体（抗原受容体）が備わっているが，受容体遺伝子の再構成によって抗原結合部位にはきわめて大きな多様性が存在し，様々な抗原を識別することができる．T リンパ球の抗原受容体は直接抗原を結合することができず，抗原提示細胞の仲介を必要とするが，B リンパ球の抗原受容体は抗体分子そのものであり，抗原と直接結合する．刺激を受けて分裂，増殖したTリンパ球から誘導されるヘルパーTリンパ球は，サイトカイン産生を介して免疫応答を調節し，マクロファージを活性化して異物処理を促進する．また，細胞障害性Tリンパ球はウイルス感染細胞を障害する．Bリンパ球は分裂，増殖して抗体産生細胞へ分化し，抗体分子を分泌して異物排除を促進する．Tリンパ球が異物排除を担う機構を細胞性免疫 cellular immunity，抗体が関与する機構を液性免疫 humoral immunity と呼び，細胞内に寄生する微生物は細胞性免疫によって，細胞外に分布する微生物は液性免疫によって排除される．獲得免疫が誘導される過程で分裂，増殖したリンパ球の一部は記憶細胞として長期にわたって生体内にとどまり，再度同一の微生物が侵入した場合には，速やかに強力な応答をひき起こして微生物を排除する．したがって，病原性微生物に初めてさらされた場合には感染症がひき起こされるが，同時に記憶（免疫学的記憶）が形成され，次回以降の同一の微生物による感染は軽減あるいは阻止される．

獲得免疫によって誘導されたTリンパ球や産生された抗体を他の個体に移入することによって免疫能を高めることが可能である．これを受動免疫 passive immunity と呼ぶ．これに対し，生体に誘導した獲得免疫を能動免疫 active immunity と呼ぶ．受動免疫では免疫能は速やかに発揮されるが，移入した細胞および抗体の寿命に応じて消失する．一方，能動免疫は誘導には時間を要するが，記憶が形成されるため，長期間にわたって維持される．

自然免疫と獲得免疫の比較を表 11.1 に，免疫応答の経過を図 11.1 に示す．

表 11.1　自然免疫と獲得免疫の比較

		自然免疫	獲得免疫
特徴	特異性	低，微生物が共通して保持する抗原を認識	高，あらゆる抗原を認識
	多様性	限定，受容体は遺伝子で規定	極めて多様，受容体遺伝子断片の組み換えによって膨大な多様性を創出
	免疫学的記憶	なし	あり
	自己反応性	なし	なし
成分	バリア	皮膚，粘膜，抗菌物質，他	IgA 抗体，他
	細胞	貪食細胞（マクロファージ，好中球），NK 細胞	リンパ球
	血中タンパク質	補体，他	抗体

11.1.2 ■ 免疫が発症に関わる疾患

免疫は生体に侵入する微生物をはじめとする様々な異物を認識して排除し，生体の恒常性維持に寄与するが，種々の先天的および後天的要因によって免疫機能が低下あるいは亢進して疾患が発症する．免疫機能が低下すると感染症に罹患しやすくなり，発癌もみられる．アレルギーは異物排除の反応が過剰に表現されたものと考えられ，一部の感受性個体に認められる．また，免疫の最も重要な特徴は自己に対しては排除の反応を誘発しないことであり，自然免疫，獲得免疫の

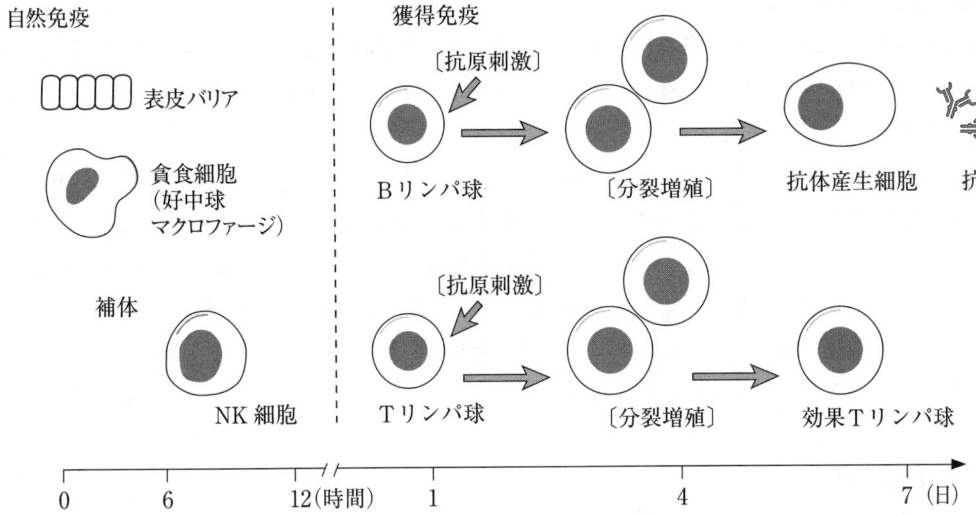

図 11.1
免疫応答の過程

いずれにおいても自己成分に対する反応を制御する仕組みが備わっているが，これが破綻することにより，自己免疫疾患が発症する．一方，臓器移植片に対する拒絶反応は本来の免疫の応答と考えられる．

11.2 免疫疾患治療薬

免疫学的記憶を形成して病原微生物による感染を防止する，あるいは低下した免疫の機能を回復させる場合には免疫強化薬が，免疫機能を制御する場合には免疫抑制薬が使用される．関節リウマチは自己免疫疾患の1つとされ，自己成分に対する免疫応答を抑制するために免疫抑制薬も使用されるが，免疫調節薬と呼ばれる一群の薬物が用いられてきた．また，アレルギーは外来の異物に対する過剰な免疫応答と考えられ，免疫を抑制する薬物は有効性を発揮するが，日本では多数の抗アレルギー薬が開発されてきた．

11.2.1 免疫強化薬

能動免疫によって病原微生物に対する免疫学的記憶を誘導し，感染を予防あるいは感染に伴う症状を軽減するために投与する抗原をワクチンと総称する．ワクチンには生きた病原微生物を弱毒化して用いる生ワクチン，殺した病原微生物を用いる不活化または死菌ワクチン，細菌が産生する毒素を無毒化したトキソイドなどがある．一方，獲得免疫の誘導に関わるサイトカインなどの液性因子によっても免疫応答を強化することができる．さらに，抗体移入による受動免疫によっても免疫力を高めることができる．

a. ワクチン，トキソイド

百日せきジフテリア破傷風混合ワクチン，ジフテリア破傷風混合トキソイド，破傷風トキソイド，ポリオ生ワクチン，麻しん風しん混合ワクチン，日本脳炎ワクチン，水痘ワクチン，おたふくかぜワクチン，A 型肝炎ワクチン，B 型肝炎ワクチン，BCG ワクチン，インフルエンザワクチン，肺炎球菌ワクチンなどが代表的であるが，最近，子宮頸癌ワクチン，小児用肺炎球菌ワクチンも使用できるようになった．従来，いくつかの予防接種は義務とされ，感染症予防に大きな成果を挙げてきたが，予防接種法の改正により，勧奨接種に改められた．勧奨接種の対象は，百日せき，ジフテリア，破傷風，ポリオ，麻しん，風しん，日本脳炎および BCG の 8 種である．予防接種の有効性は確立されているが，100% の効果は期待できず，また，少ないながら局所の炎症やショックなどの副作用も認められる．

b. サイトカイン

テセロイキン teceleukin およびセルモロイキン celmoleukin は遺伝子組換え型インターロイキン（interleukin，IL)-2 であり，免疫応答を賦活して抗腫瘍効果を発揮する．

インターフェロン（interferon，IFN)-α およびβは白血球，線維芽細胞などで産生され，マクロファージやナチュラルキラー（NK）細胞を活性化して抗ウイルス作用，抗腫瘍作用を示す．T リンパ球が産生する IFN-γはマクロファージを活性化して異物処理を促進し，抗ウイルス作用，抗腫瘍作用も有する．

自然免疫において重要な役割を演じる好中球が減少すると感染症が誘発されやすくなる．フィルグラスチム filgrastim，レノグラスチム lenograstim およびナルトグラスチム nartograstim は遺伝子組換えによって得られた顆粒球コロニー刺激因子 granulocyte-colony stimulating factor（G-CSF）であり，好中球数を回復させる．

c. 免疫グロブリン

健常者の血液中には日常曝露される種々の微生物に対する免疫グロブリン（抗体）が含まれており，これを注射することによって免疫力を移入することができる．低または無ガンマグロブリン血症，重症感染症などに使用される．

d. アジュバント

獲得免疫を効果的に誘導するためにワクチンなどと併用する物質をアジュバントと呼ぶ．免疫増強効果は自然免疫系を介して抗原提示細胞の機能を増強することによって発現すると考えられる．菌体成分，水酸化アルミニウムゲルなどが知られている．

11.2.2 ■ 免疫抑制薬

移植臓器に対する拒絶反応や重篤な自己免疫反応の制御には免疫抑制薬が使用される．糖質コルチコイドは免疫が関与する多くの疾患に対して有効性を示す．近年，糖質コルチコイドによって十分な効果が得られない膠原病などには他の免疫抑制薬が積極的に用いられるようになった．免疫抑制薬の使用によって感染症が発症しやすくなるが，非特異的な機序で免疫を抑制する薬物はより広範な副作用を発現する．代表的な薬物を図 11.2 に示す．

a. 糖質コルチコイド

糖質コルチコイドはアレルギーをはじめとする多くの免疫疾患に有効性を示す．免疫，炎症に関わる誘導型酵素，サイトカインなどの液性因子，種々の膜タンパク質などの発現を制御することによって免疫反応を抑制する．細胞質に分布する糖質コルチコイド受容体はリガンドによって活性化される転写因子であり，膜を透過した糖質コルチコイドが結合した受容体が核へ移行し，種々の遺伝子の発現を調節する．代謝に関わる酵素などは糖質コルチコイド受容体によって発現が促進される．一方，免疫，炎症に関わる因子の多くは NF-κB，AP-1 などの転写因子によって発現が誘導されるが，これらの転写因子による遺伝子発現は糖質コルチコイド受容体によって阻害される（図 11.3）．

b. 特異的免疫抑制薬

T リンパ球の抗原受容体を介するシグナルによって細胞質カルシウムイオン濃度が上昇し，カルシウム-カルモジュリン複合体が形成される．生成したカルシウム-カルモジュリン複合体はカルシニューリンを活性化し，NFAT を脱リン酸化して IL-2 の発現を促進し，免疫応答を誘導する．真菌由来の環状ペプチドであるシクロスポリン ciclosporin およびマクロライド系抗生物質であるタクロリムス（水和物）tacrolimus（hydrate）は T リンパ球の細胞質に存在する結合タンパク質，それぞれシクロフィリンおよび FK 結合タンパク質，と複合体を形成し，カルシニューリンを阻害して NFAT の活性化を抑制する（図 11.3）．タクロリムスはシクロスポリンの約 100 倍の効力を有する．カルシニューリン阻害薬の免疫抑制作用は主として T リンパ球の活性化抑制を介して発現するものであり，臓器移植後の拒絶反応の抑制の他，免疫，アレルギー疾患への適用が拡大されつつある．共通する副作用として腎障害がある．

グスペリムス（塩酸塩）gusperimus（hydrochloride）は細胞障害性 T リンパ球および活性化 B リンパ球の増殖，分化を抑制して免疫抑制作用を示す．腎移植後の拒絶反応の抑制に用いられる．また，エベロリムス everolimus はラパマイシンの誘導体であり，mammalian target of rapamycin（mTOR）を阻害して T リンパ球の増殖を抑制する．心移植における拒絶反応の抑制に用いる．

c. 非特異的免疫抑制薬

細胞周期中の核酸合成の活発な時期に作用し，免疫系細胞の増殖，分化を抑制して免疫応答を制御する．活発に分裂増殖する細胞に作用して核酸合成を阻害するため，抗癌薬としても用いられるが，その作用は非特異的であり，副作用も多い．

アザチオプリン azathioprine はメルカプトプリン（水和物）mercaptopurine（hydrate）のプロドラッグであり，プリン代謝を阻害する．ミゾリビン mizoribine およびミコフェノール酸モフェチルもプリン代謝を阻害する．メトトレキサート methotrexate は葉酸の代謝に拮抗する．

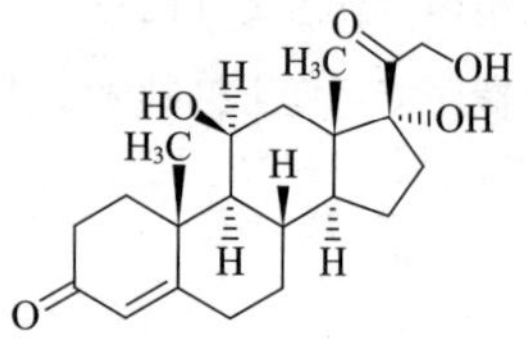

ヒドロコルチゾン

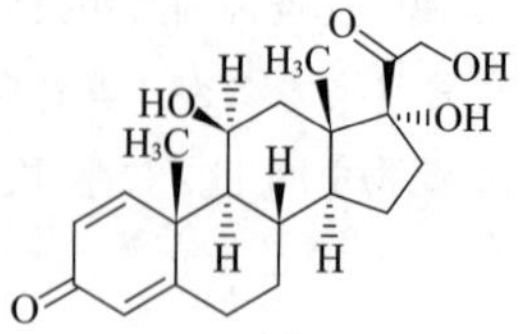

プレドニゾロン

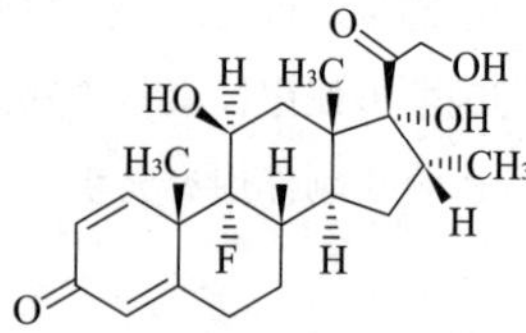

デキサメタゾン

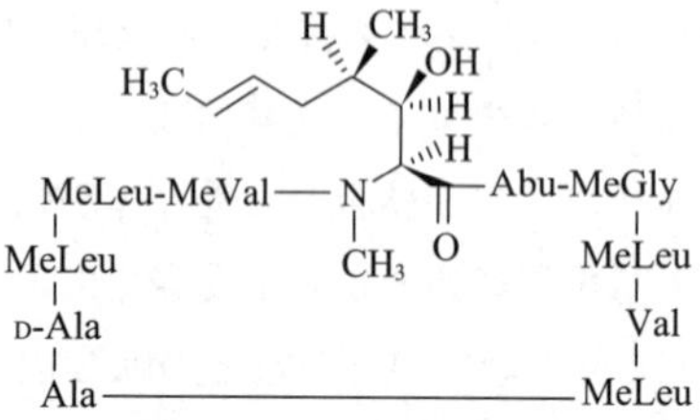

Abu＝(2*S*)-2-アミノ酪酸
MeGly＝*N*-メチルグリシン
MeLeu＝*N*-メチルロイシン
MeVal＝*N*-メチルバリン

シクロスポリン

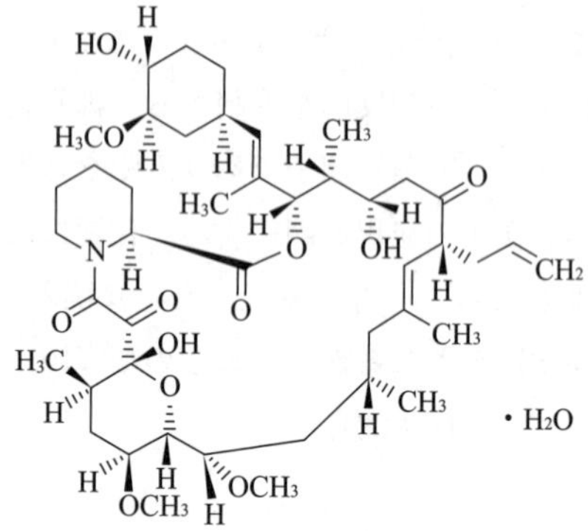

タクロリムス

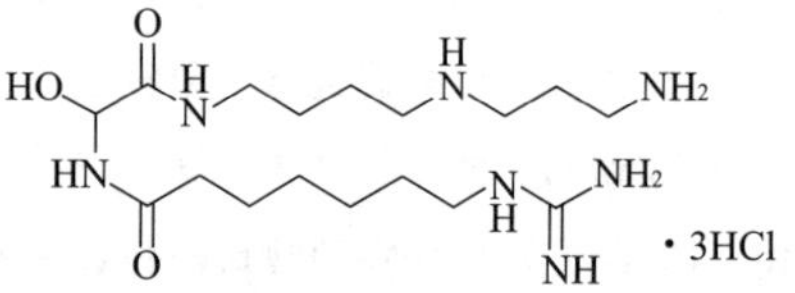

グスペリムス

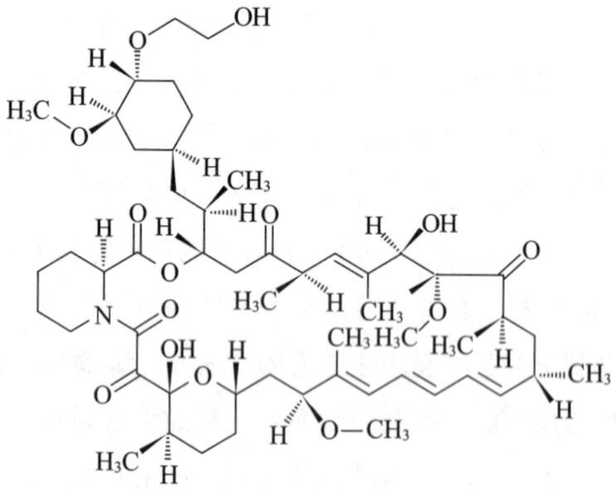

エベロリムス

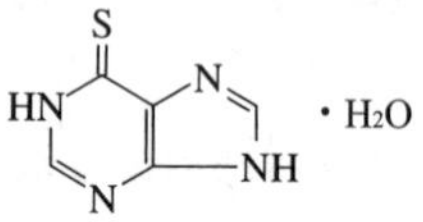

メルカプトプリン

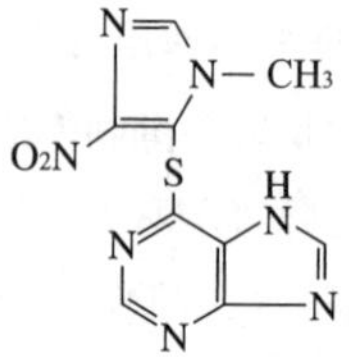

アザチオプリン

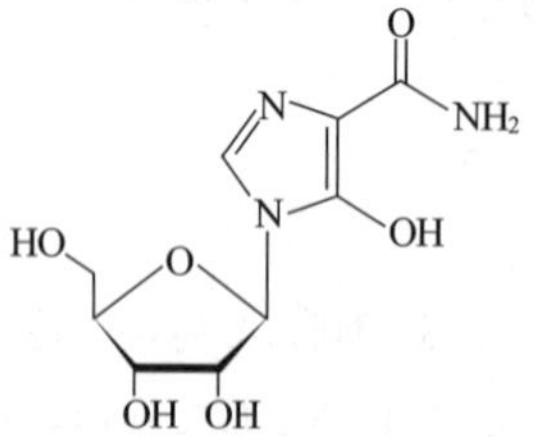

ミゾリビン

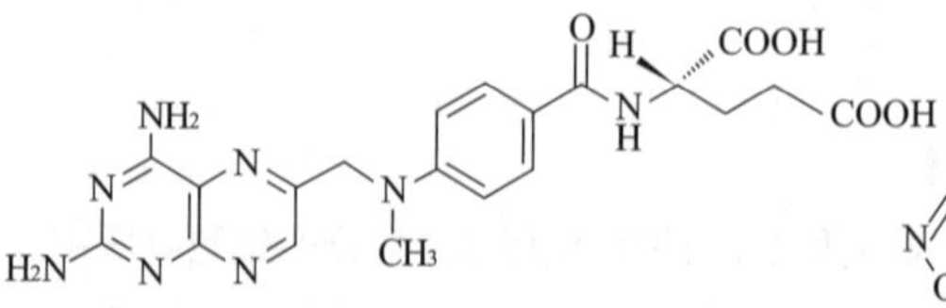

メトトレキサート

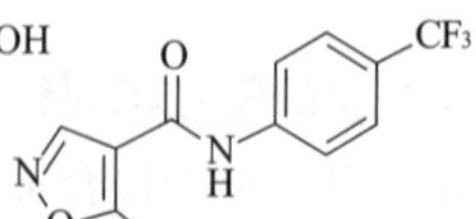

レフルノミド

図 11.2
免疫抑制薬

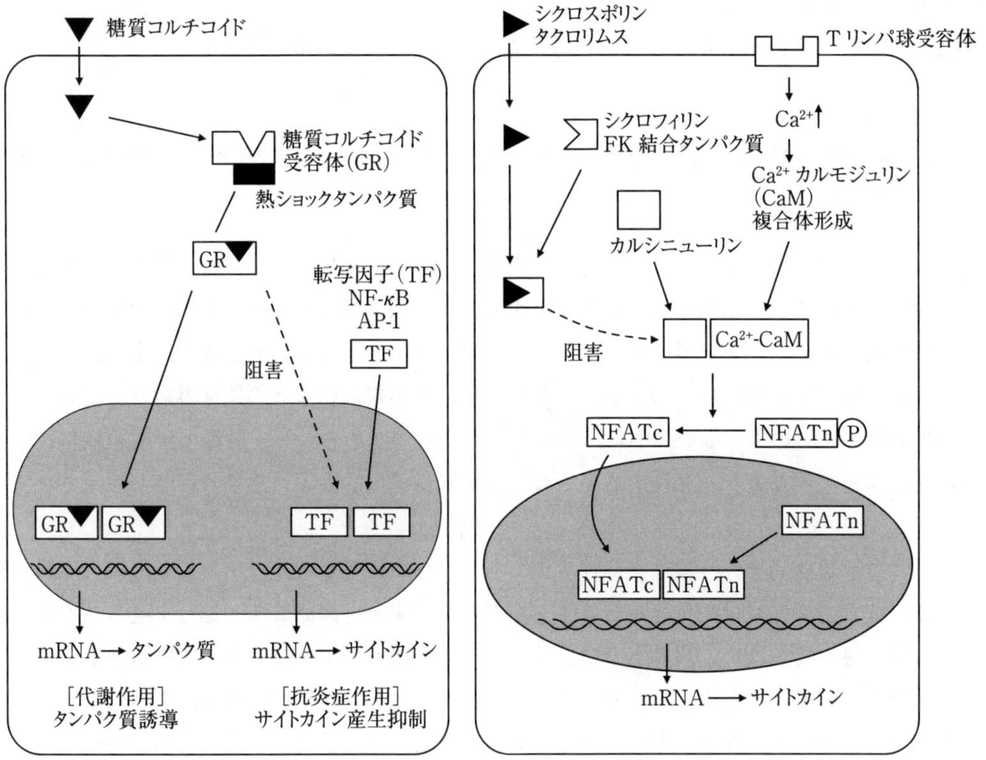

図 11.3　糖質コルチコイドおよびカルシニューリン阻害薬の作用発現機構

レフルノミド leflunomide はプロドラッグであり，ピリミジン代謝を阻害する．シクロホスファミド cyclophosphamide はアルキル化薬であり，DNA 合成を抑制する．

d. 生物学的製剤

生物学的製剤とは生体成分を製剤化したものの総称であり，血液製剤も含まれる．近年ではバイオテクノロジー技術を用いて作製された遺伝子組換えタンパク質を用いた製剤が多数実用化されている．免疫応答を抑制する生物学的製剤には，免疫反応の発現に関与する細胞膜受容体に対する抗体，サイトカインに対する中和抗体，受容体タンパク質の部分構造などが挙げられる．

ムロモナブ-CD3 muromonab-CD3 はヒト T リンパ球膜表面の抗原受容体複合体を構成する CD3 分子に対するモノクローナル抗体であり，T リンパ球の活性化を抑制する．バシリキシマブ basiliximab はヒト IL-2 受容体 α 鎖（CD25）に対するキメラ型モノクローナル抗体であり，T リンパ球が産生する IL-2 による T リンパ球活性化を抑制する．ムロモナブ-CD3，バシリキシマブともに腎移植後の急性拒絶反応の抑制に用いられる．リツキシマブ rituximab は B リンパ球膜上の CD20 分子に対するキメラ型モノクローナル抗体であり，CD20 陽性の B リンパ球性非ホジキンリンパ腫に用いる．

抗ヒト胸腺細胞ウサギ免疫グロブリンおよび抗ヒト T リンパ球ウサギ免疫グロブリンは再生

不良性貧血などに用いる．

関節リウマチ治療に用いられる生物学的製剤は抗リウマチ薬の項で述べる．

11.2.3 ■ 抗リウマチ薬

関節リウマチは原因不明の慢性，全身性の炎症性自己免疫疾患であり，特徴的な関節病変を呈する．関節病変は手足の小関節に対称性に出現し，可動域の異常や減少，変形，亜脱臼などによる機能障害をまねき，炎症に伴う疼痛とともに患者 QOL を著しく低下させる．また，発熱などの全身症状，皮下の結節，皮膚の潰瘍，血管の炎症，肺の線維化などの関節外病変も認められる．30 ～ 50 歳の女性に好発するが，小児，高齢者にも発症が認められる．関節の滑膜組織に対する免疫応答によって関節症状が発現するとされ，発症には遺伝的因子，感染の関与が想定されている．

関節リウマチは疼痛を伴う慢性炎症性疾患であり，疼痛に対して非ステロイド性抗炎症薬が繁用される．また，炎症には糖質コルチコイドが著効を示すが，関節破壊の進行を遅らせる効果については確立されていない．現時点では抗リウマチ薬が治療の中心であり，免疫調節薬，免疫抑制薬および生物学的製剤が用いられる．メトトレキサートが治療に用いられるようになって治療成績が向上し，メトトレキサートが第一選択薬となった．早期診断と早期からの有効性の高い薬物による治療が勧められる．

a．免疫調節薬

免疫調節薬は異常な免疫応答を是正する薬物と考えられるが，作用機序については不明な点が多い．関節リウマチの炎症には効果を示すが，他の炎症には効果を示さない．効果発現に時間を要し，効果発現が不確実で，効果が表れない患者もある．また，継続使用中に効果が減弱するエスケープ現象がみられる．完全緩解はほとんど望めないが，関節破壊の進行を遅らせる効果が期

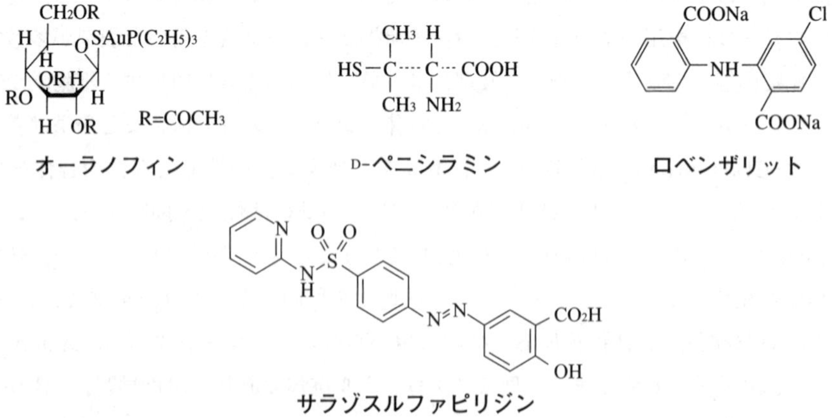

図 11.4 免疫調節薬

待できる場合がある．副作用は少なくなく，ときに重篤な臓器障害などをひき起こす．（図11.4）

金チオリンゴ酸ナトリウム gold sodium thiomalate は古くから用いられてきた注射用金製剤であり，有効性が高く，緩解例もみられる．好中球の遊走やリソソーム酵素に対する抑制作用，マクロファージを介する免疫抑制作用などが示唆されている．効果発現に数か月を要することがある．経口金製剤のオーラノフィン auranofin は金チオリンゴ酸ナトリウムよりも効力は小さい．

D-ペニシラミン D-penicillamine は重金属のキレート薬で，ヘルパーTリンパ球の機能を抑制して抗体産生を低下させる．関節破壊の進行を遅らせる効果が示唆されているが，多彩な副作用を発現する．ブシラミン bucillamine はペニシラミン類似のSH化合物で，比較的切れ味がよく，ペニシラミンよりも副作用が少ない．

ロベンザリット（二ナトリウム）lobenzarit（disodium）抑制性Tリンパ球を活性化して自己抗体の産生を抑制するとされる．効力は弱い．

サラゾスルファピリジン salazosulfapyridine はサルファ薬の1つで，スルファピリジンとアミノサリチル酸を結合させた化合物である．切れ味に優れ，強力で早期に効果が得られる例が多い．アデノシン放出促進作用や葉酸代謝抑制作用などの関与が示唆されている．

b. 免疫抑制薬

関節リウマチ治療に用いられる免疫抑制薬はミゾリビン，メトトレキサート，レフルノミドおよびタクロリムスの4種であり（図11.2），ミゾリビン以外の3種の薬物については十分な知識と治療経験のある専門医が使用することとされている．

ミゾリビン mizoribine はイミダゾール系プリン誘導体で，プリン代謝を阻害する．活動性が低い例，他の薬物が使用できない例に適用する．単独での著効例は少ない．

メトトレキサート methotrexate は有効性の高い抗リウマチ薬であり，骨破壊進行抑制効果，生活機能改善効果，生命予後改善効果が示されており，治療標準薬とされている．生物学的製剤との併用効果の確実性も示されている．葉酸誘導体であり，葉酸代謝に拮抗すると考えられるが，抗リウマチ作用は抗癌作用よりも低用量で発現する．間質性肺炎，骨髄障害，肝障害などの副作用はときに重篤となる．

レフルノミド leflunomide はイソキサゾール系化合物で，活性代謝物がピリミジンの代謝を阻害する．メトトレキサートと同様の有効性が期待できる．活性代謝物の血漿タンパク質結合率が高く，腸肝循環のため，血中半減期は極めて長い．副作用には感染症，骨髄抑制，間質性肺炎などがある．

タクロリムス（水和物）tacrolimus（hydrate）はカルシニューリンを阻害してTリンパ球の活性化を抑制する．抗リウマチ効果は確実で，比較的早期から効果が発現する例もある．骨髄抑制はないが，腎障害，糖尿病，高血圧，感染症などに注意が必要である．

c. 生物学的製剤

関節リウマチ治療に用いられる生物学的製剤には，腫瘍壊死因子（TNF）-αに対する抗体，TNF-α 受容体の構造を修飾したタンパク質，インターロイキン-6受容体に対する抗体，Tリンパ球膜表面に発現するCD28に類似する分子（CTLA4）を修飾したタンパク質である．いずれの場合にも感染症が最も注意すべき副作用であり，専門医が使用するべき薬物である．

インフリキシマブ infliximab は TNF-αに対するキメラ型モノクローナル抗体であり，TNF-αの働きを阻止する．効果の増強およびインフリキシマブに対する免疫反応を抑制するためにメトトレキサートと併用することとなっている．有効性は高く，関節破壊抑制効果も知られている．結核再燃などの感染症，アナフィラキシーなどが副作用として挙げられる．

エタネルセプト etanercept は TNF-α受容体の一部と免疫グロブリンの一部を融合したヒト型タンパク質であり，TNF-αの受容体への結合を阻害する．メトトレキサートとの併用によって効果が増強される．関節破壊抑制効果が示されている．

アダリムマブ adalimumab は TNF-αに対するヒト型モノクローナル抗体であり，TNF-αの働きを阻止する．単独使用で高率に抗アダリムマブ抗体が検出される．メトトレキサートとの併用が勧められる．

トシリズマブ tocilizumab は IL-6 受容体に対するヒト型モノクローナル抗体であり，IL-6 の働きを阻止する．関節破壊阻害効果が示されている．メトトレキサートとの併用も有効である．

アバタセプト abatacept は T リンパ球膜表面に発現する CD28 に類似する分子（CTLA4）と免疫グロブリンの一部を融合したヒト型タンパク質であり，CD28 を介して T リンパ球へ活性化補助シグナルが導入されるのを阻害して T リンパ球活性化を抑制する．効果発現は TNF-α阻害薬よりもやや遅いが，副作用は少ない傾向にある．

11.2.4 ■ 抗アレルギー薬

アレルギーは異物を排除して生体を守る免疫の反応が過剰に表現されたものと考えられ，一部の感受性個体に認められる．発症には複数の遺伝因子や環境因子が関わるとされ，多くの場合，生体に無害な物質が抗原として症状を誘発する．アレルギー反応は関与する抗体のクラス，細胞によって 4 型に分類されるが，Ⅰ型アレルギー反応が関わる疾患をアレルギーと呼ぶことが多い．

Ⅰ型アレルギー反応は IgE 抗体が関与する反応であり，IgE 抗体に対する高親和性受容体を発現する肥満細胞や好塩基球が，膜受容体に結合した抗原特異 IgE 抗体と抗原とが結合することによって活性化され，種々のメディエーターを産生，放出することで症状が発現する．アナフィラキシー型とも呼び，速やかに出現する反応を即時相反応，数時間を経て出現する反応を遅発相反応という．Ⅱ型アレルギー反応は細胞膜成分あるいは細胞膜へ結合した化学物質に対して産生された IgG 抗体あるいは IgM 抗体が，補体の活性化を伴って標的細胞を障害する反応で，細胞溶解型とも呼ばれる．Ⅲ型アレルギー反応には IgG および IgM 抗体が関与し，血中に生じた抗原抗体複合体（免疫複合体）が血管壁などに沈着し，補体や貪食細胞の活性化を介して沈着した組織を障害する．免疫複合体型反応ともいう．Ⅳ型アレルギー反応は T リンパ球が誘発する反応であり，T リンパ球が放出する因子によって活性化されたマクロファージがひき起こす反応，および細胞障害性 T リンパ球が標的細胞を障害する反応が含まれる．極大反応に至るまでに時間を要するところから遅延型ともいう．アレルギー反応の 4 型の比較を図 11.5 に示す．

代表的なアレルギー疾患は気管支喘息，アトピー性皮膚炎，アレルギー性鼻炎，アレルギー性

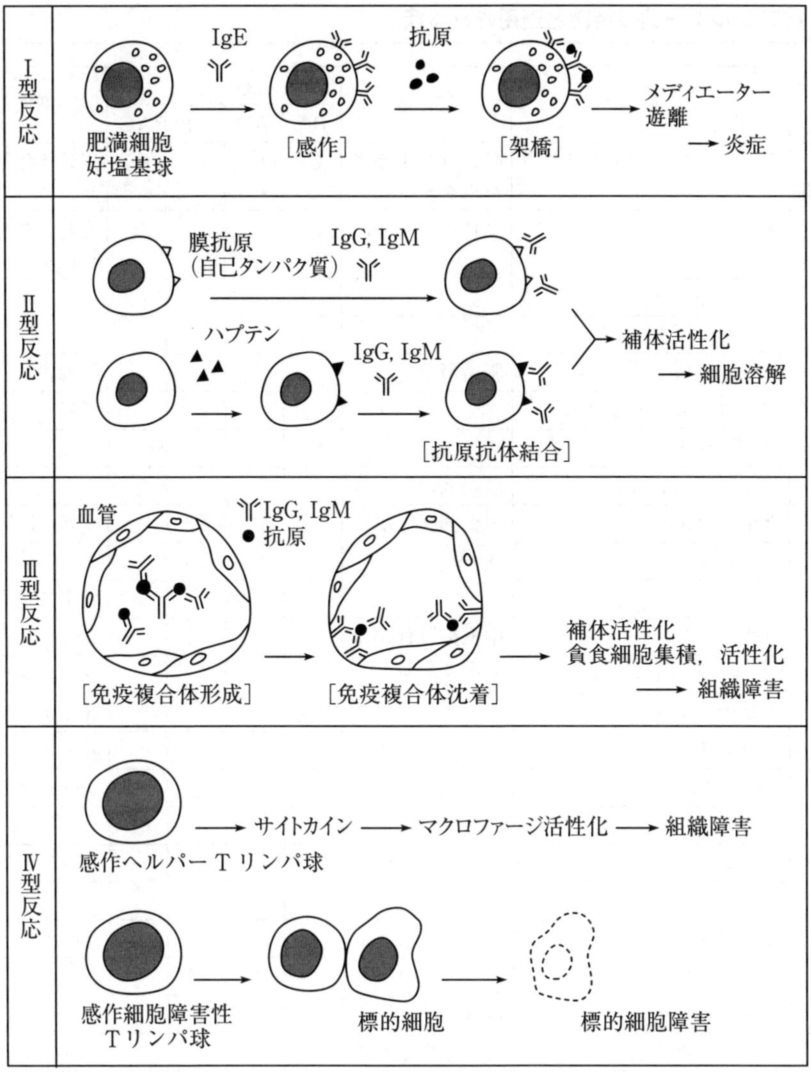

図 11.5
アレルギー反応の 4 型

結膜炎などであり，Ⅰ型アレルギー反応のみで説明される病態は必ずしも多くはないと考えられるが，アレルギー性鼻炎およびアレルギー性結膜炎ではⅠ型アレルギー反応が大きな役割を果たすとされている．治療には抗アレルギー薬の他，気管支喘息治療には糖質コルチコイド（吸入薬）や気管支拡張薬が繁用され，アトピー性皮膚炎には糖質コルチコイド（外用薬）やカルシニューリン阻害薬が，また，アレルギー性鼻炎の鼻閉には血管収縮薬も用いられる．気管支喘息およびアトピー性皮膚炎治療においては抗アレルギー薬は補助的な薬物として位置付けられる．抗アレルギー薬の特徴と適用される疾患を表 11.2 に，主要な薬物の構造式を図 11.6 に示す．

表 11.2　抗アレルギー薬の特徴と適用される疾患

	一般名	特　徴	適　応				副作用など
			BA	AD	AR	AC	
メディエーター遊離抑制薬	クロモグリク酸ナトリウム	吸入剤はドライパウダー	○	○	○	○	気管支痙攣
	トラニラスト	ケロイドに適用	○	○	○	○	妊婦に禁忌，膀胱炎様症状
	アンレキサノクス		○		○	○	
	レピリナスト		○				
	イブジラスト	脳循環改善	○			○	肝障害
	ペミロラストカリウム		○		○	○	妊婦に禁忌
	タザノラスト		○				
	アシタザノラスト	点眼液のみ				○	
第二世代抗ヒスタミン薬	ケトチフェン	中枢抑制作用（眠気）	○	△	○	○	痙攣，肝障害
	アゼラスチン		○	○	○		
	オキサトミド		○	○	○		妊婦に禁忌，肝障害
	メキタジン	中枢抑制作用ほとんどなし	○	△	○		ショック
	フェキソフェナジン			△	○		ショック
	エピナスチン		○	△	○		肝障害
	エバスチン			△	○		肝障害
	セチリジン			△	○		ショック
	レボセチリジン			△	○		
	ベポタスチン			△	○		
	エメダスチン			△	○		
	オロパタジン			△	○	○	肝障害
	ロラタジン			△	○		ショック
	レボカバスチン	点眼液，点鼻液			○	○	
ロイコトリエン受容体遮断薬	プランルカスト	抗喘息作用が強力	○		○		ショック
	モンテルカスト		○		○		アナフィラキシー様症状
	ザフィルルカスト		○				肝障害
トロンボキサン A_2 阻害薬	オザグレル	合成阻害薬	○				
	セラトロダスト	受容体遮断薬	○				肝障害
	ラマトロバン				○		肝障害
Th2 サイトカイン阻害薬	スプラタスト	IL-4，IL-5 産生を抑制	○	○	○		肝障害

BA：気管支喘息，AD：アトピー性皮膚炎，AR：アレルギー性鼻炎，AC：アレルギー性結膜炎，△：皮膚瘙痒症，蕁麻疹などに適用

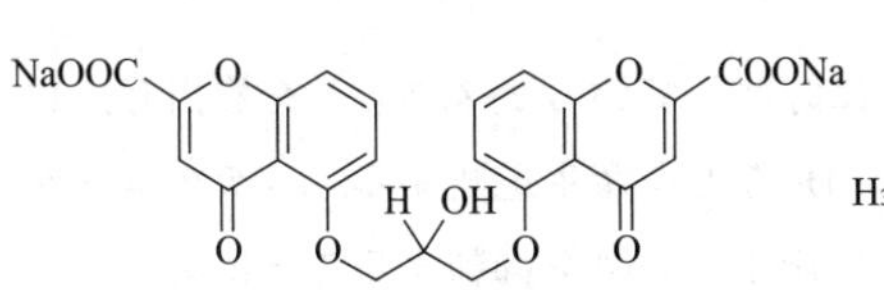

クロモグリク酸ナトリウム

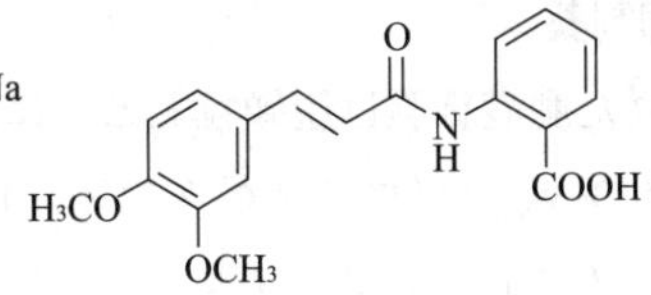

トラニラスト

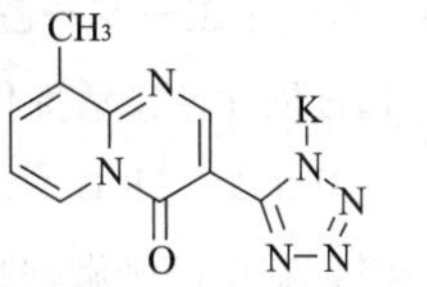

ペミロラストカリウム

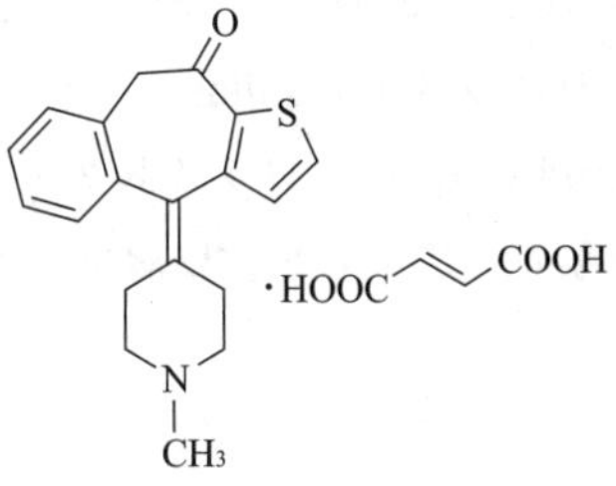

ケトチフェン

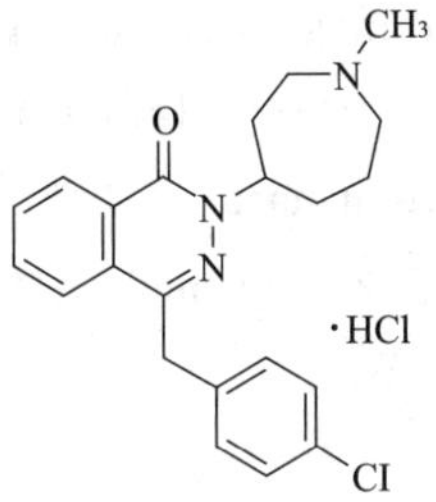

アゼラスチン

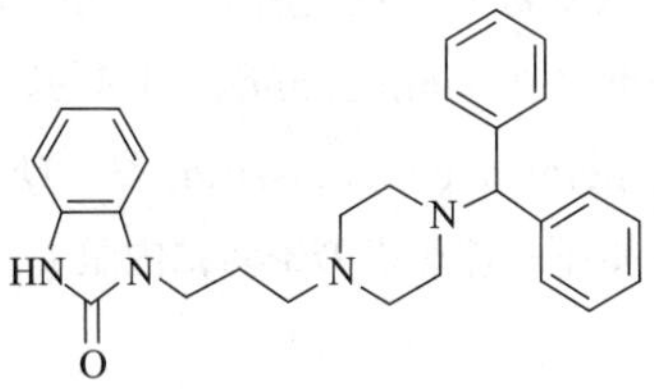

オキサトミド

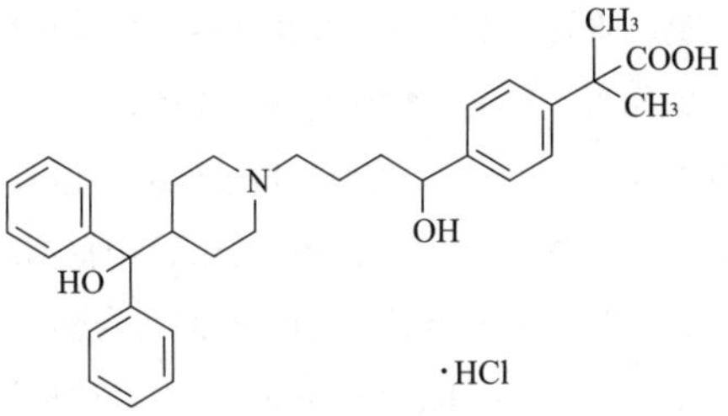

フェキソフェナジン

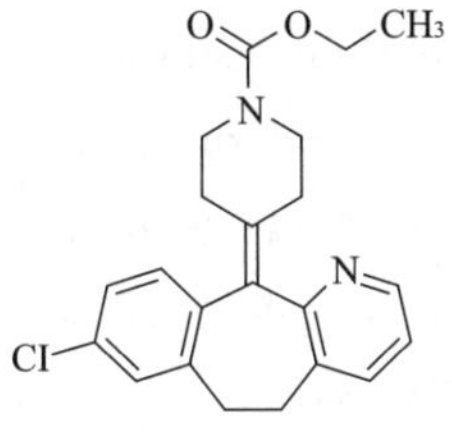

ロラタジン

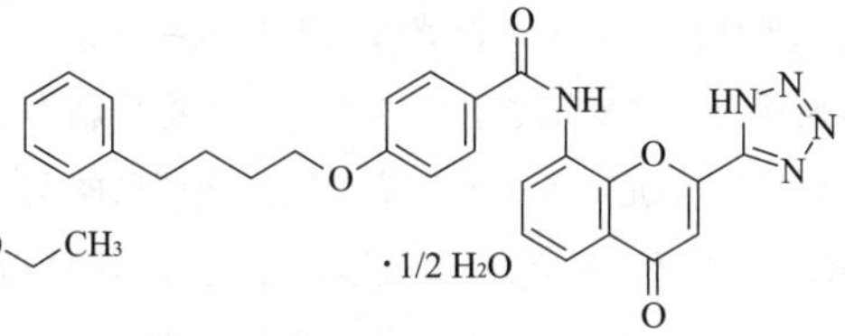

プランルカスト

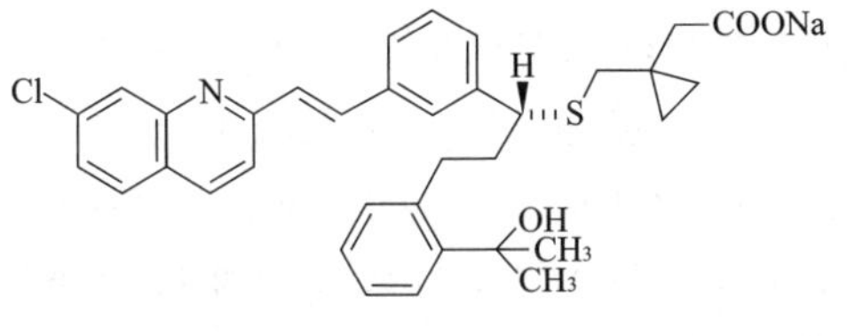

モンテルカストナトリウム

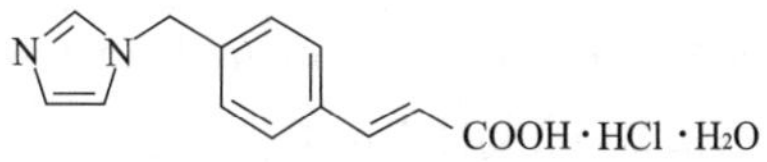

オザグレル

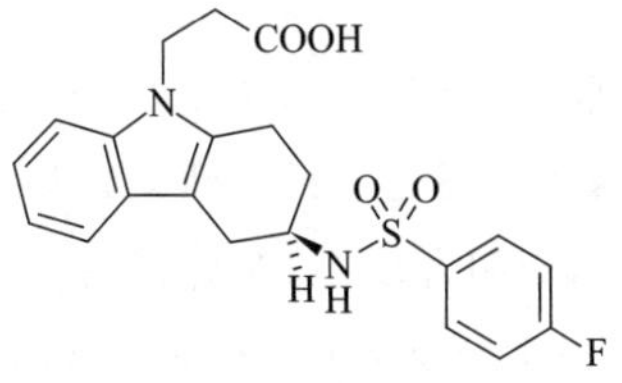

ラマトロバン

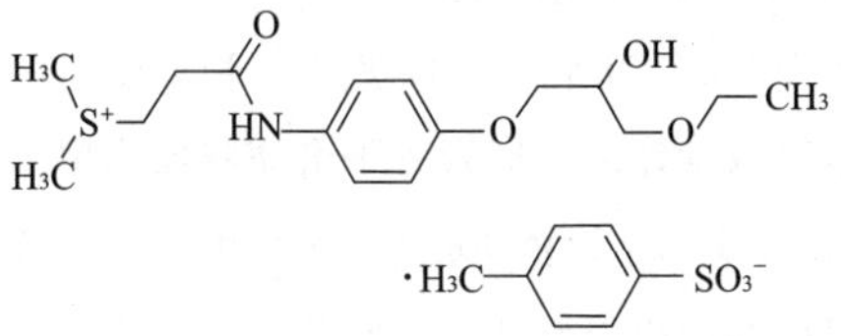

スプラタスト

図 11.6
抗アレルギー薬

a. メディエーター遊離抑制薬

IgE 依存性に活性化された肥満細胞は脱顆粒とともに貯蔵しているヒスタミンを放出し，ロイコトリエン，トロンボキサン A_2，プロスタグランジン D_2 などを産生遊離する．メディエーター遊離抑制薬は肥満細胞からのこれらのメディエーターの産生，遊離を抑制することによってアレルギー症状を軽減する．誘発された症状に対する効果は認められず，予防薬として使用する．効果発現に数週間を要することがある．作用機序については不明な点が多い．

クロモグリク酸ナトリウム sodium cromoglicate は消化管から吸収されないため，気管支喘息には微粉末を吸入適用するが，食物アレルギーには服用する．トラニラスト tranilast，アンレキサノクス amlexanox，レピリナスト repirinast，イブジラスト ibudilast，ペミロラストカリウム pemirolast potassium およびタザノラスト tazanolast は気管支喘息，アトピー性皮膚炎，アレルギー性鼻炎の予防に内服で用いられる．

b. 抗ヒスタミン薬

ヒスタミン H_1 受容体遮断薬（抗ヒスタミン薬）は第一世代と第二世代に分けられ，日本では第二世代抗ヒスタミン薬は抗アレルギー薬に分類する．第一世代の薬物もアレルギー性皮膚疾患の瘙痒などに繁用されてきたが，中枢抑制作用，抗コリン作用，局所麻酔作用などが強い．

第二世代抗ヒスタミン薬の内，初期に開発されたケトチフェン（フマル酸塩）ketotifen（fumarate），アゼラスチン（塩酸塩）azelastine（hydrochloride），オキサトミド oxatomide は中枢抑制作用が強いが，近年開発されたロラタジン loratadine，フェキソフェナジン（塩酸塩）fexofenadine（hydrochloride），レボセチリジン（塩酸塩）levocetirizine（hydrochloride）などは中枢抑制作用をほとんど示さない．初期に開発された薬物は気管支喘息に対しても用いられるが，新しい薬物はアレルギー性鼻炎を適応症としている．

c. ロイコトリエン受容体遮断薬

ロイコトリエン C_4，D_4 および E_4 は気管支喘息の病態形成に関わるメディエーターの 1 つと考えられ，$CysLT_1$ 受容体の遮断薬であるプランルカスト（水和物）pranlukast（hydrate），モンテルカストナトリウム montelukast sodium およびザフィルルカスト zafirlukast は気管支喘息の治療に高い有効性を示す．また，アレルギー性鼻炎の鼻閉にロイコトリエンの関与が示唆されており，プランルカストおよびモンテルカストは鼻閉の強いアレルギー性鼻炎に用いられる．

d. トロンボキサン A_2 阻害薬

トロンボキサン（TX）A_2 はアラキドン酸から生成する脂質メディエーターの 1 つで，強力な血管平滑筋収縮作用，気管支平滑筋収縮作用，血小板凝集作用を示す．オザグレル（塩酸塩水和物）ozagrel（hydrochloride hydrate）は TXA_2 合成酵素を阻害して TXA_2 産生を抑制する．気管支喘息治療に用いられる．セラトロダスト seratrodast およびラマトロバン ramatroban は TXA_2 受容体遮断薬であり，セラトロダストは気管支喘息治療に，ラマトロバンはアレルギー性鼻炎治療に用いられる．

e. Th2 サイトカイン阻害薬

スプラタスト（トシル酸塩）suplatast（tosilate）は Th2 サイトカインである IL-4 および IL-5 の産生を抑制して IgE 産生を抑制し，好酸球を減少させる．また，メディエーター遊離抑制作用も有する．

第12章 血液系に作用する薬物

血液中には，赤血球や種々の白血球などの血球細胞をはじめ，血液凝固系 blood coagulation system や線維素溶解系（線溶系）fibrinolytic system を構成するさまざまな因子が存在しており，生体の恒常性の維持や，生体の防御機能としての役割を担っている．それゆえ，これらの細胞や因子の過不足は，血栓症，出血傾向，貧血，易感染症など，さまざまな症状をもたらす．本章では，止血機構や造血過程とともに，抗血栓薬，止血薬，造血薬について概説する．

12.1 止血機構

出血とは，血管外へ血液成分が漏出する現象であり，主に血管内皮の障害・血管壁の破綻に起因する．出血が生じると，生体内では防御機構としての止血機構が作動するが，その機構には，止血を担う血球細胞である血小板，強固な止血血栓の形成を担う血液凝固系，血栓形成後に血管壁の修復を促すことになる線溶系，さらには血液凝固系および線溶系を制御する種々の抑制因子などが関与している．止血は，主に血小板が担う一次止血と，これに続く血液凝固系の活性化に伴う二次止血により生じるが，以下にこれらを介した止血機構の概要を記す．

12.1.1 血小板が担う止血機構

血小板は，骨髄系の幹細胞から分化した巨核球に由来する血球細胞であり，巨核球の細胞質に形成された突起が分断されて産生される．そのため，血小板は細胞内に核をもたないが，好中球などの他の白血球と同様に情報伝達過程を担う受容体や酵素などの機能タンパク質を有しており，種々の刺激に伴い活性化することで円盤状の外形から突起（偽足）をもつ球状へと変化する．血小板の寿命は約14日で，血液中に15～40 × $10^4/\mu L$ 存在している．

血小板の役割は止血機構の初期段階を担うことであり，図12.1に示す過程により活性化した血小板どうしが凝集して血小板血栓が形成される（一次止血）．この過程の初発は血管内皮細胞の障害であり，血管内皮細胞が，酸化ストレスや，血流によるずり応力（シェアストレス），血管の拍動による伸展張力などにより血管壁から剝がれると，内皮下組織の細胞外マトリックスの構成成分であるコラーゲンに，血液中のフォン・ヴィレブランド因子（vWF）が結合し，このvWFに血小板が形質膜上の糖タンパク質（GPIb/Ⅸ複合体）を介して結合（粘着）することになる(図中①)．また，この結合が刺激となり血小板が活性化されると，偽足をもつ球状へと形態が変化するとともに，細胞内の顆粒に貯蔵されているセロトニン（5-HT）やADPが細胞外へ放出される（図中②)．また，細胞内ではCa^{2+}濃度の上昇に伴いアラキドン酸カスケードの初発酵素であるホスホリパーゼA_2が活性化されることで細胞膜リン脂質からアラキドン酸が遊離されるが，アラキドン酸はさらにシクロオキシゲナーゼ-1（COX-1）およびトロンボキサン合成酵素によりプロスタノイドの1つであるトロンボキサンA_2（TXA_2）へと代謝されて細胞外へ放出される．これらの因子は，血小板の活性化作用を有しており，刺激を増幅させるメディエーターとして，周囲の血小板を次々と活性化させる（図中②)．なお，5-HTによる活性化作用は比較的弱く，この増幅的な血小板の活性化過程は主にTXA_2によって担われている．このように活性化された血小板どうしは，形質膜上の糖タンパク質（GPⅡb/Ⅲa複合体）に結合したフィブリノーゲンやvWFを介して偽足を絡め合うように凝集するが（図中③)，この多数の活性化血小板からなる凝集塊が血小板血栓となる．

血小板の凝集塊で形成される血栓は比較的不安定あるため，次項に記す血液凝固系を介してフィブリンの重合体からなる血栓が形成されて血小板血栓が補強されることになる(二次止血)．血液凝固系を構成する血液凝固因子の多くは不活型のプロテアーゼであり，それ自身は限定分解を受けて活性化されるが，いくつかの血液凝固因子は活性化血小板の形質膜外層のリン脂質上で効率よく活性化される．この血小板の膜リン脂質は血小板第3因子と呼ばれる．このように，血小板血栓は強固な止血血栓の形成につながる血液凝固因子の活性化の場ともなる．

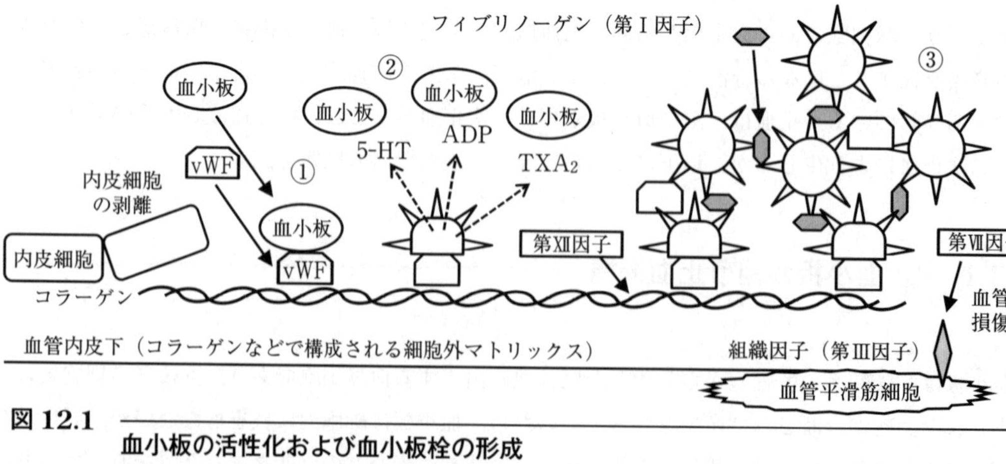

図 12.1

血小板の活性化および血小板栓の形成

図中の①～③および略語は本文参照.

12.1.2 ■ 血液凝固系

血液凝固系が担う止血は，最終的にはフィブリノーゲンから生成されたフィブリンの架橋重合体からなるフィブリン網の形成によって成し遂げられる．この止血機構に関与する種々の因子は，血液凝固因子と呼ばれ，第Ⅰ因子～第ⅩⅢ因子（ローマ数字で表記，第Ⅵ因子は欠番）の12種類がある．これらの因子のうち，第Ⅰ因子はフィブリノーゲン，第Ⅱ因子はプロトロンビン，第Ⅲ因子は組織因子（組織トロンボプラスチン）と慣用名で呼ばれ，第Ⅳ因子はカルシウムイオン（Ca^{2+}）である．組織因子は通常，血管平滑筋細胞や線維芽細胞など，血液と直接接触しない血管組織（内膜）や血管外組織を構成する細胞の形質膜上に発現しており，その他の因子は血液中に存在する．また，血液凝固因子の半数はセリンプロテアーゼであり，血液中では不活性な前駆体として存在する．なお，プロトロンビン，第Ⅶ，Ⅸ，Ⅹ因子の4種は肝臓で産生される不活型のセリンプロテアーゼであるが，いずれの因子も，その前駆体のグルタミン酸残基がビタミンK依存性γ-カルボキシラーゼによるγ-カルボキシル化を受けることで産生される（12.2.2 ワルファリンカリウムの項を参照）．これらの血液凝固因子により担われる血液凝固系の概略を図12.2に示す．

血液凝固系は，不活型から活性型に変化した因子がさらに次の因子を活性型へと変換するようにカスケード的な逐次反応により進んでいく（図12.2では活性型を第Ⅹa因子というようにaを付記してある）．血液凝固系には，初発に作動する因子の違いから外因系凝固経路と内因系凝固経路があり，その後共通の経路となる．外因系凝固経路は，血管の損傷に伴い血管内膜や血管外組織の細胞に発現している組織因子に，第Ⅶ因子が結合して活性型となることで作動し，一方，内因系凝固経路は，血管損傷時の内皮細胞の剥離に伴い内皮下のコラーゲン線維に，第Ⅻ因子が接触して活性型となることで進行する（図12.1，12.2参照）．なお，第Ⅻa因子は，第Ⅺ因子を活性化する一方で，プレカリクレインの加水分解により血漿カリクレインを生成する．この血漿カリクレインは，高分子キニノーゲンを加水分解してブラジキニンを生成することに加えて，第Ⅻ因子の増幅的な活性化にも関与している．

外因系と内因系は，第Ⅸ因子および第Ⅹ因子の活性化以降で共通の経路となり，その後，プロトロンビンからトロンビンが生成される（図12.2では第Ⅸ因子の活性化は内因系として表示する）．第Ⅸa因子と第Ⅹa因子の作用は，各因子がそれぞれ補助因子としての第Ⅷa因子または第Ⅴa因子と複合体を形成することで促進される．この複合体は，血管損傷部位の細胞や活性化血小板の形質膜リン脂質上でCa^{2+}の存在下に形成されるが，結果的に凝固因子が濃縮されることになり，効率よく凝固反応が進行する．この過程で生成されたトロンビンはフィブリノーゲンからフィブリン（モノマー）を生成し，さらに，このモノマーどうしが結合することでフィブリンポリマーが形成されて血小板の凝集塊と絡み合う．このポリマーは可溶性で不安定であるが，第ⅩⅢa因子の作用により架橋され，不溶性の安定なフィブリンの架橋重合体となり，血小板の凝集塊とフィブリン網からなる強固な止血血栓が形成される（二次止血）．比較的血流の速い動脈では，このような止血血栓（白色血栓）が形成されるが，血流の遅い静脈では，赤血球も巻き込んだ多量のフィブリンからなる血栓（赤色血栓）が形成される．なお，トロンビンは，第Ⅴ，

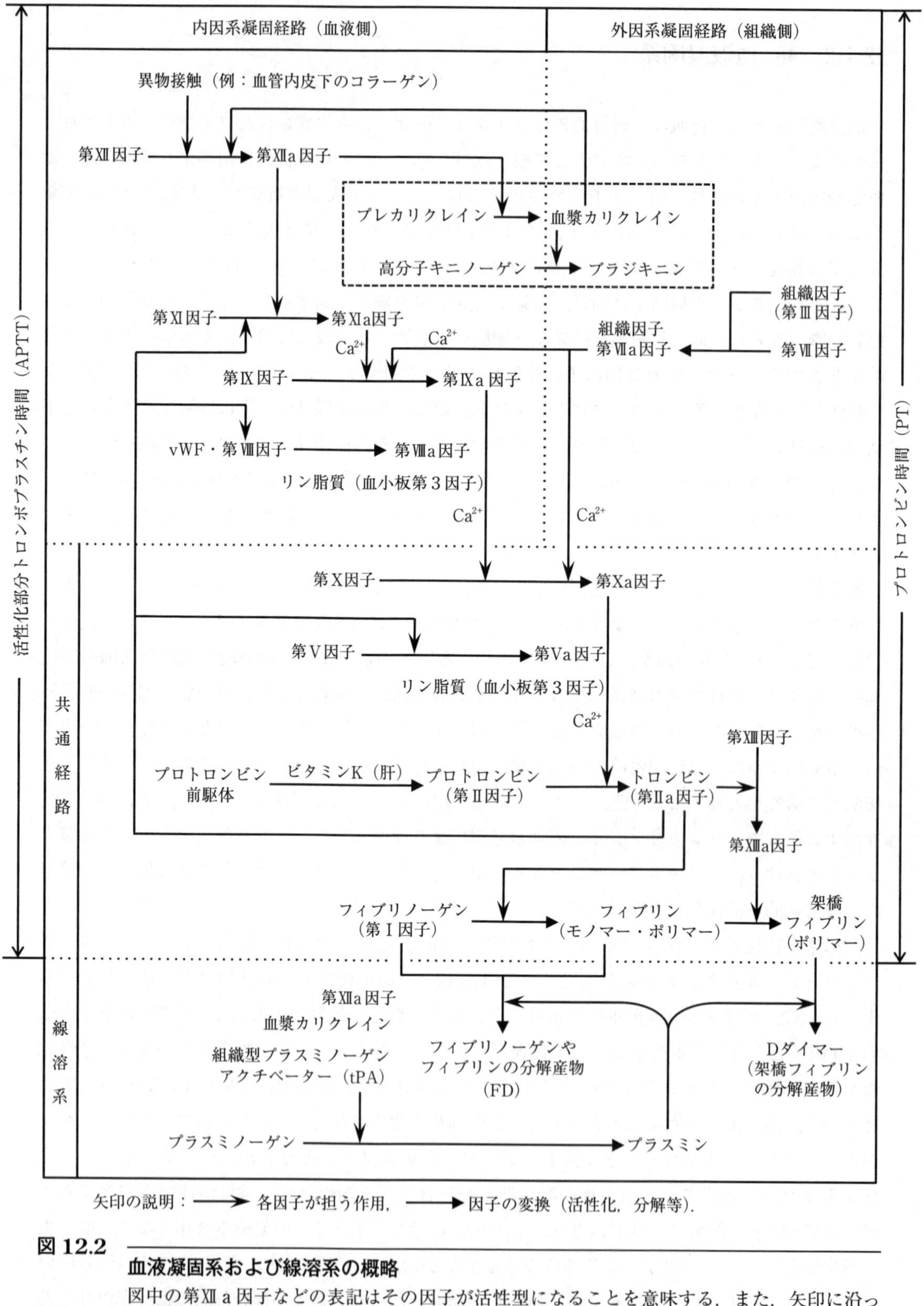

図 12.2

血液凝固系および線溶系の概略

図中の第Ⅻａ因子などの表記はその因子が活性型になることを意味する．また，矢印に沿って記載した因子は，その矢印の反応に必要であるか，または促進的に働くことを意味する．

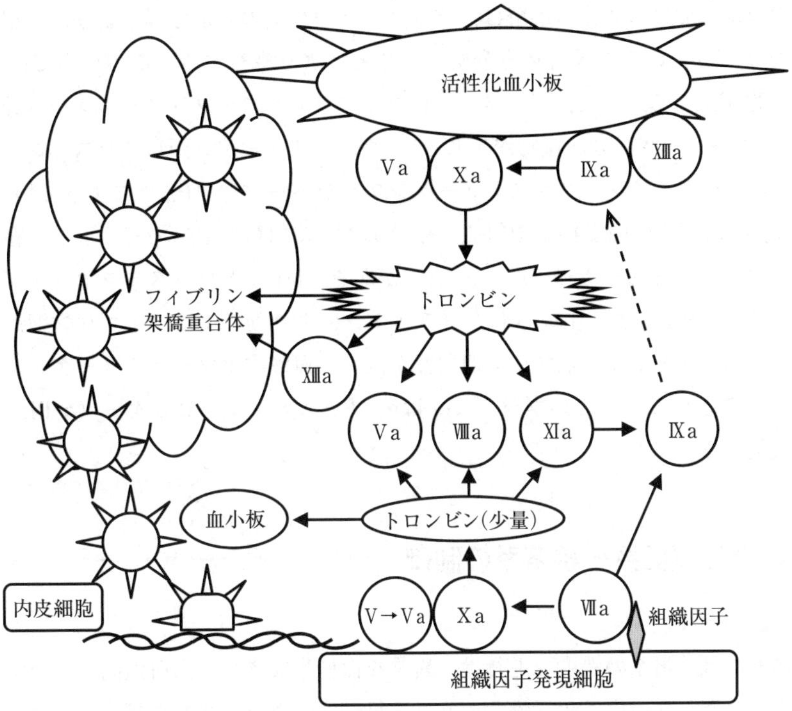

図 12.3
血管損傷に伴う血液凝固系の進行
矢印の説明：—► 各因子が担う活性化などの作用.

Ⅷ，Ⅸ，ⅩⅢ因子をも活性化し，特に前三者の活性化は増幅的な血液凝固系の進行につながる（図12.2）．また，トロンビンは強力な血小板活性化作用も有する．

血管損傷に伴い止血機構が作動する場合は通常，外因系が内因系よりも先行し血液凝固系が進行するが，この過程を図12.3に示す．損傷部位の細胞に発現している組織因子と複合体を形成した第Ⅶa因子が第Ⅹ因子を活性化すると，この第Ⅹa因子は第Ⅴa因子と複合体を形成し（第Ⅹa因子は第Ⅴ因子活性能をもつ），第Ⅹa因子により比較的少量のトロンビンが生成される．このトロンビンでは，フィブリンの架橋重合体を形成するには不十分であるが，第Ⅴ，Ⅷ，Ⅺ因子および血小板が活性化される．また，第Ⅸ因子が，組織因子/第Ⅶa因子複合体または第Ⅺa因子により活性化される．このような主に外因系を介した初期過程の後，活性化血小板の膜リン脂質上で第Ⅸa因子/第Ⅷa因子複合体および第Ⅹa因子/第Ⅴa因子複合体による連続した反応によりトロンビンが多量に生成される．このトロンビンによって活性化血小板の凝集塊周辺にフィブリン網が生成されるとともに，内因系を介した増幅的，持続的な血液凝固反応が進行し，より強固な止血血栓が形成される．

12.1.3 ■ 線溶系

止血血栓が形成されると，血管壁の修復過程として血栓の溶解除去を担う線溶系が進行する

(図 12.2).線溶系における血栓の溶解は，プラスミノーゲンの限定分解により活性型となったプラスミンがフィブリンの架橋重合体を分解することにより進行する．この反応ではDダイマーと称する分解物が生じる．また，プラスミンはフィブリンやフィブリノーゲンをも分解する（フィブリン/フィブリノーゲン分解産物が生じる）．プラスミノーゲンからプラスミンの生成は，第XIIa因子，血漿カリクレイン，プラスミノーゲンアクチベーター（PA）によって担われている．PAには，血管損傷部位の内皮細胞や組織から分泌される組織型PA（t-PA）と，腎で生成され尿中に排泄されるウロキナーゼ型PA（u-PA）がある．t-PAとプラスミンはフィブリンに対する親和性が高く，t-PAにより生成されたプラスミンにより効率よくフィブリン網が分解されることになる．一方，u-PAはフィブリン親和性が低く，血液中でプラスミノーゲンからプラスミンが生成されることになり，このプラスミンはα_2プラスミンインヒビター（α_2PI，後述）の作用を受けて失活する．

12.1.4 ■ 血液凝固系・線溶系の制御

血液凝固系または線溶系の過度な進行は，異常な血栓形成または出血傾向をきたすことから．生理的には両系に関与する因子の活性化の亢進を抑制するさまざまな機構が存在する（図 12.4)．血液凝固系および線溶系を担う因子の多くはセリンプロテアーゼであり，この機構に関与する抑制因子の多くはセリンプロテアーゼに対して阻害作用を示す．

血液凝固系に対する抑制因子を図 12.4 に示す．それらのうち，アンチトロンビンIIIは，血管内皮細胞形質膜上のヘパラン硫酸，プロテオグリカンに結合しており，トロンビン，第IXa，Xa，XIa因子を阻害する．また，組織因子経路インヒビター（TFPI）は第Xa因子とともに，組織因子/第VIIa因子複合体に結合し，第VIIa因子および第Xa因子を阻害する．このTFPIの抑制作用により，外因系を初発とした血液凝固系の進行は阻害されるが，通常は上述したようにトロンビンによる内因系を介した増幅的，持続的な血液凝固反応が進行する．さらに，トロンボモジュリンやプロテインCが関与する抑制機構もある．血管内皮細胞形質膜上のトロンボモジュリンがトロンビンと結合するとトロンビンの基質特異性が変化することになり，このトロンビンは，フィブリノーゲン，第V因子，第VIII因子への作用や，血小板の活性化能を失い，それと同時に，プロテインCを活性化するようになる．活性型のプロテインCはプロテインSを補助因子として第Va因子，第VIIIa因子を分解し，それらを失活させる．

線溶系を制御する抑制性の因子としては，プラスミノーゲンアクチベーターインヒビター（PAI）とα_2PIがある．PAIには，血管内皮細胞や肝臓で産生される1型PAI（PAI-1）や2型PAI（PAI-2）があるが，生理的にはPAI-1がt-PAを阻害することにより，プラスミンの生成を抑制する．また，α_2PIはプラスミンに結合してプラスミンの作用を直接阻害する．これらの抑制因子は，プラスミンの過剰により止血が完了する前に血栓が溶解されてしまうことを防ぐ役割を担う．

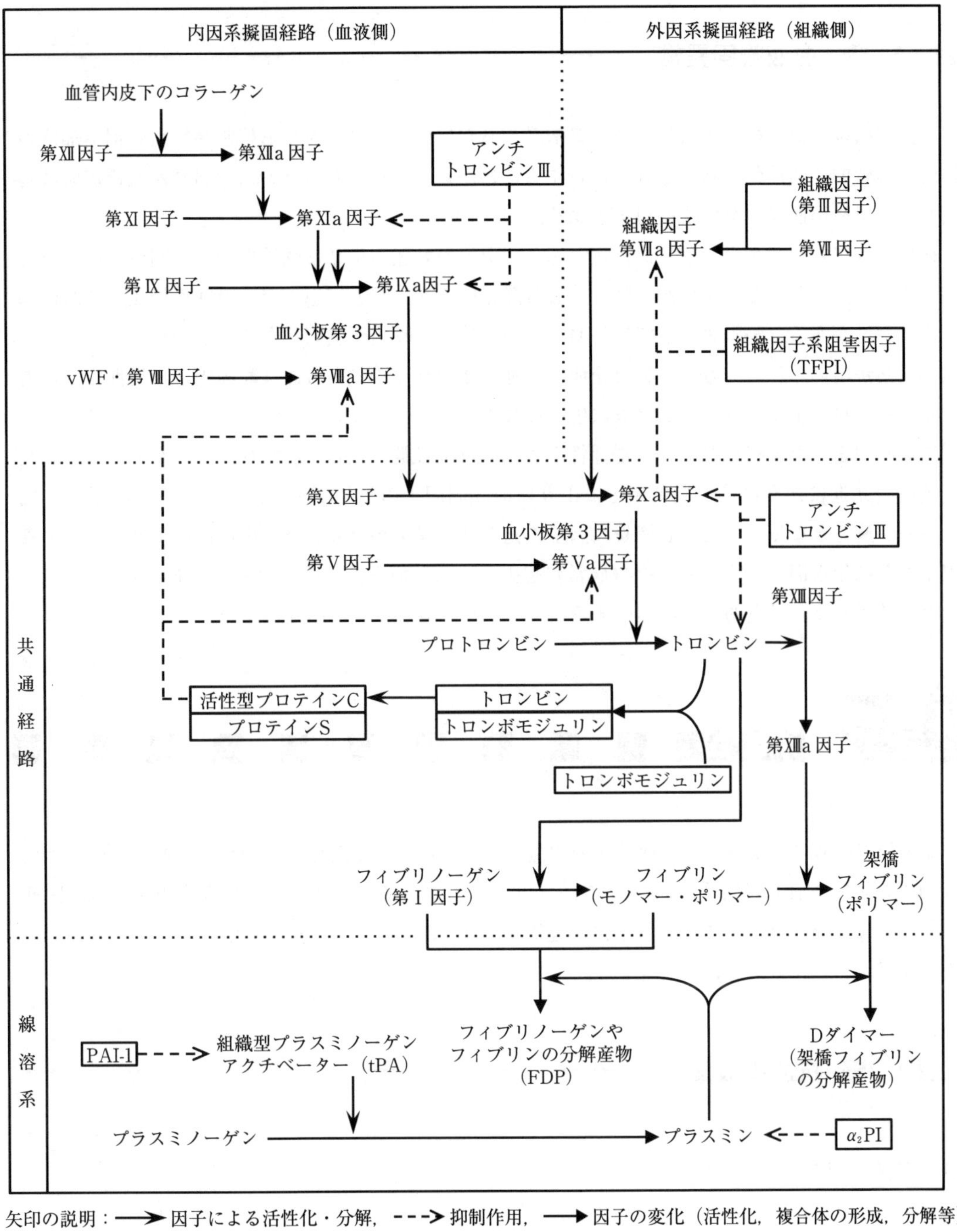

矢印の説明：→ 因子による活性化・分解，- - -> 抑制作用，→ 因子の変化（活性化，複合体の形成，分解等）．

図12.4
血液凝固系および線溶系に対する抑制系

12.1.5 ■ 血液凝固異常

止血機構は，血小板，血液凝固系，線溶系，さらには，両系に対する抑制系が血管損傷部位の局所で経時的に活性化・制御されて進行することから，これらのバランスの崩れが血栓形成に起因した疾患や出血傾向を示す疾患をまねく．

血栓形成に基づく疾患として血栓症があり，血栓が動脈に生じる動脈血栓症（関連疾患：脳梗塞，心筋梗塞など）と，血栓が静脈に生じる静脈血栓症（関連疾患：深部静脈血栓症，肺血栓塞栓症など）がある．動脈血栓症では，血小板の活性化・凝集が主因となることから，治療には抗血小板薬が用いられ，一方，静脈血栓症は，静脈血のうっ滞による血液凝固因子の活性化に起因することから，主に抗凝固薬が治療に用いられる．

出血傾向をきたす疾患として，播種性血管内凝固症候群（DIC）があり，この疾患では，血液凝固系の亢進に伴う血栓の過剰産生により血液凝固因子の量的不足に陥っていることから，抗凝固薬が適応となる．また，血液凝固因子の先天性の異常が要因となる出血性疾患として，第Ⅷ因子または第Ⅸ因子の先天的欠損や異常に起因する血友病や，凝固関連因子である vWF の先天的な量的異常または質的異常に起因するフォン・ヴィレブランド病がある．

12.2 抗血栓薬

血栓形成に基づく疾患である血栓症の治療には，上述した止血機構に関与する血小板の活性化（12.1.1 の項）や血液凝固系の進行（12.1.2 の項）を抑制する薬物として，抗血小板薬や抗凝固薬がそれぞれ用いられる．また，線溶系関連因子（12.1.3 の項）が血栓溶解薬として用いられている．以下に，これらについて概説する．

12.2.1 ■ 抗血小板薬

1） アスピリン

アスピリン aspirin は，非ステロイド性抗炎症薬としてよく知られており，アラキドン酸カスケードを担う酵素である COX の活性部位にあるセリン残基を不可逆的にアセチル化して，アラキドン酸の代謝物であるプロスタノイドの生成を阻害する．血小板では，アスピリンは COX-1 を阻害することで TXA_2 産生を抑制し，結果的に血小板凝集抑制作用を示すことで抗血小板薬として働く．この作用は，血小板の寿命である 10 ～ 14 日間持続する．しかしながら，アスピリンは血管内皮細胞におけるプロスタグランジン（PG）I_2（プロスタサイクリン）産生も抑制することから，PGI_2 の血小板活性化抑制作用が低下してしまい，結果的に血栓形成傾向をまねく可能性がある．このことをアスピリンジレンマというが，血小板のCOXは血管内皮細胞のCOXに比しアスピリンに対する感受性が高いことから，低用量（81～324 mg/日）のアスピリンを用いることで，血小板でのTXA_2産生を比較的選択的に阻害し，このジレンマの回避をねらう．また，アスピリンは，虚血性脳血管障害，心筋梗塞，狭心症などにおける血栓・塞栓の形成抑制や，冠動脈バイパス術（CABG）または経皮的経管冠動脈形成術（PTCA）の施行後における血栓・塞栓の形成抑制に用いられる．

胃粘膜で産生されるPGE_2は粘膜保護作用を有しているが，アスピリンは胃のCOXを阻害し，PGE_2の産生を抑制することから，副作用として，胃部不快感などの消化器症状が生じる．また，アスピリンの重大な副作用として，ショック，アナフィラキシー様症状，脳出血，皮膚粘膜眼症候群，再生不良性貧血，喘息発作（アスピリン喘息）などがある．

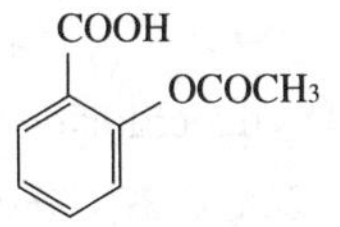

アスピリン

2）ジピリダモール

ジピリダモール dipyridamole は，cAMPホスホジエステラーゼを阻害することで細胞内cAMP濃度を上昇させ，その結果，細胞内Ca^{2+}濃度を低下させることで（刺激に伴う細胞内Ca^{2+}濃度の上昇を抑制することで）血小板の活性化・凝集反応に対して抑制作用を示す．また，ジピリダモールは，cGMP特異的ホスホジエステラーゼVを阻害し，細胞内cGMP濃度を上昇させるが，この作用も血小板凝集抑制作用の発現に関与すると考えられる．狭心症や心筋梗塞などの虚血性心疾患に適応される．

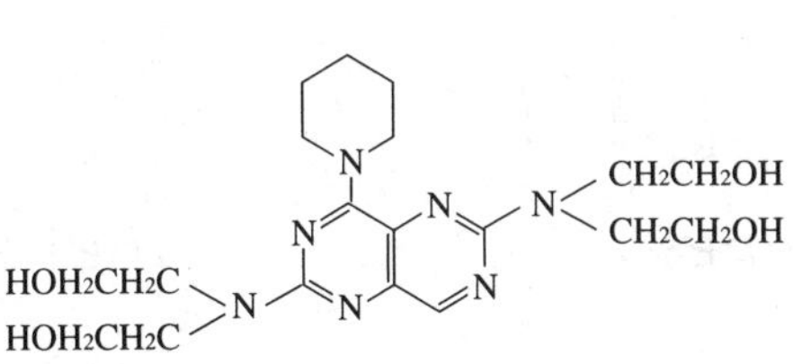

ジピリダモール

3）シロスタゾール

シロスタゾール cilostazol は，cAMPホスホジエステラーゼ（PDEⅢ）の阻害薬である．生体内では，血管内皮細胞から生成されるPGI_2は，アデニル酸シクラーゼの活性化を介して細胞内のcAMP濃度を上昇させることで抗血小板作用を示すが，シロスタゾールは，このPGI_2の作用を増強することで血小板の活性化・凝集反応に対して抑制作用を示す．また，末梢血管拡張作用

(血管平滑筋の弛緩) も有する．シロスタゾールは，慢性動脈閉塞症に伴う潰瘍，疼痛および冷感などの虚血性諸症状の改善に適応される．重大な副作用に，出血，汎血球減少症，無顆粒球症，うっ血性心不全などがある．

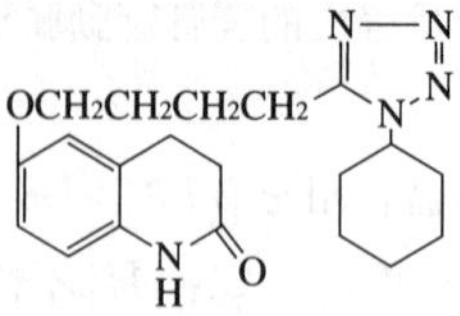

シロスタゾール

4) チクロピジン，クロピドグレル

チクロピジン（塩酸塩）ticlopidine（hydrochloride）の抗血小板薬としての作用は，肝臓での代謝物によって担われていると考えられている．その作用機序は，抑制性 GTP 結合タンパク質（G_i）と共役する ADP（$P2Y_{12}$）受容体機能を不可逆的に阻害することであり，その結果，アデニル酸シクラーゼ活性の上昇に伴い細胞内 cAMP 濃度が増加し，ADP 刺激による血小板凝集反応が抑制される．チクロピジンは，慢性動脈閉塞症に伴う潰瘍，疼痛および冷感などの改善や，くも膜下出血手術後の脳血管攣縮に伴う血栓・塞栓ならびに血流障害の改善に用いられる．重大な副作用として，血栓性血小板減少性紫斑病 thrombotic thrombocytopenic purpura（TTP），無顆粒球症，再生不良性貧血，汎血球減少症など，血球細胞の減少が生じることがある．特に，TTP の発症は自己抗体の産生に起因する場合があり，チクロピジンは，この自己抗体の産生に関与していると考えられている．このような副作用が軽減された抗血小板薬として，クロピドグレル（硫酸塩）clopidogrel（sulfate）があり，チクロピジンと類似した構造をもつ．

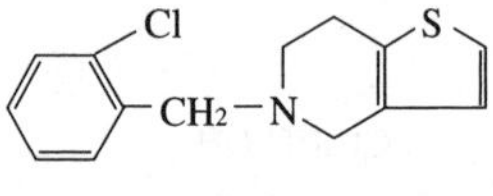

チクロピジン

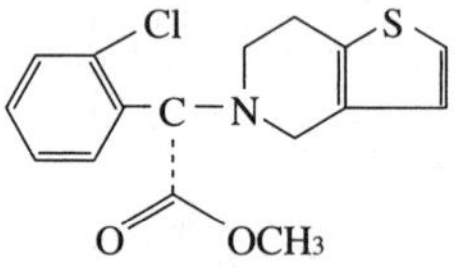

クロピドグレル

5) ベラプロストナトリウム

ベラプロストナトリウム beraprost sodium は，PGI_2 の安定誘導体であり，促進性 GTP 結合タンパク質（G_s）と共役する PGI_2 受容体（IP）を介してアデニル酸シクラーゼを活性化し，血小板内の cAMP 濃度を上昇させることで血小板の活性化・凝集反応を抑制する．また，強い末梢血管拡張作用も有する．ベラプロストナトリウムは，慢性動脈閉塞症に伴う潰瘍，疼痛および冷感の改善に適応される．重大な副作用として，出血傾向（脳出血，消化管出血），ショック，肝障害，間質性肺炎などがある．同様な PGI_2 製剤として，エポプロステノールナトリウム

epoprostenol sodium があり，抗血小板作用や血管拡張作用を示す．この薬物は，主に肺動脈性肺高血圧症において，血管拡張を期待して用いられる．

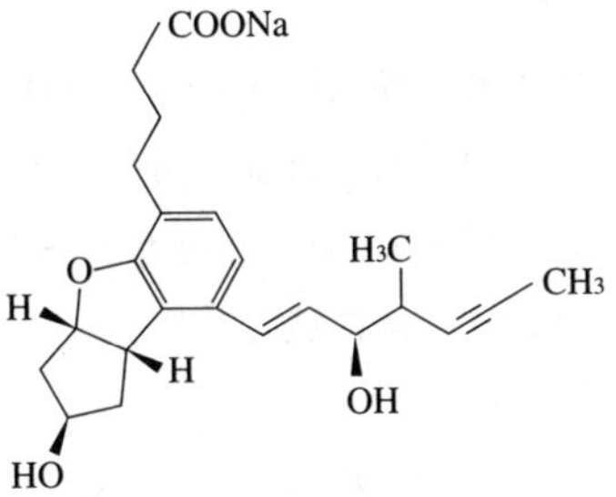

ベラプロスト

6）イコサペント酸エチル

イコサペント酸エチル ethyl icosapentate（EPA-E）は，n-3 系多価不飽和脂肪酸であるエイコサペンタエン酸 eicosapentaenoic acid（EPA）のエチルエステル製剤である．体内では，イコサペント酸エチルの脂肪酸の部分が，細胞膜リン脂質の脂肪酸鎖として取り込まれる（リン脂質分子中のグリセロール骨格の 2 位がエステル化される）が，その過程で脂肪酸鎖としてのアラキドン酸と置換されることになる．その結果，血小板においては，刺激に伴うホスホリパーゼ A_2 の活性化によりリン脂質から遊離されるアラキドン酸が減少し，代わりに EPA が遊離される．EPA は，アラキドン酸と同様に COX により代謝されるが，EPA から生成する TXA_3 は血小板活性化作用をほとんど示さない．このことと，遊離アラキドン酸の減少に伴う TXA_2 生成の低下から，イコサペント酸エチルの抗血小板作用が発現する．なお，血管内皮細胞おいても同様な EPA とアラキドン酸の置換が起こるが，EPA から生成する PGI_3 は PGI_2 と同程度の血小板凝集抑制作用を示す．閉塞性動脈硬化症に伴う潰瘍，疼痛および冷感の改善に適応がある．また，イコサペント酸エチルには，血清トリグリセリド量を低下させる作用もあり，脂質異常症（高トリグリセリド血症）の治療にも用いられる．

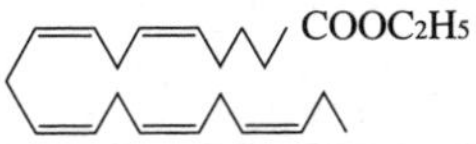

イコサペント酸エチル

7）オザグレルナトリウム

オザグレルナトリウム ozagrel sodium は，トロンボキサン合成酵素を選択的に阻害することで TXA_2 生成を抑制し，抗血小板作用を示す．また，TXA_2 の血管収縮作用も抑制することになる．トロンボキサン合成酵素の阻害は，その基質であり，血小板活性化作用を有する PGH_2 の蓄積・遊離をまねくことから，オザグレルナトリウムの血小板凝集抑制作用はアスピリンよりも弱い．オザグレルナトリウムは，抗血小板薬としてよりも，血管平滑筋収縮に対する抑制作用を期待して，くも膜下出血術後の脳血管攣縮およびこれに伴う脳虚血症状の改善に用いられる．なお，オザグレル（塩酸塩水和物）は，TXA_2の気管支平滑筋収縮作用を抑制する目的で気管支喘息の治療に用いられる．

一方，トロンボキサン合成酵素阻害薬と同様にTXA_2受容体（TP）に対する遮断薬は，TXA_2が刺激増幅因子となる血小板凝集反応に対して抑制作用を示す．TXA_2受容体遮断薬として，ラマトロバン ramatroban とセラトロダスト seratrodast があるが，これらは抗アレルギー薬として，それぞれアレルギー性鼻炎と気管支喘息に適応される．

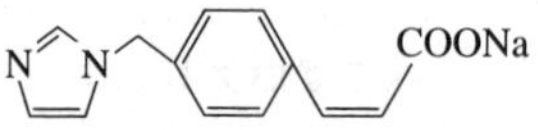

オザグレル

8）サルポグレラート

サルポグレラート（塩酸塩）sarpogrelate（hydrochloride）は，5-HT の受容体である 5-HT_2受容体の選択的遮断薬であり，5-HT による 5-HT_{2A}受容体を介した血小板の活性化を抑制する．しかしながら，血小板の凝集・血小板血栓の形成過程（12.1.1 の項）における 5-HT の作用は比較的弱いことから，サルポグレラートの抗血小板薬としての役割は少なく，5-HT_2受容体遮断による血管収縮の抑制が主な働きと考えられる．

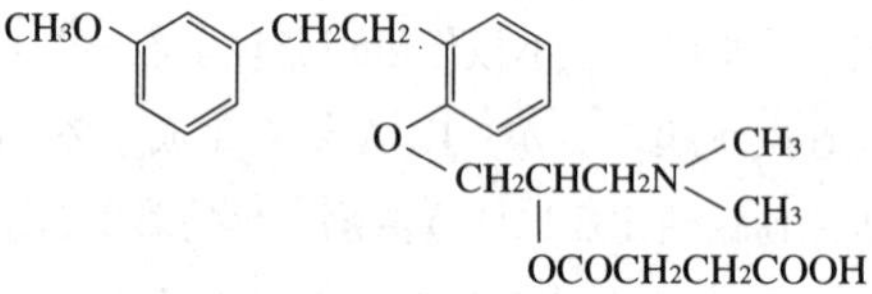

サルポグレラート

12.2.2 ■ 抗凝固薬

1）ワルファリンカリウム

ワルファリンカリウム warfarin potassium は，ビタミン K 類似の構造をもつクマリン系化合物であり，唯一の経口抗凝固薬である．静脈血栓症，心筋梗塞，肺塞栓症，脳塞栓症などの血栓性疾患に用いられる．ワルファリンカリウムは，ビタミン K に拮抗することにより，肝臓におけるビタミン K 依存性の血液凝固因子（プロトロンビン，第Ⅶ，Ⅸ，Ⅹ因子）の生成を阻害して血液凝固反応を抑制する（図12.5参照）．これらの凝固因子は，その前駆体タンパク質にビタミンK依存性γ-カルボキシラーゼが作用することで生成される．この反応は，還元型ビタミンKの酸化反応と共役しており，生じたビタミンKエポキシドは，エポキシド還元酵素によりビタミンKに変換された後，さらに脱水素酵素により還元型ビタミンKに戻って再利用される．ワルファリンカリウムは，エポキシド還元酵素および脱水素酵素を阻害することにより，上記4種の血液凝固因子の生成を抑制する．この抑制作用により4種の血液凝固因子の前駆体タンパク質が血液中に増大することになるが，それらをprotein induced by vitamin K absence or antagonist（PIVKA）といい，PIVKAは抗血液凝固作用を示す．プロトロンビンの前駆体タンパク質をデスカルボキシプロトロンビンというが，プロトロンビンは第Ⅱ因子であるので，その前駆体をPIVKA-Ⅱとも称する．なお，プロテインCおよびプロテインSも肝臓でビタミンK依存的に生成される．

ワルファリンカリウムはラセミ体として投与されるが，*S*体は*R*体よりも強い抗血液凝固作用を示す．この*S*体は肝臓でチトクロームP450 2C9（CYP2C9）により代謝されることから，CYP2C9で代謝される他の薬物やCYP2C9を誘導または阻害する薬物により，ワルファリンカリウムの作用は増強または減弱される．現在，その作用に影響を及ぼす薬物は多数知られている．また，CYP2C9には遺伝子多型も存在するため，ワルファリンカリウムの作用には個人差が認められる．ワルファリンカリウムは，他の薬物と併用されることが多く，また，重大な副作用として組織内，皮下などの出血，特に頭蓋内出血などをきたすことを踏まえると，個人の出血傾向の程度を把握するためにプロトロンビン時間（PT）を測定し，投与量を決定・変更することが望ましい．なお，PTは，外因系および共通経路に関与する血液凝固因子の活性の指標となり（図12.2参照），関連凝固因子の低下によりその測定値は延長する（実際はPTの国際標準化比（PT-INR）で評価する）．

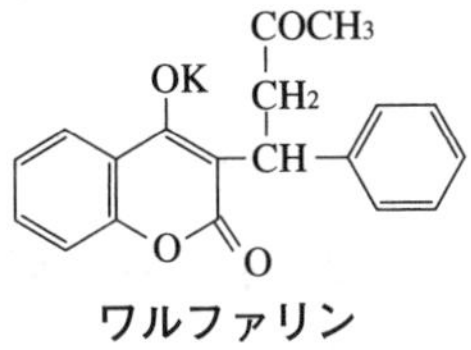

ワルファリン

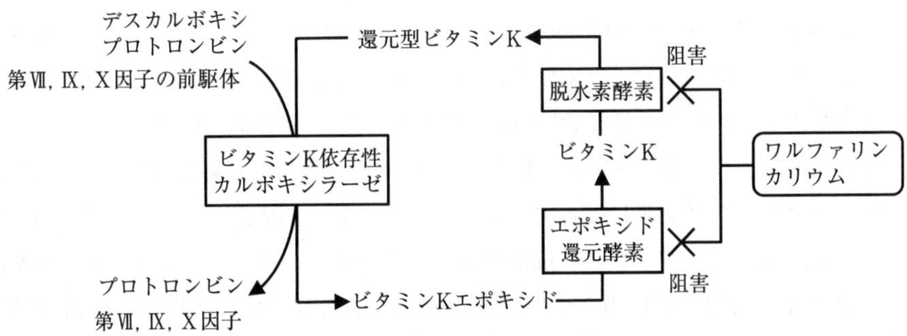

図12.5

ワルファリンカリウムの作用

図中のワルファリンカリウムの阻害作用より，結果的に血液凝固因子の前駆体のカルボキシル化が抑制される．

2）ヘパリンナトリウム

ヘパリンナトリウム heparin sodium は，グルコサミンとウロン酸（グルクロン酸またはイズロン酸）の二糖単位からなる硫酸化グルコサミノグリカンのナトリウム塩であり，分子量 5,000 ～ 20,000 の不均一な構造をもつ酸性ムコ多糖である．ヘパリンナトリウムは単独で抗血液凝固作用を示すのではなく，血液中のアンチトロンビンⅢ（12.1.4 の項）と複合体を形成し，その複合体がさらにトロンビン，第Ⅸa，Ⅹa，Ⅺa 因子と結合することにより，これら因子のセリンプロテアーゼ活性がアンチトロンビンⅢによって阻害される．アンチトロンビンⅢの立体構造はヘパリンナトリウムとの結合により変化するが，この構造変化によりトロンビンと結合しやすくなる．すなわち，トロンビンに対するアンチトロンビンⅢの阻害作用は，ヘパリンナトリウムの存在下に増強される．また，この阻害作用は，トロンビンがヘパリンナトリウムにも結合していることで発揮される．一方，ヘパリンナトリウムとアンチトロンビンⅢの複合体による第 Xa 因子の阻害には，ヘパリンナトリウムと第Ⅹa 因子との結合は必須ではない．

ヘパリンナトリウムは，消化管からは吸収されないので点滴静注にて投与され，DIC の治療（12.1.5 の項）や血栓塞栓症の治療および予防に適応される．また，血液透析時における体外循環装置使用時の血液凝固の防止や，輸血および血液検査の際の血液凝固の防止などにも用いられる．なお，DIC などの病態のように，アンチトロンビンⅢが減少した状態では，作用増強のために製剤として乾燥濃縮ヒトアンチトロンビンⅢを併用する．重大な副作用として，消化管出血や血小板減少（ヘパリン起因性血小板減少症）などがあり，活性化部分トロンボプラスチン時間（APTT，内因系および共通経路に関与する血液凝固因子の活性の指標，図 12.2 参照）の測定により用量を決定する．ヘパリンナトリウムの投与により重篤な出血をきたした場合には，その作用を中和するために塩基性タンパク質であるプロタミン（硫酸塩）protamine（sulfate）を投与する．

3）低分子ヘパリン製剤

ヘパリンナトリウムの製剤中に含まれるその分子の分子量は不均一であるが，このような未分画のヘパリンから得た平均分子量 5,000 前後の低分子ヘパリン製剤がある．その製剤として，ダルテパリンナトリウム dalteparin sodium，パルナパリンナトリウム parnaparin sodium，およびレビパリンナトリウム reviparin sodium，エノキサパリンナトリウム enoxaparin sodium がある．低分子ヘパリンは，高分子（未分画）のヘパリンとは異なり，アンチトロンビンⅢと複合体を形成するが，トロンビンとは結合できないために，アンチトロンビンⅢはトロンビンに対して阻害作用を発揮できない（ヘパリンナトリウムの項参照）．一方，第Ⅹa 因子の場合は，低分子ヘパリンはアンチトロンビンⅢに結合するだけで，その第Ⅹa 因子に対する阻害作用を増強させる．したがって，低分子ヘパリンは，抗トロンビン作用を示さずに，主に第Ⅹa 因子を阻害することから，出血傾向などの副作用が軽度である．DIC の治療，血液透析などの血液体外循環時の灌流血液の凝固防止，股関節または膝関節の全置換術施行後における静脈血栓塞栓症の防止などに適応される．

4）ダナパロイドナトリウム

ダナパロイドナトリウム danaparoid sodium は，平均分子量 5,500 のヘパリン様物質（ヘパリノイド）である．ダナパロイドナトリウムは，低分子ヘパリン製剤と同様に，アンチトロンビンⅢによる第Ⅹa 因子阻害作用を選択的に増強する．DIC の治療に用いられる．

5）ガベキサート，ナファモスタット

ガベキサート（メシル酸塩）gabexate（mesilate）とナファモスタット（メシル酸塩）nafamostat（mesilate）は，プロテアーゼ阻害薬であり，トリプシン，カリクレイン，プラスミンなどのセリンプロテアーゼを阻害する．また，これらは，ヘパリンナトリウムとは異なり，アンチトロンビンⅢが存在しなくてもトロンビンおよび第Ⅹa 因子を阻害する．DIC の治療に用いられるほか，急性膵炎に適応される．

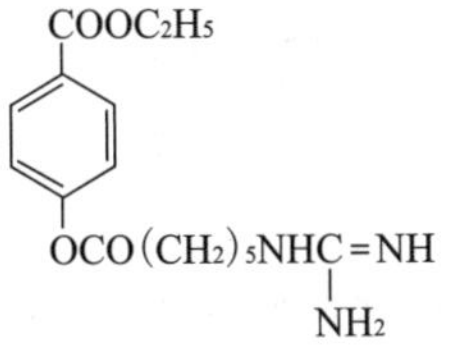

ガベキサート

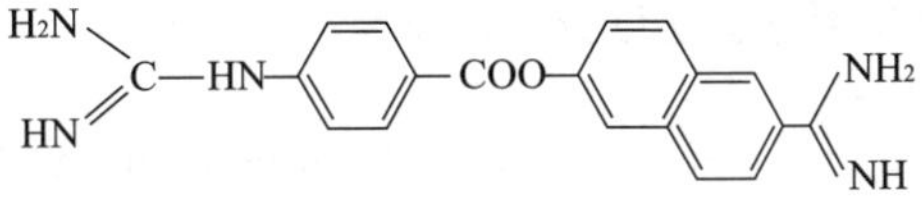

ナファモスタット

6）アルガトロバン

アルガトロバン（水和物）argatroban（hydrate）は，特異的な合成抗トロンビン薬であり，アンチトロンビンⅢ非依存的にトロンビンの活性部位に結合し，そのセリンプロテアーゼ活性を阻害する．その結果，トロンビンによるフィブリン生成，第ⅩⅢ因子活性化，血小板活性化・凝集反応を強力に抑制する．アルガトロバンは，慢性動脈閉塞症における四肢潰瘍，安静時疼痛，冷汗の改善に用いられる．

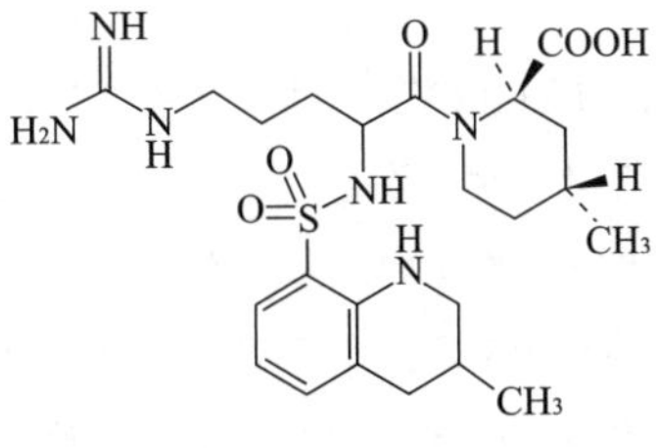

アルガトロバン

7）乾燥濃縮ヒトアンチトロンビンⅢ

乾燥濃縮ヒトアンチトロンビンⅢは血液製剤であり，先天性アンチトロンビンⅢ欠乏症の患者に補充目的で投与される．ヘパリンナトリウムの抗血液凝固作用は，アンチトロンビンⅢに依存

しているので，アンチトロンビンⅢの低下を伴う DIC の患者に投与される．

8）乾燥濃縮ヒト活性化プロテイン C

プロテイン C は，トロンボモジュリンに結合したトロンビンにより活性化され，第Ⅴa 因子および第Ⅷa 因子を分解・不活性化する（12.1.4 の項，図 12.4 参照）．乾燥濃縮ヒト活性化プロテイン C は，既に活性型であり，トロンボモジュリン非依存的に第Ⅴa 因子および第Ⅷa 因子を不活化し，抗血液凝固作用を示す．先天性プロテイン C 欠乏症に起因する深部静脈血栓症および急性肺血栓塞栓症に補充目的で用いられる

9）バトロキソビン

バトロキソビン batroxobin は，蛇毒から精製されたセリンプロテアーゼであり，フィブリノーゲンの α 鎖を分解してフィブリノペプチド A を遊離させる．この分解を受けたフィブリノーゲンはプラスミンによる分解を受けやすくなる結果，フィブリノーゲンは減少することになり，血液凝固系が抑制される．慢性動脈閉塞症に伴う虚血性諸症状の改善に用いられる．

10）トロンボモジュリンアルファ

トロンボモジュリンアルファ thrombomodulin alpha は，遺伝子組換え型ヒトトロンボモジュリン製剤である．トロンボモジュリンアルファがトロンビンに結合すると，トロンビンの基質特異性がフィブリノーゲンからプロテイン C へと変化し，プロテイン C の活性化を促進する（12.1.4 の項，図 12.4 参照）．生成した活性化プロテイン C は，プロテイン S を補酵素として第Ⅴa 因子と第Ⅷa 因子を分解・不活化することでトロンビンの生成を抑制し，結果的に凝固反応を阻害する．DIC の治療に用いられる．

12.2.3 ■ 血栓溶解薬

1）ウロキナーゼ

ウロキナーゼ urokinase（u-PA，12.1.3 の項）は，フィブリンに低親和性であるため，止血血栓上でよりも循環血液中でプラスミノーゲンからプラスミンを生成する．この生成されたプラスミンは血液中ではα_2-PI により阻害されやすい．したがって，血栓溶解作用を発現させるためにはウロキナーゼを大量に投与する必要がある．この場合，フィブリノーゲンや第Ⅴ，Ⅷ因子の分解も生じるために，副作用として出血傾向をきたしやすい．脳血栓症（発症後 5 日以内で，コンピューター断層撮影において出血の認められない場合）や，末梢動・静脈閉塞症（発症後 10 日以内）に適応される．

2）遺伝子組換え型 t-PA

遺伝子組換え型 t-PA 製剤として，アルテプラーゼ alteplase，モンテプラーゼ monteplase,

パミテプラーゼ pamiteplase がある．t-PA は，止血血栓を構成するフィブリン上でプラスミノーゲンとともに複合体と形成することで，t-PA によるプラスミノーゲンからのプラスミンの生成，これに続くプラスミンによるフィブリンの架橋重合体の分解が効率よく進行する．また，t-PA の活性はフィブリンの存在下に著しく亢進する一方で，血液中ではフィブリンが存在しないためにその活性はかなり弱い．したがって，遺伝子組換え型 t-PA 製剤は，止血血栓を効果的に溶解するが，副作用としての出血傾向はウロキナーゼに比し生じにくい．これらの t-PA 製剤は，急性心筋梗塞（発症後 6 時間以内）における冠動脈血栓の溶解に用いられる．

12.3 止血薬

止血機構に関与する血小板，血液凝固系，線溶系，または，一連の止血機構が進行する場でもある血管壁（主に血管内皮細胞）において，いずれかの機能に異常が生じると，出血傾向を呈する病態をまねく場合がある．出血傾向をきたす要因としては，血小板や血液凝固因子の量的または質的な低下や，線溶系の亢進などがあげられ，治療薬として，各要因に応じた止血薬がある．以下にそれらを概説する．

12.3.1 血管強化薬

カルバゾクロムスルホン酸ナトリウム（水和物）carbazochrome sodium sulfate（hydrate）およびアドレノクロムモノアミノグアニジン（メシル酸塩水和物）adrenochrome monoaminoguanidine（mesilate hydrate）は，アドレナリンの酸化物であるアドレノクロムの安定な誘導体であり，ヒアルロニダーゼに対して阻害作用を示す血管強化薬である．ヒアルロニダーゼが血管壁のヒアルロン酸を分解すると，血管透過性が高まり，特に毛細血管では血管抵抗性の減弱に伴い皮膚・粘膜などから出血をきたすが，両薬物によるヒアルロニダーゼの阻害は，毛細血管の血管透過性の亢進を抑制することになり，結果的に出血を防ぐことになる．このように，両薬物は血液凝固系や線溶系には影響を与えずに止血作用を示す．紫斑病における出血傾向，眼底出血，腎出血，子宮出血，術中・術後の異常出血などに適応される．

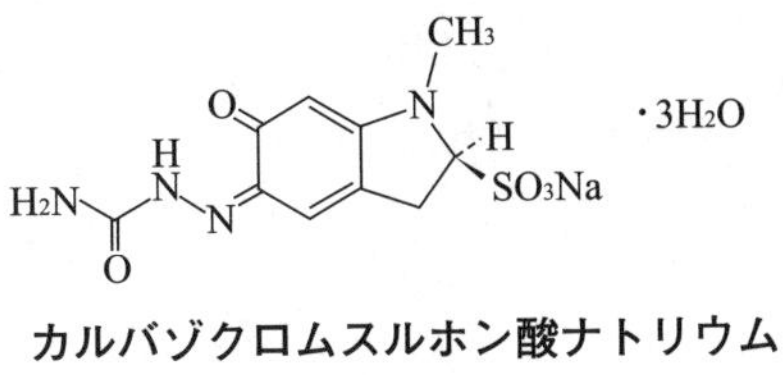

カルバゾクロムスルホン酸ナトリウム

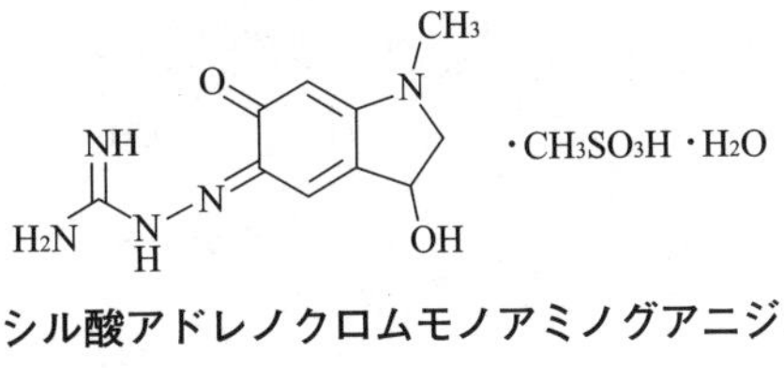

メシル酸アドレノクロムモノアミノグアニジン

12.3.2 ■ 凝固促進薬

1) ヘモコアグラーゼ

ヘモコアグラーゼ hemocoaglase は，蛇毒由来のプロテアーゼであり，ヘパリンに拮抗されること無く，トロンビン様作用，トロンボプラスチン様作用，血小板活性化作用にて止血作用を示す．肺出血，鼻出血，口腔内出血，性器出血，腎出血，創傷からの出血に用いられる．

2) ビタミン K

血液凝固因子のうち，プロトロンビン，第Ⅶ，Ⅸ，Ⅹ因子は，ビタミン K 依存性に肝臓で生成される（12.2.2　ワルファリンカリウムの項，図 12.5 を参照）．したがって．生体内（肝臓）でビタミン K が欠乏すると，これらの血液凝固因子が生成されず，出血傾向をきたすことになる．ビタミン K が欠乏する要因としては，胆管閉塞に伴う胆汁の腸肝循環の阻害や，強力な抗菌薬（例：第三，四世代セフェム系）の投与に起因した腸内細菌の菌交代現象など，これらによるビタミン K の腸管での吸収障害や生成障害がある．このような場合，ビタミン K の非経口投与により，これら血液凝固因子の生成が促進される．その製剤としては，フィトナジオン phytonadione（ビタミン K_1）とメナテトレノン menatetrenone（ビタミン K_2）がある．これら製剤の適応は，各種薬剤（ワルファリンカリウムや抗生物質など）投与中に生じる低プロトロンビン血症，胆道および胃腸障害に伴うビタミン K の吸収障害，新生児の低プロトロンビン血症，肝細胞障害に伴う低プロトロンビン血症など，ビタミン K 欠乏に伴う出血傾向である．ただし，肝硬変などの重篤な肝細胞障害を伴う場合は無効である．

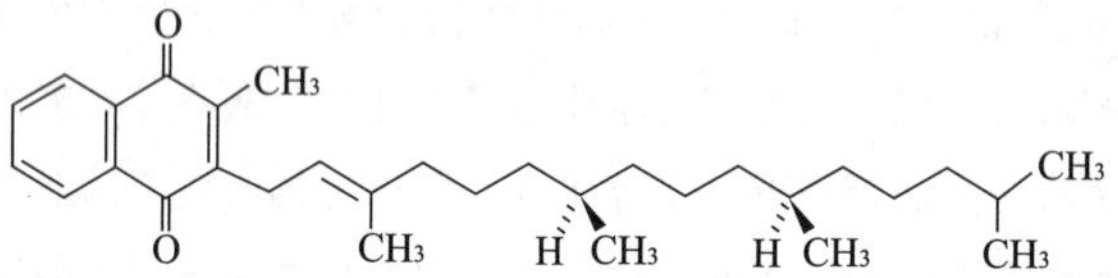

フィトナジオン（ビタミン K_1）

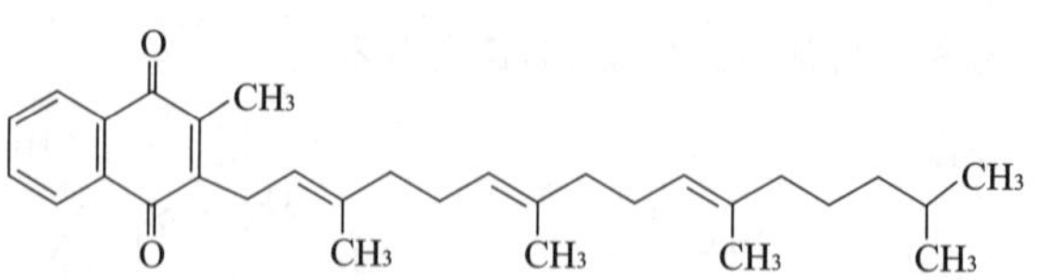

メナテトレノン（ビタミン K_2）

3) デスモプレシン注射薬

デスモプレシン（酢酸塩水和物）desmopressin（acetate hydrate）は，バソプレシンの誘導体であり，注射薬として経静脈投与した場合に，体内で生成・貯蔵されている第Ⅷ因子と vWF を血液中へ放出し，血液凝固促進作用を示す．なお，生体内では，第Ⅷ因子は vWF に結合して存在している．デスモプレシンは，第Ⅷ因子が低下している軽症から中等症の血友病 A と，vWF が低下しているフォン・ヴィレブランド病（type Ⅰ）の治療に用いられる．しかし，これらの因子を全く欠く血友病 A やフォン・ヴィレブランド病（type Ⅲ）には無効である．デスモプレシンは，バソプレシンとは異なり昇圧作用をほとんど示さないが，バソプレシンと同様に腎集合管での水の再吸収を促進することから，副作用として水分貯留や低ナトリウム血症を起こし，また，脳浮腫，昏睡，痙攣などを伴う水中毒をきたすことがある．なお，デスモプレシンの点鼻薬は，腎集合管での作用を目的とした中枢性尿崩症に用いられる．

3）血液凝固因子製剤

血液凝固因子の欠乏症の治療には，補充療法として，必要とされる因子を含んだ血液製剤や遺伝子組換え型の因子が用いられる．血友病 A は第Ⅷ因子の欠乏症であり，乾燥濃縮人血液凝固第Ⅷ因子や，遺伝子組換え型の第Ⅷ因子製剤であるオクトコグアルファ octocog alfa，ルリオクトコグアルファ rurioctocog alfa が用いられる．血友病 B は第Ⅸ因子の欠乏症であり，乾燥人第Ⅸ因子複合体や乾燥濃縮人第Ⅸ因子，また，遺伝子組換え型の第Ⅸ因子製剤であるノナコグアルファ nonacog alfa が用いられる．これらの製剤の投与中に同種抗体（インヒビター）が発現した場合に，遺伝子組換え型の活性型第Ⅶ因子製剤であるエプタコグアルファ eptacog alfa や乾燥人血液凝固因子抗体迂回活性複合体も用いられる．

4）トラネキサム酸

トラネキサム酸 tranexamic acid は，抗プラスミン薬であり，プラスミノーゲンやプラスミンのフィブリンと結合する部位にあるリジン結合部位に結合することで，プラスミノーゲンからプラスミンへの変換やプラスミンのフィブリンへの結合を阻害し，結果的にプラスミンによるフィブリンの分解を抑制する．白血病，再生不良性貧血，紫斑病など全身性の線溶系亢進に伴う異常出血や，肺出血，鼻出血，性器出血，腎出血など局所の線溶系亢進による異常出血などに適応される．

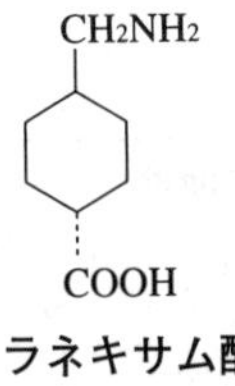

トラネキサム酸

5）トロンビン

トロンビン thrombin は，フィブリノーゲンからのフィブリン（モノマー）の生成，および第ⅩⅢ因子を活性化により，フィブリンの架橋重合体を生成して強固な止血血栓を形成する（図 12.2

参照）．また，トロンビンは，血小板をプロテアーゼ活性化受容体 protease-activated receptor を介して活性化させる．トロンビンは，結紮では止血困難な小血管・毛細血管からの出血には外用として用いられ，一方，上部消化管出血には経口用細粒を用いる．

12.4 造血過程

赤血球や好中球などの血球細胞の産生は，主に骨髄での多能性幹細胞からはじまる各血球細胞への分化・成熟過程により担われており，この造血過程は骨髄系とリンパ系に大別される（図12.6）．骨髄系では，赤血球，白血球（好中球，好酸球，好塩基球，単球），血小板などが産生され，各血球細胞への分化の方向付けには，種々のサイトカイン（造血因子）が関与している．造血に関与する因子には，幹細胞因子，コロニー刺激因子類，インターロイキン類，エリスロポエチン，トロンボポエチンなどがある．これらのうち，造血薬として用いられている因子と，造血に関与する他の薬物について，以下に概説する．

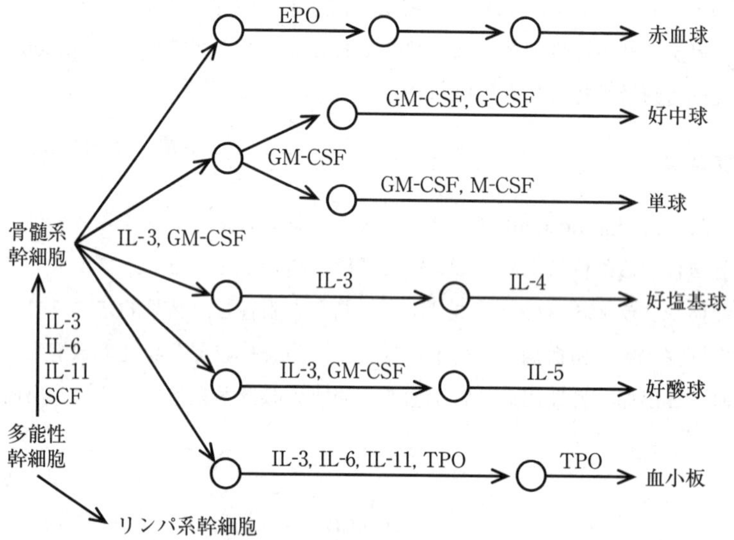

図 12.6
サイトカインが担う造血系
矢印に付したサイトカインにより各分化の過程が担われる．○は前駆細胞など分化途中の細胞を示すが，全ての前駆細胞は示していない．なお，肥満細胞やリンパ球系は省略した．
SCF：幹細胞因子，IL：インターロイキン，EPO：エリスロポエチン，TPO：トロンボポエチン，他の略語は本文を参照

12.5 造血薬

造血過程の障害や血球細胞の破壊亢進（寿命の低下）に起因した疾患として，貧血，顆粒球減少症，血小板減少症（紫斑病）などがあり，各疾患の治療薬として，それぞれ赤血球，好中球，血小板の産生を促進させる造血薬が用いられる．

12.5.1 ■ 赤血球の産生を促す薬物

1）鉄　剤

赤血球の重要な役割である酸素の運搬は，赤血球内のヘモグロビンにより担われている．ヘモグロビンを構成するヘムには Fe^{2+} が結合しており，赤血球の産生過程においてヘモグロビンの合成に必須となる Fe^{2+} は，血液中から骨髄へと供給されている．鉄イオンは，血液中では血清鉄（トランスフェリン）として，また，貯蔵鉄（フェリチン）として肝臓に存在している．鉄イオンの摂取・吸収不足，または，消化管出血などの失血により，体内の鉄イオンが貯蔵鉄，血清鉄の順に減少すると，骨髄への鉄イオンの供給が低下し，ヘモグロビンの合成不足に起因した鉄欠乏性貧血が発症する（図 12.7）．この治療には，鉄イオン量を補う目的で，経口鉄剤である硫酸鉄（水和物）ferrous sulfate（hydrate）やフマル酸第一鉄 ferrous fumarate などの無機や有機の 2 価鉄の徐放剤が用いられる．消化管の障害などで，経口剤では鉄イオンの消化管からの吸収が期待できない場合は，静注製剤としてのシデフェロン cideferron を用いる．

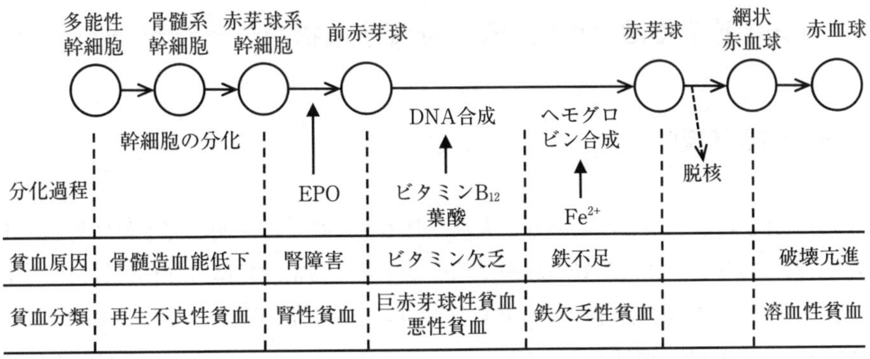

図 12.7　赤血球の分化過程における貧血の原因と分類

EPO：エリスロポエチン．

2）葉酸，ビタミン B_{12}

葉酸 folic acid とビタミン B_{12} は，細胞における DNA 合成に必須となる補酵素であり，特にデオキシチミジン一リン酸の生成には関与している．これらのうち，一方でも体内で欠乏すると，DNA 合成が不十分となり，核が成熟できずに細胞質が顕著に増大した巨赤芽球が出現する．このことにより正常な赤血球の減少する貧血が，巨赤芽球性貧血である（図 12.7）．葉酸の欠乏要因としては，アルコール飲料の多量摂取に伴う吸収障害などがあり，葉酸の供給量が低下すると 3～6 か月で貧血の症状が発現する．一方，ビタミン B_{12} に関しては，その消化管での吸収には，胃の壁細胞から胃内へ分泌される内因子が必須であるが，高度の萎縮性胃炎，自己免疫性疾患に伴う抗内因子抗体の産生，胃切除などにより内因子が不足することで，ビタミン B_{12} の吸収が低下する．ビタミン B_{12} の供給量の低下では，3～5 年で貧血の症状が発現する．なお，抗内因子抗体に起因した巨赤芽球性貧血を悪性貧血といい，知覚異常などの神経症状を伴う．

葉酸の欠乏に伴う巨赤芽球性貧血の治療には，葉酸の製剤を補充投与する．ビタミン B_{12} の欠乏による場合は，その誘導体の製剤であるヒドロキソコバラミン（酢酸塩）hydroxocobalamin や，シアノコバラミン cyanocobalamin，メコバラミン mecobalamin を注射剤として投与する．

3）エリスロポエチン製剤

エリスロポエチンは，主に腎臓で産生される分子量約 30,000 の糖タンパク質で，骨髄における赤血球の産生を調節している造血因子である．心肺疾患や高地での生活などで血液中の酸素分圧低下した場合に，腎尿細管の間質細胞内で低酸素状態に応答して作動する転写因子によりエリスロポエチンの産生が亢進する．血液中のエリスロポエチン濃度が高まると，結果的に赤血球量が増加し，低酸素から離脱することになる．慢性腎不全の末期では腎機能の低下に伴いエリスロポエチンの生成が抑制されるために，貧血が生じるが，これを腎性貧血という（図 12.7）．この貧血の治療薬として，遺伝子組換え型のエポエチンアルファ epoetin alfa，エポエチンベータ epoetin beta，ダルベポエチンアルファ darbepoetin alfa がある．

12.5.2 ■ 好中球または血小板の産生を促す薬物

1）コロニー刺激因子製剤

白血球の造血過程は骨髄系とリンパ系に大別されるが，コロニー刺激因子類は骨髄系由来の血球細胞の産生過程のうち，特に，好中球や単球へと成熟する前駆細胞の分化過程に関与している（図 12.6 参照）．コロニー刺激因子には，顆粒球コロニー刺激因子（G-CSF），マクロファージコロニー刺激因子（M-CSF），顆粒球・マクロファージコロニー刺激因子（GM-CSF）がある．特に，G-CSF は，再生不良性貧血や，悪性リンパ腫，急性白血病，癌化学療法に伴う顆粒球減少症（好中球減少症）の治療に用いられており，その製剤として，遺伝子組換え型のフィルグラスチム，レノグラスチム，ナルトグラスチムがある．また，M-CSF 製剤であるミリモスチムは，単球および単球系前駆細胞に作用して，単球からの G-CSF や GM-CSF の産生を促進させ，間接的に好中球を増加させる．

2）トロンボポエチン受容体刺激薬

血小板は，骨髄系幹細胞から分化した巨核球に由来するが（12.1.1 参照），この分化過程を担う造血因子がトロンボポエチンである．一方，血小板が減少すると止血が困難となり，出血傾向が現れるが，血小板の破壊が亢進する自己免疫性疾患として，抗血小板抗体の産生に起因する特発性血小板減少性紫斑病 idiopathic thrombocytopenic purpura（ITP）がある．慢性の ITP の治療には，巨核球などのトロンボポエチンの受容体を刺激して血小板の産生を促進させるトロンボポエチン受容体刺激薬として，エルトロンボパグオラミン eltrombopag olamine（経口投与）やロミプロスチム romiplostim（皮下注）が用いられる．

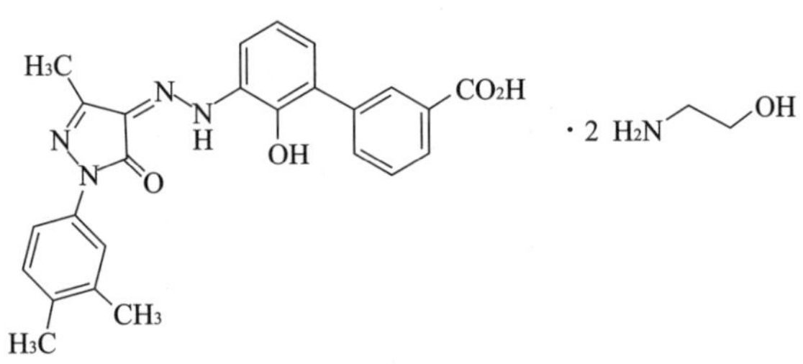

エルトロンボパグオラミン

第13章 オータコイド

生体内で産生される生理活性物質としては，(1) 神経-神経間および神経-標的細胞間のいずれも極めて短い距離を連絡する“化学伝達物質（ケミカルトランスミッター）”，(2) 内分泌器官から分泌され，血液を介して比較的遠隔に存在する標的細胞に作用する“ホルモン”が挙げられる．これら以外の生理活性物質として“オータコイド”がある．オータコイドは局所ホルモンともいわれ，ギリシャ語の *autos*（自己）と *akos*（治療薬）から成る合成語である．すなわち，オータコイドは，生成もしくは分泌されるとその部位に拡散し結果的に近傍に存在する標的細胞に作用（パラクリン）するか，産生した細胞自身に作用（オートクリン）する生理活性物質の総称である．

オータコイドに分類できる物質としては，アミン類（ヒスタミン，セロトニンなど），脂質（アラキドン酸代謝物，血小板活性化物質など），ペプチド類（アンギオテンシン類，キニン類，エンドセリンなど），一酸化窒素，サイトカインなどが挙げられる．

オータコイドは生体の恒常性の維持に極めて重要な役割を演じている．さらに，種々の病態の発症にも大きく関与するものもある．本章では代表的なオータコイドの薬理活性ならびにそれらに関連した薬物について述べる．

13.1 ヒスタミン histamine

ヒスタミンは，Dale らによって麦角抽出物中の血圧降下物質として発見された生体内アミンであり，I 型アレルギー反応や胃酸分泌などに関与している．

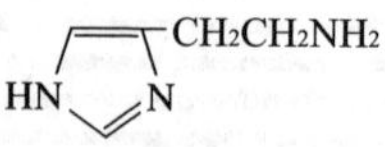

ヒスタミン

13.1.1 ■ 分　布

ヒスタミンは，全身の結合組織や粘膜に存在する肥満細胞 mast cell に大量に貯蔵されており，その他に血液中の好塩基球 basophil，中枢神経，さらに胃粘膜の腸クロム親和性様細胞 enterochromaffin-like cell などに含まれている．

13.1.2 ■ 生合成と代謝

ヒスタミンは，アミノ酸のL-ヒスチジン L-histidine が脱炭酸されて生成され，これを触媒する酵素はL-ヒスチジンデカルボキシラーゼ L-histidine decarboxylase（HDC）である．一方，生成されたヒスタミンは *N*-メチルトランスフェラーゼ *N*-methyltransferase（HMT）によるメチル化に続いてモノアミンオキシダーゼによる酸化的脱アミノ化されて *N'*-メチルイミダゾール酢酸 *N'*-methylimidazoleacetic acid に，あるいはジアミンオキシダーゼ diamine oxidase（DAO またはヒスタミナーゼ histaminase）による酸化的脱アミノ化されてイミダゾール酢酸 imidazoleacetic acid に代謝される．

13.1.3 ■ 抗原刺激によるヒスタミン遊離

ヒスタミンは様々な刺激により遊離するが，最も重要なのが抗原刺激による肥満細胞からの遊離である．I 型アレルギー反応により産生された IgE が肥満細胞上の IgE 受容体に結合することにより肥満細胞は活性化され，ヒスタミンを貯蔵した小胞体が細胞膜と融合することによりヒスタミンの遊離（脱顆粒）を起こす．この過程にはホスホリパーゼ C phospholipase C（PLC）の活性化/イノシトール 1,4,5-三リン酸 inositol 1,4,5-triphosphate（IP_3）を介した細胞内 Ca の上昇が関与している．一方，cAMP/プロテインキナーゼ A protein kinase（PKA）は肥満細胞の活性化に対して抑制的に作用する．

13.1.4 ■ 薬理作用

ヒスタミンのヒスタミン受容体を介して起こる．ヒスタミンの受容体には現在までに H_1，H_2，

H_3，H_4 の4種類の存在が知られており，いずれも7回膜貫通型Gタンパク質共役型受容体（GPCR）である．H_1 と H_2 受容体を介する作用はよく理解されており，臨床で使用される多くの薬物が開発されているが，H_3 と H_4 受容体の作用については不明な部分が多く，臨床で使用されている薬物はない．

a. 血管平滑筋

ヒスタミンは血管を拡張させるが，これは H_1 受容体を介する一酸化窒素 nitric oxide（NO）産生および H_2 受容体を介する cAMP 産生によるものである．また，毛細血管の拡張により細胞間隙が拡張することで血管透過性が亢進し，血漿成分の血管外への漏出が起こる．

b. 血管以外の平滑筋

ヒスタミンは H_1 受容体を介して気管支平滑筋や腸管平滑筋を収縮させる．特に気管支平滑筋の収縮は喘息発作の一因として重要である．

c. 胃酸分泌

ヒスタミンは胃粘膜壁細胞上の H_2 受容体を介して胃酸分泌を促進させる（第9章参照）．

d. 末梢神経

ヒスタミンは知覚神経を刺激することにより，痛みや痒みを誘発する．この作用は H_1 受容体を介しているものと考えられている．

e. 中枢神経

視床下部にヒスタミン含有神経が豊富に存在しており，脳機能の調節（特に，覚醒レベルの調節）に関与しているものと考えられている．

メモ

ルイスの三重反応 Lewis' triple response

ヒスタミンを皮内注射すると，皮膚の注射部位を中心に発赤と腫脹，さらにその外側に紅斑が同心円状に認められる．これをヒスタミンの三重反応またはルイスの三重反応と呼ぶ．注射部位の発赤はヒスタミンによる H_1 受容体を介した直接的な血管拡張作用に，また腫脹は血管透過性亢進による浮腫によるものである．その外側の紅斑は，ヒスタミンが知覚神経を刺激することにより知覚神経から神経ペプチド（サブスタンスPなど）が遊離し，それがニューロキニン（NK）受容体を介して血管を拡張させたことによる．

13.1.5 ■ ヒスタミンに対する遮断薬

1）抗ヒスタミン薬（H_1 受容体遮断薬）

a. 第一世代

ヒスタミン H_1 受容体においてヒスタミンと競合的に拮抗することによりアレルギー反応などを抑制する．第一世代抗ヒスタミン薬は脂溶性が高く，容易に血液脳関門を通過して中枢抑制作用を起こす．すなわち，鎮静作用（眠気など）や制吐作用（動揺病やメニエル病によるめまいなどに有効）がある．また抗コリン作用を有しており，口渇や視調節障害，便秘などを起こす．

・ジフェンヒドラミン（塩酸塩）diphenhydramine（hydrochloride）
・ジメンヒドリナート dimenhydrinate
・クロルフェニラミン（マレイン酸塩）chlorphenylamine（maleate）
・プロメタジン（塩酸塩）promethazine（hydrochloride）
・シプロヘプタジン（塩酸塩水和物）cyproheptadine（hydrochloride hydrate）(5-HT 受容体遮断作用をもつ)

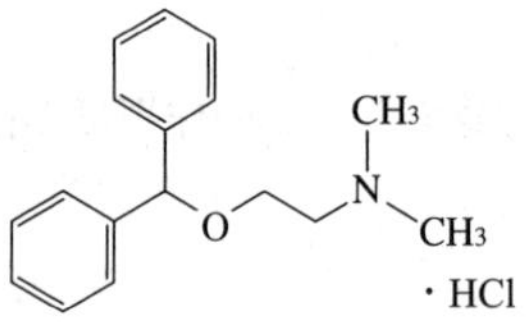

ジフェンヒドラミン

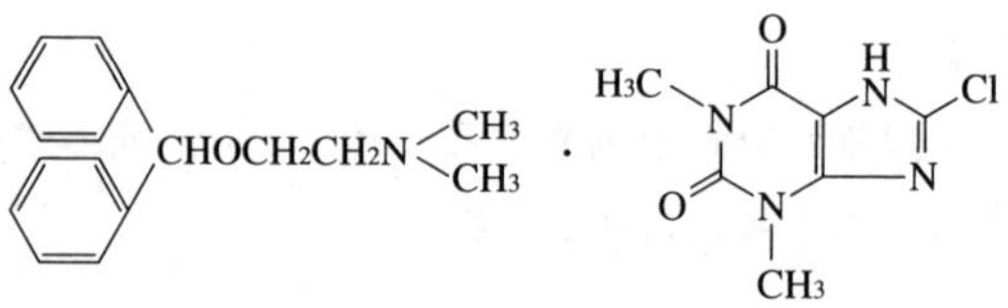

ジメンヒドリナート

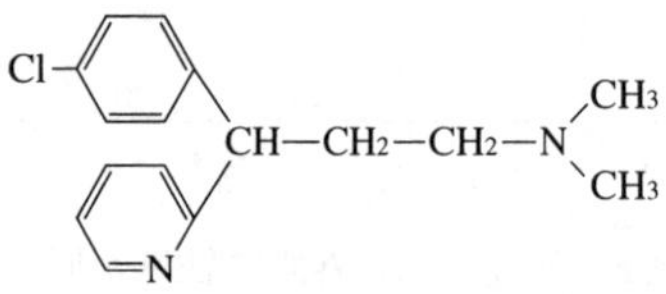

クロルフェニラミン

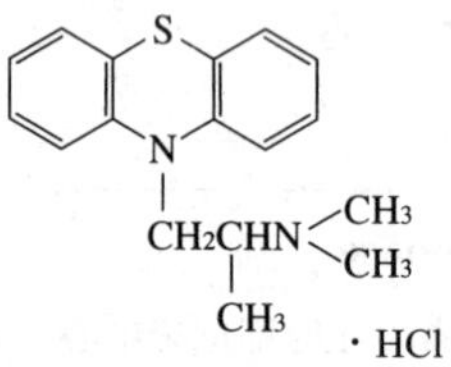

プロメタジン

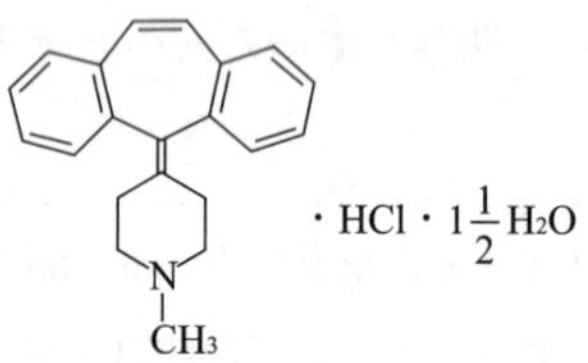

シプロヘプタジン

b. 第二世代

第二世代抗ヒスタミン薬は血液脳関門を通過しにくく，眠気などの中枢抑制作用が少なく，また口渇などの抗コリン作用も少ない．

・メキタジン mequitazine
・エピナスチン（塩酸塩）epinastine（hydrochloride）
・フェキソフェナジン fexofenadine
・エバスチン ebastine
・セチリジン（塩酸塩）cetirizine hydrochloride

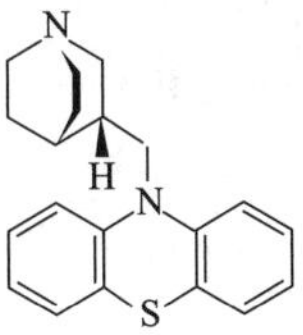

及び鏡像異性体

メキタジン

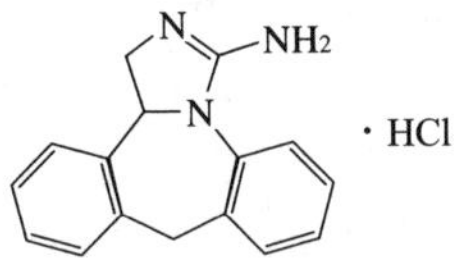

エピナスチン

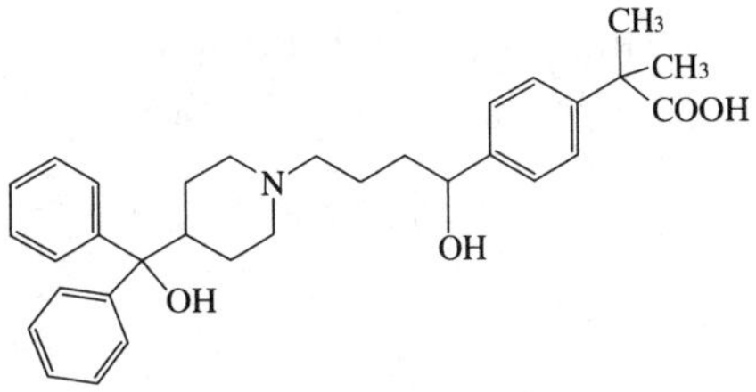

フェキソフェナジン

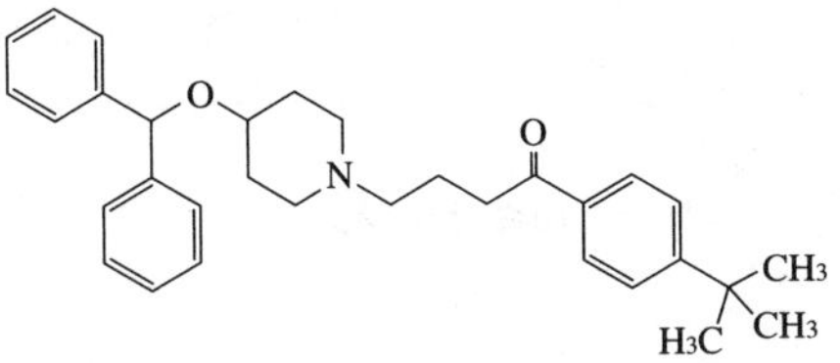

エバスチン

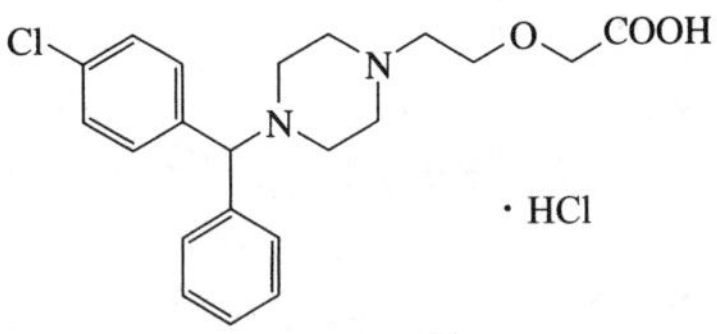

セチリジン

c. ケミカルメディエーター遊離抑制性抗ヒスタミン薬

基本的に第二世代抗ヒスタミン薬に分類されるが，H_1受容体遮断作用に加えて，肥満細胞からのヒスタミンやロイコトリエン類などのケミカルメディエーターの遊離抑制作用を有する．

・アゼラスチン（塩酸塩）azelastine（hydrochloride）
・エメダスチン（フマル酸塩）emedastine（fumarate）
・ケトチフェン（フマル酸塩）ketotifen（fumarate）

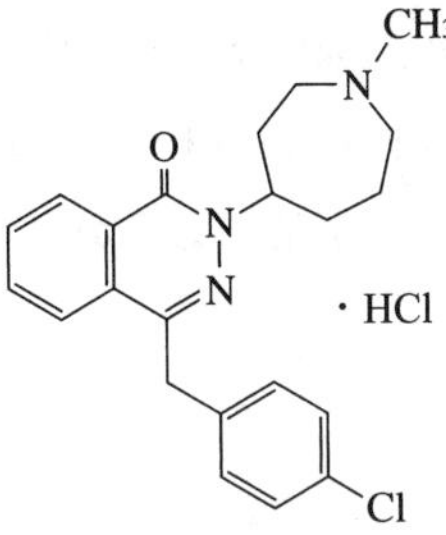

アゼラスチン

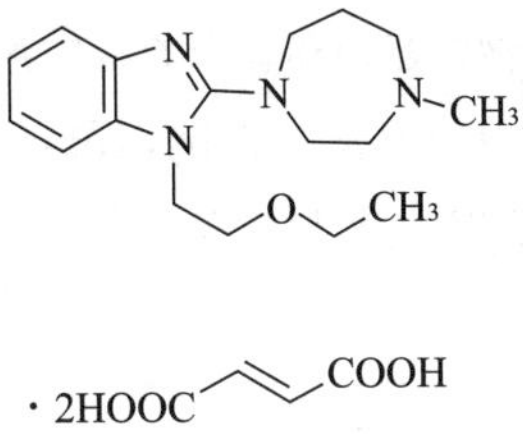

エメダスチン

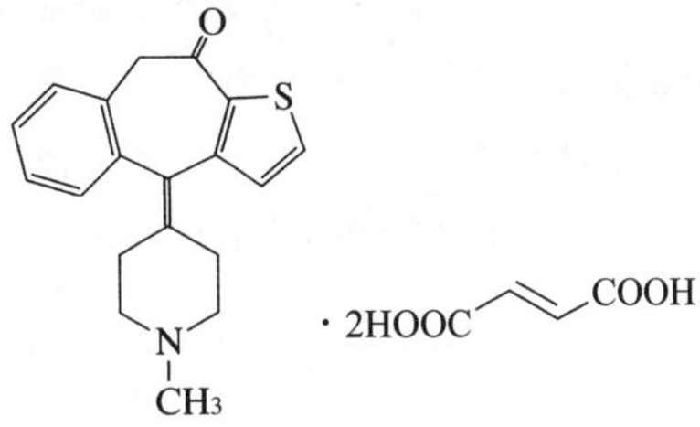

ケトチフェン

2) ヒスタミンH_2受容体遮断薬

胃粘膜壁細胞上のヒスタミンH_2受容体に対する競合的遮断薬で，強力に胃酸分泌を抑制する．

・シメチジン cimetidine
・ラニチジン（塩酸塩）ranitidine（hydrochloride）
・ファモチジン famotidine
・ロキサチジン（酢酸エステル塩酸塩）roxatidine（acetate hydrochloride）
・ニザチジン nizatidine（コリンエステラーゼ阻害作用をもつ）
・ラフチジン lafutidine

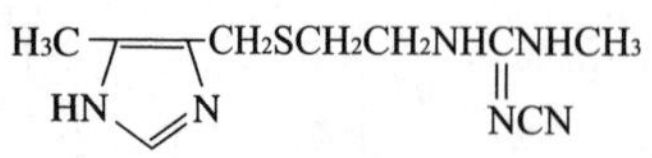

シメチジン

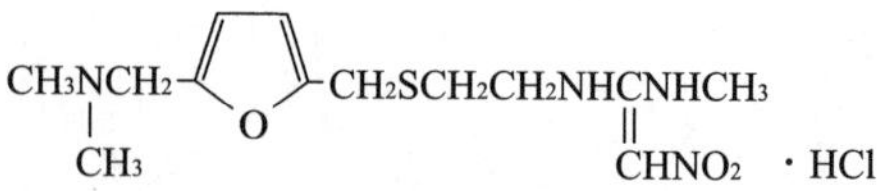

ラニチジン

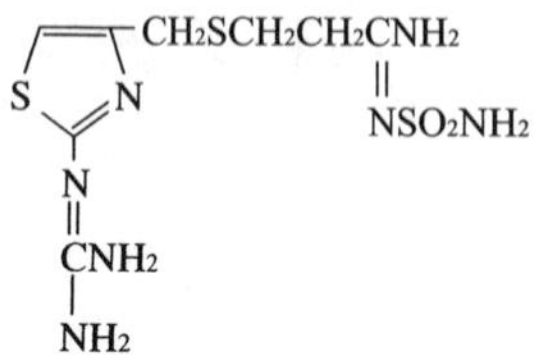

ファモチジン

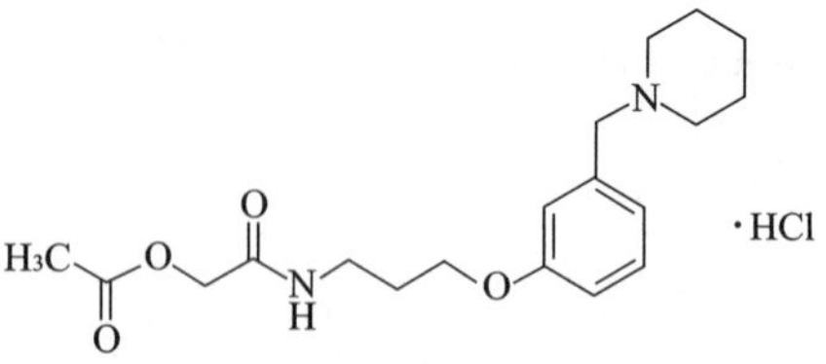

ロキサチジン

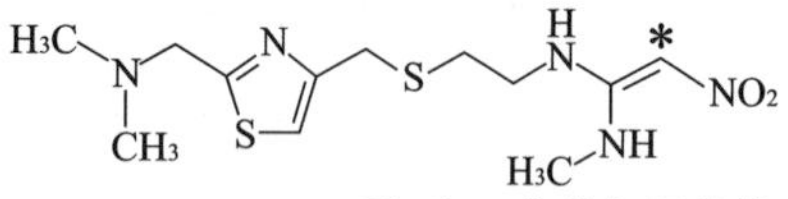

及び C*位幾何異性体

ニザチジン

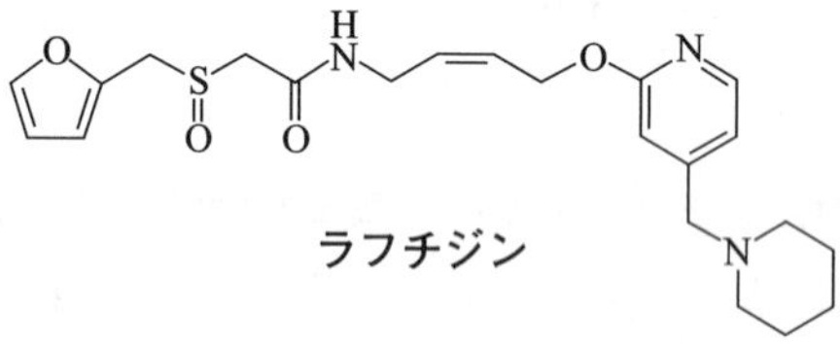

ラフチジン

13.2 セロトニン serotonin

セロトニンは血清中に存在する血管収縮物質という意味で命名された生体内アミンで，広く植物などにも存在している．5-ヒドロキシトリプタミン 5-hydroxytryptamine（5-HT）とも呼ばれる．セロトニンは生体においては神経伝達物質として作用することが主な役割であるが，オータコイドとしての役割も有している．

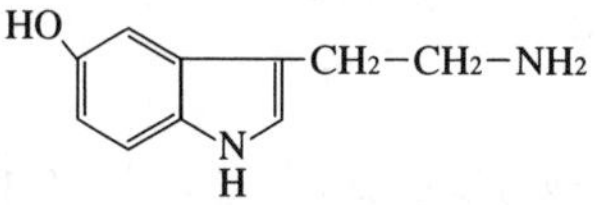

セロトニン

13.2.1 分布

ヒトにおいては約 10 mg のセロトニンが存在しており，その約 90% は消化管粘膜の腸クロム親和性細胞 enterochromaffin cell に，約 8% が血小板に，残りの約 2% が中枢系に存在している．血小板にはセロトニンの合成系は存在しておらず，腸クロム親和性細胞で合成され放出されたものが血小板に取り込まれる．セロトニンはヒトの肥満細胞には存在しないが，齧歯類などの一部の動物の肥満細胞には存在していることが知られている．

13.2.2 ■ 生合成と代謝

セロトニンは必須アミノ酸のトリプトファン tryptophan から 5-ヒドロキシトリプトファン 5-hydroxytryptophan（5-HTP）を経て合成され，それを触媒する酵素はトリプトファンヒドロキシラーゼ tryptophan hydroxylase である．生成されたセロトニンは主として肝臓でモノアミンオキシダーゼ monoamine oxidase A（MAO-A）により酸化的脱アミノ化され，最終的に 5-ヒドロキシインドール酢酸 5-hydroxyindole acetic acid（5-HIAA）に代謝される．松果体では，セロトニンは *N*-アセチルセロトニン *N*-acetylserotonin を経てメラトニン melatonin が生成される．

13.2.3 ■ 薬理作用

セロトニンの受容体には 5-HT_1 ～ 5-HT_7 の 7 種類に分類され，現在のところ 5-HT_1 ～ 5-HT_4 までの 4 種類が比較的よく理解されており，多くの刺激薬および遮断薬が臨床でも使用されている．5-HT_1 および 5-HT_2 受容体はさらに 5-HT_{1A} ～ 5-HT_{1F} および 5-HT_{2A} ～ 5-HT_{2C} のサブタイプに細分される．また，5-HT_3 受容体は 5-HT_{3A} ～ 5-HT_{3E} サブユニットで構成されることが明らかになってきた．5-HT_3 受容体のみが 4 回膜貫通型のイオンチャンネル内蔵型受容体であり，その他のすべては 7 回膜貫通型 G タンパク質共役型受容体（GPCR）である．

a. 血管系

セロトニンは血管平滑筋に対して直接的な収縮作用（5-HT_{2A}，脳血管では 5-HT_{1D}）を示す．また，交感神経終末からのノルエピネフリンの遊離を抑制することにより間接的に血管拡張作用を示す（5-HT_{1B}，5-HT_{1D}）．さらに，セロトニンは血小板凝集作用を起こす（5-HT_{2A}）．

b. 消化管

セロトニンは消化管平滑筋に対して直接的な収縮作用を示す（腸管では 5-HT_{2A}，胃では 5-HT_{2B}）．また，セロトニンは腸管神経細胞を直接活性化することによりアセチルコリンの遊離を促進させ，間接的に腸運動を亢進させる（5-HT_3，5-HT_4）．

c. 中枢神経

中枢にはセロトニン作動性神経が脳幹網様体，視床下部，新皮質，大脳辺縁系などに広く分布しており，睡眠，情動，異常行動（振戦，痙攣など）などと関連している．また，嘔吐中枢や化学受容器引金帯 chemoreceptor trigger zone（CTZ）には 5-HT_3 受容体が存在しており，悪心・嘔吐と関連している．

13.2.4 ■ セロトニン受容体に作用する薬物

a. 5-HT$_{1A}$ 受容体刺激薬

タンドスピロン（クエン酸塩）tandospirone（citrate）は抗不安および抗うつ作用を示し，心身症の身体症状，抑うつ，不安，焦燥，睡眠障害，神経症などに適用される．

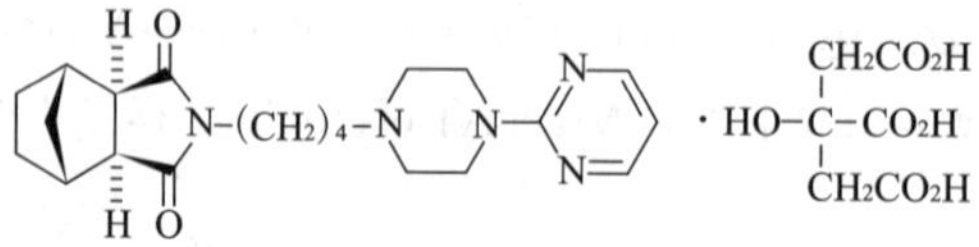

タンドスピロン

b. 5-HT$_{1B/1D}$ 受容体刺激薬

頭蓋内の血管を選択的に収縮させることにより脳への血流を確保し，また三叉神経に作用することによりカルシトニン遺伝子関連ペプチド calcitonin gene-related peptide などの神経ペプチドの遊離を抑制することにより片頭痛や群発性頭痛を改善する．

・スマトリプタン（コハク酸塩）sumatriptan（succinate）
・ゾルミトリプタン zolmitriptan
・エレトリプタン（臭化水素酸塩）eletriptan（hydrobromide）

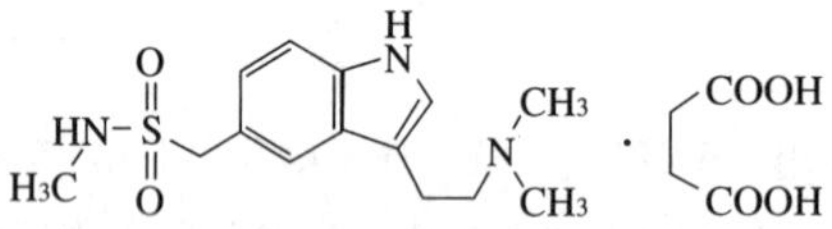

スマトリプタン

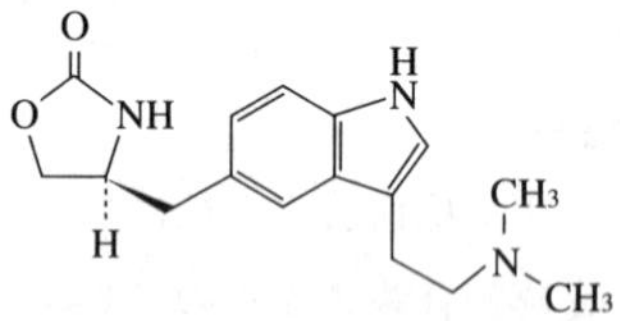

ゾルミトリプタン

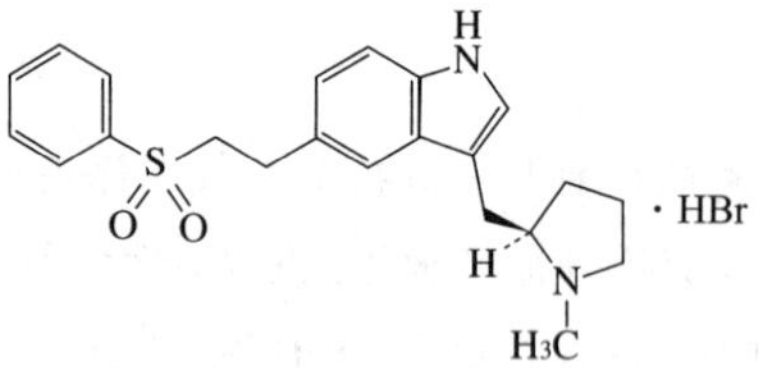

エレトリプタン

c. 5-HT$_{2A/2C}$ 受容体遮断薬

サルポグレラート（塩酸塩）sarpogrelate（hydrochloride）は血小板凝集抑制および血管収縮抑制作用を示し，慢性動脈閉塞症に伴う潰瘍，疼痛および冷感等の諸症状の改善に用いられる．その他，ケタンセリン ketanserin やリタンセリン ritanserin，メチセルギド methysergide などがある．

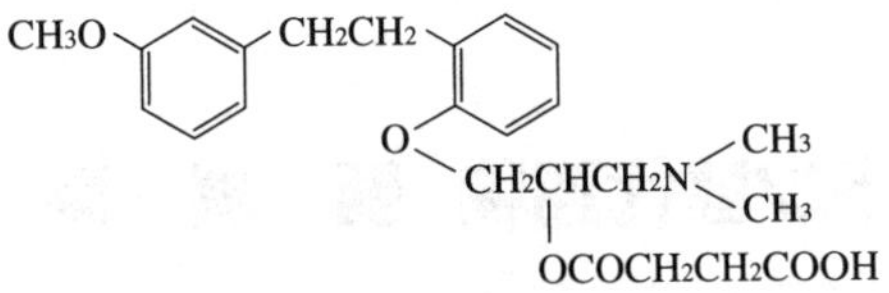

サルポグレラート

d. 5-HT_3 受容体遮断薬

求心性迷走神経終末，CTZ，嘔吐中枢などの 5-HT_3 受容体遮断作用により抗がん剤などによる嘔吐を抑制する．また，ラモセトロンは男性の下痢型過敏性腸症候群にも用いられる．

・オンダンセトロン（塩酸塩）ondansetron（hydrochloride）

・グラニセトロン granisetron

・アザセトロン（塩酸塩）azasetron（hydrochloride）

・トロピセトロン（塩酸塩）tropisetron（hydrochloride）

・ラモセトロン（塩酸塩）ramosetron（hydrochloride）

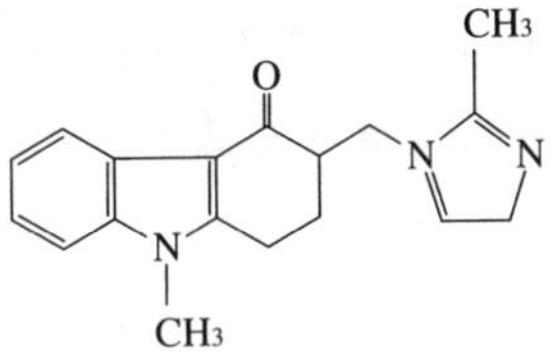

オンダンセトロン

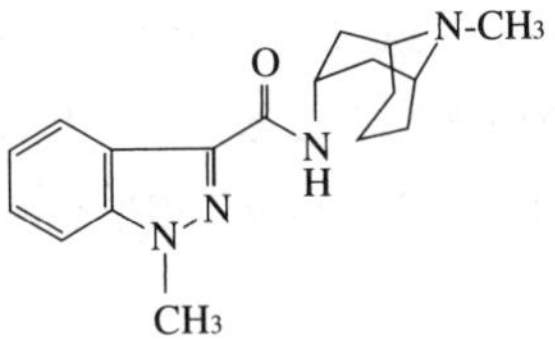

グラニセトロン

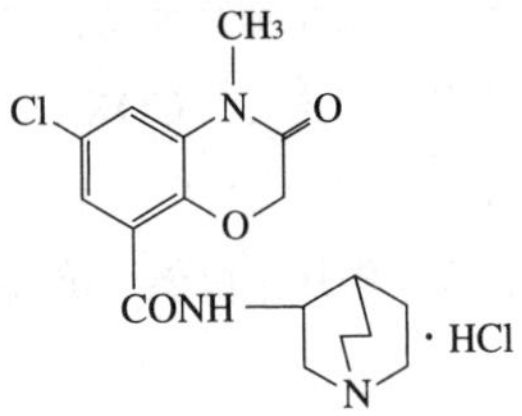

アザセトロン

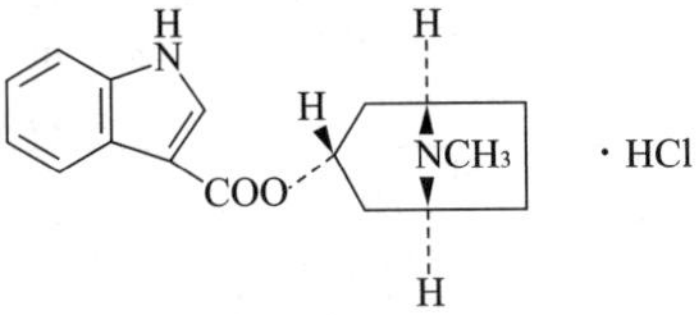

トロピセトロン

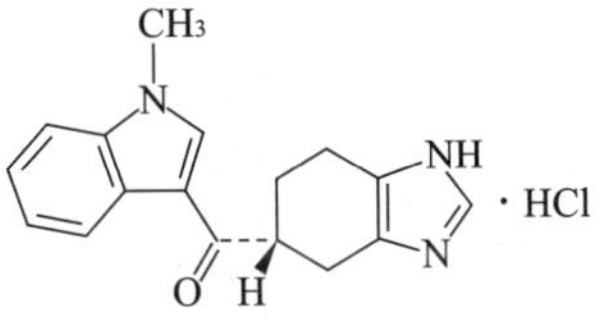

ラモセトロン

e. 5-HT_4 受容体刺激薬

モサプリド（クエン酸塩）mosapride（citrate）は消化管の腸管神経細胞上の 5-HT_4 受容体に作用することによりアセチルコリンの遊離を促進し，消化管運動を亢進させることで慢性胃炎などに伴う消化器症状（悪心・嘔吐，胸やけなど）を改善する．シサプリドが最初に臨床使用されていたが副作用のため現在は使用中止となった．

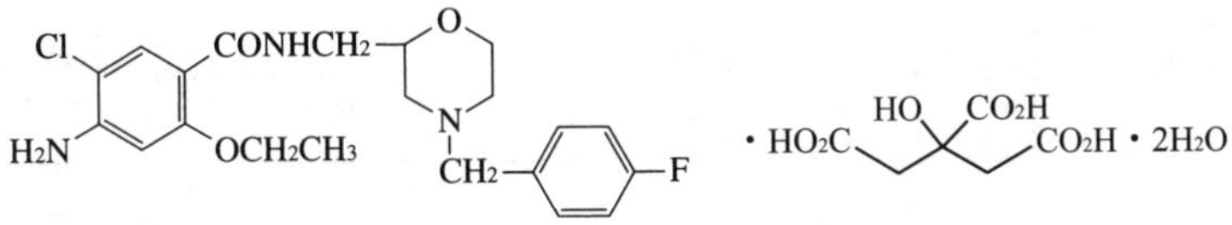

モサプリド

13.3 アラキドン酸代謝物

細胞に刺激が加わると細胞内のホスホリパーゼ A_2 phospholipase A_2（PLA_2）が活性化されて細胞膜および核膜のリン脂質からアラキドン酸 arachidonic acid が生成される．アラキドン酸はシクロオキシゲナーゼ cyclooxygenase（COX）によりプロスタグランジン類 prostaglandins（PGs）およびトロンボキサン類 thromboxanes（TXs），また 5-リポキシゲナーゼ 5-lipoxygenase（5-LOX）などのリポキシゲナーゼ系酵素によりヒドロペルオキシエイコサテトラエン酸類 hydroperoxyeicosatetraenoic acids（HPETEs）およびロイコトリエン類 leukotrienes（LTs）に代謝される（アラキドン酸カスケードと呼ばれる）．アラキドン酸代謝物には極めて生理活性の強いものが数多くあり，COX 系では PGE_2，PGI_2，TXA_2，5-LOX 系では LTC_4，LTD_4，LTE_4 が臨床上重要である．これらアラキドン代謝物は標的組織および細胞上の受容体に結合することにより作用を発現する．アラキドン酸代謝物受容体はいずれも 7 回膜貫通型 G タンパク質共役型受容体である．COX には構成型の COX-1 と誘導が型の COX-2 が存在しており，NSAID はこれら両方の COX アイソザイムを阻害することにより PGs および TXs の産生を低下させることにより鎮痛，解熱，抗炎症作用および抗血小板作用を発揮する．

表 13.1 アラキドン酸代謝物の受容体と薬理作用

アラキドン酸代謝物	受容体	細胞内情報伝達	薬理作用
PGD_2	DP	cAMP ↑	血管収縮（腸間膜血管，冠血管，鼻粘膜血管など）or 拡張（肺血管など），気管支平滑筋収縮
PGE_2	EP_1	Ca ↑	平滑筋収縮
	EP_2	cAMP ↑	気管支拡張，血管拡張
	EP_3	cAMP ↑ or ↓	平滑筋収縮，胃酸分泌抑制，神経伝達物質遊離抑制，発熱，知覚神経の感受性増大
	EP_4	cAMP ↑	骨吸収，免疫抑制
$PGF_{2\alpha}$	FP	cAMP ↑	子宮，気管支平滑筋収縮
PGI_2	IP	cAMP ↑	血管・気管支拡張，血小板凝集抑制，胃酸分泌抑制
TXA_2	TP	IP3/DG/Ca ↑	気管支平滑筋収縮，血管収縮，血小板凝集
LTB_4	BLT_1	IP_3/DG ↑	白血球遊走促進
	BLT_2	cAMP ↓	
LTC_4，LTD_4，LTD_4	$CysLT_1$	Ca ↑	気管支収縮，血管透過性亢進
	$CysLT_2$	Ca ↑	

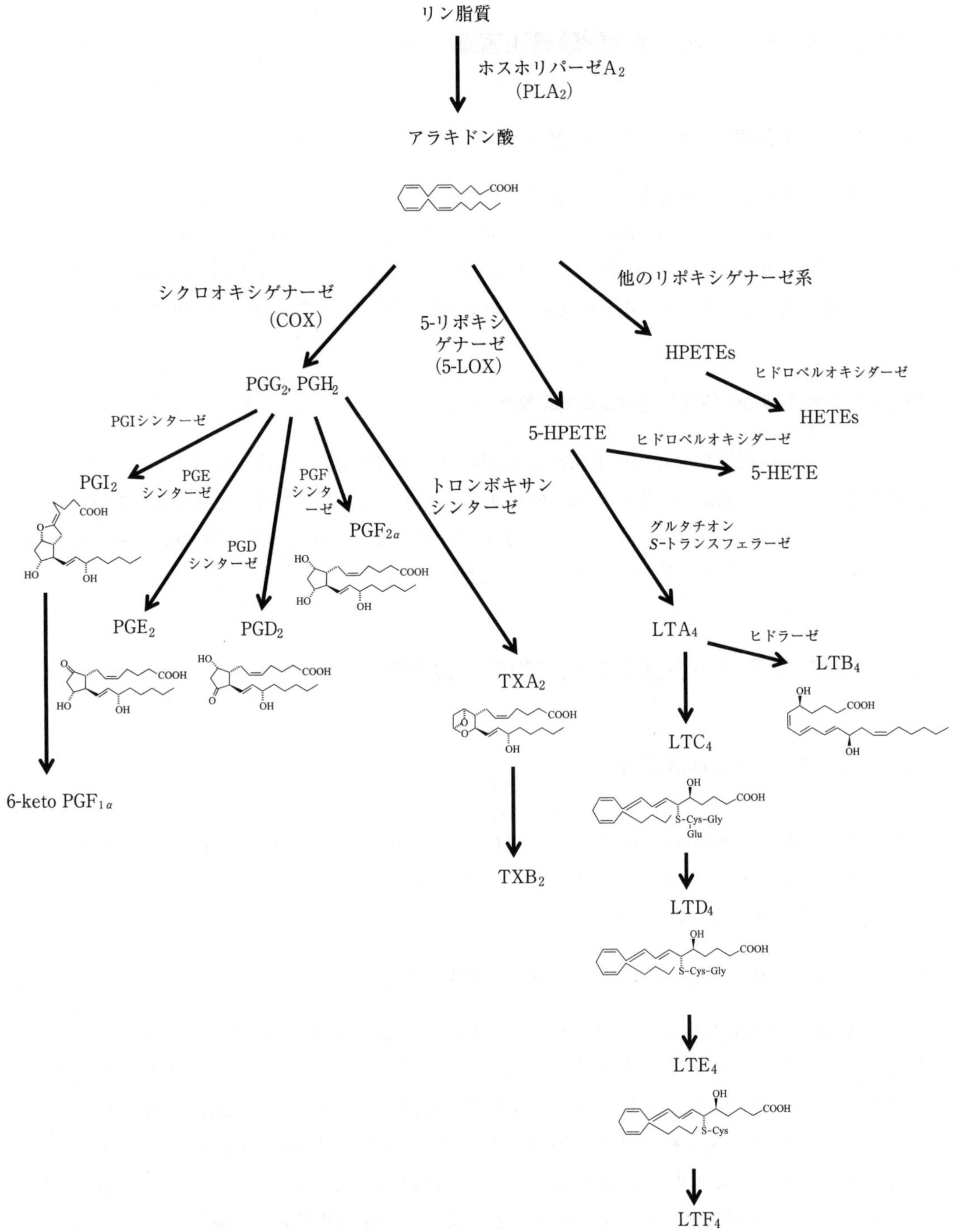

図 13.1
アラキドン酸カスケード

13.3.1 ■ アラキドン酸代謝酵素阻害薬

1）シクロオキシゲナーゼ（COX）阻害薬

酸性非ステロイド性抗炎症薬（NSAID）であり，アスピリン，インドメタシン，ジクロフェナクなどである．主としてPGsの産生を低下させることにより解熱，鎮痛，抗炎症作用を示し（第10章　炎症に作用する薬物　参照），またアスピリンは血小板におけるTXA_2の産生を低下させることにより抗血小板作用（血小板凝集抑制作用）を示す（第12章　血液系に作用する薬物　参照）．

2）トロンボキサン（TX）合成酵素阻害薬

オザグレル（塩酸塩）ozagrel（hydrochloride）はTX合成酵素を阻害することによりTXA_2の産生を低下させ，抗血小板作用（血小板凝集抑制作用）および気道過敏症性の亢進の抑制作用（気管支喘息の治療に用いられる）を示す（第8章　呼吸器系に作用する薬物，第11章　免疫系疾患治療薬，および第12章　血液系に作用する薬物　参照）．

13.3.2 ■ アラキドン酸代謝物に対する遮断薬

1）TXA_2（TP）受容体遮断薬

セラトロダスト seratrodast およびラマトロバン ramatroban はTXA_2（TP）受容体遮断薬であり，気管支喘息やアレルギー性鼻炎の治療に用いられる（第8章　呼吸器系に作用する薬物，第11章　免疫系疾患治療薬　参照）．

2）システイニルロイコトリエン $CysLT_1$ 受容体遮断薬

5-LOXにより生成されるLTsのなかでもLTC_4，LTD_4，LTE_4は構造上にシステインを含有しており，特にシステイニルロイコトリエン（CysLTs）と呼ばれる．CysLT受容体には$CysLT_1$および$CysLT_2$が存在しており，気管支平滑筋には主として$CysLT_1$が存在していることから，臨床では$CysLT_1$受容体遮断薬であるプランルカスト pranlukast，モンテルカスト montelukast，ザフィルルカスト zafirlukast が気管支喘息およびアレルギー性鼻炎の治療に用いられる（第8章　呼吸器系に作用する薬物，第11章　免疫系疾患治療薬　参照）．

13.3.3 ■ アラキドン酸代謝物誘導体

1）$PGF_{2\alpha}$ 製剤

ジノプロスト dinoprost は子宮収縮作用により陣痛の誘発および促進などに用いられる．イソプロピルウノプロストンおよびラタノプロストは緑内障の治療に用いられる．

2）PGE_1 製剤

アルプロスタジル alprostadil，リマプロスト limaprost は抗血小板および血管拡張作用により慢性動脈閉塞に伴う潰瘍，疼痛，冷感の改善に使用される．ミソプロストール misoprostol やオルノプロスチル ornoprostil は胃粘膜保護作用により消化性潰瘍治療薬として使用される．ジノプロストンは子宮収縮作用により陣痛の誘発や促進などに用いられる．

3）PGE_2 製剤

ジノプロストン dinoprostone は子宮収縮作用により陣痛の誘発および促進などに用いられる．エンプロスチル enprostil は胃粘膜保護作用により消化性潰瘍治療薬として使用される．

4）PGI_2 製剤

ベラプロスト（ナトリウム）beraprost（sodium）は抗血小板および血管拡張作用により慢性動脈閉塞に伴う潰瘍，疼痛，冷感の改善に使用される．

13.4 血小板活性化因子

血小板活性化因子 platelet-activating factor（PAF）は，血小板をはじめ，肥満細胞，好酸球，好中球，単球，腎メサンギウム細胞などから産生される脂質メディエーターである．PAF はアラキドン酸と同様に細胞膜リン脂質から PLA_2 により生成され，血小板凝集作用，血管透過性亢進作用，気管支および腸管平滑筋収縮作用，白血球遊走作用，血圧降下作用などを有する．PAF は特にアレルギーおよび炎症反応に関与していること推察されるが，不明な部分も多い．

13.5 レニン-アンギオテンシン renin-angiotensin 系

レニン-アンギオテンシン系において，アンギオテンシノーゲンから生成されるアンギオテンシン（Ang）-II および Ang-III は，血液中で生成されて血圧の調節（昇圧）に関与する．さらに，近年，レニンや Ang-II などは，脳，心臓，腎臓，膵臓，血管などの組織において局所的に産生され，組織の再構築（リモデリング：その組織本来の機能を障害するように組織構造が病的状態に変化すること）の誘導に関与することが明らかとなっている．

13.5.1 ■ 循環系レニン-アンギオテンシン系（図 13.2）

レニンは，血圧の低下や血液量の減少が引き金となって，腎臓の糸球体傍細胞から血液中にプロレニンとして分泌され，血液中で活性化されるタンパク分解酵素である．また，レニンの分泌は，交感神経興奮により遊離されたノルアドレナリンが糸球体傍細胞に存在する β_1 受容体に作用することによっても引き起こされる．一方，アンギオテンシノーゲンは，肝臓で生成され血中に放出される糖タンパク質であり，レニンはアンギオテンシノーゲンを特異的に分解し，10 個のアミノ酸からなる Ang-I を生成する．Ang-I は生物活性をほとんど有しない．

Ang-I は，肺や腎臓由来のアンギオテンシン変換酵素 angiotensin converting enzyme（ACE）によって 8 個のアミノ酸からなる Ang-II，引き続いてアミノペプチダーゼ aminopeptidase（AP）によって 7 個のアミノ酸からなる Ang-III に代謝される．Ang-II および Ang-III は同様の生理作用を発揮するが，Ang-II の血圧を上昇させる活性は Ang-III のそれよりも強い．Ang-II および Ang-III は血管平滑筋の AT_1 受容体（7 回膜貫通型，$G_{q/11}$ 共役型）を刺激して血管収縮を引き起こす結果，一過性の血圧上昇を誘起する．さらに，Ang-II および Ang-III は副腎皮質にある AT_1 受容体を刺激して鉱質コルチコイドであるアルドステロンの生成・分泌を引き起こし，これが腎臓の遠位尿細管に作用して Na^+ 貯留（Na^+ 再吸収の増加，血液量の増加に繋がる）を誘起し，持続的な血圧上昇に関与する．

13.5.2 ■ 組織（局所）系レニン-アンギオテンシン系（図 13.3）

種々の臓器，すなわち脳，血管，心臓，腎臓，膵臓などの組織の局所において，レニン，Ang-II，Ang-III などが局所的に産生されることが明らかとなってきた．すなわち，局所で産生されたレニンが，局所で産生されたアンギオテンシノーゲンに作用して Ang-I の生成を引き起こす．続いて，Ang-I は組織に存在する ACE によって生物学的に活性な Ang-II，続いて Ang-III となる．さらに，組織レニン-アンギオテンシン系における Ang-I から Ang-II の生成

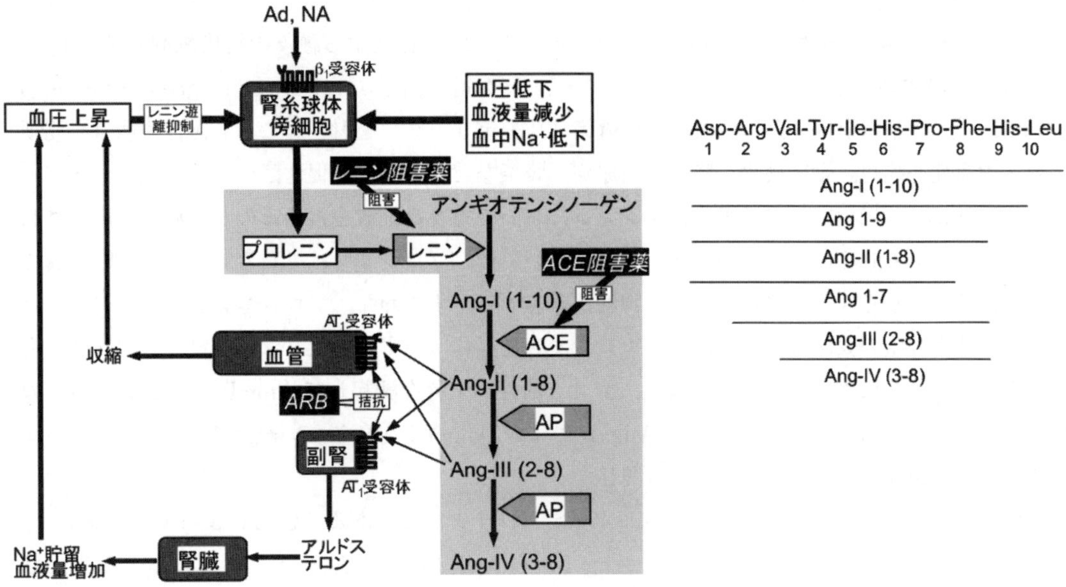

図 13.2
循環系レニン-アンギオテンシン系
ACE：アンギオテンシン変換酵素，Ad：アドレナリン，Ang：アンギオテンシン，AP：アミノペプチダーゼ，ARB：AT_1 受容体遮断薬，NA：ノルアドレナリン

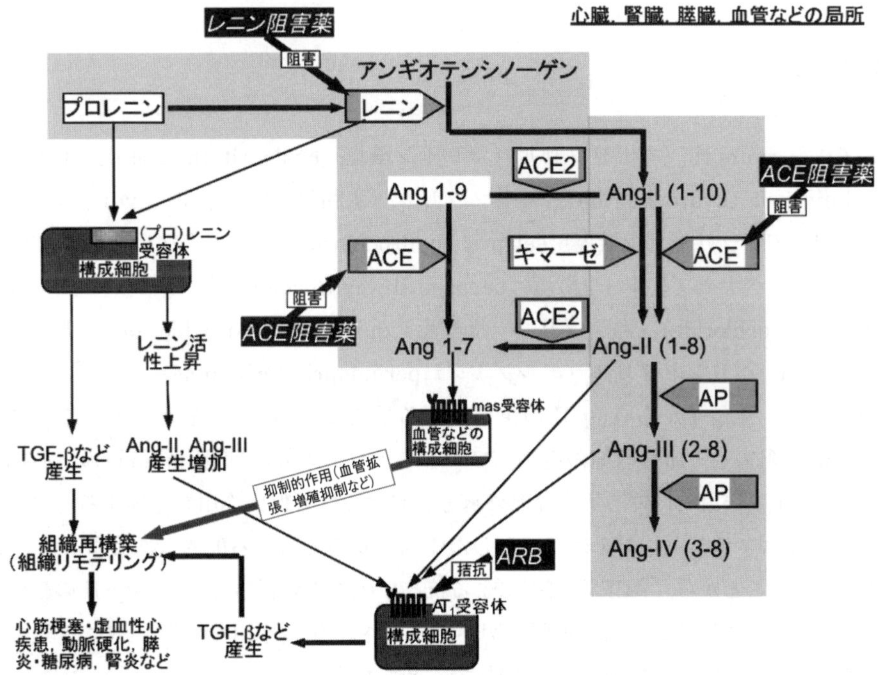

図 13.3
組織（局所）レニン-アンギオテンシン系
ACE：アンギオテンシン変換酵素，Ang：アンギオテンシン，AP：アミノペプチダーゼ，ARB：AT_1 受容体遮断薬，TGF：トランスフォーミング増殖因子

は，ACE のみならず肥満細胞由来のキマーゼによっても誘起される．

生成された Ang-II および Ang-III がそれぞれの局所に存在する種々の構成細胞膜の AT_1 受容体に作用することにより，トランスフォーミング増殖因子 β transforming growth factor-β（TGF-β）などの産生を促し，組織の再構築（リモデリング）を引き起こし，慢性病態（心筋梗塞・虚血性心疾患，動脈硬化，膵炎・糖尿病，腎炎など）の形成を促す．

組織（局所）系レニン-アンギオテンシン系において重要な位置を占めるのが，局所で産生されたプロレニンもしくはレニンである．局所においては，プロレニンは単なるレニンの前駆物質であるだけではなく，それ自身で強い生物活性を有する．すなわち，プロレニンもしくはレニンは組織の構成細胞の表面に存在する（プロ）レニン受容体（いずれの膜タンパク質とも相同性を有しない受容体）に作用することにより，レニン活性の上昇を誘起して Ang-II および Ang-III の産生をさらに増加させるとともに，Ang-II および Ang-III を介さない経路で TGF-β などの産生を促し，組織リモデリングの誘導に関与する．

一方，Ang-II は ACE に関連したカルボキシペプチダーゼである ACE2 によっても代謝され，Ang 1-7 が生成される．Ang 1-7 は，Ang-I から ACE2 および ACE の作用によっても生成される．この Ang 1-7 は組織の構成細胞膜に存在する mas 受容体（7 回膜貫通型）に作用することにより，組織再構築などの病態形成に対し抑制的に働いている．

13.5.3 ■ レニン-アンギオテンシン系に作用する薬物

1）ACE 阻害薬

カプトプリル captopril，エナラプリル（マレイン酸塩）enalapril（maleate），イミダプリル（塩酸塩）imidapril（hydrochloride），リシノプリル（水和物）lisinopril（hydrate），アラセプリル alacepril，デラプリル（塩酸塩）delapril（hydrochloride），シラザプリル（水和物）cilazapril（hydrate），ベナゼプリル（塩酸塩）benazepril（hydrochloride），テモカプリル（塩酸塩）temocapril（hydrochloride），キナプリル（塩酸塩）quinapril（hydrochloride），トランドラプリル trandolapril，ペリンドプリル（エルブミン）perindopril（erbumine）．

ACE 阻害薬は，Ang-I から Ang-II の生成を司る酵素である ACE を阻害することにより，Ang-II の生成を阻害し，血管収縮の抑制，アルドステロンの分泌抑制，組織再構築の抑制を引き起こし，抗高血圧作用や慢性心不全などの病態における臓器保護作用を発揮する．

さらに，ACE はブラジキニンをはじめとしたキニン類を分解する酵素であるキニナーゼ II と同一の酵素であることから，ACE 阻害薬による抗高血圧作用の機序には，Ang-II の生成阻害に加えて，キニン類の蓄積による血管拡張も関与するとされる（図 13.4 参照）．キニン類の蓄積は ACE 阻害薬による咳嗽の副作用の発現に関与するとされる．

一方，組織（局所）系レニン-アンギオテンシン系における Ang-II の生成は ACE のみならずキマーゼによっても引き起こされる．すなわち，ACE 阻害薬はキマーゼによる Ang-II の生成を抑制することはできない．

［臨床応用］高血圧，慢性心不全（リシノプリル，エナラプリル）

［副作用］咳嗽（空咳），血管浮腫など

［禁忌］妊婦，妊娠している可能性のある場合

2）AT_1受容体遮断薬（図13.2および図13.3中はARB）

ロサルタン（カリウム）losartan（potassium），カンデサルタン シレキセチル candesartan cilexetil，バルサルタン valsartan，テルミサルタン telmisartan，オルメサルタン メドキソミル ormesartan medoxomil，イルベサルタン irbesartan.

ロサルタンはそれ自身と主代謝物であるカルボン酸体に活性がある．カンデサルタン シレキセチルおよびオルメサルタン メドキソミルは消化管，肝臓，血漿中で加水分解を受け，それぞれの活性代謝物であるカンデサルタンおよびオルメサルタンとなる．

AT_1受容体遮断薬は，AT_1受容体を遮断することにより，血管収縮の抑制，アルドステロンの分泌抑制，組織再構築の抑制を引き起こし，抗高血圧作用や慢性心不全などの病態における臓器保護作用を発揮する．

ACE阻害薬のようにキニン類の代謝を抑制しないので，空咳の発現頻度は低く，この点でACE阻害薬より使用しやすい．

［臨床応用］高血圧，慢性心不全（カンデサルタン シレキセチル）

［禁忌］妊婦，妊娠している可能性のある場合

3）直接的レニン阻害薬

アリスキレン（フマル酸塩）aliskiren（fumarate）.

レニン-アンギオテンシン系の起点に位置するレニンの活性を選択的かつ直接的に阻害することにより，アンギオテンシノーゲンからのAng-Iの生成を阻害する．結果的にAng-IIおよびAng-IIIの生成を抑制することにより，血管収縮の抑制，アルドステロンの分泌抑制，組織再構築の抑制を引き起こし，抗高血圧作用を表す．

さらに，組織レニン-アンギオテンシン系においては，上述のようにレニンおよびプロレニンを介した（Ang-IIおよびAng-IIIを介さない）組織再構築の経路が存在し，この経路も直接的レニン阻害薬は抑制することが可能となる．

［臨床応用］高血圧

［副作用］血管浮腫，高K血症

［禁忌］妊婦，妊娠している可能性のある場合

13.6 カリクレイン-キニン kallikrein-kinin 系（図13.4）

高分子キニノーゲンにタンパク質分解酵素である血漿カリクレインが作用すること，また低分子キニノーゲンに組織カリクレインが作用することによって，10個のペプチドであるカリジン

kallidin および 9 個のペプチドであるブラジキニン bradykinin が生成する．さらにキニナーゼ I によってカリジンおよびブラジキニンの C 末端にあるアルギニン残基がはずれ，それぞれ des-Arg^{10} カリジンおよび des-Arg^{9} ブラジキニンとなる．これら 4 つのキニン類が生物学的に活性であり，GTP 結合タンパク質（G_q および G_i の両方）と連関した 7 回膜貫通型の B_2 もしくは B_1 受容体を介して作用を発現する．B_2 受容体は構成型で健常人にも発現しているが，B_1 受容体は誘導型であり慢性炎症において発現する．B_2 受容体にはカリジンおよびブラジキニンが，B_1 受容体には des-Arg^{10} カリジンおよび des-Arg^{9} ブラジキニンがそれぞれ選択的に作用する．キニン類は，主として血管および知覚神経に存在する B_2 および B_1 受容体に作用することにより，血管においては内皮細胞の受容体に作用し一酸化窒素（NO）およびプロスタグランジン（PG）I_2 の産生を誘起し，血管平滑筋の弛緩（血管拡張）を引き起こす．また，知覚神経に存在する B_2 もしくは B_1 受容体をキニン類が刺激すると，中枢神経の知覚領域に到達して痛みを発症する．また，カリジンおよびブラジキニンは腎臓の集合管の B_2 受容体を刺激することにより Na^+ の再吸収を抑制（排泄を促進）して利尿作用を現す．

いずれのキニンもキニナーゼ II によって不活性ペプチドに代謝される．キニナーゼ II はアンギオテンシン（Ang）II の生成に関わる酵素であるアンギオテンシン変換酵素（ACE）と同一酵素である．抗高血圧薬などに使用される ACE 阻害薬の降圧作用には Ang-II の生成阻害作用のみならず，キニナーゼ II の阻害作用によって蓄積したキニン類による血管拡張作用も寄与すると考えられる．さらに，ACE 阻害薬服用による副作用として空咳が知られるが，この発症機構にはキニン類による知覚神経の刺激作用が関与すると考えられている．

カリクレイン–キニン系

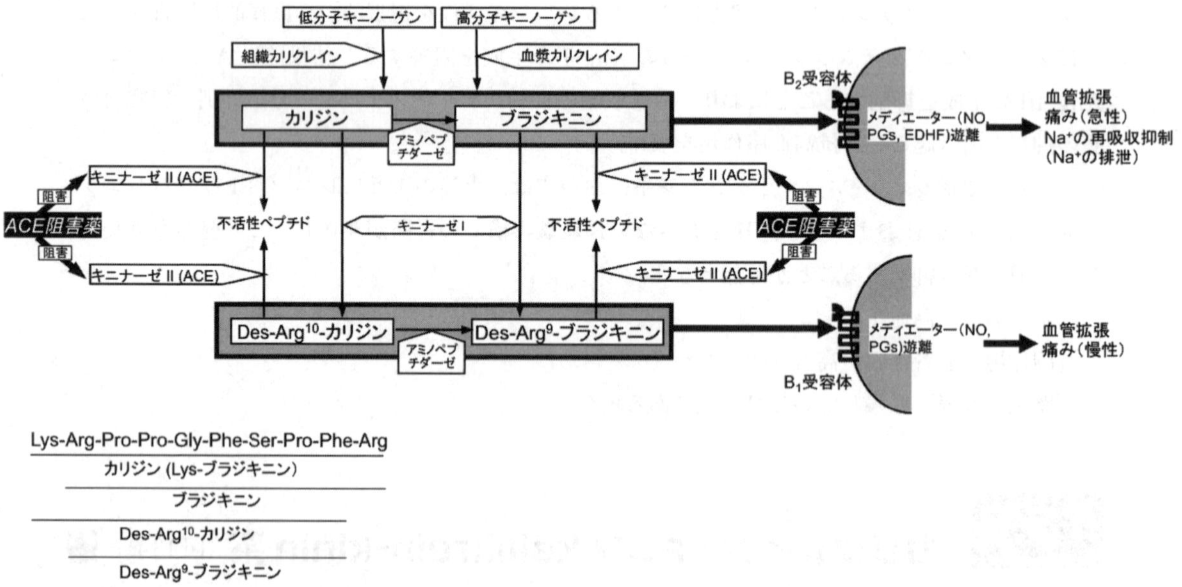

図 13.4

カリクレイン–キニン系

ACE：アンギオテンシン変換酵素，EDHF：内皮由来過分極因子，NO：一酸化窒素，PGs：プロスタグランジン類キニン系に関連した薬物としては，カリクレイン阻害薬としてアプロチニン aprotinin が急性循環不全に用いられるが，アプロチニンはキニン系のみならず，血液凝固系，線溶系などのタンパク分解酵素も阻害する作用を有する．B_2 もしくは B_1 受容体の遮断薬は未だ臨床応用にまで至っていない．

13.7 一酸化窒素 nitric oxide（NO）

NO は NO 合成酵素 NO synthase（NOS）により L-アルギニンを基質として産生される．NOS には nNOS（neuronal NOS，NOS1），eNOS（endothelial NOS，NOS3）および iNOS（inducible NOS，NOS2）の 3 種類が存在する．

nNOS および eNOS は，それぞれ主として神経細胞および血管内皮細胞に恒常的に発現している構成型酵素であり，これらの酵素由来の NO は，シナプスの可塑性や臓器血流量の維持，血小板凝集抑制など，主として生体保護的な役割を担っている．図 13.5 には，血管内皮細胞に発現する eNOS 由来の NO が血管平滑筋を弛緩させるメカニズムを示している．すなわち，ヒスタミン，ブラジキニン，ロイコトリエン D_4 などのメディエーターが血管内皮細胞に存在するそれぞれの受容体（H_1 受容体，B_1 もしくは B_2 受容体，$CysLT_1$ 受容体）に作用することにより細胞内に Ca^{2+} が流入し，カルモジュリンと結合し，これが eNOS を活性化させる．また血流によって発生するずり応力（シャーストレス）が血管内皮細胞にかかると，同様に Ca^{2+} の流入ならびに eNOS の活性化が引き起こされる．産生された NO は直ちに拡散して近傍の平滑筋細胞などの脂質二重層を容易に通過し，細胞内の可溶性グアニル酸シクラーゼを活性化する．その結果，cyclic GMP が産生されてプロテインキナーゼ G が活性化され，種々のタンパク質がリン酸化さ

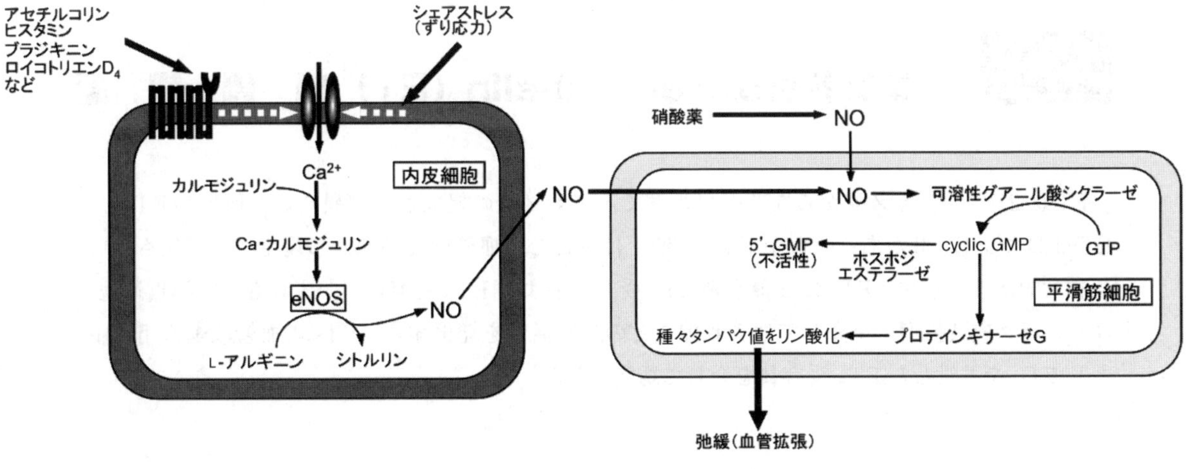

図 13.5
血管における NO の産生ならびに平滑筋弛緩の機構
NO：一酸化窒素，NOS：NO 合成酵素

れる結果平滑筋が弛緩する（詳細は他章も参照）.

一方，iNOSは炎症時にサイトカインなどの刺激により新たに発現する誘導型の酵素であり，高濃度のNOを産生させることにより，炎症時において生体を障害する作用を発揮する．一方，iNOS由来のNOは，感染時には殺菌的にも働く．その作用はNOが直接誘起するのではなく，スーパーオキシドラジカル（$O_2^{-}\cdot$）とNOとの反応生成物であるパーオキシナイトレート（$ONOO^{-}$）などが，タンパク質をニトロチロシン化することや脂質を過酸化することによって引き起こされる.

13.7.1 ■ NOに関連した薬物

1）硝酸薬

亜硝酸アミル amyl nitrite，ニトログリセリン nitroglycerin，ニトロプルシドナトリウム（水和物）sodium nitroprusside（hydrate），硝酸イソソルビド isosorbide dinitrate は，それぞれの分子内からNOを遊離するため，NO供与体ともいわれる．いずれも遊離したNOが平滑筋細胞内において可溶性グアニル酸シクラーゼを活性化することにより細胞内 cyclic GMP 量を増加させる（詳細は他章も参照）.

2）ホスホジエステラーゼ phosphodiesterase（PDE）5 阻害薬

シルデナフィル（クエン酸塩）sildenafil（citrate），バルデナフィル（塩酸塩水和物）vardenafil（hydrochloride hydrate）およびタダラフィル tadalafil は，11種類あるPDEのうち，PDE5を選択的に阻害する結果，cyclic GMPの分解を阻害する．したがって，内因性NOによって引き起こされる海綿体血管の弛緩を増強するため，勃起不全に用いられる（詳細は他章も参照）.

13.8 エンドセリン endothelin（ET）■ ■ ■ ■

ETは21個のアミノ酸からなるペプチドで，アミノ酸の組成が一部異なる3種類のET-1，ET-2およびET-3がある．なかでも，ET-1は主として血管内皮細胞から産生され，最も強い生物学的活性を示す．ETsは2種類のET_A受容体およびET_B受容体（いずれも7回膜貫通型，Gタンパク質共役型）を介して血管収縮などの生物活性を発揮する．ETsの血管収縮作用は主としてG_qを共役したET_A受容体を介して誘起される.

13.8.1 ■ ET に関連した薬物

ET_A 受容体および ET_B 受容体に非選択的な遮断薬であるボセンタン（水和物）bosentan（hydrate）は，肺動脈性肺高血圧症の治療薬として用いられる．

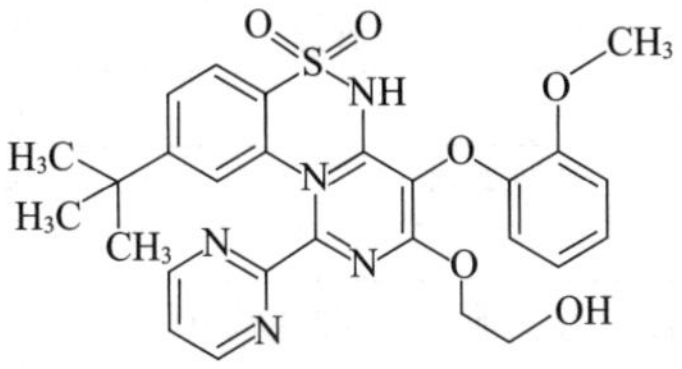

ボセンタン

13.9 サイトカイン

13.9.1 ■ サイトカイン

サイトカイン cytokines は白血球系細胞，線維芽細胞，上皮細胞など種々の細胞から産生される分子量が 1 万〜数万のタンパク質であり，生体に何らかの刺激（感染，炎症など）が加わったときに産生細胞から産生される．産生されたサイトカインは標的細胞の特異的受容体に作用してその生物活性を現す．一般に，ある 1 つのサイトカインは多種類の細胞が産生する能力を有し，またその特異受容体を有する標的細胞は，産生細胞自身（オートクリン），近傍の細胞（パラクリン）あるいは遠隔の細胞（エンドクリン）であるとともに多種類に及ぶ．

これまでに様々な機能を有する数十種類のサイトカインが発見されている．サイトカインの機能は様々であり，異なったサイトカインが類似の機能を有していること(重複性)，ならびに 1 つのサイトカインでも標的細胞の種類や状態により異なった機能を発揮すること（多能性）が特徴として挙げられる．

表 13.2 はヘマトポエチン，インターフェロンおよび TNF の 3 つのファミリー，ならびにその他のサイトカインの産生細胞および機能を列挙・分類したものである．

表 13.2　主なサイトカインの産生細胞と機能

ファミリー	サイトカイン	主な産生細胞	主な機能
ヘマトポエチン	EPO	腎細胞，肝細胞	赤血球系の分化増殖
	TPO	肝細胞，骨髄細胞	血小板の産生
	G-CSF	線維芽細胞，単球	好中球の分化増殖
	M-CSF	単球，線維芽細胞，血管内皮細胞	単球・マクロファージの分化増殖
	GM-CSF	マクロファージ，T 細胞	単球・樹状細胞系の分化増殖
	IL-2	T 細胞	T 細胞の分化増殖
	IL-3	T 細胞，肥満細胞	造血幹細胞の分化増殖，肥満細胞の分化増殖
	IL-4	T 細胞（Th2 細胞），肥満細胞	B 細胞活性化，IgE 抗体産生増強，Th1 細胞の抑制
	IL-5	T 細胞（Th2 細胞），肥満細胞	好酸球の分化増殖
	IL-6	T 細胞，マクロファージ，内皮細胞	T 細胞・B 細胞の分化増殖
	IL-13	T 細胞（Th2 細胞）	B 細胞の分化増殖，Th1 細胞の抑制
インターフェロン	IFN-α	白血球	抗ウイルス作用，抗腫瘍作用，好中球の活性化
	IFN-β	線維芽細胞	抗ウイルス作用，抗腫瘍作用
	IFN-γ	T 細胞（Th1 細胞），NK 細胞	マクロファージの活性化，NK 細胞の活性化，キラー T 細胞の活性化，Th2 細胞の抑制，抗腫瘍作用
TNF	TNF-α	単球，マクロファージ	発熱・炎症，好中球活性化，マクロファージ活性化，抗腫瘍作用
	TNF-β	T 細胞，B 細胞	抗腫瘍作用，細胞傷害性
その他	IL-1α		
	IL-1β	単球，マクロファージ	発熱・炎症，T 細胞活性化，好中球活性化，マクロファージ活性化
	IL-10	T 細胞（Treg 細胞），樹状細胞	Th1 細胞抑制，Th2 細胞抑制，マクロファージ抑制
	IL-12	単球，マクロファージ	Th1 細胞への分化を誘導，NK 細胞の活性化
	TGF-β	単球，T 細胞	組織リモデリング（線維化），抗炎症

略語：EPO；エリスロポエチン erythropoietin, G-CSF；顆粒球-コロニー刺激因子 granulocyte colony-stimulating factor, GM-CSF；顆粒球マクロファージコロニー刺激因子 granulocyte-macrophage colony-stimulating factor, IL；インターロイキン interleukin, IFN；インターフェロン interferon,M-CSF；マクロファージコロニー刺激因子 macrophage colony-stimulating factor, TNF；腫瘍壊死因子 tumor necrosis factor, TGF；トランスフォーミング増殖因子 transforming growth factor, Th；ヘルパー T helper T, TPO；トロンボポエチン thrombopoietin, Treg；制御性 T regulatory T

13.9.2 ■ 様々な病態生理学的局面におけるサイトカインの機能

1）造血系

エリスロポエチン erythropoietin（EPO）は主として腎臓で産生・分泌されるサイトカインで

あり，赤血球の産生に必須である．また，トロンボポエチン thrombopoietin（TPO）は肝細胞や骨髄細胞で産生され，血小板の産生に必須のサイトカインである．

コロニー刺激因子 colony-stimulating factor（CSF）で重要なものは，顆粒球-コロニー刺激因子 granulocyte-CSF および顆粒球マクロファージコロニー刺激因子 granulocyte-macrophage-CSF であり，G-CSF は顆粒球（好中球，好酸球，好塩基球）のなかでも好中球の産生に必須であり，GM-CSF は顆粒球およびマクロファージの分化に重要な役割をする．

インターロイキン（interleukin（IL)-3 は T 細胞や肥満細胞から産生され，多能性に多くの造血系細胞の分化・増殖に関わる．

2）細菌感染

微生物に存在し生体には存在しない構造を感知する受容体として toll 様受容体 toll-like receptor（TLR）が知られる．細菌が侵入すると，好中球やマクロファージが TLR を介して細菌と結合し，貪食する．このときマクロファージから IL-1 や腫瘍壊死因子 tumor necrosis factor (TNF)-αが産生され，マクロファージ自身や好中球の活性化を促し，細菌の排除に働く．一般にこのような免疫反応を「自然免疫」という．

自然免疫による初期防御を上回って細菌が生育した場合，「獲得免疫」が働く．獲得免疫では B 細胞から分化した抗体産生細胞から抗体（免疫グロブリン）が産生される必要がある．B 細胞から抗体産生細胞への分化の段階で，IL-4，IL-6，IL-13 などのサイトカインが重要な役割を演じる．

一方，細胞内に寄生した細菌に対しては，抗体は細胞内に到達できないため，マクロファージが細胞内寄生細菌の排除に働く．インターフェロン interferon（IFN)-γはマクロファージを活性化する．活性化したマクロファージは IL-12 の産生を介して NK 細胞を活性化し，NK 細胞から IFN-γを産生させることにより，結果的にマクロファージはさらに活性化する．

3）ウイルス感染

細胞内にウイルスが侵入すると，細胞は IFN を産生してウイルスの複製を抑制する．IFN には IFN-α，IFN-βおよび IFN-γの 3 種類があり，IFN-αおよび IFN-βは抗ウイルス作用を示す．また，IFN-γは NK 細胞やキラー T 細胞を活性化してウイルス感染細胞を攻撃する．

4）炎症・発熱

IL-1 および TNF-αは炎症反応に関与する代表的なサイトカインであり，上記の細菌感染などの自然免疫系の活性化によっていずれも主としてマクロファージから産生され，炎症局所への好中球の浸潤に重要な役割を演じる．また，IL-1 および TNF-αは視床下部においてプロスタグランジン E_2 の産生を介して体温調節中枢を刺激して発熱させる．

慢性の炎症性疾患である関節リウマチにおいては，IL-1，TNF-α，IL-6 などの産生が関節腔内において増加し，症状の増悪に関わっている．

5）アレルギー

花粉症，気管支喘息などに関与するI型アレルギーは獲得免疫の1種であるが，IgE抗体が重要な役割を演じる．花粉やダニなどの抗原が侵入することにより，IgE抗体が産生されるが，IgE抗体を産生する細胞はB細胞より分化し，この分化過程においてTh2（ヘルパーT細胞2型）細胞から産生されるIL-4が深く関与する．IgE抗体は肥満細胞や好塩基球の細胞膜に結合し，再度侵入した特異抗原によって活性化され即時性のアレルギー反応が誘起される．さらに，抗原侵入数時間後に発症する遅発性の反応においては好酸球やTh2細胞の浸潤が関与するが，これらの浸潤においては，肥満細胞やTh2細胞から産生されるIL-5，IL-13などが関与する．

一方，接触皮膚炎やツベルクリン反応はIV型アレルギーに分類され，一般に抗原侵入の48時間以上の後に反応のピークを示すため，「遅延型過敏症」ともいわれる．このアレルギー反応は，抗体が関与せず，Th1（ヘルパーT細胞1型）細胞がIFN-γを産生することによりマクロファージなどを活性化し，炎症を引き起こす．

6）ヘルパーT（Th）細胞の分化

ヘルパーT細胞は，サイトカインの作用によって，Th0の状態からTh1細胞もしくはTh2細胞に分化する．

Th1細胞はIL-2やIFN-γを産生してマクロファージを活性化することによりウイルス感染や細胞内寄生細菌の感染に対し防御的に働くが，ヘルパーT細胞がTh0の状態からTh1細胞への分化にはIL-12が関わる．

Th2細胞は即時型アレルギーや寄生虫に対する防御に重要であり，Th2細胞はIL-4，IL-5，IL-6，IL-13などを産生することにより，B細胞を抗体産生細胞に分化させ，また好酸球を活性化させる．ヘルパーT細胞がTh0の状態からTh2細胞への分化にはIL-4が関わる．

13.9.3 ■ ケモカイン

感染や炎症時には，局所に白血球を遊走させることが重要であり，この白血球遊走能を有するサイトカインがケモカイン chemokines である．ケモカインは塩基性ヘパリン結合性タンパク質であり，分子量が8,000～14,000の比較的小さいタンパク質である．ほとんどのケモカインの構造中には4つのシステインが存在し，その配列様式から主としてCCケモカインとCXCケモカインに大別される．

CXCケモカインには最も代表的なケモカインであるIL-8が含まれ，マクロファージや線維芽細胞から炎症性の刺激によって産生され，主として好中球の局所浸潤に重要な役割を演じる．代表的なCCケモカインとして挙げられる macrophage inflammatory protein（MIP）-1α，エオタキシン，macrophage-derived chemokine（MDC），TARC（thymus and activation-regulated chemokine）などが挙げられ，T細胞，顆粒球などの浸潤・活性化に関与する．

13.9.4 ■ サイトカインに関連した薬物

1) エリスロポエチン製剤

エポエチンアルファ epoetin alfa，エポエチンベータ epoetin beta，ダルベポエチンアルファ darbepoetin alfa

［適応症］（透析導入前あるいは中などの）腎性貧血

［副作用］アナフィラキシー様症状，高血圧性脳症，脳出血，心筋梗塞，脳梗塞，肺梗塞

2) 顆粒球コロニー刺激因子（G-CSF）製剤

レノグラスチム lenograstim，フィルグラスチム filgrastim，ナルトグラスチム nartograstim

［適応症］（癌化学療法などによる）好中球減少症

［禁忌］骨髄芽球が十分に減少していない骨髄性白血病患者，ならびに末梢血中に骨髄芽球が認められる骨髄性白血病患者

［副作用］間質性肺炎など

3) マクロファージコロニー刺激因子（M-CSF）製剤

ミリモスチム mirimostim

［適応症］骨髄移植後の顆粒球増加促進，急性骨髄性白血病における顆粒球増加促進

［禁忌］骨髄芽球が十分に減少していない骨髄性白血病患者，ならびに末梢血中に骨髄芽球が認められる骨髄性白血病患者

［副作用］ショック，発熱，頭痛など

4) インターロイキン（IL）-2 製剤

テセロイキン teceleukin，セルモロイキン celmoleukin

［適応症］血管肉腫．テセロイキンは腎癌にも適応を有する（キラー T 細胞，NK 細胞などの活性化を介して抗腫瘍効果を表す）．

［副作用］体液貯留，うっ血性心不全，抑うつなど

5) インターフェロン（IFN）製剤

●インターフェロンアルファ interferon alfa，インターフェロンアルファ-2a interferon alfa-2a，インターフェロンアルファ-2b interferon alfa-2b

［適応症］腎癌，慢性骨髄性白血病，多発性骨髄腫，HBe 抗原・DNA ポリメラーゼ陽性の B 型慢性活動性肝炎ウイルス血症の改善

［禁忌］小柴胡湯投与中

［副作用］間質性肺炎，意識障害，錯乱，統合失調症様症状，重篤な肝・腎障害，抑うつ

●インターフェロンベータ interferon beta

［適応症］膠芽腫，皮膚悪性黒色腫，B 型慢性活動性肝炎，C 型慢性活動性肝炎，C 型肝炎
［禁忌］小柴胡湯投与中
［副作用］間質性肺炎，意識障害，錯乱，統合失調症様症状，重篤な肝・腎障害，抑うつ

●インターフェロンベータ-1b interferon beta-1b
［適応症］多発性硬化症の再発防止と進行抑制
［禁忌］小柴胡湯投与中
［副作用］間質性肺炎，抑うつ，痙攣，高度の血小板・白血球減少症など

●インターフェロンガンマ-1a interferon gamma-1a
［適応症］腎癌，慢性肉芽腫症に伴う重症感染症の軽減
［副作用］間質性肺炎，重篤なうつ状態，急性腎不全など

●インターフェロンガンマ-n1 interferon gamma-n1
［適応症］菌状息肉症，成人 T 細胞白血病
［副作用］間質性肺炎，高度な肝機能障害，重篤なうつ状態など

6）TNF-α 分子標的薬

●インフリキシマブ infliximab

マウス抗ヒト TNF-α抗体とヒト IgG のキメラ型モノクローナル抗体であり，TNF-αと特異的に結合し，TNF-αの細胞膜の受容体への結合を阻害する.

［適応症］関節リウマチ，中程度から重度のクローン病
［禁忌］重篤な感染症，結核，うっ血性心不全など
［副作用］敗血症，肺炎，日和見感染症，結核

●アダリムマブ adalimumab

完全ヒト化抗 TNF-α抗体.

［適応症］関節リウマチ
［禁忌］重篤な感染症，結核，多発性硬化症，うっ血性心不全など
［副作用］敗血症，肺炎，重篤な感染症，結核など

●エタネルセプト etanercept

ヒト TNF-αの受容体とヒト IgG_1 を結合させた融合タンパク質であり，TNF-αと結合し，TNF-αの細胞膜の受容体への結合を阻害する.

［適応症］関節リウマチ
［禁忌］敗血症，重篤な感染症，結核，うっ血性心不全など
［副作用］敗血症，肺炎，日和見感染症，結核

7）IL-6 分子標的薬

●トシリズマブ tocilizumab

ヒト化抗ヒト IL-6 受容体抗体．IL-6 受容体と特異的に結合し，IL-6 の受容体への結合を阻害する.

［適応症］関節リウマチ，キャッスルマン病（非常にまれなリンパ増殖性疾患．リンパ節腫脹，

全身倦怠感などを伴う.）

［禁忌］重篤な感染症

［副作用］アナフィラキシーショック，感染症，間質性肺炎，腸穿孔，好中球減少，心不全

第14章 ホルモン

ホルモン hormone は，① 特定の内分泌腺細胞で産生，② 直接血中へ放出（内分泌），③ 血行を介して遠隔の標的器官細胞に運ばれ，④ 微量（血漿濃度：10^{-6} ～ 10^{-12} g/mL）で細胞間の情報伝達（液性調節）を行い，⑤ 種々の物質代謝調節に関与し，個体の内部環境の維持・発育・成長，外部環境の変化への適応ならびに種々の保存（生殖機能）作用をもつ生理活性物質と定義されている．視床下部の向下垂体ホルモンは下垂体門脈を経てきわめて近い距離で作用，ある種のビタミン，消化管ホルモンなどの定義とは異なる性質をもつものがあるが，本章では従来よりホルモンに分類されるものと視床下部の向下垂体ホルモンについて述べる．

ホルモンは，化学的にはペプチドホルモンあるいは糖タンパクホルモン，アミノホルモン，ステロイドホルモンに大別される（表 14.1）.

内分泌腺に関連する医薬品には，① ホルモンまたはホルモン様活性物質，② ホルモンの生合成または分泌へ影響する物質，③ ホルモンの作用に拮抗する物質があり，臨床的には，① 内分泌腺機能低下症に対するホルモン補充療法，② 内分泌腺機能亢進症の治療，③ 内分泌腺機能診断，④ 内分泌腺の機能とは関係なく特定疾患の治療（薬理学的適用），⑤ 生理機能の人為的調節に用いる．薬理学的適用では生理作用の枠を超えた大量が使用されることが多く，生理作用がむしろ副作用となり，また他のホルモン，特に視床下部−下垂体前葉−下位内分泌腺系の調和が乱されることがある（表 14.2，14.3）．ホルモン様活性物質は効果の増大，内服で有効，持続性，ホルモンの複数の作用の分離などを目的とした半合成あるいは合成化合物である．ヒトの成長ホルモン growth hormone（GH）やインスリン insulin が大腸菌などを用いて遺伝子工学的に製造されている．

表 14.1 主なホルモンの分泌部位と化学的性質

分泌部位		ホルモン名	化学的性質	アミノ酸残基	分子量
視床下部		成長ホルモン放出ホルモン（ソマトレリン, GRH）	polypeptide	44（40）	
		成長ホルモン放出抑制ホルモン（ソマトスタチン, GIH）	polypeptide	14（& 28）	1818 (3000)
		プロラクチン放出ホルモン（PRH）	polypeptide	unknown	
		プロラクチン放出抑制ホルモン（PIH）	dopamine?		
		甲状腺刺激ホルモン放出ホルモン（TRH）	tripeptide	3	362.4
		性腺刺激ホルモン放出ホルモン（GnRH）	decapeptide	10	
		副腎皮質刺激ホルモン放出ホルモン（CRH）	polypeptide	41	1182
		メラニン細胞刺激ホルモン放出因子（MRF）	polypeptide	unknown	
		メラニン細胞刺激ホルモン放出抑制因子（MIF）	tripeptide	3	
下垂体	前葉	成長ホルモン（GH）（ソマトロピン）	polypeptide	191	21500
		プロラクチン（Prl）	polypeptide	198	22500
		甲状腺刺激ホルモン（TSH）（チロトロピン）	糖タンパク	α：89, β：112	30500
		性腺刺激ホルモン（GTH）（ゴナドトロピン）			
		黄体形成ホルモン（黄体化ホルモン, LH）, 間質細胞刺激ホルモン（ICSH）,	糖タンパク	α：89, β：115	39400
		卵胞刺激ホルモン（FSH）	糖タンパク	α：89, β：115	32600
		副腎皮質刺激ホルモン(ACTH)(コルチコトロピン)	polypeptide	39	4566
		β-リポトロピン（β-LPH）	polypeptide	91	9500
		γ-リポトロピン（γ-LPH）	polypeptide	58	5800
	（中葉）	α-メラニン細胞刺激ホルモン（α-MSH）	polypeptide	13	1650
		γ-メラニン細胞刺激ホルモン（γ-MSH）	polypeptide	18	2100
	後葉	バソプレシン（抗利尿ホルモン, ADH）	nonapeptide	9	1084
		オキシトシン	nonapeptide	9	1007
甲状腺	ろ胞上皮細胞	チロキシン（T_4）, トリヨードチロシン（T_3）	amino acid		
	傍ろ胞細胞	カルシトニン（CT）	polypeptide	32	3500
副甲状腺		上皮小体ホルモン（PTH）	polypeptide	84	9500
膵	A（α）細胞	グルカゴン	polypeptide	29	3485
	B（β）細胞	インスリン	polypeptide	A：21, B：30	5700
副腎	髄質	アドレナリン(AD), ノルアドレナリン(NA)			
	皮質 球状層細胞	アルドステロン（AS）	C21-steroid		
	皮質 束状層細胞	ヒドロコルチゾン（コルチゾール）, コルチゾン	C21-steroid		
	皮質 網状層細胞	副腎性アンドロゲン	C21-steroid		
性腺	精巣 Leydig 細胞	テストステロン	C19-steroid		
	卵巣	卵胞ホルモン（エストロゲン）：エストラジオール（E_2）, エストロン（E_1）, エストリオール（E_3）	C18-steroid		
		黄体ホルモン（プロゲスチン, ゲスタゲン）：プロゲステロン（PS）	C21-steroid		
松果体		メラトニン	indole 化合物		
腎		1α, 25-$(OH)_2$-D	(steroid)		
胎盤		ヒト胎盤性ラクトゲン（hPL）	polypeptide	191	22300
		ヒト絨毛性チロトロピン（hCT）	糖タンパク		28000
		ヒト絨毛性ゴナドトロピン（hCG）	糖タンパク	α：92, β：145	38600
		妊馬血清性ゴナドトロピン（PMSG）	糖タンパク		28000

表 14.2　ホルモンおよび関連物質の臨床適用例

目的	適用物質	疾患または適応
内分泌腺機能低下症（ホルモン欠乏症）	① GH 甲状腺ホルモン グルココルチコイド	下垂体性小人症 粘液水腫，cretinism アジソン Addison 病
	②トルブタミド	糖尿病
内分泌腺機能亢進症（ホルモン過剰症）	②メチマゾール	バセドウ病 Basedow 病
	③クロミフェン	不妊症（排卵誘発）
内分泌腺機能の診断	①プロチレリン	TSH，Prl 分泌刺激試験
	③メチラポン	下垂体（副腎皮質系）
生理機能の調節	①プロゲスチン（とエストロゲン）	性周期調節 避妊
薬理学的投与	①グルココルチコイド	リウマチ，臓器移植の拒絶反応

①：ホルモンまたはホルモン様物質
②：ホルモン合成または分泌刺激または阻害物質
③：ホルモン拮抗（作用阻害）物質

表 14.3　主なホルモンの欠乏（機能低下）症と過剰（機能亢進）症

ホルモン	機能低下（欠乏）症	機能亢進（過剰）症
GH，TSH，ACTH，GTH などすべての下垂体ホルモン	汎下垂体機能低下症 （シモンズ Simmonds 病） （Sheehan 症候群，分娩後）	
GH	下垂体性小人症（ソマトメジン欠損の場合もある）	巨人症（骨端閉鎖前） 末端肥大症（骨端閉鎖後）
Prl		prolactinoma（Prl 産生腫瘍）
TSH	二次性甲状腺機能低下症	Plummer 病
ACTH		クッシング Cushing 病（ACTH 産生腫瘍）
オキシトシン	陣痛微弱	
ADH	尿崩症（下垂体性）	
l-T_4（l-T_3）	粘液水腫 cretinism（先天性）	バセドウ（グレーブス）病
PTH	tetany	原発性副甲状腺機能亢進症
インスリン	糖尿病	insulinoma（insulin 産生腫瘍）
グルカゴン		glucagonoma（glucagon 産生腫瘍）
カテコールアミン		褐色細胞腫（副腎髄質腫瘍）
コルチゾル（& AS, 副腎性アンドロゲン）	アジソン病	
コルチゾル（→ ACTH 分泌低下） 異所性 ACTH 産生（→コルチゾル産生増加）		クッシング症候群
AS		原発性 aldosterone 症（Conn 症候群）
TS（LH/FSH）	Klinefelter 症候群（染色体異常），類宦官症	
エストロゲン（LH/FSH）	ターナー Turner 症候群（染色体異常） 女性性器発育不全	
TS，エストロゲン	Stein-Leventhal 症候群	
PS	不妊症	

14.1.1 ■ ホルモンの分泌機構と生体内動態

ホルモンの分泌は日内変動，雌性におけるゴナドトロピン gonadotropin や性ホルモンの周期変動，食事，運動，ストレスなどに伴なう変化，ホルモン間または代謝物質との間に feedback 機構，標的器官に対するホルモン間の協同的あるいは拮抗的作用があり，さらに神経系や免疫系とも関連し，非常に複雑である．分泌機構は次の 4 通りが考えられる．

① 視床下部-下垂体前葉-下位内分泌腺の間にはっきりした関連があり，feedback 機構が働く系で，甲状腺，副腎皮質系，性腺系で著明にみられ，一時的には下位ホルモン血中濃度が系全体を制御しているが，ストレスなど中枢神経への刺激も分泌に影響することがある．視床下部は中枢神経の一部で，いわゆる内分泌腺ではないが，生体の情報伝達の神経性調節と体液性調節の接点部位と考えることができる．

② 産生・分泌は視床下部ホルモンに支配されるが，標的器官が一般臓器・組織の下垂体ホルモン．

③ 視床下部で産生，下垂体後葉に貯えられて神経分泌される下垂体後葉ホルモン．

④ ホルモンの作用と密接な関連をもつ物質の血中濃度の変動によって分泌が制御され，下垂体などの上位内分泌腺の影響を受けない（標的器官に直接作用）もの．

多くのホルモンはその内分泌腺細胞でホルモンまたは前駆物質（プロホルモン pro-hormone）またはプレプロホルモン pre-pro-hormone が生合成され，顆粒中に貯えられ，エキソサイトーシス exocytosis により分泌される．細胞膜の興奮と分泌には Ca^{2+} が必要である．多くは血中でタンパク質と穏やかに結合して存在するが，生理作用を現すのは遊離型である．血中半減期は一般に短く（大部分は数十分，成長ホルモン放出抑制ホルモン growth hormone release-inhibiting hormone（GIH）などは 5 分以下，甲状腺ホルモンは例外的に長く，6 ～ 7 日），また，大半のホルモンは肝，時に腎で代謝分解，硫酸またはグルクロン酸抱合されて尿中または胆汁中に排泄される．

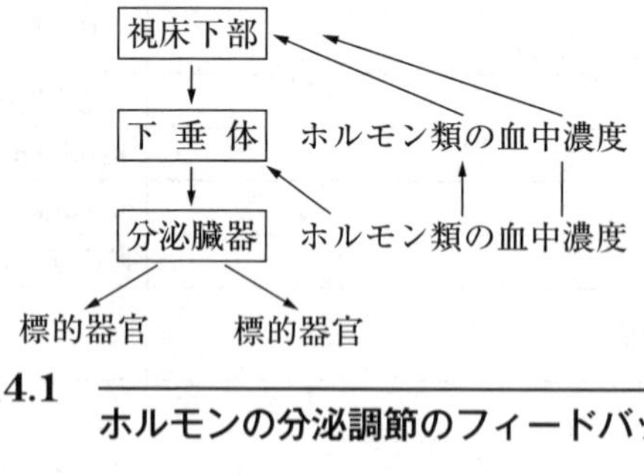

図 14.1 ホルモンの分泌調節のフィードバック

14.1.2 ■ ホルモンの作用機構

ホルモンの標的細胞にはこれと特異的に結合する受容体が存在する．ホルモン受容体は細胞膜または細胞内に局在する．ペプチドまたは糖タンパクホルモンおよびカテコールアミン（アドレナリン adrenaline）の受容体は標的細胞の細胞膜表面に局在しており，GTP 結合タンパクと関連している 7 回膜貫通型受容体である．7 回膜貫通型受容体にホルモンが結合すると GTP 結合タンパク質を介して細胞内情報伝達物質の cyclic AMP 量の増加を介してホルモン作用を発現する．

一方，ステロイドホルモンおよびアミノホルモンのうち，甲状腺ホルモンの受容体は細胞内に存在しており，これらのホルモンが細胞内へ移行し細胞内受容体と複合体を形成する．この複合体が核内に移行し，核内において DNA の各ホルモンに特有な結合部位（ホルモン応答エレメント）に結合し遺伝子を発現させ，各ホルモン特有のタンパク質を誘導しその作用を発現する．

14.1.3 ■ 視床下部ホルモン

視床下部は間脳の一部で，神経核で構成され，視床下部ホルモン hypothalamic hormones には下垂体ホルモンの放出を促進する放出ホルモンと分泌を抑制している放出抑制ホルモンがある．前者には甲状腺刺激ホルモン放出ホルモン thyrotropin releasing hormone（TRH），副腎皮質刺激ホルモン放出ホルモン corticotropin releasing hormone（CRH），性腺刺激ホルモン放出ホルモン gonadotropin releasing hormone（GnRH），成長ホルモン放出ホルモン growth hormone releasing hormone（GRH），プロラクチン放出ホルモン prolactin releasing hormone（PRH），後者には成長ホルモン放出抑制ホルモン growth hormone release-inhibiting hormone（GIH），プロラクチン放出抑制ホルモン prolactin release-inhibiting hormone（PIH）がある．TRH，CRH，GnRH の放出はそれぞれ対応する下垂体や下位ホルモンの血中濃度による feedback により，また，中枢神経から視床下部-下垂体門脈系を介して伝達されるアドレナリン adrenaline，ドパミン dopamine やセロトニン serotonin などの神経液性物質によっても調節され，中枢作用によっても生成・放出が影響される．

a. 甲状腺刺激ホルモン放出ホルモン

甲状腺刺激ホルモン放出ホルモン thyrotropin releasing hormone（TRH）は甲状腺刺激ホルモン（チロトロピン）およびプロラクチン（催乳ホルモン）の分泌を促進する．TRH は視床下部以外にも中枢神経系や消化管などにも存在するが，その機能は不明である．動物で自発運動亢進，覚せい，ヒトでは中脳-辺縁系に作用し，意欲・情動の改善が認められる．

5-oxo-Pro-His-Pro-NH_2

TRH

〔臨床応用〕 TRH の製剤としてプロチレリン酒石酸塩水和物 protirelin tartrate hydrate があり，視床下部-下垂体-甲状腺系の機能検査，甲状腺機能亢進症の病変部位の診断，プロラクチン分泌機能検査，頭部外傷やくも膜下出血に伴う遷延性意識障害（昏睡，半昏睡を除く）や脊髄小脳変性症における運動失調の改善に用いられる．また，脊髄小脳変性症の経口投与可能な治療薬として TRH 誘導体のタルチレリン水和物 taltirelin hydrate が開発された．

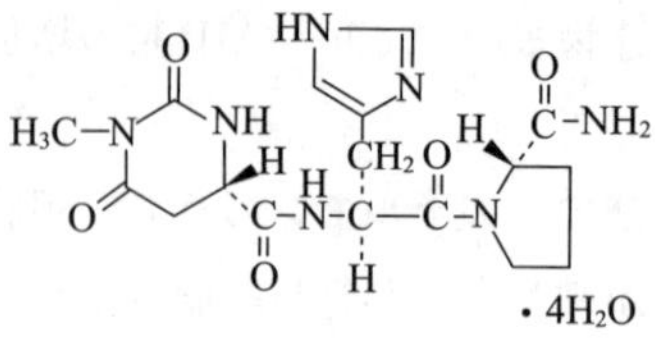

タルチレリン水和物

〔**副作用**〕動悸，顔面紅潮，悪心，嘔吐，食欲不振，興奮，多弁，頭痛，めまいなど．

b. 副腎皮質刺激ホルモン放出ホルモン

副腎皮質刺激ホルモン放出ホルモン corticotropin releasing hormone（CRH）（コルチコレリン corticorelin）は副腎皮質刺激ホルモン adrenocorticotropic hormone（ACTH），β-エンドルフィン β-endorphin の分泌を促進する．CRH は下垂体の ACTH 分泌予備機能検査，視床下部-下垂体-副腎系の機能検査に用いる．

H-Ser[1]-Gln-Glu-Pro-Pro[5]-Ile-Ser-Leu-Asp-Leu[10]-Thr-Phe-His-Leu
-Leu[15]-Arg-Glu-Val-Leu-Glu[20]-Met-Ala-Arg-Ala-Glu[25]-Gln-Leu-Ala
-Gln-Gln[30]-Ala-His-Ser-Asn-Arg[35]-Lys-Leu-Met-Glu-Ile[40]-Ile[41]-NH_2

CRH

c. 性腺刺激ホルモン放出ホルモン

性腺刺激ホルモン放出ホルモン gonadotropin releasing hormone（GnRH）は黄体形成ホルモン（黄体化ホルモン）luteinizing hormone（LH）と卵胞刺激ホルモン follicle stimulating hormone（FSH）の合成・分泌を促進する．GnRH の分泌は血中性ホルモンや交感神経系，オピオイドペプチド opioidopeptide を介する神経系により調節され，パルス的である．FSH よりも LH に対して速く，強く反応し，血中 LH 濃度に比例するので，排卵期では反応が高い．雌の LH surge に先立って血中濃度が増加し，性周期，排卵と密接な関連がある．雄では精子形成を促進する．

5-oxo-Pro[1]-His-Trp-Ser-Tyr[5]-Gly-Leu-Arg-Pro-Gly[10]-NH_2

GnRH

〔**臨床応用**〕GnRH はゴナドトロピン gonadotropin（GTH）分泌機能試験，性腺機能低下症（成熟遅延，潜伏睾丸症，不妊症）の病因（下垂体性か性腺性）かの鑑別診断や治療に用いる．一方，GnRH のアミノ酸配列を変えて得られた GnRH アナログは下垂体の GnRH 受容体との親和性が強く，作用が強力で下垂体からのゴナドトロピンの分泌を促進し，投与直後は性ホルモンの分泌が一時的に増加するが，連続投与するとGnRH受容体が脱感作し，逆にゴナドトロピンや性ホルモンの分泌が著しく低下する．ブセレリン buserelin は点鼻または皮下注射として，リュープロレリンは皮下注射として，子宮内膜症，子宮筋腫および中枢性思春期早発症の治療に使用される．また，リュープロレリン leuprorelin は前立腺癌の適応もある．さらに，点鼻剤としてナファレリン nafarelin が子宮内膜症，子宮筋腫の治療に使用されている．

〔副作用〕 GnRHアナログは卵巣欠落症状・更年期障害様症状，のぼせ，ほてり，肩こり，頭痛を起こす．半年以上の長期投与では骨密度の減少を起こす．

5-oxo-Pro-His-Trp-Ser-Tyr-D-Ser(t-C_4H_9)-Leu-Arg-Pro-NHC_2H_5

ブセレリン

pyroGlu-His-Trp-Ser-Tyr-D-Ala($C_{10}H_7$)-Leu-Arg-Pro-Gly-NH_2

ナファレリン

5-oxo-Pro-His-Trp-Ser-Tyr-D-Leu-Leu-Arg-Pro-$CH_2CH_2NH_2$

リュープロレリン

d. 成長ホルモン放出ホルモンと成長ホルモン放出抑制ホルモン

成長ホルモン放出ホルモン growth hormone releasing hormone（GRH）（ソマトレリン somatorelin）は視床下部で合成され，分泌されるアミノ酸44個のペプチドで，下垂体成長ホルモン（GH）産生細胞に働き，GH合成，分泌を促進する．一方，成長ホルモン放出抑制ホルモン growth hormone release inhibiting hormone（GIH）（ソマトスタチン somatostatin）はアミノ酸残基が14個のものと28個のものとがあり，GH，甲状腺刺激ホルモン（TSH），インスリン，グルカゴン，レニンの分泌を抑制する．中枢神経系以外に末梢神経，消化管，膵 Langerhans 島に分布し，胃液，膵液の分泌抑制，消化管の栄養吸収阻害など，広い抑制作用がある．

H-Tyr(1)-Ala-Asp-Asp-Ile(5)-Phe-The-Asn-Ser-Tyr(10)-Arg-Lys-Val-Leu-Gly(15)
-Gln-Leu-Ser-Ala-Arg(20)-Lys-Leu-Leu-Gln-Asp(25)-Ile-Met-Ser-Arg-Gln(30)
-Gln-Gly-Glu-Ser-Asn(35)-Gln-Glu-Arg-Gly-Ala(40)-Arg-Arg-Arg-Leu(44)-NH_2

GRH

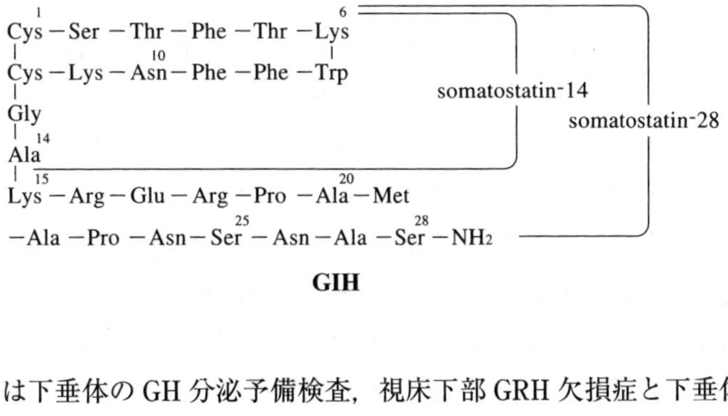

GIH

〔臨床応用〕 GRHは下垂体のGH分泌予備検査，視床下部GRH欠損症と下垂体GH欠損症の鑑別診断，GRH欠損性，特に視床下部損傷による小人症の治療に使用される．一方，GIHは半減期が短く臨床では使用できないが，GIH 合成同属体のオクトレオチド octreotide は，半減期が長く（100 分）作用が持続するので，消化管ホルモン産生腫瘍の治療，また末端肥大症や下垂体巨人症の治療にも使用される．

H-D-Phe-Cys-Phe-D-Trp-Lys-Thr-Cys-The-ol

S ——————————— S

オクトレオチド

14.1.3 ■ 下垂体ホルモン

脳下垂体は，組織学的には前葉，中葉および後葉に分けられる．前葉と中葉は腺組織であるが，後葉は神経組織である．

1）下垂体前葉ホルモン

下垂体前葉ホルモン anterior pituitary hormones として，成長ホルモン（GH），プロラクチン（催乳ホルモン），甲状腺刺激ホルモン（TSH），副腎皮質刺激ホルモン（ACTH），黄体化ホルモン（LH），卵胞刺激ホルモン（FSH）の 6 種類がある．LH と FSH をまとめて性腺刺激ホルモン（GTH）と呼ぶ，TSH，ACTH，GTH，（LH，FSH）は標的器官が下位内分泌腺なので，刺激ホルモン tropic hormone と呼ばれ，分泌はそれぞれ対応する視床下部ホルモンに支配され，またそれぞれに対応する下位ホルモンの循環血液中の量により feedback 制御を受けている．

a．成長ホルモン

成長ホルモン growth hormone（GH）（ソマトロピン somatropin）は GRH の他，睡眠（特に小児では深睡眠開始直後に著明，青年期では活動時），血中の糖・遊離脂肪酸濃度の低下，アルギニン arginine など，ある種のアミノ酸濃度の上昇（アルギニン負荷試験を GH 分泌機検査に利用），運動，ストレス，薬物（ドパミン受容体刺激薬，α-アドレナリン受容体刺激薬，GABA 受容体刺激薬，セロトニン，エンケファリン）などにより分泌が刺激され，グルココルチコイド glucocorticoid により抑制される．

〔生理作用〕 抗インスリン作用，身長増加作用，タンパク同化作用，電解質作用（リン，ナトリウム，カリウム，クロール，マグネシウムを体内に貯留）をもつ．

〔臨床作用〕 遺伝子組換えによりつくったヒト成長ホルモン，ソマトロピン somatropin およびソマトレム somatrem が下垂体性小人症の治療に使用される．さらに，火傷・外傷吸収不良などによるタンパク異化状態の改善，骨粗鬆症や回復の悪い骨折に試みられている．

〔副作用〕 肩関節痛，大腿骨頭壊死，周期性四肢麻痺，浮腫，血清トランスアミナーゼ上昇，アレルギー反応などがある．また，抗インスリン作用による耐糖能低下，腫瘍細胞の増殖促進による悪性腫瘍悪化の可能性があるので糖尿病や悪性腫瘍の患者には禁忌である．連続投与により抗体産生低下による効果の減弱がみられる．

b. プロラクチン

プロラクチン prolactin（催乳ホルモン）の分泌は視床下部ホルモンのプロラクチン放出ホルモン（PRH），放出抑制ホルモン（PIH）に支配されるが，甲状腺刺激ホルモン放出ホルモン（TRH），クロルプロマジン，ハロペリドール，レセルピン，クロルジアゼポキシド，テストステロン，エストロゲン，抗ヒスタミン薬などで刺激，ドパミン受容体刺激薬（L-dopa，ブロモクリプチン bromocriptine など），モノアミンオキシダーゼ阻害薬で抑制される．

〔生理作用〕 主にエストロゲン，プロゲスチン，その他，成長ホルモン，インスリンなど多くのホルモンとの協同で乳腺の発育促進，乳汁タンパクや乳糖の合成に必要な酵素の産生を亢進する．妊娠によりプロラクチン分泌が増加するが，妊娠中は高濃度のエストロゲン，プロゲスチンにより乳汁分泌は抑えられている．出産による血中性腺ホルモンの急減により，プロラクチンの作用が発現する．授乳時の乳頭吸引刺激により分泌が起こる．また，妊娠中は GTH（FSH）および黄体からのプロゲスチン分泌を促進，排卵を抑制する．

〔臨床応用〕 ドパミン受容体遮断薬を投与すると，著明なプロラクチン prolactin の分泌亢進が起こることからドパミンは持続的にプロラクチンの分泌を抑制していることが明らかとなり，ドパミンは生体内におけるプロラクチン分泌抑制因子 prolactin inhibiting factor（PIF）と考えられている．プロラクチン産生腺腫や，無月経・乳汁漏出症候群をきたす高プロラクチン血症の治療薬として，ドパミン受容体刺激薬のブロモクリプチンメシル酸塩 bromocriptine mesilate，テルグリド terguride，カベルゴリン cabergoline などが用いられる．

c. 甲状腺刺激ホルモン

通常では甲状腺刺激ホルモン（thyroid stimulating hormone，TSH）（チロトロピン thyrotropin）分泌は主に血中のチロキシン thyroxine（T_4），トリヨードチロニン triiodothyronine（T_3）レベルにより調節され，寒冷などの特殊条件下ではでは TRH による分泌刺激がある．健常者の血中濃度は約 10 μ unit/mL，血中半減期は 50 ～ 80 分で，甲状腺の機能低下では延長，機能亢進で短縮する．

〔生理作用〕 甲状腺組織でのグルコース glucose と酸素の利用を高め，血流量を増加，甲状腺ホルモンの全合成過程・分泌を促進する．甲状腺の重量増加，活性上昇像（ろ胞上皮細胞肥厚，コロイド減少）を示す．血管分布も増加する．

TSH の持続的過剰分泌は甲状腺肥大・過形成（甲状腺腫 goiter）を生じる．

〔臨床応用〕 甲状腺機能低下症の病因部位の鑑別診断に使用される．

〔副作用〕 甲状腺機能亢進に伴う二次性の作用で，心疾患・副腎皮質機能低下の悪化などがある．

d. 副腎皮質刺激ホルモン

ヒト副腎皮質刺激ホルモン adrenocorticotropic hormone（ACTH）（コルチコトロピン corticotropin）の 39 個の構成アミノ酸のうち，N 末端から 1 ～ 18 の構造が作用発現に必要，6 ～ 9 が生物活性，15 ～ 18 が受容体への結合部位とみられ，1 ～ 24 のアミノ酸構成（$ACTH_{1\sim24}$）で全活性を現す．生成・分泌は主に CRH と血中グルココルチコイド glucocorticoid 濃度によって調節されるが，神経系の影響も受け，出血，外傷，ショック，特に精神的ストレスにより増加

（緊急防衛，適応反応），クロルプロマジン chlorpromazine，レセルピン reserpine，バルビツレート barbiturate などにより抑制される．恒常性分泌は日内変動が大きく（早朝に最高，夕方から夜間に最低），その比は 2 倍以上になる．

1 6 7 8 9
H-Ser-Tyr-Ser-Met-Glu-His-Phe-Arg-Trp-Gly-Lys-Pro-Val-Gly
15 16 17 18 19 20 24 25
-Lys-Lys-Arg-Arg-Pro-Val-Lys-Val-Tyr-Pro-Asp-Gly-Ala-Glu
31 33 39
-Asp-Glu-Leu-Ala-Glu-Ala-Phe-Pro-Leu-Glu-Phe-OH

（1～19 で 30％，1～24 で 100％の活性を示す）

ACTH（ヒト）

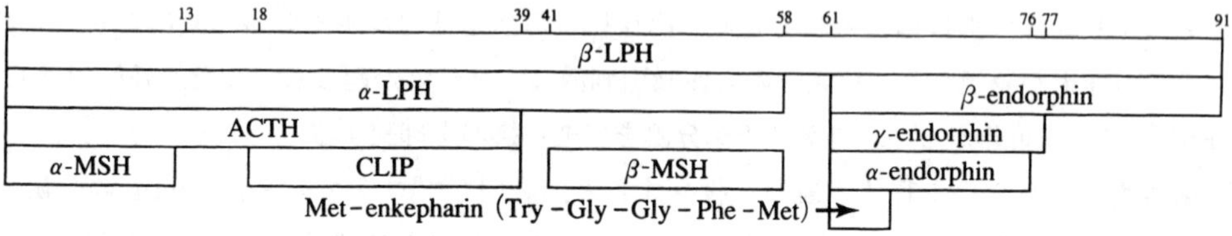

図 14.2
ACTH，β-LPH と関連ペプチド類

〔**生理作用**〕生理量で副腎皮質束状層細胞に，大量では網状層細胞にも作用し，コルチコイド生成・分泌を刺激する．DNA 合成およびコレステロール cholesterol →プレグネノロン pregnenolone への転換（コレステロール生合成の律速段階）を促進する．副腎の血流量と重量は増加，副腎中のコレステロール，アスコルビン酸 ascorbic acid は減少する．

〔**臨床作用**〕下垂体-副腎皮質系の機能診断やある種の炎症，関節リウマチの治療，コルチコイドの長期連用による副腎皮質機能低下の予防または回復に用いる．

〔**副作用**〕長期連用は副腎肥大をきたし，コルチコイド過剰分泌による副作用を生じる．

e. 性腺刺激ホルモン

性腺刺激ホルモン gonadotropic hormone（GTH）（ゴナドトロピン gonadotropin）には黄体化ホルモン luteinizing hormone（LH）と卵胞刺激ホルモン follicle stimulating hormone（FSH）があり，ともに下垂体前葉の同一細胞（ゴナドトロフ）でつくられたゴナドトロピンと総称される．LH は男性では間質細胞に存在するので間質細胞刺激ホルモン interstitial cell stimulating hormone（ICSH）ともいう．LH と FSH の分泌は GnRH に支配され，血中性ホルモン濃度により調節される．思春期から分泌が増加し，血中濃度は男性では LH/FSH 比は常にほぼ一定であるが，女性では GnRH，エストラジオール estradiol，プロゲステロン progesterone と関連した著明な周期がある．更年期（閉経後）婦人では分泌が亢進し，尿中にも多量出現する．

〔**生理作用**〕排卵，精子形成，性ホルモンの生合成に直接関与する．女性では FSH が原始卵胞を発育，graafian follicle に成熟させ，LH と協同して卵胞からのエストラジオールの産生・分泌を起こす．LH は排卵後の黄体化を促進，黄体からのプロゲステロン産生を増加させる．男性では FSH がアンドロゲン androgen 存在下に精細管上皮細胞を成熟させ（睾丸重量増加），精子形成を促進し，LH は間質 leydig 細胞に作用してテストステロンの産生を促す．

〔臨床応用〕 製剤として胎盤性性腺刺激ホルモンや血清性性腺ホルモンが無排卵(無月経，不妊)，機能性子宮不正出血(月経不順)，卵巣・黄体機能不全，男性の停留睾丸，造精機能不全による不妊症，切迫性・習慣性流産の治療，卵巣・睾丸機能の検査が適応である．

2）下垂体後葉ホルモン

下垂体後葉ホルモン posterior pituitary hormone にはオキシトシン oxytocin とバソプレシン vasopressin がある．ともにアミノ酸残基9個のペプチド（表14.4），1～6のS-S架橋が活性発現に不可欠，8位の塩基性アミノ酸が抗利尿作用，3位の Ile が子宮収縮作用に関連が強い．両者の作用に強弱の差はあるが類似がみられる（表14.5）.

a．オキシトシン

オキシトシンは子宮頸部への胎児の侵入刺激や乳首の吸引刺激により反射性に分泌される．その他，分泌は血漿浸透圧の上昇で促進，アルコールで抑制される．

〔生理作用〕 主な作用は子宮平滑筋収縮と乳汁分泌促進 milk ejection である．子宮平滑筋に直接作用で律動的収縮（大きさと頻度を増加）をきたす．感受性はエストロゲン存在下で増強，プロゲスチンにより抑制される．また，子宮の生理状態で異なり，非妊娠時はほとんど無作用，妊娠の進行に従って増大，妊娠末期および分娩直後が最も高い．子宮筋層の受容体数が妊娠中，次第に増加する．乳腺の乳管洞を取巻く筋上皮細胞を収縮，射乳を起こす．

〔臨床応用〕 ウシ，ブタから抽出した製剤が注射により主に微弱陣痛に対して陣痛促進の目的で使用される．

〔副作用〕 ショック，まれにチアノーゼ・虚脱をみる．

表14.4　オキシトシンと ADH およびその誘導体の構造式と作用の比較

化合物と構造式	抗利尿作用	昇圧作用	子宮収縮作用	射乳作用
oxytocin (S-S: 1–6) Cys¹–Tyr–Ile³–Gln–Asn–Cys⁶–Pro–Leu⁸–Gly⁹–NH_2	1	1	1	1
ADH（vasopressin, 8-Arg-vas., AVP） (S-S: 1–6) Cys¹–Tyr–Phe³–Gln–Asn–Cys⁶–Pro–Arg⁸–Gly⁹–NH_2	100	100	0.05	0.2
LVP（lypressin, 8-Lys-vas., ブタのADH） (S-S: 1–6) Cys¹–Tyr–Phe³–Gln–Asn–Cys⁶–Pro–Arg⁸–Gly⁹–NH_2	80	60	0.01	0.1
d-D-AVP（desmopressin, 1-deamino-8-D-Arg-vas.） (S–$(CH_2)_2$–C¹ … S–Cys⁶) O=C¹–Tyr–Phe³–Gln–Asn–Cys⁶–Pro–D-Arg⁸–Gly⁹–NH_2	1200	0.4	(0)	(0)

表 14.5 オキシトシンと ADH（Arg-vasopressin）の作用

作　用	オキシトシン	ADH
子宮平滑筋	著明に収縮	わずかに収縮
乳汁分泌	著明に促進	わずかに促進
冠状動脈	大量で拡張（一過性）	著明に収縮
血圧	大量で下降，少量で上昇	著明に上昇
腸管の運動・緊張	わずかに亢進	亢進
水利尿	大量で抑制	抑制

b. バソプレシン

バソプレシン（抗利尿ホルモン antidiuretic hormone, ADH）の標的器官の受容体は少なくとも 2 種類が知られ，V_1 は血管平滑筋・肝・腎のある種の細胞，血小板に，V_2 は尿細管（Henle's loop の太い上行脚）・集合管の細胞にあり，バソプレシンとの親和性は V_2 のほうが大きい．血漿浸透圧上昇および循環血流量減少(出血は最大要因)，情動ストレス，ニコチン，クロフィブラート，カルバマゼピン，インドメタシンなどはバソプレシン分泌を刺激し，アルコール，フェニトインは抑制する．クロルプロパミドは ADH の尿細管での作用を増強する．肝・腎などで速やかに分解される．

〔生理作用〕 主な作用は抗利尿作用，大量で血管収縮，昇圧作用を示す．尿細管および集合管で上皮細胞膜の水透過性を高め，水の再吸収を促進する．血管平滑筋（特に細動脈，毛細血管）を収縮，血圧上昇，腹部動脈収縮により門脈圧亢進を示す．

〔臨床応用〕 ウシ，ブタから抽出した製剤が注射により主に下垂体性（バソプレシン感受性）尿崩症の治療に使用されるが作用時間が短いため，急性期の治療に限られる．また，下垂体性と腎性尿崩症の鑑別診断に使用される．バソプレシン誘導体のデスモプレシン desmopressin, 1-deamino-〔D-Arg^8〕-vasopressin は V_2 受容体に特異的に作用し，昇圧作用が弱く，抗利尿作用の持続が長い．したがって，下垂体性尿崩症の長期治療薬として点鼻投与される．

〔副作用〕 これらの製剤の過剰投与により，水分貯留による水中毒，頭痛，悪心，腹痛，下痢，血圧上昇が起こる．

14.1.5 ■ 甲状腺ホルモンと抗甲状腺薬

甲状腺 thyroid gland は前頸部にあり左右葉とこれを結ぶ峡部からなる 20 ～ 30 g の器官で，一層の上皮細胞に囲まれたコロイドからなるろ胞が形態的および機能的単位である．ろ胞上皮細胞から甲状腺ホルモン，傍ろ胞（C）細胞からカルシトニン calcitonin（CT）が分泌される．

1）甲状腺ホルモン

一般に甲状腺ホルモン thyroid hormone といわれるのはチロキシン thyroxine（T_4）とトリヨードチロニン triiodothyronine（T_3）である．コロイドはチログロブリン thyroglobulin（Tg,

α_1-グロブリンα_1-globulin 分画の分子量669,000，アミノ酸残基5,650の糖タンパク）と結合した甲状腺ホルモンで満たされている．ろ胞内にはこれらの他にモノヨードチロニン monoiodothyronine（MIT）ジヨードチロニン diiodothyronine（DIT，いずれもヨウ素を含む *l*-アミノ酸）も存在するが，ホルモン活性はない．血中で $T_4 \rightarrow T_3$ への転換があり，ホルモン活性が T_3 のほうが3～4倍強いことから T_4 は T_3 の前駆体とも考えられる．

〔生理作用〕個体の発育・各器官の成長促進に不可欠で，代謝調節，精神機能の賦活作用をもち，生体機能の正常維持に関与する．

① 成長・発育作用：細胞の分化誘導，増殖促進，骨格形成・中枢神経系の発育に必要である骨の parathyroid hormone や CT に対する感受性を高め，神経軸索と樹状突起の網状構造，ミエリン形成を増大する．

② 代謝作用：ほとんど全身の組織で糖・脂質・タンパク代謝を亢進する．グルコース glucose の腸管吸収を高め，糖新生（肝 glycogen 分解），末梢での糖利用を増大する．

③ 熱産生作用：組織の酸素消費量を増大，基礎代謝を亢進，体温を維持する．心筋・骨格筋・肝・腎での感受性が大きいが，成人の脳・性器では反応がない．

④ 心臓作用：全身の代謝亢進による二次作用もあるが，直接作用で心筋のβ受容体の数を増加し，カテコールアミン catecholamine に対する感受性を亢進させる．

〔臨床応用〕甲状腺機能低下症（cretinism，粘液水腫，橋本病，単純性甲状腺腫など）に補充療法として用いる．合成の T_4（レボチロキシンナトリウム水和物 levothyroxine sodium hydrate）T_3（リオチロニンナトリウム liothyronine sodium）の他に，ブタ甲状腺からつくられる乾燥甲状腺末があり，これらは内服で用いられる．T_3 は T_4 より作用発現は速いが，作用時間は短い．

〔副作用〕主に過剰投与により心悸亢進，頻脈，発汗，体重減少が起こる．

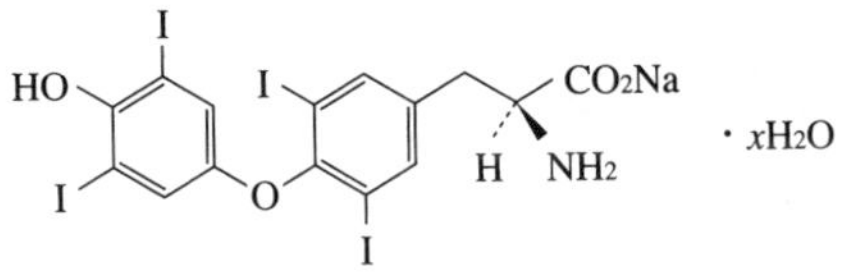

レボチロキシンナトリウム水和物

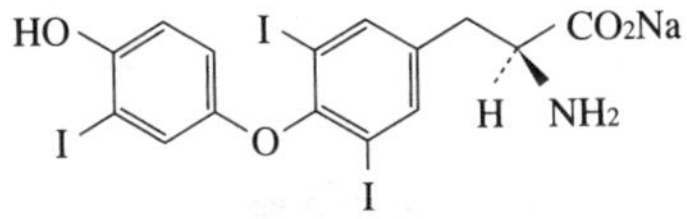

リオチロニンナトリウム

2）抗甲状腺薬

甲状腺ホルモン産生過剰による甲状腺機能亢進症 hyperthyrodism の大部分は Basedow 病である．Basedow 病は甲状腺腫，頻脈，体重減少，神経過敏，振戦，発汗，眼球突出などの症状を示す自己免疫疾患である．抗甲状腺薬 antithyroid drugs は甲状腺機能亢進症の診断，治療に使用され，①甲状腺ホルモン合成阻害薬(狭義の抗甲状腺薬)，②ヨウ素取り込み阻害薬，③作用機序不明の薬，④甲状腺組織を破壊する薬に分類される．

a. 甲状腺ホルモン合成阻害薬（表 14.6）

チオウレア系薬で経口投与で甲状腺組織に集中し，甲状腺のペルオキシダーゼを阻害し，ヨウ素の酸化，グロブリンのヨウ素化および縮合反応を阻害して T_3，T_4 の生合成を抑制する．プロピルチオウラシル propylthiouracil とチアマゾール thiamazole（メチマゾール methimazole）が最も汎用される．その他，チオウラシル thiouracil，メチルチオウラシル methylthiouracil，カルビマゾール carbimazole などがある．副作用として最も注意すべきものに顆粒球減少症があり，また発疹，肝障害，関節痛などのアレルギー反応が生じる．低血糖発作をきたす“インスリン自己免疫症候群”を起こすことがある．

表 14.6　抗甲状腺薬（狭義）

薬　物	化学構造	効力比	$t_{1/2}$	特　徴
① チオウラシル	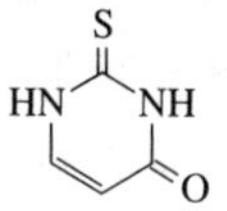	1		最初に開発されたが，不快臭，副作用（アレルギー・顆粒球減少）大のため現在は使用せず
② プロピルチオウラシル	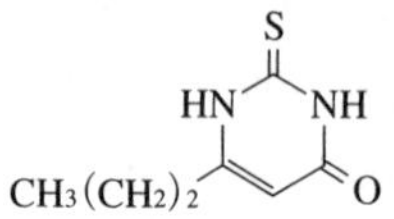	0.75	2 h	$T_4 \rightarrow T_3$ への脱ヨウ素化も阻害．効力・副作用ともに① より弱い．消化管吸収が早く，尿中へ速やかに排泄．胎盤を通過．乳汁にも出現．第一選択薬
③ メチルチオウラシル	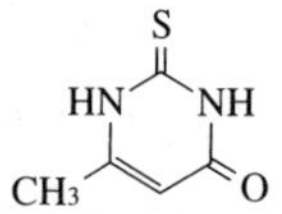	1		② に比べ，効力は同程度，副作用がやや強い
④ チアマゾール	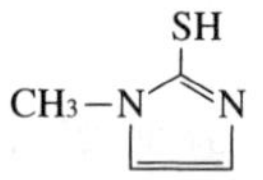	10	6～13 h	⑤ の代謝産物．効力は①の約 10 倍．$T_4 \rightarrow T_3$ への変換作用はない（むしろ拮抗作用を示す）．最も広く使用
⑤ カルビマゾール	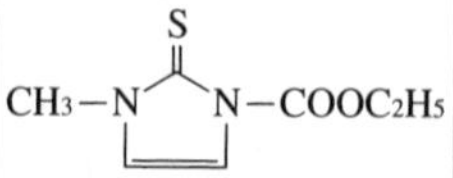	10	6～13 h	体内で④ になり，効果を発現

b. ヨウ素取り込み阻害薬

チオシアン酸塩（SCN^-）および過塩素酸塩（ClO_4^-）は甲状腺の I^- 取り込みを阻害して甲状腺ホルモンの合成を阻害する．顆粒球減少，再生不良貧血など致命的な副作用が強いので，臨床的にはヨウ素摂取能の診断のみに用いている．

c. 作用機序が明らかでない無機ヨウ素化合物

大量のヨウ素は T_4，T_3 の放出を阻止し，ペルオキシダーゼの活性を阻害するというが，詳しい機序は不明である．甲状腺腫を一時改善（腺腫縮小，血管増殖減少）するが，一過性で，次第に抑制効果が消失（escape 減少）ないし悪化する．

d. 放射性ヨウ素

^{131}I（$t_{1/2}$ = 8 日）の β 線を甲状腺機能亢進症の治療に用いる．治療後に甲状腺機能低下症を生

じることがあり，使用は高年者（30歳以上）に限られ，若年者，殊に妊婦には禁忌である.

14.1.6 ■ Ca代謝に関するホルモンと薬物

Caは骨，歯の主成分であるとともに，神経や筋の興奮性維持，血液凝固に重要な役割をもっている．血漿Ca^{2+}濃度は骨組織からの溶出と骨組織への沈着，消化管からの吸収，腎からの排泄に依存し，これらは上皮小体ホルモンparathyroid hormone（PTH）とカルシトニンcalcitonin（CT）活性ビタミンD_3（1α, 25-$(OH)_2$-D_3により調節され，正常でほぼ一定（4.2～5.1 mEq/L）に保たれている．この3者はリン酸の動態にも関与する．PTHとCTの分泌はともに血中Ca^{2+}濃度に支配されるが，分泌因子，作用は拮抗的である．成長ホルモン，グルココルチコイド，性腺ホルモンもCa代謝に関与する.

1）上皮小体（副甲状腺）ホルモン

副甲状腺（上皮小体）甲状腺の背側に4個（合計100 mg前後）存在する．ヒトの上皮小体ホルモンparathyroid hormone（PTH）はアミノ酸残基84個の単鎖ペプチドで，分泌は血中Ca^{2+}濃度低下で刺激，上昇で抑制，活性ビタミンDの不足，CTにより刺激される．副甲状腺の機能亢進では高Ca血症を呈し，口渇，多尿，関節痛，筋力低下，病的骨折，尿路結石などを，機能低下では低Ca，高リン酸血症，筋，骨，歯の脆弱を生じる.

〔生理作用〕 破骨細胞の活性化により，骨からのCa^{2+}遊離を促進し，腎尿細管におけるCa^{2+}再吸収を促進とリン酸排出を促進する．また，腎におけるビタミンD_3の活性化を促進し，間接的に小腸からのCa^{2+}の吸収を促進し，血中Ca^{2+}濃度は増加する.

〔臨床応用〕 副甲状腺機能低下症の特発性か否かの鑑別診断に合成$PTH_{1\sim34}$を用いる．機能低下症の治療にはビタミンD，Ca剤を用い，PTHはほとんど用いない.

〔副作用〕 PTHの過剰は副甲状腺機能亢進症の症状（嘔吐，下痢，筋緊張低下など），動物由来の製剤の連用で抗体産生によると思われる抵抗性を生じる.

2）カルシトニン

カルシトニンcalcitonin（CT）は甲状腺傍細胞（C細胞）で生成されるアミノ酸32個の単鎖のペプチドでS-S結合が1つあり，活性発現に必要である．分泌は血中Ca^{2+}濃度の上昇で刺激，低下で抑制，グルカゴン，プロラクチン，アドレナリン，ガストリン，コレシストキニンなどで刺激される.

〔生理作用〕 直接作用でCa^{2+}，リン酸の骨から血中への放出を抑え，骨への取り込み・沈着を促進，腎尿細管でのCa^{2+}，リン酸の再吸収を抑制する.

〔臨床応用〕 骨のPaget病（変形性骨炎）や悪性腫瘍（骨転移性）に伴う高Ca血症，副甲状腺機能亢進症，骨粗鬆症，特に腰背部などに痛みがある場合，第一選択薬となる.

〔副作用〕 悪心，手の浮腫，圧痛，蕁麻疹など.

S-S (1–7)

H-Cys-Ser-Asn-Leu-Ser-Thr-Cys-Val-Leu-Ser-Ala-Tyr-Trp-Arg-Asn-Leu

-Asn-Asn-Phe-His-Arg-Phe-Ser-Gly-Met-Gly-Phe-Gly-Pro-Glu-Thr-Pro-NH_2

カルシトニン

14.1.7 ■ 膵臓ホルモン

膵臓 pancreas には 2 つの異なる細胞群，消化酵素を外分泌する腺房細胞とその間に点在し内分泌を行う細胞群（ランゲルハンス島，ラ島）がある．ラ島には組織学的に異なる数種の細胞―A (α)，B (β)，D，F―があり，おのおのグルカゴン glucagon，インスリン insulin，ソマトスタチン somatostatin，膵臓ポリペプチド pancreatic polypeptide（PP）が分泌される．インスリン，グルカゴン，ソマトスタチンの間に図 14.3 に示すような相互関係がある．インスリンとグルカゴンは糖，タンパク，脂肪の中間代謝に多くの場合相反した作用（インスリンはタンパク質，脂肪の貯蔵を増加する同化作用，グルカゴンは異化作用）を示す．ソマトスタチンは視床下部の GIH と同じであるが，膵臓由来のものはインスリン，グルカゴンや PP の分泌に加えて，血液を介して胃酸分泌や胆嚢収縮も抑制する．

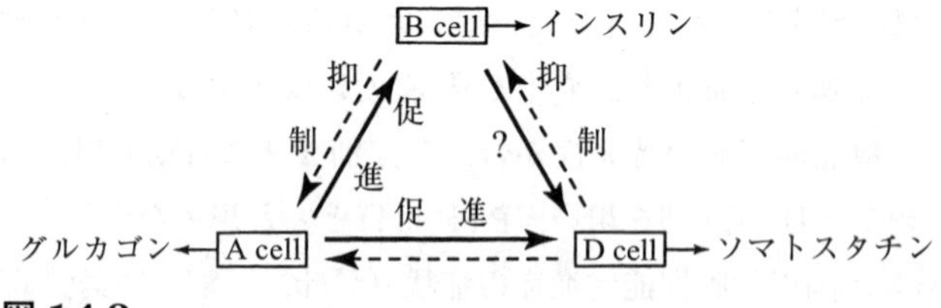

図 14.3
膵臓ホルモンの相互作用

1）インスリン

インスリン insulin は糖尿病 diabetes mellitus との関連で最もよく研究されている．アミノ酸残基 21 個の A 鎖と 30 個の B 鎖が 2 個の S-S 結合（A 鎖内にももう 1 個ある）で連結した構造である．A 鎖と B 鎖が離断すると生理活性を失う．ヒトインスリンに比べウシインスリンは 8，10，30 位，ブタでは 30 位のアミノ酸が異なるが，生理活性は等しい．分泌の最大因子で恒常的調節に関与するのは血糖値である．摂食などとグルコース負荷時には急速に上昇する（1 ～ 2 分後にピーク）が，すぐ低下する 1 相と，遅れて増加し，長く続く（約 1 時間後から 40 ～ 50 分）第 2 相の分泌様式がある．その他グルカゴン，アミノ酸（アルギニン arginine など），消化管ホルモン，α受容体遮断薬，β受容体刺激薬などにより促進，ソマトスタチン somatostatin，α受容体刺激薬，β受容体遮断薬などにより抑制される．

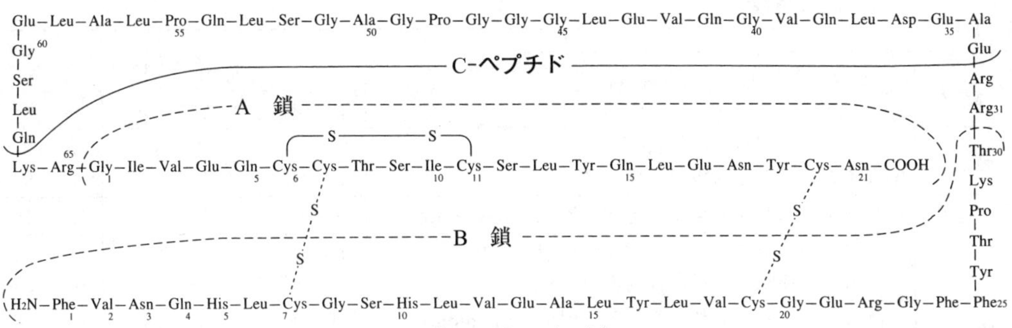

インスリン（ヒト）

〔**生理作用**〕主な標的器官は肝，筋，脂肪組織で，糖，アミノ酸，脂肪酸の利用と貯蔵に関する輸送系と酵素を活性化し，グリコーゲン，脂肪，タンパクの異化作用を抑制する．

① 糖質代謝：筋，脂肪組織でのグルコース取り込みと代謝を促進，肝での糖新生を抑制，グリコーゲン貯蔵を維持する．

② 脂質代謝：リパーゼ活性を抑制して脂質の分解と遊離脂肪酸生成を阻止，肝での脂肪酸とグリセロリン酸の合成を促進してトリグリセリド生成を増加させる．血中遊離脂肪酸は低下する．

③ タンパク質代謝：アミノ酸の細胞内取り込みとミトコンドリアにおける酸化的リン酸化，核における mRNA 形成，リボソームにおけるペプチド結合を促進して細胞内タンパク質合成を増加させ，筋ではタンパク質の崩壊を抑制する．

〔**製剤**〕一般に皮下投与(内服は無効)，インスリン注射液と中性インスリン注射液は静脈注射も可能であるが，作用持続時間がきわめて短い（血中半減期は約10分）．吸収を遅らせ，作用持続時間を長くした製剤が多数ある(表14.7)．通常，作用持続時間によって速攻，中間，持続の3群に分けられる．亜鉛とプロタミン(硫酸塩）protamine（sulfate）を加え，懸濁液にすると溶解度が低下，吸収が遅延し，持続時間が延長する．従来はブタ，ウシ由来の製剤を使用したが，現在はブタインスリンの30位のアミノ酸 Ala を化学的に Thr に転換したり，DNA 組換え法によりヒトインスリンが多く用いられるようになった．

〔**臨床応用**〕主に1型糖尿病（インスリン依存型糖尿病 insulin-dependent diabetes mellitus, IDDM)，他の薬物が功を奏しない2型糖尿病(インスリン非依存型糖尿病 non-insulin-dependent diabetes mellitus，NIDDM）に用いる．

〔**副作用**〕最も頻度が高く，注意を要するのは過量による低血糖に伴う自律神経または中枢障害（急激な血糖下降で高度の空腹感，発汗，熱感，脱力感，頻脈など，頭痛，眩暈，知覚異常，痙攣，ねむけ，集中力低下，意識混濁，昏睡など，死を招くこともある）である．

表 14.7　インスリン製剤

型分類	製　剤	作用（時間）		
		発現開始	最大効果	持　続
速　効	インスリン注射液（regular） 中性インスリン注射液（actrapid）	0.3 ～ 0.7 0.3 ～ 0.5	2 ～ 4 2 ～ 6	5 ～ 8 8 ～ 9
準速効	無晶性インスリン亜鉛水性懸濁注射液（semilente）	0.5 ～ 1	2 ～ 8	12 ～ 16
中　間	イソフェンインスリン水性懸濁注射液（NPH） インスリン亜鉛水性懸濁注射液（lente）*	1 ～ 1.5 1 ～ 1.5	6 ～ 12 6 ～ 12	18 ～ 24 18 ～ 24
持　続	結晶性インスリン亜鉛水性懸濁注射液（ultralente） プロタミンインスリン亜鉛水性懸濁注射液（PZI）	4 ～ 6 4 ～ 6	16 ～ 18 14 ～ 20	20 ～ 36 24 ～ 36
二相性	二相性インスリン水性懸濁液（repitard）	1.5	3 ～ 6，8 ～ 12	18 ～ 22

* 無晶性インスリン亜鉛水性懸濁液 30％と結晶性インスリン亜鉛水性懸濁液 70％の混合剤

2）グルカゴン

グルカゴン glucagon はA細胞内で生成され，分泌は血糖低下で刺激され，上昇で抑制される．

H-His(1)-Ser-Gln-Gly-Thr(5)-Phe-Thr-Ser-Asp-Tyr(10)-Ser-Lys-Tyr-Leu-Asp(15)
-Ser-Arg-Arg-Ala-Gln(20)-Asp-Phe-Val-Gln-Trp(25)-Leu-Met-Asn-Thr(29)-OH

グルカゴン

〔生理作用〕 糖とケトン体の代謝調節にかかわっている．糖摂取により，コレシストキニン cholecystokinin を介して一過性にグルカゴンの血中濃度が上昇し，上昇したグルカゴンがインスリン分泌を刺激する．おおむねインスリンと逆の作用を示す．肝の解糖系酵素を活性化し，グリコーゲン分解と糖新生を促す(空腹時のエネルギー源動員の意義がある)．脂肪組織のリパーゼを活性化して脂肪の異化を促進，遊離脂肪酸生成を増加させる．このため，ケトン体産生が増加し特に IDDM ではインスリン欠損とグルカゴンの過剰でアシドーシスを起こしやすい．

〔臨床応用〕 ウシやブタ由来の製剤をインスリン過剰投与による低血糖症状（昏睡）に対する緊急処置，急性心不全や心筋梗塞のショックなどに用いる．

〔副作用〕 悪心，嘔吐．

14.1.8 ■ ステロイドホルモン

ステロイドホルモン steroid hormone には副腎皮質から分泌されるアルドステロン aldosterone，ヒドロコルチゾン hydrocortisone，副腎性アンドロゲン androgen および性腺から分泌されるテストステロン testosterone，プロゲステロン progesterone，エストラジオール estradiol がある．ステロイド(cyclopentanoperhydrophenanthrene) 骨格をもち，化学構造が類似，作用機序にも多くの共通性があるが，各ステロイドの生理作用と化学構造の特徴の間に明らかな関連がある（表14.8）．合成ステロイドの開発はこの原則に従っている．

表14.8　ステロイドホルモンの作用

ステロイドホルモン	主な生理・薬理作用
鉱質コルチコイド： アルドステロン デスオキシコルチコステロン	電解質代謝作用：尿細管の Na^+ 再吸収，K^+ 排泄を促進 ［高血圧，浮腫，筋麻痺］ 細胞膜・毛細血管の透過性亢進［炎症を促進］
糖質コルチコイド： ヒドロコルチゾン コルチゾン コルチコステロン	糖質代謝作用：末梢での糖利用抑制．肝グリコーゲン合成を促進 ［耐糖能低下，高血糖］ タンパク代謝作用：タンパク分解促進→アミノ酸遊離→糖新生［高血糖］ 脂質代謝作用：分解と合成作用－四肢は動員，軀幹は蓄積 遊離脂肪酸，コレステロール増加［脂質異常症］ 許容作用：カテコールアミンの作用発現に必要（生理量） その他の作用：下垂体副腎系抑制．中枢神経系興奮 胃液（胃酸）分泌促進，尿中カルシウム排泄促進［骨粗鬆症］ ＊薬理作用：抗炎症，抗アレルギー，免疫抑制作用
デヒドロエピアンドロステロン	アンドロゲンとエストロゲンに変換
卵胞ホルモン：エストラジオール	子宮成長・子宮内膜の増殖期への変化，乳腺の発育
黄体ホルモン：プロゲステロン	子宮内膜の分泌期への変化
アンドロゲン：テストステロン	前立腺・精嚢の発育，肥大，二次性徴の発現

1）作用機序と受容体

ほとんど全身の組織細胞に存在するヒドロコルチゾン hydrocortisone 受容体の構造は極めて類似し，プレドニゾロン prednisolone，デキサメタゾン dexamethasone などの合成ステロイドにも高い親和性をもつが，性腺ステロイドとは結合せず，ヒドロコルチゾンは性腺ステロイドの受容体とは結合できない，ヒドロコルチゾンは肝では糖新生やグリコーゲン沈着促進，筋ではタンパク異化促進，下垂体ではコルチコトロピン corticotropin（ACTH）の合成・分泌抑制，リンパ球では抗体産生低下などのように各組織で異なった作用を示す．このようなステロイドの作用特異性は先に述べたホルモン–受容体複合体が核内で結合するクロマチンの acceptor 部位が異なるためである．しかし，受容体の構造類似は若干の交叉反応を示し，治療目的の標的細胞以外への作用が副作用となる可能性がある．また，塩類代謝作用は合成ステロイドのうち，プレドニゾロンには残存するが，デキサメタゾンなどにはない．このことはヒドロコルチゾンやプレドニゾロンの化学構造がアルドステロンとの類似性が大きいのに対し，後者は受容体との結合部位をもたないためと考えられる．

2）副腎皮質ホルモン

副腎は腎の上部に位置し，皮質からはステロイドホルモンが，髄質からはカテコールアミン（アドレナリン adrenaline）が合成分泌されている．皮質は外側から顆粒層，束状層および網状層の三層に分けられる．顆粒層では鉱質コルチコイド mineralcorticoids のアルドステロン aldosterone，デスオキシコルチコステロン desoxycorticosterone が，束状層では糖質コルチコイド glucocorticoids のヒドロコルチゾン hydrocortisone（コルチゾール cortisol），コルチゾン cortisone とコルチコステロン corticosterone が，網状層では副腎性男性ホルモン androgen が合成分泌される．

a. 糖質コルチコイド

天然の糖質コルチコイド glucocorticoid の他に，糖質コルチコイド作用（抗炎症，抗リウマチ作用）を強くし，電解質作用（Na 貯留作用）を減少させた合成糖質コルチコイドが多数ある．

鉱質コルチコイド

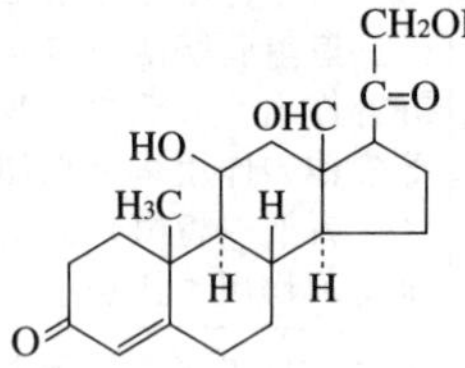

アルドステロン

糖質コルチコイド

短時間作用型（天然）

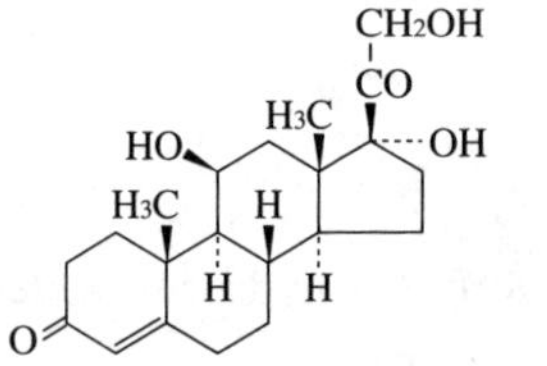

ヒドロコルチゾン（コルチゾール）

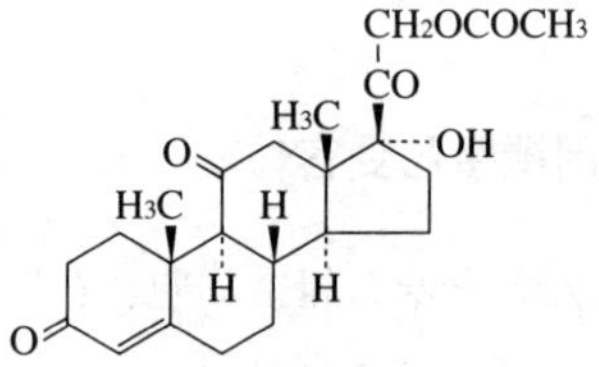

コルチゾン酢酸エステル

中間作用型（合成）

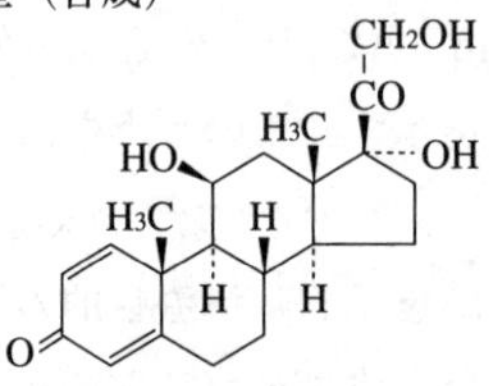

プレドニゾロン

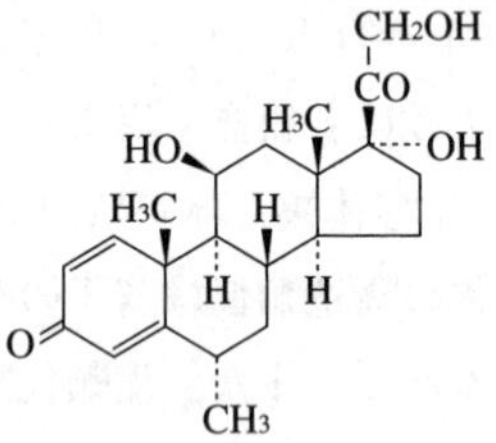

メチルプレドニゾロン

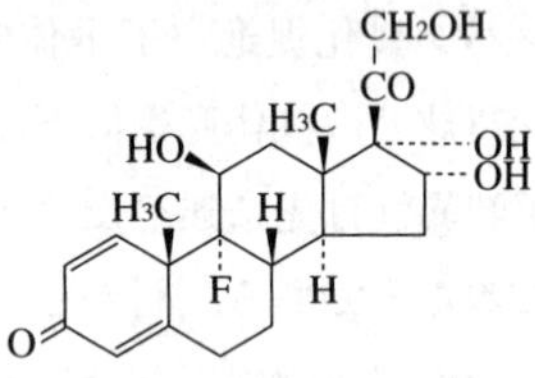

トリアムシノロン

長時間作用型（合成）

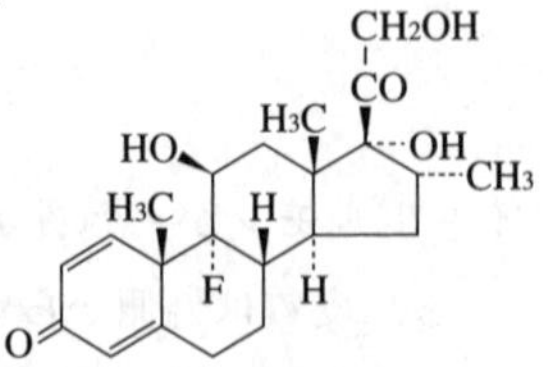

デキサメタゾン

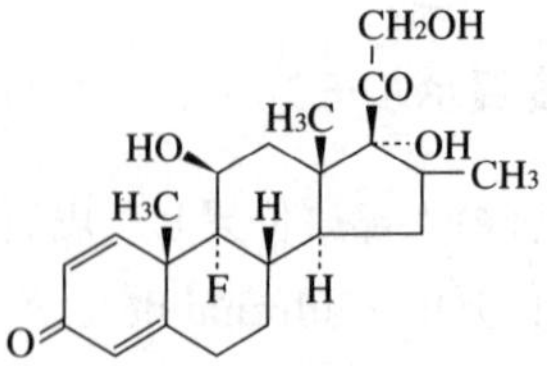

ベタメタゾン

・天然糖質コルチコイド

天然のヒドロコルチゾン hydrocortisone は短時間作用型に属し，アルドステロン aldosterone（AS）の1/400の電解質作用があり，代謝は速い（半減期60分）．コルチコステロン corticosterone は AS の前駆体で糖質コルチコイド作用はヒドロコルチゾンよりやや弱い．

・合成糖質コルチコイド

プレドニゾロン prednisolone，メチルプレドニゾロン methylprednisolone，トリアムシノロン triamcinolone は中間作用型に属し，天然のヒドロコルチゾンよりも電解質作用を弱くし（Na 貯留作用が弱いため，浮腫，高血圧などの副作用が少ない），糖質コルチコイド作用を強くし，さらに代謝を遅くしたものである．

ベタメタゾン betamethasone，デキサメタゾン dexamethasone は長時間作用型に属し，中間作用型のものよりさらに電解質作用を弱くし，糖質コルチコイド作用を強くした製剤である．両薬剤は抗炎症作用が最も強く速効性であるが，副腎機能低下作用が強いので長期使用には適さない．

〔生理作用および薬理作用〕

① 代謝に対する作用：糖質代謝においては，肝および他の標的臓器での糖新生を促進し，糖の細胞内への取込みを抑制して臓器における糖利用を抑制する．また，肝および筋においてグリコーゲン貯留を促進する．タンパク質代謝においては筋，皮膚，粘膜でタンパク質の異化を促進し同化を抑制する．脂質代謝においては，脂肪細胞に作用し脂肪分解を促進する．また，水，電解質代謝においては腎遠位尿細管において Na^+-K^+ の交換系を刺激し Na^+ の再吸収を促進し，H^+，K^+ 排泄を促進し水貯留作用を示す．この作用は後述のアルドステロンの作用で糖質コルチコイドではこの作用は弱い．

② 抗炎症作用：炎症の初期（毛細血管の拡張・透過性亢進，浮腫），中期（白血球の粘膜，遊走と血小板，赤血球の粘着，血栓形成）および後期（細胞浸潤，肉芽形成，血管新生）の全過程を強く抑制する．抗炎症作用機構序としてアラキドン酸とその代謝物，血小板活性化因子，リンホカイン lymphokine の産生または作用の抑制，リソソーム lysosome 膜の安定化などがある．アラキドン酸カスケードの初発反応に関する酵素，ホスホリパーゼ A_2 phospholipase A_2 活性を阻害するタンパク質，リポコルチン lipocortin を生成，その結果，炎症反応を促進するアラキドン酸代謝物のプロスタグランジン prostaglandin やロイコトリエン leukotriene の生成，放出が阻止される．

③ 免疫抑制・抗アレルギー作用：リポコルチン生成により1型アレルギーの発現を防止し，免疫反応に関しては細胞性（Tリンパ球産生），体液性（抗体産生）ともに抑制する．

〔臨床応用〕 急性副腎不全，Addison 病による副腎不全の他に結合組織疾患（関節リウマチ，全身性エリテマトーデス），アレルギー疾患（アトピー性皮膚炎，気管支喘息），ネフローゼ，急性白血病，臓器移植後の拒絶反応抑制など非常に多くの疾患の治療に用いられる．

全身投与は内服，注射でなされる．内服には錠剤，散剤，シロップ剤がある．皮膚，粘膜の局所作用を目的にした外用剤のうち，皮膚疾患には軟膏，クリーム剤，ローション剤，アレルギー性鼻炎には点鼻剤，アレルギー性結膜炎には点眼剤，気管支喘息には吸入剤がある．

〔副作用〕 糖質コルチコイド製剤は多くの疾患に著効を示すが，その反面，副作用も多彩である．

軽症の副作用として顔面の円形化(満月様顔貌 moon face)，浮腫．高血圧，不眠，興奮などがあり，一方，重症副作用として感染症の誘発，憎悪(日和見感染や結核の再発)．消化管出血や消化性潰瘍の誘発・憎悪，糖尿病の誘発・憎悪，骨粗鬆症，高脂血症・動脈硬化症，副腎皮質不全，精神異常などがある．長期連用後，急に投与を中止すると発熱・脱力感・関節痛・ショック症状などの離脱症状が現れる．

b. 鉱質コルチコイド

鉱質コルチコイド mineralcorticoid は体液量および電解質バランスの恒常性維持をする上に需要なホルモンである．代表的なものとしてアルドステロン aldosterone およびデスオキシコルチコステロン desoxycorticosterone がある．

〔生理作用〕 アルドステロンは腎の遠位尿細管において Na^+–K^+交換系を刺激し，Na^+の再吸収を促進し，K^+，H^+の排泄を促進する．また血管透過性を亢進し炎症反応を強める．

3) 抗副腎皮質ホルモン薬

a. 抗副腎皮質ホルモン合成阻害薬

メチラポン

メチラポン metyrapone は 11β位水酸化反応を阻害し，コルチゾール産生を抑制する．Cushing 症候群の鑑別診断に用いられる．

ミトタン

ミトタン mitotane は 11β位水酸化反応を阻害する．作用持続時間は比較的長い．原発性副腎皮質癌，手術不適応の Cushing 症候群に用いられる．副作用として食欲不振，悪心・嘔吐の消化器症状，皮膚発疹，関節痛などがある．

アミノグルテチミド

アミノグルテチミド aminoglutethimide はコレステロール側鎖反応を抑制するので糖質コルチコイド，鉱質コルチコイドの合成がともに抑制される．副腎皮質癌，下垂体性 Cushing 症候群などに用いられる．副作用には眠気，意識混濁，運動失調，皮膚発疹などがある．

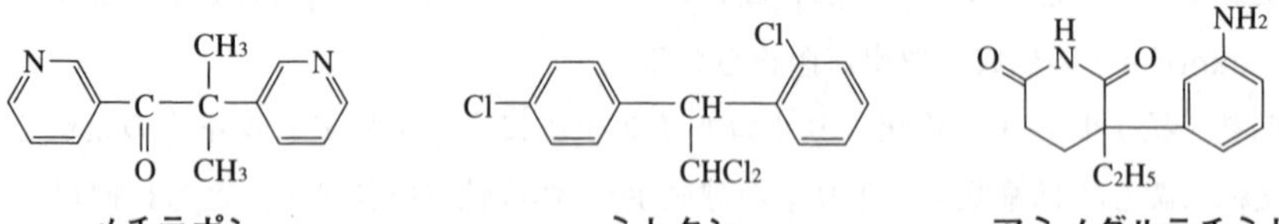

メチラポン　　ミトタン　　アミノグルテチミド

b. アルドステロン拮抗薬

アルドステロンに拮抗して腎の遠位尿細管からの Na^+の再吸収を阻害するものとしてスピロノラクトン spironolactone があるが，原発性アルドステロン症の他に，カリウム保持性利尿薬として使用される．

4）性ホルモン

性ホルモンは精巣で合成される男性ホルモンと卵巣で合成される女性ホルモンがあり，女性ホルモンには卵胞ホルモンと黄体ホルモンとがある．いずれも二次性徴の発現と維持，生殖機能など特有の生理作用のほか，タンパク質，脂質，塩類の代謝作用をもち，性腺刺激ホルモン放出ホルモン（GnRH），性腺刺激ホルモン（ゴナドトロピン）との間にfeedback機構がある．いずれも消化管からよく吸収されるが，肝で速やかに不活性化される．

a. 男性ホルモン

主要な男性ホルモン（アンドロゲン androgen）はテストステロン testosterone（TS）で，間質細胞刺激ホルモン（ICSH）の影響下に精巣の間質細胞 interstitial cell（Leydig細胞）から分泌される．卵巣，副腎皮質で産生されるアンドロステンジオン androstenedione などは一部がテストステロンに変換されて弱い男性ホルモン作用を示す．

〔生体内動態〕 テストステロンの分泌は胎生期（妊娠8週頃），新生児期，思春期から成人期に増加し，思春期以降はICSH（LH）および卵胞刺激ホルモン follicle stimulating hormone（FSH）の律動的分泌に伴った日内変動があるが，1日の分泌量は一定である．血中では98%が性ホルモン結合グロブリン（58%）およびアルブミン（40%）と結合し，遊離型は約2%である．

〔生理作用〕

① 男性化作用：胎生期には外性器とWolff管を男性型にし，思春期から精巣，副性器の発育・成熟，二次性徴の発現を促進，成人では男性としての形態，機能（精巣の増殖・分化・精子形成，性欲亢進など）を維持する．

② タンパク同化作用：骨タンパク質・体タンパク質の合成および長管骨の発育を促進するが，大量では骨端の軟骨閉鎖を速める．タンパク質の増加は骨格筋，腎の肥大，体重増加，窒素，Na^+，K^+，Ca^{2+}，HPO_4^-，水の体内貯留を起こす．

③ その他：皮脂腺増加（ニキビに関連）・皮下脂肪を低下（脂肪異化作用），男性の攻撃性や性行動に関与する．feedbackによるGTH分泌抑制，抗エストロゲン作用もある．

〔臨床作用〕 天然のテストステロンは肝で分解されるので経口的には用いられない．合成テストステロン製剤のメチルテストステロン methyltestosterone やフルオキシメステロン fluoxymesterone は肝で分解されにくく経口投与できる．テストステロンプロピオン酸エステル testosterone propionate は筋注で用い，吸収が遅く作用持続時間が長い．テストステロン製剤は男子性腺機能不全や造精機能障害による男子不妊症，乳腺腫瘍（特に転移のある乳癌）に用いる．

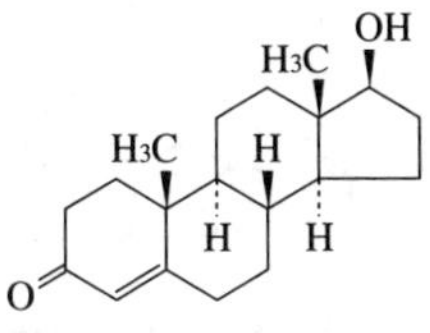

テストステロン

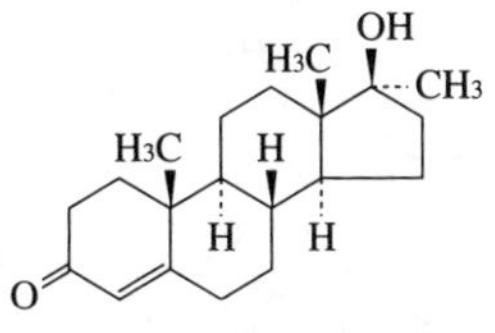

メチルテストステロン

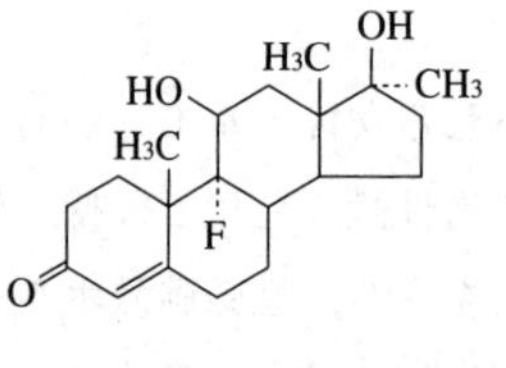

フルオキシメステロン

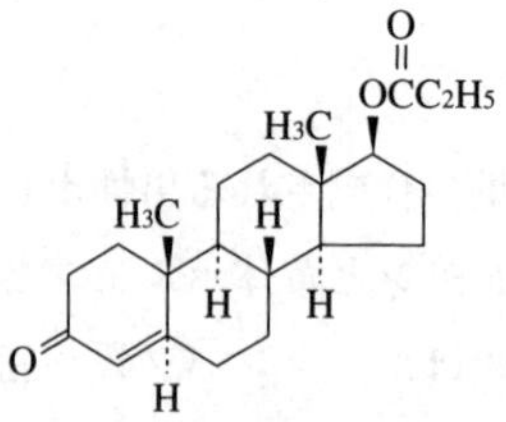

テストステロンプロピオン酸エステル

〔**副作用**〕女性では乳腺発育・乳汁分泌・子宮運動を抑制，男性化，さらに人格の変化をきたす．特にメチルテストステロンは肝障害を起こしやすい．前立腺癌や肝機能障害患者には禁忌である．また，胎盤を通過し，胎児の性分化を乱すので妊婦には禁忌である．

b. タンパク同化ステロイド

タンパク同化ステロイド anabolic steroid はテストステロンの男性化作用を分離し，タンパク同化作用のみを期待して多くの化合物が合成されているが，現在完全には分離されていない．主な製剤にはメテノロン（酢酸エステル）metenolone（acetate），メテノロン（エナント酸エステル）metenolone（enanthate），オキシメトロン oxymetholone，メタンドロステノロン methandrostenolone，スタノゾロール stanozolol，メタンドリオール methandriol，カルステロン calusterone，ダナゾール danazol などがある．

〔**臨床作用**〕手術後，火傷・外傷による体タンパク質の消耗，骨粗鬆症などに用いられる．

〔**副作用**〕女性の男性化，無月経，肝機能障害，前立腺癌の悪化などがある．

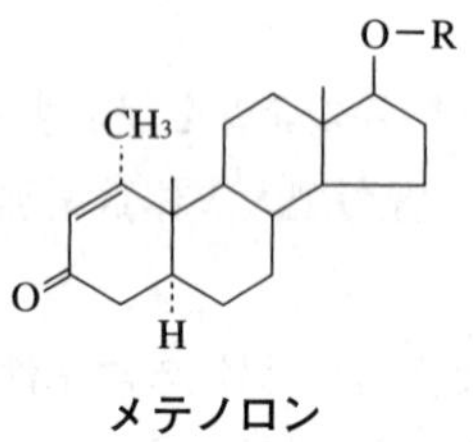

メテノロン

−R	
$-COCH_3$	**メテノロン酢酸エステル**（約 50）
$-CO(CH_2)_5CH_3$	**メテノロンエナント酸エステル**（約 50）

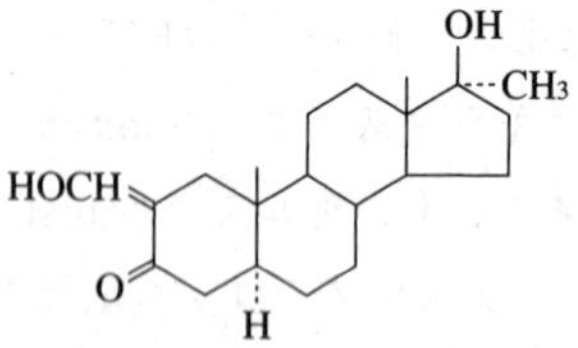

オキシメトロン（約 10）

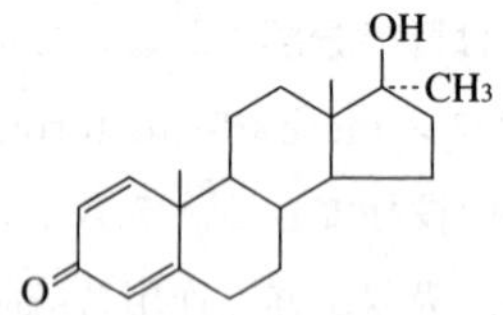

メタンドロステノロン（3〜4）

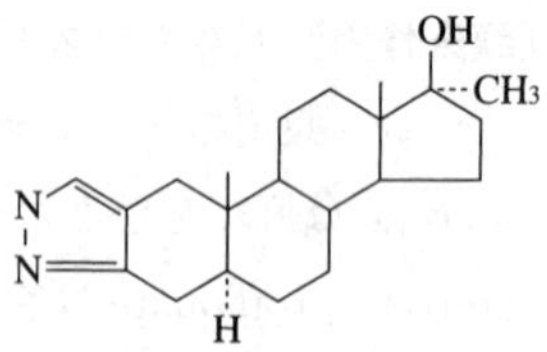

スタノゾロール（3〜6）

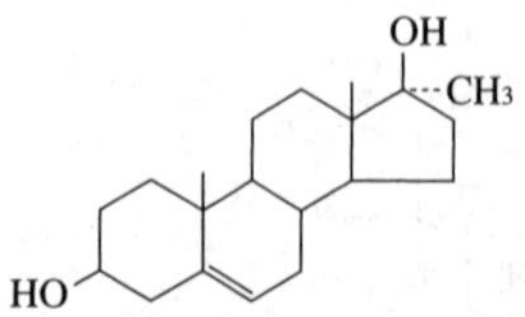

メタンドリオール（2）

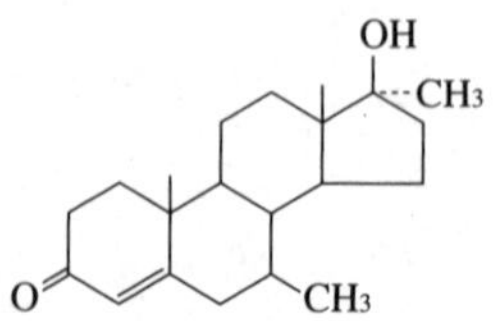

カルステロン

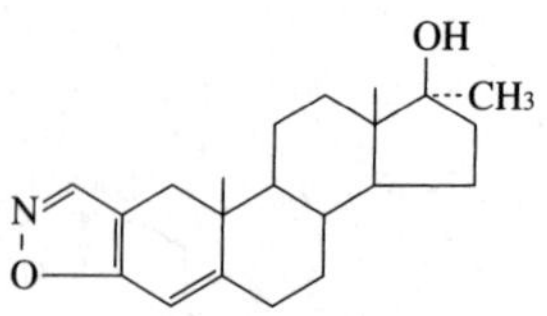

ダナゾール

c. 抗男性ホルモン薬

抗男性ホルモン薬 antiandrogen は男性ホルモンの合成または作用を阻害する薬である．男性ホルモンの合成を阻害するものとして性腺刺激ホルモン放出ホルモン（ゴナドトロピン放出ホルモン GnRH）合成刺激薬のリュープロレリン leuprorelin，ゴセレリン goserelin があり，また男性ホルモンの作用を阻害するアンドロゲン受容体遮断薬としてクロルマジノン酢酸エステル chlormadinone acetate，オキセンドロン oxendolone やフルタミド flutamide などがある．

〔臨床応用〕 抗男性ホルモン薬は前立腺癌や男性脱毛症やにきびの治療に用いられる．

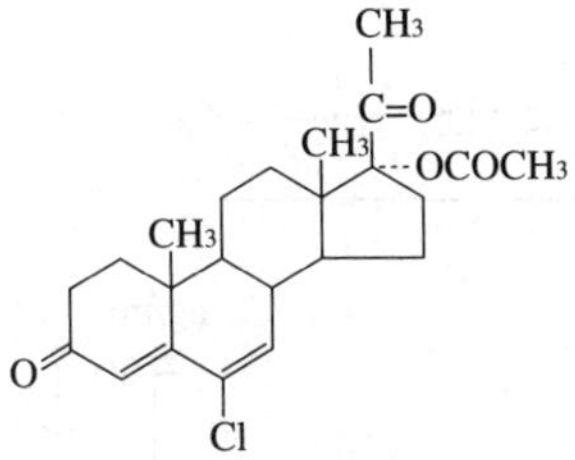

クロルマジノン酢酸エステル

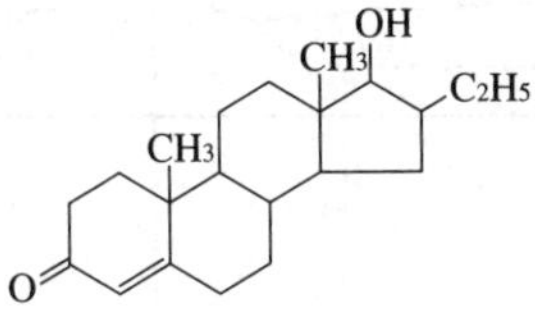

オキセンドロン

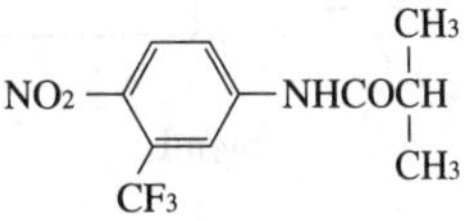

フルタミド

d. 女性ホルモンと性周期および妊娠

卵胞ホルモン（エストロゲン estrogen）と黄体ホルモン（プロゲスチン progestin）の主要ホルモン，プロゲステロン progesterone（PS）は，性腺刺激ホルモン放出ホルモン（GnRH），黄体形成ホルモン（LH），卵胞刺激ホルモン（FSH）とともに互いに協同的にまたは拮抗的に作用し，これらの分泌調節が排卵，性周期を調節している．LH，FSH と GnRH 分泌の周期的変化が卵巣における卵胞の成熟（成熟卵胞を graafian follicle という），排卵，黄体形成を促し，性ホルモンの分泌を変化させ，その結果，子宮内膜などに周期的変化が生じる（図 14.4）．通常 1 個の卵胞の初期の成熟を FSH が促し，LH の協力下に完成させ，卵胞の顆粒膜細胞と莢膜からエストラジオール estradiol，E_2）分泌を刺激，E_2 が子宮内膜を増殖する．E_2 増加は GnRH，さらに FSH の分泌を抑制する．血中 E_2 が一定レベルに達すると神経系などへの作用を介して FSH と，特に LH の急激な分泌を招き，排卵を起こす．LH は排卵の後に黄体を形成，黄体からの PS（E_2 も）分泌を促進する．PS は受精卵の着床に備え，子宮内膜の分泌腺を発育させる．受精卵が着床する（約 7 日）と栄養芽層から human chorionic gonadotropin（hCG）が分泌される．妊娠 2 〜 3 か月より胎盤から分泌され，エストロゲン（エストリオール estriol，E_3 が多い）が，FSH 分泌を抑制，黄体を維持して妊娠を継続させる（図 14.5）．妊娠非成立の場合は黄体が退化，性腺ホルモン分泌が低下，子宮内膜が脱落し月経となる．血中 E_2 濃度の低下が FSH 分泌を刺激して次の周期に移行する．

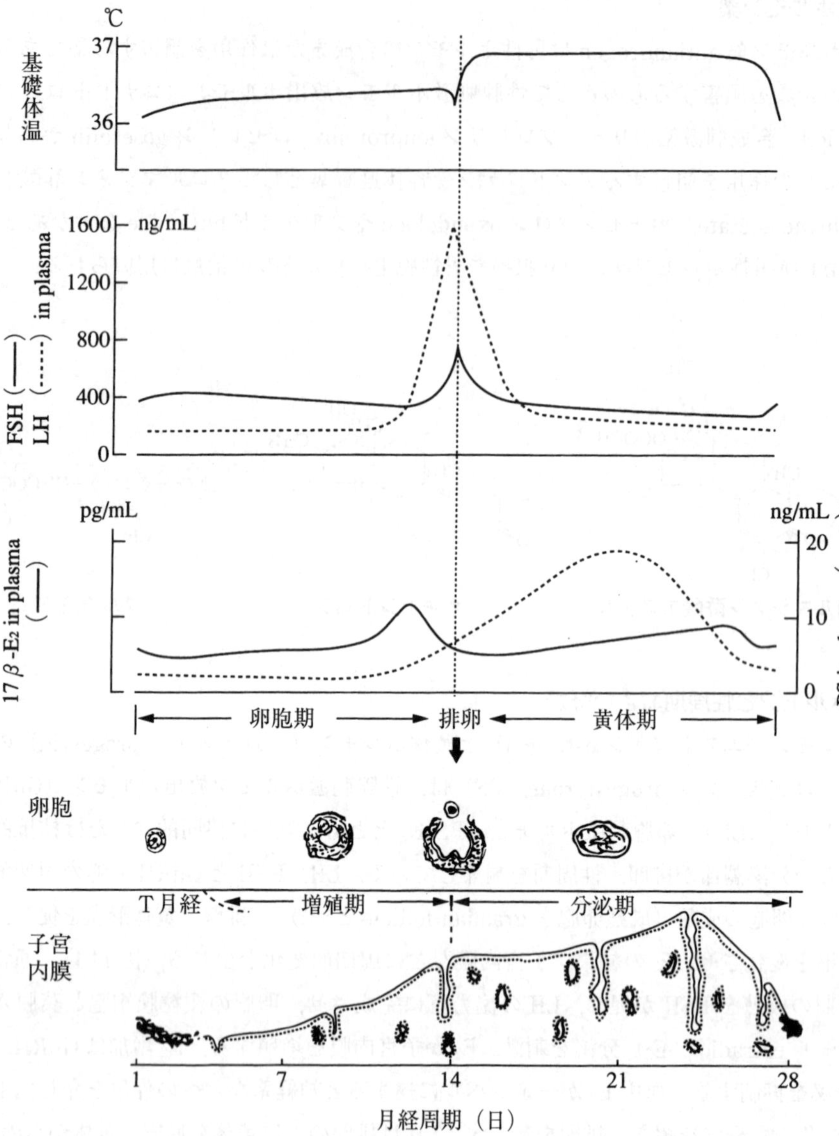

図 14.4 性周期と各ホルモンの血中レベルの変動

e. 卵胞ホルモン

卵胞ホルモン（エストロゲン estrogen）のうち，卵巣からエストラジオール estradiol（E_2）とエストロン estrone（E_1）が，胎盤からエストリオール estriol（E_3）が分泌され，E_2 が最もホルモン作用が強い．

〔生体内動態〕 卵胞ホルモンは血中では性ホルモン結合グロブリンおよびアルブミンと結合して運搬される．E_1 と E_2 は肝で代謝されて E_3 となり，そのグルクロン酸および硫酸抱合体が尿中へ排泄される．

〔生理・薬理作用〕 卵胞ホルモンは標的臓器の核内エストロゲン受容体に結合してタンパク質合成を介して作用する．卵胞ホルモンは性ホルモン作用として子宮，卵管，膣などの女性性器の

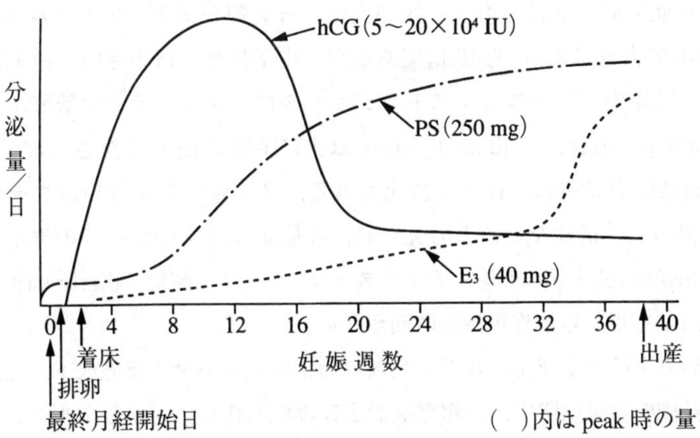

図 14.5
妊娠中の女性ホルモン分泌量の変動

天然卵胞ホルモン

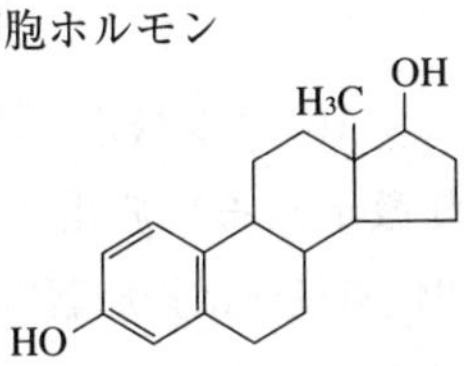

エストラジオール

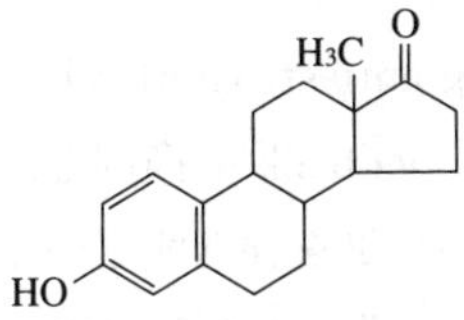

エストロン

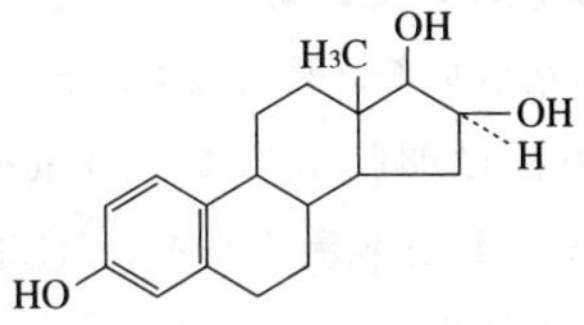

エストリオール

合成卵胞ホルモン

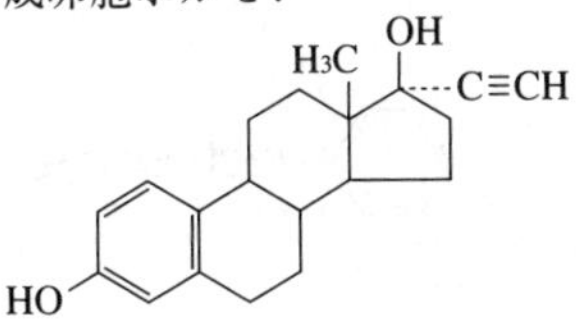

エチニルエストラジオール

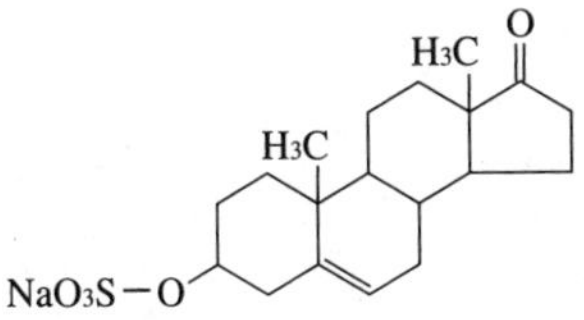

メストラノール

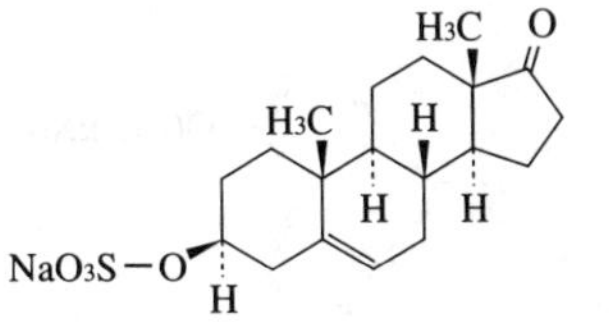

プラステロン

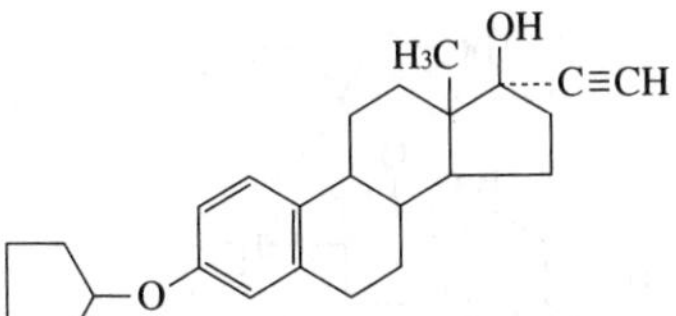

キネストロール

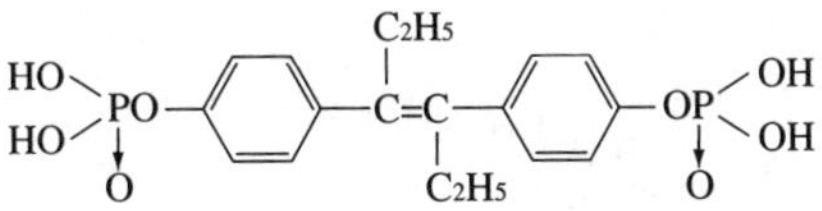

ホスフェストロール（ジエチルスチルベストロールリン酸塩）

発育や二次性徴の発現を促進する．また，性ホルモン以外の作用として骨吸収を抑制して血中へ骨の成分が溶出されるのを抑制する．さらに，血中コレステロールの増加を抑制する．それゆえ，女性は閉経後骨粗鬆症や高脂血症になるリスクが高い．

〔合成卵胞ホルモン〕 天然の卵胞ホルモン剤は油溶液，水性懸濁液，ペレットとして筋肉内・皮下埋込み，膣坐剤などに適用するが，作用持続が短い．E_2 より持続時間の長いエステル化体が経口投与可能で強い活性をもつ合成卵胞ホルモン剤がある．エチニルエストラジオール ethinylestradiol の力価は E_2 の約 10 倍であるが，皮下投与では小さい（約 1/3）．メストラノール mestranol は体内でエチニルエストラジオールに，プラステロン硫酸エステルナトリウム水和物 sodium prasterone sulfate hydrate は主に胎盤で E_2 に変換される．キネストロール quinestrol は脂肪組織に蓄積，徐々に放出される．スチルベン化合物はステロイドではないが，体内で類似の立体構造をとると考えられ，卵胞ホルモンのすべての作用を示す．ホスフェストロール fosfestrol〔ジエチルスチルベストロール（リン酸塩）diethylstilbestrol（diphosphate）〕は経口でも用いられ作用持続時間が長い．

〔臨床応用〕 天然および合成卵胞ホルモン製剤は卵巣の発育不全や機能低下，乳房発育不全の他，前立腺癌，閉経後の更年期障害，骨粗鬆症および動脈硬化症に対するホルモン補充療法などに用いられる．

〔副作用〕 乳癌や子宮内膜癌の発生率の増加，食欲不振や悪心・嘔吐，頭痛，浮腫などがある．

f. 抗卵胞ホルモン薬

抗卵胞ホルモン薬（抗エストロゲン薬 antiestrogen）のクロミフェン（クエン酸塩）clomifen（citrate）は卵胞ホルモンの negative feedback を抑制し，性腺刺激ホルモン放出ホルモン（GnRH），性腺刺激ホルモン（GTH）の分泌を促進するので無排卵性不妊症に排卵誘発の目的に用いられる．また，他の抗エストロゲン薬のタモキシフェン tamoxifen，エピチオスタノール epitiostanol やメピチオスタン mepitiostane は乳癌の内分泌療法に用いられる．

副作用に更年期様症状（頭痛，顔面紅潮），卵巣肥大，肝障害などがある．

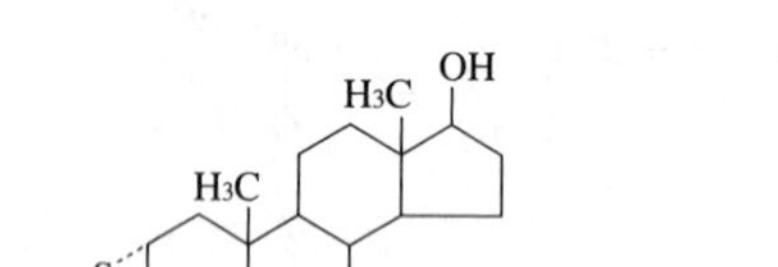

クロミフェン

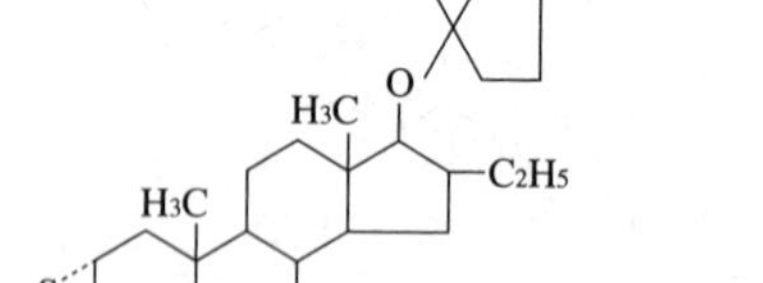

タモキシフェン

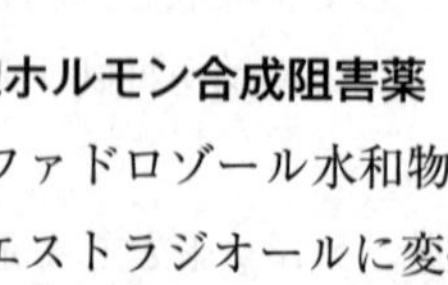

エピチオスタノール

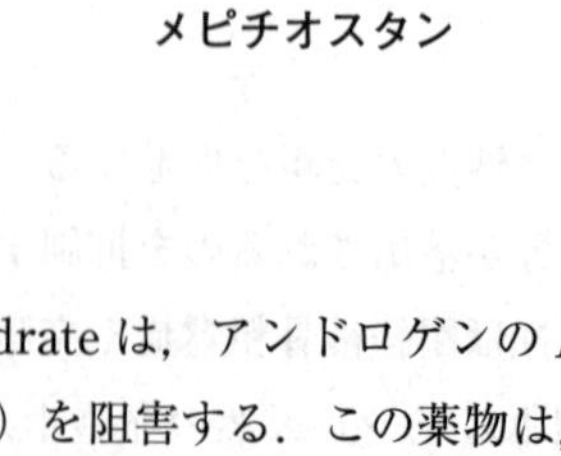

メピチオスタン

g. 卵胞ホルモン合成阻害薬（アロマターゼ阻害薬）

塩酸ファドロゾール水和物 fadrozole hydrochloride hydrate は，アンドロゲンの A 環を芳香化してエストラジオールに変換するアロマターゼ（CYP19）を阻害する．この薬物は，卵胞ホルモンの生合成を阻害することにより，閉経後の乳癌の治療に用いられる．

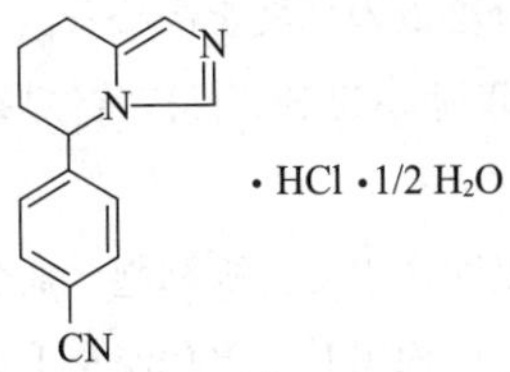

塩酸ファドロゾール水和物

h. 黄体ホルモン

黄体ホルモン（プロゲスチン progestin，ゲスタゲン gestagen）は骨格炭素21のステロイドホルモンであり，男性ホルモンや卵胞ホルモンなどのステロイドホルモンの前駆物質である．天然の黄体ホルモン，プロゲステロン progesterone は黄体，胎盤で合成されると貯蔵されることなく直ちに分泌され，血中では性ホルモン結合グロブリンやアルブミンと結合している．

天然黄体ホルモン

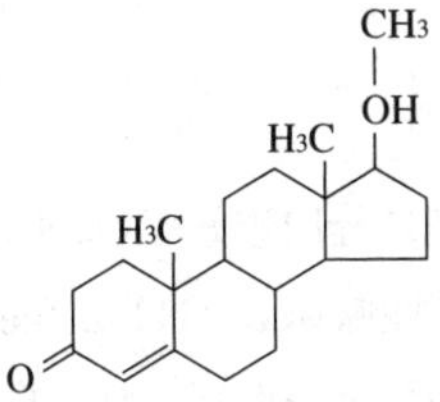

プロゲステロン

合成黄体ホルモン

・プロゲステロン誘導体

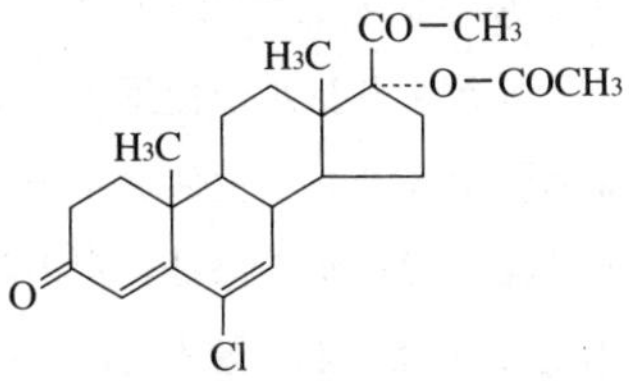

クロルマジノン酢酸エステル

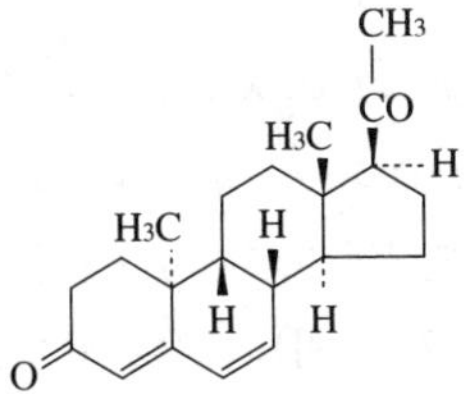

ジドロゲステロン

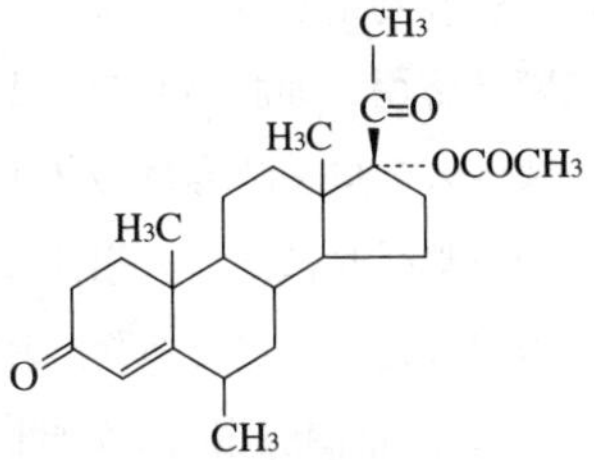

メドロキシプロゲステロン酢酸エステル

・19–ノルテストステロン誘導体

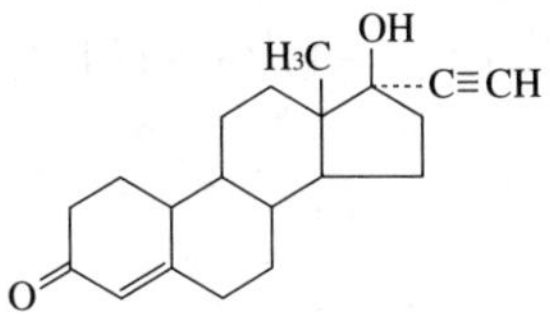

ノルエチステロン

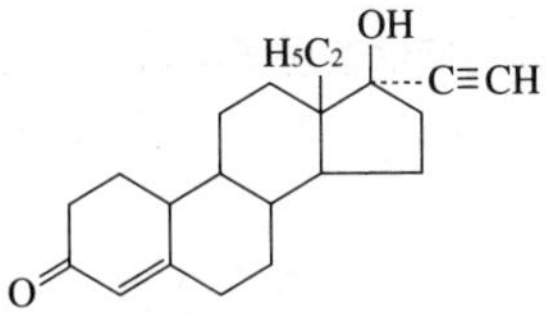

ノルゲストレル

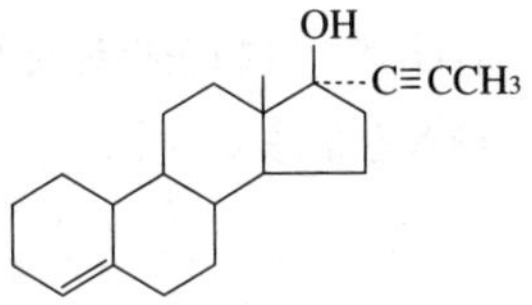

エチニルエストレノール

〔生理作用・薬理作用〕

① 妊娠の成立と維持：子宮内膜を排卵後は受精卵の着床に適した状態に変化させ，妊娠中は未熟卵胞の成熟を阻止，子宮筋の自発運動を抑制，オキシトシンに対する感受性を低下さ

せ，また腟上皮・子宮頸管の腺分泌液の粘度を高める．

② 性腺刺激ホルモン（GTH）分泌抑制：GTH，特に黄体形成ホルモン（LH）の分泌を抑制し，排卵を阻止する．

③ 乳腺の発育：卵胞ホルモンとの協同作用で乳腺細胞・血管の増殖をきたす．

④ 熱産生作用：視床下部の体温調節に作用し基礎体温を上昇させる．

〔合成黄体ホルモン〕 天然のプロゲステロンは肝で完全に代謝されるので経口投与では無効であり，筋注または舌下錠として投与される．合成ホルモンは内服で有効で，プロゲステロン誘導体と19-ノルテストステロン誘導体とがある．前者にはクロルマジノン（酢酸エステル）chlormadinone（acetate），ジドロゲステロン dydrogesterone，メドロキシプロゲステロン（酢酸エステル）medroxyprogesterone（acetate）があり，後者にはノルエチステロン norethisterone，ノルゲストレル norgestrel，エチニルエストレノール ethinylestrenol がある．

〔臨床応用と禁忌〕 無月経，習慣性流産，切迫流産，月経周期の移動に用いられる．また卵胞ホルモンとの併用により経口避妊薬として用いられる．特に，ノルエチステロンは妊婦に投与する場合，一部が男性ホルモンに変わるため，胎児の男性化をみることがある．

i. 経口避妊薬

卵胞ホルモンと黄体ホルモンの合剤は経口避妊薬（ピル）oral contraceptive として用いられる．

避妊の機序は，視床下部-下垂体-性腺系における feedback 系を介して卵胞刺激ホルモン（FSH）と黄体形成ホルモン（LH）の分泌が抑制され，排卵抑制作用を主作用とし，子宮内膜変化による受精卵の着床阻害作用および子宮頸管粘液変化による精子の子宮内への進入阻害作用により避妊効果が得られる．

〔臨床応用〕 卵胞ホルモンとしてエチニルエストラジオール，黄体ホルモンとしては19-ノルテストステロン誘導体のノルエチステロン，レボノルゲストレル，ノルゲストレルが使用される．経口避妊薬には，一相性ピルと段階型ピルがあり，一相性ピルは卵胞ホルモンと黄体ホルモンの配合比が一定であり，月経周期（28 日間）に合わせて，これを月経の初日から毎日一定の時刻に 21 日間服用し，7 日間の休薬を行い，これを繰り返す．段階的ピルは，2 段階または 3 段階に両ホルモンの配合比が異なった製剤を服用する．

〔副作用〕 まれに血栓症，肝機能障害，アナフィラキシー様症状が現れることがある．また，エストロゲン依存性腫瘍（例えば乳癌，子宮体癌，子宮筋腫），子宮頸癌，血栓性静脈炎，脳血管障害，冠動脈疾患などのある人では禁忌である．さらに，35 歳以上で，一日 15 本以上の喫煙者も禁忌である．

第15章

代謝系に作用する薬物

15.1 糖尿病治療薬

糖尿病は，血糖降下作用を有するインスリンの分泌不足の結果，高血糖，およびそれに伴う血管障害（網膜症，腎症，神経障害）を主徴とする疾患である．糖尿病は，インスリンの分泌が絶対的に不足する1型糖尿病（インスリン依存型糖尿病 insulin-dependent diabetes mellitus, IDDM）と，体内の需要の増加に対してインスリンの分泌が相対的に不足する，あるいはインスリンに対する感受性が低下する2型糖尿病（インスリン非依存型糖尿病 non-insulin-dependent-diabetes mellitus, NIDDM）に分類される．1型糖尿病は若年者に多い疾患であり，ウイルス感染や自己免疫機序により急速に発症し，生涯にわたりインスリン治療を必要とする．これに対して，2型糖尿病は，中高年以降に発症し，遺伝的素因が強く，肥満，過食，運動不足などによりインスリンの需要が相対的に増大する，あるいはインスリンに対する感受性が低下することにより発症する．2型糖尿病は，食事制限と，運動などにより，インスリン治療を必ずしも必要としない糖尿病であり，糖尿病患者全体の95%以上を占めている．以下に，臨床で日常的に用いられる主な糖尿病治療薬について，述べる．

1）インスリン

a. インスリンの分泌機構と作用

インスリンは膵臓の内分泌組織であるランゲルハンス島 β 細胞において産生され，血糖を低下させる唯一のホルモンである．主な標的臓器は筋肉，肝臓および脂肪組織であり，糖以外にも脂質，タンパク質および電解質の代謝に影響を及ぼす．インスリンは標的細胞の細胞膜にある受容体（α および β サブユニット２つずつからなる４量体）の α サブユニット（細胞膜外側）に結合すると，β サブユニット（細胞膜内側）のチロシンリン酸化活性が促進され，各種タンパク質のリン酸化による細胞内情報伝達を介してその作用を発揮すると考えられている．

b. インスリン製剤について

１型糖尿病，糖尿病昏睡，重症の肝障害，腎障害を有する例では，経口血糖降下薬が禁忌でありインスリン使用が必要である．また重症感染症の併発，中等度以上の外科手術，糖尿病合併妊娠の場合はインスリン療法の絶対的適応となる．また，２型糖尿病でも著明な高血糖，あるいはケトアシドーシス傾向を認める場合，経口血糖降下薬療法では良好な血糖コントロールが得られない場合は，インスリン療法の相対的適応となる．インスリン製剤は，大きく「インスリンアナログ製剤」と「ヒトインスリン製剤」の２つに分類される．また，その作用発現時間と作用持続時間のパターンからは超速効型，速効型，中間型，混合型／二相性，持効型溶解インスリンに分類される．

i）超速効型インスリン製剤

超速効型インスリンアナログは，インスリンのアミノ酸配列の一部を置換し，インスリン分子の会合による６量体の形成を抑制し，皮下注射後速やかに血液中に吸入され，皮下注射後の作用発現が15分以内と非常に早く，最大作用時間が２時間と短いのが特徴である．１型糖尿病，インスリン基礎分泌の枯渇した２型糖尿病でよく用いられる．作用時間が短いため，食前１日３回の投与では食前に高血糖となる可能性があり，持効型，あるいは中間型インスリンと組み合わせて用いられる．

ii）速効型インスリン製剤

速効型インスリンは，レギュラーインスリンともいわれ，構造的に内因性インスリンと同一であるが，六量体形成傾向があり，その場合，組織間液により希釈され２量体あるいは単量体になってはじめて血中へ移行するので，内因性インスリンと比べ作用発現が遅くなっている．皮下注射のほかに筋肉注射や静脈内注射が可能である．食前30分の投与によって，食事による血糖値の上昇を抑える．作用発現までの時間は0.5～１時間，効果が最大となるまでの時間は１～３時間，そして効果の持続時間は約８時間程度である．このため，各食前に投与した速効型インスリンの効果により，次の食事あるいは就寝前に低血糖をきたすことがある．

iii）混合型インスリン製剤

速効型と中間型を，３：７～５：５の比率で混合したインスリン製剤で，速効型インスリンにより，作用発現までの時間は0.5～１時間で，中間型の作用により効果持続時間は24時間程度となる．混合型インスリン製剤は，単独で食後追加分泌と基礎分泌の両方を補充でき，２型糖尿病では朝１回あるいは朝夕２回，食直前の注射で有効である．

iv）中間型インスリン製剤

中間型インスリン製剤は，neutral protamine hagedorn, NPH とも称される．硫酸プロタミンを付加することでインスリンの吸収時間を延長した製剤である．作用発現までの時間は0.5～2.5時間，作用のピークが８～12時間で，効果持続時間は24時間である．インスリンの基礎分泌の補充として以前より用いられてきたが，低血糖を起こす頻度が多いため，基礎インスリンとしては後述の持効型の方がよく使われるようになっている．

v）持効型溶解インスリン製剤

持効型インスリン製剤は，基礎分泌の補充によく用いられる．インスリン・グラルギンは効果がほぼ一定に24時間持続するため1日1回の皮下注射で用いられる．

2）スルホニル尿素

スルホニル尿素 sulfonylurea（SU）薬は，スルホンウレア基（$-SO_2NHCONH-$）をもつ．インスリン分泌作用をもつ経口血糖降下薬で，第一世代のSU薬としては，トルブタミド tolbutamide，クロルプロパミド chlorpropamide，アセトヘキサミド acetohexamide，トラザミド tolazamide が，第二世代のSU薬として，グリベンクラミド glibenclamide，グリクラジド gliclazide，第三世代のSU薬としてグリメピリド glimepiride がある．

第一世代SU薬の1日の服用量が100～500 mgであるのに対して，第二世代，第三世代のSU薬では10 mg以内の単位で有効である．

［作用機序］膵 β 細胞に対する作用として，SU薬は膵 β 細胞に存在するSU受容体に結合する．その結果，ATP感受性 K^+ チャネルが閉鎖し，K^+ チャネルを介しての K^+ の細胞外への流出を減少させ，細胞膜に脱分極を引き起こし，電位依存性 Ca^{2+} チャネルが開口し，細胞外から細胞内に Ca^{2+} が流入し，細胞内 Ca^{2+} 濃度の上昇により，インスリン分泌を引き起こす．SU剤は膵 β 細胞への作用のほかに，血糖降下をもたらす機序として，肝での糖新生の減少，インスリン作用の増強効果などが知られている．

［臨床応用］NIDDMで食事・運動療法で十分効果がみられない場合が対象となる．SU薬の

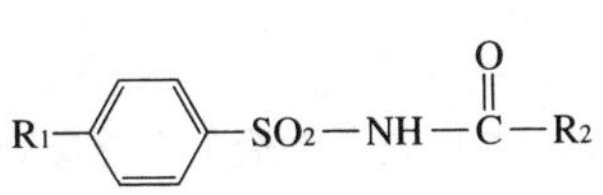

第一世代SU薬基本骨格

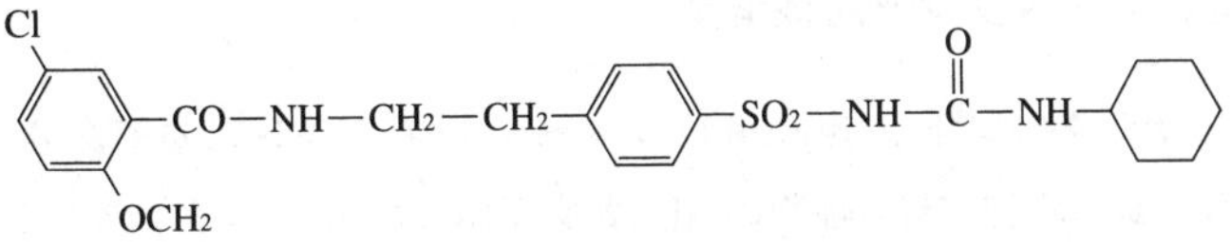

グリベンクラミド

R_1	名前	R_2
CH_3-	**トルブタミド**	$-(CH_3)_3-CH_3$
Cl-	**クロルプロパミド**	$-(CH_3)_2-CH_3$
CH_3-CO-	**トラザミド**	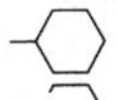
CH_3-	**アセトヘキサミド**	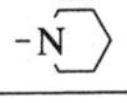

第一世代SU薬

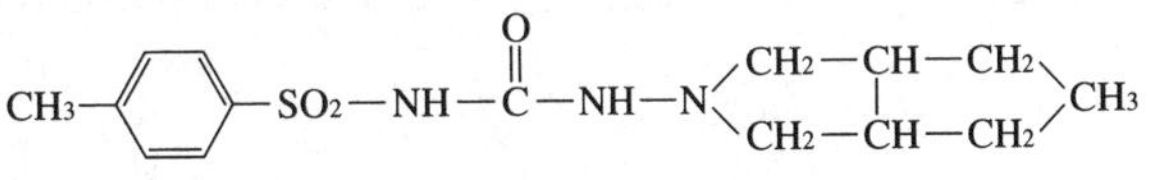

グリクラジド

第二世代SU薬

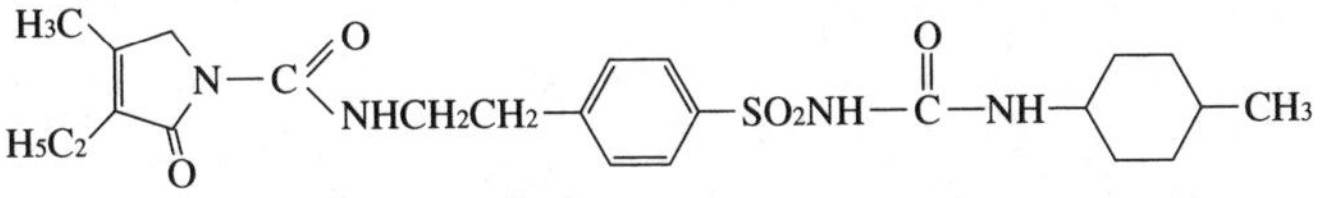

グリメピリド

第三世代SU薬

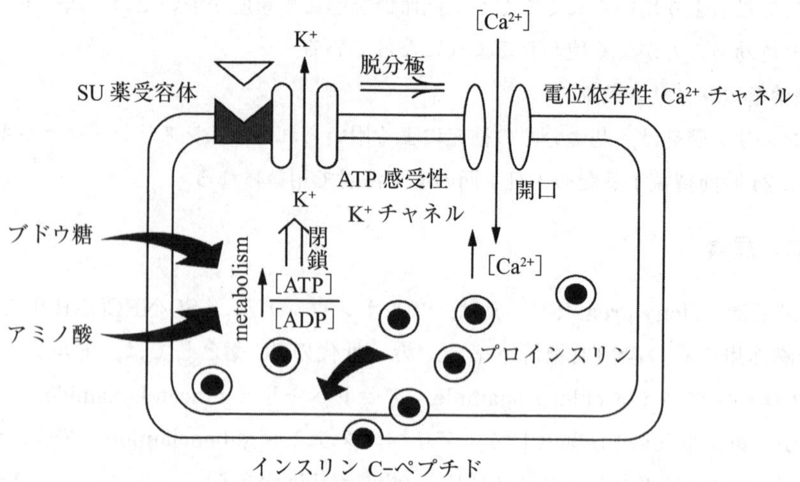

図 15.1 膵β細胞における SU 薬受容体とインスリン分泌機構
(ジョスリン糖尿病学，13 版より引用)

臨床応用に際しては，膵 β 細胞機能が高度に低下した状態にある IDDM には無効で，その効果を期待できる対象は，本剤の刺激に応じてインスリン分泌可能な膵 β 細胞機能を保持している NIDDM に絞られる．

［副作用］低血糖，血液異常，肝機能異常などがある．また，SU 薬のインスリン分泌亢進作用は空腹感を増し，体重を増加させやすい．最近の報告では，SU 薬は特に dipeptidyl peptidase-4（DPP-4）阻害薬との併用により重篤な低血糖をきたしやすいので注意を要する．

3) インスリン分泌促進薬

ナテグリニド nateglinide はフェニルアラニン系薬であり，スルホニル尿素構造をもたないが，SU 薬と同様に膵β細胞の SU 薬受容体に結合し，インスリン分泌を促進する．SU 薬に比べて腸からの吸収と血中からの消失が速いので，血糖降下作用は迅速に現れ，速やかに消失する．毎食直後に服用し，食後の高血糖を抑制するのに用いられる．

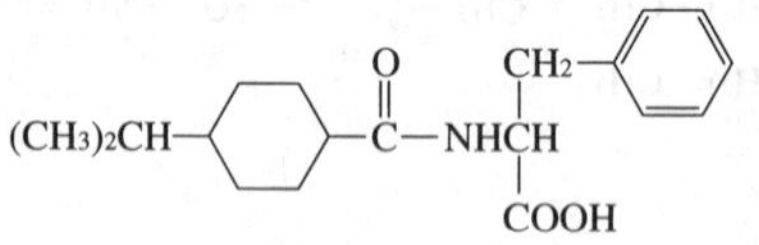

ナテグリニド

4) ビグアナイド

ビグアナイド biguanide（BG）薬は，グアニジン骨格からなる化合物で（図 15.2），血糖降下作用は SU 薬よりも弱い．BG 薬として，フェンホルミン phenformin，ブホルミン（塩酸塩）buformin（hydrochloride）およびメトホルミン（塩酸塩）metformin（hydrochloride）の 3 種類が知られているが，このうちフェンホルミンは重篤な乳酸アシドーシスを起こしやすいことが報告され，使用禁止となり，現在，ブホルミンとメトホルミンが使用されている．

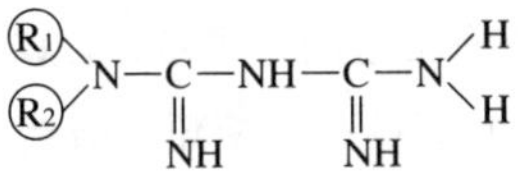

	R1	R2
メトホルミン	- CH_3	- CH_3
フェンホルミン	- H	- CH_2 - CH_2 - 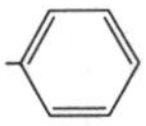
ブホルミン	- H	- CH_2 - CH_2 - CH_2 - CH_2

図 15.2
BG 薬の化学構造式の基本骨格と修飾基

［作用機序］インスリン分泌促進作用はなく，末梢組織における嫌気性解糖の促進，腸管からの糖吸収の抑制，肝における糖新生の抑制，インスリン作用の増強などが知られているが，作用機序は不明である．

［臨床応用］NIDDM で，食事・運動療法のみでは十分効果がみられない場合や最初から食事療法が守られない場合が対象となる．BG 薬の血糖降下作用は SU よりも強く，体重増加を起こさず，単独では低血糖をきたさない利点がある．近年，わが国においても，メタボリックシンドロームであるインスリン抵抗性を背景とした 2 型糖尿病が増加しており，メトホルミンは最近インスリン抵抗性を強く改善することが明らかにされ，非肥満の 2 型糖尿病に加えて肥満 2 型糖尿病にも有効で，メタボリックシンドローム薬として注目されている．

［副作用］下痢，悪心，嘔吐，腹部膨満感などの消化器症状，乳酸アシドーシスなどがある．

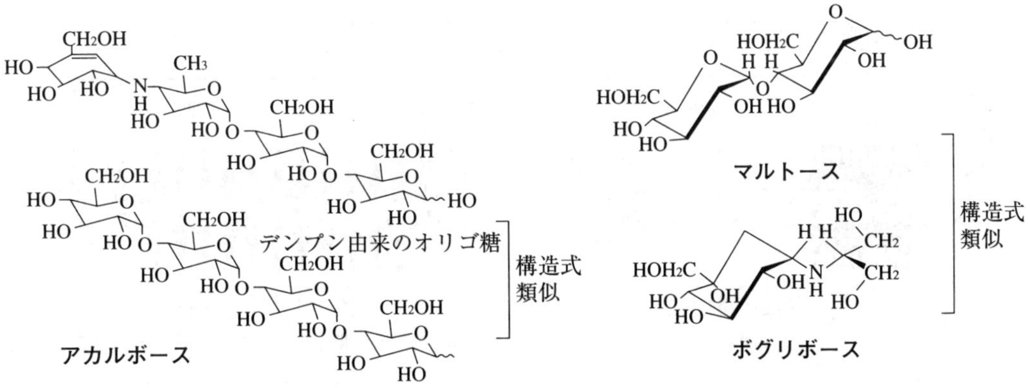

5）α-グルコシダーゼ阻害薬

わが国では，NIDDM の多くは，食後のインスリン追加分泌が低下しているため，空腹時に比べて食後に高血糖が出現する症例が多い．近年，従来の SU 薬あるいは BG 薬とは異なった新しいコンセプトに基づく，食後過血糖軽減を主作用とするα-グルコシダーゼ阻害薬α-glucosidase inhibitorsが開発された．現在，この種の薬剤として，アカルボース acarboseとボグリボース voglibose が使用されている．

［作用機序］ 腸管のα-グルコシダーゼを阻害することにより，糖質の分解，吸収を遅延させる．α-グルコシダーゼ阻害薬は，オリゴ糖や二糖類に構造式が似ているため，それを食前に服用すると，オリゴ糖や二糖類に分解された糖質が小腸上部に到達する前に，糖吸収の最終酵素であるα-グルコシダーゼと結合し，α-グルコシダーゼを競合的に拮抗する．そのため，オリゴ糖やショ糖は吸収されないまま小腸中央部から下部へ進み，そこでα-グルコシダーゼと結合し，消化・吸収されるので，結果的に小腸全体でゆっくり消化・吸収されて，糖尿病による食後の急激な血糖上昇を抑制する（図15.3）．アカルボースはα-グルコシダーゼ阻害作用のみならず，最初のステップであるα-アミラーゼの阻害作用も有する．一方，ボグリボースはα-アミラーゼの阻害作用を示さないが，α-グルコシダーゼ阻害作用は強力である．また，長期投与により，毎日の食後過血糖が改善され，インスリン分泌の軽減により，インスリン抵抗性が改善される．

［副作用］腸内でのガス発生による腹部膨満感や放屁．

6）チアゾリジン系薬（インスリン抵抗性改善薬）

インスリン分泌を刺激せず，内因性インスリンの作用不足（インスリン抵抗性）を解消する薬剤として，チアゾリジン系薬剤が開発された．現在，インスリン性改善薬 insulin-sensitizing として，ピオグリタゾン pioglitazone が使用されている．

PPAR-γアゴニストの作用機序について：PPAR-γには3つのフォームが知られているPPAR-γ1は心臓，筋肉，結腸，腎臓，膵臓，脾臓を含む多くの組織，PPAR-γ2はPPAR-γ1よりも30アミノ残基だけ長く，主に脂肪組織，PPAR-γ3はマクロファージ，大腸，白色脂肪組織で発

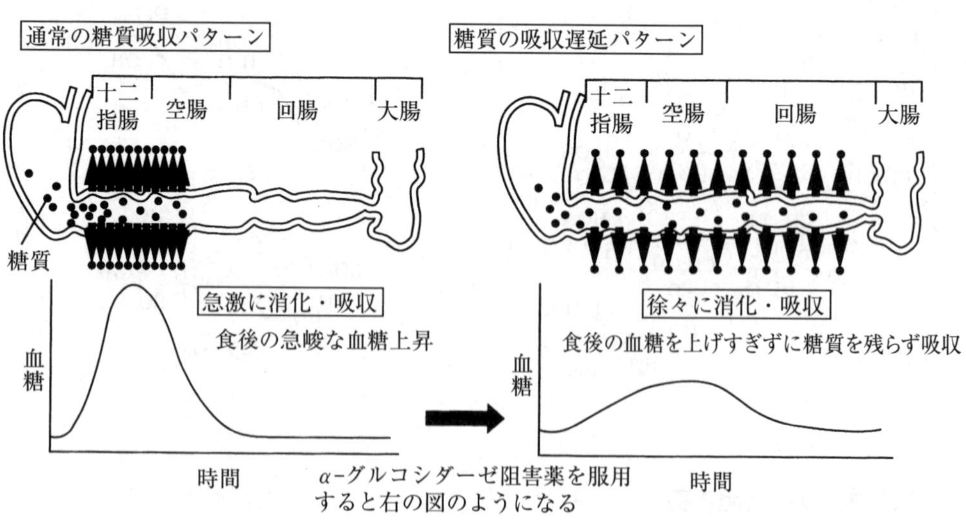

図 15.3
糖吸収における遅延のメカニズム
（イラスト治療薬ハンドブック，1997，羊土社より引用）

現している．15-デオキシプロスタグランジン J_2 を生理的リガンドとして活性化され，脂肪細胞分化に必須の転写因子であり，筋肉でのグルコース取り込みを活性化する．ロシグリタゾンやピオグリタゾンのようなチアゾリジン系の薬剤は PPAR-γ アゴニストとして，組織のインスリン感受性を亢進させるために，糖尿病治療のターゲットの一つとなっている．PPAR-γ アゴニストは，この作用のほかに，免疫過程に影響することによりインスリン抵抗性を改善すると考えられている．

［作用機序］この薬物はインスリン分泌刺激作用を介さず，脂肪と筋肉において糖の取り込みを促進して，血糖を下げ，中性脂肪なども低下する．脂肪分解に関わる核内転写因子ペルオキシソーム増殖活性化受容体（PPAR-γ）の刺激薬として作用し，脂肪細胞を高め，糖の取り込みを促進する．また，インスリン抵抗性を惹起する TNF-α の産生を抑制し，インスリン感受性を高めるアディポネクチンの産生を高める．

［臨床応用］肥満でインスリン抵抗性を有する NIDDM の患者に使用される．

［副作用］悪心・嘔吐，下痢，腹部膨満感，浮腫，発疹・皮疹，頭痛などがある．

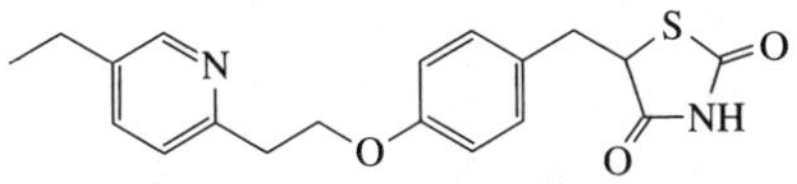

ピオグリタゾン

7）アルドース還元酵素阻害薬

糖尿病状態では，グルコースが解糖系-TCA 回路の主な代謝経路とは別のソルビトール代謝経路に流れ込み，組織中にソルビトール，フルクトースが蓄積することが知られている．アルドース還元酵素の特異的な阻害薬が，糖尿病合併症の神経障害の発症を阻害するのではないかと考えられ，開発が進められてきた．現在，わが国ではアルドース還元酵素阻害薬 aldose reductase inhibitor として，エパルレスタット epalrestat が糖尿病性神経障害の治療に用いられている．

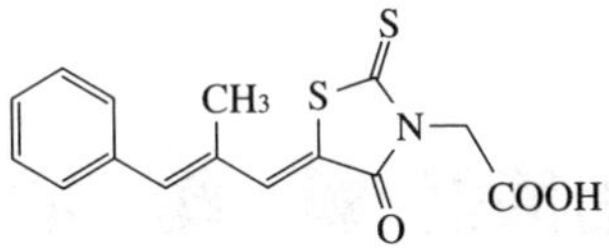

エパルレスタット

8）インクレチン分泌促進薬

a. インクレチンの分泌機構と作用機序

インクレチンとは食事摂取に伴い消化管から分泌され，膵 β 細胞からのインスリン分泌を促進する因子の総称である．現在までに glucose-dependent insulinotropic polypeptide（GIP）と glucagon-like peptide-1（GLP-1）の 2 つが知られており，セリンプロテアーゼである dipeptidyl peptidase-4（DPP-4）により数分で分解される．これらは膵臓以外の組織においても血糖調節に関与する様々な生理作用を有する．インクレチンの中でも，特に GLP-1 は，インスリンの分泌を促進する作用が強力である．

GLP-1 のインスリン分泌刺激作用は，スルホニル尿素（SU）薬とは異なり，ATP 感受性 K^+ チャネルや電位依存性 Ca^{2+} チャネル（VDCC）を介したインスリン分泌惹起経路に直接作用するのではなく，インスリン分泌増幅経路（cAMP）に作用することによって惹起経路の作用を増幅することである．GLP-1 のインスリン分泌促進作用は，血糖値上昇に伴う細胞内 Ca^{2+} 濃度上昇によるものであるため，血糖値が低く細胞内 Ca^{2+} 濃度の上昇がみられない状況下では GLP-1 はインスリン分泌を促進しない．したがって GLP-1 は低血糖をきたしにくく，かつ食後血糖の上昇を強力に抑制する点で極めて合目的で副作用の少ない薬剤であると考えられる．しかしながら，最近の報告では，GLP-1 の分解酵素である DPP-4 阻害薬単独では低血糖を惹起しないが，DPP-4 阻害薬を既存の血糖降下薬（特に SU 剤）と併用することにより，重篤な低血糖が認められることが指摘されており，その使用においては充分な注意が必要である．具体的なインクレチン関連薬として，GLP-1 分解酵素（DPP-4）阻害薬と GLP-1 受容体刺激薬（GLP-1 アナログ）がある．

i）GLP-1 分解酵素（DPP-4）阻害薬

DPP-4 阻害薬は，GLP-1 の分解酵素である DPP-4 を選択的に阻害することで，GLP-1 の持つインスリン分泌促進，グルカゴン分泌抑制および β 細胞増殖刺激作用を増強し，主に食後の血糖値を改善する．膵 β 細胞が比較的残存している軽症糖尿病患者が主な投与対象となる．DPP-4 阻害薬は，単独では低血糖を惹起しないが，既存の血糖降下薬（SU 剤等）と併用することにより，重篤な低血糖が誘発されることがあり，その使用においては十分な注意が必要である．

ii）GLP-1 受容体刺激薬（GLP-1 アナログ）

GLP-1 受容体刺激薬は β 細胞膜状の GLP-1 受容体に結合し，ATP から cAMP の産生を促進させることにより β 細胞より血糖値依存的にインスリンを分泌させ，グルカゴン分泌を抑制する．DPP-4 に対して安定であるが，投与は皮下注射である．これらインクレチン関連薬は血糖値依存的に作用するため低血糖を起こしにくい薬剤と考えられているが，他の糖尿病薬を併用している場合には低血糖のリスクが高くなるため注意が必要である．

15.2 脂質異常症治療薬

脂質異常症 dyslipidemia は，血清中の低比重リポタンパク質コレステロール low density lipoprotein（LDL）cholesterol（LDL コレステロールいわゆる悪玉コレステロール）とトリグリセリド triglyceride のいずれかまたは両方が増加し，血清中の高比重リポタンパク質コレステロール high density lipoprotein（HDL）cholesterol（HDL コレステロール，いわゆる善玉コレステロール）が低下した状態である．脂質異常症は，動脈硬化症と深く関連しており，狭心症や心筋梗塞などの虚血性心疾患や脳血管障害の発生率を高めることは明らかである．脂質は血中をリポタンパク質として運搬されるが，脂質異常症では，超低比重リポタンパク質 very low density lipoprotein（VLDL）と LDL により，コレステロールとトリグリセリドが動脈壁へ運び込まれ，動脈硬化症を引き起こす．一方，HDL は末梢血中の脂質を肝細胞へ運搬する作用があり，血管内皮細胞へのアテロームの沈着を改善し，虚血性心疾患の発生を予防する．わが国では LDL コレステロール 140 mg/dL，トリグリセリド 150 mg/dL 以上，HDL が 40 mg/dL 以下の場合を脂質異常症として，治療の対象としている．

脂質異常症治療薬 antihyperlipidemics はコレステロール値もトリグリセリド値も低下させるが，主にコレステロール値の低下を期待して使用されるタイプと，トリグリセリドの低下を期待して使用されるタイプに分けられる．

脂質異常症の薬物治療で，コレステロールを下げる薬の代表的なスタチン系薬（HMG-CoA 還元酵素阻害薬）の他に，コレステロールの吸収を阻害する薬（陰イオン交換樹脂，小腸コレステロールトランスポーター阻害薬），コレステロールの異化を促進する薬（プロブコール）が挙げられる．

15.2.1 ■ LDL コレステロールを低下させる薬剤

1）スタチン系薬（HMG-CoA 還元酵素阻害薬）

肝細胞におけるコレステロール生合成過程の律速酵素である HMG-CoA（hydroxyl-3-methy-glutaryl coenzyme A）還元酵素を競合的に阻害してコレステロールの合成を阻害する．これにはプラバスタチンナトリウム pravastatin sodium，シンバスタチン simvastatin，フルバスタチンナトリウム fluvastatin sodium がある．フルバスタチンナトリウムには抗酸化作用もある．副作用として，肝障害，横紋筋融解症などがある．

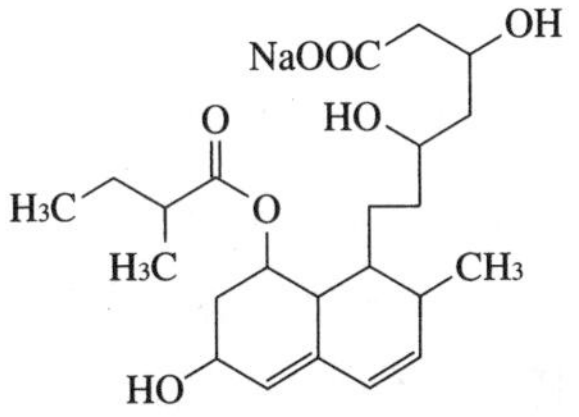

プラバスタチンナトリウム

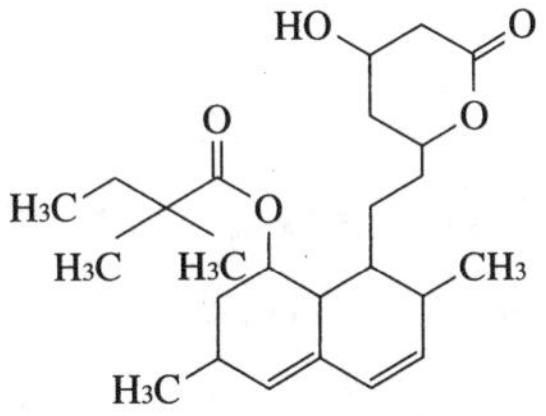

シンバスタチン

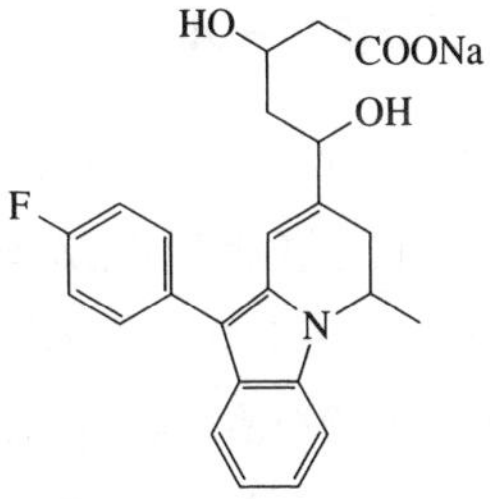

フルバスタチンナトリウム

2）小腸コレステロールトランスポーター阻害薬

血液中のコレステロール値は，肝臓における内因性コレステロール合成能と小腸における食餌性（外因性）コレステロールの吸収能に左右される．これまで HMG-CoA 還元酵素阻害薬（スタチン系薬）など前者を抑制する薬剤は数多く開発され，臨床応用されてきたが，後者を抑制する有効な薬剤は存在しなかった．そのような中で，2002 年，小腸粘膜上皮細胞において外因性コレステロールの吸収に関与するコレステロールトランスポーターを特異的に阻害する新規薬剤として，エゼチミブが開発された．エゼチミブはこれら既存薬とは異なる作用機序を持つ薬剤であり，わが国の高脂血症治療に新たな選択肢が登場することになる．エゼチミブの標的であるこのトランスポーターは，小腸壁におけるコレステロール輸送機能を担っており，小腸上部の刷上縁膜上に存在する．同薬は，これを阻害することで，胆汁性および食事性コレステロールの吸収を有意に低下させる．また，作用機序の異なるスタチン系薬との併用により，スタチン系薬単独投与では十分な効果を示さなかった症例においても，相加効果として有意なコレステロール低下（LDL コレステロール低下）効果が認められている．

3）レジン（陰イオン交換樹脂）

陰イオン交換樹脂製剤は，胆汁酸排泄促進薬とも呼ばれ，腸管内で胆汁酸を吸着して，そのまま糞便中に排泄されることで，コレステロール吸収を防ぐ作用を有する．コレスチミド colestimide，コレスチラミン colestyramine などがある．陰イオン交換樹脂の副作用としては，便秘，腹部膨満感，出血傾向（ビタミン K 欠乏による）がある．陰イオン交換樹脂は安全性が高いとされているが，酸性薬剤（ワルファリン，チアジドなど）の吸着や，長期服用による脂溶性ビタミンの吸収を阻害するので注意が必要である．

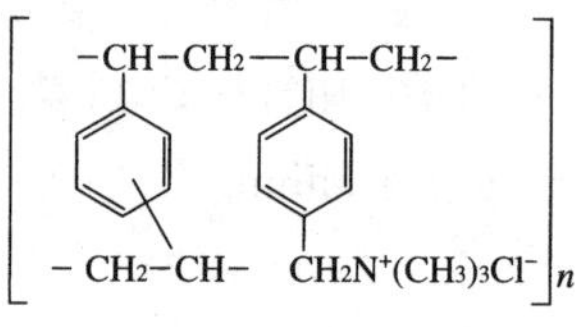

コレスチラミン

4）プロブコール

プロブコール probucol は抗酸化作用をもった治療薬で，LDL コレステロールの肝臓への取り込みを促進させる作用がある．脂質異常症治療薬の基本である“LDL コレステロールを減らして，HDL コレステロールを増やす”に反して，LDL と HDL の両方のコレステロールを減少するという例外的な治療薬である．プロブコールの副作用は，過敏症，胃腸障害（下痢，軟便，消化不良，胸やけなど）などである．

血清総コレステロール低下の作用機序としては，LDL（低比重リポタンパク質）の異化率亢進作用，コレステロールの胆汁中への異化排泄促進作用およびコレステロール合成の初期段階の阻害作用が想定されている（食事性コレステロールの吸収阻害作用はほとんどないか，極めて弱いものと考えられる）．黄色腫退縮および動脈硬化退縮の作用機序としては，血清総コレステロール低下作用，HDL を介する末梢組織より肝臓へのコレステロール逆転送の促進作用および LDL の酸化を抑制することによるマクロファージの泡沫化抑制作用（*in vitro*）が考えられている．抗酸化作用もあるとされているが，その詳細なメカニズムは不明である．

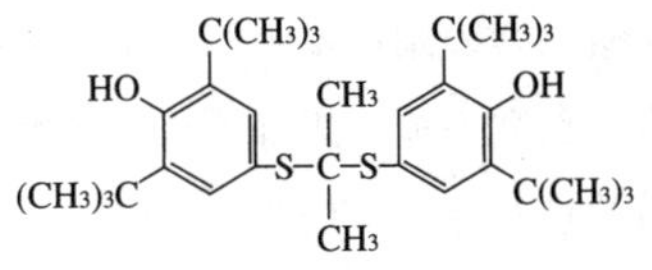

プロブコール

15.2.2 ■ トリグリセリドを低下させる薬剤

中性脂肪を下げる薬には，フィブラート系薬・ニコチン酸系薬・イコサペント酸エチル（EPA）がある．中性脂肪は動脈硬化を促進させる．特にフィブラート系薬（中性脂肪合成阻害薬）とスタチン系薬（コレステロール合成阻害薬）は各々が副作用として横紋筋融解症を惹起するリスクを持っているが，両者の併用は，そのリスクをさらに高めるので，原則禁忌である．

1）フィブラート系薬

主にトリグリセリドを低下させる薬剤であり，クロフィブラート clofibrate およびベザフィブラート bezafibrate があり，リポタンパク質リパーゼを活性化し，トリグリセリドに富むリポタンパク質の代謝を促進する．また，肝細胞でのトリグリセリドの合成が抑制され，血中トリグリセリドを低下させる．高トリグリセリド血症に対する効果は顕著であるが，コレステロール低下作用はあまり強くない．しかし，第二世代のベザフィブラートは HMG-CoA 還元酵素阻害作用もあり，トリグリセリドと同時にコレステロールも低下させる．副作用として，横紋筋融解症（プラバスタチンとの併用で作用大）．肝機能障害，胆石形成，胃腸障害，脱力感などがある．

［作用機序］核内受容体の PPAR-α に作用して，脂質合成に関わるタンパク質の合成を抑制する．また，LPL（リポタンパク質リパーゼ）の発現を増やし，血管内皮での VLDL やカイロミクロンの異化を促進する．

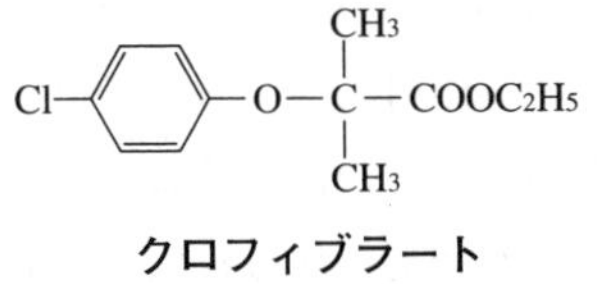

クロフィブラート

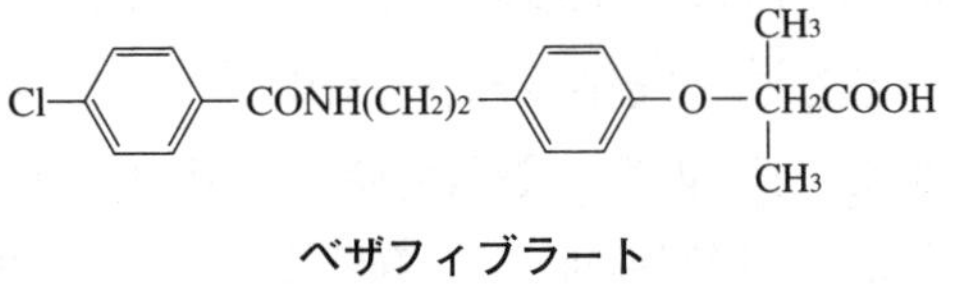

ベザフィブラート

2）ニコチン酸系薬

ニコチン酸系薬は，古くから使われている脂質異常症の治療薬で，中性脂肪（TG，トリグリセリド）や LDL コレステロールを下げるだけでなく，HDL コレステロールを上昇させる作用がある．そのため，LDL コレステロールとトリグリセリド（TG）の両方の値が高い場合と，トリグリセリド値（TG 値）が高い場合に適しており，臨床的にも動脈硬化が進むのを予防する作用が確認されている．ニコチン酸系薬には，トコフェロールニコチン酸エステル，ニコモール，ニセリトロールなどがある．ニコチン酸系薬の副作用としては，末梢血管拡張作用による顔面紅潮・かゆみ・頭痛，フラッシング発疹，食欲不振・胃部不快感・嘔吐などの消化器症状があり，活動性潰瘍，妊娠，痛風発作時は使用禁忌とされている．

［作用機序］ノルアドレナリン，アドレナリンは脂肪細胞上のβ_3受容体に結合して，GTP 結合タンパク質（G_s）を介してアデニル酸シクラーゼ（AC）を活性化する．アデニル酸シクラーゼは ATP を cyclic AMP へ変換し，cyclic AMP はプロテインキナーゼ A（PKA）を活性化する．PKA はホルモン感受性リパーゼを活性化してトリグリセリドを脂肪酸とグリセロールへ分解する．ニコチン酸が脂肪細胞におけるニコチン酸受容体に結合すると，抑制性の GTP 結合タンパク質（G_i）を介してアデニル酸シクラーゼを抑制し，cyclic AMP の生成を抑制する．その結果，上記のノルアドレナリンによるホルモン感受性リパーゼの活性は低下し，トリグリセリドの分解は抑制される．遊離される脂肪酸が少ないと，肝臓への供給も少なくなり，肝臓における中性脂肪の多い VLDL（triglyceride-rich VLDL）が少なくなることから，small dense VLDL の産生も少なくなり，動脈硬化の発症・伸展が抑制される．

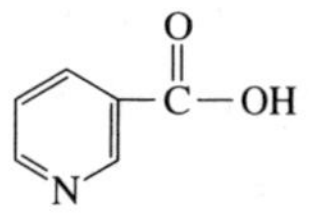

ニコチン酸

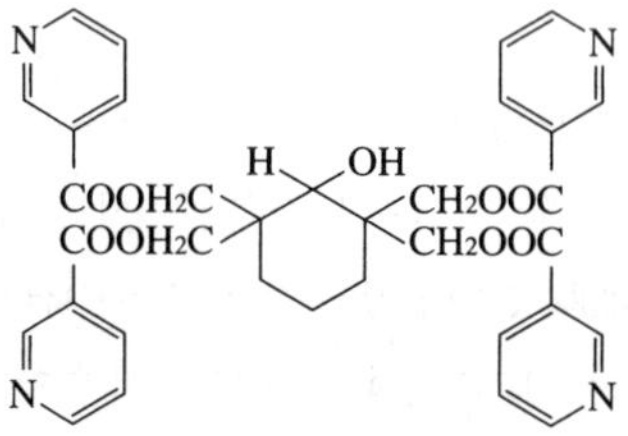

ニコモール

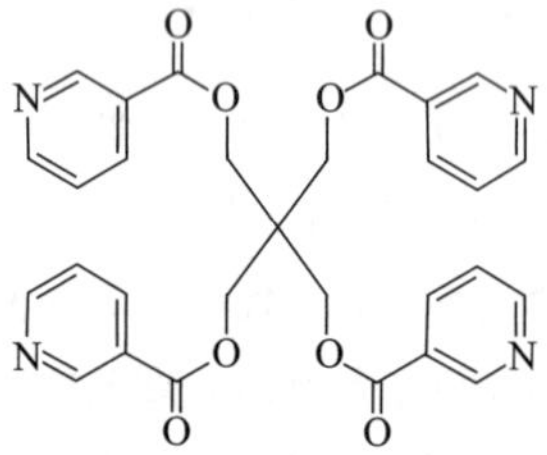

ニセリトロール

15.2.3 ■ コレステロールと中性脂肪の両方を低下させる薬剤

1）多価不飽和脂肪酸（EPA 製剤）

n-3 系の多価不飽和脂肪酸の 1 つである EPA は血清脂質を低下させる．

その機序として，リポタンパクの血中からの消失を促進させる作用，コレステロールの腸管からの吸収抑制，肝での生合成活性抑制，胆汁中への異化排泄促進などの作用，およびトリグリセリドの腸管からの吸収抑制，および肝での生合成と肝からの分泌抑制，さらには，血漿リポタンパク質リパーゼ（LPL）活性亢進などの作用が考えられる．これらの機序により EPA の投与は動脈の伸展性を維持し，動脈硬化の進行を予防すると考えられる．

15.3 尿酸代謝異常治療薬

1）痛風発作治療薬

痛風発作は，尿酸塩結晶が誘発する急性関節炎である．痛風発作による疼痛の予防治療には，コルヒチン，NSAID，ステロイドが用いられる．コルヒチンは微小管の主要タンパク質であるチューブリンに結合して重合を阻害し微小管の形成を妨げる．細胞分裂を阻害するほかに，好中球の活動を阻害し抗炎症作用をもたらす．痛風におけるコルヒチンの疼痛抑制効果と抗炎症効果は好中球に対する作用によると考えられている．NSAID，副腎皮質ステロイドについても，臨床的な有効性が確認されている．

2）尿酸排泄促進薬

・ベンズブロマロン

ベンズブロマロン benzbromarone は，尿細管での尿酸の再吸収を阻害し，血中尿酸値を低下させる．副作用として，胃痛，下痢などの胃腸障害がみられる．

・プロベネシド

プロベネシド probenecid は，少量では尿酸の尿細管分泌を抑制するので，尿酸の排泄は減少する．大量では尿細管における尿酸の再吸収が抑制されるために，尿酸の尿中排泄は著しく増大する．また，プロベネシドはペニシリンなどのある種の有機酸の尿細管分泌を抑制する．副作用には，胃腸障害のほか，過敏反応として皮膚発疹がみられる．

・スルフィンピラゾン

スルフィンピラゾン sulfinpyrazone はピラゾリジン系薬で，尿細管において尿酸の再吸収を抑制し，その排泄を促進する．スルフィンピラゾンによる尿細管での尿酸の再吸収抑制作用は，プロベネシドとは協力的に作用するが，サリチル酸系薬とは拮抗作用を示す．副作用として，悪心，腹痛などがある．

・尿アルカリ化薬

尿が酸性であると尿酸結晶が析出する（尿路結石）ので，それを防ぐためにクエン酸カリウムやクエン酸ナトリウムが痛風・高尿酸血症で用いられる．尿 pH が 6.2 ～ 6.8 になるように調整しながら投与される．

3）尿酸生成阻害薬

・アロプリノール

アロプリノール allopurinol は急性の痛風発作時には無効で，痛風結節の形成や痛風性腎障害の認められる場合に用いられる．キサンチンオキシダーゼはヒポキサンチンからキサンチン，さらにキサンチンから尿酸への酸化酵素で，アロプリノールはヒポキサンチンの誘導体であり，キサンチンオキシターゼの競合的阻害薬として作用する．尿酸排泄促進薬を用いると尿中尿酸値が高くなるため，尿路結石を起こすこともあるが，アロプリノールにはその危険性がない．副作用として，食欲不振，悪心，下痢，発疹などがある．

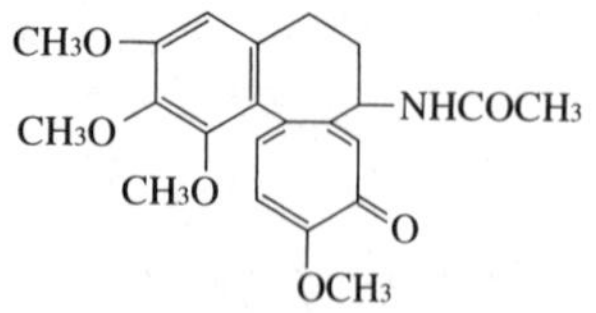

コルヒチン

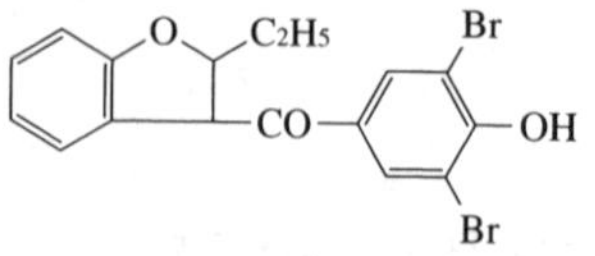

ベンズブロマロン

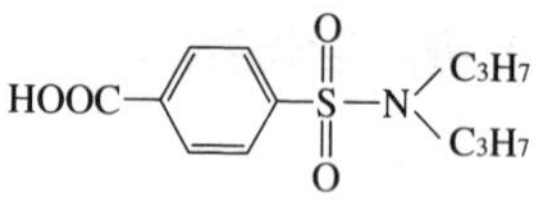

プロベネシド

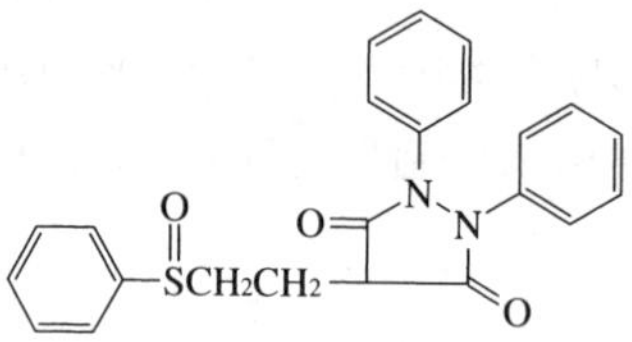

スルフィンピラゾン

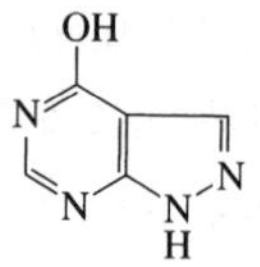

アロプリノール

15.4 骨粗鬆症治療薬

骨代謝は，骨芽細胞による骨形成作用と破骨細胞による骨吸収のバランスによりその恒常性が保たれている．このバランスの維持には女性ホルモンであるエストロゲンが大きく関与している．エストロゲンは破骨細胞における骨吸収を抑制するとともに，骨芽細胞において骨形成を促進することにより，骨密度の低下（＝骨粗鬆症）を防止している．女性の場合，閉経によりエストロゲン分泌が低下すると，骨密度が低下し，骨粗鬆症をきたすリスクが高まる．現在，臨床の現場で使用されている多種類の骨粗鬆症治療薬は，種々のメカニズムにより，破骨細胞の骨吸収作用を抑制し，骨芽細胞の骨形成作用を増強することを目指して開発されたものである．

1）ビスホスホネート製剤

ビスホスホネートは，骨量の低下を防ぐことから，骨粗鬆症の治療薬として用いられている．骨量は，骨を作る骨芽細胞と骨を破壊する破骨細胞のバランスにより一定に維持されているが，ビスホスホネートは破骨細胞にアポトーシスを誘導することにより，骨量の低下を防止する．ビスホスホネートはカルシウムに結合するので，体内でカルシウムを最も豊富に含む骨組織に集積する．また骨を破壊する破骨細胞に貪食されると，破骨細胞内のエネルギー代謝を抑制して，破骨細胞にアポトーシスを誘導し死滅させる．その結果，破骨細胞による骨の破壊速度が低下する．

現在，世界で使用されている骨粗鬆症治療薬のなかで，効果の再現性と定量性という意味ではアレンドロン酸の臨床データが最も充実している．また，アレンドロン酸は閉経後骨粗鬆症のみならず，男性骨粗鬆症やステロイド性骨粗鬆症においても，骨密度増加効果，椎体骨折予防効果が確認されている．骨粗鬆症の予防と治療のためのガイドラインではエストリオールのエビデンスレベルは C とされている．

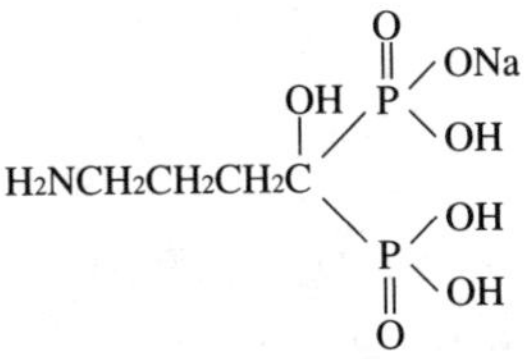

アレンドロン酸ナトリウム

2) エストロゲン製剤

エストロゲンは，破骨細胞の骨吸収作用を抑制し，閉経後骨粗鬆症を予防する．これまでの海外における臨床試験では，ビスホスホネート製剤に匹敵する作用が確認されている．しかしながら，わが国においてはデータ不足のため，骨粗鬆症の予防と治療のためのガイドラインでは，エストリオールのエビデンスレベルは C とされている．

イプリフラボン ipriflavone は，植物のアルファルファ成分に由来するフラボン系の薬剤である．骨に直接作用して骨吸収を抑制し，またエストロゲンのカルシトニン分泌作用を増強することにより，骨量の減少や骨吸収を抑制する．

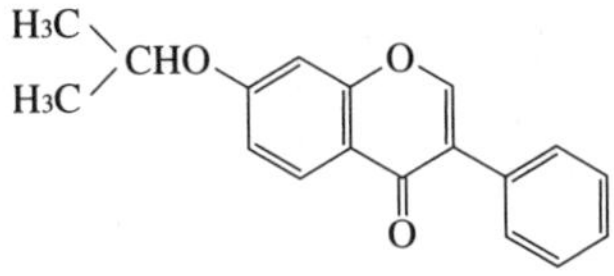

イプリフラボン

3) 選択的エストロゲン受容体モジュレーター selective estrogen receptor modulators (SERM)

SERM は，いろいろな臓器に存在する女性ホルモンの受容体に対して，刺激作用，あるいは抑制作用を示すことから，SERM と呼ばれている．

SERM は，骨に対してはエストロゲンと同様の作用を示し，骨形成を促進し，骨破壊を抑制することにより骨密度を高める．SERM は特に，エストロゲン分泌が減少することにより発症する閉経後骨粗鬆症の治療薬として使用されている．ラロキシフェンなどがある．

SERM は，骨に対してはエストロゲンと同じ作用を有するものの，子宮や乳房に対しては遮断薬として作用することで，乳癌の発生を有意に低下させるなど，エストロゲン製剤のデメリットをカバーできると考えられている．臨床的には特に椎体骨折の予防効果が明らかであり，骨粗鬆症の予防と治療のためのガイドラインでも，エビデンスレベルは A と評価されている．

4) カルシトニン

カルシトニンは破骨細胞に存在するカルシトニン受容体を抑制することにより，骨吸収抑制作用を有することが報告されている．しかしながら，臨床的な骨折予防効果については，確実なエビデンスはいまだなく，骨粗鬆症の予防と治療のためのガイドラインではエビデンスレベルはBとされている．

5）活性型ビタミンD_3

活性型ビタミンD_3（カルシトリオール）は，小腸からのカルシウム吸収を促進することにより，食餌性カルシウムの体内利用効率を高めることにより，骨芽細胞における骨形成作用を促進する．この作用機序から，特に，食餌性カルシウムの摂取量が低いわが国においては，骨粗鬆症の予防薬として以前より広く使用されてきたが，欧米での評価はわが国ほど高くはなく，骨粗鬆症の予防と治療のためのガイドラインではエビデンスレベルはBとされている．

6）ビタミンK_2

メナテトレノン（ビタミンK_2 vitamin K_2）は，オステオカルシンのカルボキシル化を介して骨形成を促進し，副甲状腺ホルモン（PTH）の骨吸収作用を抑制することにより，骨粗鬆症を予防する．したがって，ビタミンK_2の吸収が減少する胃切除後などに起こる骨粗鬆症の予防には一定の効果が期待されるが，それ以外の場合については，確実なエビデンスはない．骨粗鬆症の予防と治療のためのガイドラインでは，エビデンスレベルはBとされている．

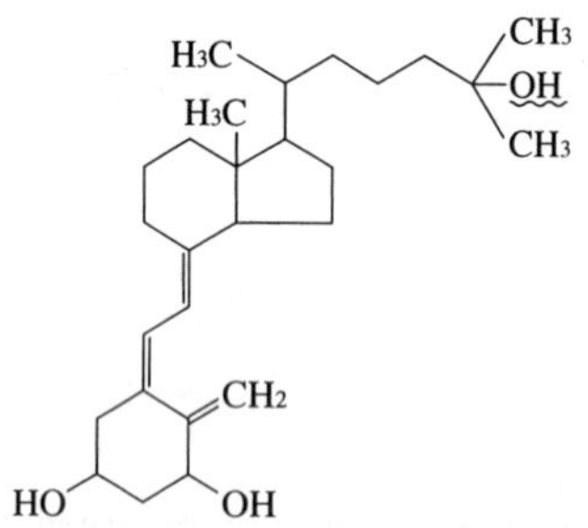

カルシトリオール

（alfacarcidol は 〰 に OH 基を欠く）

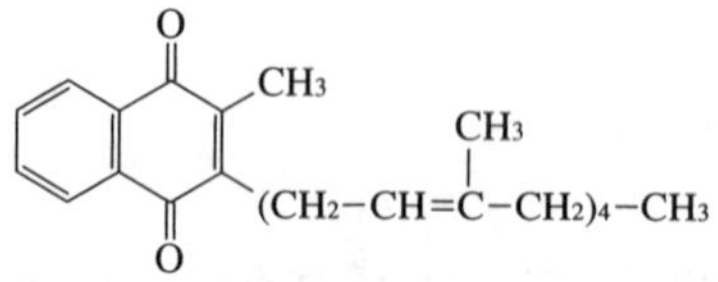

メナテトレノン

7）カルシウム

食餌性カルシウムの摂取量が低いわが国においては，カルシウムを経口摂取して，小腸からのカルシウム吸収を促進することにより，骨芽細胞における骨形成作用を促進する効果が期待される．しかしながら，単独での骨密度増加効果は軽微であり，骨粗鬆症の予防と治療のためのガイドラインではカルシウム単独で用いた場合のエビデンスレベルはBとされている．

したがって，カルシウムは骨粗鬆予防のための基礎治療薬として，他の治療薬と併用することにより，他の治療薬の効果を増強する可能性が期待される．

第16章
病原微生物に作用する薬物

病原性のある細菌，真菌，ウイルスなどが生体に侵入して増殖することを感染 infection といい，これによって生じる病的な症状を感染症 infectious disease とよぶ．感染症をひき起こした病原微生物を化学物質を用いて殺滅（殺菌）し，あるいはその増殖を抑制（静菌）して感染症を治療することを化学療法 chemotherapy という．

優れた化学療法薬は生体に対して安全性が高く，病原微生物に対して選択的に毒性を発現する．化学療法薬は数少ない原因療法薬であり，医療において果たしてきた役割は計り知れない．

16.1 化学療法薬の作用機序

化学療法薬は病原微生物に対して高い選択毒性を示すことが求められる．宿主である動物細胞と微生物との間には構造や機能の面で異なっている点があり，化学療法薬はその相違点に作用して選択毒性を発揮する．

真核細胞は核膜によって細胞質と隔てられた核をもち，内部には DNA とタンパク質とが結合した染色体が存在する．動植物のほか，原虫や真菌類が真核生物に属する．一方，原核細胞には核はなく，DNA はタンパク質とも結合していない．細胞内小器官も存在しない．原核生物には藍藻類および細菌類が属するが，スピロヘータ，リケッチア，クラミジア，マイコプラズマなども広義の細菌に含まれる．ウイルスは核酸とタンパク質で構成されており，細胞の形態をもたない．

16.1.1 ■ 細胞壁合成阻害

細菌細胞は細胞壁に覆われ，内側に細胞膜が存在する．ブドウ球菌，連鎖球菌，結核菌などのグラム陽性菌はペプチドグリカンの強固な網目構造からなる厚い細胞壁をもつ．一方，大腸菌，赤痢菌，スピロヘータなどのグラム陰性菌ではペプチドグリカンの層は薄い．β-ラクタム系抗生物質はペプチドグリカン生合成の最終段階を阻害し，網目構造の形成を阻止するため，高い内部浸透圧に抗することができず，細菌細胞は破裂し，殺菌される．β-ラクタム系抗生物質の標的タンパク質はペニシリン結合タンパク質 penicillin binding protein（PBP）とよばれ，少なくとも7種が同定されている．動物細胞には細胞壁はなく，また，これを合成する酵素系も存在しないため，β-ラクタム系抗生物質は優れた選択毒性を発揮する．

16.1.2 ■ 細胞膜機能阻害

細胞膜は脂質とタンパク質で構成され，物質の選択的透過に関わる．また，細胞内小器官をもたない細菌では膜に酵素系が分布する．したがって，細胞膜の成分と結合しやすい薬物は膜透過性や膜酵素系を障害して抗菌作用を現す．ポリミキシンB，コリスチンなどのペプチド系抗生物質は膜リン脂質と結合して膜を障害し，細胞内成分を漏出させる．また，アムホテリシンB，ナイスタチン，トリコマイシンなどのポリエン系抗生物質はステロールと相互作用して真菌細胞膜を障害する．細菌はステロールをもたないため影響を受けない．

16.1.3 ■ 核酸合成阻害

a. ヌクレオチド生合成阻害

グルタミンはヌクレオチドの生合成過程に関与しており，アザセリンなどのグルタミン類似体は代謝拮抗薬として働き，ヌクレオチドの生合成を阻害する．

b. DNAの鋳型機能の阻害

アクチノマイシンD，ダウノルビシン，ドキソルビシンなどはDNA二重鎖の溝に入り込んで（インターカレーション intercalation）転写過程を阻害する．マイトマイシンはDNAの二重鎖を架橋し，また，ブレオマイシンはDNA鎖を切断してDNAの鋳型機能を阻害する．

c. DNA複製の阻害

細菌のDNAジャイレースはねじれ構造のない閉鎖環状二重鎖DNAに作用し，一方の鎖の切断と再結合を繰り返して超らせん構造をつくる．ナリジクス酸などのキノロン系抗菌薬はDNAジャイレースに作用してDNAの複製を阻害する．

d. RNA ポリメラーゼの阻害

リファンピシンは細菌の RNA ポリメラーゼを構成するサブユニットの一つに強く結合して転写を阻害する.

e. ヌクレオシド代謝の阻害

アシクロビル，ビダラビン，イドクスウリジンなどのヌクレオシド類はリン酸化されて DNA や RNA 中に取り込まれ，機能を阻害する.

16.1.4 ■ タンパク質合成阻害

細菌のリボソームは沈降定数 70S で，30S と 50S の二つのサブユニットから成る．クロラムフェニコール，マクロライド系抗生物質は 50S サブユニットに結合して，テトラサイクリン系抗生物質は 30S サブユニットに結合して，また，アミノグリコシド系抗生物質では，ストレプトマイシンが 30S サブユニットに，カナマイシン，ゲンタマイシンなどは両サブユニットに結合して，それぞれタンパク質合成を阻害する．動物細胞のリボソームは沈降定数 80S で，40S と 60S のサブユニットから成り，構成タンパク質や RNA も細菌のものとは異なっているため，選択毒性が発現する.

16.1.5 ■ 葉酸合成阻害

テトラヒドロ葉酸は核酸塩基やアミノ酸の生合成に必須の補酵素であり，細菌はこれを合成して利用する．サルファ薬は葉酸合成経路のパラアミノ安息香酸に拮抗して葉酸合成を抑制する．高等動物は栄養素として葉酸を摂取するため，葉酸合成系をもたない．抗結核薬のパラアミノサリチル酸，ハンセン病治療薬のジアフェニルスルホンも同様の機序で抗菌作用を示す.

トリメトプリムは葉酸と構造が類似しており，葉酸のテトラヒドロ葉酸への変換を抑制する．トリメトプリムは高等動物のジヒドロ葉酸還元酵素にも作用するが，細菌の酵素に比して親和性は低い．サルファ薬と併用すると抗菌力が相乗的に増強される.

16.2 細菌の化学療法薬に対する耐性化 ■ ■ ■ ■

化学療法薬を長期にわたって繁用すると，しだいに耐性菌が出現，増加して効果が得られなくなる．ある化学療法薬に対して耐性化した病原微生物は，構造が類似した他の化学療法薬に対しても耐性化していることが多い．これを交差耐性 cross resistance という．また，多種類の化学療法薬に対して耐性化した病原微生物を多剤耐性菌とよぶ．化学療法薬を使用することは感受性の病原微生物を殺滅することであるが，同時に，耐性菌の出現を促し，出現した耐性菌を選抜し，温存する行為にほかならない．耐性菌の出現は宿命であるが，感染症治療において有効な化学療法を維持するためには，有効性の高い，新しい化学療法薬を絶え間なく開発すること，ならびに，その乱用を避けることが求められる．

最近，メチシリン耐性黄色ブドウ球菌 methicillin-resistant *Staphylococcus aureus*（MRSA），健常人にも感染する市中感染型 MRSA community-acquired MRSA（CA-MRSA），多剤耐性緑膿菌 multi-drug-resistant *Pseudomonas aeruginosa*（MDRP），バンコマイシン耐性腸球菌 vancomycin-resistant *Enterococci*（VRE），β-ラクタマーゼ非産生アンピシリン耐性インフルエンザ菌β-lactamase negative ampicillin-resistant *Haemophilus influenzae*（BLNAR）などの耐性菌が問題になっている．メチシリン耐性黄色ブドウ球菌は強力な多剤耐性菌であり，バンコマイシン，テイコプラニンのほか少数の薬物が有効性を示すにすぎず，しばしば院内感染の原因菌となる．第三世代セフェム系抗生物質の繁用がメチシリン耐性黄色ブドウ球菌の出現を招いたとされる．

16.2.1 ■ 耐性菌出現の機構

化学療法薬を使用すると感受性菌の増殖は抑制されるが，自然耐性菌が存在すれば，生き残って増殖する．また，感受性菌も耐性遺伝子を獲得して耐性化する．耐性獲得の機構としては，遺伝子の突然変異，バクテリオファージやプラスミド（染色体外遺伝子）を介した耐性遺伝子の獲得などが考えられる．プラスミドは子孫へ伝わるのみならず，細菌間の接合によって伝達され，また，ファージによっても運ばれる．

16.2.2 ■ 耐性の発現機構

耐性化の機構として，薬物不活性化酵素の産生，薬物作用点の構造変化，薬物の細胞内取り込みの低下，薬物の標的となる酵素の代替酵素の産生などが臨床的に確認されている．

a. 薬物不活性化酵素の産生

β-ラクタム系抗生物質はβ-ラクタム環がβ-ラクタマーゼによって加水分解されて失活する．ペニシリン類を分解する酵素をペニシリナーゼ，セファロスポリン類を分解するものをセファロスポリナーゼとよぶ．耐性菌では多くの場合，ペニシリナーゼはプラスミド支配により，セファロスポリナーゼは染色体支配によって産生される．近年，広範囲のβ-ラクタム系抗生物質を分解するβ-ラクタマーゼが増加している．

クロラムフェニコールやアミノグリコシド系抗生物質はアセチルトランスフェラーゼによって不活性化される．赤痢菌，黄色ブドウ球菌などの耐性菌は R プラスミド支配のクロラムフェニコールアセチルトランスフェラーゼを産生する．

b. 薬物の作用点の構造変化

マクロライド系抗生物質に対して耐性化した黄色ブドウ球菌や連鎖球菌では 50S リボソームに構造変化があり，抗生物質の結合を阻害する．多剤耐性菌であるメチシリン耐性黄色ブドウ球菌はすべてのβ-ラクタム系抗生物質に対して著しく親和性の低いペニシリン結合タンパク質（PBP2′）を産生する．キノロン系合成抗菌薬に対して耐性を示す菌では DNA ジャイレースに変化が起こっており，薬物に対する感受性が低下している．

c. 薬物の細胞内取り込みの低下

テトラサイクリンは細胞膜の能動輸送系によって細胞内へ取り込まれるが，耐性菌では能動輸送を抑制する膜タンパク質が R プラスミド支配で産生される．キノロン系合成抗菌薬はポーリンタンパク質を介して菌体外膜を通過するが，このタンパク質が欠失，あるいは減少している耐性菌が知られている．

d. 代替酵素の産生

サルファ薬はジヒドロプテリン酸合成酵素を阻害して，トリメトプリムはジヒドロ葉酸還元酵素を阻害して，それぞれ葉酸の合成，利用を抑制する．耐性菌にはこれらの薬物に対して親和性がきわめて低い代替酵素を R プラスミド支配で産生するものがある．

16.3 抗生物質

微生物が産生する物質で，他の微生物の発育を阻害するものを抗生物質 antibiotics という．

16.3.1 β-ラクタム系抗生物質

分子内にβ-ラクタム環をもつ抗生物質をβ-ラクタム系抗生物質とよび，環に隣接する構造に基づいて分類される（次図）．環の開裂によって生じるカルボキシル基を介して，細胞壁ペプチドグリカン生合成に関わるトランスペプチダーゼおよびカルボキシペプチダーゼの活性中心に結合し，酵素活性を阻害して抗菌作用を示す．現在，最も広く使用されている．

1) ペニシリン系抗生物質（表 16.1）

最初に実用化されたベンジルペニシリン benzylpenicillin（ペニシリン G penicillin G）は胃酸によって分解されるため，胃酸に対して安定なペニシリンが検索された．初期のペニシリン類は，ブドウ球菌，溶血連鎖球菌，肺炎球菌などのグラム陽性球菌，淋菌，髄膜炎菌などのグラム陰性球菌およびスピロヘータに有効性を示すが，グラム陰性桿菌には無効である．

基本骨格の 6-アミノペニシラン酸が大量に得られるようになり，これを用いて，メチシリン

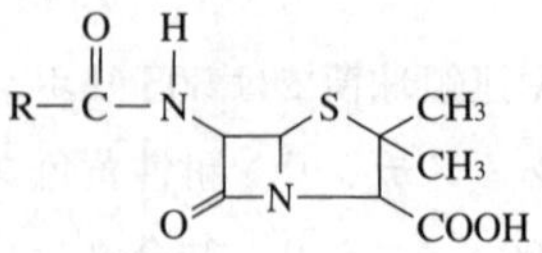
ペナム

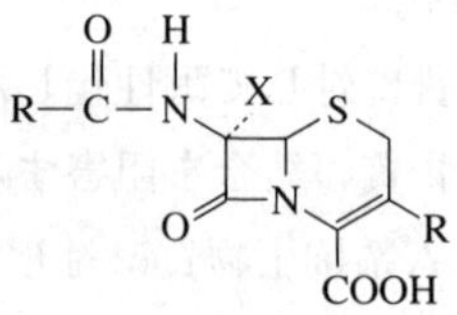
セファロスポリン

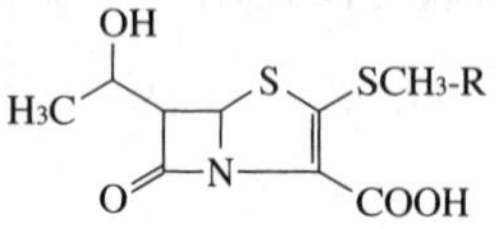
ペネム

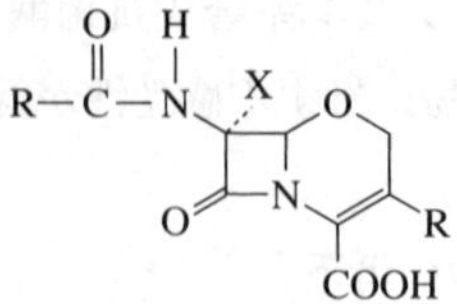
オキサセフェム

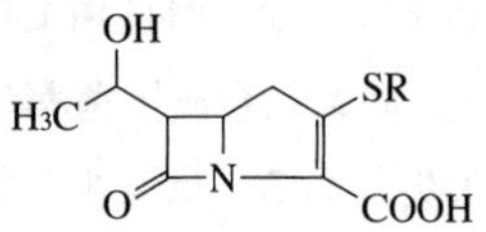
カルバペネム

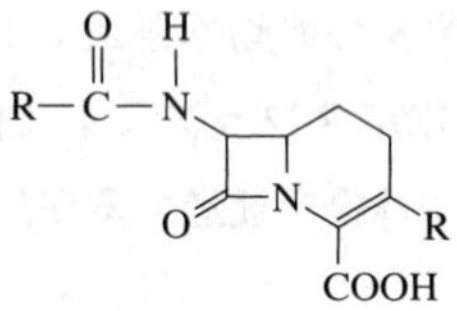
カルバセフェム

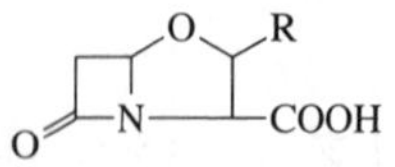
オキサペナム

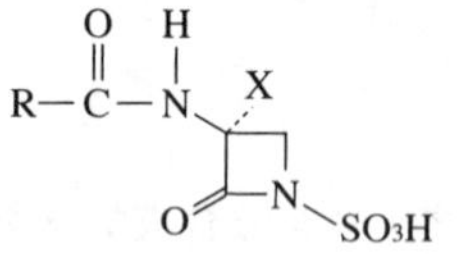
モノバクタム

表 16.1 ペニシリン系抗生物質

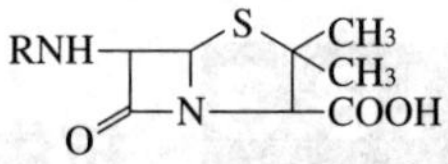
6-aminopenicillanic acid (R = H)

一般名	R	一般名	R
ベンジルペニシリン（ペニシリン G)	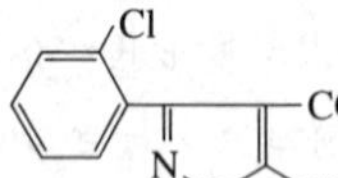	シクラシリン	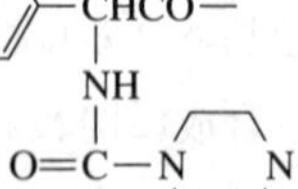
メチシリン	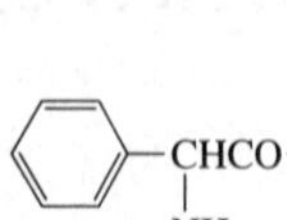	アモキシシリン	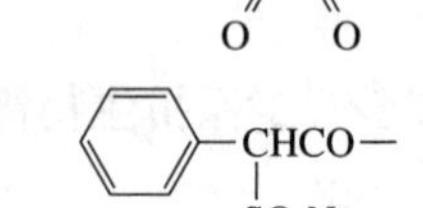
クロキサシリン	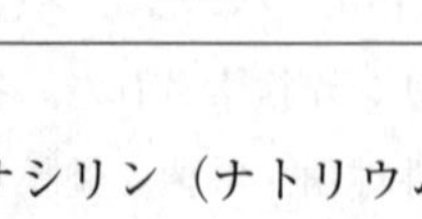	ピペラシリン	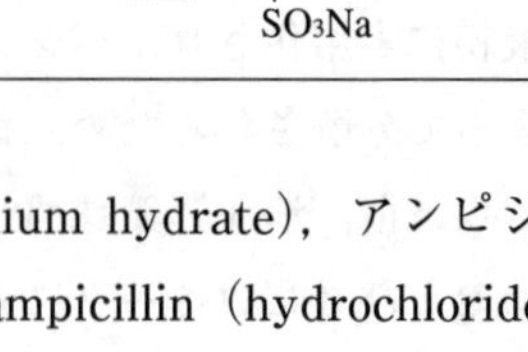
アンピシリン	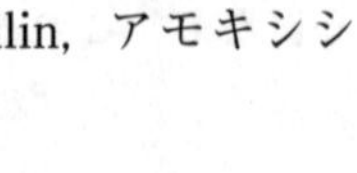	スルベニシリン	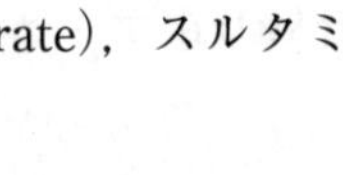

methicillin，クロキサシリン（ナトリウム水和物）cloxacillin（sodium hydrate)，アンピシリン（水和物）ampicillin（hydrate)，バカンピシリン（塩酸塩）bacampicillin（hydrochloride)，シクラシリン ciclacillin，アモキシシリン（水和物）amoxicillin（hydrate)，スルタミシリン

sultamicillin，タランピシリン（塩酸塩）talampicillin（hydrochloride）などが合成された．メチシリンおよびクロキサシリンはペニシリナーゼに耐性を示す．抗菌スペクトルはインフルエンザ菌，大腸菌，サルモネラ菌，赤痢菌などのグラム陰性桿菌にまで拡大した．さらにグラム陰性桿菌に対する抗菌スペクトルを拡大し，緑膿菌にも有効性を示すピペラシリン（ナトリウム）piperacillin（sodium），スルベニシリン（ナトリウム）sulbenicillin（sodium）なども開発された．

ペニシリン系抗生物質は吸収後，体液，組織中に広く分布し，関節腔，胆汁へも移行するが，アンピシリンは胆汁移行性に優れる．ペニシリン系抗生物質の半減期は30～60分と短く，大部分は速やかに尿中へ排泄される．重篤な副作用は少なく，最も頻度が高いものは過敏反応で，発疹，発熱，まれにアナフィラキシーショックがみられる．

2）セフェム系抗生物質

セフェム系抗生物質はセファロスポリン系抗生物質 cephalosporin（表16.2）とセファマイシン系抗生物質 cephamycin（表16.3）に大別される．

セファロスポリンC cephalosporin C は酸に安定で，耐性ブドウ球菌やグラム陰性菌にも効果を有する．さらに抗菌力を強めたセファゾリン（ナトリウム）cefazolin（sodium）およびセファロチン（ナトリウム）cefalotin（sodium）はグラム陽性菌，グラム陰性菌に対して広い抗菌スペクトルをもち，特にペニシリン耐性ブドウ球菌，大腸菌，肺炎桿菌に対して優れた抗菌作用を示す．セファレキシン cefalexin，セフロキサジン（水和物）cefroxadine（hydrate），セファクロル cefaclor などは経口投与が可能である．第一世代セフェム系抗生物質はペニシリナーゼには安定であるが，セファロスポリナーゼによって不活性化される．

第一世代セフェム系抗生物質よりもさらに抗菌力を高め，セファロスポリナーゼに対する抵抗性をもたせたセフォチアム（塩酸塩）cefotiam（hydrochloride），セフロキシム（ナトリウム）cefuroxime（sodium）などを第二世代セフェム系抗生物質とよぶ．インドール陽性変形菌，エンテロバクター，シトロバクターなどのグラム陰性桿菌に対する抗菌力が向上している．

第三世代セフェム系抗生物質はグラム陰性菌に対する抗菌力がさらに強化され，緑膿菌やセラチアに対して有効性を示すものもある．セファロスポリナーゼに対する安定性も向上した．セフォタキシム（ナトリウム）cefotaxime（sodium），セフチゾキシム（ナトリウム）ceftizoxime（sodium），セフメノキシム（塩酸塩）cefmenoxime（hydrochloride），セフォペラゾン（ナトリウム）cefoperazone（sodium），セフタジジム（水和物）ceftazidime（hydrate），セフォジジム（ナトリウム）cefodizime（sodium）などが開発されている．セフォペラゾンやセフタジジムは緑膿菌に対する抗菌力に優れる．また，経口薬として，セフィキシム cefixime，セフジニル cefdinir，セフカペン（ピボキシル塩酸塩水和物）cefcapene（pivoxil hydrochloride hydrate）などが開発されている．セフジニルは経口吸収がよく，メチシリン耐性黄色ブドウ球菌にも有効である．

第四世代セフェム系抗生物質のセフピロム（硫酸塩）cefpirome（sulfate），セフェピム（塩酸塩水和物）cefepime（dihydrochloride hydrate），セフォゾプラン（塩酸塩）cefozopran（hydrochloride）などは黄色ブドウ球菌にも緑膿菌にも抗菌力をもつ．

セファマイシン系抗生物質はβ-ラクタマーゼに対して高い安定性をもつ．セフメタゾール

表 16.2　主なセファロスポリン系抗生物質

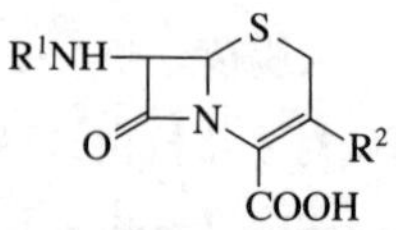

7-アミノペニシラン酸
(R^1, R^2 = H)

一般名（投与法）	R^1	R^2	
セファロスポリン C	$(H_2N)(HOOC)CH-(CH_2)_3CO-$	$-CH_2OCOCH_3$	第一世代
セファロチン（注射）	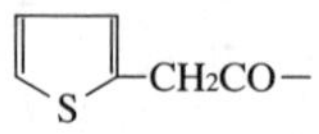	$-CH_2OCOCH_3$	
セファレキシン（経口）	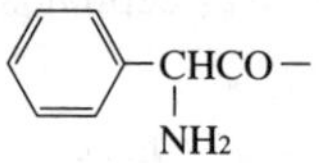	$-CH_3$	
セファクロル（経口）	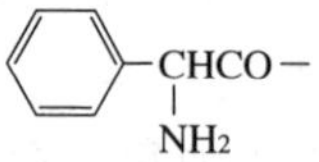	Cl	
セフォチアム（注射）	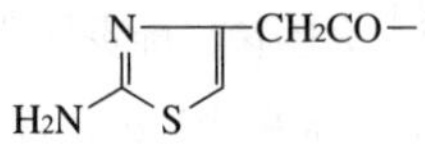	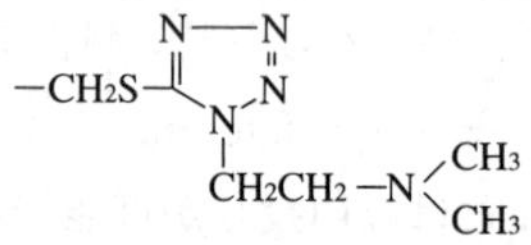	第二世代
セフロキシム（注射）	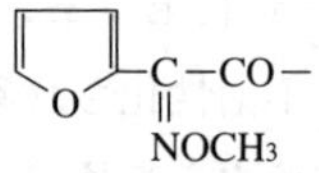	$-CH_2OCONH_2$	
セフォタキシム（注射）	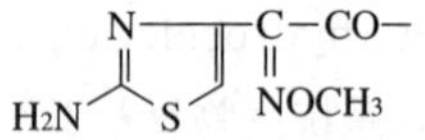	$-CH_2OCOCH_3$	第三世代
セフチゾキシム（注射）	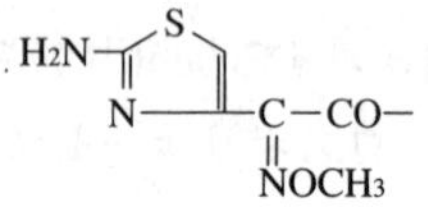	$-H$	
セフィキシム（経口）	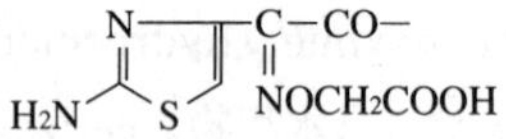	$-CH{=}CH_2$	
セフジニル（経口）	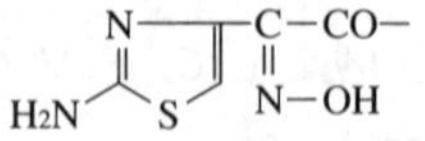	$-CH{=}CH_2$	
セフピロム（注射）	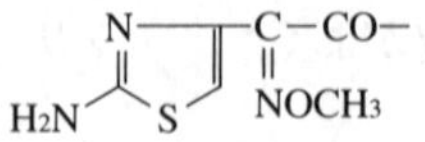	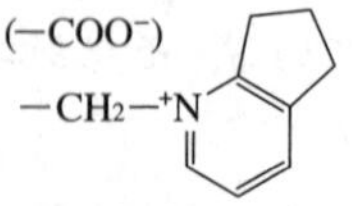	第四世代
セフェピム（注射）	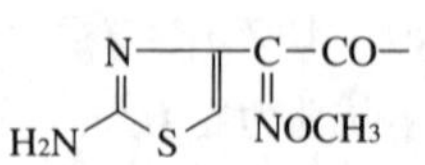	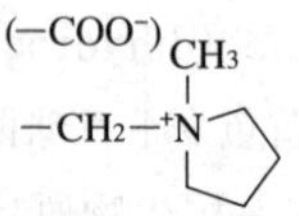	

表 16.3　セファマイシン系およびオキサセフェム系抗生物質

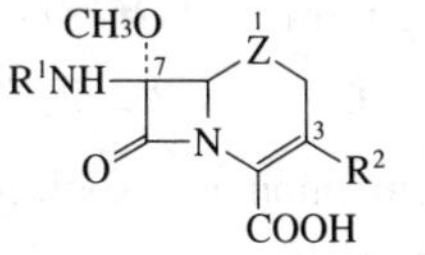

慣用名	Z	R^1	R^2
セフメタゾール（注射・第二世代）	S	$NC-CH_2SCH_2CO-$	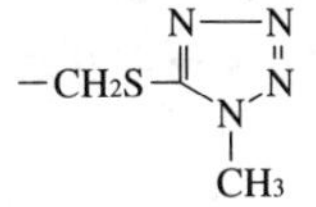
セフミノクス（注射・第二世代）	S	$HOOC-CH(NH_2)CH_2-SCH_2CO-$	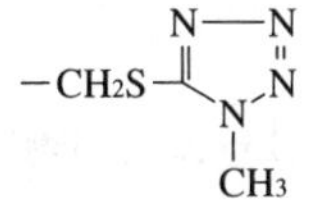
フロモキセフ（注射・第二世代）	O	$F_2CH_2SCH_2CO-$	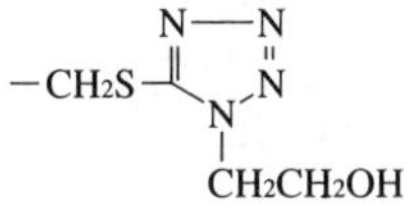
ラタモキセフ（注射・第三世代）	O	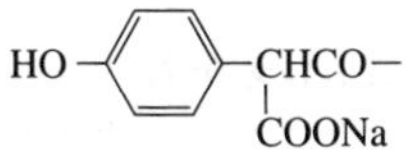	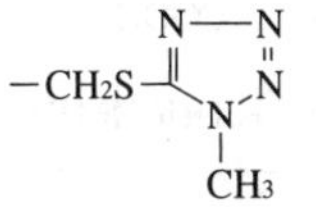

（ナトリウム）cefmetazole（sodium），セフミノクス（ナトリウム水和物）cefminox（sodium hydrate）などは第二世代セフェム系抗生物質に分類される．セフメタゾールはグラム陽性菌，グラム陰性菌に対して広い抗菌スペクトルをもち，特に嫌気性菌に対する抗菌力が強い．また，オキサセフェム骨格の 7 位にメトキシ基を有する薬物をオキサセフェム系抗生物質とよぶことがある．フロモキセフ（ナトリウム）flomoxef（sodium）（第二世代）はグラム陽性菌に対する抗菌力の強化がはかられている．また，ラタモキセフ（ナトリウム）latamoxef（sodium）（第三世代）はβ-ラクタマーゼに対してきわめて安定で，グラム陰性桿菌に対する抗菌力も強く，シトロバクターには第一選択薬として用いられる．

セフェム系抗生物質は一般に消化管吸収が悪く，そのまま尿中へ排泄されるものが多い．セフォペラゾンは胆汁へ排泄されるので，胆道感染症に用いられる．セファゾリン，セフォペラゾン，ラタモキセフなどは血中半減期が長い．副作用として過敏症を発現することがあるが，ペニシリン系薬物よりも頻度は少ない．連用によって菌交代症を起こすことがある．セファゾリンはまれに腎毒性を示す．ラタモキセフは血小板凝集を阻害して出血傾向をきたすことがある．

3) カルバペネム系およびモノバクタム系抗生物質

カルバペネム系抗生物質は外膜透過性に優れ，緑膿菌も含めた広い抗菌スペクトルをもつ．イミペネム imipenem はβ-ラクタマーゼ阻害作用やペニシリン結合タンパク質に対する強い親和性をもち，グラム陽性，グラム陰性の好気性菌，嫌気性菌のいずれに対しても優れた抗菌力を示す．また，他のβ-ラクタム系抗生物質やアミノグリコシド系抗生物質との間に交差耐性がないため，各種の耐性菌に対しても有効である．代謝産物は腎毒性を示すが，これを抑制するため，分解酵素阻害薬シラスタチン（ナトリウム）cilastatin（sodium）との合剤として用いられる．同様に，パニペネム panipenem はベタミプロン betamipron との合剤として用いられる．メロペネム（水和物） meropenem（hydrate），ビアペネム biapenem，ドリペネム（水和物） doripenem（hydrate）は抗緑膿菌活性が高い．

モノバクタム系抗生物質であるアズトレオナム aztreonam およびカルモナム（ナトリウム）carumonam（sodium）はβ-ラクタマーゼに対する安定性が高く，好気性グラム陰性菌に選択的に作用する．

4）ペネム系抗生物質

経口薬のファロペネム（ナトリウム水和物） faropenem（sodium hydrate）はβ-ラクタマーゼに対して安定であり，緑膿菌を除くグラム陰性菌，グラム陽性菌に抗菌力を示す．

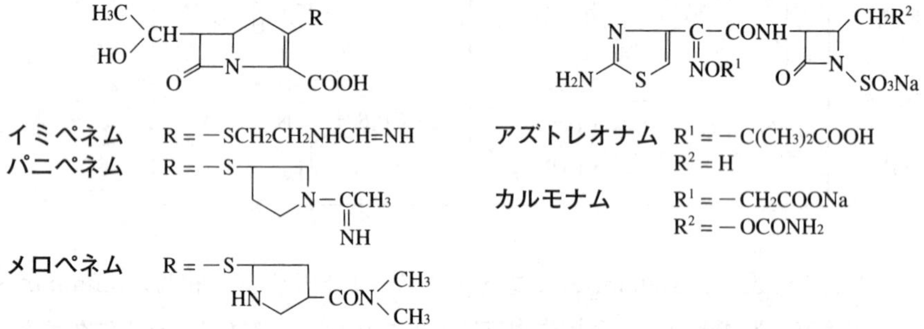

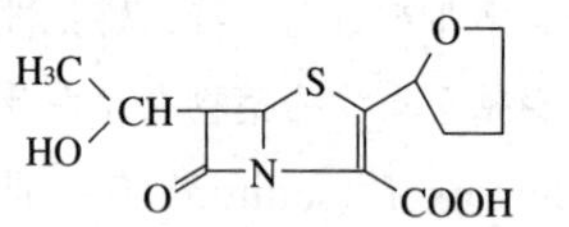

ファロペネム

5）β-ラクタマーゼ阻害薬

β-ラクタマーゼ阻害薬を抗生物質と併用すると耐性菌にも抗菌作用が発現する．クロキサシリン cloxacillin，ジクロキサシリン dicloxacillin などはペニシリナーゼを可逆的に阻害する．クラブラン酸（カリウム） clavulanic acid（potassium）およびスルバクタム（ナトリウム） sulbactam（sodium）はペニシリナーゼのみならず，一部のセファロスポリナーゼと不可逆的に結合して不活性化する．

スルタミシリン（トシル酸塩水和物） sultamicillin（tosilate hydrate）はスルバクタムとアンピシリンを結合したものであり，消化管から吸収された後，スルバクタムとアンピシリンに分割されて効果を発現する．

16.3.2 ■ アミノ配糖体系抗生物質

アミノ酸と糖から構成される塩基性抗生物質をアミノ配糖体系抗生物質という．細菌リボソーム 30S サブユニットに結合してタンパク質合成の開始およびペプチド鎖の伸長を阻害する．一般に腸管からは吸収されず，腸管感染症を除き，筋肉内へ注射される．大部分はそのまま尿中へ排泄される．グラム陽性菌，グラム陰性菌，抗酸菌などに対して抗菌力を発揮するが，聴器毒性（第 8 脳神経障害），腎毒性，神経・筋ブロックなどの重篤な副作用を発現する．

ストレプトマイシン（硫酸塩）streptomycin（sulfate）およびカナマイシン（硫酸塩）kanamycin（sulfate）は耐性菌が増加したため，主として結核症に用いられるにすぎない．フラジオマイシン（硫酸塩）fradiomycin（sulfate)（ネオマイシン neomycin）は抗菌スペクトルが広く，グラム陽性菌およびグラム陰性菌に対して殺菌的に作用する．ゲンタマイシン（硫酸塩）gentamicin（sulfate)，トブラマイシン tobramycin，ジベカシン（硫酸塩）dibekacin（sulfate)，アミカシン（硫酸塩）amikacin（sulfate）ではさらに抗菌スペクトルが拡大され，緑膿菌をはじめとするグラム陰性桿菌に強力な作用を示す．ゲンタマイシンはアミノ配糖体系抗生物質の中で最も聴器および腎に対する毒性が強いが，抗菌力は優れており，緑膿菌，大腸菌，エンテロバクター，肺炎桿菌，インドール変形菌，セラチアなどに有効性を示す．肺炎球菌，溶血連鎖球菌，リケッチア，真菌に対する抗菌作用はほとんどない．トブラマイシンおよびジベカシンはゲンタマイシンと同等の抗菌スペクトルをもつが毒性は小さい．アルベカシン（硫酸塩）arbekacin（sulfate）はメチシリン耐性黄色ブドウ球菌感染症に用いる．

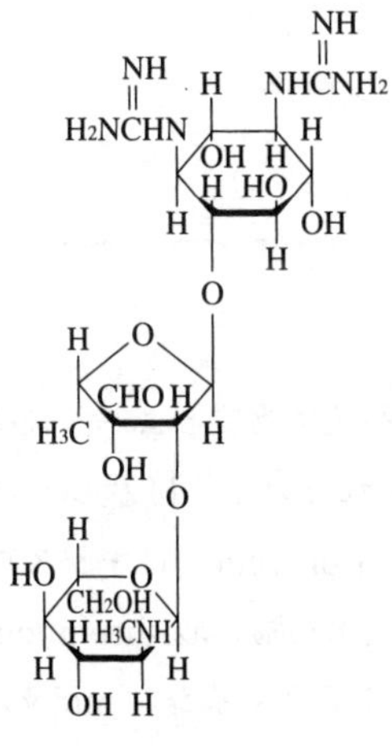

ストレプトマイシン

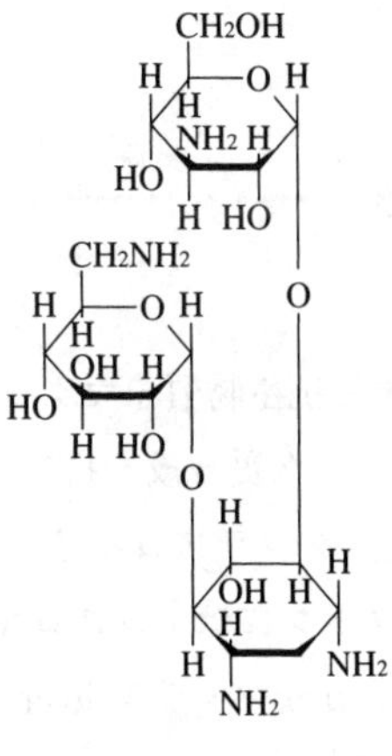

カナマイシン

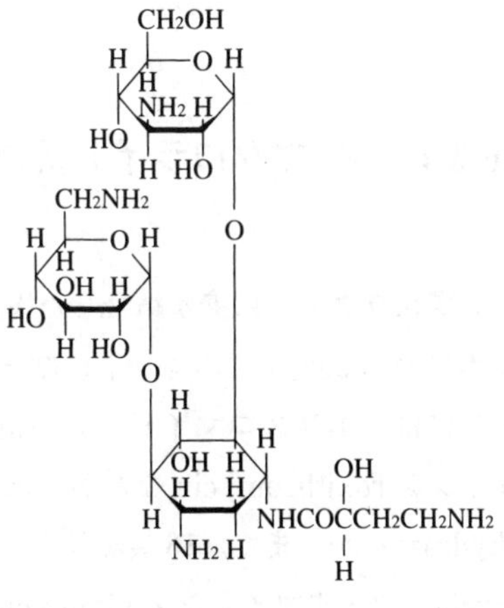

アミカシン

16.3.3 ■ テトラサイクリン系抗生物質

テトラサイクリンの4員環構造を基本骨格とする抗生物質をテトラサイクリン系抗生物質と総称する．細菌リボソーム30Sサブユニットに結合してタンパク質合成を抑制する．初期のオキシテトラサイクリン（塩酸塩）oxytetracycline（hydrochloride）につづき，テトラサイクリン（塩酸塩）tetracycline（hydrochloride），ドキシサイクリン（塩酸塩水和物）doxycycline（hydrochloride hydrate），ミノサイクリン（塩酸塩）minocycline（hydrochloride）などが開発された．グラム陽性菌，グラム陰性菌，リケッチア，マイコプラズマ，クラミジア，原虫などに抗菌力を示す広範囲抗生物質であるが，多数の耐性菌が出現しており，使用は制限される．ミノサイクリンはエンテロバクターやセラチアにも有効性を示す．

テトラサイクリン系抗生物質は消化管吸収に優れており，血中半減期が長く，組織移行性にも優れる．代謝を受けにくく，そのままの形で尿あるいは胆汁中へ排泄される．副作用として，消化管，粘膜への障害作用，菌交代症などがある．また，母乳や胎児へも移行して骨や歯へ沈着するので，妊婦，乳幼児，小児への適用は避ける．

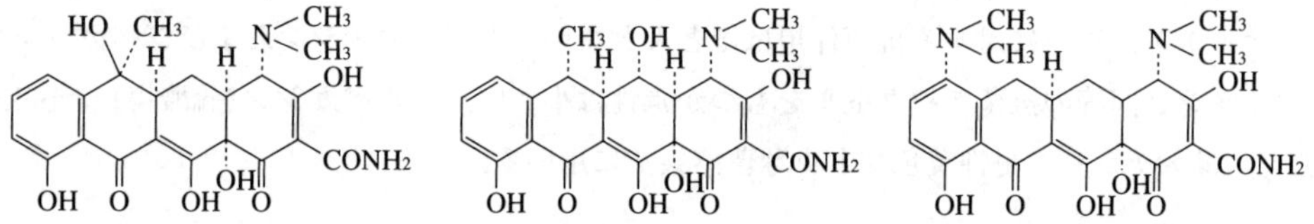

テトラサイクリン　　ドキシサイクリン　　ミノサイクリン

16.3.4 ■ マクロライド系抗生物質

大環状ラクトンに糖が結合した構造を有する抗生物質をマクロライド系抗生物質とよぶ．細菌リボソーム50Sサブユニットに結合してタンパク質合成を抑制するとされている．14員環ラクトンには，エリスロマイシン erythromycin，クラリスロマイシン clarithromycin，ロキシスロマイシン roxithromycin などが，15員環ラクトンにはアジスロマイシン（水和物）azithromycin（hydrate）が，また，16員環ラクトンにはジョサマイシン josamycin，ミデカマイシン midecamycin，ロキタマイシン rokitamycin などがある．

マクロライド系抗生物質は主としてグラム陽性菌に対して抗菌力を示すが，マイコプラズマにも有効性が高い．主として経口適用され，特に呼吸器系への移行性に優れているため，マイコプラズマ肺炎などの呼吸器感染症に用いられる．クラリスロマイシンはびまん性汎発性気管支炎に対して有効性が高く，尿中への排泄率が高いため，クラミジア性尿道炎や子宮頸管炎にも用いられる．14員環マクロライドには気道の過剰分泌を抑制する作用，気道への好中球の集積を抑制

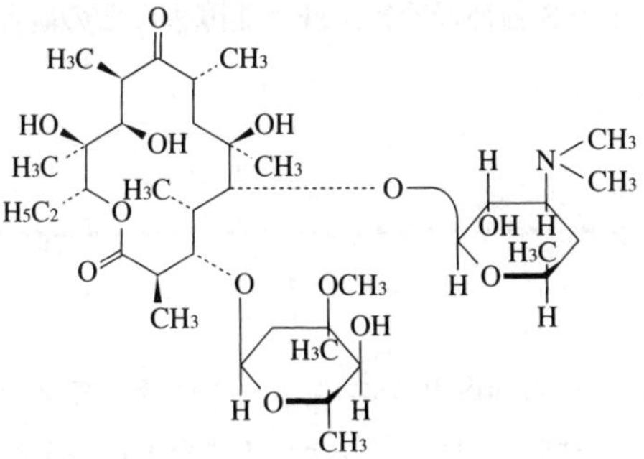

エリスロマイシン

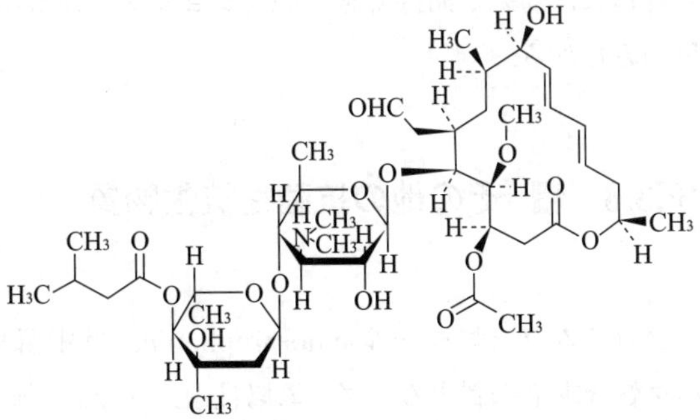

ジョサマイシン

する作用などがある．副作用は少ないが，肝組織へ高濃度に分布するので，長期連用する場合には肝障害に注意する．最近ではヘリコバクター・ピロリの除菌にも適用されている．

16.3.5 ■ ケトライド系抗生物質

エリスロマイシンと共通の 14 員環の 8 位にケトン基をもち，マクロライド耐性を誘導しにくい．テリスロマイシン telithromycin は肺炎球菌，マイコプラズマなどによる気道感染症に用いられる．

16.3.6 ■ リンコマイシン系抗生物質

リンコマイシン（塩酸塩水和物）lincomycin（hydrochloride hydrate）は細菌リボソーム 50S サブユニットに結合してタンパク質合成を抑制する．抗菌スペクトルはマクロライド系抗生物質に類似する．消化管吸収に優れる．副作用として，偽膜性大腸炎，消化器症状，血液障害，過敏症状，肝障害などがみられることがある．他にクリンダマイシン clindamycin がある．

16.3.7 ■ ペプチド系抗生物質

ポリペプチド系抗生物質ポリミキシン B（硫酸塩）polymixin B（sulfate），コリスチン（メタンスルホン酸ナトリウム）colistin（sodium methanesulfonate）およびバシトラシン bacitracin は膜リン脂質と結合して膜透過性を変化させ，殺菌的に作用する．グラム陰性桿菌，ことに緑膿菌に効果を示す．副作用として腎障害，まれに神経障害，過敏症状，消化器症状などを起こす．

グリコペプチド系抗生物質であるバンコマイシン（塩酸塩）vancomycin（hydrochloride）およびテイコプラニン teicoplanin は細菌細胞壁のペプチドグリカン生合成を阻害して細胞壁形成

を抑制する．メチシリン耐性黄色ブドウ球菌による感染症に対しては点滴静注されるが，グラム陰性菌には効果が期待できない．ショック，血液障害，第8脳神経障害，肝機能障害などの副作用がみられる．

16.3.8 ■ その他の抗菌性抗生物質

クロラムフェニコール chloramphenicol は細菌リボソーム 50S サブユニットに結合してタンパク質合成を抑制する．グラム陽性菌，グラム陰性菌，レプトスピラ，リケッチアなどに静菌的に作用する広範囲抗生物質である．消化管からの吸収は良好であり，血中ではおよそ 50% は血漿タンパク質と結合して存在する．大部分は肝でグルクロン酸抱合されて失活する．再生不良性貧血，顆粒球減少，血小板減少などの骨髄障害を生じやすく，また，肝障害，消化器症状，過敏症状が現れることもある．新生児ではグルクロン酸抱合能が未熟であるため，体内に蓄積して嘔吐，低体温，灰白化，ショックなどを発現するグレイ症候群を起こしやすい．骨髄抑制を生じる薬物との併用は避ける．

ホスホマイシン（カルシウム水和物）fosfomycin（calcium hydrate）は特徴的な構造を有する抗生物質で，グラム陽性菌およびグラム陰性菌に広い抗菌スペクトルをもち，緑膿菌，変形菌，セラチアなどに対しても強い抗菌力を示す．細胞壁ペプチドグリカン合成の初期の段階を阻害する．他の薬物と交差耐性がなく，多剤耐性菌による感染症にも有効である．ほとんど代謝されずに尿中に排泄されるため，尿路感染症に用いる．敗血症や呼吸器感染症には静注される．

ムピロシン（カルシウム水和物）mupirocin（calcium hydrate）は鼻腔用軟膏としてメチシリン耐性黄色ブドウ球菌の除菌に用いられる．

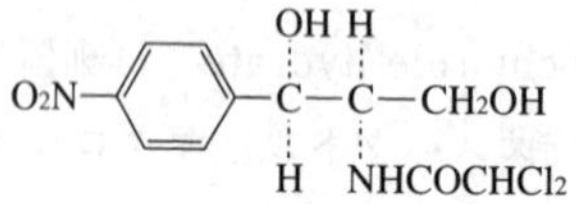

クロラムフェニコール

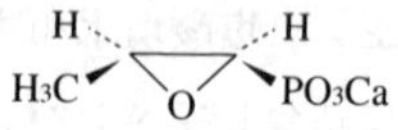

ホスホマイシン

16.3.9 ■ 抗腫瘍性抗生物質

抗腫瘍性抗生物質として，アクチノマイシン D actinomycin D，マイトマイシン C mitomycin C，ダウノルビシン（塩酸塩）daunorubicin（hydrochloride），ドキソルビシン（塩酸塩）doxorubicin（hydrochloride），ブレオマイシン bleomycin，ペプロマイシン（硫酸塩）peplomycin（sulfate）などが臨床で用いられている．

16.4 ピリドンカルボン酸系合成抗菌薬

ナリジクス酸を起点とし，ピリドンカルボン酸を基本骨格とする合成抗菌薬をピリドンカルボン酸系合成抗菌薬，あるいはキノロン系抗菌薬とよぶ．尿路感染症や胆道感染症の治療に用いられる．細菌の DNA ジャイレースに作用して DNA の複製を阻害する．

ナリジクス酸 nalidixic acid はグラム陰性菌，特に大腸菌，プロテウス，肺炎桿菌，赤痢菌などに優れた抗菌力を示し，殺菌的に作用する．ピペミド酸（水和物）pipemidic acid（hydrate）もグラム陽性菌には無効であるが，グラム陰性菌に対する抗菌力はナリジクス酸よりも強く，緑膿菌にも効果がある．

ノルフロキサシン norfloxacin，エノキサシン（水和物）enoxacin（hydrate），オフロキサシン ofloxacin，シプロフロキサシン（塩酸塩）ciprofloxacin（hydrochloride），ロメフロキサシン（塩酸塩）lomefloxacin（hydrochloride），レボフロキサシン（水和物）levofloxacin（hydrate），スパルフロキサシン sparfloxacin，ガチフロキサシン（水和物）gatifloxacin（hydrate）などは新キノロンともよばれ，緑膿菌を含め，グラム陰性菌全般に対して抗菌力が増強され，黄色ブドウ球菌，肺炎球菌，化膿連鎖球菌，腸球菌などのグラム陽性菌に対しても有効性を示す．多くは経口適用され，体液や組織中への移行性も良く，大部分がそのまま尿中へ排泄される．呼吸器，尿路，腸管，胆道，性器などの感染症に適用される．主な副作用は消化器症状であるが，他に過敏症状，神経症状などがみられることがある．

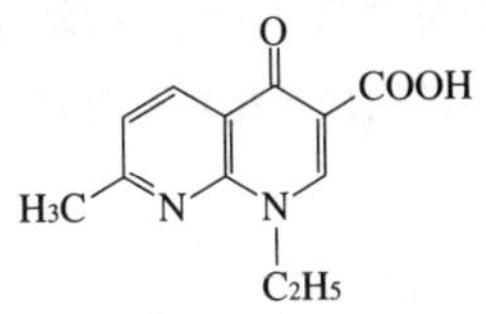

ナリジクス酸

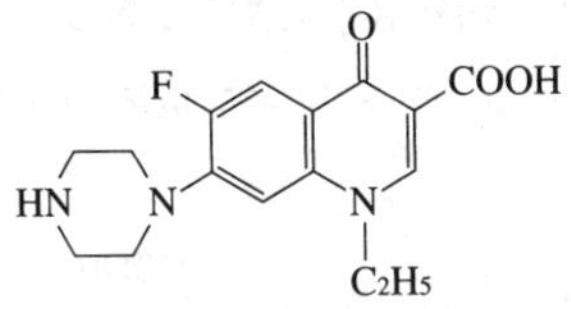

ノルフロキサシン

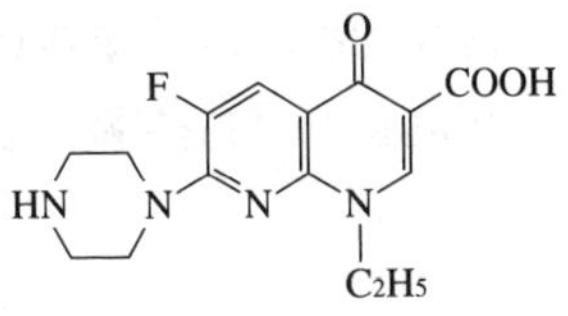

エノキサシン

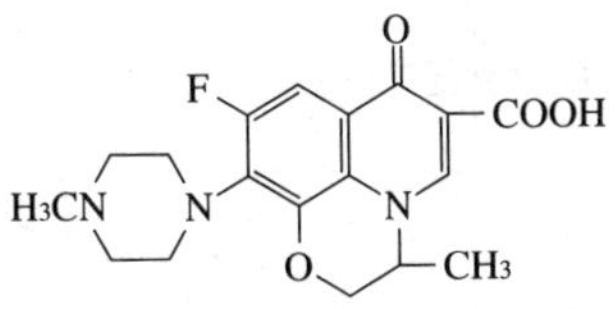

オフロキサシン

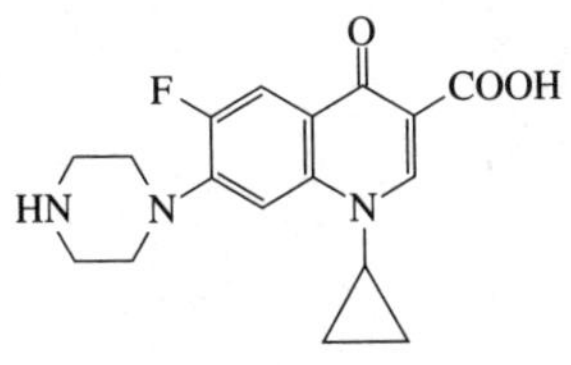

シプロフロキサシン

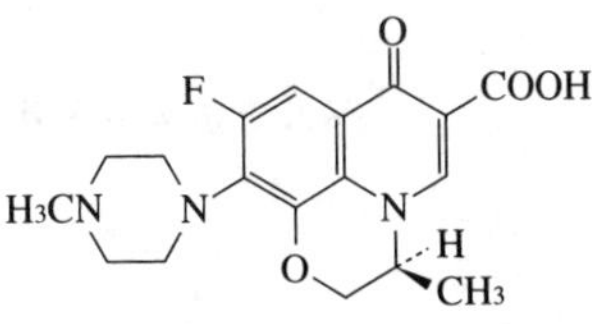

レボフロキサシン

16.5 サルファ薬

サルファ薬はスルファニルアミドを基本骨格とし，アミド基が種々の複素環によって置換された化合物を総称する．葉酸合成を阻害して静菌作用を示す．ブドウ球菌，溶血性連鎖球菌，肺炎球菌などのグラム陽性菌，赤痢菌，淋菌，サルモネラ，髄膜炎菌，コレラ菌などのグラム陰性菌に有効とされている．各種の感染症に多大の効果をあげてきたが，抗菌力が弱いこと，耐性菌の増加，重篤な副作用などのために適用範囲は小さくなった．

内服後，大部分は腸管から吸収されて全身の組織に分布するが，血漿タンパク質との結合性が高い．肝でアセチル化，グルクロン酸抱合，あるいは硫酸抱合されて尿中へ排泄される．アセチル化されやすい薬物は尿路結石を生じやすい．

スルファメトキサゾール sulfamethoxazole，スルファモノメトキシン（水和物）sulfamonomethoxine（hydrate），スルファジメトキシン sulfadimethoxine は腎盂腎炎，膀胱炎，髄膜炎，扁桃炎，咽頭炎，喉頭炎などに用いる．潰瘍性大腸炎に用いられるサラゾスルファピリジン salazosulfapyridine は代謝産物の5-アミノサリチル酸が抗炎症作用を発現する．関節リウマチ，潰瘍性大腸炎，クローン病に有効性を示す．スルファメトキサゾールとトリメトプリム trimethoprim を合剤（ST 合剤）として用いると，抗菌力が相乗的に増強され，抗菌スペクトルが拡大する．

悪心，食欲不振，発熱，発疹，まれに再生不良性貧血，溶血性貧血などの血液障害，肝障害，腎障害などを起こす．血漿タンパク質との結合性が高いため，高ビリルビン血症をひき起こすことがあるので，妊婦，新生児および未熟児には禁忌である．また，血漿タンパク質との結合性が高いスルホニル尿素系経口血糖降下薬，クマリン系抗凝血薬などとの併用には注意を要する．

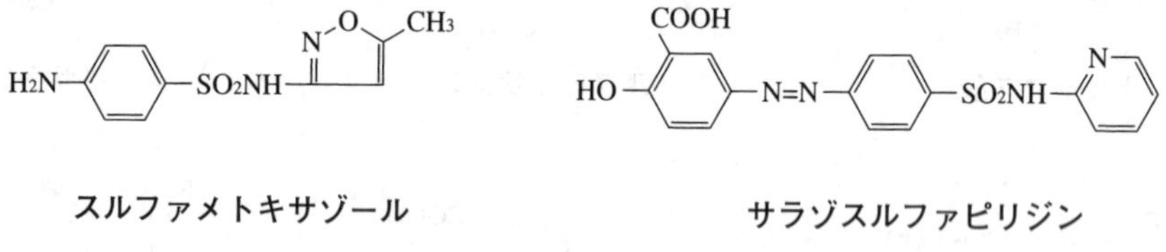

スルファメトキサゾール　　サラゾスルファピリジン

16.6 オキサゾリジノン系合成抗菌薬

リネゾリド linezolid はバンコマイシン耐性腸球菌感染症およびメチシリン耐性黄色ブドウ球菌感染症に用いられる．

16.7 抗結核薬

結核症の治療にはイソニアジド，リファンピシン，ストレプトマイシンおよびエタンブトールを中心に用い，耐性化を防ぐために 2 ～ 4 剤の併用が行われる．初回治療の初期にピラジナミドを加える短期療法の有効性も知られている．排菌がある例，空洞が形成されている例は入院治療を行う．

イソニアジド isoniazid（isonicotinic acid hydrazide）は結核菌に対して特異的な強い抗菌作用を示す．細胞壁ミコール酸生合成の阻害によって抗菌作用を発現すると考えられる．副作用が少なく，出血傾向，神経症状，過敏症状などを発現することがあるが，薬物を中止すると回復する．リファンピシンとの併用によって肝障害を生じやすい．

リファンピシン rifampicin はグラム陽性菌，グラム陰性球菌および抗酸菌に対して抗菌作用を示し，抗結核菌作用はイソニアジドに次いで強力である．細菌の DNA 依存性 RNA ポリメラーゼを阻害して RNA 合成を抑制する．肝機能障害，過敏症状，腎機能障害，血液障害，消化器症状，神経症状を発現することがある．エタンブトールとの併用によってエタンブトールの視力障害を増強し，イソニアジドとの併用で肝障害をきたしやすい．

アミノ配糖体系抗生物質であるストレプトマイシンおよびカナマイシンは結核症に用いられる．定期的に聴力検査を行う必要がある．

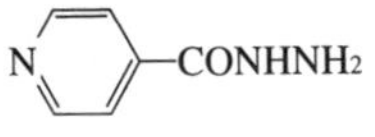

イソニアジド（INAH）

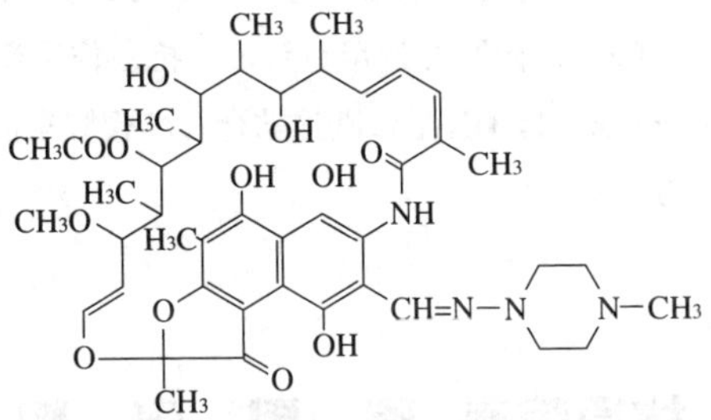

リファンピシン

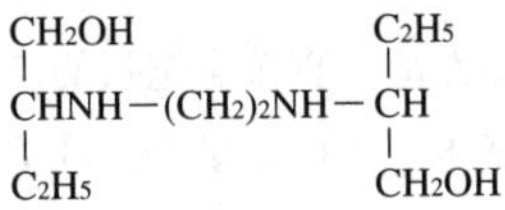

エタンブトール

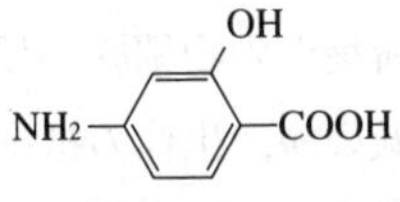

パラアミノサリチル酸
（PAS）

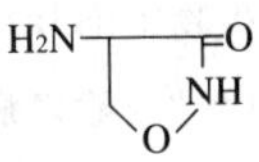

サイクロセリン

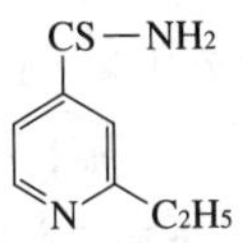

エチオナミド

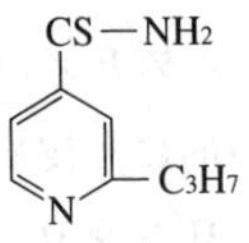

プロピオナミド

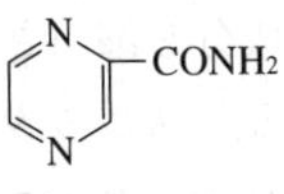

ピラジナミド

エタンブトール（塩酸塩）ethambutol（hydrochloride）は結核菌に特異的に抗菌作用を示す．RNA 合成を阻害して細胞分裂を抑制するとされる．抗菌力はイソニアジドおよびストレプトマイシンよりも弱い．耐性菌の出現は遅く，他の抗結核薬との交差耐性はみられない．視覚障害を生じることがある．

パラアミノサリチル酸 *p*-aminosalicylic acid（PAS）は葉酸の生合成を阻害し，結核菌に対して特異的な抗菌作用を示す．副作用として胃腸障害，過敏症がみられる．肝のプロトロンビン産生を低下させる．

サイクロセリン cycloserine は細胞壁の合成を阻害し，抗酸菌，特にヒト型結核菌に強い作用を示す．神経症状，過敏症状，消化器症状などを発現することがある．

エチオナミド ethionamide は強い抗結核菌作用をもち，イソニアジド耐性菌にも有効性を示す．胃粘膜刺激による胃腸障害を生じるが，エチル基をプロピル基に変換したプロピオナミド propionamide では胃腸障害は少ない．

エンビオマイシン（硫酸塩）enviomycin（sulfate）は他の抗結核薬と併用すると第 8 脳神経障害や腎障害が増強されることがある．ピラジナミド pyrazinamide はイソニアジドと併用すると抗菌力を増強する．

16.8 ハンセン病治療薬

らい菌は結核菌と同じ抗酸菌に属する．ハンセン病の治療にはスルホン薬のジアフェニルスルホン diaphenylsulfone が内服で適用される．抗菌作用機序はサルファ薬と同一とされる．クロファジミン clofazimine は DNA に直接結合して複製を阻害する．リファンピシン，オフロキサシンなども用いられる．

16.9 抗真菌薬

真菌は真核生物であり，細胞の構築が動物細胞と類似するため，真菌を選択的に殺滅することは容易ではない．一般に病原性は低いが，生体の抵抗力が低下している場合には重い感染症をひき起こす．皮膚，毛髪，爪などに感染する場合を表在性真菌症，内臓に感染する場合を深在性真菌症とよぶ．

ポリエン系抗生物質は真菌や原虫の細胞膜エルゴステロールと不可逆的に結合して膜に障害を与え，細胞成分を漏出させる．ナイスタチン nystatin，アムホテリシン B amphotericin B などがある．消化管カンジダ症には経口的に，皮膚および外陰カンジダ症には軟膏として適用する．最も強い抗菌活性を示すアムホテリシン B は重篤な深在性感染症にも用いられる．過敏症状，消化器症状などを示すことがある．

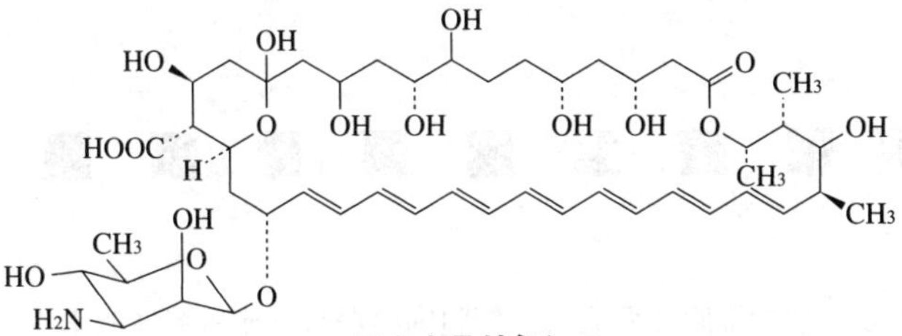

アムホテリシン B

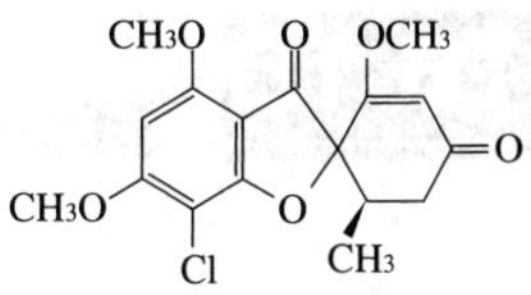

グリセオフルビン

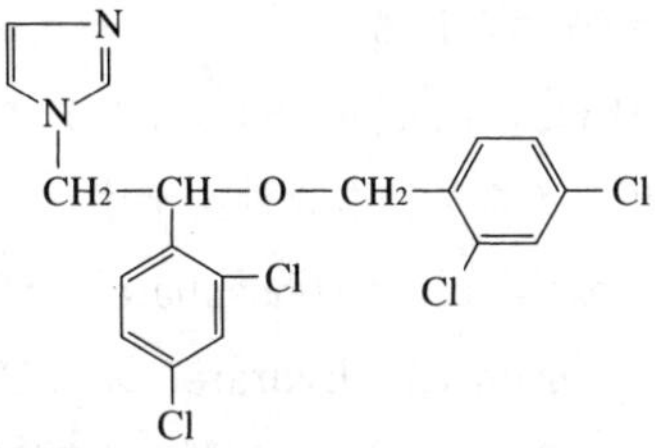

ミコナゾール

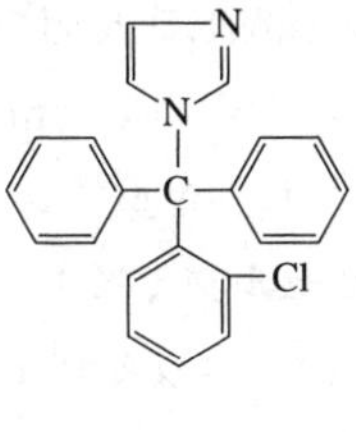

クロトリマゾール

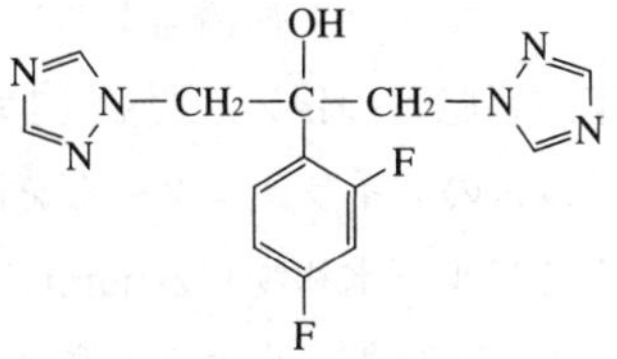

フルコナゾール

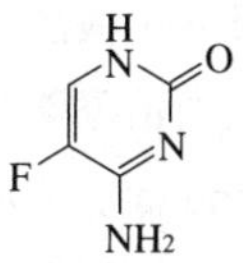

フルシトシン

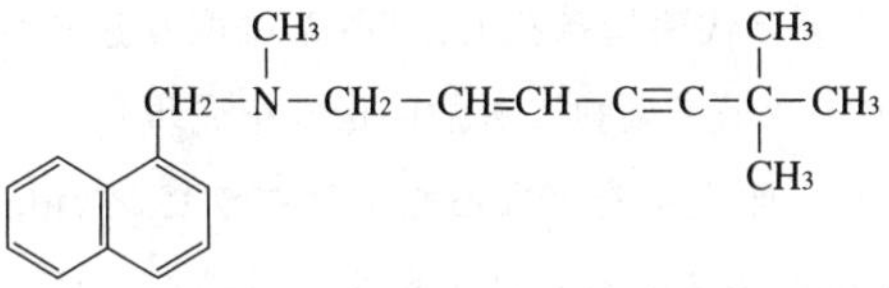

テルビナフィン

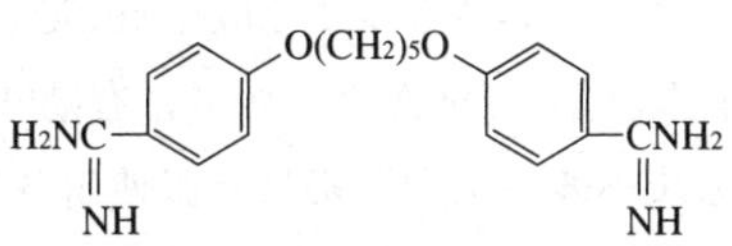

ペンタミジン

グリセオフルビン griseofulvin は真核細胞の微小管に作用し，紡錘糸の形成を阻害して細胞分裂を中期で停止させる．消化管吸収は良好ではないが，内服で皮膚糸状菌感染症の治療に用いられる．重篤な副作用はない．ワルファリンの作用を弱めることが知られている．

アゾール系合成抗真菌薬は膜機能維持に必要なエルゴステロールを欠乏させる．イミダゾール系薬には，エコナゾール（硝酸塩）econazole（nitrate），ミコナゾール miconazole，クロトリマゾール clotrimazole，ケトコナゾール ketoconazole などが，また，トリアゾール系薬には，フルコナゾール fluconazole，イトラコナゾール itraconazole などがある．クロトリマゾールは広い抗真菌スペクトルをもち，表在性カンジダ症に用いられる．フルコナゾールおよびイトラコナゾールは消化管吸収，組織移行性に優れ，血中半減期が長い．

フルシトシン flucytosine は消化管吸収および組織移行性に優れ，シトシン透過酵素により真菌内へ選択的に取り込まれ，フルオロウラシルに変換される．アムホテリシン B と併用すると相乗効果が得られる．

ブテナフィン（塩酸塩）butenafine（hydrochloride）およびテルビナフィン（塩酸塩）terbinafine（hydrochloride）は膜コレステロールの合成を阻害する．皮膚への浸透性に優れ，白癬菌に有効性を示す．

ペンタミジン（イセチオン酸塩）pentamidine（isetionate）はカリニ肺炎に有効性を示す．

16.10 抗ウイルス薬

ウイルスは核酸とタンパク質から成り，宿主細胞に侵入し，細胞内の器官を使って増殖する．したがって，宿主細胞に影響を及ぼすことなく，ウイルスを殺滅することは容易ではない．正常細胞の機能を妨げることなくウイルスの核酸合成を阻止することが求められる．

パーキンソン病治療薬のアマンタジン（塩酸塩）amantadine（hydrochloride）はウイルスの宿主細胞への侵入，脱殻を抑制するとされ，A型インフルエンザウイルスに有効性を示す．ウイルスのノイラミニダーゼを阻害するオセルタミビル（リン酸塩）oseltamivir（phosphate），ザナミビル（水和物）zanamivir（hydrate），ペラミビル（水和物）peramivir（hydrate）およびラニナミビル（オクタン酸エステル水和物）laninamivir（octanoate hydrate）はA型およびB型インフルエンザウイルスに有効性を示す．

イドクスウリジン idoxuridine はチミジン代謝に拮抗し，DNA に取り込まれて DNA 機能を阻害する．DNA ウイルスに有効性を示す．宿主細胞にも強い毒性を発現し，主に局所治療薬としてヘルペス角膜炎に点眼使用されたが，販売中止となった．ビダラビン vidarabine はウイルスの DNA 合成を強く抑制する．DNA ウイルスに有効性を示す．単純ヘルペスウイルス脳炎に有効とされる．アシクロビル aciclovir はウイルスに特異的なチミジンキナーゼによってリン酸化されて DNA ポリメラーゼを阻害する．ヘルペス角膜炎，ヘルペス性脳炎，水痘，帯状疱疹に有効とされる．バラシクロビル（塩酸塩）valaciclovir（hydrochloride）はアシクロビルのプロドラッグである．

ガンシクロビル ganciclovir およびホスカルネット（ナトリウム水和物）foscarnet（sodium hydrate）は DNA ポリメラーゼを阻害してウイルスの複製を抑制する．後天性免疫不全症候群，臓器移植，悪性腫瘍における重篤なサイトメガロウイルス感染に用いる．バルガンシクロビル（塩酸塩）valganciclovir（hydrochloride）はガンシクロビルのプロドラッグである．

ジドブジン zidovudine（アジドチミジン azidothymidine），ジダノシン didanosine，ラミブジン lamivudine，サニルブジン sanilvudine などはヒト免疫不全ウイルスの逆転写酵素を阻害し，ヒト免疫不全症候群に有効性を示す．ジドブジンは高頻度に血液障害などを生じる．また，ジダノシンは膵炎，消化器障害などを，ラミブシンは血液障害，膵炎などを生じる．インジナビル（硫酸塩エタノール付加物）indinavir（sulfate ethanolate），サキナビル（メシル酸塩）saquinavir（mesilate），リトナビル ritonavir，ネルフィナビル（メシル酸塩）nelfinavir（mesilate）などはヒト免疫不全ウイルスのプロテアーゼを阻害してヒト免疫不全症候群に有効性を示す．

逆転写酵素阻害薬ラミブジンはB型慢性肝炎，肝硬変にも有効性を示すが，しばしば耐性化を生じて再燃する．アデホビル（ピボキシル）adefovir（pivoxil），エンテカビル（水和物）entecavir（hydrate）も用いられる．リバビリン ribavirin は RNA ポリメラーゼ，イノシン一リン酸脱水素酵素を阻害して抗 C 型肝炎ウイルス効果を発揮する．インターフェロン interferon と

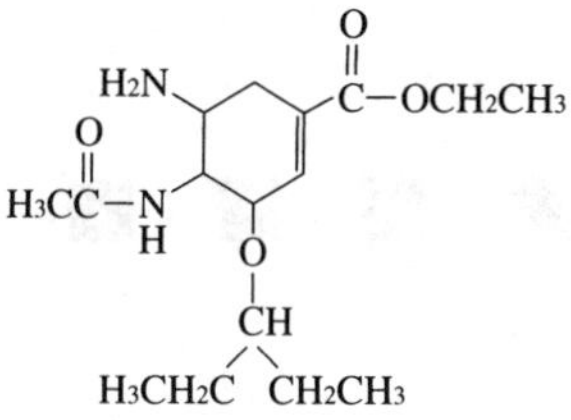

オセルタミビル

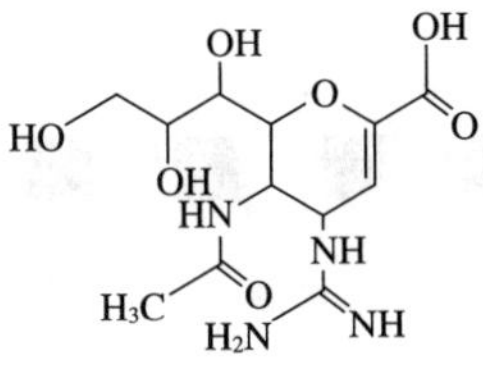

ザナミビル

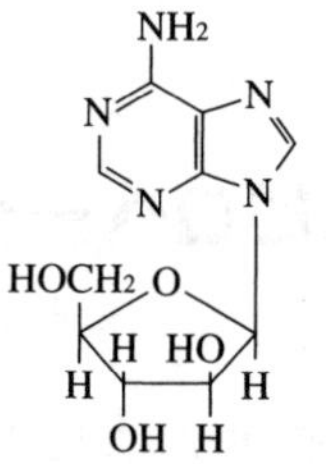

ビダラビン

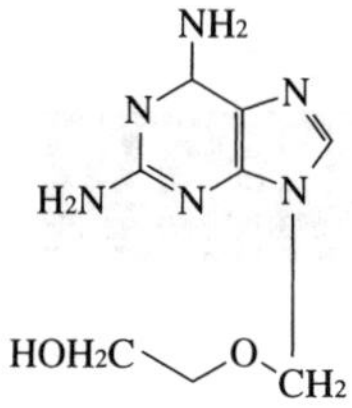

アシクロビル

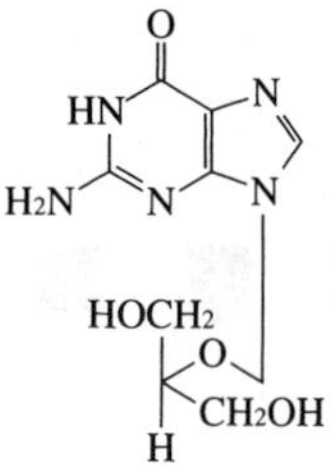

ガンシクロビル

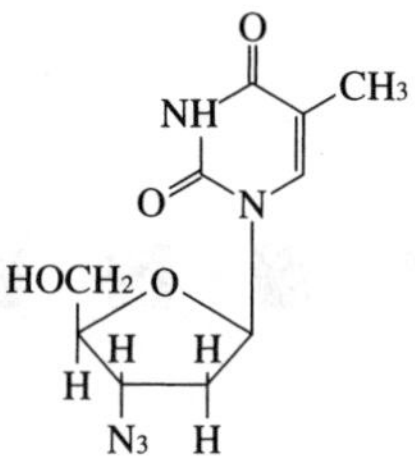

ジドブジン

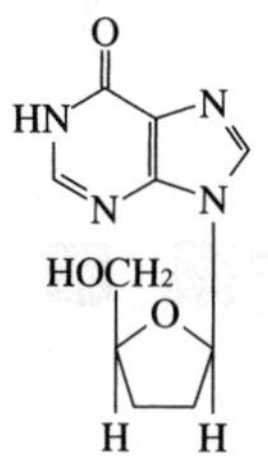

ジダノシン

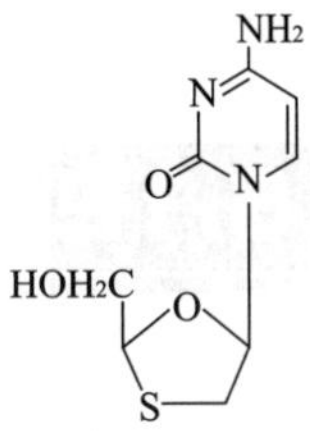

ラミブジン

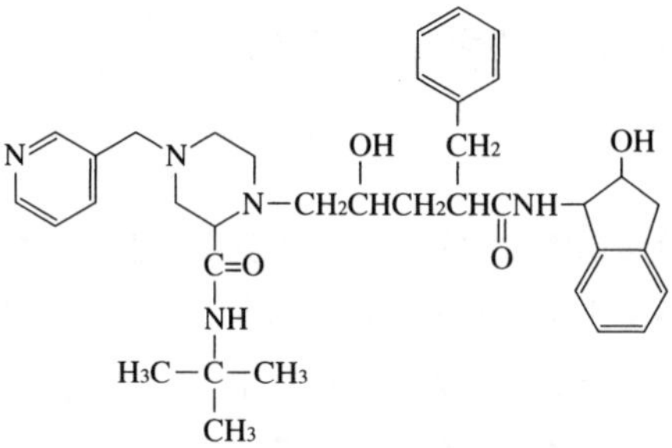

インジナビル

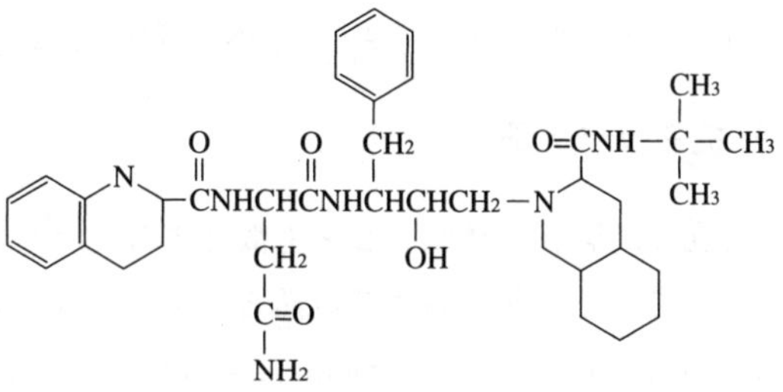

サキナビル

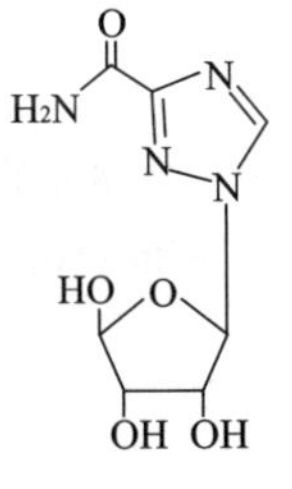

リバビリン

の併用療法が基準となっており，多くの例で著効が期待できる．

インターフェロンは生体が産生する抗ウイルス性物質であり，ウイルス感染によって誘導される．インターフェロンは未感染の細胞をウイルス抵抗性にし，ウイルスの増殖を抑制する．肝炎治療に用いられている．副作用として，精神症状，自己免疫疾患，間質性肺炎，糖尿病の悪化などをきたす．

16.11 抗スピロヘータ薬

スピロヘータは細菌と原虫の中間に位置するらせん状の原核生物で，梅毒，ワイル病，鼡咬症，回帰熱などをひき起こす．梅毒の病原体は梅毒トレポネーマであり，治療にはアンピシリン，アモキシシリンなどのペニシリン系抗生物質が用いられる．

16.12 抗原虫薬

原虫 protozoa は運動性をもつ単細胞微生物で，マラリア原虫，赤痢アメーバ，トリコモナス原虫，睡眠病トリパノソーマなどが病原性をもつ．海外で感染し，病原体をもち込む例（輸入感染症）も増えており，特殊な感染症の場合には適切な治療薬を入手することも困難である．

1）抗マラリア薬

熱発作，脾腫，貧血などを主徴とするマラリアは血液中に寄生するマラリア原虫によってひき起こされる．熱帯および亜熱帯に多く，蚊が媒介する．キナアルカロイドのキニーネ（塩酸塩水和物）quinine（hydrochloride hydrate）は赤血球内の無性生殖期原虫に作用して有効性を発現する．キニーネは解熱作用ももつ．スルファドキシン・ピリメタミン合剤 sulfadoxine pyrimethamine は葉酸代謝経路の連続した 2 か所を阻害する．

2）抗アメーバ赤痢薬

アメーバ赤痢は赤痢アメーバによってひき起こされる感染症であり，大腸粘膜に特有の潰瘍が形成され，血便をみる．メトロニダゾール metronidazole やチニダゾール tinidazole は赤痢アメーバの腸管内および腸管外感染に有効性を示す．

3）抗トリコモナス薬

腟トリコモナス原虫の感染によって腟炎がひき起こされ，白帯下，瘙痒感などを生じる．ナイスタチン，メトロニダゾール，チニダゾールなどが治療に用いられる．

4）抗トリパノソーマ薬

サシバエが媒介する睡眠病では発熱，リンパ節腫脹につづいてめまい，振戦，痙攣などの中枢神経症状が出現し，嗜眠，昏睡から死にいたる．スラミン suramine，メラルソプロール melarsoprol などが治療に用いられる．

16.13 駆虫薬

生体に寄生した蠕虫類を殺滅，あるいは麻痺させて体外へ排出させる薬物を駆虫薬という．有機農法の見直し，海外旅行の一般化などにより，寄生虫感染症は増える傾向にある．

サントニン santonin は回虫の運動性を抑制して体外排出を促す．副作用に黄視症がある．カイニン酸 kainic acid は回虫の神経および筋肉を麻痺させて運動性を抑え，体外へ排出させる．ピペラジン piperazine は神経筋接合部でアセチルコリンと拮抗して筋を弛緩させ，回虫および蟯虫の体外排出を促す．ピランテル（パモ酸塩）pyrantel（pamoate）は難溶性で，消化管から吸収されにくく，回虫，鉤虫，蟯虫，東洋毛様線虫の神経筋接合部に作用して痙攣性の麻痺を起こす．また，コリンエステラーゼ阻害作用を示し，低用量のアセチルコリンによって虫体は拘縮を起こす．ときに悪心，頭痛などが現れる．ジエチルカルバマジン（クエン酸塩）diethylcarbamazine（citrate）は血液およびリンパ液中に寄生するフィラリア（住血糸状虫）の駆除に用いられる．発熱，頭痛，消化器症状などがみられる．

16.14 消毒薬

化学薬品を用いて病原微生物を死滅，あるいは減少させ，感染を防止することを消毒 disinfection という．消毒に用いられる化学薬品を消毒薬 disinfectants とよび，生体の外表面，創面，器具，飲料水などに適用する．用途により生体に対して毒性の高い薬品も使用される．

1）アルコール類

細胞膜を透過し，原形質を変性させて強い殺菌作用を示す．エタノール ethanol（77 ～ 81%），イソプロパノール isopropanol（50 ～ 70%）が用いられる．主として皮膚の消毒に用いられる．

2）ハロゲン化合物

原形質成分をハロゲン化，または酸化して強い殺菌作用を示す．次亜塩素酸ナトリウム sodium hypochlorite，サラシ粉 chlorinated lime，ポビドンヨード povidone iodine，ヨードチンキ iodine tincture，複方ヨードグリセリン compound iodine glycerin（ルゴール液），ヨードホルム iodoform などがある．塩素製剤は病室，器材，器具などの消毒に，ヨード製剤は創面，粘膜，皮膚などの消毒に用いる．

3）酸化剤

オキシドール oxydol（過酸化水素含有液）はカタラーゼによって酸素を発生し，細胞構成成分を酸化して殺菌作用を示す．創面，口腔内の洗浄，消毒に用いる．

4）界面活性剤

細胞膜の界面張力を低下させて膜機能に障害を与え，また，タンパク質の凝固，変性を起こして殺菌作用を示す．塩化ベンザルコニウム benzalkonium chloride，塩化ベンゼトニウム benzethonium chloride などがある．

5）グルコン酸クロルヘキシジン chlorhexidine gluconate

最も繁用されている消毒薬で，手指や皮膚の消毒に広く用いられる．

6）フェノール類

タンパク質を変性，凝固させて殺菌作用を発現する．フェノール phenol（石炭酸），クレゾール cresol 石けん液などがある．下水道への排液が禁じられている．結核菌や排泄物の消毒に用いる．

7）アルデヒド類

細胞質のタンパク質に結合して殺菌作用を示す．ホルマリン formalin（ホルムアルデヒド含有液），グルタラール glutaral（グルタルアルデヒド）が用いられる．人体には使用しない．

8）酸　類

ホウ酸 boric acid はタンパク質を沈殿させて弱い殺菌作用を現す．刺激性がなく，作用が緩和で，眼科用として用いられる．

9）金属化合物

マーキュロクロム mercurochrome は遊離した Hg イオンが静菌作用を示す．他に硝酸銀 silver nitrate，チメロサール thimerosal（水銀化合物），酸化亜鉛 zinc oxide（亜鉛華）などがある．

10）色素類

アクリノール acrinol は菌体内でイオン化し，呼吸酵素を阻害する．刺激性はない．

第17章

抗悪性腫瘍薬（制癌薬）

17.1 悪性腫瘍（癌）

17.1.1 ステロイド性抗炎症薬（副腎皮質ステロイド薬）

腫瘍 tumor（新生物 neoplasm）には良性腫瘍と悪性腫瘍があり，癌 cancer は悪性腫瘍 malignant tumor/neoplasm を意味する．癌の治療法には，手術療法，放射線療法，抗悪性腫瘍薬療法，免疫療法，さらには温熱療法などがあり，これらの治療法が単独または組み合わされて治療が行われる．手術療法が不可能な白血病や悪性リンパ腫では，化学療法によって大きな治療効果が得られている．しかし，癌細胞は正常細胞の変異によって発生したものであり，正常細胞と癌細胞の違いは少ないことから，化学療法によって癌を根治することは一般的に困難である．癌細胞を傷害する薬剤は正常細胞に対しても少なからず傷害作用を示し，時には抗悪性腫瘍薬 anticancer drug は宿主に対して致死的な副作用を示す．その効果増強と副作用の軽減のため多剤併用投与が行われ，局所動脈内注射法やリポソーム封入剤などによる局所の薬物濃度を上昇させる試みも行われている．癌細胞の生化学的・病理的性質は多種多様であり，現在，すべての癌細胞に有効な薬物は知られていない．したがって，それぞれの癌や症状に応じて適切な薬剤が投与される．また，癌細胞は，抗悪性腫瘍薬に対して自然耐性を示す場合や耐性を獲得する場合があり，治療上問題となる．

抗悪性腫瘍薬は，一般的に癌細胞を直接傷害・消滅することを目的とした薬剤が用いられるが，乳癌や前立腺癌などの増殖がホルモン依存性の癌では，その増殖抑制を目的としてホルモン剤も用いられる．さらに，癌に対する宿主の抵抗性を高める免疫療法剤も用いられる．また，特定の悪性腫瘍については，悪性腫瘍に特異的に発現する分子を攻撃対象とした分子標的治療薬が開発されている．

17.2 細胞周期と抗悪性腫瘍薬の関係

細胞が有糸分裂により増殖する過程は細胞周期 cell cycle と呼ばれ，DNA 合成前期（G_1 期），DNA 合成期（S 期），DNA 合成後期（G_2 期），分裂期（M 期）の 4 期に区分される．M 期の後に，再び G_1 期に移行するが，一部は細胞周期を逸脱して長い G_1 期に入る．これを休止期（G_0 期）と呼び，このときの細胞は非増殖相にある．

抗悪性腫瘍薬の癌細胞に対する傷害が細胞周期の特定の期にのみ認められるものがある．この種の薬物は細胞周期にある細胞にだけ作用するので，抗腫瘍効果をあげるには長時間分布させる必要があり，このような薬物の効果は**時間依存性**を示す．代謝拮抗剤，ビンカアルカロイドなどは時間依存性の薬物であり，有効濃度を長時間持続させる投与法，つまり少量分割投与法または持続投与法がとられる．一方，細胞周期のすべての期において傷害作用を示す抗悪性腫瘍薬は休止期にある細胞にも有効である．このような薬物の効果は，その濃度に依存して強くなり，**濃度依存性**を示す．アルキル化薬，抗腫瘍性抗生物質などは一般に濃度依存性であり，宿主が耐えうるような最大量を投与することによって最大の効果をあげることができる．1 回大量投与により著明な効果が期待できるが，実際には中等量の間欠投与によって細胞の生存率を段階的に減少さ

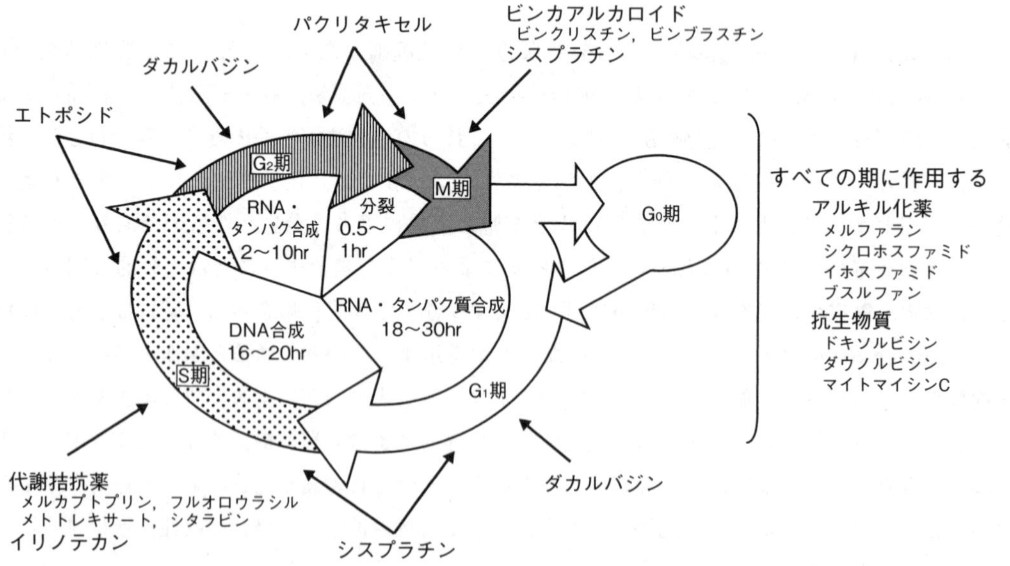

図 17.1
細胞周期と抗悪性腫瘍薬の感受性
数字（hr）は各周期のおよその時間

せる方法がとられる.

17.3 抗悪性腫瘍薬

17.3.1 アルキル化薬

第 1 次世界大戦に使用された化学兵器“イペリット”に骨髄抑制作用があることがわかり，生体に対する影響について研究が進められた. 1942 年に，ナイトロジェンマスタードがヒトおよびマウスの造血器腫瘍に効果のあることが確かめられ，癌の化学療法の最初のものとなった. 以後，多数の誘導体が検討されてきた. アルキル化薬は，多発性骨髄腫，悪性リンパ腫，多くの固形癌，慢性リンパ性白血病などに用いられる. 副作用として，骨髄抑制に基づく白血球や血小板の減少，間質性肺炎，悪心，食欲不振などの胃腸障害，肝障害，腎障害，脱毛などが知られている.

1）クロロエチラミン系薬

代表的なアルキル化薬である**ナイトロジェンマスタード** nitrogen mustard（メクロルエタミン mechlorethamine）は，反応基であるクロロエチル基が 2 つあり，2 か所で DNA と結合する. クロロエチル基が 1 つのものよりも抗腫瘍性が強力である. 細胞内のアルキル化される部位は多数存在するが，DNA のグアニン残基の 7 位の N が最もアルキル化を受けやすい. その結果，DNA 塩基の脱落や DNA 鎖の切断を起こす. 細胞周期非特異的で，どの細胞周期にある細胞にも作用する.

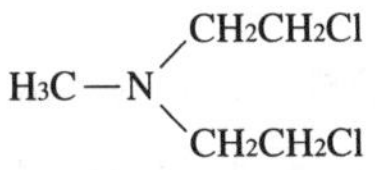

ナイトロジェンマスタード

ナイトロジェンマスタードは副作用が強いために，副作用の軽減と治療効果の優れたものを求めて，次のようなアルキル化薬が作られている.

a. メルファランとウラシルマスタード

メルファラン melphalan およびウラシルマスタード uracilmustard は，アルキル化反応基（bis-2-chloroethylamine）にフェニルアラニンあるいはウラシルを結合させて，癌細胞に取り込まれやすくした誘導体である.

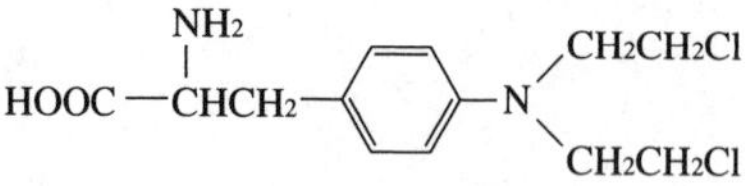

メルファラン

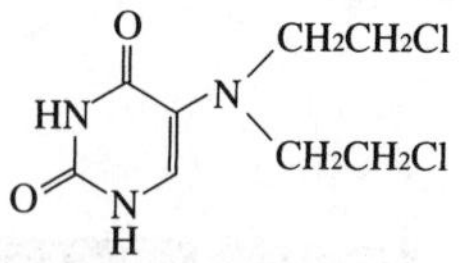

ウラシルマスタード

b. シクロホスファミドとイホスファミド

シクロホスファミド cyclophosphamide および**イホスファミド** ifosfamide はプロドラッグ（マスク型化合物）で，主として肝臓で代謝されて活性体となり，アルキル化作用を示す．その代謝物（アクロレイン）は出血性膀胱炎を誘発するので，アクロレインと結合する**メスナ** mesna を副作用防止に併用する．

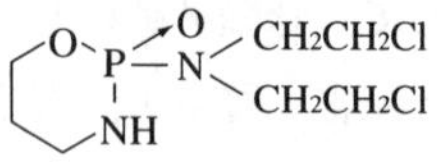

シクロホスファミド

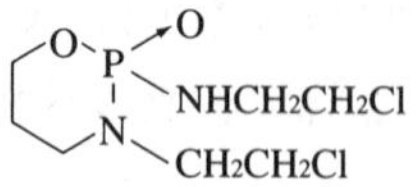

イホスファミド

2）エチレンイミン系薬

チオテパ thiotepa，カルボコン carboquone，トリエチレンメラミン triethylenemelamine は，ナイトロジェンマスタードのクロロエチル基が環状となって，エチレンイミンの形でアルキル化作用を示すことから開発された（抗生物質のマイトマイシンCもエチレンイミンの構造をもち，アルキル化作用によって抗腫瘍活性を示す）．

3）スルホン酸エステル系薬

ブスルファン busulfan は，クロロエチラミン系薬のもつハロゲンアルキル基をメチルスルホン酸エステルに置換して，副作用の軽減を図ったものである．

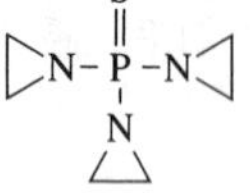

チオテパ

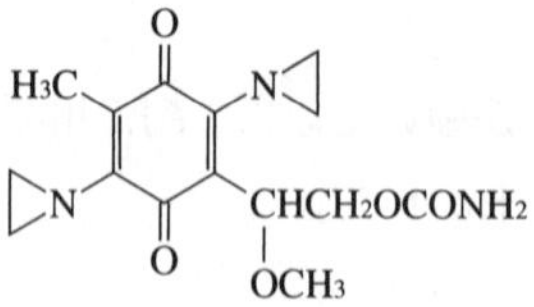

カルボコン

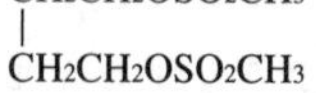

ブスルファン

4）ニトロソウレア系薬

ニムスチン nimustine およびラニムスチン ranimustine はわが国で開発された．ニトロソウレア系薬は血液-脳関門を通過する特徴がある．

適用：脳腫瘍，消化器癌（胃癌，肝臓癌，結腸・直腸癌），肺癌，悪性リンパ腫，慢性白血病．

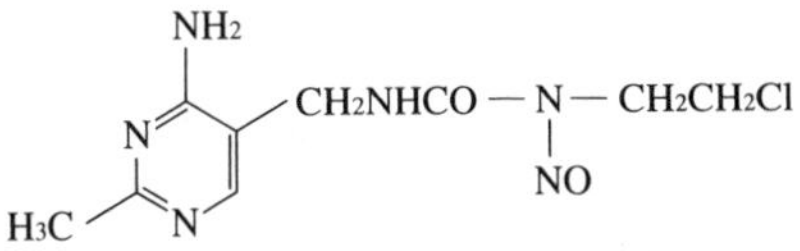

ニムスチン

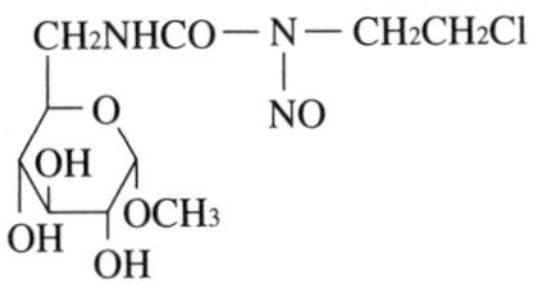

ラニムスチン

5）トリアゼン系薬

ダカルバジン dacarbazine およびプロカルバジン（塩酸塩）procarbazine（hydrochloride）はホジキンリンパ腫に適用される．ダカルバジンは悪性黒色腫にも用いる．

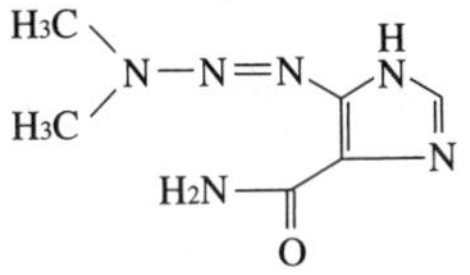

ダカルバジン

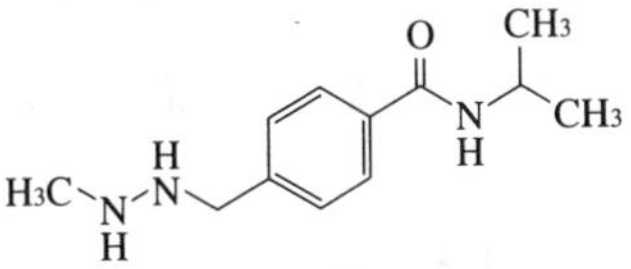

プロカルバジン

17.3.2 ■ 代謝拮抗薬

癌細胞の発育・増殖に必須な物質の合成を阻害して抗腫瘍作用を示すものを代謝拮抗薬という．代謝拮抗薬は生体内の代謝物や補酵素に構造が類似し，正常な代謝物に代わって生体高分子中に取り込まれたり，酵素活性を阻害したりする．代謝拮抗薬は G_0 期にほとんど作用せず，細胞周期にある細胞，特に S 期に作用するものが多い．したがって時間依存性であり，有効濃度を維持するような投与法が効果的である．

1）プリン代謝拮抗薬

a. メルカプトプリン

メルカプトプリン mercaptopurine（6-MP）は，アデニンの NH_2 基を SH 基に置換したものである．6-MP は，生体内でリボースリン酸が付加して活性型のチオイノシン一リン酸となり，プリンヌクレオチド生合成を抑制し，DNA や RNA の合成を阻害する．6-MP はキサンチンオキシダーゼにより酸化され不活性化される．アロプリノール（痛風治療薬）はキサンチンオキシダーゼを阻害して，6-MP の薬効・毒性を強める．併用時には 6-MP の用量を減らす必要がある．

適用：急性白血病，慢性骨髄性白血病．小児の急性白血病には，プレドニゾロンとの併用ですぐれた効果が得られている．

副作用：骨髄抑制，消化器障害，肝障害，腎障害．

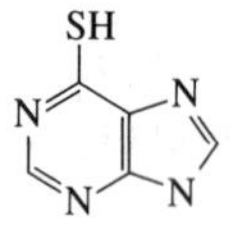

メルカプトプリン

2）ピリミジン代謝拮抗薬

a．フルオロウラシルとその関連化合物

フルオロウラシル fluorouracil（5-FU）は，生体内で活性型の2-デオキシ-5-フルオロウリジン一リン酸となり，これがチミジル酸合成酵素 thymidylate synthetase を阻害し，デオキシチミジン一リン酸の生合成過程であるデオキシウリジン一リン酸のメチル化を妨げてDNA合成が阻害される．また，5-FUは5-フルオロウリジン一リン酸を経て5-フルオロウリジン三リン酸となり，RNAに取り込まれる結果，タンパクや核酸の合成，特にリボソームの生合成が阻害される．

適用：腺癌（大腸癌，胃癌，肝癌，肺癌，膵癌，乳癌，卵巣癌）．

副作用：骨髄抑制，消化器障害．長期投与では皮膚障害，脱毛．

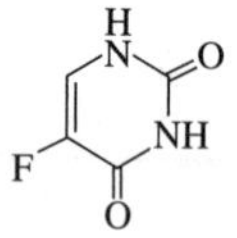

フルオロウラシル

テガフール tegafur は，生体内で徐々に5-FUを生成するプロドラッグである．5-FUは時間依存性の抗腫瘍作用を示すことから，経口投与可能で，かつ，血中濃度の持続を目的として合成された．テガフールから5-FUへの変換は主として肝臓で行われる．副作用は5-FUよりも少ない．ユーエフティ UFT は，テガフールとウラシルを1：4のモル比で配合したものである．ウラシルが5-FUを分解するジヒドロウラシル脱水素酵素を阻害するため，腫瘍内の5-FU濃度が長時間維持される．**カルモフール** carmofur および**ドキシフルリジン** doxifluridine は，テガフールと同様に生体内で5-FUに変換されるプロドラッグであり，肝臓に依存しないという特徴がある．ドキシフルリジンは癌細胞に取り込まれたのち，癌細胞内で5-FUに変換されるという特徴がある．

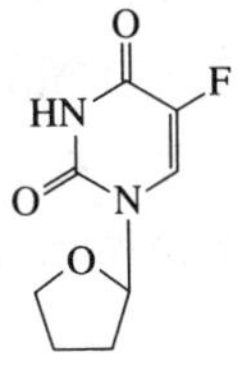
テガフール

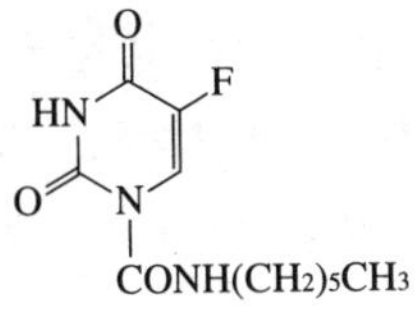
カルモフール

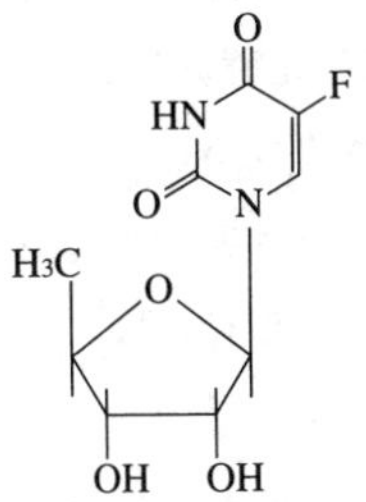
ドキシフルリジン

b. シタラビンとその関連化合物

シタラビン cytarabine（シトシンアラビノシド，Ara-C）は，生体内で活性型のシトシンアラビノシド三リン酸となり，DNA ポリメラーゼを阻害して DNA 合成を抑制する．静注後に Ara-C の血中濃度は急速に低下する．これは肝，腎，腸上皮，成熟顆粒球などでシチジンデアミナーゼ活性が高く，急速に脱アミノ化を受け，不活性化するためである．

適用：急性白血病．他薬と併用して，腺癌にも用いられる．

副作用：骨髄抑制，ショック．

アンシタビン ancitabine（cyclocytidine，cyclo-C）およびエノシタビン enocitabine は，Ara-C が脱アミノ化によって不活性化されやすいことから，脱アミノ化を受けにくい Ara-C 関連化合物として開発された．エノシタビンは，Ara-C の N_4 位にベヘノイル基を結合して脂質親和性を高め，血中および組織内濃度を持続化したものである．Ara-C に変換され，DNA 合成を抑制する．

適用：急性白血病．

副作用：Ara-C よりも軽度．

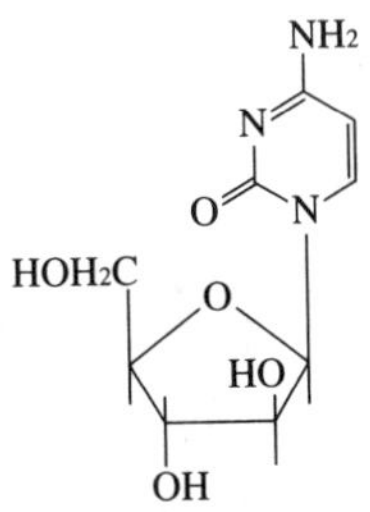
シタラビン

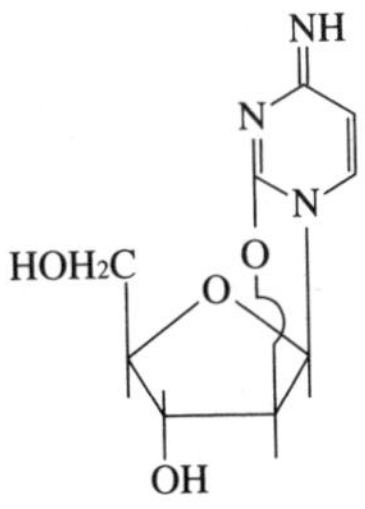
アンシタビン

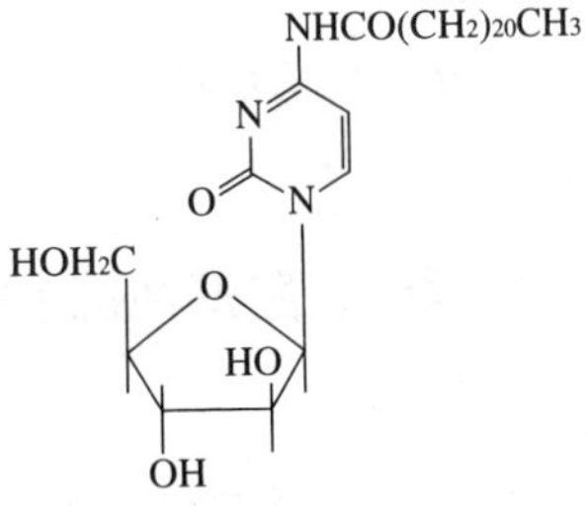
エノシタビン

3）葉酸代謝拮抗薬

a. メトトレキサート

メトトレキサート methotrexate は葉酸 folic acid と類似した構造をもち，**ジヒドロ葉酸還元**

酵素を阻害して抗腫瘍活性を示す．葉酸は細胞の必須発育因子であり，次の過程を経て活性される．1）葉酸還元酵素による葉酸から7, 8–ジヒドロ葉酸への還元．2）ジヒドロ葉酸還元酵素によるジヒドロ葉酸から5, 6, 7, 8–テトラヒドロ葉酸への還元．3）テトラヒドロ葉酸は，次にホルミル化され，5–ホルミルテトラヒドロ葉酸（フォリン酸，**ロイコボリン**）となる．このホルミル基の炭素が，チミジル酸，メチオニン，グリシン，セリンなどの生合成の過程で，炭素1個の供与体となる．

メトトレキサートは，ジヒドロ葉酸還元酵素を強く阻害して，テトラヒドロ葉酸の生成を妨げる結果，デオキシウリジン一リン酸からデオキシチミジン一リン酸の生成やプリンの生合成を阻害する．

適用：各種の白血病（特に小児白血病に有効），悪性絨毛上皮腫．

副作用：骨髄抑制，消化管障害，肝障害，腎障害．副作用が強く現れたときは，投与を中止し，ロイコボリンを投与して毒性を減弱する．メトトレキサートの大量投与による治療後にロイコボリンを投与する方法がよい治療効果をあげている．

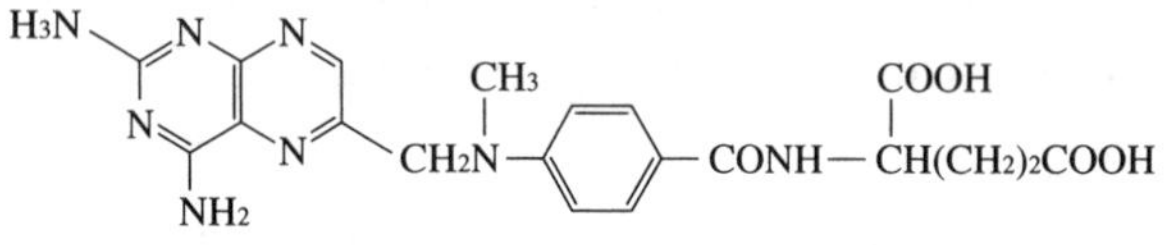

メトトレキサート

4）その他の代謝拮抗薬

a．ヒドロキシカルバミド

ヒドロキシカルバミド hydroxycarbamide は，リボヌクレオチドをデオキシリボヌクレオチドに変換するリボヌクレオチド還元酵素を阻害し，細胞周期上のS期においてDNAの合成を阻害する．

適用：慢性骨髄性白血病．

17.3.3 ■ 抗腫瘍性抗生物質

1）アクチノマイシンD（ダクチノマイシン）

アクチノマイシンD actinomycin D（ダクチノマイシン dactinomycin）は1954年にWaksmanによって放線菌 *Streptomyces parvullus* から分離された．DNAと結合してRNAポリメラーゼを阻害する．

適用：ウィルムス腫瘍，絨毛上皮腫，破壊性胞状奇胎．

副作用：骨髄抑制，消化器障害．

2) マイトマイシン C

マイトマイシン C mitomycin C は，1954 年に秦らによって，*Streptomyces caespitosus* から分離された．構造中にキノン，アジリジン(エチレンイミン)，カルバモイル基の 3 つの抗腫瘍性官能基をもち，アルキル化作用を示す．

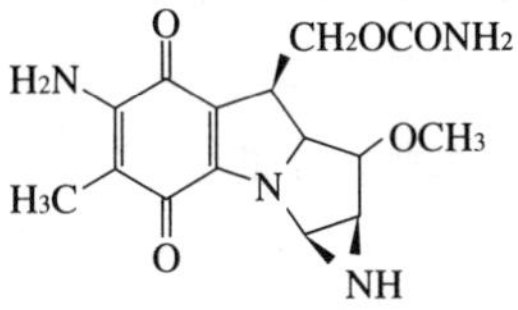

マイトマイシン C

マイトマイシン C は細胞内で還元を受けて活性型になる．還元された 3 つの官能基は DNA と結合し，DNA の二本鎖間に架橋を形成する結果，二本鎖 DNA の解離が妨げられ，DNA 合成の阻害，DNA 鎖の切断が起こる．

適用：制癌作用は強力で，作用スペクトラムは広範囲である．種々の癌腫，慢性リンパ性・慢性骨髄性白血病などに広く用いられる．

副作用：骨髄抑制，消化器障害，肝障害，腎障害．

3) ブレオマイシンとペプロマイシン

ブレオマイシン（塩酸塩，硫酸塩）bleomycin（hydrochloride，sulfate）は，1962 年に梅沢らが *Streptomyces verticillus* の培養液から分離した糖ペプチドであり，Fe^{2+} キレートの形で，O_2 存在下に DNA と結合し，一本鎖切断を起こす．

適用：扁平上皮癌．扁平上皮癌に対する特異性は，扁平上皮癌細胞はブレオマイシンをよく取り込み，不活性化酵素であるブレオマイシン加水分解酵素活性が弱いためと推定されている．悪性リンパ腫にも有効．

副作用：肺線維症．骨髄抑制や免疫抑制はほとんど認められない．

ペプロマイシン（硫酸塩）peplomycin（sulfate）はブレオマイシンの誘導体であり，ブレオマイシンよりも制癌スペクトラムが広いと考えられている．

4) アントラサイクリン系抗生物質

a. ダウノルビシンとドキソルビシン

ダウノルビシン daunorubicin（ダウノマイシン）は *Streptomyces peucetius* から，**ドキソルビシン**（塩酸塩）doxorubicin（hydrochloride)（アドリアマイシン）は *S. peucetius* var. *caesius* から 1960 年代に Farmitalia 研究所（イタリア）において分離された．これらは二本鎖 DNA の塩基対間に**インターカレート**（割り込み）し，RNA ポリメラーゼおよび DNA ポリメラーゼを阻害する．

適用：ダウノルビシンは急性白血病に用いられる．ドキソルビシンは広範囲の癌（種々の癌腫，骨肉腫，悪性リンパ腫など）に有効．

副作用：ダウノルビシンは心筋障害，骨髄抑制，悪心，嘔吐，脱毛．ドキソルビシンも同様であるが，脱毛が激しく，特に，心毒性が強く心筋障害，心不全を起こす．

b. エピルビシン

エピルビシン（塩酸塩）epirubicin（hydrochloride）は，ドキソルビシンの4′位のOH基が反転した立体異性体（エピマー）で，作用機序はダウノルビシンやドキソルビシンと同様である．

適用：急性白血病，悪性リンパ腫，乳癌，卵巣癌，胃癌，尿路上皮癌，表在性膀胱癌．作用強度はドキソルビシンと同程度．

副作用：ドキソルビシンに似るが，心毒性は軽度．

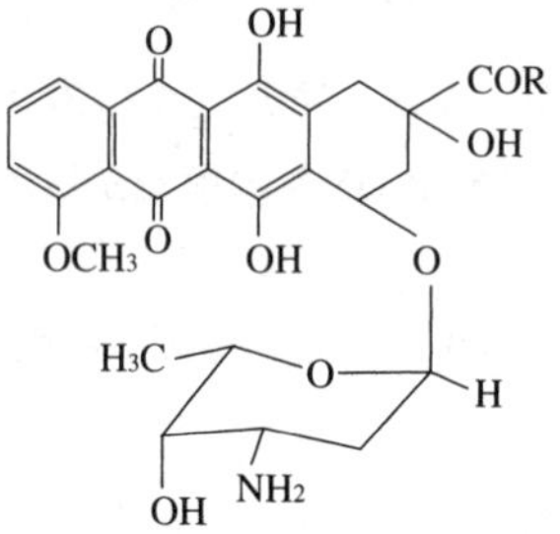

ダウノルビシン　R=CH_3

ドキソルビシン　R=CH_2OH

5）ジノスタチンおよびジノスタチン・スチマラマー

ジノスタチン zinostatin（別名ネオカルチノスタチン）は，1964年に石田らにより *Streptomyces carzinostaticus* から分離された抗生物質で，アミノ酸残基109の酸性ポリペプチドである．DNA鎖に対する直接切断作用によりDNA生合成を抑制し，細胞周期のG_2/M期の細胞を蓄積させて細胞増殖を抑制する．

適用：消化器癌，特に胃癌．膵癌，急性白血病，膀胱癌．

副作用：副作用は少ないが，悪心，嘔吐，下痢，発熱，骨髄抑制がみられる．

ジノスタチン・スチマラマー zinostatin stimalamer は，ジノスタチンにブチルエステル化したスチレンマレイン酸交互共重合体を結合させた化合物である．

適用：肝細胞癌．

副作用：抗原性を示し，アレルギーを引き起こすことがある．

17.3.4 ■ 白金錯体

シスプラチン cisplatin は白金の錯体であり，強い抗腫瘍作用を示す．作用機序はアルキル化薬に類似し，核酸塩基と結合する．二本鎖DNA間に白金による架橋が形成され，DNA合成が阻害される．

適用：睾丸腫瘍，膀胱腫瘍，腎盂・尿管腫瘍，前立腺癌，卵巣癌，子宮頸癌，頭頸部癌．非小細胞肺癌，食道癌．

副作用：腎障害，特に腎の尿細管障害が強い．他に，骨髄抑制，消化器症状(悪心，嘔吐)．しびれなどの神経症状．副作用としての消化器症状に 5-HT_3 受容体遮断薬を併用する．

カルボプラチン carboplatin はシスプラチンと同様な白金錯体化合物で，DNA 鎖内あるいは鎖間で架橋を作り，DNA の合成を阻害する．腎毒性を始めとする副作用は，シスプラチンに比して軽度．

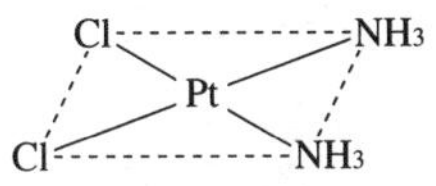

シスプラチン

17.3.5 ■ 天然物由来の抗悪性腫瘍薬

1）ビンクリスチンとビンブラスチン

ニチニチ草 *Vinca rosea* のアルカロイド（ビンアルカロイド）である**ビンクリスチン**（硫酸塩）vincristine（sulfate），ビンブラスチン（硫酸塩）vinblastine（sulfate）およびビノレルビン（酒石酸塩）vinorelbine（ditartrate）は，細胞の有糸分裂の際に微小管あるいはその構成タンパク質であるチュブリンに結合して紡錘体形成を妨げ，分裂中期で停止させる．

適用：ビンクリスチンは急性白血病，悪性リンパ腫，小児腫瘍（ウィルムス腫瘍，神経芽腫，横紋筋肉腫，睾丸胎児性腫瘍），ビンブラスチンは悪性リンパ腫，絨毛性腫瘍に用いられる．ビノレルビンは非小細胞肺癌に用いられる．

副作用：骨髄抑制．他に，しびれ，腱反射の減弱などの神経・筋症状，消化器症状，脱毛，知覚異常．

イヌサフランのアルカロイドであるコルヒチンも紡錘体形成を妨げる細胞分裂毒で，慢性骨髄性白血病に効果があるとされたが，現在ではほとんど使用されていない．

2）イリノテカン

イリノテカン（塩酸塩水和物）irinotecan（hydrochloride hydrate）は，喜樹 *Camptotheca acuminata* から抽出されたアルカロイドのカンプトテシンから合成されたプロドラッグで，主に肝臓のカルボキシルエステラーゼにより加水分解され，活性代謝物（SN-38）となる．**トポイソメラーゼ I** を阻害することによって DNA 合成を阻害する．殺細胞効果は細胞周期の S 期に特異的であり，時間依存性である．

適用：小細胞肺癌，非小細胞肺癌，子宮頸癌，卵巣癌，胃癌，結腸・直腸癌，乳癌，有棘細胞癌，悪性リンパ腫（非ホジキンリンパ腫）.

副作用：骨髄抑制，下痢.

3）エトポシド

エトポシド etoposide（VP-16）は，メギ科の植物の成分ポドフィロトキシンから半合成された．**トポイソメラーゼⅡ**を阻害し，DNA 鎖切断を起こす．細胞周期のS期後半から G_2 期にある細胞を傷害する.

適用：小細胞肺癌，悪性リンパ腫など.

副作用：骨髄抑制，間質性肺炎.

4）パクリタキセルとドセタキセル

パクリタキセル paclitaxel およびドセタキセル（水和物）docetaxel（hydrate）は，イチイ *Taxus baccata* の樹皮から抽出されたタキソイド系抗悪性腫瘍剤であり，現在は半合成されている．チュブリンの重合を促進し，安定な微小管を形成してその脱重合を抑制する．その結果，微小管を安定化し，染色体分離を阻害する．また，形態的に異常な微小管束を形成し，細胞の有糸分裂を停止させる.

適用：乳癌，非小細胞肺癌，頭頸部癌.

副作用：骨髄抑制，消化器障害.

17.3.6 ■ ホルモン療法薬

1）副腎皮質ホルモン

プレドニゾロン prednisolone は，糖利用を阻害し，癌細胞のエネルギー利用を低下させて増殖を抑制すること，およびリンパ球を傷害することが制癌作用に関係するものと考えられている.

適用：白血病，悪性リンパ腫.

2）性ホルモン

乳癌，前立腺癌，子宮体部癌など，その発育がホルモン依存性であるものについては，ホルモン作用拮抗 / 抑制物質の投与が有効である.

a. 抗エストロゲン薬

タモキシフェン（クエン酸塩）tamoxifen（citrate）は，乳癌組織などのエストロゲン受容体で抗エストロゲン作用（競合的拮抗）を示す．男性ホルモン作用は示さない.

適用：乳癌.

ファドロゾール（塩酸塩水和物）fadrozole（hydrochloride hydrate）は，エストロゲン合成酵素（アロマターゼ）の阻害活性を示す．

適用：閉経後乳癌．閉経後の女性では，脂肪組織のアロマターゼを介してエストロゲンが生成されるため，その阻害薬が閉経後の乳癌に用いられる．

b. 抗アンドロゲン薬

フルタミド flutamide やビカルタミド bicalutamide は，前立腺癌組織のアンドロゲン受容体へのアンドロゲンの結合を阻害する．

適用：前立腺癌．

c. 卵胞ホルモン薬

ホスフェストロール fosfestrol（リン酸ジエチルスチルベストロール）は合成エストロゲンで，抗男性ホルモン作用とともに，大量では直接前立腺に働き，抗癌作用を示す．

適用：前立腺癌．

リン酸エストラムスチンナトリウム estramustine phosphate sodium は，卵胞ホルモンのエストラジオールとアルキル化薬のナイトロジェンマスタードを結合させたもので，ホルモン化学療法剤と呼ばれる．

適用：前立腺癌．

d. 黄体ホルモン薬

クロルマジノン酢酸エステル chlormadinone acetate は，テストステロンの取り込み阻害および 5α-ジヒドロテストステロンと受容体との結合を阻害することにより，抗アンドロゲン作用を示す．

適用：前立腺癌．

メドロキシプロゲステロン（酢酸エステル）medroxyprogesterone acetate は，抗エストロゲン作用や抗ゴナドトロピン作用を示す．

適用：乳癌，子宮体癌（内膜癌）．

e. LH-RH 誘導体

リュープロレリン（酢酸塩）leuprorelin（acetate）およびゴセレリン（酢酸塩）goserelin（acetate）は，視床下部ホルモンである luteinizing hormone releasing hormone（LH-RH，gonadotropin releasing hormone）受容体刺激薬で，下垂体 LH-RH 受容体に作用して投与開始初期にはゴナドトロピン分泌能を増大させるが，継続的刺激により受容体のダウン・レギュレーションを引き起こし，ゴナドトロピン分泌能を低下させ，精巣からのテストステロン産生あるいは卵巣からのエストラジオール産生を抑制する（下垂体－性腺系機能抑制）．

適用：前立腺癌，閉経前乳癌．

17.3.7 ■ 免疫賦活薬

担癌患者は一般に免疫能が低下しているので，非特異的に患者の免疫能を高め，その防御機構を介して間接的に癌細胞の増殖を抑えようとする薬剤である．

1）細菌および担子菌由来の物質

細菌由来のものとして溶血性連鎖球菌 *Streptococcus pyrogenes* 製剤のピシバニールおよび乾燥 BCG がある．乾燥 BCG は膀胱癌に適用される．担子菌由来のものとしてシイタケ *Lentinus edodes*（Berkeley）Singer 由来の多糖体レンチナン lentinan およびカワラタケ由来のタンパク多糖体クレスチンがある．化学療法剤と併用される．

2）サイトカイン

インターフェロン interferon（IFN）α，β および γ は，腫瘍細胞に対して直接的に増殖を抑制するほか，宿主の免疫系を活性化して間接的にも増殖を抑制する．

適用：IFN-α は腎癌，多発性骨髄腫，IFN-β は膠芽腫，髄芽腫，皮膚悪性黒色腫，IFN-γ は腎癌に用いられる．

副作用：いずれのインターフェロンも間質性肺炎の誘発および発熱が知られており，さらに，精神神経症状が強く，抑うつ（自殺企図）を起こすことがある．

セルモロイキン celmoleukin およびテセロイキン teceleukin は遺伝子組換え型インターロイキン-2 製剤であり，免疫賦活，特に T 細胞や NK 細胞などの細胞傷害性細胞を賦活して抗腫瘍作用を示す．

適用：血管肉腫，腎癌．

17.3.8 ■ 分子標的治療薬

特定の分子を標的とする抗癌薬．

1）抗体薬

タンパク質製剤であり，副作用としてアナフィラキシー様症状を引き起こすことがある．

キメラ抗体（…ximab）：マウス抗体可変部＋ヒト抗体定常部（約 30％がマウス由来）

ヒト化抗体（…zumab）：マウス抗体超可変部＋ヒト抗体（約 10％がマウス由来）

ヒト抗体（…mumab）：ヒト免疫グロブリンの遺伝子を組み込んだマウス（ウシ）を免疫して産生される抗体

(1) 細胞表面に標的タンパク質を発現する癌細胞に特異的に結合し，抗体依存性細胞傷害作用（ADCC）や補体が関与する免疫学的な機序によって癌細胞を傷害する抗体．

a. **リツキシマブ**：ヒト B リンパ球表面に存在する CD20 に対する抗体．

適用：CD20 陽性の B 細胞性非ホジキンリンパ腫.

b. **トラスツズマブ**：癌遺伝子であるヒト上皮細胞増殖因子受容体 2 型（HER2）産物に対する抗体（遺伝子組換え型ヒト化抗体）. ADCC による細胞傷害.

HER2：human epidermal growth factor receptor type 2（ヒト上皮増殖因子受容体 2 型，別称：c-*erb*B-2）

適用：遺伝子 HER2 の過剰発現が確認された転移性乳癌.

(2) 増殖因子（受容体）の阻害による増殖抑制によって抗癌作用を示す抗体.

a. **セツキシマブ**：上皮成長因子受容体（EGFR）に結合して，EGFR の働きを阻害する.

適用：EGFR 陽性の治癒切除不能な進行・再発の結腸・直腸癌.

b. **ベバシズマブ**：血管内皮細胞増殖因子（VEGF）に対する抗体. VEGF の生物活性を阻止することによって腫瘍組織での血管新生を抑制し，腫瘍の増殖を阻害する. また，VEGF によって亢進した血管透過性を低下させ，腫瘍組織で亢進した間質圧を低減する（遺伝子組換え型ヒト化抗体）.

適用：治癒切除不能な進行・再発の結腸・直腸癌，扁平上皮癌を除く切除不能な進行・再発の非小細胞肺癌.

c. **パニツムマブ**：EGFR に特異的かつ高親和性に結合し，リガンドの結合の阻害および EGFR の内在化を誘導する（遺伝子組換え型ヒト型 IgG_2 抗体）.

適用：*KRAS* 遺伝子野生型の治癒切除不能な進行・再発の結腸・直腸癌.

2) 増殖因子（受容体）の阻害による増殖抑制によって抗がん作用を示す化合物

a. イマチニブ：チロシンキナーゼを選択的に阻害する. ほとんどの患者の慢性骨髄性白血病細胞は第 9 染色体と第 22 染色体の転座した異常染色体（フィラデルフィア染色体）をもつ. この転座では，第 9 染色体に座位する *ABL* 遺伝子が第 22 染色体に座位する *BCR* 遺伝子の下流に結合し，その遺伝子産物としてキメラタンパク質，Bcr-Abl チロシンキナーゼを産生する. イマチニブは増殖シグナルとなる Bcr-Abl チロシンキナーゼを阻害し，慢性骨髄性白血病細胞の増殖を抑制する. c-Kit チロシンキナーゼに対しても阻害作用を示す.

適用：慢性骨髄性白血病，KIT（CD117）陽性消化管間質腫瘍，フィラデルフィア染色体陽性急性リンパ性白血病.

副作用：骨髄抑制.

b. ゲフィチニブおよび**エルロチニブ**：上皮成長因子受容体（EGFR）チロシンキナーゼを阻害する. 非小細胞肺癌は EGFR が過剰発現しており，ゲフィチニブおよびエルロチニブは非小細胞肺癌に特異性を示す（非小細胞肺癌の産生す EGFR チロシンキナーゼは変異があり，変異したチロシンキナーゼが選択的に阻害されるとされている）.

適用：内服抗癌剤. 切除不能な再発・進行性で，癌化学療法施行後に増悪した非小細胞肺癌癌.

副作用：急性肺障害，間質性肺炎.

c. ダザチニブ：特定のタンパク質チロシンキナーゼのキナーゼドメインにある ATP 結合部位で ATP と競合する. Bcr-Abl チロシンキナーゼのみならず，SRC ファミリーキナーゼ

(SRC, LCK, YES, FYN), c-Kit, EPH（エフリン）A_2受容体およびPDGF（血小板由来増殖因子）β受容体を阻害する.

適用：イマチニブ抵抗性の慢性骨髄性白血病，再発または難治性のフィラデルフィア染色体陽性急性リンパ性白血病.

副作用：骨髄抑制.

d. スニチニブ：血小板由来増殖因子受容体，血管内皮増殖因子受容体，幹細胞因子受容体（KIT），fms様チロシンキナーゼ3，コロニー刺激因子-1受容体およびグリア細胞由来神経栄養因子受容体（RET）の受容体チロシンキナーゼ活性を阻害する.

適用：イマチニブ抵抗性の消化管間質腫瘍，根治切除不能または転移性腎細胞癌.

副作用：骨髄抑制.

e. ラパチニブ：EGFRおよびHER2チロシン自己リン酸化を選択的かつ可逆的に阻害してアポトーシスを誘導し，腫瘍細胞の増殖を抑制する.

適用：HER2過剰発現が確認された手術不能または再発乳癌.

副作用：肝機能障害.

f. ニロチニブ：ATPと競合的に拮抗し，Bcr-Ablチロシンキナーゼを阻害する．イマチニブよりもBcr-Ablに対し選択的に作用する．また，疎水性相互作用によってイマチニブ抵抗性Bcr-Abl変異体にも結合すること可能であり，多くのイマチニブ抵抗性Bcr-Abl変異体も阻害する.

適用：イマチニブ抵抗性の慢性期または移行期の慢性骨髄性白血病.

副作用：骨髄抑制.

g. ソラフェニブ：腫瘍進行に関与するC-Raf，正常型および変異型B-Rafキナーゼ活性，ならびにFLT-3，c-Kitなどの受容体チロシンキナーゼ活性を阻害する．血管内皮増殖因子（VEGF）受容体，血小板由来成長因子（PDGF）受容体などのチロシンキナーゼ活性を阻害する.

適用：根治切除不能または転移性の腎細胞癌，切除不能な肝細胞癌.

副作用：手足症候群，剥脱性皮膚炎.

3）その他

a. ボルテゾミブ：骨髄腫細胞等の癌細胞のプロテアソームを阻害して増殖を抑制し，アポトーシスを誘導する．細胞の増殖やアポトーシスを制御する転写因子NF-κBの活性化を阻害することにより，骨髄腫細胞と骨髄ストローマ細胞の接着を阻害し，IL-6等のサイトカインの分泌を抑制し，骨髄腫細胞の増殖を抑制する.

適用：再発または難治性の多発性骨髄腫.

副作用：肺障害.

17.3.9 ■ その他の抗悪性腫瘍薬

1) L-アスパラキナーゼ

L-アスパラキナーゼ L-asparaginase は，核酸合成に必要なアスパラギンをアスパラギン酸とアンモニアとに分解する．ある種の白血病細胞ではアスパラギン合成酵素が欠損しており，増殖には，血液あるいは周囲の正常組織からアスパラギンを摂取することが不可欠である．L-アスパラギナーゼは，アスパラギンの供給を止め，アスパラギン要求性の白血病細胞に抗腫瘍作用を示す．

適用：アスパラギン要求性の急性白血病，悪性リンパ腫．

副作用：消化器障害，肝障害．

2) トレチノイン

トレチノイン tretinoin（all-*trans* retinoic acid）は，レチノール（ビタミンA）の 50 ～ 100 倍の生理活性を示すビタミンA誘導体である．急性前骨髄球性白血病（APL）細胞では，第 17 染色体に座位するレチノイン酸レセプターα（*RARA*）遺伝子と第 15 染色体に座位する転写制御因子 *PML* 遺伝子が相互転座することによって融合遺伝子（*PML-RARA* キメラ遺伝子）が生じ，このキメラ遺伝子が *RARA* および *PML* 遺伝子を介する分化誘導をブロックすることによって，分葉好中球への分化が阻害される．トレチノインは，キメラ遺伝子の抑制機構を阻害し，APL 細胞の分葉好中球への分化を誘導する．

適用：急性前骨髄球性白血病．

副作用：レチノイン酸症候群（発熱，呼吸困難，間質性肺炎，体重増加，胸水/心嚢液貯留，低血圧，腎不全），催奇形性．

17.4 抗悪性腫瘍薬の副作用，多剤併用療法および耐性獲得

癌細胞は比較的大きな増殖速度を示すことから，癌細胞を傷害する方法として，細胞の増殖を抑える薬物が一般に抗悪性腫瘍薬として用いられる．しかし，正常細胞のなかには消化管の細胞や造血・免疫系細胞など活発に増殖する細胞があり，この種の抗悪性腫瘍薬はこれらの正常細胞をも傷害する．したがって，増殖抑制をその作用機序とする抗悪性腫瘍薬の副作用は，主に増殖の活発な細胞に発現する．すなわち表 17.1 に示す抗悪性腫瘍薬の臓器別の副作用のうち，最も発生頻度の高いのは**血液障害（骨髄抑制）**と**消化器障害**である．一般に，消化器障害のうち，悪心，嘔吐，食欲不振は投与の初期に出現する傾向がある．また，骨髄抑制は，投与総量がある程度以上になると出現することが多い．白血球・リンパ球減少によって感染症に罹患しやすくなる．また，血小板減少によって出血が起こるなどの派生的な問題が生じる．

表 17.1　抗悪性腫瘍薬の副作用

1. 血液	骨髄の低～無形成，白血球減少，顆粒球減少，リンパ球減少，血小板減少，貧血，血漿フィブリノーゲン低下
2. 消化器	吐気，嘔吐，食欲不振，胃部不快感，下痢，便秘，口内炎，食道炎
3. 肺	慢性肺炎～肺線維症
4. 皮膚	角化，肥厚，色素沈着，アレルギー性皮膚反応，爪の変化，脱毛
5. 神経	知覚異常，深部反射の消失，神経麻痺，聴力障害，精神症状，小脳性運動失調，めまい，低血圧
6. 生殖器	月経異常，性欲減退，精子減少，不妊，女性化乳房
7. 心障害	
8. 肝障害	
9. 膵障害	
10. 腎障害	
11. 膀胱炎	
12. 内分泌腺障害	下垂体，（高血糖，低血糖）など
13. 感染	
14. その他	免疫能低下，発熱，注射局所の疼痛，血栓性静脈炎，耳下腺痛，催奇形，発癌など

（古江　尚，田口鉄男（1981）抗癌剤の選び方・使い方，p.58，医学書院より改変）

抗腫瘍効果を高めるとともに，副作用を低減するための手段として，種々の癌に様々な処方の**多剤併用療法**が開発されている．さらに，副作用としての顆粒球（好中球）減少の回復にはマクロファージコロニー刺激因子（M-CSF）や顆粒球コロニー刺激因子（G-CSF）が用いられる．G-CSF は遺伝子組換えによってヒト型のものがつくられている．また，悪心や嘔吐に対してはセロトニン受容体（5-HT_3）遮断薬が用いられる．

癌細胞は抗悪性腫瘍薬に対して耐性を獲得する場合がある．その機構の主要なものとして，1）薬剤排出ポンプ，2）薬剤の修飾，3）阻害を受ける生合成経路の変化などがある．天然物由来の抗悪性腫瘍薬やアントラサイクリン系抗生物質では薬剤排出ポンプによる耐性が知られ，この排出機構は**P 糖タンパク質**などの ATP binding cassette（ABC）トランスポーターファミリーの関与による．この耐性を獲得した癌細胞は**多剤耐性**を示す．薬剤の修飾による耐性はグルタチオンの抱合によるものなどがあり，多くのアルキル化薬は抱合によって失活し，この修飾活性の高い癌細胞はアルキル化薬に耐性を示す．生合成経路の変化による耐性の獲得としては，葉酸代謝拮抗薬に対するジヒドロ葉酸還元酵素の産生亢進や，5-FU に対するチミジル酸合成酵素の産生亢進などが知られている．これらのほかにも種々の耐性機構によって，癌細胞は抗悪性腫瘍に対して耐性を獲得する．

第18章 医薬品の薬効と安全性

医薬品はほとんどの場合，ある病気に対して，その原因や症状を除くために投与される．複雑な機構で制御されている生体と薬物との相互作用の結果として生ずる現象は複雑であり，治療する側が期待する以外の効果が起こるのは避けられない．しかしながら，特に治療を受ける患者の側は，治療薬の効果として治療目的以外の効果があり得ることを軽視する傾向が強く，時には治療を施す医療従事者側もそのような錯覚にとらわれていることすらある．16 世紀の偉大な医学者パラケルスス Paracelsus の言葉「物質にはすべて毒性がある：毒性のないものはない．量が毒か薬かを区別する」は現代においても全く正しいが，「望ましい薬効のみが投与量に単純に比例して増加する」という迷信の中で薬物が使用され続けている現実は否めない．ここでは，医薬品の安全性を保証するために必要な科学的基盤について解説する．医薬品安全性学や薬物動態学についてはそれぞれ別個に学ぶことになるので，本章ではその薬理学的側面を中心に概説するに止める．

18.1 医薬品の有効性と安全性

18.1.1 医薬品の副作用の定義・分類

医薬品を適用する場合，治療目的となる薬理作用を主作用 main effect，主作用以外の作用が認められた場合に，副作用 side effect と呼ぶ．これは，薬物自体の特異性とは別問題である．例えば，アレルギー性鼻炎の治療のためにヒスタミン H_1 受容体遮断薬を服用したときに生じる眠気は副作用である．これは，いくら薬物の H_1 受容体に対する特異性を高めたところで解決しない．中枢の H_1 受容体遮断作用に基づく必然的なものだからである．

副作用，すなわち治療効果以外の作用は，必ずしも患者にとって不利益であるとは限らない．上の例でいえば，風邪症候群の症状を緩和するためにヒスタミン H_1 受容体遮断薬を服用した場合，このとき感じる眠気は，患者の苦痛緩和，治癒促進にとって好ましいものといえる．そこで副作用のうち，生体にとって明らかに不利な，望ましくない作用を有害作用 adverse effect と呼ぶ．副作用という用語は，狭義に用いられて adverse effect を意味することが多い．

副作用は表 18.1 のように分類することができる．

表 18.1　副作用（有害作用）の発生機序

1）薬物の主薬効に関連しているもの a. 主薬効の異常な増強 薬力学的要因 薬物動態学的要因 b. 主薬効が目的外の場所で発揮される場合
2）薬物の主薬効とは関係していないもの a. 主薬効以外の薬理学的作用が発揮される場合 b. 薬物の物理化学的性質に基づく作用が出現する場合
3）薬物自体に関係していないもの

1）薬物の主薬効に関連しているもの

① 主薬効の異常な増強によるもの：これは，不適切な投与計画によって過剰量が投与された場合，薬物に対する生体の感受性が高まった場合（薬力学的要因），薬物の体内動態の異常によって薬物濃度が高まった場合（薬物動態学的要因）などに起こる．体内動態の異常はさらに，薬物代謝酵素の欠損など生体側に原因がある場合と，製剤上の問題や薬物相互作用などの薬物側に原因がある場合に分けられる．

② 主薬効が目的としない器官・組織で発揮される場合：これを避けるためには，薬物の分布に特異性を与えるか，製剤学的手法によって目的の臓器のみに薬物が達するような，ドラッグ・デリバリーを用いる等の工夫が必要となる．前記のヒスタミン H_1 受容体遮断薬の例でいえば，H_1 受容体遮断作用を末梢の鼻粘膜で奏効させ，眠気の発生を抑えるため，血液脳関門を通過しないような化合物が開発されてきている．

2）薬物の主薬効とは関係していないもの

① 薬物の特異性が完全でなく，主薬効以外の薬理作用をもつために生じるもの：これは，過量投与によって，通常は問題にならない副次的な作用が明らかになる場合が多い．前記ヒスタミン H_1 受容体遮断薬の例であれば，薬物によってはムスカリン受容体遮断作用の強いものが存在し，これが副作用として現れる場合がある．これを避けるためには，分子標的に対する特異性ができるだけ高い化合物を開発することが必要である．ただし，分子標的が複数だからといって必ずしも治療上の障害になるわけではない．特に，消化管機能調節薬，精神疾患治療薬など，複数の分子標的に対する作用の総合的な結果として，目的とする薬効が現れる

場合も多い.

② 薬効とは無関係の薬物自体の物理化学的性質に基づくもの：代謝活性化を受けて酵素阻害物質や遺伝子障害物質に変化したり，タンパク質と共有結合を形成してアレルゲンとなったりするものがこれにあたる．この場合，ある薬効をもつ薬物群に共通の副作用という形式をとらないので，予測や管理が難しい.

3）薬物自体に関係していないもの

① 製剤の過程で有毒物質が混入した場合：厳密には，その薬物の副作用と呼ぶべきではないが，非加熱血液製剤へのエイズウイルスや肝炎ウイルスの混入など，社会的に大きな問題となった例は多い.

18.1.2 ■ 毒性発現機序

副作用が薬物の薬理学的性質に基づいている場合，薬物の常用量および過剰量での薬理作用から副作用を予測あるいは解釈することが可能である．ここでは薬理作用から予測することが困難な薬物自体の物理化学的性質に基づく場合を考えてみる.

1）最終毒性物質

主薬効から予測できないような毒性が見いだされた場合，その薬物自身の毒性ではなく，生体内で変化を受けた結果，毒性をもつようになったという事例が多いが，特定することには困難が伴う．一般に，エポキシド，アルデヒド，キノンなどの親電子物質や，フリーラジカルが最終物質である場合，および，代謝の過程で活性酸素を産生する場合などがある.

2）標的分子

薬物受容体や酵素のような標的分子への特異的結合を示す薬物の場合，主薬効と毒性の標的分子が同じものであれば，その後に生ずる変化を解析することが比較的容易である．例えば抗悪性腫瘍薬などの場合，標的が癌細胞だけでなく正常細胞にも存在する場合が多いので，毒性の予測が立てやすい．しかし，薬物が代謝活性化を受け，上記のような反応性に富む分子種に変化する場合は，毒性の標的を同定することが難しい．生体にとって重大な障害が生ずる場合，標的としてはタンパク質，脂質，核酸が代表的なものである.

a. タンパク質

タンパク質中のアミノ酸，特に SH 基をもつもの，不飽和結合をもつものは反応性の高い分子種による修飾を受けやすい．多くの機能タンパク質において，SH 基は触媒活性中心や高次構造・複合体の形成に重要な役割を果たしている．SH 基と反応する薬物，および代謝活性化を受けて SH 反応性を獲得した薬物は，種々の機能障害を引き起こす可能性がある．また，アミノ酸が修飾されたタンパク質は抗原性を獲得し，アレルギー反応を引き起こす場合がある.

b. 脂　質

トリグリセリドやリン脂質の構成成分である脂肪酸のうち，多価不飽和脂肪酸は酸化を受けやすい．反応性の高い分子種により細胞膜を構成するリン脂質が酸化されると，膜の構造や機能に障害が起こる．特に，ラジカルが生じると，脂質過酸化の連鎖反応が生じ，細胞膜の破壊と，種々の毒性をもつ分解物が生成する．

c. 核　酸

核酸は親電子物質の攻撃を受けて付加体を生成する．また，フリーラジカルや活性酸素は核酸分子を修飾したりDNA鎖を切断する．その結果，変異原性や発癌性を示すことになる．

3）生体防御機構と細胞死

a. 生体防御機構

生体は，外来の化学物質や，代謝に伴って生じる内因性の有毒物質に対する防御機能を有している．種々の薬物代謝酵素は，毒物を水溶性に変換したり内因性物質と抱合したりして，生体成分との反応を防ぎつつ体外へ排出する．しかしながら，このような薬物代謝酵素による修飾が，かえってその毒性を増してしまうという現象も知られている．

反応性の高い分子種のうち，フリーラジカルは，グルタチオン，ビタミンC，E，βカロチンのような抗酸化物質によって無毒化される．化学物質の代謝過程や酸化還元サイクル，さらにはマクロファージの食作用などによって，反応性に富んだ活性酸素と呼ばれる分子種が生成される．活性酸素種のうち，スーパーオキシドが鉄などの金属イオンの触媒下に過酸化水素と反応して生じるヒドロキシラジカルは，特に反応速度が速く，上記の防御系は間に合わないことが多い．そこで生体は，ヒドロキシラジカルを生ずる前段階でこれを消去するという戦略をとっている．スーパーオキシドは，スーパーオキシドジスムターゼによって過酸化水素と酸素に変換される．過酸化水素は，グルタチオンペルオキシダーゼによって水と酸化型グルタチオンに変換されるか，カタラーゼによって水と酸素に変換される（図18.1）

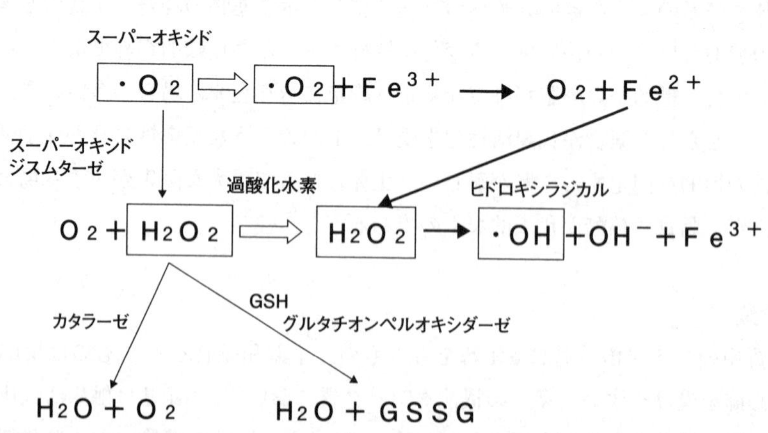

図18.1

活性酸素とその消去系

太い矢印はヒドロキシラジカルの発生系，細い矢印は消去系．
反応式は定性的なもので，前後の原子の数は合わせていない．

生体には原因毒物を排除する機構に加えて，障害を受けた分子を修復する機構が存在する．

SH 基が修飾されたタンパク質は，チオレドキシンやグルタレドキシンにより還元される．物理的・化学的ストレスによって高次構造が変化して変性したタンパク質は，分子シャペロンによって ATP 依存性に修復できる場合がある．種々のストレスによって発現が誘導される一連の熱ショックタンパク質がこれである．

タンパク質の障害が修復不能なまでに進んでしまった場合には，それを排除する機構が存在する．これが，ユビキチン-プロテアソーム系である．分解されるべきタンパク質が認識されると，ATP 依存性にユビキチンが結合し，それにまたユビキチンが付加されて，ポリユビキチン化が生じる．ポリユビキチン化されたタンパク質はプロテアソームに認識されて分解を受ける．

障害を受けてペルオキシラジカルとなったリン脂質は，ビタミン E とグルタチオンによって分解・無毒化され，改めて脂質合成系により再生される．

DNA は生命の基本設計図である遺伝情報を担っているため，誤りのない状態を保ったまま複製を続ける必要があるが，膨大な情報量があるため，通常の状態でも，DNA 損傷は頻繁に起こっている．これには，正常な複製においてある確率で生じることの避けられない複製ミスや，外因性の物理化学的損傷が含まれる．その原因によって損傷は多種多様であり，それぞれに対応した種々の修復機構が存在するが，詳細は成書に譲る．また，DNA 損傷が生じた細胞は，細胞周期の進行を一時停止して，DNA 修復の時間を稼ぐという機構も存在する．

b. 細胞死

前項のように，生体には修復機構が備わっているものの，障害の刺激が強い場合には細胞は死に至る．物理的な刺激や虚血などにより破壊されて細胞が集団で死に至るのは，通常ネクローシスという過程をとる．ネクローシス necrosis により死んだ細胞は生体の免疫系細胞により除去され，再生系が働いて新たな細胞に置き換わるか，それがうまくいかない場合は結合組織で置き換わる．かつて毒性物質によって起こる細胞死はすべてこの過程を経ると考えられていたが，アポトーシス apoptosis と呼ばれる機構で細胞死が起こる場合も多いことがわかってきた．アポトーシスは当初，多細胞生物が個体発生するとき，不要な細胞を除去するための“管理された細胞死 programmed cell death”として認識されたが，その後，病理・毒性学的にも重要な機構であることがわかってきた．すなわち損傷細胞の修復が不完全な場合には，これを犠牲にして積極的に除去する機構であると考えられる．代表的なカスケードとしては，TNF などのサイトカインがデスレセプターを活性化する経路，DNA 損傷を感知して p53，ミトコンドリアのシトクロム C 遊離を介する経路，小胞体内に蓄積した異常タンパク質を感知して作動する経路があり，いずれも最終的にカスパーゼというプロテアーゼの活性化によってアポトーシスに至る．その過程で活性化されたデオキシリボヌクレアーゼが核に移行するので，アポトーシスが起こった細胞の DNA には周期的な断片化が生じる．

毒物にさらされたときの細胞の運命を図 18.2 にまとめた．

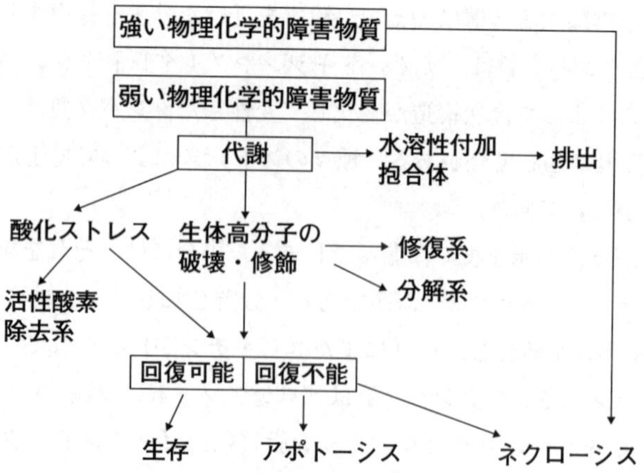

図 18.2 障害を受けた細胞の運命

18.1.3 ■ 有効性・安全性に影響を及ぼす因子

薬物が開発される場合には，厳密にコントロールされた条件のもとに，再現性のよい定量的なデータが得られるような実験計画がなされる．しかしこれが一旦市販されると，さまざまな病態生理学的背景をもった患者に拡大使用され，思わぬ副作用が発現することがある．また，市販後は膨大な数の使用例が蓄積されるため，前臨床試験や小規模の臨床試験では見いだされなかった副作用が明らかとなることがある．実験においては，数万例に1例しか生じない事象は，検出不能か，検出されても例外として排除されるが，市販後の薬物において重大な副作用が数万例に1例でも発生したとすれば，大きな社会問題になることは確実である．この，予測の困難な「例外的事象」の少なくとも一部には，以下のような要因が関係していると考えられている．

表 18.2 有効性・安全性に影響を及ぼす因子

特異体質		
	薬物アレルギー	
	遺伝子変異・多型	
		薬物動態学的
		薬力学的
年齢		
	胎児	
	小児	
	高齢者	
病態生理学的要因		
	薬物動態学的	
	薬力学的	

1）特異体質

ヒトにおける薬物の作用は個人差が大きい．ときには予想を遥かに越える有害作用が認められる例があり，特異体質あるいは異常体質とされてきた．この用語は，原因不明の例外的な薬物反応性を示す場合に用いられてきたが，最近は薬物反応性の違いの多くが，アレルギー反応や遺伝的素因の差で説明されるようになってきている．

a．薬物アレルギー

常用量において，まれではあるが重篤な副作用を発症する場合は，アレルギーであることが多い．喘息様発作，薬疹，アナフィラキシーショック，薬剤性肝炎，血液障害など，抗原抗体反応が起こる場によって色々な病態となって現れる．タンパク質製剤はそれ自身が完全抗原となり，低分子薬物は，それ自身あるいはその代謝物がハプテンとして生体高分子と共有結合し，完全抗原となる．遺伝子工学の進歩によって，タンパク質製剤の多くはヒト型に置き換えられており，種差による抗原性は回避されてきている．

薬疹の中で最も問題となるのが，スティーブンス・ジョンソン症候群 Stevens-Johnson syndrome，およびそれがさらに進展した中毒性表皮壊死症 toxic epidermal necrosis（TEN）である．これらは，単純な薬疹と異なり，皮膚・粘膜の壊死から失明，死亡にまで至る予後の悪い疾患である．種々の原因で発生すると考えられているが，薬剤性アレルギーを原因とするものも確かに存在している．問題は，発生確率が 100 万分の 1 程度と低いものの，大衆薬を含む広範な薬物で発生する可能性があるということであり，これが予防を困難にしている．

現状では，過敏症の既往歴の投与前チェックや，薬疹などのアレルギー反応が発生した場合の早期の発見と服薬指導が最大の予防策である．タンパク質結合性の高い薬物など，薬剤性アレルギーを引き起こしやすい薬物は存在するが，その場合でも，発生率は低いものであり，予測は困難である．なぜ特定の患者のみが感作されるのかを解明することが，残された大きな研究課題である．また，特異体質とされてきた症例のすべてが，薬物アレルギーや，次項の薬物代謝における差で説明できるわけではなく，特定の患者群にのみ有害作用が発症する原因の究明はまだ途上にある．

b．遺伝子変異・多型

最近，薬物に対する反応性の個人差を，特定の遺伝的因子で説明しようという，薬理遺伝学 pharmacogenetics という領域が発達してきた．以前より，機能をもったタンパク質をコードする遺伝子に突然変異が生じて，遺伝子異常による薬物応答性の違いが起こる場合があることはわかっていた．その後，多数のヒトゲノムを解読する過程で，同一遺伝子に異なる塩基配列をもつ集団が存在することがわかってきた．異なる塩基配列をもつ集団が多数からなる（通常全体の 1％以上）場合は，遺伝子変異とは呼ばず，遺伝子多型と呼ぶ．重要な薬物代謝酵素の活性自体に違いを生じるような遺伝子多型は，薬効・副作用に大きな影響を及ぼすが，遺伝子配列中たった 1 塩基の違い（一塩基多型 single nucleotide polymorphism, SNPs）でも機能の差が認められる場合がある．中でもシトクロム P450（CYP）分子種の多型性は広く研究され，薬効・副作用に個人差が存在する原因の解明が進んでいる．また，以前から薬効・副作用に人種差のあることが知られていたが，この多型の割合が人種によって大きく異なることで，かなりの部分が説明可能となっている．その他，薬物感受性に影響するような遺伝子変異・多型も次々と見つかってきている．

2）年　齢

通常，薬物の臨床試験は成人を対象として行われる．このとき設定された用量を，体重や表面積換算で小児や高齢者に適用しても，成人と同様の薬効・副作用が観察されるとは限らない．年齢差による反応性の違いを以下にまとめた．

a. 胎　児

血液脳関門が未発達であり，ほとんどの薬物が脳へ移行する．血液胎盤関門という概念はあるが，関門としての機能は大きくないので，母体に投与した薬物はほとんどが胎児の中枢に移行すると考えてよい．

また胎児は，薬物代謝能や腎臓機能も未発達であり，薬物の解毒は母体に大きく依存している．

胎児の血液には血清アルブミンが少ないため，遊離型薬物の比率が母体の血中より高い．したがって，母体では問題ない血中濃度であっても，胎児に影響が大きく出る可能性がある．

b. 小　児

新生児，特に未熟児の場合，胎児と類似の問題がある．すなわち，血液脳関門の未発達，薬物代謝能・排泄能の未発達，血清アルブミンの低値である．さらに，新生児からの各種機能の発達過程は一様でなく，ある種の薬物群の代謝能が成人に比べて特に低いという状態も観察されるため，注意が必要である．

c. 高齢者

加齢は一般に各種臓器の機能低下をきたし，薬物の代謝・排泄能が低下する．一方，消化管機能低下が著しい場合でも，受動拡散で吸収される薬物の吸収率はほとんど低下しないので，結局高齢者では薬物の臓器内濃度は高くなる傾向にある．もちろん，加齢による臓器機能変化には個人差が大きいので，高齢者には一律に低用量を処方する，というような手段はとるべきでない．

加齢は，薬物代謝以外の要因でも薬効・副作用に影響を与える場合がある．薬物受容体数，あるいは受容体以降のシグナル伝達が高齢者で変化している例のあることが知られている．多くは，数や機能の減弱であるが，逆に亢進している場合もあり，高齢化社会に向けて，検討すべき課題である．

3）病態生理学的要因

疾病状態において，防御・修復機能を果たすため，生体には種々の病態生理学的変化が生じる．したがって，薬物効果にも影響が及ぶのは避けられない．個々の病態・薬物の組み合わせによって，非常に多くの場合が存在し，一般的な記述は困難である．しかし，低カリウム血症の場合のジギタリスの毒性増強，喘息の場合のβ遮断薬の副作用増強など，各薬物それぞれの薬理学的機序を解析することによって理解可能なものが多い．

一般論としては，肝臓，および腎臓に疾患がある場合，薬物動態学的な要因により薬物の血中濃度が上昇して，薬効・副作用に影響が出ることが多い．さらに，心不全の場合，門脈血流量低下により肝臓による薬物代謝が低下し，腎血流量の低下により腎臓からの排泄も低下する．

18.2 医薬品の相互作用

1990 年代，抗ウイルス薬ソリブジンとフルオロウラシル系抗悪性腫瘍薬の併用によって死者が出るほどの薬物相互作用の事例があった．実際の医療現場では，一人の患者に単一の薬剤のみが処方されていることはまれで，複数の医療機関から複数の薬物投与を受けている患者も存在し，薬物相互作用による副作用発生の可能性は高い．広義に捉えれば，食品成分中の化学物質や，環境物質との相互作用も考慮する必要がある．相互作用には，薬物動態学的相互作用と薬物動力学的相互作用の 2 種がある．

表 18.3　薬物相互作用の分類

薬物動態学的相互作用 　　吸収 　　分布 　　代謝 　　排出
薬力学的相互作用

1）薬物動態学的相互作用

薬物が互いの薬物動態に影響を与えるもので，臨床の場で最もよく遭遇する相互作用であり，作用機序で分類すると以下のような場合がある．

a. 吸収過程における相互作用

消化管内 pH，特に胃内 pH の変動による薬物の溶解性・解離型の割合に変化を与える場合，薬物同士が消化管内で複合体を形成してしまう場合，消化管の運動性に影響を与えて吸収速度に変化を与える場合などがある．

b. 分布過程における相互作用

血漿タンパク質と可逆的結合をしやすい，結合部位の共通した 2 種類以上の薬物を併用すると，結合部位での競合が起こり，遊離型分子の割合が変化する場合が代表例である．最近では色々な薬物トランスポーターが同定されてきており，トランスポーターの結合部位での競合による分布変化も知られている．

c．代謝過程における相互作用

肝臓あるいはその他の臓器における薬物代謝酵素の阻害や誘導による相互作用であり，非常に多数の例が知られている．特にCYPの関与する代謝経路が重要であり，研究も進んでいる．ヒトにおける薬物代謝に重要な役割をもつCYPとして，CYP3A4，2C9，2C19，2D6などがある．薬物の使用にあたっては，当該薬物がどのCYPで代謝されるか，特定のCYPの阻害・誘導がないかどうかを把握しておく必要がある．

d．排出過程における相互作用

主に腎臓において生じる相互作用で，糸球体ろ過量に変動を与える場合，尿細管分泌・再吸収に影響を与える場合などがある．尿細管分泌・再吸収に影響する場合，尿のpHを変動させて解離型の割合を変える場合と，薬物トランスポーターの機能に影響を与える場合が存在する．

e．その他

広義には，食物や嗜好品中の成分と薬物との相互作用も薬物相互作用の範疇にある．単純に，食物摂取のあるなしで薬物動態は大きく変化するが，特異的なものとして，カルシウムとキレートを形成する薬物とカルシウム含有食品の相互作用，グレープフルーツジュース中の成分がCYP3A4を阻害し，これで代謝される薬物の血中濃度を上昇させる，などの例がある．また，アルコールや喫煙によってもCYPが誘導され，代謝に影響を与える．

2）薬物動力学的相互作用

薬物が薬理作用の面で相互作用を起こすもので，それが主薬効の場合，投与前から予測が十分に可能である．薬物の作用点が同一の場合，作用点が異なる場合，ある薬物の作用の結果生じた生理学的効果が他の薬物の作用に影響する場合があり，これらは各薬物の項でそれぞれ記述されている．

18.3 医薬品の安全性試験

薬の開発候補品を臨床試験する前には，動物実験などでその有効性と安全性を確認しておく必要がある．主薬効およびその周辺の作用に関しては，詳細で斬新な検討がされるべきであるが，それと関連しない一般毒性の検討に関しても，国際的に厳密な基準が設定されている．まず，臨床試験実施前までに，2種類の動物を用いた単回・反復投与毒性試験を終了していなければならない．その内容についても，動物種，性，投与経路，測定項目など，細かい規定がある．これらの試験は，安全性試験データの信頼性確保のために制定されたGood Laboratory Practice（GLP）に基づいて施行されなければならない．

以前我が国では，医薬品候補物質に関して，主薬効に関連していない作用を明らかにするための試験を実施し，「一般薬理試験」と呼んでいた．しかし近年の国際ハーモナイゼーション会議によって，新たな「安全性薬理試験」のガイドラインが制定された．安全性薬理試験は，ヒトの安全性に関わると思われる有害な薬力学的特性を明らかにし，毒性試験や臨床試験で見られた有害作用を評価し，危惧される有害作用の機序を明らかにすることが目的である．試験は，コアバッテリー試験，フォローアップ試験，および補足的試験の3種からなる．

コアバッテリー試験は，臨床試験開始前に終了しておく必要がある試験で，生命維持に重要な影響を及ぼす器官，すなわち中枢神経系，循環器系，および呼吸器系について，必要と思われる項目の安全性をチェックする．

フォローアップ試験は，対象薬物の薬力学的特性や，他の試験の情報から危惧される有害作用について，適切な項目を追加して行われるものであり，補足的試験は，コアバッテリーや毒性試験で検討されなかった器官系において，薬力学的有害作用を検討するものである．泌尿器系，自律神経系，消化器系に対する作用がこれにあたる．

以上，単回投与・反復投与毒性試験，安全性薬理試験に加え，特殊毒性試験（催奇形性，遺伝毒性，抗原性など）や薬物動態試験の結果を総合的に判断して臨床試験に移行する．

18.4 トキシコゲノミクス

最近，薬物の安全性研究において，画期的な進歩が起こりつつある．それは，トキシコゲノミクスという手法の導入である．従来生物学者にとって，生体で起こっている反応のすべてを一気に観測することは全くの夢物語であった．しかしながら，技術の進歩によって，例えばある時点で細胞内に存在するすべてのmRNAの量を一気に測定することが可能となった．これは，数ミリ四方のチップ上に，各遺伝子に対する検出プローブを10ミクロン程度の微小なスポットとして並べた装置（マイクロアレイ）の開発によるものである．

前節までに述べた，実験動物を用いた毒性試験は，高度に管理された条件下でなされ，その信頼性の保証には非常な注意が払われている．しかしながら，動物試験結果の信頼性は，必ずしも臨床における安全性を保証するとは限らない．臨床において，極めて低頻度で発現する毒性を，実験動物に過量に投与したときの病理学的変化で推定すること自体，原理的に無理がある．

生体反応は複雑であるが，分子標的が最初から明らかである薬物の薬理作用を解析する場合，研究対象は比較的特定しやすく，既知のシグナル伝達系を参考にしながら解析することが可能である．ところが薬物の安全性を検討する場合は，「その薬理作用から予測できないような，思いがけない毒性が起こる可能性の有無」を評価しなければならない．見落としのない安全性予測を可能とするためには，どうしても薬物の作用を「網羅的に」観測する必要がある．この意味から，「薬物に対する応答としての遺伝子発現変化を網羅的に観測できる」トキシコゲノミクスの技術は，安全性研究にとって，最も望ましい技術の一つといえる．具体的には，既存の薬物を投与したときの動物の各器官における遺伝子発現変化のパターンをデータベースとして蓄積しておき，そこから毒性変化特有のパターンを抽出して新規薬物を評価したり，特定の毒性パスウェイを抽出することによって，毒性メカニズムの解析を行う．データ量が膨大であるため，コンピューター科学を駆使したバイオインフォマティクス技術との融合が必須である．

現在のところ，薬物開発のステップにおいて必須の項目とはされていないが，米国 FDA を中心に，トキシコゲノミクス技術を安全性評価に利用するという世界的な潮流が高まっている．もちろん，遺伝子発現変化以外にも薬物に対する応答として重要な生体反応は数多く存在すること，動物実験から人における安全性をいかに予測するかという種差の克服など，残された課題も多い．タンパク質を網羅的に解析する技術（プロテオミクス）や，代謝物を網羅的に解析する技術（メタボロミクス）など，最先端のあらゆる技術を駆使することによって，将来，より安全で有効な薬物の使用が可能となることが期待される．

日本語索引

ア

亜鉛　383
アカルボース　401, 402
悪性高熱　95
悪性腫瘍　257, 437
悪玉コレステロール　404
アクチノマイシンD　426, 444
アグリコン　195
アクリノール　436
アゴニスト　9
アザセトロン　273, 347
アザチオプリン　303, 304
亜酸化窒素　113, 114
アシクロビル　87, 432, 433
アジスロマイシン　424
アシタザノラスト　86
アジドチミジン　432
アジマリン　206
亜硝酸　185
亜硝酸アミル　185, 211, 358
アズトレオナム　422
アストロサイト　108
L-アスパラギナーゼ　453
アスピリン　4, 138, 141, 215, 291, 322, 323
アスピリンジレンマ　323
アスピリン喘息　139, 323
アスペルギルス産生ガラクトシダーゼ　260
アセタゾラミド　82, 130, 131, 231, 243
アセチルコリン　37, 40, 61, 72
アセチルコリンエステラーゼ　41, 62
アセチルコリン受容体　15, 41, 44
アセチルコリン受容体サブタイプ　75
アセチルコリン受容体刺激薬　60, 84
アセチルサリチル酸　138, 141
アセチルシステイン　248
N-アセチルセロトニン　345
アセチルCoA　41
アセトアミノフェン　139, 141, 297
アセトヘキサミド　399
アセブトロール　57, 208
アセメタシン　292
アゼラスチン　256, 311, 312, 343
アゾセミド　234
アダリムマブ　308, 364
圧受容器　194
アデニル酸シクラーゼ　12, 181, 183
アデノシン　215
アデノシン三リン酸　210
アテノロール　57, 208
アデホビルピボキシル　274, 432
アトピー性皮膚炎　309
アトモキセチン　164
アトラクリウム　101
アドレナリン　37, 41, 46, 199, 371, 385
アドレナリン作動性神経　40
アドレナリン作動性神経遮断薬　59
アドレナリン作動性線維　41
アドレナリン受容体　15, 44
アドレナリン受容体刺激（作動）薬　45
　構造活性相関　53
アドレナリン受容体遮断薬　55
アドレナリン反転　55
アドレナリンα_1受容体刺激薬　80, 82
アドレナリンα_2受容体刺激薬　82
アドレナリン$\alpha\beta$受容体刺激薬　82
アドレナリンα_1受容体遮断薬　239
アドレナリンβ受容体遮断薬　82
アドレノクロムモノアミノグアニジン　331
アトロピン　3, 68, 69, 81
アトロピン熱　70
アナフィラキシー型アレルギー反応　308
アナミルタ　167
アナンダマイド　165
アバタセプト　308
アプタマー　86
アプラクロニジン　82
アフロクアロン　144, 145
アプロチニン　357
アヘン　134
アポトーシス　459
アポモルヒネ　153, 271
アマンタジン　148, 149, 170, 432
アミオダロン　16, 209
アミカシン　423
アミド型局所麻酔薬　95
アミトリプチリン　160
アミノ安息香酸エチル　94
アミノグリコシド系薬　87
アミノグルテチミド　388
アミノ配糖体系抗生物質　423
アミノピリン　296
アミノフィリン　184, 185, 200, 231, 253, 254
アミノペプチダーゼ　352
アミラーゼ　259
アミロライド　238
アムホテリシンB　430, 431
アムリノン　200
アムロジピン　183, 214, 218
アメジニウム　223
アメーバ赤痢　434
アモキサピン　161
アモキシシリン　265, 418, 434
アモスラロール　58, 217
アモバルビタール　123
N-アラキドノイルエタノールアミン　165
2-アラキドノイルグリセロール　165
アラキドン酸　348
アラキドン酸カスケード　348, 349
アラキドン酸代謝酵素阻害薬　350
アラキドン酸代謝物　348

アラセプリル　354
アリスキレン　355
アリピプラゾール　155
アルガトロバン　172, 329
アルカロイド系コリン作動薬　63
アルキル化薬　439
アルコール類　115, 435
アルツハイマー型認知症　66, 169
アルツハイマー病　66
アルデヒド類　436
アルテプラーゼ　330
アルドース還元酵素阻害薬　403
アルドステロン　384, 385, 386, 387, 388
アルドステロン拮抗薬　388
アルバプロスチル　264
アルプレノロール　58
アルプロスタジル　223, 351
アルベカシン　423
アレルギー　308, 362
アレルギー性結膜炎　309
アレルギー性鼻炎　309
アレルギー反応　309
アレンドロン酸ナトリウム　411
アロステリック活性化結合化合物　67
アロプリノール　410, 441
アロマターゼ阻害薬　394
アンギオテンシンⅡ受容体　15
アンギオテンシンⅡ受容体遮断薬　199, 218, 219
アンギオテンシン変換酵素　352
アンギオテンシン変換酵素阻害薬　218
アンシタビン　443
安静時狭心症　210
安全域　7
安全性　460
安全性薬理試験　465
アンタゴニスト　9
アンチトロンビンⅢ　328, 329, 320
アンチピリン　296
安定型狭心症　211
アントラサイクリン系抗生物質　445
アンドロゲン　389
アンドロステンジオン　389
アンピシリン　418, 434
アンフェタミン　50, 163, 164
アンブロキソール　249
アンベノニウム　66
アンレキサノクス　86, 256, 312
uptake 1 機構　93
α_1 アゴニスト　80, 51, 52
α_1 アンタゴニスト　56
α_2 アンタゴニスト　57
α-グルコシダーゼ阻害薬　401
α_1 受容体遮断薬　55, 217
α_2 受容体遮断薬　55
α_2 プラスミンインヒビター　320
α-ブンガロトキシン　103
α-メチルドパ　59
Addison 病　387
Augsberger の算定法　19
IgE 抗体　308
IgG 抗体　308
IgM 抗体　308
IL-6 分子標的薬　364
Rho キナーゼ　180

イ

胃液分泌抑制ポリペプチド　282
胃炎　257
イオンチャネル　16
イオンチャネル型受容体　11
イオンチャネル内蔵型受容体　11
イコサペント酸エチル　325
胃酸分泌
　調節　261
胃酸分泌抑制薬　260
胃・十二指腸潰瘍　257
異常自動能　201
異所性ペースメーカー　201
イソクスプリン　188
イソソルビド　84, 230
イソニアジド　429
イソフルラン　113, 114
イソプレナリン　48, 175, 199
l-イソプレナリン　3
イソプロテレノール　3, 48
イソプロパノール　117, 435
イソプロピルアンチピリン　296
イソプロピルウノプロストン　81
痛み　131
イチイ　448
一塩基多型　461
Ⅰ型アレルギー反応　308
1 型糖尿病　383, 397
一次止血　315
一次性高血圧　216
胃腸運動改善薬　266
一過性作用　4
一酸化窒素　182, 357
一酸化窒素合成酵素　61
遺伝子組換え型 t-PA　330
遺伝子多型　461
遺伝子変異　461
遺伝的多型　20
イドクスウリジン　87, 432
イトラコナゾール　431
イノシトール三リン酸　13
イノシトール 1,4,5-三リン酸　178
イノシトール 4,5-二リン酸　178
イフェンプロジル　171, 173
イブジラスト　86, 172, 173, 256, 312
イブプロフェン　293
イプラトロピウム　71, 255
イプリフラボン　411
イペリット　439
イホスファミド　440
イマチニブ　451
イミダゾール酢酸　340
イミダフェナシン　238
イミダプリル　219, 354
イミノベンジル系薬　154
イミプラミン　160, 265
イミペネム　421
医薬品
　安全性　455
　相互作用　463
　副作用　455
　有効性　455
医薬品の安全性試験　464
イリノテカン　447
イルベサルタン　355
陰イオン交換樹脂　406
インクレチン分泌促進薬　403
インジナビル　432, 433
インスリン　367, 382, 383, 397
インスリンアナログ製剤　398
インスリン依存型糖尿病　383, 397
インスリン・グラルギン　399
インスリン自己免疫症候群　380
インスリン性改善薬　402
インスリン製剤　384, 398
インスリン抵抗性改善薬　402

インスリン非依存型糖尿病 383, 397
インターカレーション 414
インターカレート 445
インダパミド 232, 233
インターフェロン 274, 302, 360, 361, 363, 432, 450
インターフェロンアルファ 363
インターフェロンアルファ-2a 363
インターフェロンアルファ-2b 363
インターフェロンガンマ-1a 364
インターフェロンガンマ-n1 364
インターフェロンベータ 363
インターフェロンベータ-1b 364
インターロイキン 361
インターロイキン-2 製剤 363
インド蛇木 151
インド大麻 165
インドメタシン 17, 87, 291
インドメタシンファルネシル 292
インフリキシマブ 270, 308, 364
ECL 細胞 260
EPA 製剤 408

ウ

ウアバイン 195
ウイルス 432
ウイルス性肝炎治療薬 274
うつ病 155
ウラシルマスタード 439, 440
ウラピジル 239
ウリナスタチン 277
ウルソデオキシコール酸 275, 276
ウロキナーゼ 215, 330
ウロキナーゼ型 PA 320
ウロン酸 328
運動神経 89
wearing-off 現象 147
West 症候群 129
Wolf-Parkinson-White 症候群 202

エ

エイコサペンタエン酸 325
エオタキシン 362
エカベトナトリウム 264
液性免疫 300
エキソサイトーシス 370
エコチオパート 67, 81
エコナゾール 431
エスタゾラム 122
エステル型局所麻酔薬 93
エストラジオール 376, 384, 392, 393
エストラムスチン 449
エストリオール 392, 393
エストロゲン 391, 392
エストロゲン製剤 411
エストロン 392, 393
エゼリン 65
エタクリン酸 233, 234
エタネルセプト 308, 364
エタノール 116, 435
エダラボン 171, 173
エタンブトール 430
エチオナミド 430
エチゾラム 120, 122, 157, 158
エチニルエストラジオール 393, 394, 396
エチニルエストレノール 395, 396
エチルアルコール 116
エチルシステイン 248
エチルモルヒネ 134, 136
エチレフリン 51, 223
エチレンイミン系薬 440
エーテル 113, 114
エーテル麻酔 112
エトスクシミド 129, 130
エトドラク 293
エトポシド 448
エドロホニウム 66
エナラプリル 219, 354
エノキサシン 427
エノキサパリンナトリウム 328
エノシタビン 443
エバスチン 342
エパルレスタット 403
エピチオスタノール 394
エピナスチン 256, 342
エピネフリン 41, 46
エピリゾール 139, 141, 295
エピルビシン 446
エフェドリン 51
エプタコグアルファ 333
エプタゾシン 137, 138
エプラジノン 246
エペリゾン 144, 145
エベロリムス 303, 304
エポエチンアルファ 336, 363
エポエチンベータ 336, 363
エホニジピン 183
エポプロステノールナトリウム 324
エメダスチン 343
エメチン 249, 271
エモルファゾン 139, 141
エリスロポエチン 360
エリスロポエチン製剤 336
エリスロマイシン 33, 87, 424, 425
エルゴタミン 56, 141, 142
エルゴメトリン 56, 187
エルトロンボパグオラミン 337
エルロチニブ 451
エレトリプタン 141, 142, 346
塩化ベンザルコニウム 436
塩化ベンゼトニウム 436
塩基性 NSAID 295
エンケファリン 133
塩酸ファドロゾール水和物 395, 394
塩酸レボブピバカイン 96
炎症性腸疾患 270
炎症反応 287
遠心性神経 89
延髄 109
エンタカポン 149
エンテカビル 274, 432
エンドクリン 359
エンドセリン 358
エンビオマイシン 430
エンプロスチル 264, 351
塩類下剤 268
A 型血管内皮増殖因子 85
A 型ボツリヌス毒素 88, 105
A キナーゼ 13
A δ 線維 132
ABC トランスポータファミリー 454
ACE 阻害薬 199, 219, 354
A-like 細胞 286

ANP 受容体　14
AT_1 受容体遮断薬　355
en passage 型終末　40
H_1 受容体遮断薬　342
HMG-CoA 還元酵素　17
HMG-CoA 還元酵素阻害薬　404
5-HT_{1A} 受容体刺激（作動）薬　346
5-$HT_{1B/1D}$ 受容体刺激（作動）薬　346
5-HT_4 受容体刺激（作動）薬　347
5-$HT_{2A/2C}$ 受容体遮断薬　346
5-HT_3 受容体遮断薬　347
LDL コレステロール　405
LH-RH 誘導体　449
Na^+チャネル　206
Na^+-Ca^{2+}交換系　16
Na^+-Cl^-共輸送体　16
Na^+-K^+ポンプ　16
Na^+-K^+-$2Cl^-$共輸送体　16
NO 供与体　185
NO 合成酵素　357
SIF 細胞　77

オ

横行小管　98
黄体化ホルモン　372, 376
黄体形成ホルモン　372, 391
黄体ホルモン　391, 395
黄体ホルモン薬　449
嘔吐　257
オキサゼパム　157, 158, 265
オキサセフェム　418
オキサセフェム系抗生物質　421
オキサゾラム　157, 158, 265
オキサゾリジノン系合成抗菌薬　428
オキサトミド　256, 311, 312
オキサペナム　418
オキシグルタチオン　88
オキシコドン　134, 136
オキシテトラサイクリン　424
オキシトシン　187, 377
オキシドール　435
オキシトロピウム　71, 255
オキシフェンサイクリミン　262
オキシブチニン　238
オキシブプロカイン　88, 94
オキシペルチン　155
オキシメタゾリン　52, 80
オキシメテバノール　244
オキシメトロン　390
オキセサゼイン　96, 97, 263
オキセンドロン　391
オクスプレノロール　58
オクトコグアルファ　333
オクトレオチド　285, 374
オザグレル　254, 311, 312, 350
オザグレルナトリウム　325
悪心　257
オセルタミビル　432, 433
オータコイド　8
オーダーメイド医療　18
オートクリン　359
オピオイド受容体　15
オピオイド受容体サブタイプ　134
オピオイドペプチド　132
オピプラモール　161
オフロキサシン　87, 427
オマリズマブ　255
オメプラゾール　16, 263
オーラノフィン　306, 307
オランザピン　155, 156
オリゴデンドロサイト　108
オリーブ橋小脳萎縮症　174
オルシプレナリン　52
オルノプロスチル　264, 351
オルプリノン　200
オルメサルタン メドキソミル　355
オンダンセトロン　273, 347
on-off 現象　147
ORL1 受容体　15

カ

開口分泌　97
外呼吸　241
回虫　435
概日リズム　118
カイニン酸　435
界面活性剤　436
潰瘍性大腸炎　257, 270
過塩素酸塩　380
化学受容器引き金帯　153, 271
化学的拮抗　26
化学的媒介物質　278
化学伝達物質遊離抑制薬　86
化学療法　413
化学療法薬　413
過感受性　21
可逆性コリンエステラーゼ阻害薬　65
覚醒アミン　163
獲得免疫　299
核内受容体　11, 14
角膜炎　87
角膜真菌症　87
角膜保護薬　88
過酸化水素含有液　435
下垂体後葉ホルモン　377
下垂体前葉ホルモン　374
下垂体ホルモン　374
ガストリン　263, 278, 279
ガストリン受容体遮断薬　263
ガチフロキサシン　87, 427
活性型ビタミン D_3　381, 412
活性酸素　458
活性薬　9
活動電位持続時間　203
カテコールアミン
　生合成　42
　代謝経路　43
カテコールアミン系薬　199
カテコールアミン枯渇薬　217
カテコール-*O*-メチル転移酵素　44
カドララジン　221
カナマイシン　276, 423, 429
ガバペンチン　130, 131
過敏症　20
過敏性腸症候群　270
カフェイン　104, 163, 184, 231
カプトプリル　219, 354
ガベキサート　277, 329
カベルゴリン　147, 148, 375
カモスタット　277
可溶性グアニル酸シクラーゼ　182, 358
空咳　244
カラバル豆　65
ガラミン　101
ガランタミン　67, 170
カリウムイオン　182
カリウム保持性利尿薬　235
　作用機序　236
カリクレイン-キニン系　355, 356
カリジン　356
カリソプロドール　144, 145

顆粒球コロニー刺激因子 302, 361, 363
顆粒球マクロファージコロニー刺激因子 361
カルシウム 412
カルシウムイオン 317
カルシウム拮抗薬 173
カルシトニン 378, 381, 411
カルシトニン遺伝子関連ペプチド 141, 346
カルシトリオール 412
カルシニューリン阻害薬 303, 309
カルステロン 390
カルテオロール 58, 82
カルバコール 63
カルバセフェム 418
カルバゾクロムスルホン酸ナトリウム 331
カルバペネム 418
カルバペネム系抗生物質 421
カルバマゼピン 129, 130, 156
カルバミン酸エステル 143
カルビドパ 147, 148
カルピプラミン 154
カルビマゾール 380
カルベジロール 58, 199, 217
カルペリチド 200
カルボコン 440
カルボシステイン 249
カルボプラチン 447
カルモジュリン 179
カルモナム 422
カルモフール 442, 443
加齢黄斑変性症治療薬 85
カワラタケ 450
癌 437
眼圧低下薬 81
肝炎 257
感覚神経 89
眼球構造 79
冠血管拡張薬 215
眼瞼炎 87
ガンシクロビル 432, 433
カンジダ症 87
肝疾患治療薬 274
間質細胞 389
間質細胞刺激ホルモン 376
感情興奮薬 162
感情調整薬 160
乾性咳 244
肝性脳症治療薬 275
間接型アドレナリン受容体刺激（作動）薬 49
間接作用 3
感染 413
完全刺激薬 9
感染症 413
乾燥濃縮ヒトアンチトロンビンⅢ 329
乾燥濃縮ヒト活性化プロテインC 330
乾燥 BCG 450
カンデサルタン 220
カンデサルタン シレキセチル 355
カンナビノイド受容体 165
間脳 109
冠盗流 215
眼房水 79
カンレノ酸カリウム 235
γ-アミノ酪酸 12, 143, 172

キ

期外収縮 203
飢餓収縮 282
気管支喘息 250
発症機構 251
気管支喘息治療薬 71, 250
キサンチン系薬 163, 184
喜樹 447
偽性コリンエステラーゼ 64
寄生虫感染症 435
拮抗作用 24
拮抗性鎮痛薬 137
拮抗的支配 35
拮抗薬 9
キツネノテブクロ 195
基底顆粒細胞 279
偽伝達物質 59
気道粘液修復薬 249
気道粘液溶解薬 248
気道粘膜潤滑薬 249
キナプリル 354
キニジン 206, 207
キニーネ 207, 434
キニノーゲン 132
キネストロール 393, 394
機能的拮抗 26
キメラ抗体 450
偽薬 21
逆刺激薬 9
逆流性食道炎 257
吸収 29
吸収性制酸薬 264
求心性神経 89
急性作用 4
吸着薬 269
吸入 29
吸入麻酔 111
吸入麻酔薬
作用機序 112
橋 109
競合型神経筋遮断薬 99
競合的拮抗 24
競合的遮断薬 24, 56, 57
競合的α受容体遮断薬 55
凝固促進薬 332
狭心症 210
強心配糖体 195
作用機序 198
蟯虫 435
強直・間代発作 125
協力作用 24
局在関連性てんかん 125
局所作用 4
局所性制酸薬 264
局所ホルモン 8
局所麻酔作用 57
局所麻酔薬 88, 89, 273
作用機序 91
適用法 90
副作用 97
薬理作用 93
局所レニン-アンギオテンシン系 353
虚血性疾患 210
巨赤芽球性貧血 336
去痰薬 247
筋萎縮性側索硬化症 170
近位尿細管
再吸収 227
筋固縮 145
筋弛緩薬
作用部位 98
金属化合物 436
禁断症状 23
金チオリンゴ酸ナトリウム 307
緊張支配 38
筋肉内注射 28
GABA 受容体 15
GABA トランスアミナーゼ 128

ク

クアゼパム　121, 122
グアナベンズ　52
グアニンヌクレオチド交換因子　180
グアネチジン　217
グアノシン三リン酸　12
グアノシン二リン酸　13
グアンファシン　52
クエチアピン　155
クエン酸リチウム　156
グスペリムス　303, 304
駆虫薬　435
苦味健胃薬　258
グラニセトロン　273, 347
クラブラン酸　422
クラリスロマイシン　265, 424
クラーレ　99
グリア細胞　108
グリクラジド　399
グリセオフルビン　431
グリセリン　230
グリチルリチン酸　275
グリベンクラミド　399
グリメピリド　399
クリンダマイシン　425
グルカゴン　382, 384
グルココルチコイド　250, 374
グルコサミン　328
グルコン酸クロルヘキシジン　436
グルタチオン　85
グルタチオンペルオキシダーゼ　458
グルタミン酸　132
グルタラール　436
グルタルアルデヒド　436
グルタレドキシン　459
クレアチニン・クリアランス　19
クレスチン　450
クレゾール石けん液　436
グレープフルーツジュース　27
グレリン　285, 286
クレンブテロール　52
クロカプラミン　154
クロキサシリン　418, 422
クロキサゾラム　157, 158
クロチアゼパム　157, 158
クロトリマゾール　431
クロナゼパム　129, 131
クロニジン　52, 135, 216
クロバザム　129, 131
クロピドグレル　324
クロファジミン　430
クロフィブラート　407
クロフェダノール　246
クロペラスチン　246
クロマフィン細胞　41
クロミフェン　394
クロミプラミン　160
クロム親和性細胞　41
クロモグリク酸　86
クロモグリク酸ナトリウム　256, 311, 312
クロラムフェニコール　87, 426
クロラムフェニコール系薬　87
クロルサイクリジン　272
クロルジアゼポキシド　156, 158, 265
クロルゾキサゾン　144, 145
クロルタリドン　232, 233
クロルフェニラミン　342
クロルフェネシン　143, 145
クロルプロチキセン　152
クロルプロパミド　399
クロルプロマジン　151, 153, 272, 376
クロルベンゾキサミン　262
クロルマジノン　395, 396, 449
クロルマジノン酢酸エステル　391
クロルメザノン　144, 145
クロロエチラミン系薬　439
クロロチアジド　232
クローン病　270

ケ

経口　27
経口避妊薬　396
頸動脈小体反射　241
頸動脈洞反射　194, 241
下剤　267
ゲスタゲン　395
ケタミン　114, 115
ケタンセリン　346
血液凝固異常　322
血液凝固因子製剤　333
血液凝固系　315, 317, 320, 321
血液脳関門　48, 108
結核症　429
血管拡張薬　221
血管強化薬　331
血管作動性小腸ペプチド　278
血管損傷　319
血管透過性亢進期　287
血漿カリクレイン　317
血漿浸透圧上昇薬　84
血小板　315
血小板活性化因子　351
血小板血栓　316
欠神発作　125
血清鉄　335
血栓症　322
血栓性血小板減少性紫斑病　324
血栓溶解薬　330
血中薬物濃度
　投与経路　27
結膜炎　87
ケトコナゾール　33, 431
ケトチフェン　86, 256, 311, 312, 343
ケトプロフェン　293
ケトライド系抗生物質　425
ゲニン　195
解熱鎮痛薬　138, 296
ゲファルナート　264
ゲフィチニブ　451
ケミカルメディエーター　288
ケミカルメディエーター遊離抑制性抗ヒスタミン薬　343
ゲメプロスト　187
ケモカイン　362
下痢　257, 269
健胃・消化促進薬　258
健胃薬　258
眩暈　175
減弱作用　3
ゲンタマイシン　87, 423
原虫　434
原発性てんかん　125

コ

コアバッテリー試験　465
抗悪性腫瘍薬　437, 439
　副作用　454
降圧薬
　禁忌　223
抗アドレナリン薬　55
抗アメーバ赤痢薬　434

抗アレルギー薬 86, 308, 310
抗アンドロゲン薬 449
抗ウイルス薬 87, 274, 432
抗うつ薬 160
抗エストロゲン薬 394, 448
抗炎症薬 87, 288
抗潰瘍薬 260
効果器 35
交感神経 39, 40
交感神経系 35
交感神経興奮効果遮断薬 55
交感神経興奮様薬 45
交感神経作動薬 54
交感神経節後線維 42
抗狭心症薬 210, 211
　作用機序 214
抗菌薬 87
攻撃因子抑制薬 260
高血圧 222
高血圧クリーゼ 50
高血圧治療薬 216
抗結核薬 429
抗血小板薬 322
抗血栓薬 322
抗原虫薬 434
抗高血圧薬 222
抗甲状腺薬 379
抗コリン薬 68, 81, 255
虹彩 79
交差耐性 21, 415
鉱質コルチコイド 385, 388
抗腫瘍性抗生物質 426, 444
抗酒療法 116
恒常性維持 35
甲状腺 378
甲状腺機能亢進症 379
甲状腺機能低下症 379
甲状腺刺激ホルモン 375
甲状腺刺激ホルモン放出ホルモン 371
甲状腺腫 375
甲状腺ホルモン 378
抗真菌薬 87, 430
亢進作用 3
高親和性コリントランスポーター 43, 77
抗スピロヘータ薬 434
合成アトロピン代用薬 70
合成黄体ホルモン 395, 396
合成抗トロンビン薬 329
抗精神病薬 151
向精神薬 150
抗生物質 417
合成ペニシリン 87
合成ムスカリン受容体遮断薬 70
合成卵胞ホルモン 393
光線力学的療法 85
酵素 17
酵素活性内在型受容体 11, 14
酵素阻害 32
酵素誘導 32
抗体 20
抗体医薬品 86
抗体薬 450
後脱分極 202
抗男性ホルモン薬 391
抗てんかん薬 125, 126
抗トリコモナス薬 434
抗トリパノソーマ薬 434
抗トロンボキサン A_2 薬 254
抗ニコチン薬 73
抗パーキンソン病薬
　作用部位 146
高比重リポタンパク質 404
抗ヒスタミン薬 256, 272, 312, 342
抗不安薬 156
抗副腎皮質ホルモン合成阻害薬 388
抗副腎皮質ホルモン薬 388
抗不整脈薬 203
　心筋活動電位に対する影響 205
　第 I 群 205
　分類と作用機序 204
興奮-収縮連関 97
興奮の再侵入 202
興奮-分泌連関 97
硬膜外麻酔 90
抗マラリア薬 434
抗ムスカリン薬 262, 273
抗卵胞ホルモン薬 394
抗リウマチ薬 306
抗利尿ホルモン 378
抗利尿薬 237
抗 IgE 抗体 255
コカイン 24, 93, 94
呼吸器系 241
呼吸興奮薬 242
50% 致死量 7
50% 中毒量 7
50%有効濃度 6, 7
50%有効量 6, 7
ゴセレリン 391, 449
骨格筋（NM）型ニコチン受容体 74
骨格筋弛緩薬 88, 99
骨粗鬆症治療薬 410
コデイン 24, 134, 136, 244
ゴナドトロピン 370, 372, 376
コーヒー豆 163
固有心筋 191
コリスチン 425
コリン 41
コリンアセチルトランスフェラーゼ 41
コリンエステラーゼ 64
コリンエステラーゼ再賦活薬 67
コリンエステラーゼ阻害薬 64, 81, 240
コリンエステル系コリン作動薬 62
コリン作動性神経 40
コリン作動性線維 41
コリン作動薬 60, 61, 84
　構造活性相関 63
コリントランスポーター 41
コルチコステロン 386, 387
コルチコトロピン 375, 385
コルチコレリン 372
コルチゾール 386
コルチゾン 386
コルチゾン酢酸エステル 386
コルヒチン 409, 410
コルホルシンダロパート 200
コレシストキニン 281, 384
コレスチミド 406
コレスチラミン 406
コレステロール 408
コロニー刺激因子 336, 361
混合型アドレナリン受容体刺激（作動）薬 51
混合型インスリン製剤 398
コンドロイチン硫酸 88
COX-2 選択的阻害薬 295

サ

細菌性眼疾患 87
サイクリック AMP 13
サイクロセリン 430
最小肺胞内濃度 112
サイトカイン 8, 302, 359, 450

造血系　334
催吐薬　271
催乳ホルモン　375
催不整脈作用　204
細胞死　459
細胞周期　438
細胞性免疫　300
細胞内情報伝達系　11
細胞溶解型アレルギー反応　308
催眠薬　117
サイロシビン　165, 166
サイロシン　166
サーカディアンリズム　118
サキナビル　432, 433
サクシニルコリン　102
作動薬　9
サナクターゼ　259
ザナミビル　432, 433
サニルブジン　432
ザフィルルカスト　254, 312, 350
サブスタンスP　132, 141
サフラジン　162
作用薬　9
サラシ粉　435
サラゾスルファピリジン　270, 306, 307, 428
サリン　67
サルファ薬　87, 428
サルブタモール　52, 252
サルポグレラート　326, 346, 347
サルメテロール　252
酸化剤　435
Ⅲ型アレルギー反応　308
三環系抗うつ薬　160
酸性非ステロイド性抗炎症薬　138, 350
酸性NSAID　291
散瞳薬　70, 80
サントニン　435
酸分泌抑制薬　261
酸薬　259

シ

次亜塩素酸ナトリウム　435
ジアシルグリセロール　13, 178
ジアセチルモルヒネ　136
ジアゼパム　129, 131, 157, 158, 265
シアナミド　116
シアノコバラミン　88, 336
ジアフェニルスルホン　430
ジアミンオキシダーゼ　340
ジイソプロピルフルオロリン酸　67
シイタケ　450
ジエチルエーテル　69
ジエチルカルバマジン　435
ジエチルスチルベストロール　394
ジエチルスチルベストロールリン酸塩　393
ジオクチルコハク酸ナトリウム　268
ジギタリス　195
ジギトキシン　195, 196
子宮弛緩薬　188
子宮収縮薬　187
糸球体　225
糸球体ろ過　226
糸球体ろ過率　226
シクラシリン　418
シクレソニド　250
シクロオキシゲナーゼ　17, 138, 348
シクロオキシゲナーゼ-1　316
シクロオキシゲナーゼ阻害薬　350
ジクロキサシリン　422
シクロスポリン　87, 303, 304
ジクロフェナク　87, 292
シクロペントラート　70, 81
シクロホスファミド　305, 440
刺激作用　3
刺激性下剤　267
刺激性Gタンパク質　12
刺激ホルモン　374
刺激薬　9
止血機構　315
止血薬　331
持効型溶解インスリン製剤　399
ジゴキシン　195, 196, 231
自殺基質　66
脂質異常症　404
脂質異常症治療薬　404
止瀉薬　269
視床下部ホルモン　371
視焦点　79
シスアトラクリウム　101
ジスチグミン　66, 81
システイニルロイコトリエン受容体遮断薬　350
シスプラチン　446
ジスルフィラム　116
姿勢反射障害　145
自然免疫　299
持続性作用　4
ジソピラミド　206, 207
シソマイシン　87
ジダノシン　432, 433, 443
シチコリン　172
市中感染型MRSA　416
湿性咳　244
シデフェロン　335
自動興奮性亢進　197
シトシンアラビノシド　443
ジドブジン　432, 433
ジドロゲステロン　395, 396
シナプス後抑制　167
シナプス前抑制　167
ジノスタチン　446
ジノスタチン・スチマラマー　446
ジノプロスト　187, 351
ジノプロストン　187, 351
ジヒドロエルゴタミン　141, 142
ジヒドロエルゴトキシン　56, 173, 174
ジヒドロコデイン　136, 244
ジヒドロピリジン　213
ジヒドロ葉酸還元酵素　443
ジピベフリン　51, 82
ジピリダモール　215, 323
ジフェニドール　175, 176
ジフェニルヒダントイン　128
ジフェニルメタン系薬　159
ジフェンヒドラミン　342
ジブカイン　95, 96
ジプロフィリン　253
シプロフロキサシン　427
シプロヘプタジン　342
ジベカシン　87, 423
嗜癖　22
ジベンゼピン　161
ジベンゾリン　206
脂肪族アルコール類　115
ジメタクリン　161
シメチジン　261, 262, 343
ジメチルフェニルピペラジニウム　72
ジメモルファン　245
ジメルカプロール　26
ジメンヒドリナート　175, 176,

272, 342
ジモルホラミン 167, 169, 242
シャーストレス 357
遮断薬 9
臭化グリコピロニウム 263
臭化メペンゾラート 271
習慣 22
住血糸状虫 435
重症筋無力症 66
終脳 108
終板 97
終板電位 98
収斂薬 269
縮瞳薬 81
主作用 3, 455
受動免疫 300
腫瘍 437
受容体 8, 9
受容体サブタイプ 44
シュレム管 79
循環系レニン-アンギオテンシン系 353
消炎・溶菌酵素薬 87
消化管 257
消化管ホルモン 278, 279
　胃酸分泌調節 280
消化性潰瘍 260
消化性潰瘍治療薬 71, 260
消化不良 257
消化薬 259
笑気 113
症候性てんかん 125
硝酸イソソルビド 185, 358
硝酸化合物 185
硝酸銀 436
硝酸薬 358
小腸コレステロールトランスポーター阻害薬 405
小腸刺激性下剤 267
消毒 435
消毒薬 435
消毒用エタノール 116
小脳 109
上皮小体ホルモン 381
小胞アセチルコリントランスポーター 77
小胞モノアミントランスポーター2 49, 60
小発作 125
静脈血栓症 322
静脈内注射 28
静脈麻酔薬 114
初回通過効果 30
植物性消化酵素 259
植物性神経 35
食欲不振 257
ジョサマイシン 424, 425
女性ホルモン 391
ジヨードチロニン 379
徐波睡眠 118
シラザプリル 354
シラスタチン 421
ジラゼプ 173, 215
自律神経系 35, 89
自律神経節興奮様薬 72
自律神経節後線維 39
自律神経節遮断薬 73
ジルチアゼム 183, 209, 214
シルデナフィル 185, 358
シルニジピン 183
シロスタゾール 323, 324
シロドシン 239
侵害受容器 132
真菌 430
心筋
　不応期 201
心筋梗塞 215
神経筋遮断薬 99
神経筋接合部 97
神経効果器接合部 40
神経終末膨大部 40
神経症 156
神経節 38
神経節（NN）型ニコチン受容体 74
神経伝達物質 8
神経ブロック 90
神経変性疾患 174
腎血流量 226
人工涙液 88
心室細動 203
滲出型加齢黄斑変性症 86
浸潤性下剤 268
浸潤麻酔 90
心身症 156
真性コリンエステラーゼ 62, 64
腎性尿崩症治療薬 238
新生物 437
振戦 145
心臓 191
腎臓 225
迅速代謝型 20
身体依存 22
心電図 192, 193
浸透圧性利尿薬 84, 230
シンナリジン 173
シンバスタチン 405
心不全 195
心不全治療薬 195
深部痛 131
心房細動 203
心房粗動 203
心理的効果 21
C キナーゼ 14
C 線維 132
Ca 拮抗薬 183, 213, 218
Ca^{2+}ストア共役型 Ca^{2+} 179
Ca^{2+}チャネル遮断薬 173, 183, 213, 218
cAMP ホスホジエステラーゼ 323
cGMP 依存性プロテインキナーゼ 61
CXC ケモカイン 362
dipeptidyl peptidase-4 阻害薬 400
G キナーゼ 61
G タンパク質共役型受容体 11, 12
GLP-1 アナログ 404
GLP-1 受容体刺激薬 404
GLP-1 分解酵素阻害薬 404
G_q タンパク質 12
$G_{q/11}$ 共役型受容体 178
GTP 結合タンパク質 356

ス

膵炎 257
膵炎治療薬 277
膵疾患治療薬 277
水晶体 79
膵臓 382
膵臓ポリペプチド 283, 382
膵臓ホルモン 382
睡眠 117
睡眠障害 119
睡眠病 434
睡眠病トリパノソーマ 434
スキサメトニウム 102, 103
スクラルファート 264
スコポラミン 69
筋小胞体 99

スタチン系薬　404
スタノゾロール　390
スターリングの法則　196, 197
スティーブンス・ジョンソン症候群　461
ステロイド　250
ステロイド性抗炎症薬　288, 437
　特徴　290
　副作用　290
ステロイドホルモン　384
ストリキニーネ　167, 169
ストレプトマイシン　423, 429
ストロファンチン　195
スニチニブ　452
スーパーオキシド　458
スーパーオキシドジスムターゼ　458
スーパーオキシドラジカル　358
スパルフロキサシン　427
スピペロン　152
スピロノラクトン　221, 235, 388
スピロヘータ　434
スプラタスト　255, 311, 313
スマトリプタン　141, 142, 346
スラミン　434
ずり応力　357
スリンダク　292
スルタミシリン　418, 422
スルチアム　130, 131
スルトプリド　153
スルバクタム　422
スルピリド　152, 266
スルピリン　139, 141, 296
スルファジメトキシン　428
スルファドキシン・ピリメタミン合剤　434
スルファメトキサゾール　428
スルファモノメトキシン　428
スルフイソキサゾール　87
スルフィンピラゾン　410
スルベニシリン　87, 419
スルホニル尿素　399
スルホン酸エステル系薬　440

セ

制癌薬　437
制酸薬　264
性周期　391, 392
精神異常発現薬　164
精神依存　22
精神運動発作　125
精神刺激薬　162
精神賦活薬　159
静睡眠　118
性腺刺激ホルモン　374, 376
性腺刺激ホルモン放出ホルモン　371, 372, 391
生体防御機構　458
成長ホルモン　367, 374
成長ホルモン放出ホルモン　371, 373
成長ホルモン放出抑制ホルモン　370, 371, 373
制吐薬　272
性ホルモン　389, 448
生理的拮抗　26
セカンドメッセンジャー　13
咳　244, 247
脊髄　110
脊髄小脳変性症　174
石炭酸　436
脊椎（脊髄）麻酔　91
セクレチン　278, 281, 282
セコバルビタール　123
セチプチリン　161
セチリジン　342
舌下　29
セツキシマブ　451
節後線維　38
節遮断薬　217
接触皮膚炎　362
節前線維　38
セトラキサート　264
セファクロル　419
セファゾリン　419
セファマイシン系抗生物質　419
セファレキシン　419
セファロスポリン　418
セファロスポリン系抗生物質　419
セファロスポリンC　419
セファロチン　419
セフィキシム　419
セフェピム　419
セフェム系抗生物質　419
セフォジジム　419
セフォゾプラン　419
セフォタキシム　419
セフォチアム　419
セフォペラゾン　419
セフカペン　419
セフジニル　419
セフタジジム　419
セフチゾキシム　419
セフピロム　419
セフミノクス　421
セフメノキシム　87, 419
セフロキサジン　419
セフロキシム　419
セボフルラン　113, 114
セミアルカリプロテイナーゼ　248
セラトロダスト　254, 312, 326, 350
セラペプターゼ　248, 297
セリプロロール　58
セリンプロテアーゼ　320
セルトラリン　161
セルモロイキン　302, 363, 450
セレギリン　148, 149
セレコキシブ　295
セロトニン　344, 371
セロトニン受容体　15, 346
セロトニン受容体刺激（作動）薬　266
セロトニン受容体遮断薬　273
セロトニン選択的再取り込み阻害薬　161
セロトニン・ドパミンアンタゴニスト　155
セロトニン・ノルアドレナリン再取り込み阻害薬　162
線維素溶解系　315
全身作用　4
全身麻酔薬　111
喘息治療薬　251
選択的エストロゲン受容体モジュレーター　411
選択的α_1受容体刺激薬　51
選択的α_2受容体刺激薬　52
選択的β_1受容体刺激薬　52
選択的β_2受容体刺激薬　52
選択的α_1受容体遮断薬　56
選択的α_2受容体遮断薬　57
選択的β_1受容体遮断薬　58
善玉コレステロール　404
蠕虫類　435
全般性てんかん　125
線溶系　319, 320, 321

ソ

草烏頭　69
躁うつ病　155
相加作用　24
双極性障害　155
造血薬　335
相互作用
　食物　27
相乗作用　24
相反支配　38
躁病　155
即時痛　131
促進作用　3
促進性Gタンパク質　12
側頭葉てんかん　125
続発性てんかん　125
組織因子　317
組織因子経路インヒビター　320
組織トロンボプラスチン　317
組織レニン-アンギオテンシン系　353
蘇生薬　167
ソタロール　209
速効型インスリン製剤　398
速効性作用　5
ゾテピン　155, 156
ゾニサミド　128, 130, 150
ゾピクロン　120, 122
ソフトサンティア　88
ソマトスタチン　132, 278, 284, 285, 373, 382
ソマトレム　374
ソマトレリン　373
ソマトロピン　374
ソマン　67
ソラフェニブ　452
ソリフェナシン　71, 238
ソリブジン　463
ゾルピデム　120, 122
ゾルミトリプタン　141, 142, 346

タ

第1相反応　32
対向流系　228, 229
第三世代セフェム系薬　87
代謝　29, 32
代謝型受容体　11
代謝拮抗薬　441
第Xa因子　328, 329
帯状疱疹後神経痛　142
耐性　21
耐性菌　415
体性神経系　89
体性痛　131
大腸刺激性下剤　267
大動脈弓反射　194
大動脈小体反射　241
大動脈反射　241
第2相反応　32
大脳　108
大脳基底核　108
大脳皮質　108
ダイノルフィン　133
第Ⅷ因子　333
ダイベナミン　56
大発作　125
退薬症候　23
第四級アンモニウム型コリンエステラーゼ阻害薬　65
台湾アマガサヘビ　103
ダウノルビシン　426, 445, 446
ダウンレギュレーション　161
タカジアスターゼ　259
多価不飽和脂肪酸　408
ダカルバジン　441
タキフィラキシー　21, 50
ダクチノマイシン　444
タクリン　170
タクロリムス　303, 304, 307
多元作用型標的薬　155
多剤耐性　454
多剤耐性菌　415
多剤耐性緑膿菌　416
多剤併用療法　454
ダザチニブ　451
タザノラスト　256, 312
タダラフィル　185
脱感作　21
脱分極型神経筋遮断薬　101
脱分極性節遮断薬　76
脱力・無動発作　129
ダナゾール　390
ダナパロイドナトリウム　329
タバコ　72
タムスロシン　57, 239
タモキシフェン　394, 448
タランピシリン　419
タリペキソール　147, 148
タルチレリン　174
タルチレリン水和物　372
ダルテパリンナトリウム　328
ダルベポエチンアルファ　336, 363
単回・反復投与毒性試験　464
炭酸脱水酵素　226
炭酸脱水酵素阻害薬　82
炭酸リチウム　156
単純部分発作　125
単純ヘルペスウイルス性角膜炎　87
男性ホルモン　389
胆石症治療薬　276
担体　30
耽溺性　22
胆道疾患治療薬　276
タンドスピロン　159, 346
ダントロレンナトリウム　103, 104
タンパク結合率　32
タンパク質分解酵素阻害薬　277
タンパク同化ステロイド　390

チ

チアゾリジン系薬　402
チアプリド　153, 170, 171
チアマゾール　380
チアミラールナトリウム　114, 115
チアラミド　139, 141, 295
チエチルペラジン　272
チエノジアゼピン系薬　158
遅延型過敏症　362
遅延代謝型　20
遅延痛　131
チオウラシル　380
チオキサンテン系薬　152
チオシアン酸塩　380
チオチキセン　152
チオテパ　440
チオトロピウム　71, 255
チオペンタールナトリウム　114, 115
チオリダジン　154
チオレドキシン　459
知覚神経　89
チキジウム　71
蓄積　21
蓄積作用　5
チクロピジン　215, 324

遅効性作用　5
チザニジン　144, 145
致死量　7, 8
腟トリコモナス原虫　434
チトクロム c　172
チトクロム P450　32
チニダゾール　434
チペピジン　245
チミジル酸合成酵素　442
チミジン代謝拮抗薬　87
チミペロン　152
チメロサール　436
チモロール　58, 82
茶薬　163
注意欠陥多動性障害　164
注意欠如・多動症　50
中間型インスリン製剤　398
中枢興奮薬　166
　作用部位　168
中枢作用　4
中枢神経系　107
中枢神経系アセチルコリンエステラーゼ阻害薬　66
中枢神経抑制薬　265
中枢性筋弛緩薬　99, 143
中枢性鎮咳薬　244
中枢性鎮吐薬　272
中枢性尿崩症治療薬　237
中性脂肪　408
中毒性表皮壊死症　461
中毒量　7, 8
中脳　109
腸運動抑制薬　269
腸肝循環　33
腸クロム親和性細胞　344
チョウセンアサガオ　69
超速効型インスリンアナログ　398
超速効型インスリン製剤　398
超低比重リポタンパク質　404
直接型アドレナリン受容体刺激（作動）薬　46, 51
直接作用　3
直接的レニン阻害薬　355
直腸内投与　29
チラミン　49
チリソロール　59
治療係数　7
治療薬物モニタリング　29
チロキシン　375, 378
チログロブリン　378
チロシンキナーゼ　14
チロシンキナーゼ型受容体　14
チロシン水酸化酵素　43
チロトロピン　375
鎮暈薬　175
鎮咳薬　244
　作用部位　247
鎮痙薬　70
チン小帯　79
鎮痛薬　131, 134

ツ

痛覚　131
痛覚求心路　133
痛仙散　69
痛風発作治療薬　409
ツベルクリン反応　362
ツボクラリン　100
ツロブテロール　252

テ

低血圧治療薬　223
抵抗血管　211
テイコプラニン　425
低比重リポタンパク質　404
低分子ヘパリン製剤　328
テオフィリン　163, 184, 231, 247, 253, 254
テオブロミン　163, 184, 231
テガフール　442, 443
デカメトニウム　103
デキサメタゾン　87, 290, 304, 385, 386, 387
デキストロメトルファン　245
デシプラミン　160
デスオキシコルチコステロン　385, 388
テストステロン　384, 389
テストステロンプロピオン酸エステル　389
デスモプレシン　237, 332, 333, 378
テセロイキン　302, 363, 450
鉄剤　335
テトラエチルアンモニウム　74
テトラカイン　94
テトラサイクリン　265, 424
テトラサイクリン系抗生物質　424
テトラヒドロカンナビノール　165, 166
テトラヒドロゾリン　52, 80
テトラメチルアンモニウム　72
テトロドトキシン　77, 104
デノパミン　52, 199
デプレニル　148
テプレノン　264
テモカプリル　354
デュロキセチン　162
テラゾシン　56, 57, 217, 239
デラプリル　354
テリスロマイシン　425
テルグリド　375
デルタ睡眠　118
テルビナフィン　431
テルブタリン　52, 252
テルミサルタン　355
電位依存性イオンチャネル　16
電位依存性カルシウムチャネル　404
電位依存性 L 型 Ca^{2+} チャネル　178
てんかん　125
てんかん発作　125
　国際分類　127
　治療薬　127
伝導（伝達）麻酔　90
天然黄体ホルモン　395
D ダイマー　320
DNA ポリメラーゼ阻害薬　87
DPP-4 阻害薬　400, 404
T 管　98
Th2 サイトカイン阻害薬　255, 313
TNF-α 分子標的薬　364
TX 合成酵素阻害薬　254
TXA_2 受容体遮断薬　350

ト

洞（房）結節　191
瞳孔括約筋　79
瞳孔散大筋　79
統合失調症　151
糖質コルチコイド　251, 303, 309, 386
糖タンパク質　316
糖尿病　382, 397
糖尿病治療薬　397
動物性消化酵素　259

動脈血栓症 322
動脈内注射 29
動揺病 175
投与経路 27
糖類下剤 268
ドカルパミン 199
ドキサゾシン 56, 57, 217
ドキサプラム 168, 169, 242
トキシコゲノミクス 465
ドキシサイクリン 424
ドキシフルリジン 442, 443, 446
トキソイド 302
ドキソルビシン 426
特異体質 20, 461
特異的作用 5
特異的免疫抑制薬 303
特殊心筋 191
特殊毒性試験 465
毒素非感受性Gタンパク質 12
特発性血小板減少性紫斑病 337
特発性てんかん 125
トコフェロールニコチン酸 408
トコン 249, 271
トシリズマブ 308, 364
ドスレピン 161
ドセタキセル 448
ドネペジル 17, 66, 170, 171
ドパ 43
ドパ脱炭酸酵素 43
ドパミン 43, 48, 199, 371
ドパミン・システムスタビライザー 155
ドパミン受容体 15, 147
ドパミン受容体刺激薬 147
ドパミン受容体遮断薬 266, 273
トピラマート 130, 131
ドブタミン 48, 199
トブラマイシン 87, 423
トポイソメラーゼⅠ 447
トポイソメラーゼⅡ 448
ドライアイ治療薬 88
トラザミド 399
トラスツズマブ 451
トラゾドン 161
トラゾリン 56
トラニラスト 256, 311, 312
トラニルシプロミン 162
トラネキサム酸 333
トラマドール 137, 138
トランスフェリン 335
トランスフォーミング増殖因子 354
トランスポーター 16, 30, 49
トランドラプリル 354
トリアゼン系薬 441
トリアゾラム 120, 122
トリアゾロピリジン系薬 161
トリアムシノロン 386, 387
トリアムテレン 221, 235
トリエチレンメラミン 440
トリカブト 69
トリグリセリド 404, 407
トリクロホスナトリウム 124
トリクロルメチアジド 232
トリパミド 232, 233
トリフルプロマジン 154
トリフロペラジン 153
トリヘキシフェニジル 71, 149, 150
ドリペネム 422
トリミプラミン 160
トリメタジオン 129, 130
トリメタファン 76
トリメトキノール 52
トリメトプリム 428
トリメトベンザミド 272
トリメブチン 269
トリヨードチロニン 375, 378
トルサードポアン 206
ドルゾラミド 82
トルテロジン 238
トルブタミド 399
トルペリゾン 144, 145
トレチノイン 453
ドロキシドパ 50, 149
トロピカミド 70, 81
トロピセトロン 347
ドロペリドール 114, 115, 152
トロンビン 317
トロンボキサン合成酵素阻害薬 350
トロンボキサン類 348
トロンボキサン A_2 316
トロンボキサン A_2 阻害薬 312
トロンボポエチン 361
トロンボポエチン受容体刺激薬 337
トロンボモジュリン 320
トロンボモジュリンアルファ 330
ドンペリドン 266, 272
Toll 様受容体 299, 361

ナ

内因性オピオイドペプチド
　化学構造 134
内因性交感神経興奮様作用 57, 58
内因性交感神経刺激作用 199, 212
内因性痛覚抑制機構 132
内因性発痛物質 132
内活性 9
内呼吸 241
ナイスタチン 430
内臓痛 131
ナイトロジェンマスタード 439
内皮型一酸化窒素合成酵素 61
内皮由来過分極因子 61
内皮由来血管弛緩因子 61
内服 27
内分泌腺機能亢進症 369
内分泌腺機能低下症 369
ナテグリニド 400
ナドロール 58
ナファゾリン 52, 80
ナファモスタット 277, 329
ナファレリン 373
ナフトピジル 57
ナプロキセン 293
ナラトリプタン 141, 142
ナリジクス酸 427
ナルコレプシー 50, 124
ナルトグラスチム 302, 336, 363
ナロキソン 138, 242

ニ

Ⅱ型アレルギー反応 308
2 型糖尿病 383, 397
ニカルジピン 173, 183, 214
ニケタミド 168, 169
ニコチン 44, 72, 76
ニコチンガム 72
ニコチン酸 408
ニコチン酸系薬 407
ニコチン受容体 11, 44
ニコチン受容体刺激薬 72
ニコチン受容体遮断薬 73, 74
ニコチン性アセチルコリン受容体 44
ニコチンパッチ 72

ニコモール　408
ニコランジル　212
ニザチジン　261, 343
二酸化炭素　242
二次止血　315
二重支配　35
二硝酸イソソルビド　212
ニセリトロール　408
ニセルゴリン　172
ニゾフェノン　172
日内変動　118
ニチニチ草　447
ニトラゼパム　122, 129, 131, 157, 158
ニトレンジピン　183
ニトログリセリン　185, 211, 358
ニトロソウレア系薬　440
ニトロプルシド　221
ニトロプルシドナトリウム　358
ニフェカラント　209
ニフェジピン　183, 214
ニプラジロール　59, 82
ニムスチン　440, 441
ニメタゼパム　122
乳汁分泌促進　377
乳幼児痙縮発作　129
ニューキノロン系薬　87
ニューロン　107
尿　225
尿アルカリ化薬　409
尿細管　225
尿細管再吸収　227
尿細管分泌　229
尿酸代謝異常治療薬　409
尿酸排泄促進薬　409
尿崩症治療薬　237
ニルバジピン　173
ニロチニブ　452
妊娠　391
認知症　169

ネ

ネオカルチノスタチン　446
ネオスチグミン　66, 240
ネオマイシン　276, 423
ネクローシス　459
熱ショックタンパク質　289, 459
ネフロン　225, 228
ネモナプリド　153
ネルフィナビル　432
粘滑性下剤　268
粘漿薬　269

ノ

ノイローゼ　156
脳幹　109
脳幹化学受容器　242
脳幹網様体　109
脳幹網様体賦活系　111
脳機能賦活薬　169, 170
濃グリセリン　84
脳血管性認知症　169
脳循環・代謝改善薬　169
脳-消化管ペプチド　278
脳深部刺激法　146
能動免疫　300
ノシセプチン　132
ノシセプチン受容体　15
ノスカピン　245
ノナコグアルファ　333
ノボラピッド　398
ノボラピッド30ミックス　398
ノボリンR　398
乗り物酔い　272
ノルアドレナリン　12, 40, 46, 199
ノルアドレナリン作動性・特異的セロトニン作動性抗うつ薬　162
ノルアドレナリントランスポーター　44, 49, 93
ノルエチステロン　395, 396
ノルエピネフリン　40, 46
ノルゲストレル　395, 396
ノルトリプチリン　160
ノルフロキサシン　87, 427
ノンレム睡眠　118

ハ

肺サーファクタント　247
排泄　29, 33
梅毒　434
梅毒トレポネーマ　434
肺迷走神経反射　241
パーオキシナイトレート　358
バカンピシリン　418
パーキンソン病　145
パーキンソン病治療薬　71, 145
白内障治療薬　84
パクリタキセル　448
バクロフェン　143, 145
バシトラシン　425
バージャー病　223
パーシャルアゴニスト　9
播種性血管内凝固症候群　322
バシリキシマブ　305
バソプレシン　237, 377, 378
麦角アルカロイド　56
麦角アルカロイド製剤　187
白金錯体　446
バトロキソビン　330
華岡青洲　69
パニツムマブ　451
パニペネム　422
パパベリン　26, 184
ハプテン　20
パミテプラーゼ　331
パラアミノサリチル酸　430
パラアミノフェノール系解熱鎮痛薬　297
パラクリン　359
バラシクロビル　432
パラチオン　67
パラブチルアミノ安息香酸ジエチルアミノエチル　95
バリウムイオン　182
バルガンシクロビル　432
パルギリン　162
バルサラチド　270
バルサルタン　220, 355
バルデナフィル　185, 358
パルナパリンナトリウム　328
バルビタール　123
バルビツール酸系催眠薬　123
バルビツレート　376
バルプロ酸　156
バルプロ酸ナトリウム　128, 130
バレニクリン　73
ハロキサゾラム　122
パロキセチン　17, 161
ハロゲン化合物　435
ハロタン　113, 114
ハロペリドール　152
パンクレアチン　259
パンクロニウム　100, 101
バンコマイシン　425
バンコマイシン耐性腸球菌　416
ハンセン病治療薬　430
反跳現象　21
反跳性不眠　119

Basedow 病　379

ヒ

ビアペネム　422
ヒアルロニダーゼ　331
ヒアルロン酸　88
ピオグリタゾン　402, 403
皮下注射　28
非カテコールアミン　49
ビカルタミド　449
非競合的拮抗　25
非競合的遮断薬　25
非競合的 α 受容体遮断薬　56
ビグアナイド　400
ピクロチン　167
ピクロトキシニン　167
ピクロトキシン　169, 167
非経口投与　28
ピコスルファート　267
ビサコジル　267
皮質焦点発作　125
ピシバニール　450
ヒス束　191
ヒスタミナーゼ　340
ヒスタミン　262, 339, 340
ヒスタミン産生細胞　260
ヒスタミン受容体　15
ヒスタミン H_1 受容体遮断薬　86
ヒスタミン H_2 受容体遮断薬　261
L-ヒスチジン　340
L-ヒスチジンデカルボキシラーゼ　340
非ステロイド性抗炎症薬　17, 87, 291
　分類　296
ヒストン脱アセチル化酵素　184, 253
ビスホスホネート製剤　410
微生物性消化酵素　259
非選択的 α 受容体遮断薬　55
非選択的 β 受容体遮断薬　58
非脱分極型神経筋遮断薬　99
ビタミンA　453
ビタミン B_2　88
ビタミン B_{12}　88, 336
ビタミンK　27, 332
ビタミン K_1　332
ビタミン K_2　332, 412
ビダラビン　432, 433
ビッグガストリン　281
非定型抗精神病薬　154
非定型統合失調症治療薬　156
ヒトインスリン製剤　398
ヒト化抗体　450
非特異的作用　5
非特異的免疫抑制薬　303
ヒト抗体　450
ヒト上皮増殖因子受容体2型　451
ヒト副腎皮質刺激ホルモン　375
ヒドララジン　186, 221
5-ヒドロキシインドール酢酸　345
ヒドロキシカルバミド　444
ヒドロキシジン　159
5-ヒドロキシトリプタミン　344
5-ヒドロキシトリプトファン　345
ヒドロキソコバラミン　336
ヒドロクロロチアジド　232
ヒドロコルチゾン　87, 288, 304, 384, 385, 386, 387
ヒドロペルオキシエイコサテトラエン酸類　348
皮内注射　29
ビノレルビン　447
ピパンペロン　152
非ピリン系解熱鎮痛薬　297
ピプラドロール　164, 165
ピペクロニウム　101
ピペサメート　262
ピペミド酸　427
ピペラシリン　419
ピペラジン　435
ピペリジノアセチルアミノ安息香酸エチル　94, 95
ビペリデン　71, 149, 150
ピペリドレート　71, 188, 189
ヒマシ油　267
非麻薬性鎮咳薬　245
ピマリシン　87
肥満細胞安定化薬　86
ピモジド　152
ピモベンダン　200
ヒューマリンN　399
ヒューマリンR　398
ヒューマログ　398
ヒューマログミックス　398
病原微生物　413
表在痛　131
表面麻酔　90
ヒヨス　69
ヒヨスチアミン　69
l-ヒヨスチン　69
ピラジナミド　430
ピラゾロン系解熱鎮痛薬　296
びらん　260
ピランテル　435
ピリドキシン　147
ピリドスチグミン　66
ピリドンカルボン酸系合成抗菌薬　427
ピリミジン代謝拮抗薬　442
ピリン系解熱鎮痛薬　296
ピル　396
ピルシカイニド　206
ピレノキシン　85
ピレンゼピン　71, 262
ピロカルピン　63, 81, 84
ピロキシカム　294
ピロヘプチン　150
ピロリン酸テトラエチル　67
ビンクリスチン　447
ピンドロール　58, 208
頻尿治療薬　71
ビンブラスチン　447
BG 薬　401
P 糖タンパク質　33, 454
pD_2 値　9
PDE Ⅲ阻害作用　200
PPAR-γ アゴニスト　402

フ

ファスジル　172, 173, 186
ファドロゾール　448
ファモチジン　261, 262, 343
ファロペネム　422
不安定型狭心症　211
フィゾスチグミン　65
フィトナジオン　332
フィブラート系薬　407
フィブリノーゲン　317
フィラリア　435
フィルグラスチム　302, 336, 363
フェキソフェナジン　311, 312, 342
フェナセチン　297
フェニトイン　128, 130
フェニルエタノールアミン-*N*-メチル転移酵素　44

フェニレフリン　51, 80
フェノキシベンザミン　56
フェノチアジン系薬　153, 272
フェノテロール　52, 252
フェノバリン　267
フェノバルビタール　33, 123, 129, 131
フェノール　436
フェノール類　436
フェリプレシン　96
フェンシクリジン　166
フェンタニル　114, 115, 134, 136, 137
フェントラミン　56
フェンブフェン　292
フェンプロバメート　144
フェンホルミン　400
フォローアップ試験　465
フォン・ヴィレブランド因子　316
フォン・ヴィレブランド病　322, 333
不可逆性コリンエステラーゼ阻害薬　67
腹腔病　282
副交感神経　39, 40
副交感神経系　35
副交感神経興奮効果遮断薬　68
副交感神経興奮様薬　60, 61
副交感神経遮断薬　81
副交感神経節後線維　41
副甲状腺ホルモン　381
腹腔内注射　29
複雑部分発作　125
副作用　3, 455
副腎髄質　40
副腎性男性ホルモン　386
副腎皮質刺激ホルモン　372
副腎皮質刺激ホルモン放出ホルモン　371, 372
副腎皮質ステロイド薬　87, 288, 437
副腎皮質糖質コルチコイド　250
副腎皮質ホルモン　448
複方ヨードグリセリン　435
ブコローム　294
ブシラミン　307
ブスルファン　440
不整脈　201
　分類　203
ブセレリン　373
ブチリルコリンエステラーゼ　62
ブチルスコポラミン　71
ブチロフェノン系薬　152
ブデソニド　250
ブテナフィン　431
フドステイン　249
ブドララジン　186, 221
ブトルファノール　137
ブナゾシン　56, 57, 82
負の変時作用　197
負の変伝導作用　197
ブピバカイン　95, 96
ブフォタリン　195
ブプレノルフィン　137
部分刺激薬　9
部分てんかん　125
ブホルミン　400
フマル酸第一鉄　335
ブメタニド　233
フラジオマイシン　423
ブラジキニン　132, 356
プラステロン　393
プラステロン硫酸エステルナトリウム水和物　394
プラスミノーゲンアクチベーターインヒビター　320
プラスミン　320
プラゼパム　157
プラセボ　21
プラセボ効果　21
プラゾシン　56, 217, 239
プラノプロフェン　87
プラバスタチン　17
プラバスタチンナトリウム　405
フラビンアデニンジヌクレオチド　88
フラボキサート　71, 238
フラボノイド　27
プラミペキソール　147
プラリドキシム　67
プランルカスト　254, 311, 312, 350
プリジノール　144
プリミドン　129, 131
フリーラジカル　171, 458
フリーラジカルスカベンジャー　171
プリロカイン　96
ブリンゾラミド　82
プリン代謝拮抗薬　441
フルアゴニスト　9
フルオキシメステロン　389
フルオロウラシル　442
フルオロメトロン　87
プルキンエ線維　191, 203
フルコナゾール　431
フルジアゼパム　157, 158
フルシトシン　431
フルタゾラム　157
フルタミド　391, 449
フルチカゾン　250
フルトプラゼパム　157
フルナリジン　173
フルニトラゼパム　122
フルバスタチンナトリウム　405
フルフェナジン　153
フルボキサミン　161
フルマゼニル　120, 122, 157, 158, 243
フルラゼパム　122
ブレオマイシン　426, 445
フレカイニド　206, 208
プレガバリン　142
プレドニゾロン　87, 290, 304, 385, 386, 387, 448
プレプロホルモン　370
プロカイン　93, 94
プロカインアミド　206, 207
プロカテロール　52, 252
プロカルバジン　441
プロキシフィリン　253
プログルミド　263
プログルメタシン　292
プロクロルペラジン　153, 272
プロゲスチン　391, 395
プロゲステロン　376, 384, 391, 395
プロスタグランジン　387
プロスタグランジン製剤　187
プロスタグランジン類　348
プロスタグランジン $F_{2\alpha}$　81
プロスタグランジン I_2　223
フロセミド　233, 234
プロタミン　328, 383
ブロチゾラム　120, 122
プロチレリン　171, 371
ブロッカー　9
プロテアーゼ活性化受容体　334
プロテインキナーゼ A　13, 181, 183
プロテインキナーゼ C　178
プロテインキナーゼ G　182

プロテインC　320, 330
プロテオミクス　466
プロドラッグ　32
プロトロンビン　317
プロトンポンプ　16
プロトンポンプ阻害薬　263
プロナーゼ　248, 297
プロパンジオール系薬　159
プロパンテリン　71
プロピオナミド　430
プロビット法　7
プロピトカイン　96, 97
プロピベリン　71, 238
プロピルチオウラシル　380
プロフェナミン　71, 149, 150
プロブコール　406
プロプラノロール　3, 59, 141, 206, 208
フロプロピオン　51
プロベネシド　410
プロペリシアジン　153
プロポフォール　114, 115
プロホルモン　370
プロマジン　154
ブロマゼパム　157
ブロムフェナク　87
ブロムヘキシン　248
ブロムペリドール　152
プロメタジン　150, 153, 175, 176, 272, 342
ブロメライン　248, 297
フロモキセフ　421
ブロモクリプチン　147, 148
ブロモクリプチンメシル酸塩　375
ブロモバレリル尿素　124
プロラクチン　375
プロラクチン分泌抑制因子　375
プロラクチン放出ホルモン　371
プロラクチン放出抑制ホルモン　371
プロレニン　354
分岐鎖アミノ酸　276
分子標的治療薬　450
分泌促進薬　249
分布　29, 30
VEGF 受容体-2　86
VEGF-A165 アプタマー　86

へ

平滑筋　177
　収縮機構　178
平滑筋弛緩薬　183, 238
平滑筋収縮薬　182
閉塞性血栓血管炎　223
ベインブリッジ効果　194
ペガプタニブ　85
ベクロニウム　100, 101
ベクロメタゾン　250
ベザフィブラート　407
ベサミコール　77
ベスナリノン　200
ペースメーカー電位　193
ベタキソロール　59, 82
ベタネコール　62
ベタヒスチン　175, 176
ベタミプロン　422
ベタメタゾン　87, 290, 386, 387
ペチジン　134, 136
ベツォールド-フォン・ヤーリッシュ反射　194
ベナゼプリル　354
ペナム　418
ベニジピン　218
D-ペニシラミン　306, 307
ペニシリン系抗生物質　417
ペニシリン結合タンパク質　414
ペニシリンG　417
ペネム　418
ペネム系抗生物質　422
ベバシズマブ　86, 451
ヘパリン　215
ヘパリンナトリウム　328
ベバントロール　59
ペプシン　259
ペプチド系抗生物質　425
ベプリジル　210
ペプロマイシン　426, 445
ヘマトポエチン　360
ヘミコリニウム-3　77, 105
ペミロラスト　86, 256
ペミロラストカリウム　311, 312
ベメグリド　167, 169
ヘモコアグラーゼ　332
ペモリン　124, 162
ペヨーテ　165
ベラドンナ　69
ベラドンナアルカロイド　69
ベラパミル　183, 209, 210, 214
ベラプロスト　223, 351
ベラプロストナトリウム　324
ペラミビル　432
ヘリコバクター・ピロリ菌　260
ヘリコバクター・ピロリ治療薬　265
ヘーリング・ブロイエル反射　241
ペリンドプリル　354
ペルゴリド　147, 148
ベルテポルフィン　85
ヘルパーT細胞　362
ペルフェナジン　153, 175, 176, 272
ベルベリン　269
ヘロイン　22, 136, 137
ペロスピロン　155
変閾作用　192
辺縁系　108
変時作用　192
ベンジルペニシリン　417
ベンズアミド系薬　152
片頭痛治療薬　141
ベンズブロマロン　409, 410
ベンセラジド　147, 148
ベンゾカイン　94
ベンゾジアゼピン化合物
　作用部位　157
ベンゾジアゼピン系催眠薬　119
　相互作用　121
ベンゾジアゼピン系薬　156
ベンゾナテート　246
ペンタガストリン　281
ペンタゾシン　114, 137
ペンタミジン　431
ペンタメトニウム　74
ペンチレンテトラゾール　167
ペンテトラゾール　167, 169
変伝導作用　192
ペントキシフィリン　173, 174
ペントキシベリン　245
ペントバルビタール　123
ペントバルビタールカルシウム　7
ペントバルビタールナトリウム　123
便秘　257
ペンフィルN　399
ベンプロペリン　246
変力作用　192

ヘンレ係蹄　225
　再吸収　228
β_1アゴニスト　52
βアンタゴニスト　58
β_1アンタゴニスト　58
β-エンドルフィン　132, 372
β-ガラクトシダーゼ　259
β受容体刺激薬　252
β_2受容体刺激薬　183, 188, 238
β受容体遮断薬　57, 208, 213, 217
　構造活性相関　59
　分類　212
β-水酸化酵素　43
β-ラクタマーゼ阻害薬　422
β-ラクタマーゼ非産生アンピシリン耐性インフルエンザ菌　416
β-ラクタム系抗生物質　417

ホ

芳香健胃薬　259
芳香族アミノ酸脱炭酸酵素　43
ホウ酸　436
房室ブロック　203
放射状筋　79
放射性ヨウ素　380
抱水クロラール　124
房水　79
膨張性下剤　268
ボグリボース　401, 402
ホスカルネット　432
ホスフェストロール　393, 394, 449
ホスホジエステラーゼⅢ　200
ホスホジエステラーゼ阻害薬　200
ホスホジエステラーゼ5阻害薬　358
ホスホマイシン　426
ホスホリパーゼA_2　348
ホスホリパーゼC　12, 14, 178, 340
ボセンタン　359
補足的試験　465
発作性頻脈　203
ボツリヌス毒素　77
ホパンテン酸カルシウム　173
ポビドンヨード　435
ボピンドロール　59
ホマトロピン　70
ボーマン嚢　225
ポラプレジンク　264
ポリカルボフィルカルシウム　271
ポリミキシンB　425
ボルテゾミブ　452
ホルマリン　436
ホルムアルデヒド含有液　436
ホルモテロール　252
ホルモン　8, 367
　過剰症　369
　欠乏症　369
　作用機構　370
　分泌機構　370
　分泌調節のフィードバック　370
　分泌部位　368
ホルモン過剰症　369
ホルモン欠乏症　369
ホルモン療法薬　448
本態性高血圧　216
ボンベシン　285
Vaughan-Williamsの分類　203

マ

マイクロアレイ　465
マイティア　88
マイトマイシンC　426, 445
マイナートランキライザー　265
マーキュロクロム　436
膜安定化作用　57
膜結合性グアニル酸シクラーゼ　14
マグネシウム　105
マクロファージコロニー刺激因子　363
マクロライド系抗生物質　87, 424
マザチコール　150
マシャド・ジョセフ病　174
麻酔前投与　115
麻酔補助薬　115
麻酔用エーテル　113
末梢血管拡張薬　223
末梢作用　4
末梢神経系　89
末梢性筋弛緩薬　89, 97, 99
末梢性神経障害性疼痛治療薬　142
末梢性制吐薬　273
マニジピン　218
マブテロール　252
マプロチリン　161
麻薬拮抗薬　138
麻薬性鎮咳薬　244
麻薬性鎮痛薬　135
マラリア　434
マルトース　401
マレイン酸リスリド　147
慢性作用　4
慢性心不全　199
慢性閉塞性肺疾患　71
曼陀羅華　69
マンニトール　84, 230

ミ

ミアンセリン　161
ミオシン軽鎖キナーゼ　179
ミオシン軽鎖脱リン酸化酵素　179
ミクログリア　108
ミクロノマイシン　87
ミコナゾール　431
ミコフェノール酸モフェチル　303
ミソプロストール　264, 351
ミゾリビン　303, 304, 307
ミダゾラム　115
ミデカマイシン　424
ミトタン　388
ミドドリン　52, 223
ミニガストリン　281
ミノサイクリン　424
ミバクリウム　101
脈絡膜新生血管　85
ミリモスチム　336, 363
ミルタザピン　162
ミルナシプラン　17, 162
ミルリノン　200

ム

無機ヨウ素化合物　380
無作為化二重盲検試験　21
ムスカリン　44, 63
ムスカリン受容体　13, 44
ムスカリン受容体遮断薬　68, 81, 238
ムスカリン性アセチルコリン受容

体 44
無動 145
胸やけ 257
ムピロシン 426
ムロモナブ-CD3 305

メ

メカミラミン 76
メキシレチン 206, 208
メキタジン 256, 342
メクリジン 176, 272
メクロフェノキサート 172
メクロルエタミン 439
メコバラミン 336
メサドン 137
メサドン代替法 135
メサラジン 270
メスカリン 165, 166
メストラノール 393, 394
メスナ 440
メタコリン 62
メダゼパム 157, 158
メタノール 117
メタノール変性アルコール 117
メタボロミクス 466
メタンドリオール 390
メタンドロステノロン 390
メタンフェタミン 50, 163, 164
メチキセン 149, 150
メチシリン 417
メチシリン耐性黄色ブドウ球菌 416
メチセルギド 346
メチマゾール 380
メチラポン 388
メチルアルコール 117
N'-メチルイミダゾール酢酸 340
dl-メチルエフェドリン 51
メチルエルゴメトリン 187
メチルジゴキシン 196, 196
メチルシステイン 248
メチルチオウラシル 380
メチルテストステロン 389
メチルドパ 59, 216
N-メチルトランスフェラーゼ 340
メチルフェニデート 50, 124, 164
メチルプレドニゾロン 386, 387
メチルメチオニンスルホニウムクロリド 264
3,4-メチレンジオキシメタンフェタミン 166
メディエーター遊離抑制薬 256, 312
メテノロン 390
メトカルバモール 144, 145
メトキサミン 52
メトキシフェナミン 53
メトクロプラミド 266, 272
メトトレキサート 303, 304, 307, 443, 444
メトプロロール 57, 208
メトホルミン 400
メドロキシプロゲステロン 395, 396, 449
メトロニダゾール 265, 434
メナテトレノン 332, 412
メニエール症候群 175
メピチオスタン 394
メピバカイン 95, 96
メフェナム酸 294
メフェネシン 143, 145, 167
メプロバメート 159
メペンゾラート 71
めまい 175
メマンチン 170
メラトニン 345
メラルソプロール 434
メリトラセン 160
メルカプトプリン 303, 304, 441, 442
メルファラン 439, 440
メロキシカム 294
メロペネム 422
免疫 299
免疫強化薬 301
免疫疾患治療薬 301
免疫調節薬 306
免疫賦活薬 450
免疫抑制薬 87, 304, 307

モ

毛様小帯 79
毛様体 79
モサプラミン 154
モサプリド 266, 347
モダフィニル 124, 162
モチライド 282
モチリン 282
モノアミンオキシダーゼ 345
モノアミン酸化酵素 44
モノアミン酸化酵素 B 型 148
モノバクタム 418
モノバクタム系抗生物質 421, 422
モノヨードチロニン 379
モペロン 152
モメタゾン 250
モルヒネ 22, 24, 134, 136, 271
モンテプラーゼ 330
モンテルカスト 254, 350
モンテルカストナトリウム 311, 312

ヤ

薬物アレルギー 3, 20, 461
薬物依存 22
薬物相互作用 24
　分類 463
薬物代謝酵素 20
薬物動態 29
薬物動態学 1
薬物動態学的相互作用 26, 463
薬物動態試験 465
薬物投与経路
　体循環 28
薬物動力学的相互作用 464
薬理遺伝学 461
薬理学 1
薬力学 1
薬力学的相互作用 24
薬理作用 2
　個体差 20
　種 20
　修飾因子 18
　受容体 8
　心理的効果 21
　性別 20
　年齢 18
　病的状態 19
やせ薬 164

ユ

有害作用 456
有害事象 3
有機リン系コリンエステラーゼ阻害薬 67

有機リン中毒　67
有効性　460
有効量　7
ユーカリ油　249
輸送タンパク質　30
ユビキチン-プロテアソーム系　459

ヨ

葉酸　336, 443
葉酸代謝拮抗薬　443
ヨウ素取込み阻害薬　380
容量血管　194, 211
用量-反応曲線　5
抑制作用　3
抑制性シナプス後電位　77
抑制性Gタンパク質　12
ヨードチンキ　435
ヨードホルム　435
ヨヒンビン　57
Ⅳ型アレルギー反応　308
四環系抗うつ薬　161
四級アンモニウム系化合物　262

ラ

らい菌　430
ラクツロース　268, 275
ラタノプロスト　81
ラタモキセフ　421
ラナトシドC　195
ラニチジン　261, 262, 343
ラニナミビル　432
ラニビズマブ　85, 86
ラニムスチン　440, 441
ラパクロニウム　101
ラパチニブ　452
ラフチジン　261, 343
ラベタロール　58, 217
ラベプラゾール　263
ラマトロバン　311, 312, 326, 350
ラミブジン　274, 432, 433
ラメルテオン　123
ラモセトロン　347
ラモトリギン　130, 131
ラロキシフェン　411
ランソプラゾール　16, 263
ランタス　399
卵胞刺激ホルモン　372, 376, 389, 391
卵胞ホルモン　391, 392
卵胞ホルモン合成阻害薬　394
卵胞ホルモン薬　449
乱用　22
Leydig細胞　389

リ

リアノジン　104, 183
リエントリー　202
リオチロニンナトリウム　379
リオプロスチル　264
リガンド　9
リザトリプタン　141, 142
リシノプリル　354
リスペリドン　155, 156
リゼルグ酸ジエチルアミド　165
リゾチーム　87, 248
離脱症状　23
リタンセリン　346
リチウム塩　156
リツキシマブ　305, 450
リドカイン　4, 95, 96, 206, 208
リトドリン　53, 188
リトナビル　432
リトルガストリン　281
利尿薬　221, 229
　副作用　236
リネゾリド　428
リバスチグミン　66, 170
リバビリン　275, 432, 433
リファンピシン　33, 429
5-リポキシゲナーゼ　294, 348
リポコルチン　289
リポモジュリン　289
リマプロスト　223, 351
流産・早産防止薬　71
硫酸鉄　335
硫酸マグネシウム　189
流動パラフィン　268
リュープロレリン　373, 391, 449
緑内障治療薬　81
リルゾール　174
リルマザホン　122
リンコマイシン　425
リンコマイシン系抗生物質　425
リン酸ジエチルスチルベストロール　449
輪状筋　79
Litchfield-Wilcoxon法　7

ル

ルイスの三重反応　341
涙点プラグ　88
ルゴール液　435
ループ利尿薬　233
ルリオクトコグアルファ　333

レ

レイノー病　223
レギチンテスト　56
レギュラーインスリン　398
レジン　406
レセプター　9
レセルピン　60, 151, 153, 217, 376
レチノール　453
レニン　352, 354
レニン-アンギオテンシン系　352
レノグラスチム　302, 336, 363
レバミピド　264
レバロルファン　138, 242
レビパリンナトリウム　328
レピリナスト　256, 312
レフルノミド　304, 305, 307
レベチラセタム　130, 131
レボカバスチン　86
レボセチリジン　312
レボチロキシンナトリウム水和物　379
レボドパ　48, 146, 148
レボノルゲストレル　396
レボフロキサシン　87, 427
レボメプロマジン　153
レミフェンタニル　114, 115
レム睡眠　118
レンショウ細胞　167
レンチナン　450
Lennox症候群　129

ロ

ロイコトリエン　387
ロイコトリエン受容体遮断薬　254, 312
ロイコボリン　444
労作性狭心症　210
ロキサチジン　261, 343
ロキシスロマイシン　424

ロキソプロフェン 293
ロキタマイシン 424
ロクロニウム 101
ロサルタン 220, 355
ロピニロール 147
ロピバカイン 95, 97
ロフェプラミン 160
ロフラゼプ酸エチル 157
ロペラミド 269
ロベリア草 168
ロベリン 72, 168, 169
ロベンザリット 306, 307
ロミプロスチム 337
ロメフロキサシン 87, 427
ロメリジン 141, 142
ロラゼパム 157, 158
ロラタジン 311, 312
ロルメタゼパム 122

ワ

ワクチン 302
ワルファリン 27, 215
ワルファリンカリウム 326, 327

外国語索引

A

abatacept 308
absorption 29
abstinence syndrome 23
AC 181, 183
acarbose 402
accumulation 5, 21
ACE 352
acebutolol 57, 208
ACEI 218
acemetacin 292
acetaminophen 297
acetazolamide 82, 130, 231, 243
acetohexamide 399
acetylcholine 40, 61
acetylcholine esterase 41, 62
acetylcholine receptor 41
acetyl CoA 41
acetylcysteine 248
N-acetylserotonin 345
aciclovir 87, 432
acitazanolast 86
acquired immunity 299
acrinol 436
ACTH 372, 375, 376, 385
actinomycin D 426, 444
action potential duration 203
activating drugs for cerebral circulations 169
activating drugs for cerebral functions 169
active immunity 300
adalimumab 308, 364
addiction 22
addition 24
adefovir 432
adefovir pivoxil 274
adenylate cyclase 181, 183
ADH 377, 378
ADHD 50, 164
ADME 29
adrenaline 41, 199, 371, 385
adrenaline reversal 55
adrenal medulla 40
adrenergic fiber 41
adrenergic neuron 40
adrenergic receptors 44
adrenochrome monoaminoguanidine 331
adrenocorticotropic hormone 372, 375
adverse effect 456
adverse event 3
AE 3
afferent nerve 89
afloqualone 144
2-AG 165
aglycone 195
agonist 9
akinesia 145
alacepril 354
aldose reductase inhibitor 403
aldosterone 384, 385, 387, 388
aliphatic alcohols 115
aliskiren 355
allopurinol 409
allosterically potentiating ligand 67
all-*trans* retinoic acid 453
alprazolam 157
alprenolol 58
alprostadil 223, 351
ALS 170
alteplase 330
amantadine 148, 170, 432
ambenonium 66
ambroxol 249
amezinium 223
amikacin 423
amiloride 238
γ-aminobutyric acid 12, 143, 158, 172
aminoglutethimide 388
aminopeptidase 352
aminophylline 184, 200, 231, 253
aminopyrine 296
p-aminosalicylic acid 430
amiodarone 16, 209
amitriptyline 160
amlexanox 86, 256, 312
amlodipine 183
amobarbital 123
amosulalol 58, 217
amoxapine 161
amoxicillin 265, 418
amphetamine 50, 163
amphotericin B 430
ampicillin 418
amrinone 200
amyl nitrite 185, 211, 358
amyotrophic lateral sclerosis 170
anabolic steroid 390
analeptics 167
Anamirta cocculusno 167
ancitabine 443
androgen 386, 389
androstenedione 389
angina pectoris 210
angiotensin converting enzyme 352
angiotensin converting enzyme inhibitor 218
angiotensin Ⅱ receptor blocker 219
anorexia 257
antacids 264
antagonism 24
antagonist 9
antagonistic innervation 35
anterior pituitary hormones 374
antiandrogen 391
antianginal drugs 211
antianxiety drugs 156
antiarrhythmic drug 203
antibiotics 417
antibody 20
anticancer drug 437
antidiuretic hormone 378
antiestrogen 394
antihyperlipidemics 405
antihypertensive drugs 216

antiparkinsonism drugs 146
antipyrine 296
antiulcer drugs 260
AP 352
AP-1 303
APD 203
APL 67
apomorphine 153, 271
apoptosis 459
apraclonidine 82
aprotinin 357
aptamer 86
aqueous humor 79
Ara-C 443
arachidonic acid 348
ARB 199, 218, 219
arbaprostil 264
arbekacin 423
argatroban 172, 329
aripiprazole 155
aromatic L-amino acid decarboxylase 43
L-asparaginase 453
aspirin 215, 291, 322
atenolol 57, 208
atomoxetine 164
ATP binding cassette 454
atracurium 101
atrial natriuretic peptide 14
Atropa belladonna 69
atropine 3, 69
attention-deficit/hyperactivity 50
auranofin 307
autacoid 8
autonomic nervous system 35, 89
azasetron 273, 347
azathioprine 303
azelastine 256, 312, 343
azidothymidine 432
azithromycin 424
azosemide 234
aztreonam 422

B

bacampicillin 418
bacitracin 425
baclofen 143
BAL 26
balsalazide 270
barbital 123
barbiturate 376
baroreceptor 194
basal ganglia 108
basiliximab 305
bathmotropic action 192
batroxobin 330
BCAA 276
beclometasone 250
bemegride 167
benazepril 354
benidipine 218
benproperine 246
benserazid 147
benzalkonium chloride 436
benzbromarone 409
benzethonium chloride 436
benzonatate 246
benzylpenicillin 417
bepridil 210
beraprost 223, 351
beraprost sodium 324
berberine 269
betahistine 175
betamethasone 87, 387
betamipron 422
betaxolol 59
bethanechol 62
bevacizumab 86
bevantolol 59
bezafibrate 407
biapenem 422
bicalutamide 449
biguanide 400
biperiden 71, 149
bisacodyl 267
bitter stomachics 258
bleomycin 426, 445
BLNAR 416
blood-borne chemical messengers 278
blood-brain barrier 48, 108
blood coagulation system 315
bopindolol 59
boric acid 436
bosentan 359
botulinum toxin 77
botulinum toxin type A 105
bradykinin 356
brain-gut peptide 278
brain stem 109
brain stem reticular formation 109
branched chain amino acid 276
brinzolamide 82
bromazepam 157
bromelain 248, 297
bromfenac 87
bromhexine 248
bromocriptine 147
bromocriptine mesilate 375
bromovalerylurea 124
bromperidol 152
brotizolam 120
bucillamine 307
bucolome 294
budesonide 250
budralazine 186, 221
buformin 400
bufotalin 195
bumetanide 233
bunazosin 57
α-bungarotoxin 103
Bungarus multicinctus 103
bupivacaine 95
buprenorphine 137
buserelin 373
busulfan 440
butenafine 431
butorphanol 137
butylscopolamine 71
butyrylcholine esterase 62

C

Ca 381
cabergoline 147, 375
cadralazine 221
caffeine 104, 163, 184, 231
Ca^{2+}-induced Ca^{2+} release 178
calcitonin 378, 381
calcitonin gene-related peptide 346
calcium antagonists 218
calcium hopantenate 173
calusterone 390
Camellia sinensis 163
cAMP 13
Camptotheca acuminata 447
CA-MRSA 416
cancer 437

candesartan 220
candesartan cilexetil 355
Cannabis sativa 165
capacitance vessel 194, 211
captopril 219, 354
CAR 123, 129
carbachol 63
carbamazepine 129
carbazochrome sodium sulfate 331
carbidopa 147
carbimazole 380
carbocisteine 249
carbon dioxide 242
carbonic anhydrase 226
carboplatin 447
carboquone 440
carisoprodol 144
carmofur 442
carperitide 200
carpipramine 154
carteolol 59
carumonam 422
carvedilol 58, 199, 217
castor oil 267
catechol-*O*-methyltransferase 44
cathartics 267
CD 270
cefaclor 419
cefalexin 419
cefalotin 419
cefazolin 419
cefcapene 419
cefdinir 419
cefepime 419
cefixime 419
cefmenoxime 87
cefmetazole 421
cefodizime 419
cefoperazone 419
cefotaxime 419
cefotiam 419
cefozopran 419
cefpirome 419
cefroxadine 419
ceftazidime 419
ceftizoxime 419
cefuroxime 419
celecoxib 295
celiac sprue 282
celiprolol 58
cell cycle 438
cellular immunity 300
celmoleukin 302, 363, 450
centrally acting muscle relaxants 99, 143
central nervous system 107
stimulants 166
cephalosporin 419
cephalosporin C 419
cephamycin 419
cerebellum 109
cerebral cortex 108
cerebrum 108
cetirizine 342
cetraxate 264
CGRP 141
chemical antagonism 26
chemokines 362
chemoreceptor trigger zone 153, 271
chemotherapy 413
chloral hydrate 124
chloramphenicol 87, 426
chlorcyclizine 272
chlordiazepoxide 156, 265
chlorhexidine gluconate 436
chlorinated lime 435
chlormadinone 396, 449
chlormadinone acetate 391
chlormezanone 144
chlorothiazide 232
chlorphenesin 143
chlorphenylamine 342
chlorpromazine 151, 153, 272, 376
chlorpropamide 399
chlorprothixene 152
chlortalidon 232, 233
chlorzoxazone 144
cholecystokinin 384
choline 41
choline acetyltransferase 41
cholinergic fiber 41
cholinergic neuron 40
chondroitin sulfate 88
chromaffin cells 41
chronotropic action 192
CHT1 77
cibenzoline 206
ciclacillin 418
ciclesonide 250
ciclosporin 303
CICR 178
cideferron 335
cilastatin 421
cilazapril 354
ciliary body 79
cilnidipine 183
cilostazol 323
cimetidine 261, 343
cinnarizine 173
ciprofloxacin 427
cisatracurium 101
cisplatin 446
citicoline 172
clarithromycin 265, 424
clavulanic acid 422
clenbuterol 52
clindamycin 425
clobazam 129
clocapramine 154
clofazimine 430
clofedanol 246
clofibrate 407
clomifen 394
clomipramine 160
clonazepam 129
clonidine 52, 135, 216
cloperastine 246
clopidogrel 324
clotiazepam 157, 158
clotrimazole 431
cloxacillin 418, 422
cloxazolam 157
clozapine patient monitoring service 155
CMPS 155
CNS 107
cocaine 24, 93
codeine 24, 134, 244
Coffea arabica 163
colistin 425
colony-stimulating factor 361
community-acquired MRSA 416
competitive antagonist 24
competitive neuromuscular blocking agents 99
compound iodine glycerin 435
COMT 44
concentrated glycerin 84

conduction anesthesia 90
constipation 257
constitutive androgen receptor 123, 129
COPD 71
corforsin daropate 200
coronary steal 215
corticorelin 372
corticosterone 386, 387
corticotropin 375, 385
corticotropin releasing hormone 371, 372
cortisol 386
cortisone 386
counter current system 228
COX 17, 139, 348
COX-1 316
cresol 436
cretinism 379
CRH 371, 372
Crohn disease 270
cromoglicate 86
cross resistance 415
cross tolerance 21
CSF 361
CTZ 153, 271
curare 99
cyanamide 116
cyanocobalamin 88, 336
cyclo-C 443
cyclocytidine 443
cyclooxygenase 17, 139, 348
cyclopentolate 70
cyclophosphamide 305, 440
cycloserine 430
CYP 32
CYP3A4 33
CYP2C9 327
CYP2C19 20
CYP2D6 20
cyproheptadine 342
CysLT 254, 350
cytarabine 443
cytochrome c 172
cytochrome P450 32
cytokine 8, 359

D

dacarbazine 441
dactinomycin 444
DAG 13, 178
dalteparin sodium 328
DAM 68
danaparoid sodium 329
danazol 390
dantrolene 103
darbepoetin alfa 336, 363
daunorubicin 426, 445
DBH 43
delapril 354
denopamine 52, 199
depression 156
desensitization 21
desipramine 160
desmopressin 237, 332, 378
desoxycorticosterone 385, 388
dexamethasone 87, 385, 387
dextromethorphan 245
DFP 67
diabetes mellitus 382, 383
diacetylmonoxime 68
diamine oxidase 340
diaphenylsulfone 430
diarrhea 257, 269
diazepam 129, 157, 265
dibekacin 87, 423
dibenamine 56
dibenzepine 161
dibucaine 95
DIC 322
diclofenac 87, 292
dicloxacillin 422
didanosine 432
diencephalon 109
diethylaminoethyl *p*-butylaminobenzoyl 95
diethylcarbamazine 435
diethyl ether 111
diethylstilbestrol 394
difenidol 175
digestants 259
digitalis 195
digitoxin 195
digoxin 195, 231
dihydrocodeine 136, 244
dihydroergotamine 141
dihydroergotoxin 173, 56
dihydropyridine 213
L-3,4-dihydroxyphenylalanine 43, 146
L-*threo*-dihydroxyphenylserine 149
diiodothyronine 379
diisopropyl fluorophosphate 67
dilazep 215
diltiazem 183, 209
dimemorfan 245
dimenhydrinate 175, 272, 342
dimercaprol 26
dimetacrine 161
dimethylphenyl piperazinium 72
dimorpholamine 167, 242
dinoprost 187, 351
dinoprostone 187, 351
dioctyl sodium sulfosuccinate 268
dipeptidyl peptidase-4 404
diphenhydramine 342
diphenylhydantoin 128
dipivefrine 51
diprophylline 253
dipyridamole 215, 323
dirazep 173
direct action 3
disinfectants 435
disinfection 435
disopyramide 206, 207
distigmine 66
distribution 29
disulfiram 116
diuretics 229
DMPP 72
dobutamine 48, 199
docetaxel 448
domperidone 266, 272
donepezil 17, 66, 170
dopa 43
L-DOPA 43, 48, 146
dopa decarboxylase 43
dopamine 43, 48, 199, 371
dopamine system stabilizer 155
dopamine β-hydroxylase 43
L-*threo* DOPS 149
doripenem 422
doroxidopa 50
dorzolamide 82
dose-response curve 5
dosulepin 161
double innervation 35
down-regulation 21, 161
doxapram 168, 242

doxazosin 57, 217
doxifluridine 442
doxorubicin 426
doxycycline 424
DPP-4 404
dromotropic action 192
droperidol 114, 152
droxidopa 149
drug abuse 22
drug allergy 3, 20
drug dependence 22
drugs for vertigo 175
DSS 155
duloxetine 162
dydrogesterone 396
dyslipidemia 404
dyspepsia 257

E

ebastine 342
EC_{50} 6
ecabet sodium 264
econazole 431
ecothiopate 67
ectopic pacemaker 201
ED_{50} 6
edaravone 171
EDHF 61
EDRF 61
edrophonium 66
50% effective concentration 6
50% effective dose 6
efferent nerve 89
efonidipine 183
eicosapentaenoic acid 325
electrocardiogram 193
eletriptan 141, 346
eltrombopag olamine 337
EM 20
emedastine 343
emetine 249, 271
emorfazone 139
enalapril 219, 354
β-endorphin 372
endothelial NOS 357
endothelin 358
endothelium-derived hyperpolarizing factor 61
endothelium-derived relaxing factor 61
endplate 97
endplate potential 98
enocitabine 443
eNOS 357
enoxacin 427
enoxaparin sodium 328
enprostil 264, 351
entacapone 149
entecavir 274, 432
enterochromaffin cell 344
enterochromaffine-like cell 260
entero-hepatic circulation 33
enviomycin 430
EPA 325
EPA-E 325
epalrestat 403
eperisone 144
ephedrine 51
epidural anesthesia 90
epilepsy 125
epileptic seizure 125
epinastine 256, 342
epinephrine 41
epirizole 139, 295
epirubicin 446
epitiostanol 394
EPO 360
epoetin alfa 336, 363
epoetin beta 336, 363
epoprostenol sodium 325
eprazinone 246
eptacog alfa 333
eptazocine 137
ergometrine 56, 187
ergot alkaloid 56
ergotamine 56, 141
erosion 260
erythromycin 33, 87, 424
erythropoietin 360
eserine 65
essential hypertension 216
estradiol 376, 384, 392
estramustine 449
estriol 392
estrogen 391, 392
estrone 392
etanercept 308, 364
ethacrynic acid 233
ethambutol 430
ethanol 116, 435
ethinylestradiol 394
ethinylestrenol 396
ethionamide 430
ethosuximide 129
ethyl aminobenzoate 94
ethylcysteine 248
ethyl icosapentate 325
ethyl loflazepate 157
ethylmorphine 134
ethylpiperidinoacetylaminobenzoate 95
etilefrine 51, 223
etizolam 120, 157, 158
etodolac 293
etoposide 448
eukotrienes 348
everolimus 303
excitation-contraction coupling 97
excitation-secretion coupling 97
excretion 29
exocytosis 97, 370
extensive metabolizer 20

F

FAD 88
fadrozole 448
fadrozole hydrochloride hydrate 394
false transmitter 59
famotidine 261, 343
faropenem 422
fast EPSP 77
fast excitatory postsynaptic potential 77
fasudil 172, 186
felypressin 96
fenbufen 292
fenoterol 52, 252
fentanyl 114, 134
ferrous fumarate 335
ferrous sulfate 335
fexofenadine 312, 342
fibrinolytic system 315
fight and flight 38
filgrastim 302, 363
first dose phenomenon 57
first-pass effect 30
flavin adenine dinucleotide 88
flavoxate 71

flecainide 208
flomoxef 421
flopropione 51
fluconazole 431
flucytosine 431
fludiazepam 157
flumazenil 120, 157, 243
flunarizine 173
fluorometholone 87
fluorouracil 442
fluoxymesterone 389
fluphenazine 153
flutamide 391, 449
flutazolam 157
fluticasone 250
flutoprazepam 157
fluvastatin sodium 405
fluvoxamine 161
folic acid 336, 443
follicle stimulating hormone 372, 376, 389
formalin 436
formoterol 252
foscarnet 432
fosfestrol 394, 449
fosfomycin 426
foxglove 195
fradiomycin 423
FSH 372, 376, 389, 391
5-FU 442
fudosteine 249
functional antagonism 26
furosemide 233

G

GABA 12, 143, 158, 172
gabapentin 130
GABA transaminase 128
gabexate 329
galantamine 67, 170
gallamine 101
ganciclovir 432
ganglion 38
gastric inhibitory polypeptide 282
gastrin 263, 278
gastritis 257
gastrointestinal hormone 278
gatifloxacin 87, 427
G-CSF 302, 363
GDP 13
GEF 180
gefarnate 264
gemeprost 187
gentamicin 87, 423
gestagen 395
GFR 226
GH 367, 374
GIH 278, 370, 371, 373
GIP 283, 404
glibenclamide 399
gliclazide 399
glimepiride 399
glomerular filtration rate 226
glomerulus 225
GLP 464
GLP-1 404
glucagon 382, 384
glucagon-like peptide-1 404
glucocorticoid 374, 386
glucocorticoid responsive element 289
glucocorticoids 386
glucose-dependent insulinotropic polypeptide 404
glucose dependent insulin releasing polypeptide 283
α-gluosidase inhibitors 402
glutaral 436
glutathione 85
glycerin 230
GnRH 371, 372, 391
goiter 375
gold sodium thiomalate 307
gonadotropic hormone 376
gonadotropin 370, 372, 376
gonadotropin releasing hormone 371, 372, 449
Good Laboratory Practice 464
goserelin 391, 449
granisetron 273, 347
granulocyte-colony stimulating factor 302
granulocyte-CSF 361
granulocyte-macrophage-CSF 361
GRE 289
GRH 371, 373
griseofulvin 431
growth hormone 367, 374
growth hormone release-inhibiting hormone 278, 370, 371, 373
growth hormone releasing hormone 371, 373
GTH 372, 374, 376
GTP 12
guanabenz 52
guanethidine 217
guanfacine 52
guanine nucleotide exchange factor 180
gusperimus 303

H

habituation 22
haloperidol 152
halothane 113
hapten 20
HDAC 184, 253
HDL 404
heart burn 257
heat shock protein 289
Helicobacter pylori 260
hemicholinium-3 77, 105
hemocoaglase 332
Henle's loop 225
heparin 215
heparin sodium 328
hepatitis 257
HER2 451
hexamethonium 74
5-HIAA 345
high-affinity choline transporter-1 43
high density lipoprotein 404
histaminase 340
histamine 339
L-histidine 340
L-histidine decarboxylase 340
histone deacetylase 184, 253
H^+-K^+ ATPase 16
homatropine 70
homeostasis 35
hormone 8, 367
HPETEs 348
HSP 289
5-HT 316, 344
5-HTP 345
human chorionic gonadotropin

391
human epidermal growth factor receptor type 2 451
humoral immunity 300
hunger contraction 282
hyaluronate 88
hydralazine 186, 221
hydrochlorothiazide 232
hydrocortisone 87, 288, 384, 385, 386, 387
hydroperoxyeicosatetraenoic acid 348
hydroxocobalamin 336
hydroxycarbamide 444
5-hydroxyindole acetic acid 345
hydroxyl-3-methyglutaryl coenzyme A 405
5-hydroxytryptamine 344
5-hydroxytryptophan 345
hydroxyzine 159
Hyoscyamus niger 69
hypersensitivity 20
hypertensive crisis 50
hyperthyrodism 379
hypothalamic hormones 371

I

IBD 270
IBS 270
ibudilast 86, 172, 256, 312
ibuprofen 293
ICSH 376
IDDM 383, 397
idiopathic thrombocytopenic purpura 337
idiosyncrasy 20
idoxuridine 87, 432
ifenprodil 171
IFN 274, 302, 361, 363, 450
IFN-α 361
IFN-β 361
IFN-γ 361
ifosfamide 440
IL 361
imidapril 219, 354
imidazoleacetic acid 340
imipenem 421
imipramine 160, 265
immunity 299
indapamide 232, 233
indinavir 432
indirect action 3
indometacin 17, 87, 291
indometacin farnesil 292
inducible NOS 357
infection 413
infectious disease 413
infiltration anesthesia 90
inflammatory bowel disease 270
infliximab 270, 308, 364
inhalation 29
inhibition 3
inhibitory postsynaptic potential 77
innate immunity 299
iNOS 357
inositol 1,4,5-triphosphate 340
inotropic action 192
insulin 367, 382
insulin-dependent diabetes mellitus 383, 397
insulin-sensitizing 402
intercalation 414
interferon 274, 302, 361, 432, 450
interferon alfa 363
interferon alfa-2a 363
interferon alfa-2b 363
interferon beta 363
interferon beta-1b 364
interferon gamma-1a 364
interferon gamma-n1 364
interleukin 361
internalization 21
interstitial cell 389
interstitial cell stimulating hormone 376
intraarterial injection 29
intradermal injection 29
intramuscular injection 28
intraperitoneal injection 29
intravenous injection 28
intrinsic activity 9
intrinsic sympathomimetic activity 57, 199
inverse agonist 9
iodine tincture 435
iodoform 435
IP_3 13, 178, 340
ipratropium 71, 255
IPSP 77
irbesartan 355
irinotecan 447
iris 79
irritable bowel syndrome 270
ISA 57, 58, 199, 212
ischemic disease 210
isoflurane 113
isoniazid 429
isoprenaline 3, 48, 175, 199
isopropanol 117, 435
isopropylantipyrine 296
isopropylunoprostone 81
isoproterenol 48
isosorbide 84, 230
isosorbide dinitrate 185, 212, 358
isoxsuprine 188
ITP 337
itraconazole 431

J

josamycin 424

K

kainic acid 435
kallikrein-kinin 355
kanamycin 423
ketamine 114
ketanserin 346
ketoconazole 33, 431
ketoprofen 293
ketotifen 86, 256, 312, 343
kidney 225

L

labetalol 58, 217
β-lactamase negative ampicillin-resistant *Haemophilus influenzae* 416
lactulose 268
lafutidine 261, 343
lamivudine 274, 432
lamotrigine 130
lanatoside C 195
laninamivir 432
lansoprazole 16, 263

latamoxef 421
latanoprost 81
LD_{50} 7
LD_{50}/ED_{50} 7
LDL 404
L-DOPA 43, 48, 146
leflunomide 305, 307
lenograstim 302, 363
lens 79
lentinan 450
Lentinus edodes 450
50% lethal dose 7
leukotriene 387
leuprorelin 373, 391, 449
levallorphan 138, 242
levetiracetam 130
levobupivacaine hydrochloride 96
levocabastine 86
levocetirizine 312
levodopa 48, 146
levofloxacin 87, 427
levomepromazine 153
levothyroxine sodium hydrate 379
Lewis' triple response 341
LH 372, 376, 391
LH-RH 449
lidocaine 4, 95, 208
ligand 9
limaprost 223, 351
limbic system 108
lincomycin 425
linezolid 428
liothyronine sodium 379
lipocortin 289
5-lipoxygenase 294, 348
liquid parafin 268
lisinopril 354
lisuride maleate 148
lithium carbonate 156
lithium citrate 156
Lobelia inflata 168
lobeline 168
lobenzarit 307
local anesthetics 89
lofepramine 161
lomefloxacin 87, 427
lomerizine 141
loperamide 269
Lophophora williamsii 165
loratadine 312
lorazepam 157
losartan 220, 355
loss of postural reflex 145
low density lipoprotein 404
5-LOX 294, 348
loxoprofen 293
β-LPH 376
LSD-25 165, 166
LTs 348
luteinizing hormone 372, 376
luteinizing hormone releasing hormone 449
LVP 377
lysergic acid diethylamide 165
lysozyme 87, 248

M

mabuterol 252
MAC 112
macrophage-derived chemokine 362
macrophage inflammatory protein (MIP)-1α 362
magnesium sulfate 189
main effect 3, 455
malignant hyperpyrexia 95
malignant neoplasm 437
malignant tumor 257, 437
mammalian target of rapamycin 303
mania 155
manidipine 218
mannitol 84, 230
MAO 44
MAO-A 345
MAO-B 148
maprotiline 161
MARTA 155
mazaticol 150
M-CSF 363
MDA 57
MDMA 166
MDRP 416
mecamylamine 76
mechlorethamine 439
meclizine 272
meclofenoxate 172
mecobalamin 336
medazepam 157
medroxyprogesterone 396
medroxyprogesterone acetate 449
medulla oblongata 109
mefenamic acid 293
melarsoprol 434
melatonin 345
melitracene 161
meloxicam 294
melphalan 439
memantine 170
membrane depressant action 57
menatetrenone 332
mepenzolate 71
mepenzolate bromide 271
mephenesin 143
mepitiostane 394
mepivacaine 95
meprobamate 159
mequitazine 256, 342
mercaptopurine 303, 441
mercurochrome 436
meropenem 422
mesalazine 270
mescaline 165
mesencephalon 109
mesna 440
mestranol 394
metabolism 29
metenolone 390
metformin 400
methacholine 62
methamphetamine 50, 163
methandriol 390
methandrostenolone 390
methanol 117
methicillin 418
methicillin-resistant *Staphylococcus aureus* 416
methimazole 380
methocarbamol 144
methotrexate 303, 307, 443
methoxamine 52
methoxyphenamine 53
methylcysteine 248
methyldopa 59, 216
methylephedrine 51
methylergometrine 187
N'-methylimidazoleacetic acid 340

methylmethionine sulfonium chloride 264
methylphenidate 50, 124, 164
N-methyl-4-phenyl-1,2,3,6-tetrahydropyridine 145
methylprednisolone 387
methyltestosterone 389
methylthiouracil 380
N-methyltransferase 340
methyserzide 346
metixene 149
metoclopramide 266, 272
metoprolol 57, 208
metronidazole 265, 434
metyrapone 388
mexiletine 208
mianserine 161
miconazole 431
micronomicin 87
midazolam 115
midecamycin 424
midodrine 52, 223
milk ejection 377
milnacipran 17, 162
milrinone 200
mineralcorticoid 385, 388
mineralcorticoids 385
minimum alveolar concentration 112
minocycline 424
minor tranquilizer 265
mirimostim 363
mirtazapine 162
misoprostol 264, 351
mitomycin C 426, 445
mitotane 388
mivacurium 101
mizoribine 303, 307
MLCK 179
MLCP 179
MMSC 264
modafinil 124, 162
mometasone 250
monoamine oxidase 44
monoamine oxidase A 345
monoiodothyronine 379
montelukast 254, 350
montelukast sodium 312
monteplase 330
moperone 152
morphine 24, 134, 271
mosapramine 154
mosapride 266, 347
motilides 282
motilin 282
motion sickness 272
motor nerve 89
6-MP 441
MPTP 145
MRSA 416
mTOR 303
multi acting receptor targeted antipsychotics 155
multi-drug-resistant *Pseudomonas aeruginosa* 416
mupirocin 426
muromonab-CD3 305
muscarine 44, 63
muscarinic receptors 44
muscle rigidity 145
myosin light-chain kinase 179
myosin light-chain phosphatase 179
Mytear 88

N

nadolol 58
nafamostat 329
nafarelin 373
naftopidil 57
Na^+-K^+ATPase 16
nalidixic acid 427
naloxone 138, 242
naphazoline 52
naproxen 293
naratriptan 141
narcolepsy 50
nartograstim 302, 363
NaSSA 162
nateglinide 400
nausea 257
necrosis 459
nelfinavir 432
nemonapride 153
neomycin 423
neoplasm 437
neostigmine 66
nephron 225
nerve block 90
NET 44, 49
neuro-effector junction 40
neuromuscular blocking agents 99
neuromuscular junction 97
neuron 108
neuronal NOS 357
neurosis 156
neurotransmitter 8
neutral protamine hagedorn 398
NF-κB 303
nicardipine 173, 183
nicergoline 172
nicorandil 212
Nicotiana tabacum 72
nicotine 44, 72
nicotinic receptors 44
NIDDM 383, 397
nifedipine 183, 214
nifekalant 209
nikethamide 168
nilvadipine 173
nimustine 440
nipradilol 59
nitrazepam 129, 157
nitrendipine 183
nitric oxide 182, 357
nitric oxide synthase 61
nitrogen mustard 439
nitroglycerin 185, 211, 358
nitroprusside 221
nitrous oxide 113
nizatidine 261, 43
nizofenone 172
nNOS 357
nociceptor 132
nonacog alfa 333
noncompetitive antagonist 25
non-insulin-dependent 383
non-insulin-dependent-diabetes mellitus 397
nonspecific action 5
non steroidal anti-inflammatory drugs 17, 291
noradrenaline 40, 199
noradrenergic and specific serotonergic antidepressant 162
norepinephrine 40
norepinephrine transporter 44, 49
norethisterone 396

norfloxacin 87, 427
norgestrel 396
nortriptyline 160
NOS 357
noscapine 245
NO synthase 357
NPH 398
NSAID 17, 291, 350, 409
nystatin 430

O

octocog alfa 333
octreotide 285, 374
ofloxacin 87, 427
olanzapine 155
olprinone 200
omalizumab 255
omeprazole 16, 263
ondansetron 273, 347
opipramol 161
opium 134
oral administration 27
oral contraceptive 396
orciprenarine 52
ormesartan medoxomil 355
ornoprostil 264, 351
oseltamivir 432
ouabain 195
oxatomide 256, 312
oxazepam 157, 265
oxazolam 157, 265
oxendolone 391
oxethazaine 96, 263
oxiglutatione 88
oxitropium 71, 255
oxprenolol 58
oxybuprocaine 88, 94
oxycodone 134
oxydol 435
oxymetebanol 244
oxymethazoline 52
oxymetholone 390
oxypertine 155
oxytetracycline 424
oxytocin 187, 377
ozagrel 254, 312, 350
ozagrel sodium 325

P

PA 320
PACAP 260
pacemaker potential 193
paclitaxel 448
PAF 351
PAI 320
PAM 67
pamiteplase 331
pancreas 382
pancreatic polypeptide 283, 382
pancreatin 259
pancreatitis 257
pancuronium 100
panipenem 422
papaverine 26, 184
parasympathetic nervous system 35
parasympatholytics 68
parasympathomimetics 61
parathion 67
parathyroid hormone 381
parenteral administration 28
pargyline 162
parkinsonism 145
parnaparin sodium 328
paroxetine 17, 161
partial agonist 9
PAS 430
passive immunity 300
PBP 414
PDE 358
PDE Ⅲ 200, 323
pegaptanib 86
pemirolast 86, 256
pemirolast potassium 312
pemoline 124, 162
D-penicillamine 307
penicillin binding protein 414
penicillin G 417
pentamethonium 74
pentamidine 431
pentazocine 114, 137
pentetrazole 167
pentobarbital calcium 7
pentobarbital sodium 123
pentoxifylline 173
pentoxyverine 245
peplomycin 426
peplomycin 445
pepsin 259
peptic ulcer 257, 260
peramivir 432
pergolide 147
perindopril 354
peripherally acting muscle relaxants 89, 99
peripheral nervous system 89
per os 27
perospirone 155
perphenazine 153, 175, 272
pethidine 134
PGE_1 351
PGE_2 351
$PGF_{2\alpha}$ 81, 351
PGI_2 351
P-glycoprotein 33
PGs 348
pharmacodynamics 1
pharmacogenetics 461
pharmacokinetics 1
pharmacology 1
phenacetin 297
phencyclidine 166
phenformin 400
phenobarbital 33, 123, 129
phenol 436
phenovaline 267
phenoxybenzamine 56
phenprobamate 144
phentolamine 56
phenylephrine 51
phenylethanolamine-*N*-methyltransferase 44
phenytoin 128
phosphodiesterase 358
phospholipase A_2 348
phospholipase C 340
physical dependence 22
physiological antagonism 26
Physostigma venenosum 65
physostigmine 65
phytonadione 332
picosulfate 267
picrotin 167
picrotoxin 167
picrotoxinin 167
PIF 375
PIH 371
pilocarpine 63

pimaricin 87
pimobendan 200
pimozide 152
pindolol 58, 208
pioglitazone 402
PIP_2 178
pipamperone 152
pipecuronium 101
pipemidic acid 427
piperacillin 419
piperazine 435
piperidolate 71, 188
pipradrol 164
pirenoxine 85
pirenzepine 71, 262
pirinast 312
piroheptine 150
piroxicam 294
pituitary adenylate cyclase activating polypeptide 260
PIVKA 327
α_2PI 320
PKA 13, 181, 183
PKC 178
PKG 182
PLA_2 348
placebo 21
platelet-activating factor 351
PLC 178, 340
PM 20, 32
PNMT 44
polaprezinc 264
polycarbophil calcium 271
polymixin B 425
polymorphism 20
pons 109
poor metabolizer 20, 32
posterior pituitary hormone 377
postganglionic fiver 38
postsynaptic inhibition 167
potassium canrenoate 235
potentiation 24
povidone iodine 435
PP 382
PPAR-γ 403
Prader-Willi syndrome 286
pralidoxime 67
pramipexol 147
pranlukast 254, 312, 350
pranoprofen 87
pravastatin 17
pravastatin sodium 405
prazepam 157
prazosin 56, 217
prednisolone 87, 385, 387, 448
pregabalin 142
preganglionic fiver 38
pre-pro-hormone 370
presynaptic inhibition 167
PRH 371
pridinol 144
primary hypertension 216
primidone 129
proarrhythmic effect 204
probenecid 409
procainamide 207
procaine 93
procarbazine 441
procaterol 52, 252
prochlorperazine 153, 272
profenamine 71, 149
progesterone 376, 384, 391, 395
progestin 391, 395
proglumetacin 292
proglumide 263
programmed cell death 459
pro-hormone 370
prolactin 375
prolactin inhibiting factor 375
prolactin release-inhibiting hormone 371
prolactin releasing hormone 371
promazine 154
promethazine 150, 153, 175, 272, 342
pronase 248, 297
propantheline 71
propericiazine 153
propionamide 430
propitocaine 96
propiverine 71
propofol 114
propranolol 3, 141, 208
propylthiouracil 380
prostaglandin 348, 387
protamine 328, 383
protease-activated receptor 334
protein induced by vitamin K absence or antagonist 327
protein kinase A 181, 183
protein kinase G 182
protirelin 171, 371
protozoa 434
proxyphylline 253
psilocin 165
Psilocybe cubensis 165
P. mexicana 165
psilocybin 165
psychic (psychological) dependence 22
psychological effect 21
psychostimulants 162
psychotropic drugs 150
PTH 381
pyrantel 435
pyrazinamide 430
pyridine-2-aldoxime methiodide 67
pyridostigmine 66

Q

quazepam 121
quetiapine 155
quinapril 354
quinestrol 394
quinidine 207
quinine 207, 434

R

rabeprazole 263
ramatroban 312, 326, 350
ramelteon 124
ramosetron 347
randomized double blind (masking) test 21
ranibizumab 86
ranimustine 440
ranitidine 261, 343
rapacuronium 101
rapid eye movement 118
Rauwolfia serpentina 151
RBF 226
rebamipide 264
rebound 21
rebound hypertension 216
receptor 9
reciprocal innervation 38
rectal administration 29

re-entry 202
reflux esophagitis 257
REM 118
remifentanil 114
renal blood flow 226
renal tubule 225
renin-angiotensin 352
Renshaw cell 167
repirinast 256
reserpine 60, 151, 153, 217, 376
resistance vessels 211
rest and repast 38
reviparin sodium 328
Rho-associated kinase 180
ribavirin 275, 432
rifampicin 33, 429
riluzole 174
rioprostil 264
risperidone 155
ritanserin 346
ritodrine 53, 188
ritonavir 432
rituximab 305
rivastigmine 66, 170
rizatriptan 141
ROCK 180
rocuronium 101
rokitamycin 424
romiplostim 337
ropinirole 147
ropivacaine 95
roxatidine 261, 343
roxithromycin 424
rurioctocog alfa 333
ryanodine 104, 183

S

safety margin 7
safrazine 162
salazosulfapyridine 270, 307, 428
salbutamol 52, 252
salmeterol 252
sanilvudine 432
santonin 435
saquinavir 432
sarcoplasmic reticulum 99
sarin 67
sarpogrelate 326, 346
Schlemm canal 79
scopolamine 69
secobarbital 123
second messenger 13
secretin 278
selective estrogen receptor modulators 411
selective serotonin reuptake inhibitor 17, 162
selegiline 148
semi-alkaline proteinase 248
sensory nerve 89
seratrodast 254, 312, 326, 350
SERM 411
serotonin 344, 371
serotonin noradrenaline reuptake inhibitor 17, 161
serrapeptase 248, 297
sertraline hydrochloride 161
setiptiline 161
sevoflurane 113
sGC 182
shizophrenia 151
side effect 3, 455
sildenafil 185, 358
silver nitrate 436
simvastatin 405
single nucleotide polymorphism 461
sisomicin 87
slow EPSP 77
small intensely fluorescent cells 77
SNPs 461
SNRI 17, 161
sodium cromoglicate 256, 312
sodium hypochlorite 435
sodium nitroprusside 358
sodium prasterone sulfate hydrate 394
sodium valproate 128
Soft santear 88
solifenacin 71
soluble guanylate cyclase 182
soman 67
somatic nervous system 89
somatorelin 373
somatostatin 278, 373, 382
somatrem 374
somatropin 374, 374
sotalol 209
sparfloxacin 427
specific action 5
spinal anesthesia 91
spinal cord 110
spiperone 152
spironolactone 221, 235, 388
SSRI 17, 161
stanozolol 390
steroid hormone 384
Stevens-Johnson syndrome 461
stimulation 3
stomachics 258
Streptomyces carzinostaticus 446
S. caspitosus 445
S. parvullus 444
S. peucetius 445
S. peucetius var. *caesius* 445
S. verticillus 445
streptomycin 423
strophanthin 195
strychnine 167
Strychnous nux-vomica 167
SU 399
subcutaneous injection 28
sublingual administration 29
succinylcholine 102
sucralfate 264
suicide substrate 66
sulbactam 422
sulbenicillin 87, 419
sulfadimethoxine 428
sulfadoxine pyrimethamine 434
sulfamethoxazole 428
sulfamonomethoxine 428
sulfinpyrazone 409
sulfisoxazole 87
sulfonylurea 399
sulindac 292
sulpiride 152, 266
sulpyrine 139, 296
sultamicillin 419, 422
sultiame 130
sultopride 153
sumatriptan 141, 346
supersensitivity 21
suplatast 255, 313
suramine 434
surface anesthesia 90
sympathetic nervous system 35
sympatholytics 55
sympathomimetics 45

synergetic action 24
systemic action 4

T

tachyphylaxis 21, 50
tacrine 170
tacrolimus 303, 307
tadalafil 185
talampicillin 419
talipexole 147
taltirelin 174
taltirelin hydrate 372
tamoxifen 394, 448
tamsulosin 57
tandospirone 346
TARC 362
Taxus baccata 448
tazanolast 256, 312
TD_{50} 7
TD_{50}/ED_{50} 7
TDM 29
TEA 74
teceleukin 302, 363, 450
tegafur 442
teicoplanin 425
telencephalon 108
telithromycin 425
telmisartan 355
temocapril 354
TEN 461
TEPP 67
teprenone 264
terazosin 57, 217
terbinafine 431
terbutaline 52, 252
terguride 375
testosterone 384, 389
testosterone propionate 389
tetracaine 94
tetracycline 265, 424
tetraethylammonium 74
tetraethyl pyrophosphate 67
tetrahydrozoline 52
tetramethylammonium 72
tetravenasine 60
tetrodotoxin 77, 104
TFPI 320
TGF-β 354
Th2 362
Δ^9-THC 165
theobromine 163, 184, 231
theophylline 163, 184, 231, 247, 253
therapeutic drug monitoring 29
therapeutic index 7
thiamazole 380
thiamylal sodium 114
thiethylperazine 272
thimerosal 436
thiopental sodium 114
thioridazine 154
thiotepa 440
thiothixene 152
thiouracil 380
2-*threo*-dihydroxyphenylserine 50
thrombomodulin alpha 330
thrombopoietin 361
thrombotic thrombocytopenic purpura 324
thromboxanes 348
thymidylate synthetase 442
thymoanaleptics 162
thymus and activation-regulated chemokine 362
thyroglobulin 378
thyroid gland 378
thyroid hormone 378
thyroid stimulating hormone 375
thyrotropin 375
thyrotropin releasing hormone 371
thyroxine 375, 378
tiapride 153, 170
tiaramide 139, 295
ticlopidine 215, 324
tilisolol 59
timiperone 152
timolol 58
tinidazole 434
tiotropium 71, 255
tipepidine 245
tiquizium 71
tizanidine 144
TLR 361
TMA 72
TNF 360
TNF-α 361
tobramycin 87, 423
tocilizumab 308, 364
tolazamide 399
tolazorine 56
tolbutamide 399
tolerance 21
Toll-like receptor 361
tolperisone 144
tonic innervation 38
topiramate 130
torsades de pointes 206
50% toxic dose 7
toxic epidermal necrosis 461
t-PA 320, 331
TPO 361
tramadol 137
trandolapril 354
tranexamic acid 333
tranilast 256, 312
transforming growth factor-β 354
transverse tubule 98
tranylcypromin 162
trazodone 161
tremor 145
tretinoin 453
TRH 371
triamcinolone 387
triamterene 221, 235
triazolam 120
trichlormethiazide 232
triclifos sodium 124
tricyclic antidepressants 160
triethylenmelamine 440
trifluoperazine 154
triflupromazine 154
triglyceride 404
trihexyphenidyl 71, 149
triiodothyronine 375, 378
trimebutine 269
trimethadione 129
trimethaphan 76
trimethobenzamide 272
trimethoprim 428
trimetoquinol 52
trimipramine 160
tripamide 232, 233
tropicamide 70
tropic hormone 374
tropisetron 347
TSH 375
TTP 324
tubocurarine 100

tulobuterol 252
tumor 437
TXA_2 254, 316
TXs 348
tyramine 49
tyrosine hydroxylase 43

U

UC 270
UDCA 275, 276
ulcerative colitis 257, 270
u-PA 320, 330
up-regulation 21
uracilmustard 439
urine 225
urokinase 215, 330
ursodeoxycholic acid 275

V

VAChT 77
valaciclovir 432
valganciclovir 432
valsartan 220, 355
vancomycin 425
vancomycin-resistant *Enterococci* 416
vardenafil 185, 358
varenicline 73
varicosity 40
vascular endothelial growth factor-A 85
vasoactive intestinal polypeptide 278
vasopressin 237, 377
VDCC 404
vecuronium 100
vegetative nerve 35
VEGF-A 85
VEGFR2 86
verapamil 183, 209
verteporfin 85
very low density lipoprotein 405
vesamicol 77
vesicle monoamine transporter-2 49
vesnarinone 200
vidarabine 432
Vinca rosea 447
vincristin 447
vinorelbine 447
VIP 278, 284
vitamin B6 147
VLDL 404
VMAT1 60
VMAT2 49, 60
voglibose 402
vomiting 257
von Harnack 19
VRE 416
vWF 316

W

warfarin 27, 215
warfarin potassium 27, 326
withdrawal syndrome 23

X

xanthine derivatives 163

Y

yohimbine 57

Z

zafirlukast 254, 312, 350
zanamivir 432
zidovudine 432
zinostatin 446
zinostatin stimalamer 446
zolmitriptan 141, 346
zolpidem 120
zonisamide 128, 150
zopiclone 120
zotepine 155